TREINAMENTO
**PARA A PROVA
DE TÍTULO DE**

**MEDICINA
INTENSIVA**

GUIA DE ESTUDO

# TREINAMENTO PARA A PROVA DE TÍTULO DE MEDICINA INTENSIVA

## GUIA DE ESTUDO

2ª edição

Fernando Sabia Tallo
Letícia Sandre Vendrame Saes

manole
editora

*Copyright* © Editora Manole Ltda., 2023, por meio de contrato com os autores.

Título da edição anterior: *Treinamento para o título de medicina intensiva: guia de estudo*
Produção editorial: Juliana Waku
Projeto gráfico: Departamento de Arte da Editora Manole
Editoração eletrônica e ilustrações: Formato
Capa: Ricardo Yoshiaki Nitta Rodrigues
Ilustração da capa: istockphoto.com

CIP-BRASIL. CATALOGAÇÃO NA PUBLICAÇÃO
SINDICATO NACIONAL DOS EDITORES DE LIVROS, RJ

T152t
2. ed.

Tallo, Fernando Sabia
    Treinamento para a prova de título de medicina intensiva : guia de estudo / Fernando Sabia Tallo, Letícia Sandre Vendrame Saes. - 2. ed. - Santana de Parnaíba [SP] : Manole, 2023.
    ; 24 cm.

Inclui bibliografia
ISBN 978-85-204-6582-0

    1. Medicina de emergência - Manuais, guias, etc. 2. Residentes (Medicina) - Manuais, guias, etc. 3. Tratamento intensivo - Manuais, guias, etc. I. Saes, Letícia Sandre Vendrame. II. Título.

23-84351                CDD: 616.025
                        CDU: 616-083.98

Gabriela Faray Ferreira Lopes - Bibliotecária - CRB-7/6643

Todos os direitos reservados.
Nenhuma parte deste livro poderá ser reproduzida,
por qualquer processo, sem a permissão expressa dos editores.
É proibida a reprodução por fotocópia.

A Editora Manole é filiada à ABDR – Associação Brasileira de Direitos Reprográficos.

1ª edição – 2021; 2ª edição – 2023

Editora Manole Ltda.
Alameda América, 876
Tamboré – Santana de Parnaíba – SP – Brasil
CEP: 06543-315
Fone: (11) 4196-6000
www.manole.com.br | https://atendimento.manole.com.br/

Impresso no Brasil | *Printed in Brazil*

# Autores

**Fernando Sabia Tallo**

Mestre, Doutor e Pós-Doutor em Ciências Médicas pela Escola Paulista de Medicina da Universidade Federal de São Paulo (EPM-UNIFESP). Especialista em Terapia Intensiva Adulto pela Associação de Medicina Intensiva Brasileira (AMIB). Presidente do Comitê de Cardiointensivismo da AMIB (gestão 2012-2013). Secretário geral da Sociedade Brasileira de Clínica Médica (2023/2026) e Diretor da Associação Médica Brasileira (AMB). Coordenador do Programa de Residência Médica do terceiro ano de Clínica Médica da EPM-UNIFESP.

**Letícia Sandre Vendrame Saes**

Médica assistente da Disciplina de Clínica Médica da Escola Paulista de Medicina da Universidade de São Paulo (EPM-UNIFESP). Supervisora do Programa de Residência Médica em Clínica Médica da EPM-UNIFESP. Médica intensivista – equipe de coordenação da UTI do Departamento de Medicina do Hospital São Paulo/HU. Coordenadora da UTI Adulto do Hospital Estadual Diadema/SPDM. Título de Especialista em Medicina Intensiva pela Associação de Medicina Intensiva Brasileira/Associação Médica Brasileira (AMIB/AMB). Título de Especialista em Clínica Médica pela Sociedade Brasileira de Clínica Médica/Associação Médica Brasileira (SBCM/AMB).

# Colaboradores

### Anaí Caroline Hamann Gasperin
Médica graduada pela Universidade Federal do Paraná (UFPR). Especialista em Clínica Médica pelo Hospital Universitário Evangélico Mackenzie (HUEM).

### André Luciano Baittelo
Cirurgião geral assistente do Departamento de Cirurgia da Fundação Faculdade Regional de Medicina (FUNFARME). Mestre pela Escola Paulista de Medicina da Universidade Federal de São Paulo (EPM-UNIFESP). Doutor pela Faculdade de Medicina de São José do Rio Preto (FAMERP). Titular do Colégio Brasileiro de Cirurgiões. Membro da Sociedade Brasileira de Atendimento Integrado ao Traumatizado (SBAIT). Especialista em Terapia Intensiva pela Associação de Medicina Intensiva Brasileira (AMIB). Assessor especial do gabinete da Secretaria Municipal de Saúde de São José do Rio Preto. Instrutor do ATLS (*Advanced Trauma Life Support*), coordenador do Serviço de Atendimento Móvel de Urgência (SAMU). Presidente da Regional de São Paulo da Associação Brasileira de Medicina de Urgência e Emergência (ABRAMURGEM).

### Bianca Rodrigues Castelo Branco Rocha
Médica pela Universidade de Pernambuco. Médica clínica pelo Real Hospital Português. MR3 Clínica Médica pelo Real Hospital Português.

### Bruno Hassunuma Carneiro
Médico graduado pela Universidade Federal do Paraná (UFPR). Especialista em Clínica Médica pelo Hospital de Clínicas da UFPR (HC-UFPR) e residente de Infectologia pelo HC-UFPR.

### Caio Gabriel Jeronymo Lima Brasileiro
Graduação em Medicina pela Universidade Regional de Blumenau/FURB. Especialização em Clínica Médica pela Escola Paulista de Medicina da Universidade Federal de São Paulo (EPM-UNIFESP). Preceptoria da Residência de Clínica Médica da EPM-UNIFESP. Instrutor de ACLS certificado pela American Heart Association (AHA).

### Feliciana Rodrigues Castelo Branco
Formada em Medicina pela Universidade Federal de Pernambuco. Residência de Cirurgia Geral no Hospital Getulio Vargas – PE. Residência de Neurocirurgia no Hospital da Restauração – PE. Médica intensivista pela Associação de Medicina Intensiva Brasileira (AMIB).

### Flávio Vinicius de Oliveira Santos
Pós-graduando em Medicina Intensiva para adultos pela FAEP/FAMERP São José do Rio Preto. Médico intervencionista do Samu São José do Rio Preto.

### Gabriel Linhares Paes
Graduação em Medicina pela Universidade do Estado do Rio de Janeiro (UERJ). Residência em Medicina Interna pela Escola Paulista de Medicina da Universidade Federal de São Paulo (EPM-UNIFESP) e atual Preceptor do Programa de Residência Médica na instituição.

### Geydson Nobrega da Silva
Médico pela Universidade Federal de Pernambuco (UFPE). Residência em Clínica Médica pelo Real Hospital Português – PE. Título de Especialista pela Sociedade Brasileira de Clínica Médica.

### Heitor Parente Monteiro de Castro
Residência em Clínica Médica e Hematologia pelo Hospital Universitário Evangélico Mackenzie. Médico horizontal dos Serviços de Clínica Médica e Hematologia do Hospital Universitário Evangélico Mackenzie. Preceptor da Residência e Especialização em Clínica Médica e Hematologia do Hospital Universitário Evangélico Mackenzie.

### João Otavio Ribas Zahdi
Residência em Clínica Médica e Nefrologia no Hospital Universitário Evangélico Mackenzie. Mestre em Princípios de Cirurgia pelo Instituto de Pesquisas Médicas da Faculdade Evangélica

Mackenzie de Curitiba. Chefe do Serviço de Clínica Médica do Hospital Universitário Evangélico Mackenzie. Coordenador da Especialização em Clínica Médica e Coordenador do Internado de Clínica Médica da Faculdade Evangélica Mackenzie do Paraná.

### Júlia Tavares Lopes
Residência em Clínica Médica pelo Hospital de Clínicas da Universidade Federal do Paraná (HC-UFPR).

### Lauro Henrique da Silveira e Freitas
Pós-graduando em Medicina Intensiva para adultos pela FAEP/FAMERP São José do Rio Preto. Médico intervencionista do Samu São José do Rio Preto.

### Luiz Guilherme Camargo de Almeida
Médico clínico e nefrologista. Título de especialista AMB. CEO & Founder Grupo de Atenção à Hipertensão e Síndrome Metabólica #GAHAS. Diretor de Relationship da PRECEP 5G. Presidente da Regional Alagoana da Sociedade Brasileira de Clínica Médica. Representante de Alagoas no Departamento de Hipertensão Arterial da Sociedade Brasileira de Cardiologia (DHA-SBC). Conselheiro Regional de Medicina em Alagoas (CREMAL). Coordenador da equipe MEDINTER de Medicina Interna da Santa Casa de São Miguel dos Campos, AL. Diretor Sociocultural e Intercâmbio da Sociedade de Medicina de Alagoas (SMA-AMB-AL), federada à Associação Médica Brasileira. Sócio da Sociedade Brasileira de Clínica Médica. Associado da Sociedade Brasileira de Cardiologia. Tenente Médico Reserva 2 Força Aérea Brasil.

### Marcela Mendes Dias Bueno Mendes
Residência em Clínica Médica pelo Hospital do Idoso Zilda Arns. Residência em Terapia Intensiva pelo Hospital de Clínicas da Universidade Federal do Paraná (HC-UFPR). Coordenadora e responsável pela UTI 6 do Hospital Universitário Evangélico Mackenzie. Médica do Serviço de Terapia Intensiva do HC-UFPR.

### Marcus Villander Barros de Oliveira Sá
Graduado em Medicina pela Universidade de Pernambuco (UPE). Especialista em Clínica Médica pela Sociedade Brasileira de Clínica Médica (SBCM). Mestre em Ciências pelo Instituto Aggeu Magalhães/Fiocruz-PE. Doutorado em Andamento em Ciências pelo Instituto Aggeu Magalhães/Fiocruz-PE.

### Mariana Santana Mascena
Medicina pela Uninassau. Residência em Clínica Médica pelo Real Hospital Português. Residência em Endocrinologia e Metabologia pelo IMIP.

### Marianna Cavalcanti Pontes
Graduada em Medicina pela Universidade Federal de Pernambuco (UFPE). Residência em Clínica Médica pelo Hospital Getúlio Vargas. Residência em Terapia Intensiva pelo Hospital Miguel Arraes. Membro titular em Terapia Intensiva pela AMIB/AMB. Especialista em ECMO pela ELSO.

### Mario Diego Teles Correia
Residência em Clínica Médica no Hospital Barão de Lucena. Residência em Medicina Intensiva no Hospital das Clínicas da Faculdade de Medicina da Universidade de São Paulo (HCFMUSP). Especialização em Cuidados Paliativos pelo Instituto Paliar. Doutor em Ciências Médicas pela USP.

### Mateus Dutra Batalha Costa
Graduação em Medicina pela Universidade Estadual do Piauí (UESPI). Especialização em Clínica Médica pela Escola Paulista de Medicina da Universidade Federal de São Paulo (EPM-UNIFESP). Preceptoria da Residência de Clínica Médica da EPM-UNIFESP. Instrutor de ACLS certificado pela American Heart Association (AHA).

### Matheus Merlin Felizola
Residência em Clínica Médica na Escola Paulista de Medicina da Universidade Federal de São Paulo (EPM-UNIFESP).

### Maurício Littieri
Residência em Clínica Médica e Hematologia pelo Hospital Universitário Evangélico Mackenzie. Médico do Serviço de Hematologia do Hospital Universitário Evangélico Mackenzie. Médico Hematologista do Hospital São Vicente de Curitiba. Preceptor da residência de Hematologia do Hospital Universitário Evangélico Mackenzie.

### Patrícia Teófilo Monteagudo
Formada na Escola Paullista de Medicina, onde completou Residência em Endocrinologia e Medicina Interna. Mestrado e Doutorado em Endocrinologia pela Escola Paulista de Medicina da Universidade Federal de São Paulo (EPM-UNIFESP). Professora Adjunto de Clínica Médica da EPM-UNIFESP. Médica assistente doutora da disciplina de Endocrinologia no mesmo serviço.

### Paulo César Bastos Vieira
Médico pneumologista. Título de Especialista em Terapia Intensiva (AMIB). Título de Especialista em Pneumologia (SBPT).

### Paulo Sergio Massabki
Mestre em Reumatologia e Doutor em Medicina pela Escola Paulista de Medicina da Universidade Federal de São Paulo (EPM-UNIFESP). Professor assistente da UNIFESP nas áreas de Clínica Médica e Reumatologia.

### Reiby Caetano Mustafá
Médico Cardiologista pela Sociedade Brasileira de Cardiologia (SBC). Ecocardiografista pelo Departamento de Imagem Cardiovascular da Sociedade Brasileira de Cardiologia (DIC-SBC). Pós-graduação em Terapia Intensiva do Adulto pelo Instituto Insraelita Albert Einstein – SP. Instrutor do ACLS pela Berkeley – American Heart Association. Fundador e Coordenador da Imersão em Ultrassom Point-of-Care na Emergência – ECOMURGEM.

### Roberto de Moraes Júnior
Especialista em Clínica Médica com Área de Atuação em Medicina de Urgência pela Sociedade Brasileira de Clínica Médica (SBCM/AMB). Título de Especialista em Medicina de Emergência pela Associação Brasileira de Medicina de Emergência (Abramede/AMB) e Formação Especializada em Cardiologia Clínica pela Real e Benemérita Sociedade Portuguesa de Beneficência de São Paulo. Foi coordenador dos Cursos Suporte Avançado de Vida em Cardiologia do centro de treinamento FUNCOR/SBC); ACLS Training Center Faculty – Hospital do Coração/SP e Secretário Nacional da Associação Brasileira de Medicina de Urgência e Emergência – Abramurgem. Instrutor de cursos de atendimento cardiovascular de emergência da American Heart Association (AHA) pelo Centro de Treinamento Berkeley – Inteligência em Simulação e Saúde. Membro do Capítulo de Medicina de Urgência e da Comissão Julgadora de Título de Especialista e Recertificação em Clínica Médica da Sociedade Brasileira de Clínica Médica (SBCM).

### Rodolfo Frank Munhoz da Rocha
Residência em Clínica Médica pelo Hospital Universitário Evangélico Mackenzie.

### Sonia Maria G. P. Togeiro
Médica Pneumologista com Mestrado e Doutorado pela Universidade Federal de São Paulo (UNIFESP). Área de atualização em Medicina do Sono pela AMB.

### Tathiana Bringel Quaresma
Médica pela Faculdade de Medicina Juazeiro do Norte – Ceará. Infectologista pelo Hospital Universitário Oswaldo Cruz – Recife-PE. Intensivista pelo Real Hospital Português – Recife.

### Thayane Guimarães de Melo
Médica graduada pela Universidade Federal do Paraná (UFPR). Especialista em Clínica Médica pelo Hospital de Clínicas da UFPR (HC-UFPR) e residente de Medicina Intensiva pelo HC-UFPR.

### Tiago Bruno Carneiro de Farias
Médico pelo Centro de Ciências Médicas da Universidade Federal da Paraíba (UFPB). Especialista em Clínica Médica pela SBCM/AMB. Especialista em Cardiologia pela SBC/AMB. Presidente da SBCM – Regional Paraíba.

### Tiago Lima Arnaud
Graduação pela Universidade Estadual do Ceará. Residência em Clínica Médica pela Escola Paulista de Medicina da Universidade Federal de São Paulo (EPM-UNIFESP). Preceptor da Residência de Clínica Médica da EPM-UNIFESP.

### Vitor Loureiro Dias
Residência em Pneumologia pelo Hospital de Clínicas da Universidade Federal do Paraná (HC-UFPR). Médico do Serviço de Pneumologia do HC-UFPR.

# Sumário

Apresentação . . . . . . . . . . . . . . . . . . XI

1 Ciências básicas
   aplicadas em UTI . . . . . . . . . . . 1

2 Choque . . . . . . . . . . . . . . . . . . 49

3 Cardiologia . . . . . . . . . . . . . . 105

4 Pneumologia . . . . . . . . . . . . . 177

5 Gastroenterologia . . . . . . . . 281

6 Nutrição do paciente grave . . 327

7 Endocrinologia . . . . . . . . . . . 345

8 Nefrologia . . . . . . . . . . . . . . . 371

9 Neurologia . . . . . . . . . . . . . 405

10 Infectologia . . . . . . . . . . . . . . 435

11 Trauma . . . . . . . . . . . . . . . . . 523

12 Sedoanalgesia . . . . . . . . . . . . 555

13 Hematologia . . . . . . . . . . . . 575

14 Oncologia . . . . . . . . . . . . . . . 597

15 Reumatologia . . . . . . . . . . . . 611

16 Ultrassom *point-of-care*
    na terapia intensiva . . . . . . . . 623

17 Toxicologia . . . . . . . . . . . . . . 639

18 Gestante na UTI . . . . . . . . . . . 655

19 Cuidados paliativos . . . . . . . . 667

A Medicina é uma área do conhecimento em constante evolução. Os protocolos de segurança devem ser seguidos, porém novas pesquisas e testes clínicos podem merecer análises e revisões, inclusive de regulação, normas técnicas e regras do órgão de classe, como códigos de ética, aplicáveis à matéria. Alterações em tratamentos medicamentosos ou decorrentes de procedimentos tornam-se necessárias e adequadas. Os leitores, profissionais da saúde que se sirvam desta obra como apoio ao conhecimento, são aconselhados a conferir as informações fornecidas pelo fabricante de cada medicamento a ser administrado, verificando as condições clínicas e de saúde do paciente, dose recomendada, o modo e a duração da administração, bem como as contraindicações e os efeitos adversos. Da mesma forma, são aconselhados a verificar também as informações fornecidas sobre a utilização de equipamentos médicos e/ou a interpretação de seus resultados em respectivos manuais do fabricante. É responsabilidade do médico, com base na sua experiência e na avaliação clínica do paciente e de suas condições de saúde e de eventuais comorbidades, determinar as dosagens e o melhor tratamento aplicável a cada situação. As linhas de pesquisa ou de argumentação do autor, assim como suas opiniões, não são necessariamente as da Editora.

Esta obra serve apenas de apoio complementar a estudantes e à prática médica, mas não substitui a avaliação clínica e de saúde de pacientes, sendo do leitor – estudante ou profissional da saúde – a responsabilidade pelo uso da obra como instrumento complementar à sua experiência e ao seu conhecimento próprio e individual.

Do mesmo modo, foram empregados todos os esforços para garantir a proteção dos direitos de autor envolvidos na obra, inclusive quanto às obras de terceiros e imagens e ilustrações aqui reproduzidas. Caso algum autor se sinta prejudicado, favor entrar em contato com a Editora.

Finalmente, cabe orientar o leitor que a citação de passagens desta obra com o objetivo de debate ou exemplificação ou ainda a reprodução de pequenos trechos desta obra para uso privado, sem intuito comercial e desde que não prejudique a normal exploração da obra, são, por um lado, permitidas pela Lei de Direitos Autorais, art. 46, incisos II e III. Por outro, a mesma Lei de Direitos Autorais, no art. 29, incisos I, VI e VII, proíbe a reprodução parcial ou integral desta obra, sem prévia autorização, para uso coletivo, bem como o compartilhamento indiscriminado de cópias não autorizadas, inclusive em grupos de grande audiência em redes sociais e aplicativos de mensagens instantâneas. Essa prática prejudica a normal exploração da obra pelo seu autor, ameaçando a edição técnica e universitária de livros científicos e didáticos e a produção de novas obras de qualquer autor.

# Apresentação

No momento histórico em que vivemos, uma especialidade médica mostrou-se essencial para a defesa da vida. Intensivistas de todo o mundo dedicaram-se para aumentar a sobrevida do paciente grave vítima da Covid-19.

A busca pela especialização é um objetivo de todo médico que pratica a terapia intensiva adulto. Esta obra, com mais de 1.000 questões, auxiliará o candidato ao título de especialista em temas relevantes e comentários atualizados.

O objetivo é proporcionar ao candidato uma dinâmica de treinamento similar à avaliação que enfrentará para a obtenção do título. As questões foram divididas em áreas e elaboradas por especialistas em cada tema com vasta experiência em terapia intensiva adulto, contribuindo para o desenvolvimento da educação continuada.

Fernando Sabia Tallo

# 1
# CIÊNCIAS BÁSICAS APLICADAS EM UTI

# 1

# Ciências básicas aplicadas em UTI

1. Homem, 65 anos, internado em unidade de terapia intensiva há 45 dias. Foi admitido por infarto agudo do miocárdio, evoluindo posteriormente com pneumonia e sepse, porém, no momento, encontra-se estável. O paciente negou doenças tireoidianas ou hipofisárias. Os seguintes exames estão disponíveis:

| Exame | 10° dia de UTI | 20° dia de UTI | 40° dia de UTI | Valor de referência |
|---|---|---|---|---|
| TSH | 0,3 | 0,1 | 16 | 0,4-4 mUI/mL |
| T4 livre | 1,8 | 0,6 | 1,2 | 0,8-2 ng/dL |
| T3 total | 62 | 56 | 80 | 70-210 ng/dL |

Em relação ao caso, é incorreto afirmar que:

a) Os primeiros exames (10° dia) mostram uma adaptação pela gravidade da doença, além do provável uso de drogas (por exemplo, corticoide). Há uma redução do TSH e redução do T3 por redução da atividade da deiodinase tipo 1 e aumento da deiodinase tipo 3, com aumento do T3 reverso.

b) Os exames do 20° dia mostram aumento do risco de mortalidade, já que a gravidade da doença se correlaciona com redução de T3, enquanto a redução também do T4 associa-se a aumento de mortalidade.

c) Os exames do 40° dia provavelmente não indicam doença tireoidiana, somente refletem a fase de recuperação em que o paciente se encontra, quando o TSH geralmente se eleva.

d) O tratamento com reposição de hormônio tireoidiano nas fases mais graves reduz a mortalidade e acelera a recuperação.

2. Mulher, 35 anos, chega ao pronto-socorro com história de perda de peso (8 kg), palpitações e agitação psicomotora há cerca de 20 dias. Refere piora dos sintomas nos últimos 2 dias, sobretudo das palpitações, e passou a apresentar alucinações visuais e persecutórias. Ao exame físico, apresentava bócio e proptose ocular bilateral, pele quente e úmida, temperatura axilar de 37,8°C e PA = 180 x 60 mmHg. O eletrocardiograma mostrou fibrilação atrial. Exames laboratoriais: TSH

< 0,05 mUI/L (VR 0,4-4) e T4 livre = 5,6 ng/Dl (VR 0,8-1,8). Qual a hipótese diagnóstica mais provável e a conduta mais adequada?

a) Crise tireotóxica secundária a hipertireoidismo por doença de Graves. Internação, iniciar antitireoidianos, betabloqueador, corticoide e, se disponível, iodo frio após a primeira dose de antitireoidianos.

b) Surto psicótico associado a hipertireoidismo por doença de Graves. Antipsicóticos para estabilização do quadro, iniciar antitireoidianos, betabloqueador e anticoagulação e encaminhar para o seguimento ambulatorial.

c) Crise adrenérgica decorrente de feocromocitoma associada à tireotoxicose com doença de Graves. Iniciar antitireoidianos para a tireotoxicose com posterior alfa-bloqueio para planejamento cirúrgico da neoplasia adrenal.

d) Crise de pânico precipitada por hipertireoidismo por doença de Graves e fibrilação atrial. Avaliação psiquiátrica, iniciar antitireoidianos e anticoagulação.

3. Mulher, 70 anos, dá entrada na emergência com pneumonia há 72 horas e, nas últimas 6 horas, bradicardia e alteração do sensório. Tem passado de tratamento com radioiodo para doença de Graves há 3 anos. Vinha em uso de losartana, anlodipino e rosuvastatina. Ao exame, encontra-se sonolenta e desorientada, pele seca e fria, PA = 80 x 50 mmHg, FC = 48 bpm, FR = 12 irpm. Edema em face e em membros inferiores. A tireoide é de difícil palpação. Com relação à principal hipótese diagnóstica, assinale a alternativa correta:

a) O diagnóstico precoce é essencial, porém deve-se aguardar os resultados de exames laboratoriais para iniciar o tratamento, com a finalidade de evitar a tomada de conduta inadequada.

b) A tríade de diagnóstico inclui alteração do estado de consciência, alteração da termorregulação e a presença de fator precipitante.

c) Acomete com maior frequência homens jovens, que apresentam alterações do nível de consciência, principalmente nos meses de verão.

d) Nesses casos, é muito frequente a presença de hipernatremia e hiperglicemia concomitantes.

4. Com relação à cetoacidose diabética euglicêmica (CAD-E), segundo a diretriz da Sociedade Brasileira de Diabetes, assinale a opção correta:

a) É definida pela presença de glicemia > 200 mg/dL, com pH < 7,3, bicarbonato < 18 mEq/L, ânion gap 10-12 mEq/L e concentrações elevadas de cetonemia.

b) A medida da cetonúria é preferencial em relação à cetonemia.

c) Nos usuários de inibidores da SGLT2, pode haver redução da cetonúria por aumento da reabsorção tubular de acetoacetato, apesar do aumento da cetonemia.

d) Apesar do risco de CAD-E, deve-se manter o uso dos inibidores de SGLT2 antes de cirurgias de grande porte, procedimentos invasivos planejados ou exercícios muito intensos pelo risco de piora no controle glicêmico.

5. A hipoglicemia é a complicação mais frequente do tratamento do *diabetes mellitus* (DM) e pode ser fatal, respondendo por 6 a 10% das mortes entre os indivíduos com DM tipo 1. Sobre a resposta fisiológica à hipoglicemia, assinale a alternativa correta:

a) Quando a glicemia reduz para menos de 80nmg/dL, a secreção de insulina começa a cair significativamente.

b) As catecolaminas são os hormônios mais importantes na resposta à hipoglicemia.

c) Os sintomas já começam a surgir quando os níveis glicêmicos caem abaixo de 100 mg/dL.

d) O aumento do cortisol e do GH são fundamentais nesse processo.

6. Menino, 14 anos, com *diabetes mellitus* tipo 1 desde os 10 anos, em uso irregular das insulinas, chega ao pronto-socorro febril, queixando-se de náuseas e dor abdominal. Ao exame, apresentava-se desorientado e desidratado. Relata que vinha apresentando poliúria e polidipsia na última semana. Exames: glicemia = 400 mg/dL, HbA1c = 10%, potássio = 3,4 mEq/L (VR 3,5-5), sódio = 135 mEq/L (VR 135-145), gasometria com pH = 7,15. Em relação ao caso, qual conduta é mais adequada?

a) Como a causa da acidose é a hiperglicemia, deve-se usar insulina intravenosa ou subcutânea, mas esta deve ser suspensa quando a glicose atingir 250 mg/dL para evitar hipoglicemia.

b) Deve ser prontamente iniciada hidratação com solução fisiológica a 0,9% e reposição de potássio. A seguir, iniciar insulina endovenosa.

c) Deve ser reintroduzido o esquema de insulina basal + *bolus* que o paciente usava, orientando-o a usá-lo de forma regular. Além disso, prescrever antimicrobiano para uso domiciliar.

d) O bicarbonato deve ser iniciado considerando o quadro de acidose metabólica severa, estabelecido com pH abaixo de 7,3.

7. Homem, 35 anos, vem ao pronto-socorro com queixa de perda de 4 kg no último mês associada à poliúria e à polidipsia. Com relação aos antecedentes pessoais, é portador de tireoidite de Hashimoto, sem outras comorbidades. Faz uso de levotiroxina e polivitamínicos manipulados. Ao exame físico, chama atenção sinais de desidratação e nódulo tireoidiano de aproximadamente 1,5 cm. Exames complementares revelam TSH = 3,5 mUI/mL (VR 0,5-5), creatinina = 1,8 (0,8-1,3), Na = 137 mEq/L, cálcio total = 12,5 (VR 8,8-10,5), PTH = 3 pg/mL (10-70), calciúria de 24 horas = 420 mg/24 horas (50-250), glicemia = 88 mg/dL. Sobre a abordagem desse caso, é correto afirmar:

a) Deve ser solicitada uma punção do nódulo com dosagem de PTH e tireoglobulina.

b) A investigação etiológica deve incluir uma cintilografia de paratireoides com Tc99m.

c) Deve ser solicitada a dosagem de 1,25(OH)2D3.

d) Intoxicação por vitamina D é uma causa a ser investigada.

8. Mulher, 45 anos, com passado de tireoidectomia total por carcinoma diferenciado de tireoide há 9 meses, chega na emergência com queixa de cãibras, parestesia nas mãos e fraqueza muscular. Vem realizando reposição de cálcio elementar 4 g/dia e calcitriol 1,5 mcg/dia, com relato de adesão parcial em razão de intolerância gastrointestinal. Ao exame físico, sinais de Trousseau e Chvostek positivos. Exames demonstrando cálcio corrigido = 7 mg/dL (VR 8,6-10,3), fósforo = 4,8 mg/dL (VR 2,4-4,5), magnésio = 2 mg/dL (VR 1,6-2,6), creatinina = 0,9 mg/dL (VR 0,7-1,3), PTH = 8 pg/mL (VR10-65), 25-hidro-

xivitamina D = 33 ng/dL. Acerca do caso, assinale a alternativa correta:

a) O acometimento autoimune das paratireoides é a principal causa de hipoparatireoidismo, seguido da destruição cirúrgica.

b) A paciente tem diagnóstico de hipoparatireoidismo pós-cirúrgico. Nesse caso, pode-se afirmar que é persistente, já que está há mais de 6 meses da cirurgia.

c) Não existe a recomendação de dosar o PTH sérico nas primeiras horas após a cirurgia, já que seus níveis não consistem em uma boa forma de predizer quais pacientes desenvolverão hipoparatireoidismo persistente.

d) Em relação ao tratamento, deve ser feita a reposição de carbonato de cálcio e calcitriol, tendo como meta terapêutica níveis de cálcio sérico na metade inferior da normalidade ou levemente abaixo do limite inferior.

9. Mulher, 25 anos, vem ao pronto-socorro com história de poliúria, nictúria e polidipsia há 5 dias. Exames iniciais evidenciando sódio = 140 mEq/L (VR 135-145), densidade urinária 1.005, osmolaridade urinária = 255 mOsm/kg. Foi realizado o teste de restrição hídrica e, após o teste, a osmolaridade urinária foi de 280 mOsm/kg. Optado, então, pela administração de desmopressina, e a nova osmolaridade urinária foi de 760 mOsm/kg. Assinale a alternativa correta:

a) A paciente tem diabetes *insipidus* central, já que a reposição de desmopressina elevou significativamente a osmolaridade urinária.

b) A paciente tem polidipsia psicogênica, já que a osmolaridade urinária aumentou após a administração de desmopressina.

c) A paciente tem diabetes *insipidus* nefrogênico, já que apresenta baixa densidade urinária nos exames iniciais, com aumento após a administração de desmopressina.

d) A paciente não precisa de tratamento medicamentoso, já que a restrição hídrica foi suficiente para normalizar a osmolaridade urinária.

10. Com relação ao manejo dos pacientes com suspeita de crise adrenal, é correto afirmar que:

a) Para a prevenção da crise adrenal, é importante orientar o uso regular de glicocorticoide nos pacientes portadores de insuficiência adrenal. Não sendo necessário o ajuste da dose diante de situações de estresse.

b) Diante da suspeita da crise adrenal, a primeira escolha deverá ser a hidrocortisona, seguida da dexametasona caso a primeira não esteja disponível.

c) Ao admitir pacientes com suspeita de crise adrenal, é essencial a realização de exames laboratoriais para identificação do fator precipitante. Dessa forma, evitam-se terapias inadequadas.

d) No paciente com suspeita de crise adrenal, recomenda-se a injeção parenteral imediata de 100 mg de hidrocortisona e ressuscitação volêmica, seguida de 200 mg de hidrocortisona em 24 horas (em infusão contínua IV ou 50 mg a cada 6 horas).

11. Qual é a principal causa de resistência ao fluxo de ar em pacientes com doença pulmonar obstrutiva crônica (DPOC)?

a) Redução do diâmetro das vias aéreas.

b) Redução da complacência pulmonar.

c) Redução da elasticidade pulmonar.

d) Redução da força muscular respiratória.

12. O que é o volume residual funcional?
    a) Volume de ar inspirado e expirado em um ciclo respiratório.
    b) Volume máximo de ar que pode ser inspirado após uma inspiração máxima.
    c) Volume de ar remanescente nos pulmões após uma expiração máxima.
    d) Volume de ar que pode ser expirado em uma expiração máxima.

13. O que é o efeito Bohr e como ele afeta a afinidade da hemoglobina pelo oxigênio?
    a) Deslocamento da curva de dissociação da hemoglobina para a esquerda em condições de acidose.
    b) Deslocamento da curva de dissociação da hemoglobina para a direita em condições de acidose.
    c) Deslocamento da curva de dissociação da hemoglobina para a esquerda em condições de alcalose.
    d) Deslocamento da curva de dissociação da hemoglobina para a direita em condições de alcalose.

14. Qual é o principal efeito fisiológico da PEEP?
    a) Redução da pressão de pico.
    b) Melhora da oxigenação.
    c) Aumento da frequência respiratória.
    d) Diminuição do volume corrente.

15. Qual o papel do surfactante pulmonar na fisiologia respiratória e como sua deficiência pode afetar a ventilação mecânica em pacientes com síndrome do desconforto respiratório agudo (SDRA)?
    a) O surfactante pulmonar tem a função de aumentar a resistência à deformação dos alvéolos, evitando o colapso alveolar e permitindo melhor troca gasosa. A deficiência de surfactante pode aumentar a instabilidade alveolar e levar ao colapso, aumentando a resistência das vias aéreas e prejudicando a oxigenação.
    b) O surfactante pulmonar tem a função de facilitar a entrada de ar nos pulmões, diminuindo a resistência das vias aéreas e permitindo melhor troca gasosa. A deficiência de surfactante pode aumentar a instabilidade alveolar e levar ao colapso, aumentando a resistência das vias aéreas e prejudicando a oxigenação.
    c) O surfactante pulmonar tem a função de transportar oxigênio dos pulmões para os tecidos periféricos. A deficiência de surfactante pode causar queda na saturação de oxigênio no sangue arterial e prejudicar a oxigenação.
    d) O surfactante pulmonar tem a função de prevenir a entrada de substâncias tóxicas e patógenos nos pulmões. A deficiência de surfactante pode aumentar a susceptibilidade a infecções e inflamações pulmonares.

16. Qual a relação entre o gradiente alvéolo-arterial de oxigênio ($PAO_2 - PaO_2$) e a difusão do oxigênio? Como a ventilação mecânica pode afetar essa relação?
    a) O gradiente (A-a) de $O_2$ é uma medida da diferença de pressão parcial de oxigênio entre o ar nos alvéolos e o sangue arterial, refletindo a eficiência da troca gasosa pulmonar. A difusão do oxigênio é o processo de movimento do oxigênio dos alvéolos para o sangue e depende de fatores como a pressão parcial de oxigênio nos alvéolos, a área de superfície disponível para a difusão e a espessura da membrana alvéolo-capilar. A ventilação mecânica pode afetar essa relação ao modificar a ventilação-perfusão, a acomodação pulmonar e a pressão parcial de oxigênio nos alvéolos.

b) O gradiente (A-a) de $O_2$ é uma medida da eficiência do transporte de oxigênio do sangue arterial para os tecidos periféricos. A difusão do oxigênio é o processo de transporte de oxigênio do sangue para os tecidos periféricos e depende de fatores como a pressão parcial de oxigênio no sangue arterial e nos tecidos, a concentração de hemoglobina e a taxa de fluxo sanguíneo. A ventilação mecânica pode afetar essa relação ao modificar o fluxo sanguíneo e a concentração de hemoglobina.

c) O gradiente (A-a) de $O_2$ é uma medida da diferença de concentração de oxigênio entre os alvéolos e os capilares pulmonares. A difusão do oxigênio é o processo de transporte de oxigênio dos capilares para os tecidos periféricos e depende de fatores como a pressão parcial de oxigênio no sangue arterial e nos tecidos, a concentração de hemoglobina e a taxa de fluxo sanguíneo. A ventilação mecânica pode afetar essa relação ao modificar a pressão parcial de oxigênio nos alvéolos e no sangue arterial.

d) O gradiente (A-a) de $O_2$ é uma medida da diferença de pressão parcial de oxigênio entre o ar nos alvéolos e o sangue venoso misturado, refletindo a eficiência da troca gasosa pulmonar. A difusão do oxigênio é o processo de movimento do oxigênio dos alvéolos para o sangue e depende de fatores como a pressão parcial de oxigênio nos alvéolos, a área de superfície disponível para a difusão e a espessura da membrana alvéolo-capilar. A ventilação mecânica pode afetar essa relação ao modificar a perfusão pulmonar e a pressão parcial de oxigênio nos alvéolos.

17. Durante a ventilação mecânica, quais dos seguintes parâmetros podem ser ajustados para otimizar a oxigenação do paciente?
a) Volume corrente e frequência respiratória.
b) Pressão positiva expiratória final e frequência respiratória.
c) $FiO_2$ e volume corrente.
d) Pressão positiva expiratória final e $FiO_2$.

18. Qual é o principal fator que determina a taxa de difusão de um gás através da membrana alvéolo-capilar?
a) A pressão parcial do gás nos alvéolos.
b) A pressão parcial do gás nos capilares pulmonares.
c) A área disponível para difusão.
d) O gradiente de pressão parcial do gás entre os alvéolos e os capilares.
e) A solubilidade do gás no sangue.

19. Qual é o mecanismo de ação dos broncodilatadores beta-adrenérgicos e do ipratrópio na asma, respectivamente?
a) Inibição da liberação de histamina pelos mastócitos e inibição da liberação de leucotrienos pelos eosinófilos, respectivamente.
b) Aumento da permeabilidade dos capilares pulmonares e estimulação dos receptores beta-adrenérgicos nos músculos lisos das vias aéreas, respectivamente.
c) Inibição da liberação de leucotrienos pelos eosinófilos e bloqueio dos receptores colinérgicos muscarínicos nos músculos lisos das vias aéreas, respectivamente.
d) Estimulação dos receptores beta-adrenérgicos nos músculos lisos das vias aéreas e bloqueio dos receptores co-

linérgicos muscarínicos nos músculos lisos das vias aéreas, respectivamente.
e) Aumento da produção de muco pelas células caliciformes e aumento da permeabilidade dos capilares pulmonares, respectivamente.

20. Qual é o efeito da hipoxemia na vasoconstrição pulmonar?
    a) A hipoxemia promove vasoconstrição pulmonar, aumentando a resistência vascular pulmonar.
    b) A hipoxemia promove vasodilatação pulmonar, reduzindo a resistência vascular pulmonar.
    c) A hipoxemia não afeta a resistência vascular pulmonar.
    d) A hipoxemia pode levar tanto à vasoconstrição como à vasodilatação pulmonar, dependendo do nível de hipoxemia.

21. Qual é o estímulo primário para aumentar a frequência e a profundidade da respiração durante o exercício?
    a) Aumento dos níveis arteriais de dióxido de carbono.
    b) Aumento dos níveis arteriais de oxigênio.
    c) Diminuição dos níveis arteriais de dióxido de carbono.
    d) Diminuição dos níveis arteriais de oxigênio.

22. Qual dos seguintes testes de função pulmonar é mais útil na avaliação da gravidade da doença pulmonar obstrutiva crônica (DPOC)?
    a) Volume expiratório forçado em 1 segundo (VEF1).
    b) Capacidade vital forçada (CVF).
    c) Taxa de fluxo expiratório máximo.
    d) Capacidade pulmonar total (CPT).

23. Qual das alternativas a seguir é o principal mecanismo de ação do óxido nítrico inalatório (NOi) no tratamento da hipertensão pulmonar?
    a) Vasodilatação das arteríolas pulmonares.
    b) Vasoconstrição das arteríolas pulmonares.
    c) Diminuição da resistência vascular pulmonar.
    d) Aumento do débito cardíaco.

24. Qual das seguintes afirmações é verdadeira sobre o efeito Haldane?
    a) Descreve o efeito do pH na ligação do oxigênio à hemoglobina.
    b) Descreve o efeito do pH na ligação do dióxido de carbono à hemoglobina.
    c) Descreve o efeito do dióxido de carbono na ligação do oxigênio à hemoglobina.
    d) Descreve o efeito do oxigênio na ligação do dióxido de carbono à hemoglobina.

25. A curva pressão x volume (P-V) ventricular nos fornece dados importantes sobre a interdependência hemodinâmica desses valores na geração de um fluxo adequado. Sobre as curvas a seguir marque a esperada em um paciente com pior função ventricular esquerda.

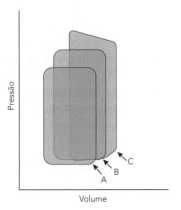

a) A.
b) B.
c) C.
d) Nenhuma das alternativas anteriores.

26. A curva de PVC fornece dados importantes referentes ao retorno venoso, como as curvas de pressão de átrio direito.
Qual onda se relaciona ao momento de diástole do átrio direito?
a) Y.
b) A.
c) X.
d) V.

27. A relação da PVC com o débito cardíaco traz algumas informações importantes com relação à fluidotolerância. Um grande incremento de PVC com um incremento de débito cardíaco pode indicar o que dessa interdependência?
a) Fluidorresponsividade e fluidotolerância.
b) O paciente não é fluidorresponsivo.
c) O paciente não tolera o volume e não responde ao volume.
d) O paciente está próximo à região de platô da curva de Frank-Starling e pode não tolerar mais volume, porém ainda é fluidorresponsivo.

28. O débito cardíaco depende de quais variáveis?
a) Bomba, droga vasoativa e volume.
b) Pré-carga, bomba e pós-carga.
c) Frequência cardíaca e interação coração-pulmão.
d) Pré-carga, bomba, pós-carga e frequência cardíaca.

29. Qual das seguintes afirmações é verdadeira sobre a curva de Frank-Starling?

a) A curva de Frank-Starling descreve a relação entre o débito cardíaco e a pressão venosa central.
b) A curva de Frank-Starling descreve a relação entre o débito cardíaco e o volume diastólico final do ventrículo esquerdo.
c) A curva de Frank-Starling descreve a relação entre o fluxo sanguíneo renal e a pressão arterial sistêmica.
d) A curva de Frank-Starling descreve a relação entre a frequência cardíaca e a força de contração do músculo cardíaco.

30. O aumento da água vascular extrapulmonar em um quadro de SARA com aumento da permeabilidade capilar pulmonar em um paciente não fluidorresponsivo indica que o paciente está em que porção da curva de Frank-Starling?
a) Porção inicial da curva ascendente.
b) Porção intermediária da curva ascendente.
c) Próximo ao platô da curva ascendente.
d) Platô da curva ascendente de Frank-Starling.

31. Uma das formas de acessar a elastância arterial está descrita a seguir de acordo com uma proposta de melhor adequação ao tônus arterial para avaliação da necessidade de vasopressor ou fluido a beira-leito.
a) (PAM – PVC) x 80/DC.
b) VS x FC.
c) (PAS) + (2 x PAD)/3.
d) Variação da pressão de pulso/variação do volume sistólico.

32. No choque séptico ocorre um evento vascular sistêmico que justifica a necessidade de expansão volêmica. Qual é esse fenômeno?

a) Aumento da resistência vascular sistêmica.
b) Diminuição da pressão arterial sistêmica.
c) Diminuição da perfusão tecidual.
d) Diminuição do volume estressado.

33. A curva de PAI quando bem calibrada e ajustada pode nos fornecer informações importantes a respeito da hemodinâmica do paciente grave. Uma tendência à inclinação na porção ascendente com pressões sistólicas e diastólicas convergentes pode indicar:
a) Vasoplegia.
b) Hipovolemia.
c) Hipocontratilidade miocárdica.
d) TEP.

34. Por qual razão se busca um débito cardíaco adequado em pacientes com má perfusão tecidual?
a) Para lavar mais o $CO_2$ produzido na periferia.
b) Para melhorar a contratilidade cardíaca.
c) Para melhorar a pré-carga.
d) Para manter um fluxo capaz de levar oxigênio aos capilares.

35. Qual a interação fisiológica que a variação de pressão de pulso se utiliza para a avaliação da fluidorresponsividade?
a) Interação coração-pulmão.
b) Interação entre débito cardíaco e resistência vascular sistêmica.
c) Interação entre PVC e retorno venoso.
d) Acoplamento ventrículo arterial.

36. Assinale a alternativa falsa a respeito da monitorização neurológica em pacientes neurocríticos:
a) Doppler transcraniano mede de forma não invasiva a velocidade do fluxo sanguíneo cerebral, tendo como vantagem a possibilidade de ser realizado em mais de um momento.
b) A microdiálise cerebral analisa diversos substratos moleculares extracelulares, a exemplo do glutamato, principal neurotransmissor inibitório, tendo seus valores aumentados quando há injúria cerebral.
c) Uma importante ferramenta para a detecção precoce de crises epilépticas não convulsivo é o eletroencefalograma contínuo.
d) Cateteres extraventriculares para a monitorização de pressão intracraniana são os preferíveis na presença de hidrocefalia.

37. Sobre os critérios para diagnóstico de morte encefálica, assinale a alternativa correta:
a) O exame neurológico deve demonstrar ausência de certos reflexos, como o fotomotor, o corneopalpebral e o oculovestibular, além dos reflexos mediados pela medula.
b) Para a realização do teste de apneia, o paciente deve estar em normocapnia ($PCO_2$ 35-45 mmHg) e normotenso (pressão arterial sistólica acima de 120 mmHg).
c) Resultados de angiografia cerebral não são afetados por neurocirurgia ou trauma cranioencefálico.
d) Neurointensivistas devem estar atentos a condições que mimetizam morte encefálica, por exemplo: hipotermia, intoxicação e síndrome de encarceramento.

38. O acidente vascular encefálico isquêmico (AVCi) configura importante causa de morbidade e mortalidade no mundo. Sobre os cuidados com o paciente pós-AVCi

em unidade terapia intensiva (UTI), pode-se afirmar:

a) A escala NIHSS é útil na determinação da gravidade do evento vascular encefálico, sendo mais voltada para sintomas da circulação posterior e do hemisfério direito.

b) Algumas indicações para admissão em UTI pós-AVCi são: pós-trombectomia e pós-trombólise, necessidade de suporte hemodinâmico contínuo, sinais de herniação, escala de coma de Glasgow ≤ 8.

c) Dentro das 24 horas pós-trombólise, o alvo de nível pressórico a ser atingido é ≤ 220/120 mmHg para garantir uma pressão de perfusão cerebral adequada.

d) Pacientes pós-AVCi que evoluem com edema cerebral maligno não se beneficiam de neurocirurgia.

39. Hipertensão intracraniana pode ser o estágio final de quadros neurológicos como acidente vascular encefálico, tumorações e infecções do sistema nervoso central. Sobre esse tema, pode-se afirmar:

a) A primeira fase da curva de Langfitt é marcada por autorregulação do volume do líquido cefalorraquidiano e do sangue venoso, havendo grande aumento da pressão intracraniana (PIC).

b) Na análise das curvas da PCI, P1 > P2 denota aumento de pressão e diminuição da complacência cerebral.

c) A PIC é determinada pelo equilíbrio dinâmico somente entre o encéfalo e o líquido cefalorraquidiano.

d) Exemplos de herniações encefálicas são: central, uncal, subfalcina e tonsilar.

40. Pacientes neurocríticos pós-acidente vascular encefálico isquêmico devem receber cuidados intensivos para prevenção de lesão neurológica secundária. Entre as metas almejadas, tem-se:

a) Controle rigoroso de glicemia, com alvo 100-140 mg/dL.

b) Evitar hipertermia (temperatura > 38°C).

c) Suplementação de oxigênio para alvo de saturação periférica > 97%.

d) Cabeceira da cama > 45° em pacientes de maior risco para hipertensão intracraniana.

41. *Delirium*, evento frequente em leito de terapia intensiva, acarreta grande morbidade e mortalidade. Assinale a alternativa verdadeira:

a) Entre os fatores predisponentes associados ao surgimento de *delirium* em pacientes críticos, pode-se citar uso de benzodiazepínicos e sepse.

b) Participam da fisiopatologia do *delirium* os neurotransmissores como GABA e acetilcolina.

c) Lesões inflamatórias periféricas não configuram gatilho de *delirium*.

d) Para diagnóstico de *delirium* em unidade de terapia intensiva, usa-se o CAM-ICU: alteração aguda do estado mental (item obrigatório), somado à falta de atenção, pensamento desorganizado e alteração do nível de consciência (itens não obrigatórios).

42. Distúrbios hidreletrolíticos, principalmente desequilíbrios do sódio, estão intimamente relacionados com doenças neurológicas, seja como causa ou como consequência. Sobre a hiponatremia no paciente neurocrítico, pode-se afirmar:

a) Irritação da adeno-hipófise é o mecanismo fisiopatológico provável da SIADH no pós-operatório de cirurgias de pituitária.

b) A síndrome da secreção inapropriada de ADH (SIADH) decorre da retenção inapropriadamente alta de água no nível renal, levando à hiponatremia diluacional, com o paciente clinicamente hipervolêmico.
c) Tratamento de hiponatremia aguda sintomática realizado de forma inadvertidamente rápida pode resultar em mienólise pontina, quadro irreversível.
d) A síndrome perdedora de sal, possível causa de hiponatremia em pacientes vítimas de trauma cranioencefálico, deve ser tratada com restrição hídrica e diuréticos.

43. Infecções do sistema nervoso central são frequentes no paciente neurocrítico, seja como diagnóstico de admissão na UTI, seja como infecção posterior relacionada à assistência em saúde. Afirme a alternativa falsa:
a) O envolvimento do sistema neurológico na infecção por SARS-CoV-2 se deve somente ao dano neurológico direto.
b) A fisiopatologia da encefalite envolve acometimento do parênquima cerebral, enquanto a meningite acomete as camadas que envolvem o cérebro.
c) A barreira hematoencefálica dificulta a entrada de microrganismos patogênicos, assim como dificulta a passagem de antibióticos, sendo necessário, por vezes, aumento da dose desses.
d) A punção do líquido cefalorraquidiano em pacientes imunocomprometidos, com sinais focais ou papiledema deve ser precedida por uma neuroimagem.

44. Sobre sedoanalgesia no paciente neurocrítico, assinale a alternativa falsa:
a) Propofol é um antagonista do receptor GABA.

b) Dexmedetomidina, agonista-alfa-2, promove sedação, porém não tem ação analgésica.
c) Fentanila é associada com redução moderada ou nenhuma redução do fluxo sanguíneo cerebral e do metabolismo cerebral.
d) Barbitúricos causam supressão do eletroencefalograma de forma dose dependente.

45. Estado de mal convulsivo configura emergência neurológica ameaçadora da vida. Sobre esse tema, é falso:
a) Vasculites, infecções, hipoglicemia, intoxicação, trauma cranioencefálico e distúrbios eletrolíticos são causas relevantes de convulsão.
b) Estado de mal epiléptico é sempre caracterizado pela presença com sintomas motores proeminentes.
c) Sintomas como distúrbio da linguagem, confusão mental, coma e alucinações podem refletir estado de mal epiléptico.
d) Benzodiazepínicos compõe o tratamento de primeira linha, entre eles midazolam, diazepam e lorazepam.

46. Sobre síndrome urêmica, assinale a resposta incorreta:
a) Na síndrome urêmica, uma das maneiras de melhorar a hemostasia primária, a função e a agregação plaquetária é por meio da eritropoetina.
b) O tempo de sangramento (TS) é um método que correlaciona bem o grau de disfunção renal com a disfunção plaquetária, sendo um meio útil para avaliar o risco de sangramento nessa população.
c) No sangramento agudo urêmico com risco de vida, a desmopressina

(DDAVP) na dose de 0,3 mcg/kg e o crioprecipitado são opções a serem utilizadas.

d) Nos pacientes que adquirem disfunção renal e síndrome urêmica por síndrome nefrótica, há alto risco de trombose por mecanismos não bem compreendidos, como perda de anticoagulantes naturais. Os novos anticoagulantes orais não são a melhor opção de tratamento das tromboses nesses casos.

47. Sobre o distúrbio hidreletrolítico e ácido base, assinale a alternativa correta:

a) Acidose metabólica pode causar hipercalemia, promove acidose, como se vê no hipoaldosteronismo. O pH ácido aumenta a atividade da bomba de troca H+/K+ nos ductos coletores, secretando H+ e reabsorvendo K+. É o principal mecanismo da hipercalemia na cetoacidose diabética.

b) No tratamento da hipercalemia, 10 UI de insulina regular IV + glicose podem ser administradas, com exceção dos casos de hipoaldosteronismo hiporreninêmico, em que pode ser feita apenas a glicose IV. A insulina aumenta a atividade da bomba Na-K- ATPase no músculo esquelético, e a glicose previne a hipoglicemia, devendo ser evitada se glicemia > 250 mg/dL.

c) Há três métodos para remover potássio do corpo: furosemida, diálise e uso de trocadores de cátions gastrointestinais, como o ciclossilicato de zircônio e o poliestirenossulfonato de cálcio. O poliesternossulfonato tem ação mais rápida que o ciclossilicato, sendo mais útil em pós-operatório menos agressivo para constipados.

d) Deve haver atenção ao jejum em pacientes com doença renal crônica, pois piora a hipercalemia em razão da redução da secreção de insulina e consequente redução de ação na Na-K--ATPase.

e) Succinilcolina é contraindicada em casos de hipercalemia, que é uma excelente escolha em cenários de emergência, por exemplo, politrauma, grandes queimados e doença neuromuscular

48. Assinale a alternativa correta:

a) A medula renal tem menor vascularização, sendo menos resistente a quadros de hipoperfusão renal, gerando maior proteção a esse segmento do nefro a doenças que comprometem a microcirculação renal, como *diabetes mellitus* e anemia falciforme.

b) A necrose de papila renal é uma complicação incomum da nefropatia falciforme, mas que pode cursar com quadro de hematúria leve a grave, náuseas, vômitos, dor em flanco, febre e hipertensão por mecanismo mediado por renina.

c) Na nefropatia falciforme por necrose papilar, hidratação e alcalinização da urina podem ser usadas em casos de hematúria macroscópica para reduzir toxicidade de grupo heme e transfusão de concentrado de hemácias podem ser úteis para reduzir a quantidade de hemoglobina A.

d) Apesar de a papila renal ser bem vascularizada como mecanismos de proteção a estados de baixo fluxo sanguíneo, algumas doenças podem causar sua necrose, entre elas *diabetes mellitus*, anemia falciforme, nefropatia por analgésicos e pielonefrite.

49. Sobre o uso de diuréticos, assinale a alternativa correta:

a) O túbulo contorcido distal se encarrega de reabsorver aproximadamente 5% do líquido e do sódio que são filtrados. Em sua membrana há o transportador Na-Cl, que é inibido por diuréticos como a espironolactona e os tiazídicos.

b) Os tiazídicos como hidroclorotiazida atuam no túbulo contorcido distal e ducto coletor, o que soma aproximadamente 20% da reabsorção tubular de sódio e líquido, sendo, portanto, úteis em estados edematosos mais graves, porém, apenas quando usados em dose máxima.

c) Entre os diuréticos poupadores de potássio, destacam-se a amilorida, a eplerenona e a espironolactona, que agem no túbulo coletor, na célula principal.

d) A dose inicial do diurético de alça IV deve ser de aproximadamente 2 a 2,5 vezes a dose oral habitual do paciente. Doses altas podem causar zumbido transitório, que pode ser minimizado por infusão lenta.

e) Diuréticos de alça não devem ser usados para prevenir lesão renal aguda em rabdomiólise, pois podem piorar a hipercalcemia por efeito na redução da calciúria.

50. Assinale a alternativa incorreta:

a) No túbulo contorcido distal, existe o carreador Na-Cl, que pode ser inibido pelos diuréticos tiazídicos. Lá, também contém o principal sítio de regulação de cálcio, sob ação do PTH.

b) O túbulo contorcido proximal é responsável por 65% do filtrado glomerular, onde o sódio é reabsorvido de forma ativa, por meio da NaK-ATPase. Ele é particularmente atingido na insuficiência renal aguda (IRA) por aminoglico-

sídeos, situação em que pode ocorrer hipercalemia e hipomagnesemia.

c) O túbulo contorcido proximal, responsável por quase 2/3 da reabsorção do filtrado glomerular, é particularmente atingido na necrose tubular aguda, levando ao aumento de sódio à macula densa, o que ativa mecanismo de *feedback* justaglomerular, causando constrição arteriolar aferente, reduzindo a TFG. Observa-se NTA em patologias como exemplo na sepse, clampeamento de aorta, circulação extracorpórea prolongada. Na NTA, observa-se uma lesão renal aguda com fração de excreção de sódio > 1% e Na urinário > 40 mEq/L.

d) O baixo fluxo renal e o menor aporte de cloreto na mácula densa são ativadores do sistema renina-angiotensina-aldosterona. Em contraste, a hipervolemia promove o fenômeno oposto, assomado à liberação de BNP para gerar efeito natriurético.

51. Quanto às lesões tubulares, assinale a resposta correta:

a) No sistema tubular do nefro, o túbulo proximal pode promover a endocitose de pigmento heme, o que pode predispor à lesão por pigmento, como ocorre na rabdomiólise, situação em que, por causa da forte correlação da CPK com elevação da Cr, pode ocorrer IRA com hipocalcemia e hipercalemia. A hipocalcemia atenua o risco de arritmias malignas por hipercalemia.

b) Na rabdomiólise, a mioglobina pode causar um efeito de vasoconstrição na arteríola renal por meio da inibição do óxido nítrico, causando redução no fluxo da medula renal, podendo gerar uma IRA com fração de excreção urinária de Na < 1%. O tratamento consiste na administração de fluidos cristaloides para aumentar a perfusão renal, bicarbonato IV (caso pH sérico > 7,2, $HCO_3$ sérico < 30 mEq/L e sem hipocalcemia) e alopurinol caso o ácido úrico > 8 mg/dL ou aumento em 25% da linha de base.

c) A síndrome de lise tumoral causa menor lesão no túbulo que no glomérulo renal, sendo comum pós-tratamento de tumores sólidos, mas também pode ser espontâneo, com a diferença que normalmente não cursa com hiperfosfatemia. O tratamento consiste em hidratação, alopurinol para hiperuricemia preexistente.

d) O ADH age no túbulo coletor, aumentando os canais de $H_2O$. Sendo assim, uma característica importante da resistência à arginina-vasopressina de causa nefrogênica é a sua má resposta à desmopressina, e o fator de não poder ser tratada por meio de diuréticos tiazídicos.

52. Sobre insuficiência renal aguda, assinale a alternativa correta:

a) A cetoacidose diabética é uma causa de lesão renal aguda do tipo pré-renal.

b) Na IRA pré-renal, há redução na atividade do sistema renina-angiotensina-aldosterona, gerando uma fração de excreção de sódio urinário > 1% e um Na urinário > 40 mEq/L, com possível exceção em casos de doença renal crônica ou uso de diuréticos de alça.

c) Na lesão renal aguda, considera-se um débito urinário adequado após teste com furosemida quando diurese pelo menos 100 mL em 4 h.

d) A lesão renal aguda no choque séptico é tipicamente pré-renal decorrente da endotoxemia. A combinação de antibióticos de amplo espectro, como piperacilina-tazobactam e vancomicina, é fundamental para evitar progressão da lesão renal.

53. Assinale a alternativa correta:

a) Na síndrome hepatorrenal, há presença de translocação bacteriana que induz produção de citocinas pró-inflamatórias responsáveis pela vasodilatação esplâncnica, redução da resistência vascular sistêmica, o que ativa o sistema renina-angiotensina-aldosterona, promovendo intensa vasoconstrição nas artérias e nas arteríolas pré-glomerulares e justificando um Na urinário > 10 mEq/L.

b) Há lesões renais agudas causadas por vasoconstrição renal, como na lesão por contraste, levando à hipóxia medular e uma lesão renal oligúrica. Por isso, como a prevenção é importante, a hidratação e a suspensão de AINE e IECA.

c) A necrose tubular aguda causada por pigmento heme e contraste iodado promove vasoconstrição na arteríola aferente, ativando o sistema renina-angiotensina-aldosterona, o que aumenta a reabsorção tubular de sódio e água. Isso leva a encontrar uma bioquímica urinária com um padrão pré-renal.

d) A creatinina é usada na mensuração do *clearance* renal porque não é reabsorvida, porém, ela é um marcador tardio de perda de função, podendo ser substituída pela ureia em lesão renal aguda de pacientes sarcopênicos.

e) Na síndrome hepatorrenal, o uso de betabloqueadores reduz a mortalidade, evitando complicações hemorrágicas que poderiam piorar a função hepática. Acrescenta-se no tratamento o uso de albumina 0,5g/kg, noradrenalina para manter PAM > 65 mmHg e, aos não respondedores, iniciar diálise como uma possível ponte para transplante.

54. Assinale a resposta correta:
    a) A glomerulonefrite rapidamente progressiva é uma forma de lesão renal muitas vezes insidiosa, atingindo difusamente os túbulos renais, com presença de macrófagos, fibroblastos e deposição de fibrina, havendo hematúria dismórfica e proteinúria.
    b) Na leptospirose, a principal lesão tubular se dá no túbulo proximal e a relativa preservação do distal promove a troca deste íon pelo potássio; também há resistência medular à vasopressina, podendo resultar em uma IRA não olígúrica e com hipocalemia. Há benefício de diálise precoce.
    c) A lesão renal da leptospirose é multifatorial, desde lesão pré-renal, lesão por pigmento heme, nefrite intersticial aguda e lesão direta por toxina da espiroqueta. Sendo assim, a recuperação renal é tardia e comumente não é completa.
    d) Na síndrome nefrótica, é caracterizada por hipoalbuminemia, proteinúria > 2,5 g/24 h e edema, este último pode ser causado por mecanismo de *underfiling*, em que a redução da pressão oncótica contribui para hipovolemia e ativação do sistema renina-angiotensina-aldosterona, resultando em retenção hidrossalina.
    e) A glomerulonefrite rapidamente progressiva possui três grandes tipos: Linear (anti-MB), granular (deposição de imunocomplexos, como lúpus eritematoso sistêmico) e pauci-imune (vasculites ANCA positivos, MPO-ANCA e PR-3-ANCA). O tratamento pode envolver pulsoterapia, imunoglobulina e plasmaférese, devendo ser feito após o resultado das biópsias.

55. Quanto à fisiopatologia da regulação da água, assinale a correta:
    a) O hormônio antidiurético (ADH) age no túbulo coletor nos receptores V1 e V2, estimulando as aquaporinas, tornando a urina mais concentrada, mas para isso depende que o fluido tubular que chega ao nefro distal seja hiposmolar em relação ao plasma. A medula renal hipertônica contribui para isso.
    b) Na síndrome da secreção inadequada de ADH (SIADH), causa importante de hiponatremia, a excreção de água é menos dependente de solutos, como Na, K e ureia, por isso a osmolalidade urinária é fixa, com pouca variação diante da ingestão de solutos.
    c) A furosemida, por agir na porção ascendente da alça de Henle, que é solúvel à água, ajuda a criar uma medula renal mais hiperosmolar, o que aumenta a quantidade de água livre na urina. Isso torna a medicação um coadjuvante no tratamento da SIADH.
    d) Entre as causas de SIADH, existem tumores, como o carcinoma broncogênico do tipo *oat cell*. Na hiponatremia, a taxa de correção ideal de sódio deve ser 12 mEq/dia, com exceção das hiponatremias graves (p. ex., convulsão), em que deve fazer uma correção de pelo menos 8 a 10 mEq em até 4 h.

## ⌖ GABARITO COMENTADO

1. **Resposta: d**

   Trata-se de um caso de síndrome do eutireóideo doente, também denominada síndrome do T3 baixo, presente em cerca de 40 a 75%

dos doentes hospitalizados. Ela pode ocorrer em qualquer grupo etário e suas etiologias são múltiplas: pneumonia, sepse, infarto agudo do miocárdio, malignidade, cirrose, entre outras.

Sua fisiopatologia não é plenamente compreendida. Na fase aguda, a síndrome parece ser causada predominantemente por aumento da inativação periférica dos hormônios tireoidianos, na qual a ingestão nutricional reduzida desempenha um papel. As evidências atuais sugerem que essas alterações periféricas agudas fazem parte de uma adaptação benéfica do corpo para reduzir o gasto de energia e ativar a resposta imune inata, importante para a sobrevivência. Por sua vez, em pacientes com doença grave e prolongada, uma supressão central adicional para a produção dos hormônios tireoidianos altera e agrava ainda mais o fenótipo da síndrome.

Laboratorialmente, caracteriza-se inicialmente por redução dos níveis de T3 (por diminuição da atividade da deiodinase tipo 1) e elevação de T3 reverso (por aumento da atividade da deiodinase tipo 3), mantendo-se normais o TSH e o T4. Em alguns pacientes, sobretudo em idosos ou com doenças psiquiátricas, observa-se elevação transitória de T4 (pela redução da conversão em T3 e aumento da TBG). À medida que a gravidade e a duração da doença aumentam, os níveis totais de T4 caem abaixo da faixa normal. Contribuintes para esse achado são:
- Diminuição na ligação de T4 às proteínas transportadoras.
- Menor secreção ou menor pulsatilidade do TSH, levando à diminuição da produção tireoidiana de T4.
- Aumento na atividade nas vias não deiodinativas do metabolismo de T4.

Nos casos mais graves, valores suprimidos de TSH são também observados (pelo hipercortisolismo crônico e o excesso de citocinas inflamatórias, com menor secreção de TRH).

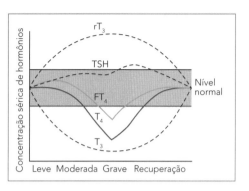

Aumento da atividade da deiodinase tipo 2 hipofisária também contribui para a queda do TSH (inibição pelo T3) e, consequentemente, dos hormônios tireoidianos.

O declínio nos níveis séricos de T4 se correlaciona com o prognóstico na unidade de terapia intensiva, com a mortalidade aumentando quando os níveis de T4 caem abaixo de 4 mcg/dL. O último estágio é o da recuperação, que ocorre após a resolução da doença de base. Ele se caracteriza por normalização de T4 e T3 e elevação modesta transitória do TSH (geralmente < 10 a 20 mUI/L). Essa fase é prolongada, e a normalização hormonal completa pode apenas ocorrer várias semanas ou vários meses após a alta hospitalar.

Essa condição não necessita de tratamento justamente por ser fisiológica, e estudos mostram que ele não alterou a mortalidade dos pacientes.

Modificações nos níveis dos hormônios tireoidianos e do hormônio tireoestimulante (TSH) em pacientes com síndrome do eutireoideo doente, consequentes a alterações nas atividades de deiodinases e menor secreção de liberador de tireotrofina (TRH) e TSH. A alteração mais precoce é redução do $T_3$, por redução da deiodinase tipo 1 (D1), seguida de aumento da do $T_3$ reverso ($rT_3$), em razão de aumento da D3. Com a progressão da gravidade da doença, reduzem-se também os níveis do $T_4$ e, em alguns casos, do TSH.

Na fase de recuperação, normalizam-se T3 e T4 e observa-se elevação transitória do TSH. $FT_4$: $T_4$ livre.

## Bibliografia

1. Mebis L, Van den Berghe G. Thyroid axis function and dysfunction in critical illness. Best Pract Res Clin Endocrinol Metab. 2011;25(5):745-57.
2. Fliers E, Bianco AC, Langouche L, Boelen A. Thyroid function in critically ill patients. Lancet Diabetes Endocrinol. 2015;3:816-25.

## 2. Resposta: a

O paciente da questão tem uma crise tireotóxica ou uma tempestade tireoidiana, que corresponde a uma apresentação grave de tireotoxicose, caracterizada por acometimento de múltiplos sistemas, é de alta taxa de mortalidade se não tratada agressivamente. Ocorre em pacientes com hipertireoidismo prévio conhecido ou não, sem tratamento adequado, submetidos a eventos agudos precipitantes. Está tipicamente associada à doença de Graves, mas pode acontecer em pacientes com bócio nodular tóxico ou qualquer forma de tireotoxicose endógena.

O quadro clínico da CT envolve sinais e sintomas de exacerbação da tireotoxicose, como hipermetabolismo grave e manifestações adrenérgicas, envolvendo os diversos sistemas. O diagnóstico é feito com base em um escore (tabela de Burch-Wartofsky, representada a seguir) que considera algumas variáveis clínicas (presença de fator precipitante, temperatura, alteração do SNC, efeitos gastrointestinais e alteração cardiovascular).

O tratamento consiste em reduzir a síntese, a liberação e a ação periférica dos hormônios tireoidianos, além de suporte clínico. As

### Critérios diagnósticos da tempestade tireoidiana

| Disfunção termorreguladora | | Disfunção cardiovascular | |
|---|---|---|---|
| Temperatura (°C) | | Taquicardia | |
| 37,2-37,7 | 5 pontos | 90-109 | 5 pontos |
| 37,8-38,3 | 10 pontos | 110-119 | 10 pontos |
| 38,4-38,8 | 15 pontos | 120-129 | 15 pontos |
| 38,9-39,4 | 20 pontos | 130-139 | 20 pontos |
| 39,5-39,9 | 25 pontos | ≥ 140 | 25 pontos |
| > 40 | 30 pontos | Insuficiência cardíaca congestiva | |
| Disfunção de sistema nervoso central | | Ausente | 0 |
| Ausente | 0 | Leve: edema periférico | 5 pontos |
| Leve: agitação | 10 pontos | Moderada: estertores em bases pulmonares | 10 pontos |
| Moderado: *delirium*, psicose, letargia extrema | 20 pontos | Grave: edema pulmonar | 15 pontos |
| Grave: crise convulsiva, coma | 30 pontos | Fibrilação atrial | |
| Disfunção gastrointestinal e hepática | | Ausente | 0 |
| Ausente | 0 | Presente | 10 pontos |
| Moderada: diarreia, náuseas, vômitos, dor abdominal | 10 pontos | Fator desencadeante | |
| Grave: icterícia inexplicável | 20 pontos | Negativo | 0 |
| | | Positivo | 10 pontos |

Escore (somatório dos pontos): ≥ 45: altamente sugestivo de tireotoxicose; 25 a 44: sugestivo de tireotoxicose; < 25: baixa probabilidade de tireotoxicose.

drogas antitireoidianas inibem a síntese dos hormônios tireoidianos. Os betabloqueadores fazem o bloqueio adrenérgico e podem reduzir a conversão de T4 em T3. Os corticoides também diminuem a conversão de T4 em T3, além de garantir a estabilidade vasomotora, pois esses pacientes podem ter insuficiência adrenal relativa. O iodo atua inibindo a liberação hormonal pela tireoide e deve ser usado no mínimo 1 hora após a primeira dose de antitireoidianos.

## Bibliografia

1. Ross DS, Burch HB, Cooper DS et al. 2016 American Thyroid Associaton Guidelines for diagnosis and management of hyperthyroidism and other causes of thyrotoxicosis. Thyroid. 2016;26:1343-421.
2. Groot LJ, Bartalena L. Thyroid storm. In: Groot LJ, Beck-Peccoz P, Chrousos G, et al. (eds.). Endotext. South Dartmouth: MDText.com; 2000-2015.
3. Burch HB, Wartofsky L. Life-threatening hyperthyroidism. Thyroid storm. Endocrinol Metab Clin North Am. 1993;22:263-77.

3. **Resposta: b**

A paciente apresenta coma mixedematoso, forma mais grave de hipotireoidismo, com risco de vida e alta taxa de letalidade. Essa condição acomete com maior frequência mulheres idosas que apresentam alterações do nível de consciência, principalmente nos meses de inverno (já que a exposição ao frio é um dos fatores precipitantes mais importantes).

A tríade de diagnóstico inclui alteração do estado de consciência, alteração da termorregulação e a presença de um fator precipitante. Os principais achados são rebaixamento do nível de consciência e hipotermia, mas hipotensão, bradicardia, hiponatremia, hipoglicemia e hipoventilação também podem estar presentes. O diagnóstico inicialmente se baseia na história e no exame físico, além da exclusão de outras causas de coma.

O tratamento deve ser instituído sem aguardar a confirmação laboratorial. Antes do hormônio ser administrado, devem ser coletadas amostras para dosagem de TSH, T4 livre e cortisol em razão da possibilidade de associação com insuficiência adrenal e hipopituitarismo. A abordagem terapêutica se baseia em reposição rápida do hormônio tireoidiano, tratamento de fatores precipitantes e medidas de suporte de vida. Como uma insuficiência adrenal pode estar associada ao quadro, a corticoterapia empírica (hidrocortisona endovenosa 50-100 mg, a cada 8 horas) deve ser considerada.

## Bibliografia

1. Azevedo LCP, Taniguchi LU, Ladeira JP, Besen BAMP (eds.). Medicina intensiva: abordagem prática. 5.ed. Santana de Parnaíba: Manole; 2022.

4. **Resposta: c**

A cetoacidose diabética euglicêmica (CAD-E) resulta da deficiência absoluta ou relativa de insulina, associada a aumento de hormônios contrarreguladores (glucagon, cortisol, catecolamina e hormônio do crescimento). Na CAD-E, a deficiência de insulina e a resistência à insulina são mais leves, portanto, a superprodução e a subutilização de glicose são menores que na CAD, limitando o aumento nos níveis de glicemia. O mecanismo da CAD-E ocorre em razão da diminuição da produção hepática de glicose durante o estado de jejum e do aumento urinário da excreção de glicose induzida por um excesso de hormônios contrarreguladores, sendo, o primeiro motivo o mais comum.

A CAD-E é definida pela presença de glicemia < 200 mg/dL, com pH < 7,3, bicarbonato < 18 mEq/L, ânion *gap* 10 a 12 mEq/L e concentrações elevadas de cetonemia. A medida da cetonemia é preferencial em relação à cetonúria. A cetonemia indica o nível sérico de beta-hidroxibutirato, que se eleva mais precocemente e mais acentuadamente que o acetoacetato medido na urina. A mensuração da cetonemia é especialmente importante se o paciente estiver em uso de inibidores de SGLT2. Nessa situação, pode haver redução da cetonúria por aumento da reabsorção tubular de acetoacetato, apesar do aumento da cetonemia.

Após a introdução dos inibidores da SGLT2 (ISGLT2) para o tratamento de pessoas com DM2, a ocorrência de CAD-E aumentou e, consequentemente, a necessidade de um diagnóstico e de um tratamento adequados. Na CAD-E induzida por ISGLT2, a glicosúria renal contribui para níveis ainda mais baixos de glicose plasmática.

A CAD-E também é descrita em outras situações clínicas, como gestantes com ou sem diabetes, pessoas com restrição na ingestão de carboidratos ou em jejum prolongado, indivíduos com doenças de armazenamento de glicogênio, uso abusivo de álcool, doença hepática crônica, sepse, pancreatite, uso de cocaína, entre outros.

Uma vez diagnosticado, o manejo de CAD-E é simples e semelhante ao da CAD. A base do tratamento envolve correção rápida de desidratação usando fluidos intravenosos e correção de anormalidades eletrolíticas. O segundo passo mais importante no manejo é o uso de insulina endovenosa com uma solução contendo dextrose até o ânion *gap*, e os níveis de bicarbonato se normalizarem. A administração de glicose usando porcentagens mais altas de dextrose (10 ou 20%) é necessária para facilitar a administração concomitante das quantidades relativamente grandes de insulina que são necessárias para corrigir a acidose severa nesses indivíduos.

No caso da CAD-E causada pelos inibidores de SGLT-1, além da terapêutica convencional, deve-se suspender o uso dessas medicações de imediato.

Considerando que a meia-vida plasmática média dos iSGLT2 é de aproximadamente 13 horas e que a glicosúria, por causa da inibição do transportador SGLT2, pode permanecer vários dias após a suspensão da droga, os iSGLT2 devem ser descontinuados entre 1 e 3 dias antes de cirurgias eletivas de grande porte, procedimentos invasivos planejados ou exercícios muito intensos, como maratonas. Nesse período a glicemia deve ser cuidadosamente monitorada.

### Bibliografia

1. Santomauro AT, Santomauro Junior AC, Raduan A, Bertoluci M. Diagnóstico e tratamento da cetoacidose diabética euglicêmica. Diretriz Oficial da Sociedade Brasileira de Diabetes. 2022.

### 5. Resposta: a

Em 2017, a American Diabetes Association (ADA), junto a outras sociedades médicas, propôs uma classificação da hipoglicemia por níveis: nível 1, definido como glicemia entre < 70 mg/dL e ≥ 54 mg/dL; nível 2, definido como uma glicemia < 54 mg/dL; e nível 3, definido como evento grave, caracterizado por alteração do *status* mental ou físico que exige assistência de outra pessoa para recuperação. Essa classificação baseia-se no fato de que a liberação dos hormônios contrarreguladores geralmente começa com a queda da glicemia < 70 mg/dL, enquanto os sintomas geralmente se iniciam com glicemia < 54 mg/dL e acentuação dos sintomas neuroglicopênicos com glicemia < 50 mg/dL.

A hipoglicemia desencadeia alguns mecanismos contrarreguladores, sendo os principais: supressão da secreção de insulina pelas células-beta; estímulo da liberação de glucagon pelas células-alfa, de epinefrina pela medula adrenal, bem como de cortisol pelo córtex adrenal e do GH pela adeno-hipófise; além de liberação de norepinefrina pelos neurônios

Principais eventos fisiológicos de proteção contra a hipoglicemia

| Faixa glicêmica | Resposta fisiológica de defesa | Comentário |
| --- | --- | --- |
| < 80 mg/dL | Redução da insulina | Resposta primária |
| < 70 mg/dL | Aumento do glucagon Aumento da epinefrina Aumento do cortisol e GH | Resposta secundária Resposta terciária – ganha importância em pacientes com déficit de glucagon Envolvidos, porém não fundamentais |
| < 55 mg/dL | Surgimento dos sintomas | Desencadeia a defesa comportamental no paciente (fome e busca por alimentos) |

simpáticos pós-ganglionares e acetilcolina pelos neurônios pós-ganglionares simpáticos e parassimpáticos, além de outros neuropeptídeos.

A redução da secreção de insulina possibilita aumentar a produção hepática e renal de glicose, além de diminuir sua captação nos tecidos periféricos, especialmente os músculos esqueléticos. O glucagon tem papel fundamental nesse mecanismo, aumentando a glicogenólise hepática e favorecendo a gliconeogênese. A liberação de epinefrina resulta em maior produção hepática de glicose e diminuição da captação nos tecidos insulinossensíveis, além de ajudar na percepção dos sintomas hipoglicêmicos e contribuir para diminuição de secreção de insulina por mecanismo alfa-adrenérgico. Seu papel torna-se crítico quando a secreção de glucagon é insuficiente.

Em diabéticos tipo 1, evidentemente, não ocorre diminuição da secreção de insulina em resposta à hipoglicemia, uma vez que sua concentração circulante, causadora de hipoglicemia, depende da absorção da insulina administrada. Em contrapartida, eles tendem a desenvolver insuficiência autonômica, expressa precocemente pela perda da resposta esperada de aumento na secreção de glucagon na vigência de hipoglicemia. Após 5 anos de doença, a resposta da epinefrina, principal arma de defesa contra a hipoglicemia, mostra-se frequentemente atenuada, sendo seu limiar para liberação mais baixo que em indivíduos normais, especialmente após uma hipoglicemia prévia.

## Bibliografia

1. Cryer PE. Hypoglycemia. In: Melmed S, Polonsky KS, Reed Larsen PH, et al. (eds.). Williams textbook of endocrinology. 11.ed. Philadelphia: W.B. Saunders; 2011. p.1552-77.
2. Mitrakou A, Ryan C, Veneman T, Mokan M, Jenssen T, Kiss I, et al. Hierarchy of glycemic thresholds for counterregulatory hormone secretion, symptoms, and cerebral dysfunction. Am J Physiol Endocrinol Metab. 1991;260(1):E67-E74.

6. **Resposta: b**

A questão refere-se a um paciente com cetoacidose diabética (CAD), um desequilíbrio metabólico grave causado pela deficiência severa de insulina, a qual provoca hiperglicemia, desidratação, acidose e produção excessiva de corpos cetônicos. Pode ser a manifestação inicial de um quadro recém-instalado de DM ou de um episódio recorrente em pacientes previamente tratados.

O manejo da CAD deve basear-se nos seguintes princípios: correção da desidratação, correção dos distúrbios eletrolíticos e acidobásicos, redução da hiperglicemia e da osmolaridade e identificação e tratamento do fator precipitante.

Após as medidas iniciais de hidratação (que deve ser feita com solução fisiológica

0,9% – 1 L na 1ª hora, seguida de 0,5-1 L na 2ª hora), devem-se checar os valores séricos de potássio. Caso o potássio inicial seja inferior a 3,3 mEq/L, iniciar a reposição imediatamente e esperar a normalização para o início da insulina. Se acima de 5,2 mEq/L, deve-se seguir monitorizando a cada 2 horas. Por fim, se inicialmente o potássio estiver entre 3,3 e 5 mEq/L, deve-se adicionar 20-30 mEq de potássio por litro de solução.

Nos episódios mais graves de CAD, a infusão intravenosa contínua de insulina regular é a via de escolha, e a dose, em média, de 0,1 U/kg/h.

Com relação ao bicarbonato, não deve ser administrado caso o pH sérico seja superior a 6,9 a 7, visto que diversos estudos randomizados não demonstraram benefício.

## Bibliografia

1. Azevedo LCP, Taniguchi LU, Ladeira JP, Besen BAMP (eds.). Medicina intensiva: abordagem prática. 5.ed. Santana de Parnaíba: Manole; 2022.

## 7. Resposta: d

O uso indiscriminado de suplementação da vitamina D tem levado ao aumento de casos de intoxicação. A hipervitaminose D aumenta a absorção intestinal de cálcio, sendo uma causa de hipercalcemia, que secundariamente suprime os níveis de PTH. Os sintomas da hipercalcemia dependem do grau e da velocidade de instalação do distúrbio, podendo cursar com poliúria, polidipsia e desidratação, além de constipação, cefaleia, confusão mental e até coma. Agudamente, a hipercalcemia pode levar à lesão renal aguda por vasoconstrição renal direta e uma redução no volume do líquido extracelular.

## Bibliografia

1. Taylor PN, Davies JS. A review of the growing risk of vitamin D toxicity from inappropriate practice. Br J Clin Pharmacol. 2018;84(6):1121-7.

## 8. Resposta: d

A etiologia mais comum de hipoparatireoidismo em adultos é a cirurgia na região cervical, sobretudo tireoidectomia e paratireoidectomia. O restante dos casos está relacionado a causas genéticas ou autoimunes, deficiência de magnésio e outras etiologias raras.

O hipoparatireoidismo ocorre quando as glândulas paratireoides produzem quantidades insuficientes de PTH para manter a normocalcemia. Assim, os marcadores bioquímicos são hipocalcemia e hiperfosfatemia, na presença de função renal normal. Os níveis séricos de paratormônio (PTH) em geral estão baixos ou indetectáveis; contudo, podem ser normais quando há alguma função paratireóidea preservada. O último *guideline* de hipoparatireoidismo reforça que, para confirmação, os exames devem ser repetidos com um intervalo mínimo de 15 dias. Além disso, o documento destaca outros pontos, a saber:

- O hipoparatireoidismo pós-cirúrgico passa a ser considerado permanente quando persiste > 12 meses após a cirurgia (o anterior utilizava o tempo de 6 meses).
- A dosagem do PTH sérico 12 a 24 horas após uma tireoidectomia total passa a ser recomendada como forma de predizer quais pacientes não desenvolverão hipoparatireoidismo pós-cirúrgico permanente:
  - Se os níveis de PTH estão > 10 pg/mL, o desenvolvimento de hipoparatireoidismo permanente é improvável, não havendo necessidade de tratamento com calcitriol ou carbonato de cálcio na ausência de hipocalcemia.
  - Se os níveis de PTH estão < 10 pg/mL, o valor preditivo é menor, ou seja, não se pode afirmar que o paciente irá evoluir com hipoparatireoidismo permanente, mas essa possibilidade ainda

existe (embora com um risco abaixo de 50%).

- Em relação ao seguimento dos indivíduos com hipoparatireoidismo, os autores sugerem a dosagem a cada 3 a 12 meses (a depender da resposta clínica) dos seguintes exames: cálcio sérico (iônico ou total), creatinina sérica (com determinação da taxa de filtração glomerular estimada), fósforo e magnésio séricos. Pacientes com controle instável devem ter esta frequência diminuída. Além disso, a dosagem de cálcio deve ser realizada dentro de alguns dias após ajuste do tratamento. A 25-hidroxivitamina D sérica e a calciúria 24 horas podem ser realizadas com uma frequência menor: a cada 6 a 12 meses. E um exame de imagem renal (ultrassonografia ou tomografia computadorizada), em busca de nefrocalcinose ou nefrolitíase, deve ser realizado em todos os pacientes ao diagnóstico.
- Sobre o tratamento, o *guideline* mantém a reposição de calcitriol e de carbonato de cálcio como primeira linha e estabelece os seguintes alvos terapêuticos:
  - Níveis de cálcio sérico na metade inferior da normalidade ou levemente abaixo do limite inferior.
  - Evitar a hiperfosfatemia.
  - Evitar a hipercalciúria, havendo aqui uma mudança da orientação prévia de se manter o cálcio urinário < 300 mg/24 h. A nova recomendação determina que esse ponto de corte depende do sexo: para o masculino, mantém-se esse valor < 300 mg/24 h; mas, para o feminino, passa a ser < 250 mg/24 h.
  - A 25-hidroxivitamina D deve ser mantida > 30 ng/mL, podendo ser feita a reposição de vitamina D3 para se atingir esse objetivo. No entanto, essa recomendação não se baseia em ensaios clínicos randomizados.

## Bibliografia

1. Mannstadt M, Cianferotti L, Gafni RI, Giusti F, Kemp EH, Koch CA, et al. Hypoparathyroidism: genetics and diagnosis. J Bone Mineral Res. 2022;37(12):2615-29.

## 9. Resposta: a

O diabetes *insipidus* (DI) é caracterizado por poliúria hipotônica (osmolaridade urinária baixa) e polidipsia, decorrentes, sobretudo, de deficiência de ADH ou insensibilidade renal a esse hormônio. Ele é denominado DI central quando decorre da destruição completa ou parcial dos neurônios produtores de ADH. O DI nefrogênico é definido pela resistência renal ao ADH. Poliúria hipotônica pode também ocorrer na polidipsia primária, condição resultante da ingestão excessiva de água, o que leva à supressão fisiológica da secreção de ADH e poliúria. Ela tem sido mais comumente descrita em pacientes com transtorno do espectro da esquizofrenia, daí ser também chamada polidipsia psicogênica.

A paciente do caso apresenta poliúria, polidipsia e sódio sérico normal, além de urina com densidade e osmolaridade reduzidas (ou seja, urina diluída). Nesses casos, a primeira pergunta a ser feita é se a paciente está com poliúria por aumento da ingestão (polidipsia primária) ou se tem polidipsia por excesso de eliminação (diabetes *insipidus*). Algumas dicas que fazem pensar na diabetes *insipidus*, por exemplo, a presença de poliúria mesmo durante a noite (em geral, na polidipsia primária, isso não ocorre) e o aumento muito discreto na osmolaridade urinária após a restrição hídrica.

Em resumo, o problema principal do caso em questão é a incapacidade de concentração urinária gerando a poliúria e quando a paciente tem acesso à água ocorre estabilidade da natremia. Resta saber se o DI é central ou nefrogênico. Após a administração da desmopressina, observa-se aumento substancial da

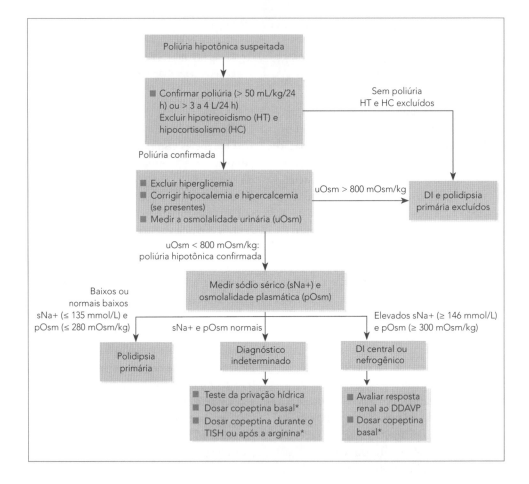

osmolaridade urinária, levando ao diagnóstico de DI central.

No fluxograma, é mostrada a investigação diagnóstica da poliúria hipotônica:

Bibliografia
1. Vilar L. Endocrinologia clínica. 7.ed. Rio de Janeiro: Guanabara Koogan; 2020.

10. **Resposta: d**

A crise adrenal é uma condição potencialmente fatal que requer tratamento imediato e adequado. Diante de uma forte suspeita clínica, não se deve retardar o tratamento para a realização de testes diagnósticos. O objetivo inicial da terapia é reverter a hipotensão e corrigir a desidratação, a hipoglicemia e os distúrbios eletrolíticos. Grandes volumes de solução fisiológica a 0,9% e solução glicosada a 10% devem ser infundidos tão rapidamente quanto possível. Com relação à reposição de glicocorticoides, recomenda-se, inicialmente, administrar 100 mg de hidrocortisona IV, seguidos de 200 mg em 24 horas (em infusão contínua IV ou 50 mg a cada 6 h). Se a hidrocortisona não estiver disponível, sugere-se a prednisolona como alternativa. A dexametasona é a alternativa menos preferida e só deve ser administrada se nenhum outro glicocorticoide estiver disponível. Ademais, o fator desencadeante da crise adrenal deve ser pesquisado e tratado.

Para a prevenção da crise adrenal, deve-se ajustar a dose de glicocorticoide diante de situações de estresse, de acordo com a gravidade da doença ou da magnitude do estressor. Além disso, recomenda-se que todos os pacientes estejam equipados com um cartão de emergência de esteroides e identificação de alerta médico para informar o pessoal de saúde sobre a necessidade de aumentar doses de glicocorticoides para prevenir ou tratar crises adrenais e necessidade de tratamento imediato com esteroides parenterais nos casos de emergência.

## Bibliografia

1. Bornstein SR, Allolio B, Arlt W, Barthel A, Don-Wauchope A, Hammer GD, et al. Diagnosis and treatment of primary adrenal insufficiency: an Endocrine Society Clinical Practice Guideline. J Clin Endocrinol Metab. 2016;101(2):364-89.
2. Vilar L. Endocrinologia clínica. 7.ed. Rio de Janeiro: Guanabara Koogan; 2020.

11. **Resposta: a**

A DPOC é caracterizada por obstrução crônica do fluxo aéreo, o que é causado principalmente por redução do diâmetro das vias aéreas por causa de inflamação crônica, edema e hipersecreção de muco. Ao longo do tempo, a destruição do parênquima pulmonar acarreta a perda da retração elástica dos septos alveolares e da tração radial das vias respiratórias, o que aumenta a tendência ao colapso dessas, agravando a hiperinsuflação pulmonar e intensificando a obstrução das vias aéreas.

## Bibliografia

1. Barnes PJ. Chronic obstructive pulmonary disease. N Engl J Med. 2000;343(4):269-80.

12. **Resposta: c**

O volume de ar inspirado e expirado em um ciclo respiratório é chamado volume corrente. O volume máximo de ar que pode ser inspirado após uma inspiração máxima é a capacidade inspiratória. O volume de reserva expiratório é o volume de ar que pode ser expirado em uma expiração máxima. O volume residual funcional é o volume de ar que permanece nos pulmões após uma expiração máxima.

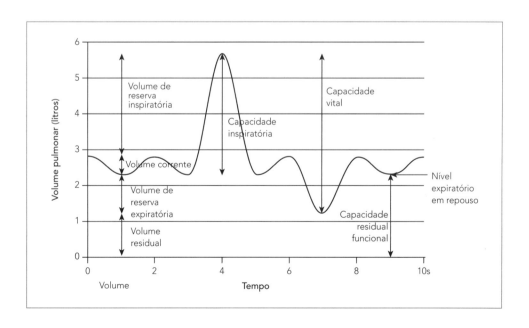

## Bibliografia

1. Hall JE. Guyton and Hall textbook of medical physiology. 13.ed. Philadelphia: Elsevier; 2016.

### 13. Resposta: b

O efeito Bohr é o deslocamento da curva de dissociação da hemoglobina para a direita em condições de acidose, o que resulta em uma redução na afinidade da hemoglobina pelo oxigênio, facilitando a liberação de oxigênio nos tecidos.

### Curva de dissociação da oxi-hemoglobina

A saturação de oxi-hemoglobina arterial está relacionada com a pressão parcial de oxigênio ($PO_2$). A $PO_2$ com 50% de saturação ($P_{50}$) é, normalmente, 27 mmHg. A curva de dissociação é desviada para a direita por aumento na concentração de íon hidrogênio ($H^+$), aumento de 2,3-difosfoglicerato (DPG) do eritrócito, elevação da temperatura (T) e aumento da pressão parcial de dióxido de carbono $PCO_2$. A diminuição dos níveis de $H^+$, DPG, temperatura e $PCO_2$ desvia a curva para a esquerda. A hemoglobina caracterizada pelo desvio da curva para a direita tem menor afinidade com o oxigênio e aquela caracterizada pelo desvio da curva para a esquerda, maior afinidade.

## Bibliografia

1. Hall JE. Guyton and Hall textbook of medical physiology. 13.ed. Philadelphia: Elsevier; 2016.
2. Bohr C, Hasselbalch K, Krogh A. Concerning a biologically important relationship – the influence of the carbon dioxide content of blood on its oxygen binding. Skand Arch Physiol. 1904;16:401-412.

### 14. Resposta: b

A pressão positiva expiratória final, também conhecida como PEEP, é uma forma de aplicação de resistência da fase expiratória, objetivando a abertura de unidades pulmonares mal ventiladas ou mesmo a manutenção dessa abertura por mais tempo visando melhorar a oxigenação por implementar a troca gasosa. O principal efeito fisiológico da PEEP é a melhora da oxigenação, pois aumenta o volume de gás funcional nos pulmões e diminui o colapso alveolar.

## Bibliografia

1. Tobin, M. J. (2016). Principles and practice of mechanical ventilation. McGraw-Hill Education.

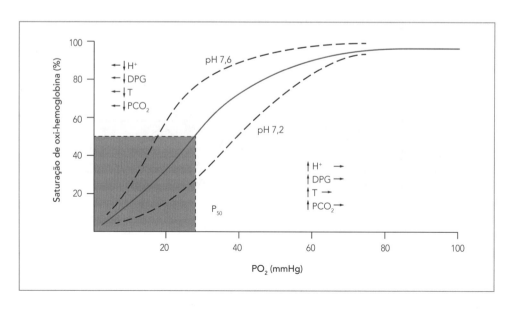

## 15. Resposta: a

O surfactante pulmonar é uma mistura complexa de lipídios e proteínas que reveste a superfície interna dos alvéolos, reduzindo a tensão superficial e evitando o colapso alveolar durante a expiração e aumentando a complacência pulmonar. A deficiência de surfactante é uma das principais causas da síndrome do desconforto respiratório agudo (SDRA), caracterizada por uma inflamação pulmonar difusa que leva ao aumento da instabilidade alveolar e ao colapso, aumentando a resistência das vias aéreas e prejudicando a oxigenação. É produzido pelas células alveolares (pneumócitos) tipo II, as quais também têm capacidade regenerativa e, ocasionalmente, podem substituir os pneumócitos tipo I quando esses são lesados. Os pneumócitos tipo I, por sua vez, são responsáveis pela troca gasosa nos alvéolos pulmonares e cobrem a maioria da área de superfície alveolar (> 95%). São células muito suscetíveis a lesões, bem como são células do tipo permanente (não possuem a capacidade de proliferação).

### Bibliografia

1. Hall JE. Guyton and Hall textbook of medical physiology. 13.ed. Philadelphia: Elsevier; 2016.
2. Günther A, Ruppert C, Schmidt R, Markart P, Grimminger F, Walmrath D, Seeger W. Surfactant alteration and replacement in acute respiratory distress syndrome. Respir Res. 2001;2(6):353-64.
3. López-Rodríguez E, Pérez-Gil J. Structure-function relationships in pulmonary surfactant membranes: from biophysics to therapy. Biochim Biophys Acta. 2014;1838(6):1568-85.

## 16. Resposta: a

Além de ser um conceito (medida da diferença de pressão parcial de oxigênio entre o ar nos alvéolos e o sangue arterial), é também uma ferramenta que ajuda a estimar o grau de *shunt* e distúrbio V/Q.

Fórmula:

Gradiente A-a $O_2$ =

[($FiO_2$) × (Pressão atmosférica – Pressão $H_2O$) – ($PaCO_2$/Q)] – $PaO_2$

Pressão $H_2O$ = 47 mmHg
Q (quociente respiratório) = 0,8 a 1

Gradiente A-a $O_2$ (fórmula simplificada) = 130 – ($PaO_2$ + $PaCO_2$)

Estimativa de gradiente normal = (idade/4) + 4

Deve ser usada quando se tem pacientes com hipoxemia inexplicada ou pacientes com hipoxemia desproporcional ao quadro clínico. O gradiente A-a pode ajudar a determinar a causa da hipoxemia e sugerir se a causa dessa hipóxia é intra ou extrapulmonar.

| | Causas de hipoxemia | Gradiente A-a $O_2$ |
|---|---|---|
| 1 | Distúrbio V/Q (p. ex., PNM, IC, TEP, SARA, atelectasia etc.) | Elevação |
| 2 | *Shunt* (p. ex., FOP, defeito do septo atrial) | Elevação |
| 3 | Alteração na difusão (p. ex., doença intersticial, ocupacional) | Elevação |
| 4 | Hipoventilação (p. ex., DPOC, SNC d/o, neuromuscular etc.) | Normal |
| 5 | Elevadas altitudes | Normal |

### Bibliografia

1. Tobin MJ. Principles and practice of mechanical ventilation. McGraw-Hill Education; 2016.
2. West JB. Respiratory physiology: the essentials. Wolters Kluwer; 2016.
3. Helmholz HF Jr. The abbreviated alveolar air equation. Chest. 1979;75(6):748.
4. McFarlane MJ, Imperiale TF. Use of the alveolar-arterial oxygen gradient in the diagnosis of pulmonary embolism. Am J Med. 1994;96(1):57-62.

## 17. Resposta: d

Durante a ventilação mecânica, é importante otimizar a oxigenação do paciente ajustando diversos parâmetros. O volume corrente e a frequência respiratória são ajustados para garantir adequada ventilação e controle de $CO_2$. A pressão positiva expiratória final é ajustada para melhorar a oxigenação por meio da manutenção de uma pressão alveolar mais elevada durante a expiração. A $FiO_2$ é ajustada para aumentar a oferta de oxigênio aos alvéolos.

### Bibliografia

1. Tobin MJ. Principles and practice of mechanical ventilation. McGraw-Hill Education; 2016.
2. West JB. Respiratory physiology: the essentials. Wolters Kluwer; 2016.

## 18. Resposta: d

A taxa de difusão de um gás através da membrana alvéolo-capilar é determinada pela lei de Fick, que leva em consideração a pressão parcial do gás, a área disponível para difusão e a espessura da membrana. No entanto, o principal fator que determina a taxa de difusão do gás é seu gradiente entre alvéolos e capilares.

Difusão (gás) = A × D × (P1 – P2) / E
A: área superficial da barreira
D: coeficiente de difusão
P1-P2: diferença de pressão (gás) na barreira
E: espessura da barreira

### Bibliografia

1. West JB. Fisiologia respiratória: princípios básicos. 10.ed. Porto Alegre: Artmed; 2016.

## 19. Resposta: d

Os broncodilatadores beta-adrenérgicos são amplamente utilizados no tratamento da asma. A estimulação dos receptores beta-adrenérgicos, que estão presentes nos músculos lisos das vias aéreas, resulta em relaxamento dessas. O ipratrópio é um broncodilatador anticolinérgico amplamente utilizado no tratamento da DPOC e atua por meio do bloqueio dos receptores colinérgicos muscarínicos nos músculos lisos das vias aéreas, resultando em relaxamento desses músculos e aumento do fluxo aéreo.

### Bibliografia

1. Barnes PJ. Beta-adrenergic receptors and their regulation. Am J Respir Crit Care Med. 1995;152:838-60.
2. Anthonisen NR, Connett JE, Enright PL, Manfreda J. Hospitalizations and mortality in the lung health study. Am J Respir Crit Care Med. 1994;149:1169-73.

## 20. Resposta: a

A hipoxemia é um potente estímulo para a vasoconstrição pulmonar, que é uma resposta adaptativa do sistema vascular pulmonar para redirecionar o fluxo sanguíneo para áreas mais ventiladas do pulmão. Isso aumenta a resistência vascular pulmonar e, eventualmente, pode levar à hipertensão pulmonar.

### Bibliografia

1. MacNee W, Wiggs B, Belzberg A, Hogg JC. The effect of inhaled histamine on pulmonary resistance in normal and asthmatic subjects. J Clin Invest. 1979;64(1):221-8.

## 21. Resposta: a

Aumento dos níveis arteriais de dióxido de carbono. Durante o exercício, a taxa metabólica do corpo aumenta, o que leva a aumento na produção de dióxido de carbono. Isso estimula o centro respiratório no cérebro a aumentar a frequência e a profundidade da respiração para remover o excesso de dióxido de carbono.

### Bibliografia

1. West JB. Respiratory physiology: the essentials. Lippincott Williams & Wilkins.

22. **Resposta: a**

O volume expiratório forçado em 1 segundo (VEF1) é o teste de função pulmonar mais útil na avaliação da gravidade da DPOC. É a quantidade máxima de ar que pode ser expirada com força em um segundo e é expressa como uma porcentagem do valor previsto para a idade, a altura e o sexo do paciente.

Bibliografia
1. Iniciativa Global para Doença Pulmonar Obstrutiva Crônica. Estratégia global para o diagnóstico, gestão e prevenção da doença pulmonar obstrutiva crônica (Relatório de 2021). 2021.

23. **Resposta: a**

A vasodilatação das arteríolas pulmonares é o principal mecanismo de ação do óxido nítrico inalatório (NOi) no tratamento da hipertensão pulmonar. O NOi dilata seletivamente a vasculatura pulmonar, levando à diminuição da resistência vascular pulmonar e melhora da oxigenação. A vasoconstrição das arteríolas pulmonares, a diminuição da resistência vascular pulmonar e o aumento do débito cardíaco não são os principais mecanismos de ação do iNO.

Bibliografia
1. Rich S, McLaughlin VV. Inhaled nitric oxide in pulmonary hypertension. N Eng J Med. 2013.

24. **Resposta: d**

O efeito Haldane, que descreve como as mudanças na saturação de oxigênio afetam a afinidade da hemoglobina pelo $CO_2$. À medida que os níveis de oxigênio aumentam, a afinidade da hemoglobina pelo $CO_2$ diminui, permitindo que mais $CO_2$ seja liberado no sangue. Esse efeito é importante para a regulação dos níveis de dióxido de carbono no corpo.

Bibliografia
1. West JB. Respiratory physiology: the essentials. Lippincott Williams & Wilkins; 2012.

25. **Resposta: c**

A curva P-V ventricular fornece informação do quanto de variação de volume é capaz de aumentar a pressão do ventrículo conse-

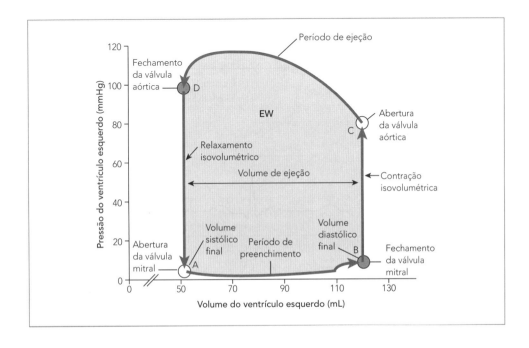

quentemente o volume sistólico dependente dessa inter-relação.

O paciente cuja menor variação de volume gera um pico de pressão maior indica que é um paciente com função sistólica deprimida cuja fração de ejeção (indicada na figura a seguir como "volume de ejeção") está reduzida, e uma sobrecarga de volume pode causar picos pressóricos e quadros congestivos.

### Bibliografia
1. Roscani MG, Matsubara LS, Matsubara BB. Insuficiência cardíaca com fração de ejeção normal. Arq Bras Cardiol. 2010;94(5):694-702
2. Guyton AC, Hall JE. Tratado de fisiologia médica. Rio de Janeiro: Elsevier. 13. ed., 2017.

### 26. Resposta: c

Uma forma de onda normal de PVC é constituída de cinco fases:
- Três picos: onda a: contração atrial; onda c: contração ventricular isovolumétrica que acarreta o movimento tricúspide em direção ao átrio direito e onda v: enchimento sistólico do átrio.
- Dois vales: x: relaxamento atrial e y: enchimento ventricular precoce.

A identificação dos componentes da forma de onda da PVC é facilitada pelo alinhamento da forma de onda de pressão com o traçado de ECG.

A onda *a* segue a onda *P* do ECG, a onda *c* sempre segue a onda *R* do ECG e a onda *v* segue a onda *T* do ECG. A PVC deve ser medida na base da onda c, logo após a onda R do ECG, pois representa a pressão final no ventrículo antes do início da sístole. Se a onda c não for identificada e o paciente tiver ritmo sinusal, a base da onda a pode ser usada. Dessa forma, a resposta correta é a letra c.

### Bibliografia
1. Bootsma IT, Boerma EC, de Lange F et al. The contemporary pulmonary artery catheter. Part 1: placement and waveform analysis. J Clin Monit Comput. 2022;36:5-15.

### 27. Resposta: d

Esssa relação entre a PVC e o débito cardíaco pode ser um indicativo de tolerância a volume mesmo quando o paciente aumenta o débito cardíaco após um teste de fluidorresponsividade. Um incremento grande na PVC pode indicar que, mesmo que o débito cardíaco esteja variando com a prova volumétrica (teste de fluidorresponsividade positivo) o paciente pode estar próximo ao platô da curva de Frank-Starling, dessa forma a resposta correta é a letra d.

### Bibliografia
1. Guyton AC, Hall JE. Tratado de fisiologia médica. 13.ed. Rio de Janeiro: Elsevier; 2017.

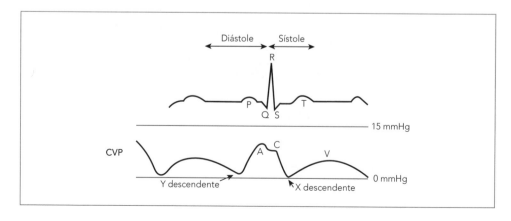

## 28. Resposta: d

O débito cardíaco é inferido pela fórmula DC = VS (volume sistólico) x FC (frequência cardíaca); o volume sistólico por sua vez é dependente da pré-carga, da pós-carga e da bomba.

### Bibliografia

1. Guyton AC, Hall JE. Tratado de fisiologia médica. 13.ed. Rio de Janeiro: Elsevier; 2017.

## 29. Resposta: b

A curva de Frank-Starling descreve a relação entre o débito cardíaco e o volume diastólico final do ventrículo esquerdo. Essa relação demonstra que, à medida que o volume diastólico final aumenta, a força de contração do músculo cardíaco aumenta, resultando em aumento no débito cardíaco.

### Bibliografia

1. Berne RM, Levy MN. Fisiologia. 7.ed. Rio de Janeiro: Elsevier; 2017.

## 30. Resposta: d

O paciente não mais fluidorresponsivo, ou seja, cujo incremento de volume não causa mais distensão das fibras miocárdicas levando a aumento de pressão (princípio de Frank-Starling) tem extravasamento desse acréscimo de volume para o extravascular mais rapidamente, a exemplo do pulmão, levando a aumento da água vascular extrapulmonar. Logo um paciente não fluidorresponsivo e com aumento da água vascular extrapulmonar provavelmente está na curva ascendente de Frank-Starling.

### Bibliografia

1. Guyton AC, Hall JE. Tratado de fisiologia médica. 13.ed. Rio de Janeiro: Elsevier; 2017.

## 31. Resposta: d

Foi proposta por Pinsk a avaliação de tônus arterial de forma dinâmica, usando a razão entre a variação da pressão de pulso e a variação do volume sistólico durante a o ciclo ventilatório para avaliação do tônus arterial.

A avaliação funcional dinâmica da elastância arterial permite uma estimativa do tônus arterial beira-leito, ajudando a prever quais pacientes terão o tônus arterial ajustado para apresentar incremento de pressão a uma prova volumétrica e aqueles que não tem mais uma dependência de volume para aumentar o volume estressado e, sim, uma necessidade de ajuste de complacência (a exemplo do paciente vasoplégico) para a acomodação do fluido existente e a geração de um retorno venoso adequado.

Em outras palavras, essa relação pode fornecer informações importantes sobre a necessidade de fluido ou vasopressor quando se está diante de um acoplamento vascular à hemodinâmica do paciente.

### Bibliografia

1. García MIM, Romero MG, Cano AG et al. Dynamic arterial elastance as a predictor of arterial pressure response to fluid administration: a validation study. Crit Care. 2014;18:626.

## 32. Resposta: d

A vasoplegia ocorre por diminuição da resistência vascular sistêmica por causa da vasodilatação sistêmica, levando à diminuição do volume estressado que está diretamente relacionado ao volume capaz de gerar fluxo para um retorno venoso (e consequente pré-carga) adequado.

### Bibliografia

1. Guyton AC, Hall JE. Tratado de fisiologia médica. 13.ed. Rio de Janeiro: Elsevier; 2017.

### 33. Resposta: c

O contorno da curva de pulso fornece informações importantes a respeito da função cardíaca, das disfunções valvares e do débito cardíaco.

A primeira porção, até o nó dicrótico, indica o volume sistólico do ventrículo esquerdo, já a segunda porção indica diástole do VE.

A inclinação da porção ascendente da sístole nos mostra que houve dificuldade em atingir um pico sistólico capaz de gerar um gradiente de pressão por causa da hipocontratilidade do miocárdio. E uma pressão sistólica e diastólica convergente revela que há dificuldade do coração em utilizar de maneira adequada o volume que chega na diástole ventricular para gerar um volume sistólico, acarretando, dessa forma, uma fração de ejeção reduzida.

#### Bibliografia

1. Guyton AC, Hall JE. Tratado de fisiologia médica. 13.ed. Rio de Janeiro: Elsevier; 2017.
2. Pinsky MR, Teboul JL, Vincent JL. Hemodynamic monitoring. Springer; 2019.

### 34. Resposta: d

Nos estados de choque em que há desbalanço entre a oferta e o consumo de oxigênio, tenta-se manter um débito cardíaco adequado com o objetivo de manter uma boa oferta de oxigênio capaz de manter adequadamente o metabolismo aeróbico celular.

#### Bibliografia

1. Guyton AC, Hall JE. Tratado de fisiologia médica. 13.ed. Rio de Janeiro: Elsevier; 2017.

### 35. Resposta: a

A interação coração-pulmão e suas variáveis durante a inspiração e expiração são capazes de explicar fisiologicamente a variação de pressão de pulso nestes ciclos.

#### Bibliografia

1. Guyton AC, Hall JE. Tratado de fisiologia médica. 13.ed. Rio de Janeiro: Elsevier; 2017.

### 36. Resposta: b

Monitorização neurológica multimodal é composta de:

- Monitorização de pressão intracraniana, com uso de cateteres intra e extraventriculares, sendo este último útil na presença de hidrocefalia, por causa de sua capacidade de drenagem liquórica.
- Microdiálise cerebral, podendo detectar alterações em moléculas extracelulares do tecido cerebral, sendo estas lactato, piruvato, glicose, glicerol e glutamato, principal neurotransmissor excitatório.
- Eletroencefalograma contínuo, capaz de detectar precocemente crises convulsivas sem manifestações clínicas, contribuindo para tratamento precoce dessas crises.
- Medida de fluxo sanguíneo por meio do Doppler transcraniano.
- Medição dos níveis de oxigenação cerebral.

#### Bibliografia

1. David Roh SP. Brain multimodality monitoring: updated perspectives. Physiol Behav. 2017;176(5):139-48.

### 37. Resposta: d

Para a realização do diagnóstico de morte encefálica, alguns requisitos devem ser cumpridos. No exame clínico, reflexos de tronco devem estar ausentes, porém reflexos medulares podem permanecer. Deve ser realizado o teste de apneia, com paciente normotenso (PAS $\geq$ 100 mmHg), entre outros critérios. Exames complementares devem ser realizados, por exemplo, Doppler transcraniano, SPECT cerebral e arteriografia cerebral, a qual pode apresentar resultados falso-negativos em pacientes que tiveram a pressão intracraniana reduzida por meio de neurocirurgia, TCE ou *shunts* intraventriculares.

### Bibliografia

1. Spinello IM. Brain death determination. J Intensive Care Med. 2015;30(6):326-37.
2. Rojas SSO, Veiga VC. Manual de neurointensivismo. 2.ed. Rio de Janeiro: Atheneu; 2018. p.323-34.

### 38. Resposta: b

Pacientes com quadro de AVCi admitidos em UTI (alternativa b com corretas indicações), devem ser avaliados com a escala do NIHSS, a qual é mais voltada para circulação anterior e hemisfério esquerdo. Devem receber suporte hemodinâmico, com metas pressóricas bem estabelecidas, sendo ≤ 180/105 mmHg o alvo nas 24 h após trombólise, e ≤ 220/120 mmHg nos pacientes não candidatos a essa terapia. Se a evolução para edema cerebral maligno, craniectomia descompressiva se configura como possibilidade terapêutica eficaz.

### Bibliografia

1. Venkatasubba Rao CP, Suarez JI. Management of stroke in the neurocritical care unit. Contin Lifelong Learn Neurol. 2018;24(6):1658-82.
2. Cannarsa GJ, Simard JM. Decompressive craniectomy for stroke: who, when, and how. Neurol Clin. 2022;40(2):321-36.

### 39. Resposta: d

A curva de Langfitt é composta de quatro fases, sendo a primeira marcada por pouco ou nenhum aumento da PIC por causa da capacidade de adequação do equilíbrio entre encéfalo, líquido cefalorraquidiano e sangue venoso. A análise das curvas da PIC pode fornecer informações adicionais sobre edema e complacência cerebrais, sendo o normal P1 > P2 > P3, com achado de P2 > P1 em casos de hipertensão intracraniana. Com a evolução do quadro, o paciente pode apresentar herniações cerebrais, como as citadas na alternativa *d*.

### Bibliografia

1. Hirzallah MI, Choi HA. The monitoring of brain edema and intracranial hypertension. J Neurocritical Care. 2016;9(2):92-104.
2. Rojas SSO, Veiga VC. Manual de Neurointensivismo. 2.ed. Rio de Janeiro: Atheneu; 2018. p. 275-90.

### 40. Resposta: b

O paciente neurocrítico está sujeito não somente a sua lesão primária (AVE, TCE), mas também a lesões secundárias causadas por hiper/hipoglicemia, baixa pressão de perfusão cerebral, hipóxia e hipertensão intracraniana. Para evitar piora do quadro, deve-se estabelecer metas de cuidado, como:

- Concentração sérica de glicose entre 140-180 mg/dL.
- Tratamento de hipertermia.
- Manutenção de saturação de oxigênio > 94%.
- Cabeceira elevada em 30º nos pacientes em risco de hipertensão intracraniana, aspiração, descompensação cardiopulmonar.

### Bibliografia

1. Powers WJ, Rabinstein AA, Ackerson T, Adeoye OM, Bambakidis NC, Becker K, et al. Guidelines for the early management of patients with acute ischemic stroke: 2019 update to the 2018 guidelines for the early management of acute ischemic stroke a guideline for healthcare professionals from the American Heart Association/American Stroke Association. Stroke. 2019;50:344-418.
2. Rojas SSO, Veiga VC. Manual de neurointensivismo. 2.ed. Rio de Janeiro: Atheneu; 2018. p. 97-122.

### 41. Resposta: b.

*Delirium* ainda não possui fisiopatologia bem estabelecida, porém levanta-se como hipótese a contribuição de neurotransmissores como GABA e acetilcolina, lesões inflamatórias, mesmo que periféricas e desbalanço energético cerebral. Fatores precipitantes podem ser encontrados, como uso de benzodiazepínicos, transfusão, distúrbios hidreletrolíticos e sepse. Para seu diagnóstico, são necessárias presença de alteração do estado mental e falta de atenção (obrigatórios) mais um de: pensamento desorganizado ou alteração do nível de consciência.

### Bibliografia

1. Wilson JE, Mart MF, Cunningham C, Shehabi Y, Girard TD, MacLullich AMJ, et al. Delirium. Nat Rev Dis Prim. 2020;6(1).
2. Devlin JW, Skrobik Y, Gélinas C, Needham DM, Slooter AJC, Pandharipande PP, et al. Clinical practice guidelines for the prevention and management of pain, agitation/sedation, delirium, immobility, and sleep disruption in adult patients in the ICU. Crit Care Med. 2018;46:825-73.
3. Rojas SSO, Veiga VC. Manual de neurointensivismo. 2.ed. Rio de Janeiro: Atheneu; 2018. p.389-98.

### 42. Resposta: c

Distúrbios do sódio podem ser causados por doenças neurológicas, como trauma cranioencefálico, acidente vascular encefálico, tumores e pós-operatórios de neurocirurgia. O principal distúrbio envolvido é a SIADH, encontrada em pacientes euvolêmicos, diferentemente da síndrome perdedora de sal, em que há hipovolemia, podendo ser tratada, portanto, com reposição hídrica. Apenas pacientes selecionados devem ser submetidos a reposição de sódio, a qual deve ser realizada de forma lenta, com aumento máximo de 12 mmol/L em 24 horas, com finalidade de evitar a mienólise pontina, condição grave e irreversível.

### Bibliografia

1. Hannon MJ, Thompson CJ. Neurosurgical hyponatremia. J Clin Med. 2014;3(4):1084-104.

### 43. Resposta: a

Infecções, principalmente virais, podem acometer o SNC de forma direta (SARS-CoV-2, por exemplo, possui neurotropismo), mas também de forma indireta, como consequência da inflamação sistêmica e tempestade de citocinas. Se manifestam principalmente como padrão de encefalite, meningite ou ambos, de acordo com a estrutura afetada. Na propedêutica diagnóstica, pacientes que possuem fatores de risco para complicações da punção lombar (por exemplo, herniações) devem realizar exame de imagem antes do procedimento. Fatores de riscos:

- Imunossupressão.
- Déficit neurológico focal.
- Sinais de hipertensão intracraniana como papiledema.
- História pessoal de doença neurológica.
- Novos episódios convulsivos.

### Bibliografia

1. O'Horo JC, Sampathkumar P. Infections in neurocritical care. Neurocrit Care. 2017;27(3):458-67.
2. Ziai WC, Lewin JJ. Advances in the management of central nervous system infections in the ICU. Crit Care Clin. 2006;22(4):661-94.
3. Munhoz RP, Pedroso JL, Nascimento FA, De Almeida SM, Barsottini OGP, Cardoso FEC, et al. Neurological complications in patients with SARS-CoV-2 infection: a systematic review. Arq Neuropsiquiatr. 2020;78(5):290-300.

### 44. Resposta: c

Propofol, agonista do receptor GABA, é um dos sedativos mais utilizados na terapia intensiva. Barbitúricos, apesar de não ser de sedação de primeira linha, têm importante papel na terapia de resgate para crise convulsiva. De fato, fentanila interfere pouco no fluxo e no metabolismo cerebral. Além de sedação, a dexmedetomidina também tem efeito analgésico.

### Bibliografia

1. Opdenakker O, Vanstraelen A, De Sloovere V, Meyfroidt G. Sedatives in neurocritical care: an update on pharmacological agents and modes of sedation. Curr Opin Crit Care. 2019;25:97-104.

## 45. Resposta: b

Estado de mal convulsivo, importante quadro neurológico por causa do potencial risco à vida, pode ser caracterizado por sintomas motores ou não (estado de mal não convulsivo), sendo encontrado neste último sintomas como alteração do estado mental em seu conteúdo e sua qualidade. Diversas são as etiologias, entre elas processos infecciosos, inflamatórios e insultos agudos (TCE, AVE, sangramentos). Como primeira linha de tratamento, tem-se os benzodiazepínicos.

### Bibliografia

1. Pinto LF, de Oliveira JPS, Midon AM. Status epilepticus: review on diagnosis, monitoring and treatment. Arq Neuropsiquiatr. 2022;80(5):193-203.
2. Pichler M, Hocker S. Management of status epilepticus. Handb Clin Neurol. 2017;140:131-51.

## 46. Resposta: b

Uma maneira de prevenir sangramento na síndrome urêmica é por meio da correção da anemia. A anemia contribui para a disfunção plaquetária por mecanismos reológicos, fazendo as plaquetas se afastarem da periferia da parede vascular, já que a massa das hemácias no centro do vaso é menor. O uso da eritropoetina melhorou agregação plaquetária induzida pelo ácido araquidônico. Para pacientes que não vão se submeter a procedimentos invasivos urgentes é possível aumentar a Hb para aproximadamente 10 g/dL com uso de eritropoetina e/ou ferro. Tratando-se de procedimento urgente, pode ser necessária transfusão de concentrado de hemácias para elevar a hemoglobina para próximo de 10 g/dL, com a devida ressalva de evitar hemotransfusões para prevenção de sangramento em pacientes potenciais candidatos à transplante renal, evitando alossensibilização.

O tempo de sangramento tem guardado pouca correlação entre o grau de disfunção renal e a disfunção plaquetária. Portanto, é um método ruim para ser usado como estimativa de sangramento nessa população.

A uremia contribui para a disfunção da função plaquetária, como exemplo a inibição do fator Von Willebrand. Desmopressina, crioprecipitado e concentrado de plaquetas podem ser usados no sangramento agudo com risco de vida. Apesar de ser provável que as plaquetas transfundidas adquiram a mesma disfunção urêmica das nativas, elas podem ser usadas com o DDAVP em sangramento grave que não apresenta melhora. A seguir um fluxograma sobre abordagem do sangramento urêmico.

A síndrome nefrótica nos adultos consiste em proteinúria > 3,5 g/24 h, hipoalbuminemia (< 3 g/dL) e edema perifético, podendo complicar, por exemplo, com quadro de hipovolemia, lesão renal aguda, desnutrição proteica e presença de eventos trombóticos, sendo este último de maior risco na nefropatia membranosa. Pacientes com DRC estágios 4 e 5 podem ter maior risco de súbita deterioração da função renal, podendo causar redução abrupta na depuração de um NOAC que depende do metabolismo renal. Se um NOAC for escolhido para o estágio 4 ou 5, há especialistas que preferem o apixabana porque é menos dependente da função renal (25%).

### Bibliografia

1. Steiner RW, Coggins C, Carvalho AC. Bleeding time in uremia: a useful test to assess clinical bleeding. Am J Hematol. 1979;7:107.
2. Hedges SJ, Dehoney SB, Hooper JS, Amanzadeh J, Busti AJ. Evidence-based treatment recommendations for uremic bleeding. Nat Clin Pract Nephrol. 2007;3:138.
3. Cheung CYS, Parikh J, Farrell A, Lefebvre M, Summa-Sorgini C, Battistella. Direct oral anticoagulant use in chronic kidney disease and dialysis patients with venous thromboembolism: a systematic review of thrombosis and bleeding outcomes. Ann Pharmacother. 2021;55:711-22.

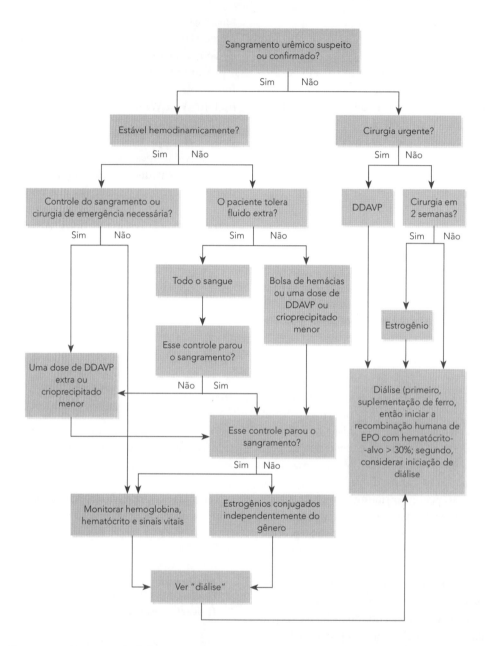

Fluxograma do manejo da disfunção urêmica plaquetária. Se nesse estágio do fluxograma o paciente com disfunção urêmica plaquetária começar a sangrar ativamente, o médico deve retornar para o topo do fluxograma. Este fluxograma não pretende substituir o julgamento médico ou prevenir considerações adicionais do paciente, fatores que influenciam a tomada de decisão. DDAVP: desmopressina (1-desa-mino-8-D-arginina pressina; dose única de 0,3 a 0,4 mcg/kg de peso corporal IV); EPO: eritropoetina.
Hedges SJ, Dehoney SB, Hooper JS, et al. Evidence-based treatment recommendations for uremic bleeding. Nat Clin Pract Nephrol. 2007;3:138.

## 47. Resposta: d

A acidose metabólica pode promover hipercalemia e vice-versa. Na transição do túbulo distal para o ducto coletor, há dois tipos de células encarregadas do transporte de potássio: as células principais, contendo a Na-K-ATPase, que sofre ação da aldosterona, aumentando a reabsorção de sódio, tornando o lúmen mais eletronegativo, fazendo o potássio ser eliminado; e as células intercaladas, que regulam a reabsorção do K e a secreção do H+. Na acidose, diante do aumento no H+, pode haver diminuição da atividade da bomba Na-K-ATPase, o que aumenta o potássio extracelular. Além disso, a queda no pH pode aumentar a atividade da bomba H+/K+, o que gera secreção de H+ e reabsorção de K. Contudo, o mecanismo de hipercalemia na cetoacidose diabética parece se dar pela hiperosmolaridade (como pode acontecer com o uso de IVIG) e déficit de insulina.

Um fato fisiopatológico importante: antes de se capilarizarem nos glomérulos, as arteríolas aferentes sofrem uma modificação na camada média e são chamadas células justaglomerulares. No túbulo contorcido distal, elas se aproximam da arteríola eferente, formando a mácula densa, onde é liberada a renina (sistema renina-angiotensina-aldosterona). O hipoaldosteronismo pode ocorrer por doença na suprarrenal ou doença renal. Este último pode se dar por lesão na arteríola aferente, o que compromete as células justaglomerulares (p. ex., *diabetes mellitus*), lesão no túbulo contorcido distal, na mácula densa (p. ex., nefrites intersticiais crônicas) ou no ducto coletor, nos receptores de aldosterona, gerando um pseudo-hiperaldosteronismo. O fato é que a consequência é acidose metabólica, acidose tubular renal tipo IV, devendo ser suspeitada em pacientes com acidose metabólica hiperclorêmica e com hipercalemia.

Há três métodos para remover potássio corporal: furosemida para aqueles que urinam, hemodiálise, que pode ser adotada para hipercalemia refratária, e o uso de trocadores de cátions gastrointestinais, como o ciclossilicato de zircônio e o poliestirenossulfonato de cálcio. O ciclossilicato tem ação mais rápida que o poliestirenossulfonato, que não deve ser administrado em pacientes com risco mais elevado de necrose intestinal, como pacientes constipados, presença de íleo adinâmico, obstrução intestinal e estados pós-operatórios.

Evite episódios de jejum em pacientes com DRC, pois podem promover aumento de potássio para fora das células em razão da diminuição da insulina. Assim paciente que não tenham diabetes devem receber soluções contendo glicose em caso de jejum durante a noite.

A succinilcolina é um bloqueador neuromuscular que possui o início mais rápido e curto entre a classe. Pode haver aumento de em aproximadamente 0,5 mEq/L após o uso de 1 mg/kg de seu uso, o que pode ser acentuado em situações em que há um *upregulation* no receptor, como estados de denervação (AVE com paralisia), queimaduras graves após 48 h. A administração de succinilcolina após 48 h e por até 1 ano pós-queimadura grave pode gerar hipercalemia grave. Seu uso também é contraindicado em casos de hipertermia maligna.

### Bibliografia

1. Gerstman BB, Kirkman R, Platt R. Intestinal necrosis associated with postoperative orally administered sodium polystyrene sulfonate in sorbitol. Am J Kidney Dis. 1992;20:159.
2. McGowan CE, Saha S, Chu G, Resnick MB, Moss SF. Intestinal necrosis due to sodium polystyrene sulfonate (Kayexalate) in sorbitol. South Med J. 2009;102:493.
3. Lillemoe KD, Romolo JL, Hamilton SR, Williams GM. Intestinal necrosis due to sodium polystyrene (Kayexalate) in sorbitol enemas: clinical and experimental support for the hypothesis. Surgery. 1987;101:267-72.

4. Rashid A, Hamilton SR. Necrosis of the gastrointestinal tract in uremic patients as a result of sodium polystyrene sulfonate (Kayexalate) in sorbitol: an underrecognized condition. Am J Surg Pathol. 1997;21:60.

5. Allon M. Hyperkalemia in end-stage renal disease: mechanisms and management. J Am Soc Nephrol. 1995;6:1134.

6. Allon M, Takeshian A, Shanklin N. Effect of insulin-plus-glucose infusion with or without epinephrine on fasting hyperkalemia. Kidney Int. 1993;43:212.

7. Mount DB. Disorders of potassium balance. In: Yu A, Chertow G, Luyckx V, et al. (eds.). Brenner and Rector's the kidney, 11. ed. Philadelphia: W.B. Saunders & Company; 2020. p.537.

8. Winkler AW, Hoff HE, Smith PK. Factors affecting the toxicity of potassium. Am J Physiol. 1939;127:430.

9. Ferrannini E, Taddei S, Santoro D, Natali A, Boni C, Chiaro DD, et al. Independent stimulation of glucose metabolism and Na+-K+ exchange by insulin in the human forearm. Am J Physiol. 1988;255:E953.

10. Pergola PE, DeFronzo R. Clinical disorders of hyperkalemia. In: Seldin DW, Giebisch G (eds.). The kidney: physiology and pathophysiology.v.2. Lippincott Williams & Wilkins; 2000. p.1647.

11. Frindt G, Shah A, Edvinsson J, Palmer LG. Dietary K regulates ROMK channels in connecting tubule and cortical collecting duct of rat kidney. Am J Physiol Renal Physiol. 2009;296:F347.

12. Garg LC, Narang N. Renal adaptation to potassium in the adrenalectomized rabbit. Role of distal tubular sodium-potassium adenosine triphosphatase. J Clin Invest. 1985;76:1065.

13. Mujais SK. Renal memory after potassium adaptation: role of Na+-K+-ATPase. Am J Physiol. 1988;254:F845.

14. Palmer LG, Frindt G. Regulation of apical K channels in rat cortical collecting tubule during changes in dietary K intake. Am J Physiol. 1999;277:F805.

15. 1Palmer LG, Antonian L, Frindt G. Regulation of apical K and Na channels and Na/K pumps in rat cortical collecting tubule by dietary K. J Gen Physiol. 1994;104:693.

16. Aronson PS, Giebisch G. Effects of pH on potassium: new explanations for old observations. J Am Soc Nephrol. 2011;22:1981.

17. Conte G, Dal Canton A, Imperatore P, Nicola LD, Gigliotti G, Pisanti N, et al. Acute increase in plasma osmolality as a cause of hyperkalemia in patients with renal failure. Kidney Int. 1990;38:301.

18. Daphnis E, Stylianou K, Alexandrakis M, Xylouri I, Vardaki E, Stratigis S, et al. Acute renal failure, translocational hyponatremia and hyperkalemia following intravenous immunoglobulin therapy. Nephron Clin Pract. 2007;106:c143.

19. Martyn JA, Richtsfeld M. Succinylcholine-induced hyperkalemia in acquired pathologic states: etiologic factors and molecular mechanisms. Anesthesiology. 2006;104:158.

20. Birch AA Jr, Mitchell GD, Playford GA, Lang CA. Changes in serum potassium response to succinylcholine following trauma. JAMA. 1969;210:490.

21. Cooperman LH. Succinylcholine-induced hyperkalemia in neuromuscular disease. JAMA. 1970;213:1867.

## 48. Resposta: a

A vascularização da medula é escassa, fazendo essa região ser bastante sensível a poucas alterações de perfusão, como pode ocorrer no afoiçamento das hemácias em uma crise falciforme, acarretando uma situação clínica chamada necrose de papila renal

A necrose de papila são comuns na nefropatia falciforme, podendo chegar a 40% dos indivíduos. Normalmente, o sangramento é leve e infartos renais podem acarretar náuseas, vômitos, dor em flanco e hipertensão em razão da ativação do SRRA. O diagnóstico é de exclusão, sendo realizado por tomografia. Seu tratamento varia conforme o grau de hematúria: hematúrias graves.

Em casos de hematúria macroscópica, transfusão de hemácias pode ser útil para reduzir a porcentagem de hemoglobina S.

O rim possui uma artéria que, chegando no hilo, antes mesmo de entrar no parênquima, gera ramos, que entram no tecido renal e dão origem às artérias interlobulares. Elas originam as artérias arciformes, das quais surgem as artérias interlobulares. Destas últimas, originam-se as arteríolas aferentes, que formam as alças capilares dos glomérulos. Da confluência dessas alças, tem-se as arteríolas eferentes, que nutrem o parênquima renal. São elas que acabam nutrindo o córtex renal. As arteríolas eferentes originam também os vasos retos para irrigar a medula renal. Acontece que a vascularização da medula é bastante escassa, o que a torna mais vulnerável a situações de baixa perfusão, o que pode acontecer com a necrose de papila, que pode ser causada por situações como anemia falciforme, *diabetes mellitus*, abuso de analgésicos e pielonefrite.

### Bibliografia

1. Pham PT, Pham PC, Wilkinson AH, Lew SQ. Renal abnormalities in sickle cell disease. Kidney Int. 2000;57:1.
2. Wesson DE. The initiation and progression of sickle cell nephropathy. Kidney Int. 2002;61:2277.
3. Domanovits H, Paulis M, Nikfardjam M, Meron G, Kürkciyan I, Bankier AA, et al. Acute renal infarction. Clinical characteristics of 17 patients. Medicine (Baltimore). 1999;78:386.
4. Lumerman JH, Hom D, Eiley D, Smith AD. Heightened suspicion and rapid evaluation with CT for early diagnosis of partial renal infarction. J Endourol. 1999;13:209.

### 49. Resposta: d

Apesar de possuir efeitos modestos no túbulo proximal, os diuréticos tiazídicos inibem o transporte de sódio no túbulo contorcido distal. Espironolactona é um diurético poupador de potássio e age no túbulo de conexão e ducto coletor. Embora os tiazídicos inibam a reabsorção de sódio, eles aumentam a reabsorção de cálcio. Essa queda na calciúria pode ser útil no tratamento da urolitíase.

Os diuréticos tiazídicos em maior grau no túbulo contorcido distal, que é responsável por reabsorver aproximadamente 5% do líquido e do sódio que são filtrados, ou seja, reabsorvem uma taxa menor que a alça de Henle.

Sendo assim, os tiazídicos têm menor efeito natriurético, tornando-os menos eficazes no tratamento de estados edematosos. Apesar de sua ação maior no túbulo contorcido distal, há uma ação modesta no túbulo proximal e coletor. O túbulo coletor é responsável por aproximadamente 5% da reabsorção de sódio e líquido.

O sistema tubular é formado pelos túbulos contorcidos proximais, alça de Henle, túbulo contorcido distal e túbulo coletor. Este último pode ser divido na porção mais cortical e em uma porção medular. O primeiro é o segmento com maior resposta à aldosterona, que promove a reabsorção distal do sódio e a secreção de potássio e H+. Aí agem os diuréticos poupadores de potássio, como espironolactona.

Pacientes que estejam com IC descompensada e aqueles que estão com edema refratário devem ser tratados com diurético de alça venoso, na dose 2-2,5 vezes a dose oral ambulatorial. Por exemplo, paciente em uso de furosemida 40 mg 1 vez ao dia pode receber 80 mg IV como *bolus* inicial. Se houver pouca resposta, a dose deve ser dobrada em intervalo de 2 horas, conforme necessário, em vez de se repetir a mesma dose.

Diuréticos de alça devem ser evitados na rabdomiólise porque podem aumentar a calciúria e consequentemente a hipocalcemia existente nessa situação. Podem ser usados em contexto de sobrecarga de volume.

### Bibliografia

1. Sutton RA. Disorders of renal calcium excretion. Kidney Int. 1983;23:665.
2. Costanzo LS. Localization of diuretic action in microperfused rat distal tubules: Ca and Na transport. Am J Physiol. 1985;248:F527.
3. Bronner F. Renal calcium transport: mechanisms and regulation – an overview. Am J Physiol. 1989;257:F707.
4. Brater DC. Diuretic therapy. N Engl J Med. 1998;339:387.

5. Felker GM, Ellison DH, Mullens W, Cox ZL, Testani JM. Diuretic therapy for patients with heart failure: JACC state-of-the-art review. J Am Coll Cardiol. 2020;75:1178.
6. Felker GM, Lee KL, Bull DA, Redfield MM, Stevenson LW, Goldsmith SR, et al. Diuretic strategies in patients with acute decompensated heart failure. N Engl J Med. 2011;364:797.
7. Mullens W, Verbrugge FH, Nijst P, Martens P, Tartaglia K, Theunissen E, et al. Rationale and design of the ADVOR (acetazolamide in decompensated heart failure with volume overload) trial. Eur J Heart Fail. 2018;20:1591.
8. Mullens W, Damman K, Harjola VP, et al. The use of diuretics in heart failure with congestion - a position statement from the Heart Failure Association of the European Society of Cardiology. Eur J Heart Fail. 2019;21:137.
9. Rose BD. Diuretics. Kidney Int. 1991;39:336.
10. Hropot M, Fowler N, Karlmark B, Giebisch G. Tubular action of diuretics: distal effects on electrolyte transport and acidification. Kidney Int. 1985;28:477.
11. Velázquez H, Wright FS. Effects of diuretic drugs on Na, Cl, and K transport by rat renal distal tubule. Am J Physiol. 1986;250:F1013.
12. Kunau RT Jr, Weller DR, Webb HL. Clarification of the site of action of chlorothiazide in the rat nephron. J Clin Invest. 1975;56:401.
13. Plotkin MD, Kaplan MR, Verlander JW, Lee WS, Brown D, Poch E, et al. Localization of the thiazide sensitive Na-Cl cotransporter, rTSC1 in the rat kidney. Kidney Int. 1996;50:174-83.
14. Terada Y, Knepper MA. Thiazide-sensitive NaCl absorption in rat cortical collecting duct. Am J Physiol. 1990;259:F519.
15. Rouch AJ, Chen L, Troutman SL, Schafer JA. Na+ transport in isolated rat CCD: effects of bradykinin, ANP, clonidine, and hydrochlorothiazide. Am J Physiol. 1991;260:F86.
16. Leviel F, Hübner CA, Houillier P, et al. The Na+-dependent chloride-bicarbonate exchanger SLC4A8 mediates an electroneutral Na+ reabsorption process in the renal cortical collecting ducts of mice. J Clin Invest. 2010;120:1627-35.

## 50. Resposta: b

É no túbulo contorcido distal o local de ação de diuréticos tiazídicos, apesar de terem ação modesta no túbulo proximal; o túbulo distal é um dos principais locais de reabsorção de cálcio dos néfrons; diuréticos de alça (como furosemida) agem na alça de Henle, e diuréticos poupadores de potássio agem no ducto coletor.

O túbulo contorcido proximal consegue reabsorver grande parte do fluido tubular, aproximadamente 65%, o que pode causar grandes variações na excreção renal de algumas substâncias mesmo diante de pequenas variações na intensidade de sua reabsorção. O principal íon por ele reabsorvido é o sódio por meio da enzima NaKATPase. No túbulo também são absorvidos aminoácidos, glicose, ácido úrico e fosfato, explicando os achados na síndrome de Fanconi (glicosúria sem hiperglicemia, aminoacidúria, hiperuricosúria com hipouricemia, hiperfosfatúria, gerando osteomalácia e bicarbonatúria, por perda da ação da anidrase carbônica). Já os aminoglicosídeos, antibióticos particularmente úteis contra Gram-negativos, são endocitados no túbulo proximal, conferindo prejuízo à reabsorção de sódio. Consequentemente, há maior aporte de sódio na parte distal do nefro. O resultado é a maior excreção de potássio, que é secretado no nefro distal em troca desse sódio reabsorvido. No túbulo coletor, a reabsorção de sódio ocorre dependente de aldosterona. Quando o sódio é reabsorvido, o potencial intraluminal fica negativo e daí os cátions, como o potássio, são atraídos para o fluido tubular. A afinidade do aminoglicosídeo ao túbulo coletor se correlaciona com sua nefrotoxicidade, sendo a amicacina com menor potencial de lesão que a gentamicina.

O túbulo contorcido proximal reabsorve quase 2/3 do filtrado glomerular. Na NTA, há perda do túbulo em vários segmentos, particularmente no túbulo proximal, no segmento S3 e na porção ascendente da alça de Henle. As células do túbulo proximal são bastante sensíveis à isquemia. A NTA pode ocorrer em cenários pós-operatórios, por exemplo, em cirurgias que já se entre com depleção importante do volume intravascular, circulação extracorpórea prolongada, sobretudo se houver insulto adicional, como exposição a nefrotoxinas (por exemplo, pigmento heme e mioglobina) ou hipotensão repetida. É possível o rim tolerar com segurança 30 a 60 minutos de isquemia se outros insultos nefrológicos não estejam presentes. Um paciente que se expõe a uma cirurgia de correção de aneurisma de aorta tem menos chance de evoluir sem dano renal que aquele que se submete à mesma cirurgia, mas que complica com elevação importante de CPK. Três procedimentos cirúrgicos particularmente conferem maior risco de NTA: cirurgia de aneurisma de aorta abdominal, cirurgia para correção de icterícia obstrutiva, em que ocorre uma redução duas vezes maior na TFG por absorção de endotoxinas intestinais, uma vez que há menor quantidade de sais biliares para minimizar essa absorção; e cirurgia de revascularização miocárdica que seja combinada com troca valvar.

A NTA pode se diferenciar da lesão aguda pré-renal por análise de bioquímica urinária. Na primeira, encontra-se uma fração de excreção de Na > 1% e um Na urinário > 40 mEq/L.

As arteríolas aferentes antes de se capilarizarem no glomérulo modificam sua camada, passando a exibir células chamadas justaglomerulares. O túbulo contorcido distal na região próxima à arteríola aferente tem sua parede modificada para formar a mácula densa. O conjunto da mácula densa com as células justaglomerulares fora o aparelho justaglomerular. Quando há baixo fluxo renal e menor aporte de Cl à mácula densa há

ativação do sistema renina-angiotensina-aldosterona, o que promove a retenção de sódio e água pelos túbulos renais.

## Bibliografia

1. Smith CR, Baughman KL, Edwards CQ, et al. Controlled comparison of amikacin and gentamicin. N Engl J Med. 1977;296:349.
2. Williams PD, Bennett DB, Gleason CR, Hottendorf GH. Correlation between renal membrane binding and nephrotoxicity of aminoglycosides. Antimicrob Agents Chemother. 1987;31:570
3. Parekh DJ, Weinberg JM, Ercole B, et al. Tolerance of the human kidney to isolated controlled ischemia. J Am Soc Nephrol. 2013;24:506.
4. Gornick CC Jr, Kjellstrand CM. Acute renal failure complicating aortic aneurysm surgery. Nephron. 1983;35:145.
5. Dawson JL. Post-operative renal function in obstructive jaundice: effect of a mannitol diuresis. Br Med J. 1965;1:82.
6. Cahill CJ. Prevention of postoperative renal failure in patients with obstructive jaundice – the role of bile salts. Br J Surg. 1983;70:590.
7. Nigwekar SU, Kandula P, Hix JK, Thakar CV. Off-pump coronary artery bypass surgery and acute kidney injury: a meta-analysis of randomized and observational studies. Am J Kidney Dis. 2009;54:413.

## 51. Resposta: b

O nível de elevação da CPK não prediz sempre o risco de desenvolver lesão renal aguda, havendo fraca correlação entre a CPK e a Cr, sendo a IRA menos comum em valores de CPK < 5.000. A mioglobina plasmática tem maior correlação que a CPK com a lesão renal. A CPK atinge um pico em 24 h e cai 50% a cada 48 h. Na rabdomiólise normalmente encontram-se hipercalemia, que pode ser precoce e até desproporcional à disfunção renal, hipocalcemia em razão do aumento do fósforo sérico e deposição de fosfato de cálcio no músculo lesionado. Contudo, pode haver hipercalcemia posterior em razão da mobilização desse mesmo cálcio depositado no músculo. Por isso, deve sempre ser evitado a reposição de cálcio, a não ser que o paciente possua hipocalcemia sintomática ou hipercalemia grave, uma vez que a hipocalcemia e a hipercalemia aumentem muito o risco de arritmias malignas.

O mecanismo da rabdomiólise envolve a obstrução tubular, a lesão no túbulo proximal e a vasoconstricção reduzindo o fluxo sanguíneo medular renal. A depleção de volume associada inerente à própria lesão muscular (sequestro de líquido) ou inerente à causa (p. ex., desidratação e exercício, trauma) acentua essa lesão. Por causa da depleção de volume e da vasoconstrição da arteríola, os pacientes normalmente têm uma fração de excreção urinária de Na < 1%. A rabdomiólise pode ser causado por várias situações, como infecções (influenza, HIV), trauma, exercício extenuante em paciente desidratado ou sob efeito de toxinas, como álcool, miopatias inflamatórias (polimiosite) ou hereditárias, e até mesmo por distúrbios hidreletrolíticos, como hipocalemia e hipofosfatemia. Os pacientes apresentam dor muscular e urina de cor avermelhada. Laboratorialmente cursa com aumento na CPK, além de distúrbios hidreletrolíticos, como hiperfosfatemia e hipercalemia por causa de lesão celular, além de hipocalcemia, por efeito quelante do fósforo. O tratamento consiste na reposição de fluidos cristaloides, bicarbonato IV em pacientes selecionados (contanto que o pH sérico < 7,5, $HCO_3$ sérico < 30 e na ausência de hipocalcemia), devendo ser suspenso caso o pH urinário não fique > 6,5 após 3 a 4 h ou o pH sérico > 7,5 ou $HCO_3$ > 30. O alopurinol também pode ser usado em casos de ácido úrico > 8 mEq/L ou se houver aumento em 25% da linha de base.

Na síndrome de lise tumoral, há liberação dos ácidos nucleicos, que acabam sofrendo catalização para hipoxantina, xantina e depois ácido úrico. Como ele é pouco solúvel em água, podem precipitar, especialmente no ambiente mais ácido dos túbulos distais e no sistema coletor renal. Ocorre mais facilmente em tumores hematológicos e mais raro em tumores sólidos. Pode cursar laboratorialmente com hiperfosfatemia (as células tumorais têm até 4 vezes mais fósforo que as normais), que pode se quelar com cálcio, ocasionando precipitação de fosfato de cálcio (hipocalcemia) nos túbulos renais; a exceção é quando a síndrome acontece de maneira espontânea, em que frequentemente não se observa a hiperfosfatemia, em razão do rápido crescimento tumoral, reaproveitar o fósforo das células; hipercalemia e hiperuricemia. Os pacientes devem ser estratificados quanto ao risco e, caso alto risco, devem receber hidratação IV e rasburicase profilática (contraindicado em deficiência de G6DP) em vez de alopurinol, pois a rasburicase diminui rapidamente o ácido úrico, transformando-o em alantoína, que é solúvel. Moderado risco: hidratação IV associada à alopurinol; baixo risco: hidratação IV. Alcalinização da urina é controversa.

Caso a síndrome já tenha se estabelecido, o tratamento se dirige ao monitoramento de horário do ácido úrico e eletrolólitos, continuar com rasburicase e tratar os distúrbios hidreletrolíticos, devendo-se evitar sempre que possível a correção da hipocalcemia quando assintomático, especialmente se o produto cálcio x fósforo > 60. É possível que o paciente precise de diálise quando houver oligúria grave, hipercalemia refratária, hipocalcemia sintomática por causa de hiperfosfatemia e diante de um produto cálcio x fósforo > 70. Quando a diálise é feita de maneira precoce é possível retirar mais rapidamente o ácido úrico, podendo mais facilmente haver recuperação da função renal.

A resistência à arginina-vasopressina (anteriormente chamada *diabetes insipidus*) pode ser de causa central ou nefrogênica. Esta última resulta em resistência parcial ou mesmo total à ação do ADH (vasopressina). O paciente pode ser tratado com dieta com baixo soluto, além de diurético tiazídico, que nessa circunstância pode reduzir o volume urinário: eles bloqueiam a reabsorção de NaCl no túbulo contorcido distal, aumentando a quantidade de soluto por urina, e por causarem hipovolemia, o que deflagará o sistema renina-angiotensina-aldosterona, aumenta também o aporte de sódio e água no túbulo coletor.

## Bibliografia

1. Coiffier B, Altman A, Pui CH, et al. Guidelines for the management of pediatric and adult tumor lysis syndrome: an evidence-based review. J Clin Oncol. 2008;26:2767.
2. Bosly A, Sonet A, Pinkerton CR, et al. Rasburicase (recombinant urate oxidase) for the management of hyperuricemia in patients with cancer: report of an international compassionate use study. Cancer. 2003;98:1048.
3. Cortes J, Moore JO, Maziarz RT, et al. Control of plasma uric acid in adults at risk for tumor Lysis syndrome: efficacy and safety of rasburicase alone and rasburicase followed by allopurinol compared with allopurinol alone – results of a multicenter phase III study. J Clin Oncol. 2010;28:4207.
4. McLeod HL. Clinically relevant drug-drug interactions in oncology. Br J Clin Pharmacol. 1998;45:539.
5. Sonbol MB, Yadav H, Vaidya R, et al. Methemoglobinemia and hemolysis in a patient with G6PD deficiency treated with rasburicase. Am J Hematol. 2013;88:152.
6. Howard SC, Jones DP, Pui CH. The tumor lysis syndrome. N Engl J Med. 2011;364:1844.
7. Jones GL, Will A, Jackson GH, et al. Guidelines for the management of tumour lysis syndrome in adults and children with haematological malignancies on behalf of the British Committee for Standards in Haematology. Br J Haematol 2015;169:661.
8. Zager RA. Rhabdomyolysis and myohemoglobinuric acute renal failure. Kidney Int. 1996;49:314.

9. Holt S, Moore K. Pathogenesis of renal failure in rhabdomyolysis: the role of myoglobin. Exp Nephrol. 2000;8:72.
10. Zager RA, Burkhart KM, Conrad DS, Gmur DJ. Iron, heme oxygenase, and glutathione: effects on myohemoglobinuric proximal tubular injury. Kidney Int. 1995;48:1624.
11. Ward MM. Factors predictive of acute renal failure in rhabdomyolysis. Arch Intern Med. 1988;148:1553.
12. Mikkelsen TS, Toft P. Prognostic value, kinetics and effect of CVVHDF on serum of the myoglobin and creatine kinase in critically ill patients with rhabdomyolysis. Acta Anaesthesiol Scand. 2005;49:859.
13. de Meijer AR, Fikkers BG, de Keijzer MH, et al. Serum creatine kinase as predictor of clinical course in rhabdomyolysis: a 5-year intensive care survey. Int. Care Med. 2003;29:1121.
14. Hatamizadeh P, Najafi I, Vanholder R, et al. Epidemiologic aspects of the Bam earthquake in Iran: the nephrologic perspective. Am J Kidney Dis. 2006;47:428.
15. Veenstra J, Smit WM, Krediet RT, Arisz L. Relationship between elevated creatine phosphokinase and the clinical spectrum of rhabdomyolysis. Nephrol Dial Transplant. 1994;9:637.
16. Akmal M, Bishop JE, Telfer N, et al. Hypocalcemia and hypercalcemia in patients with rhabdomyolysis with and without acute renal failure. J Clin Endocrinol Metab. 1986;63:137.
17. Lane JT, Boudreau RJ, Kinlaw WB. Disappearance of muscular calcium deposits during resolution of prolonged rhabdomyolysis-induced hypercalcemia. Am J Med. 1990;89:523.

## 52. Resposta: a

Na IRA pré-renal, há hipoperfusão renal que pode levar à necrose tubular aguda, especialmente em paciente com baixa reserva, como idosos ou naqueles que usam outras medicações nefrotóxicas, como AINE. Os glomérulos, os túbulos e o interstício estão intactos, necessitando na verdade aumentar a perfusão renal. Na CAD, pode haver lesão renal pré-renal em razão da diurese osmótica secundária à hiperglicemia, além de náuseas e vômitos que podem acompanhar essa situação.

A IRA pré-renal promove aumento na angiotensina e na aldosterona, gerando aumento na reabsorção de sódio e água. Tipicamente, a fração de excreção de sódio é < 1% e Na urinário é < 20 mEq/dia. Os valores descritos na alternativa são compatíveis com necrose tubular aguda. Contudo, FENa > 1% pode ser visto em doença pré-renal no paciente com doença renal crônica ou em uso de diurético.

Considera-se um débito urinário adequado quando > 200 mL em 2 h após estímulo diurético. A falta de resposta ao diurético pode ser definida quando a proporção mg furosemida/volume urinário > 1. Por exemplo, 200 mg de furosemida feitos não produzem 200 mL de diurese.

Na sepse, a endotoxemia que ocorre na síndrome de disfunção de múltiplos órgãos contribui para a lesão renal do tipo necrose tubular aguda. A hipotensão, a liberação de citocinas inflamatórias (IL-6, TNF) e a liberação de elastase podem contribuir para dano no túbulo. A combinação de piperacilina-tazobactam com vancomicina tem potencial risco nefrotóxico.

## Bibliografia

1. Wardle EN. Acute renal failure and multiorgan failure. Nephron. 1994;66:380.
2. Bagshaw SM, Uchino S, Bellomo R, et al. Septic acute kidney injury in critically ill patients: clinical characteristics and outcomes. Clin J Am Soc Nephrol. 2007;2:431.
3. Linas SL, Whittenburg D, Repine JE. Role of neutrophil derived oxidants and elastase in lipopolysaccharide-mediated renal injury. Kidney Int. 1991;39:618.

## 53. Resposta: c

A hipertensão portal promove aumento em vasodilatadores esplâncnicos, sobretudo NO. Há redução na resistência vascular sistêmica, ativação do SRAA, além de vasoconstricção das arteríolas pré-glomerulares, o que

pode ocasionar uma bioquímica urinária em muitos com Na urinário < 10 mEq/L.

A nefropatia induzida por contraste pode ser causada pela vasoconstrição renal, com consequente hipóxia celular. Como a lesão em geral é leve, normalmente é não oligúrica. Pacientes que vão se submeter a contraste arterial não devem usar AINE por 24 a 48 h antes do exame. Perda de volume e uso de AINE podem aumentar a vasoconstrição renal, contudo, não há dados suficientes para reduzir ou suspendê-los antes do procedimento.

O pigmento heme pode causar lesão renal aguda por obstrução tubular, em associação com ácido úrico, e vasoconstrição, o que gera redução de fluxo de sangue para medula, além de lesão direta no túbulo proximal. A vasoconstrição renal pode ativar o sistema renina-angiotensina-aldosterona e contribuir para achados de bioquímica urinária semelhante à lesão pré-renal. Por sua vez, tratando-se de rabdomiólise, a depleção de volume inerente ao quadro clínico também contribui para o ocasional achado de bioquímica compatível com lesão pré-renal.

A creatinina é derivada do metabolismo da creatina no músculo esquelético e da ingestão de carne, e seus valores diferem entre homens e mulheres em razão da massa muscular. Inclusive, na rabdomiólise, parece haver aumento mais rápido da Cr que em outros casos de lesão renal aguda, talvez por que normalmente afeta homens com maior massa muscular e por ocorrer uma taxa mais alta de produção de Cr. A taxa de filtração glomerular usando a Cr será menos precisa em pessoas com alta ou baixa massa muscular, amputações, cirrose, doença neuromusculares. Inclusive, há medicações que alteram a Cr, mas não a Ur, não comprometendo a TFG, como é o caso da trimetoprima muitas vezes usada em maior dose como parte do tratamento de pneumocistose no HIV (sulfametoxazol-

-trimetoprima) e a espironolactona, que são cátions que competem com a Cr e inibem sua secreção tubular. Outros compostos podem aumentar o valor da Cr, sem refletir perda de função renal, como é o caso do acetoacetato na cetoacidose diabética e do ácido úrico. Por ser uma substância livremente filtrada (não se liga a proteínas), não é reabsorvida pelos túbulos renais e apenas uma pequena fração é secretada (15%), e a quantidade filtrada será praticamente igual à secretada e do ácido úrico.

Faz parte da terapêutica da síndrome hepatorrenal a suspensão de drogas nefrotóxicas, descontinuação de agentes anti-hipertensivos, incluindo betabloqueadores, porque podem trazer prejuízo a pacientes com ascite e hipotensão, inclusive com PAM < 82 mmHg; a albumina 1 g/kg por pelo menos dois dias também faz parte do tratamento, além da noradrenalina para manter PAM > 82 mmHg. Uma outra droga vasoativa que pode ser usada é a vasopressina. Caso não haja reposta ao tratamento, a diálise pode ser realizada como ponte até um possível transplante hepático, caso critérios sejam preenchidos, quando não é possível a melhora da função hepática a curto prazo.

## Bibliografia

1. Martin PY, Ginès P, Schrier RW. Nitric oxide as a mediator of hemodynamic abnormalities and sodium and water retention in cirrhosis. N Engl J Med. 1998;339:533.
2. Iwakiri Y. The molecules: mechanisms of arterial vasodilatation observed in the splanchnic and systemic circulation in portal hypertension. J Clin Gastroenterol. 2007;41:S288.
3. Fernandez-Seara J, Prieto J, Quiroga J, et al. Systemic and regional hemodynamics in patients with liver cirrhosis and ascites with and without functional renal failure. Gastroenterology. 1989;97:1304.
4. Ge PS, Runyon BA. The changing role of beta-blocker therapy in patients with cirrhosis. J Hepatol. 2014;60:643.

5. Velez JC, Nietert PJ. Therapeutic response to vasoconstrictors in hepatorenal syndrome parallels increase in mean arterial pressure: a pooled analysis of clinical trials. Am J Kidney Dis. 2011;58:928.
6. Biggins SW, Angeli P, Garcia-Tsao G, et al. Diagnosis, evaluation, and management of ascites, spontaneous bacterial peritonitis and hepatorenal syndrome: 2021 Practice Guidance by the American Association for the Study of Liver Diseases. Hepatology. 2021;74:1014.
7. Duvoux C, Zanditenas D, Hézode C, et al. Effects of noradrenalin and albumin in patients with type I hepatorenal syndrome: a pilot study. Hepatology. 2002;36:374.
8. Kiser TH, Fish DN, Obritsch MD, et al. Vasopressin, not octreotide, may be beneficial in the treatment of hepatorenal syndrome: a retrospective study. Nephrol Dial Transplant. 2005;20:1813.
9. Zager RA. Rhabdomyolysis and myohemoglobinuric acute renal failure. Kidney Int. 1996;49:314.
10. Better OS, Stein JH. Early management of shock and prophylaxis of acute renal failure in traumatic rhabdomyolysis. N Engl J Med. 1990;322:825.
11. Heyman SN, Rosen S, Fuchs S, et al. Myoglobinuric acute renal failure in the rat: a role for medullary hypoperfusion, hypoxia, and tubular obstruction. J Am Soc Nephrol. 1996;7:1066.
12. Holt S, Moore K. Pathogenesis of renal failure in rhabdomyolysis: the role of myoglobin. Exp Nephrol. 2000;8:72.
13. Shemesh O, Golbetz H, Kriss JP, Myers BD. Limitations of creatinine as a filtration marker in glomerulopathic patients. Kidney Int. 1985;28:830.
14. Hamilton RW, Gardner LB, Penn AS, Goldberg M. Acute tubular necrosis caused by exercise-induced myoglobinuria. Ann Intern Med. 1972;77:77.
15. Kasiske BL, Keane WF. Laboratory assessment of renal disease: clearance, urinalysis and renal biopsy. In: Brenner B, Rector F (eds.). The kidney. Saunders; 2000. p.1129-70.

## 54. Resposta: b

A glomerulonefrite rapidamente progressiva (GNRP) é uma síndrome glomerular em que há perda progressiva da função renal em um período curto (dias, semanas, meses). Há formação de crescentes na região glomerular, no espaço de Bowman. Sua gravidade está relacionada à doença de base, ao grau de crescentes.

Na leptospirose, a IRA normalmente é não oligúrica e normo ou hipocalêmica. Esses achados decorrem da lesão no túbulo proximal e da resistência do ducto coletor à ação da vasopressina. O prejuízo à absorção de sódio no túbulo proximal faz mais sódio chegar ao nefro distal, onde o sódio é reabsorvido em troca da secreção de potássio.

Vários fatores são implicados na disfunção renal da leptospirose, desde componente de depleção de volume por vômitos e hiporexia, como também ação tóxica direta da leptospira, podendo gerar necrose intersticial aguda, como a icterícia e a rabdomiólise. Níveis elevados de bilirrubina são comuns na forma grave da doença e estão relacionados à presença e à gravidade da IRA. Contudo, a recuperação clínica dos pacientes costuma ser rápida e, mesmo entrando em diálise, a recuperação da função renal normalmente é típica. A antibioticoterapia encurta a duração da doença.

A síndrome nefrótica é definida pela presença de proteinúria > 3,5 g/24 h, hipoalbuminemia (< 35 mg/dL) e pelo edema periférico. Pode haver também tendência à trombose e à dislipidemia. Isso é importante porque a proteinúria significativa, mas sem edema pode ser vista em outra doença glomerular, a GESF (glomeruloesclerose segmentar e focal).

A GNRP pode ser dividida em três grupos, conforme os mecanismos patogênicos e os exames laboratoriais: linear, um tipo mais raro, em que há depósito de anticorpos na membrana basal glomerular, como no caso da glomerulonefrite antimembrana basal glomerular; padrão granular, com formação de imunocomplexos, podendo ocorrer no caso do lúpus eritematoso sistêmico; e pauci-imune, com pouca ou nenhuma presença de depósitos imunes. A biópsia é o padrão-ouro para o diagnóstico, mas pode haver situações em que o paciente não consegue realizá-la de imediato ou não seja seguro (discrasias sanguíneas, uremia importante). Apesar de o tratamento ser dirigido para a causa base, em casos de doença grave, sobretudo em atraso de biópsia, o tratamento empírico deve ser iniciado, não alterando as alterações histológicas que possam ser encontradas em uma biópsia imediata, e pode envolver metilprednisolona 500 mg a 1 g/dia por 3 dias, consideração de plasmaférese, sobretudo em casos de hemoptise, além de imunoglobulina. O início precoce da terapia na GNRP é essencial para minimizar a disfunção renal, que pode ser irreversível se houver atraso no tratamento.

## Bibliografia

1. Couser WG. Rapidly progressive glomerulonephritis: classification, pathogenetic mechanisms, and therapy. Am J Kidney Dis. 1988;11:449.
2. Baldwin DS, Neugarten J, Feiner HD, et al. The existence of a protracted course in crescentic glomerulonephritis. Kidney Int. 1987;31:790.
3. Hénique C, Papista C, Guyonnet L, et al. Update on crescentic glomerulonephritis. Semin Immunopathol. 2014;36:479.
4. Han Y, Ma FY, Tesch GH, et al. Role of macrophages in the fibrotic phase of rat crescentic glomerulonephritis. Am J Physiol Renal Physiol. 2013;304:F1043.
5. Nobrega G, Zäuner I, Bach D, Braun N, et al. Predictive value of initial histology and effect of plasmapheresis on long-term prognosis of rapidly progressive glomerulonephritis. Am J Kidney Dis. 2002;39:28.
6. Seguro AC, Lomar AV, Rocha AS. Acute renal failure of leptospirosis: nonoliguric and hypokalemic forms. Nephron. 1990;55:146-51.
7. Daher EF, Zanetta DM, Abdulkader RC. Pattern of renal function recovery after leptospirosis acute renal failure. Nephron Clin Pract. 2004;98:c8.
8. Herath NJ, Kularatne SA, Weerakoon KG, et al. Long term outcome of acute kidney injury due to leptospirosis? A longitudinal study in Sri Lanka. BMC Res Notes. 2014;7:398.

9. Andrade L, de Francesco Daher E, Seguro AC. Leptospiral nephropathy. Semin Nephrol. 2008;28:383.
10. Rathinam SR, Rathnam S, Selvaraj S, et al. Uveitis associated with an epidemic outbreak of leptospirosis. Am J Ophthalmol. 1997;124:71.
11. von Ranke FM, Zanetti G, Hochhegger B, Marchiori E. Infectious diseases causing diffuse alveolar hemorrhage in immunocompetent patients: a state-of-the-art review. Lung. 2013;191:9.
12. Dupont H, Dupont-Perdrizet D, Perie JL, et al. Leptospirosis: prognostic factors associated with mortality. Clin Infect Dis. 1997;25:720.
13. Cetin BD, Harmankaya O, Hasman H, et al. Acute renal failure: a common manifestation of leptospirosis. Ren Fail. 2004;26:655.
14. Hurst FP, Neff RT, Katz AR, et al. Acute kidney injury requiring hemodialysis in patients with anicteric leptospirosis. Clin Nephrol. 2009;72:186.

## 55. Resposta: a

O ADH (ou arginina vasopressina) é secretado pelos núcleos supraóticos e para-ventriculares do hipotálamo estimulado pela hipovolemia e pelo aumento da osmolaridade plasmática por solutos impermeáveis. O hormônio age no ducto coletor, estimulando receptores V1 e V2 localizados na membrana basolateral da célula principal. Com isso, a célula tubular se torna permeável à água, conseguindo reabsorver a água livre, tornando a urina mais concentrada. Contudo, para que ele possa agir, é necessária uma medula renal hiperosmolar. A alça de Henle possui uma porção descendente, que é permeável à água, mas não a solutos, e uma porção ascendente, que é permeável a solutos, mas não à água. Ali, há saída de solutos por meio do carreador Na-K-2Cl, tornando a medula hiperosmolar, ao passo que o fluido tubular se torna mais hiposmolar ao chegar na porção mais distal do nefro. A medula renal tem proximidade com o ducto coletor, que sofre ação do ADH, tornando o local mais permeável à água, fazendo ela ser reabsorvida por mecanismo osmótico (é como se o interstício "puxasse" a água do túbulo por mecanismo de osmose).

O ADH promove redução do volume urinário tanto mais quanto maior for seu valor plasmático. Nos pacientes com SIADH, a ingestão de água não suprime o ADH e a urina permanece concentrada, levando à retenção de água, ativando mecanismos natriuréticos que promovem a perda de sódio (contribuindo para a causa da hiponatremia) e água, o que mantém a normovolemia. Há liberação de BNP, que aumenta a excreção urinária de sódio, deixando-o > 40 mEq/L. Na SIADH, o aumento na ingestão da água não leva a um aumento em sua excreção, porque a liberação de ADH é relativamente fixa.

A furosemida é um diurético de alça, agindo na alça de Henle, cuja porção ascendente é impermeável à água. Em dose máxima, podem levar à excreção de até 25% do sódio filtrado. Eles também têm efeito importante no cálcio. A reabsorção de cálcio na alça de Henle é passiva, sendo impulsionada pelo gradiente eletroquímico do NaCl. A inibição do Nacl pela furosemida leva a uma redução no cálcio, aumentando sua excreção. Deve ser lembrado que diuréticos de alça podem contribuir para calculose renal e nefrocalcinose. O uso de diurético de alça pode ser benéfico nos pacientes com SIADH quando a relação cátion urina/cátion soro > 1. Por inibir a reabsorção de cloreto no ramo ascendente da alça de Henle, ela induz a um estado de "resistência ao ADH", resultando em uma urina menos concentrada e aumento na perda de água.

Em todos os pacientes com sintomas graves por hiponatremia (p. ex., convulsão), faz-se *bolus* de SF3% 100 mL; caso os sintomas persistam, pode-se fazer até mais dois *bolus* (total de 300 mL). Ou então fazer 150 mL e, após 20 minutos, fazer mais 150 mL. O objetivo da terapia é aumentar rapidamente o Na em 4-6 mEq/L em algumas horas. Contudo, nos casos em que é preciso fazer o SF3%, não se tratando de sintomas graves, uma meta na correção diária de 4-6 Eq/L é mais seguro.

## Bibliografia

1. Cooke CR, Turin MD, Walker WG. The syndrome of inappropriate antidiuretic hormone secretion (SIADH): pathophysiologic mechanisms in solute and volume regulation. Medicine (Baltimore). 1979;58:240.
2. Verbalis JG. Pathogenesis of hyponatremia in an experimental model of the syndrome of inappropriate antidiuresis. Am J Physiol. 1994;267:R1617.
3. Adrogué HJ, Madias NE. Hyponatremia. N Engl J Med. 2000;342:1581.
4. Rose BD. Diuretics. Kidney Int. 1991;39:336.
5. Stanton BA, Kaissling B. Adaptation of distal tubule and collecting duct to increased Na delivery. II. Na+ and K+ transport. Am J Physiol. 1988;255:F1269.
6. Bronner F. Renal calcium transport: mechanisms and regulation – an overview. Am J Physiol. 1989;257:F707.
7. Friedman PA. Basal and hormone-activated calcium absorption in mouse renal thick ascending limbs. Am J Physiol. 1988;254:F62.

2

# CHOQUE

# 2
# Choque

1. No pós-operatório de cirurgia cardíaca, a administração de qual medicação geraria alteração hemodinâmica capaz de fazer o paciente sair do ponto A para o ponto B?

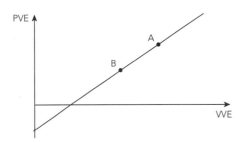

PVE: Pressão venosa em coração esquerdo; VVE: Volume do ventrículo esquerdo

   a) Norepinefrina – aumento da pós-carga.
   b) Dobutamina – redução da complacência do ventrículo esquerdo.
   c) Administração endovenosa de cristaloides – aumento da pré-carga.
   d) Óxido nítrico inalatório – redução da resistência vascular pulmonar.
   e) Nitroprussiato de sódio – aumento do DC.

2. A figura a seguir mostra o traçado da pressão atrial. Indique em qual ponto da curva a pressão atrial corresponde à pressão diastólica final do ventrículo:

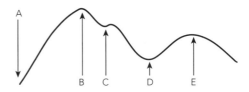

   a) A.
   b) B.
   c) C.
   d) D.
   e) E.

3. Sobre a monitorização com Doppler transesofágico, quais variáveis se relacionam ao estado inotrópico e à pré-carga, respectivamente?
   a) Fração de ejeção de ventrículo direito e índice de volume diastólico de ventrículo direito.
   b) Velocidade de pico e tempo de fluxo corrigido pelo tempo.
   c) Índice de volume diastólico final de ventrículo direito e fração de ejeção de ventrículo direito.
   d) Tempo de fluxo corrigido pelo tempo e velocidade de pico.
   e) Fração de ejeção de ventrículo direito e tempo de fluxo corrigido pelo tempo.

4. Em qual situação a curva a seguir corresponde à curva de pressão de átrio direito?

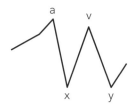

   a) Pericardite constritiva.
   b) Hipertensão pulmonar.
   c) Hipovolemia.
   d) Bloqueio atrioventricular.
   e) Fibrilação atrial.

5. Considerando as figuras a seguir como representações de complacência de sistemas de transdução de pressão invasiva, as letras A, B e C demonstram, respectivamente, situações nas quais o sistema está:

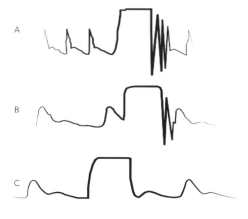

   a) A: muito amortecido (*overdamping*); B: pouco amortecido (*underdamping*); C: com amortecimento adequado.
   b) A: com amortecimento adequado; B: pouco amortecido (*underdamping*); C: muito amortecido (*overdamping*).
   c) A: pouco amortecido (*underdamping*); B: muito amortecido (*overdamping*); C: com amortecimento adequado.
   d) A: pouco amortecido (*underdamping*); B: com amortecimento adequado; C: muito amortecido (*overdamping*).
   e) A: muito amortecido (*overdamping*); B: com amortecimento adequado; C: pouco amortecido (*underdamping*).

6. Quando posicionamos o cateter de Swan-Ganz, com o balonete insuflado, até um ramo menor da artéria pulmonar, obtemos a pressão de oclusão da artéria pulmonar (POAP). Para que a medida seja fidedigna, a extremidade do cateter deve estar na zona III de West, que corresponde a:
   a) Pressão venosa menor do que pressão alveolar.
   b) Pressão venosa maior do que pressão alveolar.
   c) Pressão arterial maior do que pressão venosa.
   d) Pressão alveolar maior do que pressão arterial.

7. Assinale a alternativa correta em relação ao manejo de um paciente com cateter de Swan-Ganz, levando em consideração a inserção e a manutenção apropriadas para a boa acurácia da avaliação:
   a) As determinações das pressões devem ser feitas, todas, ao final da expiração.
   b) Quando as oscilações na POAP são iguais ao número de oscilações respiratórias, o cateter está na posição correta.
   c) Um valor da POAP maior do que o da pressão diastólica final do ventrículo esquerdo é compatível com o aumento do leito vascular pulmonar.
   d) Uma vez encravado na artéria pulmonar, desinsuflar o balonete do cateter não deve modificar a morfologia da curva.

8. Assinale a alternativa correta em relação aos métodos de monitorização hemodinâmica pouco invasivos:
   a) Em pacientes com edema pulmonar, a bioimpedância torácica tem excelente acurácia na determinação do débito cardíaco.
   b) Por não possuir contraindicações, o Doppler esofágico vem sendo largamente utilizado para monitorização.
   c) A técnica de análise de contorno de pulso guarda excelente correlação com o método de termodiluição para a determinação do débito cardíaco.
   d) A determinação do débito cardíaco por meio da técnica de reinalação de $CO_2$ tem como grande vantagem sua utilização em pacientes com graves alterações nas trocas gasosas.

9. A diferença entre as pressões sistólica e diastólica observada em um traçado de pressão arterial sistêmica, durante um ciclo respiratório, é denominada pressão de pulso, e sua variação, que ocorre em pacientes sob ventilação mecânica, é chamada ΔPP. Em pacientes com choque séptico, sob ventilação mecânica controlada, sedados e paralisados, com volume corrente de 8 mL/kg e sem arritmias cardíacas, qual seria o valor correspondente à fluido-responsividade (aumento do débito cardíaco acima de 15% após infusão de volume)?
   a) 23%.
   b) 17%.
   c) 13%.
   d) 6%.

10. Considerando a figura a seguir como a descrição da relação entre oferta e consumo de oxigênio, escolha a alternativa que identifica, da melhor forma, as variáveis solicitadas:

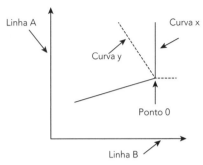

   a) Linha A: consumo de $O_2$; linha B: oferta de $O_2$; curva x: lactato arterial; ponto 0: $DO_2$ crítico.
   b) Linha A: oferta de $O_2$; linha B: consumo de $O_2$; curva x: extração de $O_2$; ponto 0: $DO_2$ crítico.
   c) Linha A: oferta de $O_2$; linha B: consumo de $O_2$; curva y: lactato arterial; ponto $DO2$ crítico.
   d) Linha A: consumo de $O_2$; linha B: oferta de $O_2$; curva y: extração de $O_2$; ponto 0: $DO_2$ crítico.

11. Aponte a complicação mais frequentemente envolvida na permanência do cateter de Swan-Ganz:
    a) Endocardite.
    b) Lesão do nervo frênico.
    c) Embolia gasosa.
    d) Arritmias.
    e) Enovelamento.

12. Sobre a manutenção da pressão arterial nas fases iniciais do choque circulatório, aponte qual dos mecanismos a seguir não está envolvido:
    a) Produção de vasopressina.
    b) Produção renal de renina.
    c) Estimulação simpática causando vasodilatação pré-capilar.
    d) Atividade osmótica da glicose gerada por glicogenólise.
    e) Alterações dos mecanismos hidrostáticos nos capilares.

13. Faça a correspondência entre os parâmetros hemodinâmicos apresentados na tabela a seguir e a etiologia do choque:
    A. Embolia pulmonar.
    B. Infarto agudo do miocárdio.
    C. Tamponamento cardíaco.
    D. Sepse.
    E. Hemorragia.

| | PA (mmHG) | PVC (mmHG) | PAP (mmHG) | PAOP (mmHG) | IC (L/ min./ m²) | FC (bpm) |
|---|---|---|---|---|---|---|
| I | 80/42 | 6 | 36/30 | 13 | 5,4 | 126 |
| II | 89/64 | 22 | 48/24 | 12 | 2,2 | 130 |
| III | 84/60 | 2 | 52/18 | 5 | 1,8 | 136 |
| IV | 90/72 | 20 | 29/17 | 17 | 1,6 | 142 |
| V | 84/59 | 19 | 34/24 | 24 | 1,9 | 122 |

    a) I-B; II-A; III-D; IV-E; V-C.
    b) I-D; II-A; III-E; IV-C; V-B.
    c) I-D; II-C; III-E; IV-A; V-B.
    d) I-C; II-B; III-D; IV-E; V-A.
    e) I-C; II-D; III-B; IV-E; V-A.

14. Em relação ao uso do Doppler esofágico na monitoração hemodinâmica minimamente invasiva do paciente crítico, a velocidade de pico corresponde a(o):
    a) Pré-carga.
    b) Retorno venoso.
    c) Estado inotrópico.
    d) Volume sistólico.
    e) Resistência vascular sistêmica.

15. A otimização do(a) _____ é um dos principais fatores que guiam o manuseio hemodinâmico perioperatório ideal do paciente cirúrgico de alto risco.
    A frase pode ser corretamente completada com:
    a) Saturação venosa central de oxigênio.
    b) Saturação venosa mista de oxigênio.

    c) Demanda metabólica.
    d) Consumo de $O_2$.
    e) Oferta de $O_2$.

16. Correlacione as ferramentas de monitoração hemodinâmica com as variáveis:
    I. Cateter de artéria pulmonar.
    II. LidCo®.
    III. PiCCO®.
    IV. Doppler esofágico.
    V. Flo-Trac®.

    a) I: Pressão de oclusão da artéria pulmonar, II: água pulmonar extravascular, III: volume térmico pulmonar, IV: fração de ejeção de ventrículo esquerdo, V: variação de pressão de pulso.
    b) I: Débito cardíaco, II: água pulmonar extravascular, III: volume diastólico global, IV: débito cardíaco, V: variação de volume sistólico.
    c) I: Índice de volume diastólico final de ventrículo direito, II: débito cardíaco, III: água pulmonar extravascular, IV: fluxo corrigido pelo tempo, V: variação de volume sistólico.
    d) I: Saturação venosa mista de oxigênio, II: variação de pressão de pulso, III: variação de volume sistólico, IV: fluxo corrigido pelo tempo, V: saturação venosa central.
    e) I: Fração de ejeção de ventrículo direito, II: volume diastólico global, III: variação de volume sistólico, IV: débito cardíaco, V: água pulmonar extravascular.

17. Em situações de hipovolemia, observa-se:
    a) Aumento nos gradientes tecido arterial de $CO_2$ e venoarterial de $CO_2$.
    b) Aumento da área sob a curva e estreitamento no traçado da pressão arterial.
    c) Aumento na pressão de pulso arterial sistêmica.

d) Pouca interferência do ciclo respiratório na pressão arterial sistólica.

e) Índice de volume diastólico de VD do cateter de artéria pulmonar com valores entre 100 e 120 mL/min/m².

18. Qual é o principal mecanismo de ação da solução salina hipertônica no tratamento do choque hipovolêmico?
a) Aumento da pós-carga.
b) Aumento da pressão oncótica.
c) Hemodiluição.
d) Rápida mobilização da água endógena.
e) Hipo-osmolaridade plasmática.

19. Sobre a pressão de oclusão da artéria pulmonar (POAP), assinale a alternativa correta:
a) Para que ela estime a pressão diastólica final do ventrículo esquerdo, é preciso que a ponta do cateter de artéria pulmonar esteja localizada em uma zona III de West, ou seja, basta que a pressão alveolar seja menor que a pressão da artéria pulmonar.
b) Uma pressão arterial pulmonar diastólica maior que a POAP em 6 mmHg sugere que a hipertensão pulmonar é decorrente de aumento da resistência vascular pulmonar.
c) A POAP superestimará a pressão diastólica final do ventrículo esquerdo quando houver insuficiência aórtica grave.
d) Quando há aumento na resistência vascular pulmonar, a POAP geralmente superestima a pressão capilar pulmonar.
e) O cateter estará bem posicionado quando a pressão diastólica da artéria pulmonar for mais baixa que a POAP.

20. Ao escolher uma droga vasoativa no choque circulatório, deve-se considerar o efeito a ser atingido, sua ação sobre o metabolismo celular e a perfusão orgânica. Com base nessa afirmativa, qual afirmativa é correta?
a) O uso de dobutamina é limitado pelo risco de diminuição do pH intramucoso.
b) A noradrenalina leva à vasoconstrição das artérias renais no choque séptico.
c) A dopamina induz importante aumento do *shunt* intrapulmonar.
d) A principal indicação para o uso de vasopressina é seu efeito benéfico melhorando a microcirculação, evidenciado pela técnica de OPS (*ortogonal polarization spectral*).

21. Pacientes em uso de vasopressor devem estar preferencialmente com:
a) Monitoração oscilométrica da pressão arterial e cateter venoso periférico.
b) Monitoração não invasiva da pressão arterial e cateter venoso central.
c) Monitoração não invasiva da pressão arterial e acesso venoso periférico.
d) Monitoração invasiva da pressão arterial e acesso venoso central.
e) Monitoração oscilométrica da pressão arterial e acesso venoso periférico.

22. Qual a droga vasoativa que provoca redução do tônus vascular pela inibição fração III da enzima fosfodiesterase?
a) Dopexamina.
b) Dobutamina.
c) Levosimendana.
d) Vasopressina.
e) Milrinona.

23. No gráfico a seguir, os pontos A, B e C representam, respectivamente:

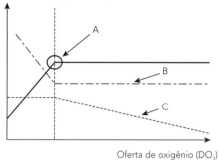

a) DO₂ crítica, taxa de extração de O₂, lactato.
b) Anaerobiose, taxa de extração de O₂, lactato.
c) Lactato, taxa de extração de O₂, DO₂ crítica.
d) Taxa de extração de O₂, Lactato, DO₂ crítica.
e) DO₂ crítica, lactato, taxa de extração de O₂.

24. Em relação aos efeitos das drogas simpaticomiméticas, assinale a alternativa correta:
   a) A dopamina é um agente adrenérgico, precursor da norepinefrina, responsável pela estimulação dos receptores de dopamina, beta-1 adrenérgico e alfa-adrenérgicos, não dependendo da dose a ser utilizada.
   b) Por ser uma droga sintética, a dobutamina tem ação indireta e depende da liberação de noradrenalina intramiocárdica para modular seus efeitos inotrópicos, além de diminuir o volume sistólico e aumentar o débito cardíaco.
   c) A dobutamina é um agente inotrópico de ação direta e sua atividade primária resulta da estimulação dos receptores alfa-1 (vasodilação) e beta-2 (vasoconstrição).
   d) O uso de dopamina no choque séptico está associado à melhora do *shunt* esplâncnico, da oxigenação da mucosa gástrica e à diminuição do risco de sangramento gastrointestinal, quando comparado à noradrenalina.
   e) Usos potenciais para o isoproterenol incluem tratamento de *torsade de pointes* refratário ao sulfato de magnésio e suportes cronotrópico e inotrópico temporários após transplante cardíaco.

25. Em relação à monitorização hemodinâmica por meio do ecocardiograma à beira do leito, é correto afirmar:
   a) A medida do volume sistólico pelo ecocardiograma não é precisa em pacientes gravemente doentes, quando comparada aos métodos tradicionais da medida por termodiluição.
   b) O ecocardiograma possibilita, de uma maneira precisa, aferir o volume sistólico e, consequentemente, o débito cardíaco, multiplicando-se a área seccionada da via de saída do ventrículo esquerdo pela integral velocidade-tempo da onda Doppler desse sítio.
   c) As estimativas de pressão de oclusão da artéria pulmonar guiada pelo ecocardiograma não são confiáveis em relação aos métodos tradicionais de medida direta.
   d) O ecocardiograma demonstrou ser superior às estimativas de pré-carga feitas através da pressão de oclusão da artéria pulmonar, quando há sobrecarga volêmica.
   e) Quando o volume ventricular aumenta, a pós-carga ventricular diminui.

26. Na imagem de um corte ecocardiográfico paraesternal de eixo longo, as estruturas correspondem a:

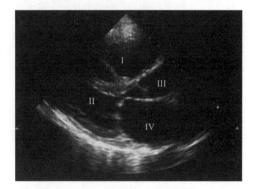

a) I: Átrio direito; II: ventrículo esquerdo; III: aorta; IV: átrio esquerdo.
b) I: Ventrículo direito; II: ventrículo esquerdo; III: aorta; IV: átrio esquerdo.
c) I: Ventrículo esquerdo; II: ventrículo direito; III: artéria pulmonar; IV: átrio direito.
d) I: Átrio direito; II: ventrículo direito; III: artéria pulmonar; IV: átrio esquerdo.
e) I: Átrio esquerdo; II: ventrículo esquerdo; III: aorta; IV: átrio direito.

27. Sobre a utilização do ecocardiograma em terapia intensiva, é correto afirmar que:
a) Não determina a presença de cardiopatia oculta.
b) Avalia o estado volêmico.
c) Estima a oferta de oxigênio global.
d) Estima a pressão de perfusão sistêmica.
e) Está contraindicado em pacientes com dissecção de aorta.

28. Em relação ao cateter de artéria pulmonar (CAP), é correto afirmar que:
a) O uso do cateter de artéria pulmonar exige pouco conhecimento e habilidade técnica, desde sua inserção até sua permanência e interpretação das variáveis.
b) O valor da POAP está indiretamente relacionado à magnitude da congestão pulmonar, além de ser próximo da pressão de átrio esquerdo.
c) A obtenção do débito cardíaco por termodiluição é utilizada e o princípio básico consiste na avaliação da magnitude da velocidade do sangue na corrente sanguínea.
d) A POAP deve ser aferida ao final da inspiração, seja em ventilação mecânica, seja em espontânea.

29. Qual das alternativas a seguir indica a variável que não pode ser obtida pelo cateter de artéria pulmonar?
a) Pressão de artéria pulmonar.
b) Pressão venosa central.
c) Pressão de oclusão de artéria pulmonar.
d) Índice cardíaco.
e) Pressão arterial invasiva.

30. Quanto aos estados de choque, é correto afirmar que:
a) A fase inicial do choque séptico é caracterizada pela vasoconstrição periférica.
b) Perda de plasma causa hemoconcentração e perda de água livre leva à hiponatremia.
c) As primeiras e mais importantes medidas a serem tomadas no choque séptico são a rápida restauração da perfusão e a administração precoce de antibióticos.
d) O choque distributivo: o mais comum em pacientes politraumatizados.

31. Assinale a alternativa incorreta:
a) Pericardite é um processo inflamatório, dos folhetos pericárdicos, que pode ser primário (infecção viral), ou secundário (LES), podendo ou não cursar com derrame pericárdico.
b) O quadro clínico do tamponamento cardíaco é caracterizado por hipotensão arterial, taquicardia, pulso paradoxal, turgência de jugular e dispneia.

c) As causas mais frequentes de tamponamento cardíaco, entre outras, são medicamentos (anticoagulantes), cirurgia cardíaca recente, trauma torácico, neoplasias, uremia e doenças autoimunes.

d) O ecocardiograma de um tamponamento pericárdico evidencia aumento de fluxo tricúspide à inspiração e diminuição do fluxo mitral à inspiração.

e) A pressão diastólica do ventrículo direito é maior que a do átrio direito no tamponamento pericárdico.

32. Sobre o choque séptico, assinale a alternativa correta:

a) Ocorre liberação de mediadores inflamatórios, como prostaglandinas e leucotrienos na corrente sanguínea, ocasionando vasoconstrição periférica, redução da resistência vascular e queda do débito cardíaco.

b) Ocorre a liberação de mediadores inflamatórios, como prostaglandinas e leucotrienos na corrente sanguínea, ocasionando vasodilatação periférica, redução da resistência vascular e aumento do débito cardíaco.

c) Ocorre a liberação de mediadores inflamatórios, como prostaglandinas e leucotrienos na corrente sanguínea, ocasionando vasodilatação periférica, aumento da resistência vascular e queda do débito cardíaco.

d) Não ocorre liberação de mediadores inflamatórios.

33. Qual o principal mecanismo fisiopatológico responsável pelo choque decorrente de dengue hemorrágica?

a) Hemorragia.
b) Falência miocárdica.
c) Vasodilatação venosa.
d) Trombocitopenia.
e) Aumento da permeabilidade capilar.

34. O cateter de artéria pulmonar permite o cálculo de variáveis derivadas do fluxo de sangue. Assinale a alternativa incorreta:

a) Débito cardíaco.
b) Volume sistólico.
c) Índice cardíaco.
d) Dimensões do átrio direito.

35. Mulher de 65 anos, 65 kg e 1,66 m, é submetida a uma cirurgia abdominal de emergência. A paciente evoluiu em pós-operatório com choque séptico. Apesar de reposição volêmica adequada, noradrenalina 0,9 µg/kg/min e hidrocortisona, mantém PA = 70 x 35 mmHg e FC = 125 bpm. O ecocardiograma realizado à beira do leito mostrou ventrículo esquerdo (VE) hiperdinâmico. O diâmetro da via de saída do VE é de 2 cm e a integral da velocidade-tempo (VTI) é 24 cm/s.
Em relação a drogas vasoativas, qual poderia ser sua conduta agora?

a) Vasopressina.
b) Adrenalina.
c) Dobutamina.
d) Milrinone.

36. Homem de 88 anos, restrito ao leito, completamente dependente para o autocuidado, foi admitido na enfermaria devido à desidratação grave, sem possibilidade de acesso venoso. Optou-se por hipodermóclise. O volume máximo que pode ser infundido em 24 horas é:

a) 1 litro em 1 sítio.
b) 2 litros em 1 sítio.
c) 3 litros em 2 sítios.
d) 4 litros em 2 sítios.

37. Você está acompanhando um paciente grave na UTI que está sendo monitorizado com *pulse contour cardiac output* (PiCCO). Considere o paciente em ventilação mecânica controlada com volume

corrente de 8 mL/kg de peso predito. O ritmo do paciente é sinusal. Observe o monitor e responda verdadeiro ou falso ao lado das alternativas.

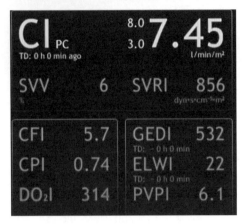

a) O paciente está sob um estado hiperdinâmico.
b) Sua pré-carga é normal.
c) Sua pós carga é elevada.
d) A contratilidade é muito baixa.

38. Paciente de 76 anos de idade, sem acompanhamento médico prévio, entrou para realização de uma laparotomia exploradora de urgência com os sinais vitais observados no monitor. Nesse momento ele possui PAM = 102 mmHg, $SapO_2$ = 95%, FC = 75 bpm. Seu lactato arterial é de 2,8 mmOl/L. Assinale a alternativa correta:

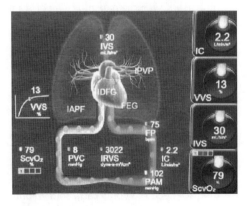

a) O paciente possui uma resistência vascular periférica baixa.
b) O índice cardíaco de 2,2 geralmente é considerado alto.
c) A $ScvO_2$ = 80% é forte indicador de choque hiperdinâmico.
d) O VVS de 13% indica que ele provavelmente é fluido-responsivo.

39. Você acaba de assumir um plantão na UTI. Existe um paciente com monitorização hemodinâmica. Pelos dados expostos no monitor, qual seria o tipo de choque mais provável do paciente? O paciente está em ventilação mecânica controlada e utiliza um volume corrente de 8 mL/kg de peso predito.

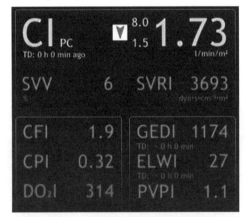

a) O paciente possui um quadro de choque séptico.
b) O paciente possui um quadro compatível com choque cardiogênico.
c) O paciente tem diminuições da pós-carga.
d) O paciente parece ter um quadro compatível com SDRA.

40. O índice de choque é um instrumento importante para avaliar a intensidade da hemorragia pós-parto. Para o seu cálculo, deve-se dividir a:

a) Frequência cardíaca pela pressão arterial diastólica.
b) Pressão arterial sistólica pela pressão arterial média.
c) Frequência cardíaca pela pressão arterial sistólica.
d) Pressão arterial diastólica pela pressão arterial média.

41. Um senhor de 82 anos internado na UTI por sepse de foco pulmonar é avaliado. Encontra-se visualmente confortável, entretanto sua pressão arterial no monitor parece mais alta do que o esperado. Está monitorizado com um sistema de pressão arterial invasiva e o transdutor parece estar 50 cm abaixo da altura do paciente. A leitura atual é 180/130 mmHg. Quando o transdutor é movido para o nível do paciente, a pressão arterial estimada provavelmente será qual das seguintes opções?
a) 212/143.
b) 180/130.
c) 143/93.
d) 92/64.

42. Um senhor encontra-se hipotenso, sem febre, sem leucocitose ou foco óbvio de infecção. Ele recebe expansão volêmica com cristaloide, porém não apresenta melhora hemodinâmica. Um cateter de Swan-Ganz é considerado para ajudar a diferenciar a etiologia do seu estado de choque. O uso rotineiro do cateter de Swan-Ganz em estados de choque está associado a qual dos seguintes?
a) Permanências mais curtas na UTI.
b) Mortalidade melhorada em 30 dias.
c) Menos uso de vasopressores.
d) Nenhuma das anteriores.

43. Mulher de 42 anos de idade com histórico de transtorno de ansiedade e cefaleia do tipo migrânea. Na emergência, ela também revela que tem dor torácica retroesternal. Eletrocardiograma demonstrou elevação do segmento ST na parede anterior. Ela teve cateterismo cardíaco e a ventriculografia esquerda demonstra balonismo apical e hipercinesia basal. Tinha movimento anterior da valva mitral, tocando o septo do ventrículo esquerdo. Sua pressão arterial começou a cair. Ressuscitação com cristaloide foi iniciado, mas não obteve melhora. Qual o próximo passo?
a) Fenilefrina.
b) Dobutamina.
c) Dopamina.
d) Norepinefrina.

44. Quais as consequências de perda de volume sanguínea além de 40% do volume corporal total?
a) Enrijecimento de VE na diástole, piora do enchimento sistólico e do volume sistólico.
b) Ventrículo esquerdo hiperdinâmico que compensa uma resistência vascular sistêmica reduzida.
c) Pressão diastólica final elevada e débito cardíaco reduzido.
d) Resistência vascular sistêmica aumentada.

45. Sobre as características dos vasopressores, assinale o item correto.
a) A dopamina não é considerada primeira linha de tratamento, porém é bem indicada por diminuir a resistência vascular sistêmica e ser isenta de efeitos adversos independente da dose utilizada.
b) A adrenalina é um vasopressor importante a ser considerado em alguns casos de choque, sendo a primeira linha na anafilaxia. Tem como grande perfil de efeito colateral arritmias ventriculares e bradicardia.

c) A dobutamina é um inibidor da fosfodiesterase utilizado no choque cardiogênico por seu efeito inotrópico positivo.
d) A noradrenalina é a primeira escolha de vasopressor no choque séptico, atua nos receptores alfa1 tendo como efeito o aumento da resistência vascular sistêmica.

46. Com relação à reposição volêmica, assinale a afirmativa correta:
    a) Na maioria das vezes, é possível atingir os objetivos terapêuticos com o emprego de cristaloides.
    b) O risco de edema agudo de pulmão não existe no paciente com SIRS, pois, em face da vasodilatação e do aumento da permeabilidade, o interstício absorve todo o fluido administrado.
    c) Durante a ressuscitação, a melhora da diurese e da confusão mental sempre indica que os objetivos terapêuticos foram atingidos.
    d) A administração de coloides não proteicos pode ser realizada de forma segura utilizando 35 mL/kg/24 horas.

47. O que significa responsividade a fluidos?
    a) O paciente está hipovolêmico.
    b) O paciente está com a PVC baixa.
    c) O paciente encontra-se no platô da curva de Frank-Starling.
    d) O paciente necessita de inotrópico.
    e) O paciente aumentará o débito cardíaco após infusão de fluidos.

48. Os índices de responsividade à infusão de fluidos têm sido amplamente utilizados. Um dos mais utilizados é a variação de pressão de pulso (delta PP). Dessa forma, qual é o valor do delta PP da curva de pressão arterial a seguir e o corte mais amplamente utilizado, respectivamente?

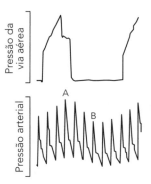

O ponto A apresenta pressão arterial de 120/80 mmHg e o ponto B, 80/60 mmHg

a) 30% e 13%.
b) 10% e 30%.
c) 58% e 40%.
d) 13% e 19%.
e) 28% e 13%.

49. Em um paciente com choque séptico, sedado e paralisado, com volume corrente de 8 mL/kg de peso e PEEP menor que 8 cmH$_2$O, aponte, entre as variáveis, qual apresenta maiores especificidade e sensibilidade para a responsividade à infusão de fluidos?
    a) *Delta down*.
    b) Pressão de oclusão da artéria pulmonar.
    c) Variação de pressão venosa central.
    d) Variação de pressão de pulso.
    e) *Delta up*.

50. Sobre as soluções de reposição volêmica disponíveis, assinale a correspondência correta:
    I. Solução de Ringer lactato.
    II. Solução salina hipertônica (NaCl a 7,5%).
    III. Hidroxietilamido.
    IV. Gelatinas.
    V. Albumina.

A. É menos efetivo em melhorar a microcirculação.
B. Efeito inotrópico positivo por ação direta nas células miocárdicas.
C. Quando há integridade endotelial alterada, pode extravasar para o interstício, induzir edema e prejudicar a perfusão.
D. Meia-vida curta e necessidade de reinfusões frequentes para manter volemia.
E. A magnitude e a duração da expansão plasmática dependem muito das características físico-químicas da solução empregada.

a) I-E; II-D; III-C; IV-B; V-A.
b) I-D; II-A; III-C; IV-E; V-B.
c) I-C; II-A; III-B; IV-D; V-E.
d) I-B; II-C; III-A; IV-D; V-E.
e) I-A; II-B; III-E; IV-D; V-C.

51. Um paciente de 55 anos internado por choque séptico no primeiro dia de internação se encontra com aminas em ascensão após uma alíquota de 500 mL de cristaloide. Ele se encontra em ventilação mecânica a 8 mL/kg, PEEP = 8, $FiO_2$ = 50%. Ao monitor é constatado ritmo irregular com FC de 105, confirmando uma fibrilação atrial no eletrocardiograma solicitado. Assinale o melhor método para avaliar a fluido-responsividade desse paciente:
a) Variação do volume sistólico ou VVS.
b) Variação da pressão de pulso ou delta PP.
c) Teste de oclusão expiratória final.
d) Índice de distensibilidade da VCI.

52. Um homem de 79 anos está na unidade de tratamento coronariano após um infarto do miocárdio com supradesnivelamento de ST (IAMCSST) de parede inferior, que chegou ao atendimento inicial com mais de 12 horas de dor e foi optado por não realizar nenhuma medida de reperfusão ainda. Ele se deteriora no 2º dia de internação com retorno da dor torácica e hipotensão. PA = 90/52 mmHg, FC = 120, FR = 18, $SatO_2$ = 98%, TEC = 5 s. Sua pressão venosa jugular está elevada e o exame respiratório não possui sinais de congestão pulmonar. No momento, é realizada uma alíquota de 250 mL de cristaloide. Qual das alternativas a seguir é o curso de ação mais apropriado?
a) Nitrato intravenoso.
b) Suspensão de alíquota atual de fluidos.
c) Furosemida intravenosa.
d) Terapia de reperfusão.

53. Sobre o conceito de fluido-responsividade, assinale a alternativa correta.
a) Métodos estáticos de responsividade a fluidos são confiáveis em doentes instáveis. Um exemplo é a PVC aferida pelo cateter de Swan Ganz.
b) Métodos dinâmicos como a variação da pressão de pulso podem ser utilizados em pacientes instáveis em respiração espontânea.
c) Variações do diâmetro da veia cava inferior ou superior é o método mais confiável de avaliação da pré-carga e fluido-responsividade.
d) A variação respiratória da pressão de pulso arterial possui alta acurácia em pacientes em ventilação mecânica sob determinadas condições.

54. Vários testes podem ser realizados para tentar prever a resposta a fluidos de um paciente. Assinale a alternativa correta.

a) Manobra de elevação passiva dos membros inferiores só pode ser realizada em pacientes com ventilação mecânica.

b) A manobra de elevação dos membros inferiores é "fluido reversível" em comparação ao teste de prova volêmica com cristaloides.

c) O limiar para responsividade de fluidos para os testes dinâmicos são sempre elevações de débito cardíaco superiores a 13%.

d) Elevações de pressão arterial nesses pacientes submetidos aos testes de responsividade a fluidos já são fortes indicativos de elevação de débito cardíaco e podem ser utilizados como resposta "positiva".

55. Diante de um paciente em ar ambiente no qual necessitamos acessar a fluido-responsividade, assinale o método mais acurado para tal objetivo.

a) VVS.

b) Índice de colapsabilidade da VCI.

c) PLR com aferição de DC utilizando ECO a beira leito.

d) Teste de oclusão expiratória final.

56. Foi realizada prova volêmica em um paciente crítico e tem-se disponível os parâmetros hemodinâmicos antes e após a mesma, como PVC, DC, POAP e RVS. Assinale a alternativa que melhor indica que NÃO devemos continuar com alíquotas de volume nesse paciente.

a) Aumento da PVC e aumento de DC pós-primeira alíquota.

b) Aumento de RVS e aumento de POAP após primeira alíquota.

c) Manutenção de PVC e aumento de DC após primeira alíquota.

d) Aumento de PVC e DC mantido após primeira alíquota.

57. Com relação à ressuscitação volêmica na sepse, assinale a alternativa correta.

a) Deve-se realizar 25 mL/kg nas primeiras 6 horas pelo atual SSC.

b) Na sepse, deve-se realizar sempre 30 mL/kg na primeira hora, independente das comorbidades e quadro clínico do paciente, pois o choque é a principal causa de morte em sepse.

c) Hoje entendemos que a ressuscitação na sepse deve seguir os critérios habituais e, além disso, ser realizada em alíquotas, individualizando o volume total de acordo com a volemia de cada paciente com a orientação de 20 a 30 mL/kg se necessário.

d) Devemos primeiramente ressuscitar volemicamente os pacientes com sepse com 30 mL/kg para depois iniciar vasopressores, garantindo assim a euvolemia.

58. Um paciente de 60 anos obeso, com covid grave, SDRA e em estado de choque se encontra internado na UTI. No momento está em ventilação controlada, sedado e curarizado, em posição prona como estratégia para tratamento de SDRA. Assinale o melhor e mais fácil método para acessar o DC e volemia desse paciente.

a) ECO a beira leito.

b) Pressão arterial e tempo de enchimento capilar.

c) Cateter de termodiluição transpulmonar.

d) Cateter de Swan Ganz.

59. Assinale o conceito de fluido-tolerância:

a) Trata-se do nível de administração de fluidos em que o paciente aumente sua perfusão tissular.

b) Trata-se do nível de administração de fluidos em que o paciente apresenta queda de $SatO_2$.

c) Trata-se do nível de administração de fluidos em que o paciente apresente qualquer disfunção orgânica decorrente disso.
d) Trata-se do limite em que administração de fluidos passe a não elevar mais o débito cardíaco.

60. Com relação ao cálculo de débito cardíaco por ecocardiografia é incorreto afirmar:

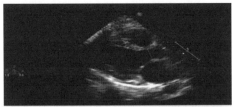

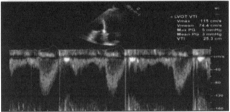

a) O cálculo da área da via de saída do ventrículo esquerdo é realizado na janela paraesternal eixo longo.
b) Após realizar o cálculo do diâmetro da via de saída, deve-se calcular a área utilizando a fórmula $\pi r^2$, em que r é metade do diâmetro.
c) Para medir a *velocity time integral* (VTI), deve-se localizar a janela apical.
d) No cálculo do VTI, utiliza-se o *color* Doppler para se obter uma forma de onda espectral do fluxo de sangue pela válvula aórtica.
e) O VTI é calculado contornando-se a onda de base à outra passando pelo pico, e seu valor dado em centímetros.

61. O ventrículo direito pode ter sua função comprometida em diversas patologias. Uma das formas de acessar sua função de forma não invasiva é via ecocardiografia pelo cálculo do *tricuspid annular plane systolic excursion* (TAPSE). Sobre seu cálculo é correto afirmar que:
a) Deve ser realizado na janela subxifóidea.
b) O cursor precisa estar alinhado ao anel da válvula mitral.
c) A distância que o anel tricúspide se move em direção à base do coração durante a sístole é medida.
d) Utiliza-se o cursor no modo M.
e) Valores > 20 mm refletem função do ventrículo direito alterada.

62. Marque a alternativa que correlaciona corretamente a estrutura com o número:

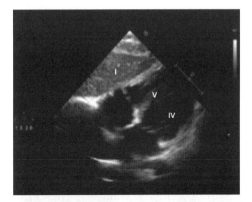

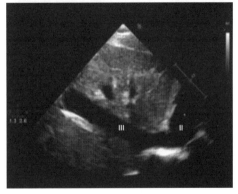

( ) átrio direito
( ) septo interventricular
( ) ventrículo esquerdo
( ) fígado
( ) veia cava inferior
a) II V IV I III.
b) II V III I IV.
c) III II IV I V.
d) II V I IV III.
e) II V IV III I.

63. Um grande desafio no manejo do choque é a avaliação da fluidorresponsividade, entre as variáveis estáticas e dinâmicas que podem guiar a ressuscitação é correto afirmar:
   a) Valores elevados de pressão venosa central (PVC) traduzem obrigatoriamente hipervolemia.
   b) A PVC e a pressão da artéria pulmonar ocluída (PAPO) são bons preditores de fluidorresponsividade.
   c) Em um paciente em ventilação espontânea em choque, a variação da pressão de pulso > 13% indica fluidorresponsividade.
   d) Os parâmetros estáticos não sofrem influência de disfunção diastólica, hipertensão pulmonar e pressão expiratória final positiva (PEEP).
   e) Parâmetros dinâmicos são baseados nos efeitos da ventilação com pressão positiva com a interação coração-pulmão.

64. Sabe-se que o estado de choque tem diversas etiologias e perfis hemodinâmicos, podendo ser classificado em quatro grupos principais. Sobre esse tema, assinale a alternativa incorreta:
   a) O estado de choque é definido por má perfusão sistêmica, e o débito cardíaco está sempre reduzido.
   b) No choque cardiogênico, as pressões de enchimentos são altas e a resistência vascular sistêmica (RVS) também.
   c) No choque obstrutivo, a RVS é aumentada, e as pressões de enchimento, altas.
   d) No choque distributivo, a RVS é reduzida.
   e) São causas de choque cardiogênico: infarto agudo do miocárdio, tromboembolismo pulmonar e insuficiência cardíaca descompensada.

65. Sobre a fisiopatologia do choque, assinale a alternativa incorreta:
   a) A $PaO_2$ do sangue contribui em menor intensidade que hemoglobina no valor do conteúdo arterial de oxigênio ($CaO_2$).
   b) A oferta de oxigênio ($DO_2$) depende do débito cardíaco do $CaO_2$.
   c) Na vigência de uma taxa de extração (ERO2), além de limites críticos, é inerente a presença de sinais de comprometimento da macro-hemodinâmica
   d) A erro2 é representada pela razão entre $VO_2$ e $DO_2$.
   e) O metabolismo anaeróbio acontece quando a $ERO_2$ ultrapassa limites críticos (50-60%).

66. Comparando-se a medida não invasiva da pressão arterial (PANI) e pressão arterial invasiva (PAI), é correto afirmar:
   a) Todos os pacientes na unidade de terapia intensiva devem ser monitorizados com PAI.
   b) A PANI apresenta grande confiabilidade em sua medida quando comparada a PAI.
   c) A PANI superestima o valor de pressão arterial sistólica (PAS).

d) O procedimento para obtenção de PAI é isento de complicações.

e) Comparando os dois métodos, a medida da pressão arterial média é a que tem a maior concordância.

67. Com relação ao alvo de pressão arterial média (PAM) no estado de choque, é incorreto afirmar que:

a) O alvo de PAM de 65 mmHg é adequado para a maior parte dos subtipos de choque.

b) Pacientes hipertensos podem necessitar de níveis mais elevados de PAM por terem sua curva de autorregulação do fluxo sanguíneo desviada para a direita.

c) Em pacientes vítimas de trauma sem foco de sangramento controlado é pertinente tolerar uma PAM de 50 mmHg.

d) A hipotensão permissiva deve ser aplicada mesmo após o controle do sangramento, visto que tem demonstrado efeitos positivos com essa estratégia.

e) A hipotensão permissiva demonstrou redução de mortalidade.

68. Sobre a noradrenalina é incorreto afirmar que:

a) Tem efeitos alfa-1 e 2 adrenérgicos.

b) Atua também em receptores beta-1 adrenérgicos, tendo algum efeito sobre as células musculares lisas cardíacas.

c) É o vasopressor de escolha no choque séptico, por aumentar a vasoconstrição periférica já presente na patologia otimizando a perfusão tecidual.

d) É um precursor da adrenalina, também liberado pela glândula adrenal.

e) É mais potente que a dopamina.

69. A noradrenalina é um potente vasopressor com efeitos predominantemente alfa-adrenérgicos. Sobre esse tema, é correto afirmar que:

a) Apesar de grande vasopressor, seu efeito é inferior ao da dopomina.

b) Atua somente sobre receptores alfa-adrenérgicos.

c) Atua na pós-carga, sem efeito sobre a pré-carga.

d) Além de aumentar a vasoconstrição periférica, atua no sistema de capacitância venoso.

e) É a droga de escolha em pacientes já ressuscitados volemicamente, em especial quando há resistência vascular periférica alta como base fisiopatológica do choque.

70. Sobre as vias de administração da noradrenalina é incorreto afirmar que:

a) Deve ser administrada via central.

b) Em caso de extravasamento, pode produzir dano tecidual grave.

c) Em caso de dano tecidual, deve-se realizar infiltração com fentolamina.

d) Quando utilizada nas veias periféricas para sua infusão, não há diferença entre membros superiores ou inferiores.

e) Desde que por tempo e vazão limitados, hoje sabe-se que é seguro utilizar veias periféricas.

71. A vasopressina é um vasopressor que atua em receptores específicos nos vasos periféricos, acerca desse tema assinale a alternativa incorreta:

a) Também nomeia-se hormônio antidiurético e é produzida de forma endógena.

b) Sua dose terapêutica tem efeito máximo quando supera 0,04 U/min.

c) Atua em receptores V1, V2 e V3.

d) Não sofre influência da acidose, diferente da noradrenalina.

e) É liberado pela neuro-hipófise.

f) Pode ter como efeito colateral a redução da perfusão cutânea e espasmo coronariano.

72. A dobutamina é uma droga com importante papel no choque cardiogênico, sobre esse tema assinale a alternativa correta:
    a) Deve ser usada no choque séptico mesmo em pacientes com índice cardíaco normal.
    b) Apresenta afeitos beta-2 e alfa-1 em receptores miocárdicos e beta-1 periféricos, promovendo discreto efeito vasodilatador.
    c) Não tem efeito sobre o nó sinusal.
    d) Doses entre 5 e 15 mcg/kg/min tendem a produzir maior efeito inotrópico.
    e) Reduz a pressão venosa central e aumenta a pressão de oclusão da artéria pulmonar.

73. O cateter de artéria pulmonar (CAP) ou Swan-Ganz é uma grande ferramenta diagnóstica para o manejo do paciente grave em choque. Sobre esse tema, é incorreto afirmar:
    a) Com a presença de instrumentos menos invasivos, sua utilização tem sido reduzida.
    b) Calcula o débito cardíaco por um termistor.
    c) Por fornecer variáveis hemodinâmicas que auxiliam no diagnóstico e no manejo do choque, comprovadamente reduz o tempo de internação, mas não a mortalidade.
    d) As complicações de seu uso assemelham-se a de qualquer outro acesso central, somando-se o risco de rotura de artéria pulmonar.
    e) O débito cardíaco é calculado por método de termodiluição.

74. Sobre o cateter de artéria pulmonar (CAP) e suas variáveis e formas de interpretá-las, é incorreto afirmar:

    a) Pressão venosa central (PVC), pressão da artéria pulmonar, pressão de oclusão da artéria pulmonar (POAP) e débito cardíaco (DC) são variáveis medidas diretamente pelo CAP.
    b) Resistência vascular periférica, resistência vascular pulmonar, trabalho sistólico do ventrículo direito e esquerdo são variáveis que podem ser calculadas com base em dados obtidos pelo CAP.
    c) Existe uma correlação clássica entre POAP e volemia/disfunção de ventrículo esquerdo, entretanto esses dados nem sempre são verdadeiros, dependendo da complacência ventricular.
    d) Em coração pouco complacente, como na cardiomiopatia dilatada, pequena alteração de volume promove grande aumento de pressão.
    e) A POAP é um marcador indireto da pressão do átrio esquerdo.

75. Sobre as soluções de reposição volêmica disponíveis, assinale a correspondência correta:
    I.   Solução de Ringer lactato.
    II.  Soro fisiológico (NaCl a 0,9%).
    III. Hidroxietilamido.
    IV.  Solução glicosada.
    V.   Albumina.

    A. Cristaloide com baixo risco de acidose hiperclorêmica.
    B. Seu uso prolongado pode causar acidose hiperclorêmica e hipernatremia.
    C. Quando há integridade endotelial alterada, pode extravasar para o interstício, induzir edema e prejudicar a perfusão.
    D. Solução hipotônica, não é considerada um expansor volêmico.
    E. Solução outrora muito utilizada, mas que deve ser evitada em pacientes com sepse e choque séptico.

a) I-E; II-D; III-C; IV-B; V-A.
b) I-D; II-A; III-C; IV-E; V-B.
c) I-C; II-A; III-B; IV-D; V-E.
d) I-B; II-C; III-A; IV-D; V-E.
e) I-A; II-B; III-E; IV-D; V-C.

76. Assinale a alternativa que contém a afirmação verdadeira sobre características de expansores volêmicos coloides e cristaloides:
a) Os expansores volêmicos cristaloides são compostos de moléculas grandes e são mais eficazes em aumentar a pressão osmótica do plasma.
b) Os expansores volêmicos coloides são compostos de moléculas pequenas e são mais eficazes em manter o volume intravascular.
c) Os expansores volêmicos cristaloides são mais seguros em pacientes com sepse e choque séptico que os coloides.
d) Os expansores volêmicos coloides são mais disponíveis e de menor custo em relação aos cristaloides.

77. Entre opções de expansores volêmicos coloides, assinale a alternativa que contém a afirmação correta:
a) A albumina é um coloide sintético que apresenta menor risco de efeitos adversos que a gelatina.
b) A gelatina é um coloide semissintético, derivado do colágeno bovino e apresenta risco de reações alérgicas.
c) O hidroxietilamido é um coloide isento de risco de disfunção renal.
d) A dextrana é o expansor coloide com menor risco de eventos hemorrágicos entre os citados.

78. Um paciente do sexo masculino, 55 anos, é admitido em uma unidade de terapia intensiva com hipotensão e sinais de choque. Ele tem história de hipertensão arterial e diabetes mellitus tipo 2. Encontra-se intubado e sob suporte hemodinâmico com vasopressores. O intensivista está considerando o uso de expansores volêmicos para melhorar a perfusão tecidual. Qual das afirmações sobre planejamento de expansão volêmica neste paciente é correta?
a) A expansão volêmica deve ser iniciada impreterivelmente com cristaloides.
b) A albumina é a melhor opção de expansor volêmico para este caso.
c) A escolha do expansor volêmico deve ser baseada no volume sanguíneo atual do paciente.
d) A quantidade de expansor a ser administrada deve ser monitorada e ajustada com base na resposta do paciente.

79. Uma paciente do sexo feminino, 65 anos, está em pós-operatório de cirurgia cardíaca em UTI em um hospital público. Pressão arterial sistólica de 90 mmHg, frequência cardíaca de 110 bpm e diurese reduzida nas últimas 2 horas. A equipe médica decide iniciar expansão volêmica para melhor perfusão tecidual. Entre as soluções apresentadas a seguir, qual a melhor opção de expansor volêmico para ser utilizada nesse caso?
a) Hidroxietilamido 6%.
b) Albumina.
c) Gelatina 4%.
d) Ringer lactato.

80. Paciente em estado crítico, em UTI, apresenta baixos níveis de albumina sérica e necessita de expansão volêmica. Sobre as indicações do uso de albumina nessa situação, assinale a alternativa correta:
   a) A albumina deve ser a primeira escolha como expansor volêmico em pacientes em estado crítico.
   b) A albumina não deve ser utilizada em pacientes com síndrome nefrótica por causa de risco de edema pulmonar.
   c) A albumina pode ser utilizada em pacientes com cirrose hepática e ascite, pois diminui a necessidade de paracentese.
   d) A albumina deve ser a primeira opção em pacientes com hipoalbuminemia e sem sinais de choque.

81. Um paciente de 60 anos com história de insuficiência cardíaca crônica descompensada é admitido na unidade de terapia intensiva com hipotensão e baixo débito cardíaco. Após avaliação inicial e estabilização hemodinâmica com drogas vasoativas, é necessário expandir o volume intravascular com fluido. Qual o fluido de escolha inicial para esse paciente?
   a) Albumina.
   b) Solução salina isotônica.
   c) Hidroxietilamido.
   d) Dextrana.

82. Qual das afirmações a seguir é correta em relação às soluções expansoras cristaloides?
   a) O cloreto de sódio 0,9% é a solução mais segura e efetiva para reposição volêmica em todos os casos clínicos.
   b) O uso de soluções hipertônicas, como o cloreto de sódio a 7,5% não agrega risco de distúrbios eletrolíticos em comparação com soluções isotônicas.

   c) A solução de Ringer lactato é uma opção interessante para a reposição volêmica em pacientes com acidose metabólica.
   d) Soluções salinas balanceadas como o plasma-lyte não apresenta vantagens em relação às soluções salinas convencionais.

83. Com relação a expansores volêmicos na sepse, assinale a afirmativa correta:
   a) Cristaloides balanceados podem reduzir a mortalidade em comparação com solução salina como expansor em caso de sepse.
   b) Reposição volêmica com cristaloides exige menor volume de solução expansora do que com coloides.
   c) Entre os repositores coloides, a gelatina é o que apresenta maior risco de disfunção renal na sepse.
   d) Reposição com albumina hiperoncótica resulta em menor demanda por transfusão de hemácias em relação a cristaloides balanceados.

84. A escolha da melhor solução expansora volêmica deve sempre ser individualizada conforme a demanda do paciente. Com relação à reposição volêmica em diferentes situações, assinale a alternativa correta:
   a) Solução de albumina hiperoncótica deve ser prioritariamente utilizada em casos de sepse.
   b) Solução de albumina iso-oncótica deve ser indicada prioritariamente em casos de perda sanguínea não controlada em perioperatório.
   c) Em pacientes com trauma encefálico, solução salina e solução de hidroxietilamido de baixo peso molecular são associadas a menor mortalidade em

comparação com soluções hipotônicas, como albumina iso-oncótica e cristaloides balanceados.

d) Não há diferenças entre as opções de cristaloides disponíveis no mercado em relação a desfechos, devendo ser optado pela solução mais acessível.

85. Paciente de 45 anos é admitido na UTI após acidente automobilístico com suspeita de hemorragia interna. Após avaliação clínica e de imagem, é diagnosticado com choque hemorrágico secundário à laceração hepática. Apresenta taquicardia, hipotensão e rebaixamento do nível de consciência. Além de pronta expansão com cristaloides, decidido por transfusão de hemoderivados. Nessa situação, qual afirmação sobre expansão volêmica com hemoderivados está correta?

a) A transfusão de plaquetas deve ser realizada precocemente na faze inicial do choque hemorrágico.

b) O uso de plasma fresco congelado é indicado em todos os casos de choque hemorrágico.

c) O concentrado de hemácias é o hemoderivado de escolha na reposição volêmica do choque hemorrágico.

d) O uso de expansores volêmicos sintéticos é preferível ao uso de hemoderivados em casos de choque hemorrágico.

86. Um paciente de 55 anos de idade dá entrada na emergência com hipotensão arterial, taquicardia e oligúria após um acidente de carro. Após a avaliação inicial, é diagnosticado com choque hipovolêmico por causa de hemorragia interna. Encaminhado para a UTI, inicia-se a ressuscitação volêmica. Qual das afirmações a seguir é verdadeira sobre métodos para avaliar o *status* volêmico do paciente para planejar reposição de soluções expansoras?

a) A pressão venosa central (PVC) é um indicador confiável de volume intravascular.

b) O teste de elevação passiva de pernas é um método sempre bastante confiável para prever a resposta ao fluido.

c) A análise da variação da pressão de pulso pode ser utilizada para prever a resposta a fluido em pacientes em ventilação mecânica.

d) A avaliação do débito urinário é um indicador confiável do volume intravascular.

87. Qual das seguintes afirmações sobre como calcular a reposição de cristaloide em grandes queimados está correta?

a) A fórmula de Parkland é a mais comumente utilizada para calcular a reposição volêmica em grandes queimados, devendo ser administrado 2 mL/kg/%SCQ na primeira hora após a queimadura e metade dessa quantidade nas próximas 8 horas.

b) O cálculo da reposição volêmica em grandes queimados deve levar em consideração a área queimada e a profundidade da lesão, devendo ser administrado um volume de solução cristaloide equivalente a 2 a 4 mL/kg/%SCQ/24 horas.

c) A única solução cristaloide aceitável para a reposição volêmica em grandes queimados é o Ringer lactato, por causa de sua baixa concentração de sódio e potássio, o que reduz o risco de hipercalemia e hipernatremia.

d) O uso de soluções hipertônicas, como o cloreto de sódio a 7,5% pode ser benéfico na ressuscitação de grandes queimados, por causa de sua capacidade de reduzir o edema tecidual e melhorar a microcirculação.

88. O manejo adequado de distúrbios eletrolíticos é essencial no ambiente de terapia intensiva. Com relação a alguns dos distúrbios eletrolíticos mais comuns, assinale a alternativa correta:

a) Na hiponatremia, a reposição de sódio sempre deve ser feita com solução salina hipertônica.

b) Pode ser indicada cateterização venosa central para infusão suplementar de potássio, caso a necessidade de infusão seja superior a 10 mEq/h.

c) A reposição de magnésio deve ser realizada apenas quando hipomagnesemia sintomática.

d) A reposição de potássio em ambiente de UTI deve ser realizada apenas via parenteral.

89. A atenção pré-hospitalar em trauma grave tem importante papel no desfecho dos pacientes atendidos em áreas remotas. Baseado em estratégias de reposição volêmica em trauma grave, ainda em atenção pré-hospitalar, assinale a afirmativa correta:

a) Em traumas penetrantes, uma estratégia potencialmente benéfica é a ressuscitação volêmica tardia, com infusão de expansores após sangramento já controlado, resultando em menor mortalidade em comparação com ressuscitação volêmica imediata.

b) Em traumatismo cranioencefálico, deve-se manter a pressão arterial média reduzida, visando minimizar edema cerebral.

c) Tanto em trauma contuso como em trauma aberto, os alvos de pressão arterial sistólica e de pressão arterial média são idênticos.

d) Em trauma cranioencefálico, é preferível expansão com albumina, em comparação com solução salina isotônica.

90. Uma paciente de 45 anos foi trazida 2 horas após uma *overdose* intencional com 21 comprimidos de diltiazem. Ela foi entubada na chegada para proteção das vias aéreas. Ela já recebeu 3 L de cristaloides intravenosos e cloreto de cálcio intravenoso. A infusão de alta dose de insulina acaba de ser iniciada. A pressão arterial continua baixa com uma pressão arterial média (PAM) de 40 mmHg. A frequência cardíaca é de 50 bpm com bradicardia sinusal e QRS alargado. Foi iniciada monitorização hemodinâmica que mostra os seguintes parâmetros: variabilidade do volume sistólico = 8%, débito cardíaco = 3,1 L/min, índice cardíaco = 2,2 L/min, resistência vascular sistêmica = 900 dina/s/cm$^5$. Qual será a intervenção mais adequada para sua hipotensão?

a) Inicie infusão de norepinefrina.

b) Inicie a infusão de dobutamina.

c) Aumente a dose de infusão de insulina.

d) Administre 1 L de cristaloide em *bolus*.

91. Uma mulher de 60 anos com história DPOC evolui com um quadro de pneumonia e é admitida na UTI por causa da instabilidade hemodinâmica. Depois de reposição volêmica, culturas são obtidas e ela inicia terapia antimicrobiana empírica. Norepinefrina é iniciada para sua pressão arterial persistentemente baixa e uma pressão arterial invasiva radial é instalada. As medidas de pressões sistólicas automatizadas do manguito são significativamente mais altas que as pressões da linha arterial. Qual das seguintes afirmações poderia explicar a discrepância?

a) Com pressões sistólicas abaixo de 95, as medições automáticas da pressão arterial costumam ser falsamente mais altas do que as medições da pressão sistólica intra-arterial.

b) A resistência no sistema de pressão arterial invasiva configurada é muito alta (sobreamortecida), levando a uma subestimação da pressão arterial sistêmica.

c) Uma redução na complacência vascular resulta em pressões sistólicas mais elevadas.

d) Todas as alternativas anteriores.

92. A "zeragem" do sistema de monitorização de pressão invasiva sem o correto nivelamento origina níveis pressóricos alterados e irreais. Assinale a alternativa correta:

a) O eixo flebostático localiza o átrio esquerdo e determina o zero do sistema.

b) O eixo flebostático está no segundo espaço intercostal. Caso o sistema seja montado em nível superior a esse a medida, será falsamente hipertensiva.

c) O eixo flebostático está no quarto espaço intercostal e linha axilar média. Se o nivelamento se encontrar erroneamente abaixo do eixo flebostático haverá uma falsa hipertensão.

d) Não há necessidade de troca do sistema ou *flush* e zeramento frequentes.

93. Uma mulher de 32 anos é internada com fortes dores abdominais e dispneia. Refere etilismo e localiza dor a palpação na região epigástrica. Sua lipase é de 700 U/L e sua radiografia de tórax mostra infiltrados bilaterais. Foi optado pela intubação orotraqueal (IOT). Uma das hipóteses é o desenvolvimento de uma síndrome de desconforto respiratório agudo. Foi iniciada uma estratégia de ventilação pulmonar com volumes corrente de 5 mL/kg predito. Inicia-se reposição volêmica, mas desenvolve uma hipotensão profunda que requer vasopressores. Uma linha arterial é colocada, e a variação do volume sistólico (SVV) é medido. O ritmo do paciente no monitor cardíaco é irregular. Que fatores limitam a eficácia do SVV no paciente?

a) Síndrome do desconforto respiratório aguda.

b) O volume corrente alvo de 5 mL/kg.

c) Uma possível fibrilação atrial.

d) Todas as alternativas anteriores são corretas.

94. Para o paciente da questão anterior o volume corrente é temporariamente aumentado para 8 mL/kg, e sua VVS é medida em 5%. Qual é o próximo melhor passo?

a) Continuar a ressuscitação fluida com solução salina normal.

b) Continuar a ressuscitação volêmica com albumina.

c) Interromper a ressuscitação com fluidos.

d) Interromper a ressuscitação com fluidos e verificar novamente a SVV mais tarde.

95. Um paciente de 54 anos com hipertensão pulmonar é internado na UTI com broncopneumonia e hipotensão. Foi realizada reposição volêmica, o paciente permanece hipotenso com pressão arterial de 88/48 mmHg (pressão arterial média de ~60 mmHg). É inserido um cateter de artéria pulmonar que mostra uma PVC de 8 mmHg. O débito cardíaco é medido em 6 L/min. Qual é a resistência vascular sistêmica desse paciente?

a) 10 dina/s/cm$^5$.

b) 180 dina/s/cm$^5$.

c) 706 dina/s/cm$^5$.

d) 1.400 dina/s/cm$^5$.

96. Qual o padrão de estado de choque que poderíamos relacionar o paciente do caso anterior? Assinale a correta.

a) Hipovolêmico.
b) Neurogênico.
c) Séptico.
d) Nenhuma das alternativas anteriores.

97. Analise a figura a seguir e assinale as afirmativas corretas sobre o pulso venoso normal.

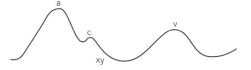

Ondas de pulsos venosos normais

a) A onda "a" é positiva e corresponde à sístole atrial direita.
b) A onda "c" provavelmente tem relação com a contração isovolumétrica ventricular, a onda x corresponde ao relaxamento atrial.
c) A onda "v" com o enchimento atrial e a onda "y" com o enchimento ventricular.
d) Todas as alternativas anteriores são corretas.

##  GABARITO COMENTADO

1. **Resposta: e**

O nitroprussiato de sódio é um vasodilatador misto, com efeitos arterial e venoso. Sua ação direta na musculatura lisa vascular, por meio da vasodilatação causada pelo óxido nítrico, é responsável pelo seu incremento no débito cardíaco. Promove redução no $VO_2$ do miocárdio, redução da resistência periférica total e resistência vascular pulmonar e da PA, com pouca alteração da FC (em virtude do aumento do volume sistólico). É indicado no tratamento de emergências hipertensivas e como droga auxiliar nos estados de choque circulatório com baixo débito persistente (após reposição volêmica e uso de inotrópicos), em que as pressões de enchimento ventricular e a resistência vascular periférica estão aumentadas, nas quais a terapia visa a reduções a curto prazo da pré e/ou pós-carga cardíacas. A redução simultânea da pressão de enchimento ventricular esquerdo, da resistência vascular e da impedância ao esvaziamento do ventrículo esquerdo ocasiona uma melhor performance cardíaca, com incremento do débito cardíaco e redução da pressão capilar pulmonar.

### Bibliografia

1. Cobb A, Thornton L. Sodium nitroprusside as a hyperinflation drug and therapeutic alternatives. J Pharm Pract. 2018;31(4):374-81.

2. **Resposta: c**

Na figura a seguir pode ser observada a variação da pressão atrial, em que são notadas três elevações de pressão: a onda a é causada pela contração atrial. Enquanto a pressão atrial direita aumenta por cerca de 4 a 6 mmHg, durante a contração atrial, a pressão atrial esquerda aumenta cerca de 7 a 8 mmHg. Quan-

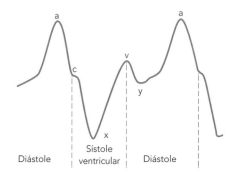

| Onda a Átrio em contração valva tricúspide aberta | Descendente x Átrio relaxando e depois enchendo, tricúspide fechada | Onda v Átrio cheio; tricúspide fechada | Descendente y Esvaziamento do átrio, abertura da tricúspide |

do os ventrículos atingem o volume diastólico final e começam a se contrair, tem-se início a onda c. Ela é a evidência do pequeno refluxo que ocorre nos átrios, no início da contração ventricular, e do abaulamento das válvulas A-V, em direção aos átrios, em razão do aumento da pressão nos ventrículos.

Próximo ao fim da contração ventricular ocorre a onda v, evidenciando o fluxo lento de sangue das veias para os átrios, enquanto as válvulas A-V encontram-se fechadas. O desaparecimento da onda v pode ser notado quando termina a contração ventricular e as válvulas A-V abrem-se, permitindo que o sangue armazenado nos átrios flua rapidamente para os ventrículos.

### Bibliografia

1. Headley JM, Ahrens T. Narrative history of the Swan-Ganz catheter: development, education, controversies, and clinician acumen. AACN Adv Crit Care. 2020;31(1):25-33.
2. Ashley EA, Niebauer J. Cardiology explained. London: Remedica; 2004. Chapter 2, Cardiovascular examination. Disponível em: https://www.ncbi.nlm.nih.gov/books/NBK2213/

### 3. Resposta: b

O método baseia-se na variação da frequência da onda de ultrassom refletida pelo sangue que se desloca na aorta. A variação da frequência é proporcional à velocidade do sangue. O volume sistólico deriva da velocidade de fluxo, tempo de ejeção e área da seção transversa da aorta. A avaliação da curva gerada pelo Doppler transesofágico permite estimar contratilidade (proporcional ao pico de velocidade ou amplitude) e pré-carga (proporcional à largura da base – FTc ou fluxo *versus* tempo corrigido).

### Bibliografia

1. Headley JM, Ahrens T. Narrative history of the Swan-Ganz catheter: development, education, controversies, and clinician acumen. AACN Adv Crit Care. 2020;31(1):25-33.

### 4. Resposta: a

Alterações na curva de átrio podem significar:

- Curva média baixa: hipovolemia.
- Curva não calibrada ou curva média alta: hipervolemia.
- Falência ventricular direita: TEP; isquemia de VD; cor pulmonale.
- Onda a elevada: estenose tricúspide.
- Assincronia A-V (em canhão): contração com válvula fechada (BAVT, MP, extassístole).
- Onda a ausente: FA e *flutter*.
- Onda v elevada: insuficiência tricúspide.
- Onda a igual a onda v: tamponamento; pericardite constritiva.

### Bibliografia

1. Headley JM, Ahrens T. Narrative history of the Swan-Ganz catheter: development, education, controversies, and clinician acumen. AACN Adv Crit Care. 2020;31(1):25-33.

### 5. Resposta: d

*Underdamping*: sugere linhas de pressão muito longas.

*Overdamping*: ocorre na presença de coágulo, bolhas, tubulação com complacência elevada ou dobras.

Uma das formas de avaliar a acurácia do sistema de pressão arterial invasiva é realizar o teste da curva quadrada, que aparece no monitor quando o sistema é lavado com fluxo de solução salina. Após a onda quadrada deve ser analisada a quantidade de oscilações formada até que se normalize a onda de pressão habitual.

Falamos que o sistema de PAI está com um amortecimento adequado quando após o teste da onda quadrada ocorrem de 1 a 2 oscilações. Quando o sistema está super amortecido, há menos de 1,5 oscilações, o que na prática representa uma PAS subestimada e uma PAD superestimada, mas com a PAM acurada. O contrário ocorre num sistema subamortecido, caracterizado por mais de 2 oscilações após o teste da onda quadrada, representando uma PAS superestimada e uma PAD subestimada, mas mantendo também a PAM normal.

Um sistema super amortecido pode ser devido a um coágulo ou dobra no cateter de PAI. Já um sistema subamortecido pode ocorrer quando o sistema instalado é muito curto.

### Bibliografia
1. Nguyen Y, Bora V. Arterial pressure monitoring. In: StatPearls. Treasure Island: StatPearls Publishing; 2023 Jan-. Disponível em: https://www.ncbi.nlm.nih.gov/books/NBK556127/.

6. **Resposta: b**

A figura a seguir ilustra as três zonas descritas por West. A zona III de West corresponde ao local em que há menor pressão alveolar, permitindo, assim, que a pressão do lado esquerdo do coração (átrio e ventrículo esquerdos) se transmita sem grandes interferências, tornando a POAP mais fidedigna.

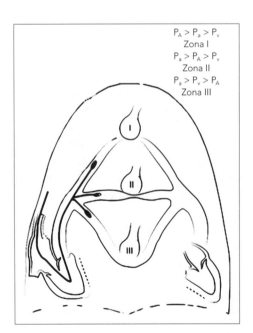

7. **Resposta: a**

Todas as determinações das pressões devem ser feitas ao final da expiração para tornar as medidas mais precisas, uma vez que se tenta eliminar a influência das pressões intratorácicas. As demais alternativas estão erradas. Uma vez encravado o cateter na artéria pulmonar, a desinsuflação do balonete deve modificar a morfologia da curva, pois passa a se medir a pressão na artéria pulmonar (com o balonete desinsuflado). Uma POAP maior do que a pressão diastólica final do ventrículo esquerdo provavelmente significa que o cateter não está locado adequadamente. Quando as oscilações na POAP são iguais ao número de oscilações respiratórias, o cateter não está na posição correta.

### Bibliografia
1. Headley JM, Ahrens T. Narrative history of the Swan-Ganz catheter: development, education, controversies, and clinician acumen. AACN Adv Crit Care. 2020;31(1):25-33.
2. Magder S. Invasive hemodynamic monitoring. Crit Care Clin. 2015;31(1):67-87

8. **Resposta: c**

A alternativa c está correta, pois a técnica de análise de contorno de pulso guarda boa correlação com o método de termodiluição para a determinação do DC. As demais estão erradas. A técnica com Doppler esofágico vem sendo cada vez mais utilizada, mas tem contraindicações. A bioimpedância torácica tem boa acurácia na determinação do DC, mas não em pacientes com edema pulmonar. A determinação do DC por meio da técnica de reinalação de $CO_2$ não é recomendada em pacientes com graves alterações nas trocas gasosas.

### Bibliografia
1. Magder S. Invasive hemodynamic monitoring. Crit Care Clin. 2015;31(1):67-87.

9. **Resposta: c**

Quando o paciente é submetido à ventilação mecânica invasiva, há um relevante aumento da pressão intratorácica na fase inspiratória do ciclo respiratório. A consequência será a diminuição do retorno venoso e da pré-carga, com redução das pressões sistólica e de pulso. Este fenômeno se amplifica nas situações de hipovolemia. Ao avaliar a performance diagnóstica do ΔPP em uma curva ROC, demonstrou-se que um ponto de corte de 13% era capaz de discriminar entre respondedores a um desafio de volume e não respondedores, com uma sensibilidade de 94% e especificidade de 96%. Isto é válido nas condições descritas no enunciado da questão: em pacientes sob ventilação mecânica controlada, sedados e, com volume corrente de 8 mL/kg e sem arritmias cardíacas.

A fórmula para se medir o ΔPP é:

$$\Delta \text{ pressão de pulso (PP)} = \frac{PP_{máx} - PP_{mín}}{PP_{média}} > 13\%$$

Em que a pressão de pulso máxima e a mínima devem ser medidas em um ciclo respiratório, conforme demonstra a figura.

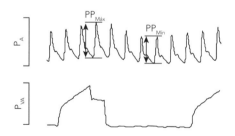

PA: pressão arterial; PVA: pressão de vias aéreas; PPmáx: pressão de pulso máxima depois da pressão positiva no ciclo; PPmin: pressão de pulso mínima depois da pressão positiva no ciclo. Fonte: Gunn SR, Pinsk MR. Implications of arterial pressure variation in patients in the intensive care unit. Curr Opin Crit Care. 2001;7(3):212-7.

## Bibliografia

1. Jozwiak M, Monnet X, Teboul JL. Prediction of fluid responsiveness in ventilated patients. Ann Transl Med. 2018;6(18):352.

10. **Resposta: c**

O gráfico apresentado na questão assemelha-se ao primeiro gráfico a seguir e o raciocínio aplicado também. Conforme cai a oferta de oxigênio aos tecidos, o consumo de $O_2$ é mantido à custa de um aumento na taxa de extração de $O_2$ (dada em porcentagem). Chega-se a um ponto em que a taxa de extração é máxima e, a partir deste ponto, a queda de oferta de $O_2$ vai gerar queda também no consumo de $O_2$. Este ponto é chamado $DO_2$ crítica. Conforme a oferta de $O_2$ vinha caindo progressivamente, o lactato arterial vinha aumentando de forma mais discreta, mas quando se chega à $DO_2$ crítica, o lactato aumenta significativamente, em virtude do metabolismo anaeróbico que se instalou. Isto pode ser mais bem visualizado no segundo gráfico a seguir.

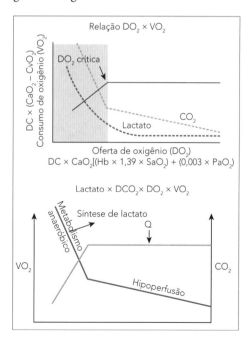

## Bibliografia

1. Place TL, Domann FE, Case AJ. Limitations of oxygen delivery to cells in culture: An underappreciated problem in basic and translational research. Free Radic Biol Med. 2017;113:311-22.

## 11. Resposta: a

As complicações do uso do cateter de artéria pulmonar podem ser mecânicas, infecciosas ou tromboembólicas. As complicações mecânicas são as mais comuns e podem ser secundárias à punção ou à sua permanência na circulação. As complicações secundárias à punção são principalmente relacionadas à punção arterial, à formação de hematomas e pneumotórax. Ainda, durante a passagem do cateter de artéria pulmonar podem ocorrer arritmias e enovelamento do cateter. As complicações secundárias à permanência são a endocardite, a perfuração miocárdica, arritmias cardíacas (novamente) e embolia gasosa por ruptura do balão durante sua insuflação para obtenção da POAP. As complicações infecciosas são um problema principalmente em cateteres implantados há mais de três dias. Complicações tromboembólicas são encontradas em até um terço dos pacientes críticos e, nestes, 15% podem estar associadas à presença de cateteres venosos centrais.

## Bibliografia

1. O'Grady NP, Alexander M, Dellinger EP, Gerberding JL, Heard SO, Maki DG, et al. Guidelines for the prevention of intravascular catheter-related infections. Infect Control Hosp Epidemiol. 2002;23(12):759-69.

## 12. Resposta: c

Todos os mecanismos descritos anteriormente (alterações dos mecanismos hidrostáticos nos capilares, atividade osmótica da glicose gerada pela glicogenólise, produção de renina pelos rins e produção de vasopres-

sina) estão envolvidos na manutenção da PA nos estados de choque, exceto vasodilatação pré-capilar por estimulação simpática.

## Bibliografia

1. Machado SF, Barreto AJ, Silva E. Classificação dos diferentes estados de choque. In: Terapia Intensiva – hemodinâmica. Rio de Janeiro: Atheneu. 2003;167-87.

## 13. Resposta: b

Padrão I, com IC aumentado e PVC baixa, sugere sepse. A vasodilatação da sepse promove redução da PVC e aumento do débito cardíaco.

Padrão II com IC diminuída e pressões de enchimento aumentadas (principalmente a POAP) são compatíveis com IAM. O aumento da pressão no VE se transmite para o AE, o que ocasiona aumento da POAP.

Padrão III é compatível com embolia pulmonar em virtude do aumento das pressões de artéria pulmonar, além de a PVC estar alta (aumento das pressões em câmaras direitas) com POAP mais baixa que a PVC (já que as pressões nas câmaras esquerdas costumam ser mais baixas no TEP).

Padrão IV sugere tamponamento cardíaco, no qual costuma acontecer equalização das pressões diastólicas – notar POAP e PAP diastólica com o mesmo valor, além da PVC com valor bastante parecido. O índice cardíaco fica diminuído nesta condição.

Padrão V com pressões de enchimento tão baixas é compatível com choque hipovolêmico, que, no caso, está representado pela hemorragia.

## Bibliografia

1. Kislitsina ON, Rich JD, Wilcox JE, Pham DT, Churyla A, Vorovich EB, et al. Shock - Classification and Pathophysiological Principles of Therapeutics. Curr Cardiol Rev. 2019;15(2):102-13.

14. Resposta: c

Em relação ao Doppler esofágico, a velocidade de pico (amplitude e forma da onda da velocidade de fluxo) estima a contratilidade ventricular esquerda e RVS. Já o índice do tempo de ejeção do VE corrigido estima a pré-carga.

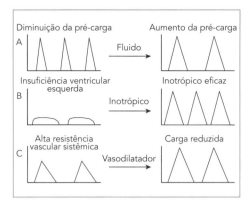

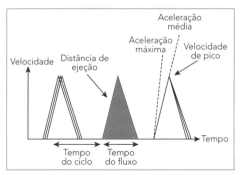

Fonte: Marik PE. Pulmonary artery catheterization and esophageal Doppler monitoring in the ICU. Chest 1999; 116:1085-1091.

Pré-carga – Tempo de fluxo
Contratilidade – Velocidade de pico
Pós-carga – Velocidade e tempo de fluxo

Bibliografia
1. Dépret F, Jozwiak M, Teboul JL, Alphonsine JE, Richard C, Monnet X. Esophageal Doppler can predict fluid responsiveness through end-expiratory and end-inspiratory occlusion tests. Crit Care Med. 2019;47(2):e96-e102.

15. Resposta: e

No manuseio perioperatório ideal do paciente cirúrgico de alto risco, deve-se utilizar principalmente a oferta de oxigênio para guiar a otimização hemodinâmica do paciente. Deve-se lembrar que esta situação é bastante peculiar, uma vez que o paciente está anestesiado, o que reduz momentaneamente o consumo de oxigênio e a demanda metabólica, influenciando também as saturações venosas, tanto central quanto mista de $O_2$.

Bibliografia
1. Engelman DT, Ben Ali W, Williams JB, Perrault LP, Reddy VS, Arora RC, et al. Guidelines for perioperative care in cardiac surgery: enhanced recovery after Surgery Society recommendations. JAMA Surg. 2019;154(8):755-66.

16. Resposta: c

Alternativa correta: cateter de artéria pulmonar – índice de volume diastólico final de ventrículo direito (Swan-Ganz volumétrico), LidCo® – débito cardíaco, PiCCO® – água pulmonar extravascular, Doppler esofágico – fluxo corrigido pelo tempo e Flo-Trac® – variação de volume sistólico.

O cateter de Swan-Ganz volumétrico tem a capacidade de medir o volume diastólico final do VD, bem como a $SvO_2$ contínua e o DC contínuo. O LidCo® é um sistema minimamente invasivo para monitoração hemodinâmica e débito cardíaco, por meio de diluição de cloreto de lítio. Ele estima o DC pela área da curva tempo-concentração e utiliza infusão de 0,15 a 0,30 mmol de cloreto de lítio. O PiCCO® necessita de um cateter venoso central e um cateter arterial de termodiluição e calcula o DC por contorno de pulso, além da água pulmonar extravascular. O Doppler esofágico estima a contratilidade ventricular esquerda e RVS pela velocidade de pico (amplitude e forma da onda da velocidade de fluxo), além de estimar a pré-carga por meio do índice do tempo de ejeção do VE corrigido. Finalmente, o sistema Vigileo com sensor Flo-Trac® requer um acesso venoso (preferencialmente central), além do cateter arterial para calcular o DC, e a variação de volume sistólico.

## Bibliografia
1. Bennett VA, Aya HD, Cecconi M. Evaluation of cardiac function using heart-lung interactions. Ann Transl Med. 2018;6(18):356.

## 17. Resposta: a

Aumento no gradiente tecido-arterial de $CO_2$ e no gradiente venoarterial de $CO_2$ correlaciona-se com piora da perfusão tecidual, tanto por aumento da produção de $CO_2$ (por metabolismo anaeróbico) quanto por diminuição da *clearance* de $CO_2$ (por hipofluxo sanguíneo). Tal situação pode ocorrer em estado de hipovolemia.

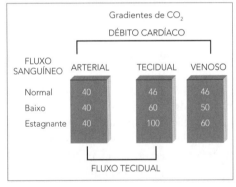

As demais alternativas estão incorretas. Seguem as justificativas:

Nas situações de hipovolemia, há maior interferência do ciclo respiratório na pressão arterial sistêmica sistólica. Nesta questão, deve-se tomar cuidado para não confundir fluido-responsividade com hipovolemia. Por exemplo, valores de índice de volume diastólico de VD do cateter de artéria pulmonar (IVDFVD) menores que 120 ou 140 mL/m² refletem uma boa resposta à reposição volêmica. O mesmo acontece com o ΔPP, que é um bom preditor de resposta a fluidos.

## Bibliografia
1. Vincent JL. Fluid management in the critically ill. Kidney Int. 2019;96(1):52-7.

## 18. Resposta: d

O uso de soluções salinas hipertônicas a 7,5% induz expansão intravascular em maior grau que o volume infundido, por meio da rápida mobilização da água endógena. Parece existir um efeito adicional com aumento da contratilidade cardíaca e redução da resistência vascular sistêmica. Adicionalmente, haveria também uma redução da pressão intracraniana, sendo bastante interessante em pacientes politraumatizados e com TCE. Seu inconveniente é causar aumento da osmolaridade, do sódio e do cloro. Teme-se, ainda, a redução rápida do volume cerebral com risco de sangramento intracraniano e desencadeamento de mielinólise pontina.

## Bibliografia
1. Gu J, Huang H, Huang Y, Sun H, Xu H. Hypertonic saline or mannitol for treating elevated intracranial pressure in traumatic brain injury: a meta-analysis of randomized controlled trials. Neurosurg Rev. 2019;42(2):499-509.

## 19. Resposta: b

A afirmativa correta é que a pressão arterial pulmonar diastólica maior que a POAP em 6 mmHg sugere que a hipertensão pulmonar é decorrente de aumento da resistência vascular pulmonar. Normalmente, a PAP diastólica e maior que a POAP em 3-4 mmHg. As demais alternativas estão erradas. Para que a POAP estime a pressão do ventrículo esquerdo, é preciso que a ponta do cateter de artéria pulmonar esteja localizada em uma zona III de West, ou seja, a pressão alveolar deve ser menor que a pressão venosa, que deve ser menor que a pressão arterial. O cateter estará bem posicionado quando a pressão diastólica da artéria pulmonar for maior que a POAP.

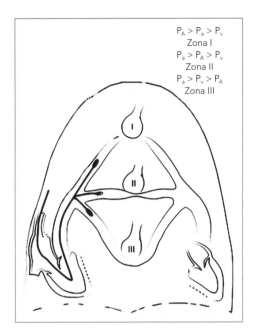

$P_A > P_a > P_v$
Zona I
$P_a > P_A > P_v$
Zona II
$P_a > P_v > P_A$
Zona III

A POAP subestimará a pressão diastólica final do ventrículo esquerdo quando houver insuficiência aórtica grave. A POAP não deve sofrer grandes influências das pressões pulmonares se o cateter estiver bem locado, mesmo quando houver aumento na resistência vascular pulmonar.

Bibliografia
1. Becker A. Cateterismo da artéria pulmonar II: interpretação dos dados hemodinâmicos. In: Rippe, JM. Manual de tratamento intensivo. 2. ed. Rio de Janeiro: Medsi; 1991. p. 27-30.

20. **Resposta: c**

A dopamina é a precursora imediata da noradrenalina e adrenalina. Atua como neurotransmissor no sistema nervoso central e no periférico, induzindo os efeitos hemodinâmicos por estimular receptores alfa, beta e dopa. Pela sua ação vasoconstritora, pode promover aumento da pressão capilar pulmonar e da pressão arterial pulmonar, proporcionando um *shunt* pulmonar por aumentar o fluxo para regiões mal ventiladas. As demais alternativas trazem afirmativas erradas.

Bibliografia
1. Russell JA. Vasopressor therapy in critically ill patients with shock. Intensive Care Med. 2019; 45(11):1503-17.

21. **Resposta: d**

Os pacientes em uso de drogas vasopressoras necessitam de monitorização da PA de forma invasiva, já que a PA não invasiva pode subestimar ou falsear a pressão arterial em pacientes hemodinamicamente instáveis, além de não ser adequada a pacientes com arritmias, nos extremos de pressão arterial e situações de mudanças hemodinâmicas rápidas. Além disso, deve ser passado acesso venoso central para administração de drogas vasopressoras.

Bibliografia
1. Russell JA. Vasopressor therapy in critically ill patients with shock. Intensive Care Med. 2019; 45(11):1503-17.

22. **Resposta: e**

A milrinona é um inibidor da fosfodiesterase, que aumenta as concentrações intracelulares de AMPc, sem ligação agonista com receptores beta-adrenérgicos, com ação farmacológica dependente da atividade da proteína kinase. Dois inibidores da fosfodiesterase, biperidinos, amrinona e milrinona estão disponíveis no mercado. As demais alternativas trazem drogas com mecanismos de ação diferentes.

Bibliografia
1. Kislitsina ON, Rich JD, Wilcox JE, Pham DT, Churyla A, Vorovich EB, et al. Shock: classification and pathophysiological principles of therapeutics. Curr Cardiol Rev. 2019;15(2):102-13.

## 23. Resposta: e

O gráfico apresentado na questão corresponde ao gráfico apresentado a seguir. Conforme cai a oferta de oxigênio aos tecidos, o consumo de $O_2$ é mantido à custa de um aumento na taxa de extração de $O_2$ (dada em porcentagem). Chega-se a um ponto em que a taxa de extração é máxima e, a partir dele, a queda de oferta de $O_2$ vai gerar queda também no consumo de $O_2$. Este ponto é chamado $DO_2$ crítica. Conforme a oferta de $O_2$ vinha caindo progressivamente, o lactato arterial vinha aumentando de forma mais discreta, mas quando se chega à $DO_2$ crítica, o lactato aumenta significativamente, em virtude do metabolismo anaeróbico que se instalou.

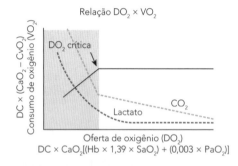

### Bibliografia

1. Kislitsina ON, Rich JD, Wilcox JE, Pham DT, Churyla A, Vorovich EB, et al. Shock: classification and pathophysiological principles of therapeutics. Curr Cardiol Rev. 2019;15(2):102-13.

## 24. Resposta: e

O isoproterol é uma catecolamina sintética com estrutura semelhante à adrenalina. É um agonista beta 1 e beta 2 com potentes efeitos cardíacos que podem levar à isquemia miocárdica por um aumento no consumo de oxigênio. Atualmente, a principal indicação é em pós-operatório de transplante cardíaco, em que o débito cardíaco pode ser dependente da frequência cardíaca e não existe inervação normal do enxerto. Pode ser usado também no tratamento de *torsade de pointes* refratário ao sulfato de magnésio. Portanto, a resposta correta é e. As demais alternativas estão erradas.

### Bibliografia

1. Kislitsina ON, Rich JD, Wilcox JE, Pham DT, Churyla A, Vorovich EB, et al. Shock: classification and pathophysiological principles of therapeutics. Curr Cardiol Rev. 2019;15(2):102-13.

## 25. Resposta: b

Em relação à monitorização hemodinâmica guiada por ecocardiograma, podemos calcular, de forma semicontínua, o débito cardíaco por meio da integral velocidade-tempo da onda do Doppler pulsátil posicionado na via de saída do ventrículo esquerdo (VSVE), multiplicado pela área seccional da VSVE (1 mm abaixo do plano valvar em sístole) e multiplicado pela frequência cardíaca (DC = VTI VSVE × ASVSVE × FC). Se dividirmos o valor encontrado pela superfície corpórea, encontraremos o índice cardíaco. Dados de Dokainish et al. demonstram uma boa correlação da estimativa da pressão diastólica final do ventrículo esquerdo obtido por meio do ecocardiograma pela relação E/e' (onda E = fluxo transmitral obtido com Doppler pulsado; onda e' = Doppler tecidual posicionado no anel lateral do ânulo mitral) comparativamente com medidas diretas pelos métodos tradicionais. A medida de volume sistólico pode ser obtida por meio de diferentes métodos pelo ecocardiograma, como modo M, Simpson, Cubo etc. Cada método contempla particularidades que devem ser utilizadas dependendo de fatores estruturais, como alterações segmentares, valvares e não podem ser comparáveis entre si e com outros dispositivos como termodiluição. O ecocardiograma não estima com precisão valores de pressão de oclusão de artéria pulmonar pela da relação E/e', mas de forma interquartil (< 8 mmHg e/ou > 12 mmHg).

### Bibliografia

1. Simmons J, Ventetuolo CE. Cardiopulmonary monitoring of shock. Curr Opin Crit Care. 2017; 23(3):223-31.

### 26. Resposta: b

Trata-se do corte ecocardiográfico paraesternal longitudinal, evidenciando:

I – Ventrículo direito.
II – Ventrículo esquerdo.
III – Aorta.
IV – Átrio esquerdo.

### Bibliografia

1. Simmons J, Ventetuolo CE. Cardiopulmonary monitoring of shock. Curr Opin Crit Care. 2017; 23(3): 223-31.

### 27. Resposta: b

O uso do ecocardiograma em terapia intensiva está se tornando uma ferramenta interessante na condução e monitorização não invasiva dos pacientes críticos.

Uma de suas aplicações práticas é a avaliação de fluido-responsividade por meio de índices dinâmicos, como variação respiratória do fluxo na via de saída do ventrículo esquerdo e indiretamente avaliação da necessidade de uso de expansores plasmáticos (avaliação do estado volêmico). Devemos lembrar que fluido-responsividade não significa que o paciente deva receber volume, e sim ser avaliado em conjunto com os marcadores de perfusão tecidual e a real necessidade de intervenção. Pode ser utilizado no *screening* de cardiopatia estrutural em pacientes críticos, assim como em situações ameaçadoras de vida como dissecção aórtica.

### Bibliografia

1. McLean AS. Echocardiography in shock management. Crit Care. 2016;20:275.

### 28. Resposta: c

A utilização do cateter de artéria pulmonar exige um amplo conhecimento e habilidade técnica, desde sua inserção, até sua permanência, interpretação das variáveis e acompanhamento evolutivo do tratamento. A pressão de oclusão da artéria pulmonar (POAP) estima a pressão no átrio esquerdo. Ela é obtida com o paciente em posição supina, independentemente de estar em ventilação mecânica ou espontânea, ao final da expiração com a ponta do cateter na zona 3 do pulmão. Idealmente o valor obtido será decorrente da média de 3 aferições. O traçado é obtido inflando o balão na ponta distal do cateter; quando isso ocorre, o fluxo sanguíneo é obstruído pelo balão criando uma coluna estática de sangue entre a ponta do cateter e o átrio esquerdo. Quando a pressão em ambas as ponta da coluna se estabiliza tem-se um reflexo na ponta do cateter de pressão igual à do átrio esquerdo. Valores normais variam de 6 a 15 mmHg, média de 9 mmHg.

Qualquer condição que aumente a pressão diastólica final do ventrículo esquerdo resulta em uma pressão de oclusão elevada, incluindo as seguintes: insuficiência cardíaca descompensada, valvopatias mitral e/ou aórtica, cardiomiopatia hipertrófica, hipervolemia. Logo, o grau de congestão pulmonar se relaciona com aumento da POAP.

O cateter de artéria pulmonar mede o débito cardíaco (DC) com o método de termodiluição do indicador ou com o método de Fick. O princípio da termodiluição do indicador prevê que, quando uma substância qualquer (o indicador) é adicionada a um fluxo de sangue contínuo, a taxa de fluxo do sangue será inversamente proporcional à concentração média desse indicador em um local a jusante. Geralmente, os indicadores mais usados são 5 mL de solução salina ou dextrose, pois são mais frios que o sangue. O indicador é injetado em *bolus* no lúmen proximal do cateter se misturando com o sangue no ventrículo direito. A mistura reduz a temperatura do sangue dentro do ventrículo. À medida que o sangue flui pela porta do termistor distal na ponta do cateter, registra-se a mudança da temperatura em uma curva temperatura-tempo. A área sob a curva é inversamente proporcional à taxa de fluxo na artéria pulmonar, que é determinada pelo débito cardíaco do ventrículo esquerdo. Essa taxa de fluxo é considerada uma estimativa do débito cardíaco.

## Bibliografia

1. Cardoso GS, Baecelos GK, Falcão LFR. Cateter arterial pulmonar. In: Falcão LFR, Guimarães HP, Amaral JLG (eds.). Medicina intensiva para graduação. São Paulo: Atheneu; 2006. p. 167-72.
2. Swan HJ, Ganz W, Forrester J, Marcus H, Diamond G, Chonette D. Catheterization of the heart in man with use of a flow-directed balloon-tipped catheter. N Engl J Med. 1970;283(9):447-51.
3. London MJ, Moritz TE, Henderson WG, Sethi GK, O'Brien MM, Grunwald GK, et al.; Participants of the Veterans Affairs Cooperative Study Group on Processes, Structures, and Outcomes of Care in Cardiac Surgery. Standard versus fiberoptic pulmonary artery catheterization for cardiac surgery in the Department of Veterans Affairs: a prospective, observational, multicenter analysis. Anesthesiology. 2002;96(4):860-70.

## 29. Resposta: e

As variáveis medidas diretamente pelo cateter de artéria pulmonar são: pressão venosa central (PVC), pressões intracardíacas das câmaras direitas, pressão da artéria pulmonar (PAp), pressão de oclusão da artéria pulmonar (POAP), débito cardíaco (DC), saturação de oxi-hemoglobina mista (SvO$_2$). Outra variáveis podem ser medidas de forma indireta combinando as medidas já citadas. No entanto, a pressão arterial invasiva só pode ser obtida por meio de cateterização de uma artéria que seja ramo da aorta ou de seus consecutivos vasos.

## Bibliografia

1. McLean AS. Echocardiography in shock management. Crit Care. 2016;20:275.

## 30. Resposta: c

No choque hipovolêmico, a hemoconcentração é causada pela perda de plasma e a perda de água livre leva à hipernatremia. Em pacientes politraumatizados, o tipo de choque mais comum é o hipovolêmico (hemorrágico), e não o distributivo. No choque séptico, sua fase inicial é caracterizada pela vasodilatação periférica, assim as primeiras e mais importantes medidas a serem tomadas são a rápida restauração da perfusão e a administração precoce de antibióticos.

## Bibliografia

1. Kalkwarf KJ, Cotton BA. Resuscitation for hypovolemic shock. Surg Clin North Am. 2017; 97(6):1307-21.
2. Evans L, Rhodes A, Alhazzani W, Antonelli M, Coopersmith CM, French C, et al. Surviving Sepsis Campaign: International Guidelines for Management of Sepsis and Septic Shock 2021. Crit Care Med. 2021;49(11):e1063-e1143.

## 31. Resposta: e

Em casos de tamponamento cardíaco, as pressões do átrio direito encontram-se elevadas. Além disso, a pressão diastólica do ventrículo direito é igual à do átrio direito, o que torna a alternativa *e* incorreta, enquanto as outras alternativas estão corretas.

## Bibliografia

1. Appleton C, Gillam L, Koulogiannis K. Cardiac tamponade. Cardiol Clin. 2017;35(4):525-37.

## 32. Resposta: b

Nos quadros de choque séptico, há presença de foco infeccioso, que é responsável por uma resposta inflamatória sistêmica. Ela é ocasionada pela liberação de mediadores inflamatórios, como as prostaglandinas e leucotrienos, que, na circulação sistêmica, proporcionam vasodilatação periférica, redução da resistência vascular e aumento de DC.

### Bibliografia

1. Thompson K, Venkatesh B, Finfer S. Sepsis and septic shock: current approaches to management. Intern Med J. 2019;49(2):160-70.

### 33. Resposta: e

A presença de antígenos de dengue expressos na membrana macrofágica induz fenômenos de eliminação imune. Os macrófagos, ativados pelos linfócitos e agredidos ou lisados pelas células citotóxicas, liberam tromboplastina, que inicia os fenômenos da coagulação e também libera proteases ativadoras do complemento, causadoras da lise celular e do choque, afetando células inflamatórias e endoteliais, podendo contribuir para a trombocitopenia e induzindo liberação de histamina pelos basófilos e aumentando a permeabilidade vascular.

### Bibliografia

1. McBride A, Chanh HQ, Fraser JF, Yacoub S, Obonyo NG. Microvascular dysfunction in septic and dengue shock: pathophysiology and implications for clinical management. Glob Cardiol Sci Pract. 2020;2020(2):e202029.

### 34. Resposta: d

O cateter de artéria pulmonar pode fornecer todas as variáveis anteriormente descritas, exceto dimensões das cavidades cardíacas.

### Bibliografia

1. Field LC, Guldan GJ, III, Finley AC. Echocardiography in the intensive care unit. Semin Cardiothorac Vasc Anesth. 2011;15(1-2):22-38.

### 35. Resposta: a

A infusão de vasopressores em pacientes sépticos deve ser instaurada sempre que a expansão volêmica não for suficiente para restaurar a pressão arterial e a disfunção orgânica. Segundo diretrizes internacionais, recomenda-se o uso de norepinefrina como vasopressor de primeira escolha (dose recomendada de 0,05-2 µg/kg/minuto). Uma proporção significativa de pacientes, entretanto, não obtém resposta clínica adequada. Estudos clínicos randomizados e observacionais demonstraram que a administração de doses baixas de vasopressina em pacientes com choque séptico refratário à reposição volêmica e ao uso de catecolaminas pode elevar a pressão arterial e reduzir o uso de catecolaminas; outros benefícios fisiológicos potenciais são apontados, como redução do risco de insuficiência renal e de arritmias. Desta forma, apesar de faltarem evidências de alta qualidade mostrando benefício na mortalidade, diretrizes de tratamento de choque séptico recomendam a adição de vasopressina em baixa dose, correspondente a 0,03-0,04 unidade internacional (UI)/minuto, à norepinefrina, como alternativa terapêutica nos casos refratários, com a intenção de aumentar a pressão arterial média (PAM) e diminuir a dose de norepinefrina. Entretanto, o efeito da vasopressina sobre a mortalidade permanece controverso. São considerados necessários mais estudos a fim de definir qual a melhor estratégia de tratamento, bem como quais grupos de pacientes se beneficiariam mais da associação de vasopressor, com diferente mecanismo de ação nesta situação.

### Bibliografia

1. Liu L, Zheng R, Chen Q. Clinical progress of vasopressin in the treatment of septic shock. Zhonghua Wei Zhong Bing Ji Jiu Yi Xue. 2019; 31(4):501-4.

2. Saad AF, Maybauer MO. The role of vasopressin and the vasopressin type V1a receptor agonist selepressin in septic shock. J Crit Care. 2017;40:41-5.

## 36. Resposta: c

É a utilização do tecido subcutâneo ou hipoderme para infusão de líquidos. A espessura da hipoderme varia conforme o local do corpo, tendendo ser maior em mulheres.

Permite a administração de volumes até 1.500 mL em 24 horas por sítio de punção, podendo ser realizado até dois sítios distintos. Atentar que esse volume é relativo ao sítio da região anterolateral da coxa, podendo ser diferente em outros locais, como: interescapular (1.000 mL/24 h), abdominal (1.000 mL/24 h), subclavicular (250 mL/24 h), deltóidea (250 mL/24 h).

### Indicações de hipodermóclise

- Pacientes que apresentam embotamento cognitivo, náuseas e vômitos incoercíveis, diarreia, obstrução do trato gastrintestinal por neoplasia, sonolência e confusão mental.
- Pacientes com difícil acesso venoso e que tenham o seu sofrimento aumentado pelas constantes tentativas de punção.
- Pacientes cujo acesso venoso represente impossibilidade ou limitação para a administração de medicamentos e fluidos decorrentes de flebites, trombose venosa e sinais flogísticos.

### Contraindicações

- Medicamentos que apresentem baixa solubilidade em água (lipossolúveis) podem ocasionar danos aos tecidos. Soluções com pH < 2 ou > 11 apresentam risco aumentado de irritação local ou precipitação e por esse motivo não são indicados para infusão nessa via. São eles: diazepam, fenitoína, diclofenaco, soluções glicose > 5%, co-

loides, sangue e derivados, eletrólitos não diluídos, nutrição parenteral.

### Bibliografia

1. Vasconcellos CF, Milão D. Hipodermóclise: alternativa para infusão de medicamentos em pacientes idosos e pacientes em cuidados paliativos. Pajar. 2019;7(1):e32559.
2. Gomes NS, Silva AMB, Zago LB, Silva ECL, Barrichello E. Conhecimentos e práticas da enfermagem na administração de fluidos por via subcutânea. Rev Bras Enferm. 2017;70(5):1155-64.
3. Azevedo DL, Fortuna CM. O uso da via subcutânea em geriatria e cuidados paliativos: um guia da SBGG e da ANCP para profissionais. 2017.

## 37. Resposta: FVFF
### Parâmetros do sistema PICCO

Os parâmetros que medem a pré-carga no PiCCO são:

- *Global end-diastolic index* (GEDI): 680-800 mL/m$^2$.
- *Intra-thoracic blood index* (ITBI): 850-1000 mL/m$^2$.
- *Stroke volume variation* (SVV): 3,0 L/min/m$^2$.

No paciente o GEDI encontra-se ligeiramente diminuído.

O parâmetro de pós-carga (*Systemic vascular resistance index* – SVRI – 1.700-2.400 dyn.s.cm$^{-5}$.m$^2$) no paciente encontra-se muito baixo.

O índice que mede água extravascular pulmonar (*Extra vascular lung water index* – ELWI – 3-7 mL/kg) no paciente encontra-se muito elevado.

A variação do volume sistólico (SVV) reflete a fluido-responsividade sob certas condições para o paciente em ventilação mecânica. Sua variação seria de 9,5 a 12,5% para variações de volume sistólico. O paciente, portanto, com esses parâmetros não seria fluido-responsivo.

### Índice de função cardíaca (CFI)

O índice de função cardíaca pode ser usado para estimar contratilidade cardíaca. Ele representa a relação do fluxo (débito cardíaco) e o volume de pré-carga (GEDV). Assim, o índice de função cardíaca está relacionado à pré-carga parâmetro de desempenho cardíaco. CFI (4,5-6,5 1/min). Os valores no paciente são normais.

### Contraindicações a PICCO

- Arritmia atrial ou ventricular.
- *Shunt* intracardíaco.
- Pneumectomia ou tromboembolia pulmonar maciça.
- Uso de ECMO ou balão intra-aórtico.

### Bibliografia

1. Aslan N, Yildizdas D, Horoz OO, Coban Y, Demir F, Erdem S, et al. Comparison of cardiac output and cardiac index values measured by critical care echocardiography with the values measured by pulse index continuous cardiac output (PiCCO) in the pediatric intensive care unit:a preliminary study. Ital J Pediatr. 2020;46(1):47.
2. Voet M, Overduin CG, Stille EL, Fütterer JJ, Lemson J. Safety aspects of the PiCCO thermodilution-cardiac output catheter during magnetic resonance imaging at 3 Tesla. J Clin Monit Comput. 2021.

### 38. Resposta: d

A variação do volume sistólico (SVV) reflete a fluido-responsividade sob certas condições para o paciente em ventilação mecânica. Variações acima de 10-12% se correlacionam com a porção ascendente da curva de Frank-Starling indicando reserva de pré-carga. O paciente, portanto, com esses parâmetros seria fluido-responsivo.

### Bibliografia

1. Aslan N, Yildizdas D, Horoz OO, Coban Y, Demir F, Erdem S, et al. Comparison of cardiac output and cardiac index values measured by critical care echocardiography with the values measured by pulse index continuous cardiac output (PiCCO) in the pediatric intensive care unit:a preliminary study. Ital J Pediatr. 2020;46(1):47.
2. Voet M, Overduin CG, Stille EL, Fütterer JJ, Lemson J. Safety aspects of the PiCCO thermodilution-cardiac output catheter during magnetic resonance imaging at 3 Tesla. J Clin Monit Comput. 2021.

### 39. Resposta: b
### Parâmetros do sistema PICCO

Os parâmetros que medem a pré-carga no PiCCO são:
- *Global end-diastolic index* (GEDI): 680-800 mL/m$^2$.
- *Intra-thoracic blood index* (ITBI): 850-1000 mL/m$^2$.
- *Stroke volume variation* (SVV): 3,0 L/min/m$^2$.

O paciente tem um quadro compatível com choque cardiogênico.

No paciente o GEDI encontra-se elevado: 1.174 mL/m$^2$.

O parâmetro de pós-carga (*systemic vascular resistance index* – SVRI – 1.700-2.400 dyn.s.cm$^{-5}$.m$^2$) no paciente encontra-se muito elevado = 3693 dyn.sec.cm.

O índice que mede água extravascular pulmonar (*extra vascular lung water index* – ELWI – 3-7 mL/kg) no paciente encontra-se muito elevado, 27 mL/kg.

A variação do volume sistólico (SVV) reflete a fluido-responsividade sob certas condições para o paciente em ventilação mecânica sua variação seria de 9,5 a 12,5% para variações de volume sistólico. O paciente, portanto, com esses parâmetros não seria fluido-responsivo.

### Índice de função cardíaca (CFI)

O índice de função cardíaca pode ser usado para estimar contratilidade cardíaca. Ele representa a relação do fluxo (débito cardíaco) e o volume de pré-carga (GEDV). Assim, o índice de função cardíaca está relacionado à pré-carga parâmetro de desempenho cardíaco. CFI = 4,5-6,5 L/min. Os valores no paciente são baixos (CFI = 1,9).

## Bibliografia

1. Aslan N, Yildizdas D, Horoz OO, Coban Y, Demir F, Erdem S, et al. Comparison of cardiac output and cardiac index values measured by critical care echocardiography with the values measured by pulse index continuous cardiac output (PiCCO) in the pediatric intensive care unit:a preliminary study. Ital J Pediatr. 2020;46(1):47.
2. Voet M, Overduin CG, Stille EL, Fütterer JJ, Lemson J. Safety aspects of the PiCCO thermo-dilution-cardiac output catheter during magnetic resonance imaging at 3 Tesla. J Clin Monit Comput. 2021.

## 40. Resposta: c

O *Shock Index* ou Índice de Choque (IC), que é calculado pela razão entre a frequência cardíaca (FC) e a pressão arterial sistólica (PAS) é um meio para avaliação de hipovolemia em pacientes vítimas de trauma, queimaduras ou sangramento agudo. É utilizado para identificação imediata de quadro de choque hipovolêmico grave (classe IV) quando IC >1.

## Bibliografia

1. Sivaprasath P, Mookka Gounder R, Mythili B. Prediction of Shock by Peripheral Perfusion Index. Indian J Pediatr. 2019;86(10):903-8.

## 41. Resposta: c

Em um sistema de PAI, o transdutor precisa estar alinhado com o ventrículo esquerdo do paciente. Se estiver acima, irá subestimar a PA, e se estiver abaixo, irá superestimar. Para cada 1 cm de diferença de altura, há uma alteração de 0,74 mmHg da PA medida. Portanto, neste caso, o transdutor 50 cm abaixo do paciente equivale a uma PA superestimada em 37mmHg.

## Bibliografia

1. Gardner RM, Direct blood pressure measurement-dynamic response requirements. Anesthesiology. 1981.

## 42. Resposta: d

O uso rotineiro do cateter de Swan-Ganz em pacientes com choque não foi associado a melhores resultados. De fato, alguns estudos sugerem um aumento na mortalidade em 30 dias. No geral, permanecem algumas indicações amplamente aceitas para um cateter de Swan-Ganz, incluindo hipertensão pulmonar, choque cardiogênico e inexplicável ou desconhecido *status* de volume no choque, sendo também usado para a avaliação de doença cardíaca intrínseca, como *shunts*, doença valvar cardíaca ou cardiopatia congênita.

## Bibliografia

1. Pérez Muñoz AM, Duarte Sánchez FJ. Intravascular catheter Swan-Ganz. Rev Espan Anestesiol Reanimacion. 2022; 69(3):192-3.

## 43. Resposta: a

Obstrução do fluxo de saída do ventrículo esquerdo é causado por movimento sistólico anterior da valva mitral, geralmente o folheto anterior, entrando em contato com o septo. Esta é uma obstrução mecânica do fluxo sanguíneo. Isso pode ser causado no contexto de cardiomiopatia hipertrófica ou cardiomiopatia de takotsubo ou cardiomiopatia por estresse. Diagnóstico diferencial inclui síndrome coronariana aguda, feocromocitoma e miocardite. Angiografia coronariana é necessária para descartar doença arterial coronariana obstrutiva. No entanto, sua presença não elimina a presença de cardiomiopatia por estresse concomitante se o local da obstrução não correlaciona com os achados anormais do ecocardiograma. Portanto, o diagnóstico é baseado na presença de nova transitória disfunção de ventrículo esquerdo, alterações do ECG e/ou elevação de enzimas cardíacas, e a exclusão de diagnósticos diferenciais. No contexto de hipotensão, o tratamento consiste de fluido ressuscitação e betabloqueio adrenérgico para melhorar a frequência cardíaca e "chute atrial". O vasopressor de preferência é a fenilefrina, em decorrência da falta de efeitos de inotropismo e cronotropismo. Portanto, reduz a frequência cardíaca e aumenta a pós-carga. Dobutamina, dopamina e norepinefrina aumentam a frequência cardíaca e a contratibilidade e podem piorar os sintomas.

### Bibliografia

1. De Backer O, Debonnaire P, Geaert S, Missault L, Gheeraert P, Muyldermans L. Prevalence, associated factors and management implications of left ventricular outflow tract obstruction in Takotsubo cardiomyopathy: a two-year, two-center experience. BMC Cardiovasc Dis. 2014;14:147.
2. Reynolds H, Hochman JS. Cardiogenic shock: current concepts and improving outcomes. Circulation. 2008;117(5):686-97.
3. Templin C. Clinical features and outcomes of takotsubo (Stress) Cardiomyopathy. N Engl J Med. 2015;373(10):929-38.

### 44. Resposta: a

Com a perda contínua de volume, há um desvio à esquerda na relação pressão diastólica-volume, o que leva à piora do enchimento e diminuição do volume sistólico (opção *a*).

Inicialmente, o VE é hiperdinâmico (opção *b*) para tentar compensar, mas, à medida que a perda de volume persiste, a relação pressão-volume diastólico muda. Pressões diastólicas finais elevadas e débito cardíaco diminuído (opção *c*) são mais compatíveis com choque cardiogênico e não hipovolêmico. Resistência vascular sistêmica aumentada (opção *d*) não é consistente com choque hipovolêmico.

### Bibliografia

1. Vincent JL, De Backer D. Circulatory shock. N Engl J Med. 2013;369(18):1726-34.

### 45. Resposta: d

A noradrenalina é a primeira escolha de vasopressor no choque na maioria dos seus mecanismos, tendo grande afinidade pelo receptor alfa1 dos vasos, entre suas características estão o aumento da resistência vascular sistêmica (RVS) e do débito cardíaco (DC), como efeitos colaterais pode causar taquiarrtimias e isquemia periférica (digital).

A adrenalina também tem diversos usos no choque, sendo a primeira opção nos casos de anafilaxia, também é utilizada no contexto de parada cardiorrespiratória e broncoespasmo. Tem atuação também no receptor alfa1, causando aumento da RVS e do DC, além de aumentar a frequência cardíaca. Assim, entre seus efeitos colaterais não se inclui a bradicardia.

A dobutamina é um inotrópico com atuação no receptor beta1, o milrinone que é da classe dos inibidores de fosfodiesterase. Tem seu uso bem indicado no choque cardiogênico por melhorar a função cardíaca, mas não tem tanto efeito vasopressor, apesar de poder causar hipotensão.

A dopamina é um vasopressor com atuação nos receptores D1, sendo bem indicada no choque quando há indisponibilidade das opções de primeira linha e até mesmo na bradicardia, quando não há opção do marca-passo ou do uso da adrenalina. Quando utilizada em doses mais altas também pode causar arritmias ventriculares, isquemia cardíaca e tecidual.

### Bibliografia

1. Overgaard CB, Dzavík V. Inotropes and vasopressors: review of physiology and clinical use in cardiovascular disease. Circulation. 2008;118(10):1047-56.

### 46. Resposta: a

Na maioria das vezes é possível atingir os objetivos terapêuticos com o emprego de cristaloides, atingindo sucesso em critérios de macrocirculação e microcirculação/perfusão periférica, como melhora de débito urinário, nível de consciência, perfusão capilar periférica e *clearance* de lactato, dentre outros. As demais alternativas estão erradas: a administração de coloides não proteicos tem um limite inferior a 35 mL/kg/24 horas; o risco de edema agudo de pulmão existe no paciente com SIRS, apesar da vasodilatação e do aumento da permeabilidade; durante a ressuscitação, a melhora da diurese e da confusão mental são sinais positivos, mas nem sempre os objetivos terapêuticos já foram atingidos, devendo-se sempre avaliar diversos fatores acima mencionados para uma análise mais completa.

### Bibliografia
1. Sanfilippo F, Messina A, Cecconi M, Astuto M. Ten answers to key questions for fluid management in intensive care. Med Intensiva. 2020:S0210-5691(20)30338-7.

### 47. Resposta: e

O conceito de fluido-responsividade consiste no aumento do débito cardíaco e, consequentemente, do fluxo sanguíneo tecidual após a infusão de volume. As referências variam de aumento de 10 a 15% no DC após infusão de alíquotas que vão de 250 a 500 mL de cristaloide, e a maioria dos trabalhos foi desenhada dessa maneira. Embora possa ocorrer confusão, não é sinônimo de hipovolemia, afinal podemos ter um paciente hipovolêmico e/ou desidratado mas que não tolera volume por aumento das pressões de enchimento (ex.: IC descompensada em perfil C). O paciente que responde à infusão de volume geralmente encontra-se na fase ascendente da curva de Frank-Starling, e não na fase de *plateau* (imagem a seguir). O valor da PVC baixa não é sinônimo de fluido-responsividade, mas sim um preditor de provável hipovolemia, e como vimos anteriormente hipovolemia não é si-

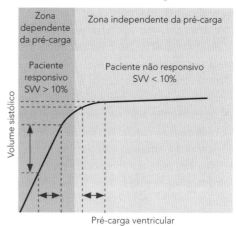

Curva de Frank-Starling

nônimo de fluido-responsividade. O uso de inotrópico não tem correlação direta com a responsividade a volume.

### Bibliografia
1. Sanfilippo F, Messina A, Cecconi M, Astuto M. Ten answers to key questions for fluid management in intensive care. Med Intensiva. 2020:S0210-5691(20)30338-7.

### 48. Resposta: e

Aplicando-se a fórmula para se medir o ΔPP, que é a seguinte:

$$\Delta\text{Pressão de Pulso (PP)} = \frac{PP_{máx} - PP_{mín}}{PP\text{média}} > 13\%$$

Obteremos:

$$\Delta PP = \frac{40 - 30}{35} = \frac{10}{35} = 0,28 \to 28\%$$

Já que a PPmáx é 40 (120 − 80), a PPmín é 30 (80 − 50) e a PPmédia é 35 (40 + 30 /2), chegamos pela fórmula ao valor de 28%, maior do que 13% que é o corte habitual utilizado para o delta PP. Portanto, neste caso, podemos dizer que provavelmente o paciente é fluido-responsivo e considerar realizar prova de fluidos se houver necessidade de aumentar o DC e tolerá-lo. A literatura mostra que o ponto de corte de 13% é capaz de discriminar entre fluido-responsivos e não fluido-responsivos, com uma sensibilidade de 94% e especificidade de 96%.

### Bibliografia
1. Jozwiak M, Monnet X, Teboul JL. Prediction of fluid responsiveness in ventilated patients. Ann Transl Med. 2018;6(18):352.

49. **Resposta: d**

Quando o paciente estiver sendo submetido à ventilação mecânica invasiva, há um relevante aumento da pressão intratorácica na fase inspiratória do ciclo respiratório (efeito da pressão positiva). A consequência será a diminuição do retorno venoso e da pré-carga, com redução da pressão sistólica e pressão de pulso (PP). Já na expiração, pela diferença de pressão intratorácica, temos o inverso, com aumento da PP. Este fenômeno se amplifica nas situações de hipovolemia e na fase ascendente da curva de Frank-Starling. Ao avaliar a performance diagnóstica do ΔPP em uma curva ROC, os autores demonstraram que um ponto de corte de 13% era capaz de discriminar entre respondedores a um desafio de volume e não respondedores, com uma sensibilidade de 94% e especificidade de 96%. Isto é válido nas condições descritas no enunciado da questão: em pacientes sob ventilação mecânica controlada, sedados, sem nenhuma assincronia e sem ciclos espontâneos (não necessariamente bloqueados), com volume corrente de 8 mL/kg e PEEP abaixo de 8 cmH$_2$O, sem fibrilação atrial ou outras arritmias. Entre as alternativas apresentadas, a variação da pressão de pulso é a que apresenta maiores valores de especificidade e sensibilidade para predizer fluido-responsividade.

É importante ressaltar que atualmente temos ferramentas que conseguem aferir diretamente o DC, como dispositivos de termodiluição transpulmonar e o próprio ECO a beira leito, que podem ter performance melhor do que o delta PP a depender do contexto clínico (por isso não há opções na questão com essas medidas).

### Bibliografia
1. Jozwiak M, Monnet X, Teboul JL. Prediction of fluid responsiveness in ventilated patients. Ann Transl Med. 2018;6(18):352.

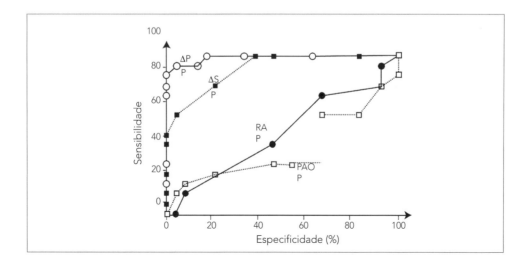

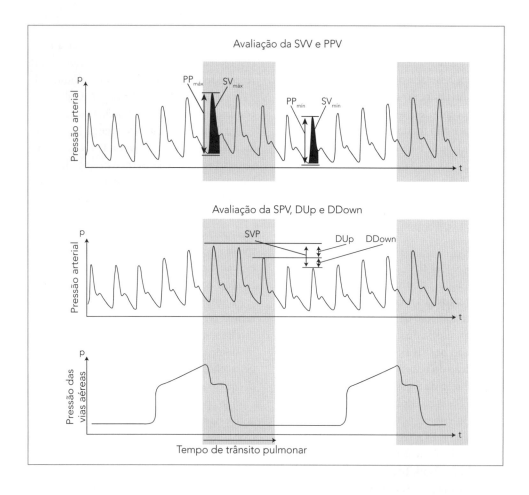

50. **Resposta: e**

A solução de Ringer lactato é menos efetiva em melhorar a microcirculação. Existem estudos evidenciando que 20% do Ringer lactato infundido permanece no vaso após duas horas do término de sua infusão. Grande parte deste líquido acaba extravasando para o espaço intersticial. Existem questionamentos em relação ao possível prejuízo na oxigenação celular, pois a distância a ser percorrida pelo oxigênio seria maior. A solução salina hipertônica (NaCl a 7,5%) tem efeito inotrópico positivo por ação direta nas células miocárdicas. O uso de soluções salinas hipertônicas a 7,5% induz expansão intravascular em maior grau que o volume infundido. Parece existir um efeito adicional com aumento da contratilidade cardíaca e redução da resistência vascular sistêmica. Adicionalmente, haveria também uma redução da pressão intracraniana, sendo bastante interessante em pacientes politraumatrizados e com TCE. Seu inconveniente é causar aumento da osmolaridade, do sódio e do cloro. A magnitude e a duração da expansão plasmática dependem muito das características físico-químicas da solução de hidroxieltilamido empregada. O hidroxietilamido é uma molécula sintética semelhante ao glicogênio que forma soluções heterogêneas de peso molecular variável. Permanece no vaso por até 24 horas. A quantidade máxima a ser utilizada destas substâncias, conforme orientações do fabricante, é de 20 mL/kg e doses maiores associadas a coagulopatias por depressão do fator VII são o principal efeito colateral destes expansores.

As gelatinas são polipeptídeos derivados do colágeno bovino modificado, sendo facilmente eliminadas por via renal. Desta forma, seu tempo de permanência no vaso é de 2,5 horas. Portanto, as gelatinas possuem meia-vida curta e necessitam de reinfusões frequentes para manter volemia. Finalmente, a albumina é responsável por 80% da pressão coloidosmótica do plasma. A albumina usada na reposição volêmica é extraída do plasma humano e apresenta-se em concentrações de 5%, 20% e 25%. Quando ela é administrada em concentrações acima de 5%, causa transferência de líquido do espaço extra para o intravascular, permanecendo neste local durante 16 horas. Mas, quando há integridade endotelial alterada, a albumina pode extravasar para o interstício, induzir edema e prejudicar a perfusão.

## Bibliografia

1. Intravenous fluid therapy in adults in hospital. London: National Institute for Health and Care Excellence; 2017.

## 51. Resposta: c

Temos um paciente em estado de choque com ressuscitação prévia, em uso de DVA. A dúvida é se podemos aumentar o DC e a perfusão utilizando mais uma alíquota de cristaloides, questão muito comum na terapia intensiva.

Analisando as alternativas, sabemos que delta PP e VVS necessitam de VM a 8 mL/kg e pacientes sem assincronia e sem arritmia, o que inviabiliza neste paciente pela FA apresentada.

O índice de distensibilidade é dado pela variação da VCI em pacientes intubados, porém possui acurácia inferior aos outros teste dinâmicos. É dado pela fórmula:

$$ID = (VCI\ máx - VCI\ min)/VCI\ min.$$

O teste de oclusão expiratória final é um teste dinâmico, utilizado em pacientes intubados e inclusive pode ser utilizado em pacientes com arritmia, por isso é a resposta correta. É realizado por meio de uma pausa expiratória de 15 segundos aferindo-se o DC antes e durante a manobra, sendo positivo quando há aumento de pelo menos 5% dele. A limitação desse teste é que deve se dar em pacientes em VM e o paciente deve tolerar uma pausa expiratória de 15 segundos. Os trabalhos mostram números como sens. de 91% e esp. de 100% dessa manobra para fluido-responsividade.

## Bibliografia

1. Gavelli F, Shi R, Teboul JL, et al. The end-expiratory occlusion test for detecting preload responsiveness: a systematic review and meta-analysis. Ann Intensive Care. 2020;10:65.

## 52. Resposta: d

O infarto do ventrículo direito (VD) deve sempre ser considerado em qualquer paciente que tenha infarto do miocárdio da parede inferior e hipotensão associada, especialmente na ausência de congestão pulmonar. Geralmente, há pressão atrial direita elevada secundária ao infarto do VD. Esses pacientes dependem de pré-carga adequada e a administração de diuréticos ou nitratos intravenosos pode reduzir o débito cardíaco. Fluidos intravenosos em alíquotas de infusão mais lenta podem ser necessários como medida temporária, porém o passo mais importante é indicar reperfusão coronária, já que este paciente possui dor refratária/retorno de dor mais piora hemodinâmica.

## Bibliografia

1. Woo JW, Kong W, Ambhore A, Rastogi S, Poh KK, Loh PH. Isolated right ventricle infarction. Singapore Med J. 2019;60(3):124-9.

## 53. Resposta: d

A abordagem "dinâmica" para detectar a relação da pré-carga com débito cardíaco (DC) é baseada na observação de mudanças no volume sistólico ou débito cardíaco que resultam de mudanças na pré-carga (curva de Frank-Starling), observadas espontaneamente ou induzidas por testes específicos. Alguns desses testes e índices não podem ser usados em pacientes com respiração espontânea. A variação respiratória da pressão de pulso é muito confiável, mas só pode ser utilizada em caso de ventilação mecânica controlada, sem ciclos espontâneo, em pacientes com volume corrente de 8 mL/kg e sem arritmias. Esse também é o caso da variação do diâmetro da veia cava inferior, que é, diga-se de passagem, um índice menos confiável de aferição da pré-carga. No entanto, em pacientes com respiração espontânea, alguns estudos sugerem que as alterações no diâmetro da veia cava inferior induzidas por uma inspiração profunda padronizada predizem a responsividade a fluidos de forma confiável.

### Bibliografia

1. Monnet X, Teboul JL. Prediction of fluid responsiveness in spontaneously breathing patients. Ann Transl Med. 2020;8(12):790.

## 54. Resposta b

Ao transferir um paciente da posição semirreclinada a 30-45°, para uma posição na qual o tronco fica em 0° e os membros inferiores elevados a 30-45°, uma porção do sangue venoso estagnado nos membros inferiores e no vasto território esplâncnico é transferido para as câmaras cardíacas, traduzindo-se em aumento de pré carga equivalente ao que seria uma prova volêmica de 250-500 mL. O aumento resultante na pré-carga cardíaca imita os efeitos de um desafio de fluidos. A PLR, de fato, demonstrou causar um aumento significativo na média sistêmica das pressões de enchimento. Ao contrário de um desafio com fluidos, no entanto, o teste de PLR tem a principal vantagem de ser reversível quando o paciente retorna à posição semirreclinada. Comparado aos testes que usam interações coração-pulmão, o teste PLR tem a vantagem de poder ser usado também em pacientes sem ventilação mecânica ou ventilados, mas com ciclos respiratórios espontâneos. O limite para aumentar o débito cardíaco usado para positividade é de 10-15% na maioria dos estudos.

A Campanha Sobrevivendo à Sepse recomenda o uso de PLR para orientar a fluidoterapia em pacientes com choque séptico em ambiente de UTI. Acima de tudo, o teste deve ser realizado medindo o débito cardíaco ou o volume sistólico diretamente, via POCUS ou monitores invasivos. Quando seus efeitos são medidos na pressão arterial, o teste é menos confiável, com uma proporção significativa de falsos negativos.

### Bibliografia

1. Monnet X, Teboul JL. Prediction of fluid responsiveness in spontaneously breathing patients. Ann Transl Med. 2020;8(12):790.

## 55. Resposta: c

Temos um paciente em ar ambiente (AA) o qual necessitamos acessar a fluido-responsividade. Das alternativas, os métodos validados para pacientes em AA incluem o índice de colapsabilidade, cujo corte de positividade é 50%, porém sendo um teste menos acurado, e o PLR com acesso ao DC antes e após a manobra, este sendo método de escolha nesses casos.

Quando aplicamos o PLR recrutamos o volume dos membros inferiores e fazemos uma prova volêmica com a volemia do próprio paciente, e podemos acessar o DC do paciente antes e após essa manobra por vários métodos – ECO, monitores de transdiluição, análise de contorno de pulso, dentre outros.

Nesse sentido, a prova é positiva quando atingimos um acréscimo de 10-15% do DC, a depender da referência.

Os outros métodos citados, delta PP e teste de oclusão expiratória final, devem ser realizados em pacientes intubados em VM controlada.

### Bibliografia

1. Monnet X, Teboul JL. Prediction of fluid responsiveness in spontaneously breathing patients. Ann Transl Med. 2020;8(12):790.

### 56. Resposta: d

Sabemos que a PVC possui uma correlação com a pré-carga do paciente, afinal se traduz como a pressão no átrio direito. Logo, se após uma ressuscitação inicial houve aumento da PCV e não houve aumento do débito cardíaco, é exatamente o inverso do conceito de fluido-responsividade, e esse paciente não se beneficia de fluidos, por isso a alternativa d. POAP é a pressão de oclusão da artéria pulmonar e se relaciona com a pressão no átrio esquerdo e pré-carga do VE, não auxiliando tanto nesse caso, assim como a resistência vascular sistêmica (RVS), que pode variar muito a depender do quadro de base do paciente.

### Bibliografia

1. Monnet X, Teboul JL. Prediction of fluid responsiveness in spontaneously breathing patients. Ann Transl Med. 2020;8(12):790.

### 57. Reposta: c

Hoje entendemos que na fluidoterapia da sepse devemos iniciar vasopressores mais precocemente, ou seja, logo que o paciente não responder às primeiras alíquotas e mantiver uma PAM < 65 com sinais de choque. Logo, não devemos aguardar que seja feita a quantidade "guia" de 30 mL/kg para iniciar vasopressores, ao passo que essa quantidade deve ser feita em alíquotas e se o paciente tolerar e precisar de volume, que são questionamentos importantes a beira leito.

### Bibliografia

1. Evans L, Rhodes A, Alhazzani W, et al. Surviving Sepsis Campaign: International Guidelines for Management of Sepsis and Septic Shock 2021. Crit Care Med. 2021;49:e1063.

### 58. Resposta: c

Temos um caso complexo de um paciente grave em posição prona. Nesse caso, o ECO a beira leito pode ser dificultado pela posição e panículo adiposo. Dados clínicos como PA e TEC não se mostraram acurados para predizer DC, ainda mais em pacientes instáveis.

Podemos utilizar um cateter de termodiluição, que é um dispositivo avançado de aferição indireta do DC e outros parâmetros como água extravascular pulmonar e RVS, gerando muitos dados para o intensivista. É puncionado geralmente utilizando uma via arterial femoral, que acessa a PAI desse paciente, e uma via venosa alta, geralmente jugular interna, não sendo a posição prona contraindicação ao mesmo.

Cateter de artéria pulmonar, ou Swan-Ganz, é uma opção para esse paciente, entretanto possui sua punção de técnica trabalhosa e não é tão disponível no mercado, sendo mais invasivo que o cateter de termodiluição.

### Bibliografia

1. Monnet X, Teboul JL. Prediction of fluid responsiveness in spontaneously breathing patients. Ann Transl Med. 2020;8(12):790.

### 59. Resposta: c

O conceito de fluido-tolerância vem emergindo em terapia intensiva como mais um parâmetro essencial no cuidado a beira leito. Como vimos em outras questões, devemos

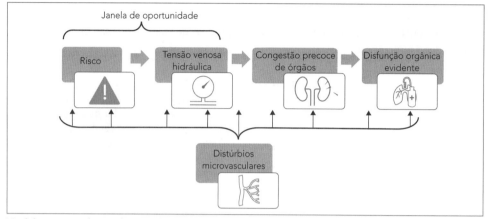

Modelo conceitual para danos induzidos por fluidos em pacientes criticamente enfermos.
Fonte: Kattan et al., 2022.

entender se o paciente necessita de fluidos e aumento do débito cardíaco, em seguida averiguar se ele responde a fluidos por meio dos mais variados testes e, além disso, avaliar se ele tolera fluidos, ou seja, o quão próximo ele se encontra de a alíquota administrada gerar disfunção orgânica no paciente. Como disfunções comuns temos, por exemplo, congestão pulmonar com hipoxemia, congestão intestinal com íleo e distensão, congestão renal com queda da TFG, dentre outros.

Portanto, alternativa *c*, fluido-tolerância se trata do nível de administração de fluidos em que o paciente apresente qualquer disfunção orgânica decorrente disso.

### Bibliografia
1. Kattan E, Castro R, Miralles-Aguiar F, Hernández G, Rola P. The emerging concept of fluid tolerance: a position paper. J Crit Care. 2022;71:154070.

### 60. Resposta: d
Para o cálculo do débito cardíaco por ecocardiografia, utiliza-se a janela paraesternal eixo longo para a medida do diâmetro da via de saída do ventrículo esquerdo. O resultado é reduzido pela metade para se obter o raio, em seguida, aplicando-se a fórmula $\pi r^2$ tem-se a área da via de saída do ventrículo esquerdo (LVOT). Em seguida, na janela apical 5 câmaras utiliza-se o *doppler* pulsado sobre a válvula aórtica. Obtém-se a onda do fluxo de sangue pela válvula. Mede-se o comprimento de uma base passando pelo pico até a base seguinte. Esse valor dado em centímetros é o *velocity time integral* (VTI). Logo, o débito cárdiaco = área LVOT × VTI × frequência cardíaca.

### Bibliografia
2. Vincent JL et al. Textbook of critical care. 8.ed. [s.l.]: Elsevier; [s.d.].

### 61. Resposta: d
O TAPSE estima a função do ventrículo direito e é calculado na janela apical quatro câmaras colocando o cursor no modo M sobre o anel da válvula tricúspide. A distância que o anel se movimenta na sístole é medida, e a diferença entre A e B (como representado na figura) é o valor do TAPSE.

### Bibliografia
1. Vincent JL et al. Textbook of critical care. 8.ed. [s.l.]: Elsevier; [s.d.].

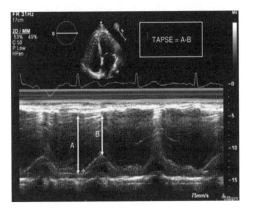

2. Azevedo LCP, Taniguchi LU, Ladeira JP, Besen BAMP (eds.). Medicina intensiva: abordagem prática. 5.ed. Barueri: Manole; 2022.

62. **Resposta: a**

Bibliografia
1. Vincent JL et al. Textbook of critical care. 8.ed. [s.l.]: Elsevier; [s.d.].

63. **Resposta: e**

Variáveis estáticas como pressão venosa central (PVC), PAPO e volume diastólico final do ventrículo direito (VDFVD) possuem baixa capacidade de predizer o estado volêmico e a responsividade à volume. Seus valores absolutos sofrem influência significativa da disfunção diastólica, da hipertensão pulmonar e do uso de pressão expiratória final positiva (PEEP). Os índices dinâmicos são baseados em efeitos da ventilação com pressão positiva na interação coração-pulmão. Por exemplo: variação da pressão de pulso (VPP), variação do volume sistólico (VVS) e variação da pressão sistólica (VPS). VPP superior a 13% possui uma área sobre a curva de 0,98 em predizer resposta a volume. É importante ressaltar que essas variáveis foram estudadas em pacientes sob ventilação mecânica controlada, sem esforço respiratório, volume corrente > 8 mL/kg, ausência de arritmia, disfunção de ventrículo direito e hipertensão intra-abdominal.

Bibliografia
1. Azevedo LCP, Taniguchi LU, Ladeira JP, Besen BAMP (eds.). Medicina intensiva: abordagem prática. 5.ed. Barueri: Manole; 2022.

64. **Resposta e**

O choque pode ser divide em quatro grupos principais: hipovolêmico, cardiogênico, distributivo e obstrutivo.

Bibliografia
1. Azevedo LCP, Taniguchi LU, Ladeira JP, Besen BAMP (eds.). Medicina intensiva: abordagem prática. 5.ed. Barueri: Manole; 2022.

65. **Resposta: c**

O estado de choque é definido como um desbalanço entre o consumo ($VO_2$) e oferta de oxigênio ($DO_2$). A $DO_2$ = DC × $CaO_2$. O conteúdo arterial de oxigênio (CaO2) depende

| Classe do choque | Pressões de enchimento | Débito cardíaco | Resistência vascular | Etiologias |
|---|---|---|---|---|
| Hipovolêmico | ↓ | ↓ | ↑ | Hemorragia e desidratação |
| Cardiogênico | ↑ | ↓ | ↑ | IAM e IC descompensada |
| Distributivo | ↓ ou normais | ↑ (após a ressuscitação inicial) | ↓ | Infecções, anafilaxia e crise addisoniana |
| Obstrutivo | ↑ | ↓ | ↑ | TEP e tamponamento cardíaco |

IAM: infarto agudo do miocárdio; IC: insuficiência cardíaca; TEP: tromboembolismo pulmonar.

da hemoglobina e do oxigênio dissolvido no plasma. A $VO_2$ é determinada pelo DC e pela diferença arterial e venosa de oxigênio. $VO_2$ = DC × ($CaO_2$ – $CvO_2$). A relação $DO_2$ e $VO_2$ é o que determina a taxa de extração de oxigênio ($ERO_2$). $ERO_2$ = $VO_2$/$DO_2$. Quando a $ERO_2$ passa de limites críticos de 50-60%, inicia-se o metabolismo anaeróbio. Choque oculto é definido com valores normais de macro-hemodinâmica, porém já com desbalanço entre $VO_2$/$DO_2$ além do ponto crítico.

## Bibliografia

1. Azevedo LCP, Taniguchi LU, Ladeira JP, Besen BAMP (eds.). Medicina intensiva: abordagem prática. 5.ed. Barueri: Manole; 2022.

## 66. Resposta: e

Apesar de a PANI ser a forma mais utilizada de aferir a PA, apresenta vários vieses na monitorização do paciente em choque. A medida da PANI subestima o valor a pressão arterial sistólica (PAS). A pressão arterial invasiva se dá após a introdução de cateter conectado a transdutor em uma via arterial. A medida da pressão arterial média (PAM) apresenta a melhor concordância entre os métodos.

## Bibliografia

1. Azevedo LCP, Taniguchi LU, Ladeira JP, Besen BAMP (eds.). Medicina intensiva: abordagem prática. 5.ed. Barueri: Manole; 2022.

## 67. Resposta: c

O alvo terapêutico de pressão arterial média (PAM) deve ser 65 mmHg, sendo suficiente para a maior parte dos pacientes em choque séptico, cardiogênico e obstrutivo. Cabe individualizar esse alvo para pacientes hipertensos graves em que a faixa de autorregulação do fluxo sanguíneo está desviada para a direita e níveis mais elevados de PAM podem ser ne-

cessários. Situação especial é o trauma com hemorragia não controlada, em que uma PAM de 50 mmHg ou uma pressão arterial sistólica entre 70 e 80 mmHg podem ser toleradas até o controle cirúrgico. A hipotensão permissiva demonstrou redução de mortalidade, transfusões, disfunção de múltiplos órgãos e de síndrome do desconforto respiratório agudo.

## Bibliografia

1. Azevedo LCP, Taniguchi LU, Ladeira JP, Besen BAMP (eds.). Medicina intensiva: abordagem prática. 5.ed. Barueri: Manole; 2022.

## 68. Resposta: c

Noradrenalina é um precursor natural da adrenalina e neurotransmissor do sistema nervoso simpático pós-ganglionar também liberado pela glândula adrenal. Tem efeito alfa-1 e alfa-2 adrenérgicos vasculares e receptores beta-1 adrenérgicos das células musculares cardíacas. Em doses inferiores a 30 ng/kg/min estimula receptores beta-1. Em doses mais elevadas, seu efeito é predominante alfa-adrenérgico. Noradrenalina é mais potente que a dopamina em reverter a hipotensão no choque séptico e é considerado o agente de primeira linha. Reverte a vasodilatação e melhora a função miocárdica mesmo com débito cardíaco já próximo ao normal.

## Bibliografia

1. Azevedo LCP, Taniguchi LU, Ladeira JP, Besen BAMP (eds.). Medicina intensiva: abordagem prática. 5.ed. Barueri: Manole; 2022.

## 69. Resposta: d

É a principal droga em paciente com resistência vascular periférica baixa não responsivos à reposição volêmica. Os efeitos da noradrenalina incluem aumento da pressão sistólica e diastólica, aumentando a resistência vascular sistêmica. Também tem ação na contratilidade cardíaca, em menor intensidade, o que poderia levar a aumento da pós-carga e redução do débito cardíaco. Mas os efeitos vasoconstritores também atuam na capacitância venosa, aumentando a pré-carga.

## Bibliografia

1. Azevedo LCP, Taniguchi LU, Ladeira JP, Besen BAMP (eds.). Medicina intensiva: abordagem prática. 5.ed. Barueri: Manole; 2022.

### 70. Resposta: d

A infusão de noradrenalina deve ser feita via central. Entretanto, evidências recentes suportam sua utilização em via periférica desde que por pouco tempo e em veias calibrosas dos membros superiores. Assim, o risco de extravasamento é mínimo. Em caso de extravasamento, a droga pode produzir dano tecidual grave, que deve ser tratado com infiltração tecidual de fentolamina.

## Bibliografia

1. Azevedo LCP, Taniguchi LU, Ladeira JP, Besen BAMP (eds.). Medicina intensiva: abordagem prática. 5.ed. Barueri: Manole; 2022.

### 71. Resposta: b

A vasopressina também é conhecida como hormônio antidiurético (ADH) peptídeo liberado pela neuro-hipófise. Importante no equilíbrio da água corporal, secretado em situações de hipovolemia e hipotensão. Atua sobre três receptores V1: músculo liso vascular, bexiga, fígado, baço, rim, sistema nervosa central e testículos; V2: ductos coletores renais; V3: na pituitária anterior, relacionados à liberação do hormônio adrenocorticotrópico. Seu efeito vasopressor dá-se pelo aumento da resistência vascular sistêmica, quando administrado em doses suprafisiológicas, mais potente que angiotensina II e noradrenalina, não sofre efeito negativo da acidose. Apre-

senta dose fixa variando entre 0,03 e 0,04 U/min. Em níveis suprafisiológicos (> 0,04 U/min), promove potente vasoconstrição da musculatura lisa vascular, podendo causar espasmo coronariano, redução da perfusão cutânea, broncoespasmo, contrações uterinas e efeitos gastrointestinais, como náuseas e cólicas abdominais.

## Bibliografia

1. Azevedo LCP, Taniguchi LU, Ladeira JP, Besen BAMP (eds.). Medicina intensiva: abordagem prática. 5.ed. Barueri: Manole; 2022.

### 72. Resposta: d

A dobutamina é a droga de escolha no choque cardiogênico. Produz estimulação inotrópica forte pelos receptores beta-1 e alfa-1 no miocárdio e efeito vasodilatador discreto pelo beta-2 sobre a vasculatura periférica. Aumenta a automaticidade do nódulo sinusal. Não estimula os receptores dopaminérgicos. No choque séptico, as indicações da dobutamina são mal definidas pelo seu efeito vasodilatador, um efeito preocupante é a hipotensão. Uma grave disfunção cardíaca (IC < 2,5 L/min/m$^2$) ocorre em pequena porcentagem de pacientes; caso as pressões de enchimento estejam elevadas, a dobutamina pode ser uma boa escolha. Promove redução da PVC e da PAPO. Sua dose varia de 2 a 20 ug/kg/min e deve ser titulada com resposta esperada. Doses de 5 a 15 ug/kg/min tendem a produzir maior efeito inotrópico que cronotrópico.

## Bibliografia

1. Azevedo LCP, Taniguchi LU, Ladeira JP, Besen BAMP (eds.). Medicina intensiva: abordagem prática. 5.ed. Barueri: Manole; 2022.

### 73. Resposta: c

O cateter de artéria pulmonar (CAP) ou Swan-Ganz é utilizado desde 1970 para monitorização hemodinâmica de pacientes graves. Tem 110 cm de comprimento e um termistor localizado a 4 cm do balão e quatro vias: proximal (pressão do átrio direito), distal (pressão média de oclusão da artéria pulmonar e pressão de oclusão da artéria pulmonar), uma com a função de inflar o balão e a última é ligada a um termistor para o cálculo do débito cardíaco por termodiluição. Como complicações da passagem do cateter podem-se citar às relacionadas a qualquer punção de veia central, somando-se à rotura de artéria pulmonar e infarto pulmonar. Existe grande controvérsia quanto ao real benefício do CAP, visto que estudos diversos mostram que é uma ferramenta diagnóstica, não alterando mortalidade, tempo de internação ou custos. Hoje, com opções menos invasivas, seu uso tem reduzido.

## Bibliografia

1. Azevedo LCP, Taniguchi LU, Ladeira JP, Besen BAMP (eds.). Medicina intensiva: abordagem prática. 5.ed. Barueri: Manole; 2022.

## 74. Resposta: d

São parâmetros hemodinâmicos do CAP medidos direto:

- Pressão venosa central (PVC).
- Pressão da artéria pulmonar.
- Pressão de oclusão da artéria pulmonar (POAP).
- Débito cardíaco.
  Podem ser calculados:
- Resistência vascular periférica.
- Resistência vascular pulmonar.
- Trabalho sistólico do ventrículo direito e esquerdo.

POAP: é feita pela insuflação temporária do balonete situado na extremidade distal do cateter que oclui algum ramo da artéria pulmonar. É um marcador indireto da pressão do átrio esquerdo, da pressão diastólica do ventrí-

culo esquerdo e do volume diastólico final do ventrículo esquerdo. Existe a associação entre valores reduzidos de POAP e hipovolemia e valores aumentados à disfunção do ventrículo esquerdo ou hipervolemia. Entretanto isso nem sempre é verdade, na dependência de fatores que alteram a complacência ventricular. Como em situações de complacência reduzida (p. ex., isquemia, hipertrofia e droga vasoativa), um pequeno aumento de volume aumenta muito a pressão. Em contrapartida, nos casos de aumento de complacência (p. ex., cardiomiopatia dilatada), o aumento de volume proporciona uma pequena variação de pressão.

## Bibliografia

1. Azevedo LCP, Taniguchi LU, Ladeira JP, Besen BAMP (eds.). Medicina intensiva: abordagem prática. 5.ed. Barueri: Manole; 2022.

## 75. Resposta: e

O soro fisiológico (SF) é uma solução cristaloide isotônica que continua sendo uma das opções mais utilizadas em todo o mundo. No entanto, o uso prolongado de SF pode estar associado a complicações, como hipernatremia, acidose hiperclorêmica e disfunção renal. Por isso, a recomendação é que outras soluções cristaloides, como o Ringer lactato, sejam consideradas alternativas ao SF. O Ringer lactato é uma ótima opção para expansão em pacientes críticos, sendo associada a baixíssimo risco de acidose hiperclorêmica e até com efeito terapêutico em acidose metabólica. A solução glicosada não possui eletrólitos e tem menos de 10% de seu volume infundido persistindo no intravascular após infusão. O hidroxietilamido (HA) é uma solução coloide sintética que já foi amplamente utilizada em pacientes com choque hipovolêmico. No entanto, evidências recentes mostram que o uso de HA pode estar associado a um aumento do risco de mortalidade e disfunção renal em pacientes críticos. Por isso, a recomendação é que o uso de HA seja evitado em pacientes com sepse e choque séptico. A albumina é uma solução coloide que pode ser considerada em pacientes com sepse e choque séptico que não respondem à ressuscitação com soluções cristaloides. Estudos mostram que a albumina pode estar associada a uma redução da mortalidade em pacientes com sepse grave e síndrome do desconforto respiratório agudo. No entanto, a albumina pode estar associada a um aumento do risco de edema pulmonar em alguns pacientes.

### Bibliografia

1. Rhodes A, Evans LE, Alhazzani W, et al. Surviving sepsis campaign: guidelines on the management of adults with coronavirus disease 2019 (COVID-19). Crit Care Med. 2021;49(3):e219-e234.

### 76. Resposta: c

Os expansores volêmicos cristaloides são soluções isotônicas que contém eletrólitos em concentrações semelhantes às do plasma. Já os coloides são soluções que contêm moléculas maiores, como albumina ou hidroxietilamido. Estudos mostram que coloides são mais eficazes em manter o volume intravascular, mas podem estar associados a maior risco de efeitos adversos, como lesão renal e discrasia sanguínea. Além disso, cristaloides são via de regra mais seguros que coloides em pacientes com sepse e choque séptico.

### Bibliografia

1. Cecconi M, Evans L, Levy M, Rhodes A. Sepsis and septic shock. Lancet. 2018;392(10141):75-87.

### 77. Resposta: b

A albumina tem menor risco de efeitos colaterais em relação à gelatina, mas trata-se de um coloide natural, derivado do plasma humano. A gelatina é um coloide semissintético,

derivado do colágeno bovino, portanto, traz maior risco de reações alérgicas em indivíduos com alergia a proteínas animais. Disfunção renal é uma complicação associada ao hidroxietilamido, e os eventos hemorrágicos são mais comumente associados à dextrana. Os dois últimos citados são coloides sintéticos.

### Bibliografia

1. Rhodes A, Evans LE, Alhazzani W, Antonelli M, Coopersmith CM, French C, et al. Surviving sepsis campaign: international guidelines for management of sepsis and septic shock: 2021 update. Crit Care Med. 2021;49(11):e1063-e1143.

### 78. Resposta: d

A questão foca na importância em individualização de cada caso, reiterando que é importante a administração e o ajuste da reposição volêmica conforme a resposta do paciente. Parâmetros de monitorização incluem pressão arterial, frequência cardíaca, diurese, $SaO_2$, entre outros. As primeiras três afirmações são incorretas, pois sugerem que a escolha se dê apenas por doenças preexistentes, volume sanguíneo ou mesmo a categoria do expansor. Ainda que possa haver predileção por uma classe de expansor em determinada situação, é importante considerar diferentes fatores, como risco de efeitos adversos.

### Bibliografia

1. Rhodes A, Evans LE, Alhazzani W, Antonelli M, Coopersmith CM, French C, et al. Surviving sepsis campaign: international guidelines for management of sepsis and septic shock: 2021 update. Crit Care Med. 2021;49(11):e1063-e1143.

### 79. Resposta: d

A solução de Ringer lactato é amplamente utilizada como expansor volêmico na terapia intensiva e em cirurgias. É uma solução isotônica que contém lactato, cloreto, cálcio, potássio e sódio. Vários estudos mostraram que o uso de Ringer lactato é tão eficaz quanto o uso de soluções coloides, com a vantagem de ser mais barato e sem efeitos colaterais graves. O hidroxietilamido foi associado a complicações renais e hemorrágicas, a gelatina, a eventos tromboembólicos, e a albumina é mais cara, sem benefício adicional. Importante considerar custo, em especial em ambiente de saúde pública.

### Bibliografia
1. Rhodes A, Evans LE, Alhazzani W, et al. Surviving sepsis campaign: guidelines on the management of adults with coronavirus disease 2019 (COVID-19). Crit Care Med. 2021;49(3):e219-e234.

## 80. Resposta: c
A albumina pode ser utilizada como expansor volêmico em pacientes com cirrose hepática e ascite, pois reduz necessidade de paracentese e melhora a sobrevida nesses indivíduos. Não há consenso quanto ao uso de albumina como primeira escolha em pacientes críticos. Também não há benefício bem definido ao uso de albumina como primeira opção em pacientes com hipoalbuminemia isolada. A síndrome nefrótica não contraindica uso de albumina, apenas sinaliza cautela.

### Bibliografia
1. Alhazzani W, Evans L, Alshamsi F, Moller MH, Ostermann M, Prescott HC, et al. Surviving sepsis campaign: guidelines on the management of adults with coronavirus disease 2019 (COVID-19). Crit Care Med. 2021;49(3):1436-54.

## 81. Resposta: b
A solução salina isotônica é o fluido de escolha para expansão volêmica em pacientes críticos em geral, apresentando vantagens em relação aos coloides em relação ao custo, disponibilidade, efeitos adversos e mortalidade. A albumina é uma alternativa em pacientes selecionados, como em síndrome nefrótica ou cirrose hepática. Hidroxietilamido e dextrana estão associados a riscos aumentados de efeitos adversos, como coagulopatias e lesão renal.

### Bibliografia
1. Martin GS, Basset P. Crystalloids vs. colloids for fluid resuscitation in the intensive care unit. A systematic review and meta analysis. J Crit Care. 2018;50:144-54.

## 82. Resposta: c
Ainda que bastante disponível e seguro, em situações individuais, como em quadros de acidose metabólica, a solução de NaCl 0,9% não é a ideal. Nesses casos, sugere-se, por exemplo, a expansão com Ringer lactato. A solução hipertônica aumenta risco de insuficiência renal aguda (IRA) e hipernatremia. A solução balanceada de *plasma-lyte* pode trazer benefícios em relação à acidose metabólica e à lesão renal aguda, ainda que em termos de desfechos clínicos em geral não haja evidências claras de vantagem em relação à solução salina a 0,9%.

### Bibliografia
1. Huang H, Li Y, Ariani F, Chen Z. Crystalloid fluids in critically ill patients: a systematic review and meta-analysis. Ther Clin Risk Manag. 2018;14:1701-9.

## 83. Resposta: a
Em uma metanálise publicada em 2020, os estudos evidenciam menor mortalidade em pacientes submetidos à ressuscitação volêmica com cristaloides balanceados em comparação com solução salina. Essa mesma metanálise traz como uma vantagem dos coloides a necessidade de menor volume de reposição em relação aos cristaloides. Entre os coloides, o que mais traz risco de disfunção renal é o hidroxietilamido. A reposição com cristaloides balanceados exigiu menos transfusão de hemácias em relação à albumina hiperoncótica.

## Bibliografia

1. Tseng CH, Chen TT, Wu MY, Chan MC, Shi MC, Tu YK. Resuscitation fluid types in sepsis, surgical, and trauma patients: a systematic review and sequential network meta-analyses. Crit Care. 2020;24:693.

### 84. Resposta: c

As opções a e b descrevem o oposto do verdadeiro. Albumina iso-oncótica tende a menor mortalidade em casos de perda volêmica associada à inflamação e ao aumento da permeabilidade vascular, ao passo que a albumina hiperoncótica traz potencial melhor desfecho em situações associadas a perda sanguínea sem alteração na permeabilidade vascular, como sangramento perioperatório. A opção c descreve adequadamente potencial benefício em uso de hidroxietilamido e solução salina em comparação com soluções hipotônicas. A letra d ignora a premissa de que diferentes situações demandam diferentes soluções expansoras volêmicas.

## Bibliografia

1. Tseng CH, Chen TT, Wu MY, Chan MC, Shi MC, Tu YK. Resuscitation fluid types in sepsis, surgical, and trauma patients: a systematic review and sequential network meta-analyses. Crit Care. 2020;24:693.

### 85. Resposta: c

A transfusão de plaquetas não é recomendada de rotina na fase inicial do choque hemorrágico, exceto em pacientes com trombocitopenia e/ou coagulopatia relacionada a plaquetas abaixo de 50.000/mcL. O uso de plasma fresco congelado é indicado em casos de sangramento maciço com coagulopatia comprovada ou suspeita, porém seu uso não é indicado de rotina em todos os casos de choque hemorrágico. O concentrado de hemácias é o hemoderivado de escolha na reposição volêmica do choque hemorrágico, pois ele é capaz de aumentar o transporte de oxigênio e restaurar a volemia do paciente. O uso de expansores sintéticos pode ser considerado em casos selecionados de choque hemorrágico, porém estão associados a complicações, como aumento da viscosidade sanguínea, e sua eficácia em melhorar desfechos clínicos ainda é incerta.

## Bibliografia

1. Holcomb JB, Tilley BC, Baraniuk S, Fox EE, Wade CE, et al. Transfusion of plasma, platelets and red blood cells in a 1:1:1 vs 1:1:2 ratio and mortality in patients with severe trauma: the POPPR randomized clinical trial. JAMA. 2015;313(5):471-82.

### 86. Resposta: c

A avaliação da variação da pressão de pulso é um bom preditor de responsividade a fluidos em pacientes em ventilação mecânica e ritmo sinusal. Parâmetros estáticos como a pressão venosa central, ainda que sigam sendo utilizados, são considerados preditores menos confiáveis de resposta à expansão volêmica. A elevação passiva de membros pode não ser confiável em indivíduos com doença vascular periférica, e o débito urinário pode ser afetado por fatores como a diurese osmótica, o uso de diuréticos e a insuficiência renal.

## Bibliografia

1. Bernarczyk, JM, Fridfinnson JA, Kumar A, Blanchard L, Rabbani R, Bell D, et al. Incorporating dynamic assessment of fluid responsiveness into goal-directed therapy. Crit Care Med. 2017;45(9):1538-45.

### 87. Resposta: b

A fórmula de Parkland foi desenvolvida em 1974 e é amplamente utilizada na prática clínica. No entanto, é um alvo de críticas frequente por não levar em consideração a profundidade da lesão e assim subestima a necessidade de reposição volêmica em queimaduras mais profundas. Sugere-se repor 50% do volume calculado nas primeiras 24 horas durante as primeiras 8 horas e não na primeira hora. A preferência por Ringer lactato ainda não é consensual apesar de alguns estudos sugerirem benefício em especial em menor incidência de acidose metabólica. A solução de NaCl a 0,9% é alternativa aceitável. O uso de soluções hipertônicas tem sido objeto de estudos, mas ainda não há evidências o suficiente para recomendar seu uso de rotina no grande queimado.

## Bibliografia

1. Cartotto R, Burmeister DM, Kubasiak JC. Burn shock and resuscitation: review and state-of-the--science. J Burn Care Res. 2022;43(3):567-85.

## 88. Resposta: b

Em hiponatremia assintomática leve, não há necessidade de reposição de solução hipertônica, sendo possível repor NaCl 0,9% ou mesmo restrição de água livre. Em casos de hiponatremia hiperosmolar, em especial, a reposição de NaCl a 3% é contraindicada, pois pode piorar o estado hiperosmolar. Como a solução de cloreto de potássio é cáustica e pouco tolerada por vasos periféricos, frequentemente é indicada infusão por cateterização venosa central se necessária infusão além de 10 mEq/h. Está indicada reposição de magnésio mesmo em pacientes assintomáticos caso haja hipocalemia associada, pois a hipomagnesemia causa efluxo de potássio dos túbulos, causando menor resposta à reposição de potássio. Ainda que na hipocalemia grave a infusão parenteral seja sugerida, é possível, e inclusive encorajada, a reposição oral em pacientes com valores de potássio sérico levemente reduzidos.

## Bibliografia

1. Latcha S. Electrolytes disorders in critically ill patient. In: Oropello JM, Pastores SM, Kvetan V (eds.). Critical care. McGraw-Hill; 2017.

## 89. Resposta: a

A expansão volêmica precoce e vigorosa foi por longo período a estratégia-padrão de reposição de fluidos em ambiente pré-hospitalar. No entanto, está associada à coagulopatia dilucional, à piora da hemorragia e ao aumento de mortalidade. A estratégia de ressuscitação tardia em pacientes hipotensos com trauma penetrante (aberto) resulta em menor mortalidade em comparação com expansão precoce. No trauma cranioencefálico, o alvo de pressão arterial sistólica (PAS) e pressão arterial média (PAM) é mais alto, e a hipotensão permissiva induz pressão de perfusão cerebral mais baixa, resultando em maior risco de dano permanente, sendo contraindicada nesses casos. Em trauma aberto, os alvos de PAS são mais baixos em comparação com trauma contuso (60-70 mmHg × 80-90 mmHg, respectivamente). No TCE, a reposição com albumina mostrou maior mortalidade em comparação com solução salina isotônica.

## Bibliografia

1. Ramesh GH, Uma JC, Farhath S. Fluid resuscitation in trauma. What are the best strategies and fluids? Int J Emerg Med. 2019;12(1):38.

## 90. Resposta: b

Com base nos parâmetros hemodinâmicos disponíveis, a variabilidade do volume sistólico (desejado menos de 9,5-12,5%) e resistência vascular sistêmica (800 a 1.200 dina/s/cm$^5$) estão dentro dos limites normais. Nem fluidos intravenosos nem vasopressores serão tão úteis. É importante identificar a etiologia do choque em um cenário de toxicidade grave dos bloqueadores dos canais de cálcio. Se a ação inotrópica reduzida for a causa principal (débito e índice cardíacos reduzidos), IC = 2,8-4,2 L/min/m$^2$, o início de um inotrópico é a próxima melhor intervenção. A norepinefrina tem alguma ação inotrópica, mas a dobutamina será mais potente nesse cenário.

## Bibliografia

1. Pinsky MR, Cecconi M, Chew MS, De Backer D, Douglas I, Edwards M, et al. Effective hemodynamic monitoring. Crit Care. 2022;26(1):294.

### 91. Resposta: d

Algumas razões podem explicar essa diferença. Em pressões sanguíneas mais baixas, uma pressão arterial sistólica medida de forma não invasiva geralmente será maior que a amostragem intra-arterial sem desvio significativo nas pressões arteriais médias. Se a resistência na linha arterial for muito alta, haverá menos deslocamento mecânico e subsequente redução do sinal elétrico, levando, em última análise, a uma diminuição da leitura da pressão arterial. Além das influências da pressão arterial média, a forma de onda arterial é influenciada pelo volume sistólico, pela capacitância vascular, pela resistência vascular periférica e pela frequência cardíaca. Uma redução na complacência vascular resultará em pressões sistólicas elevadas.

### 92. Resposta: c

Aponta-se que a zeragem do sistema sem o correto nivelamento origina níveis pressóricos alterados e irreais. Se o nivelamento se encontrar erroneamente abaixo do eixo flebostático, ocorrerá uma falsa hipertensão, e se estiver acima, falsa hipotensão, oferecendo um parâmetro hemodinâmico falso. Cuidados com o sistema:

- Manter permeabilidade do cateter.
- Realizar a troca da solução salina a cada 24 horas.
- Trocar o sistema a cada 96 horas.
- Realizar *Flush* e zeramento do sistema a cada medição ou a cada 2 horas.
- Orientar equipe em relação ao cuidado com o dispositivo.

## Bibliografia

1. Sende J, Jabre P, Leroux B, Penet C, Lecarpentier E, Khalid M, et al. Invasive arterial blood pressure monitoring in an out-of-hospital setting: an observational study. Emerg Med J. 2009;26(3):210-2.
2. Carvalho OC, Pinheiro FA. Monitorização invasiva da pressão arterial: competências do profissional enfermeiro / Invasive blood pressure monitoring: skills of the professional nurse. Braz J Develop. 2022;8(7):51445-60.

### 93. Resposta: d

As limitações da variação da pressão de pulso e da variação do volume sistólico incluem a necessidade de volumes correntes superiores a 8 mL/kg e um ritmo sinusal, além de o paciente não respirar espontaneamente. Eles também são limitados nos seguintes cenários clínicos: SDRA, hipertensão intra-abdominal e insuficiência cardíaca direita. Pacientes com FloTrac ou Doppler aórtico contínuo e sob VM, uma variação do volume sistólico (VVS) > 10% entre a fase inspiratória e expiratória prediz FR com alta sensibilidade e especificidade. Pacientes sob VM e com uma PAM, uma variação da pressão de pulso (VPP) maior que 13% entre a fase inspiratória e expiratória prediz FR com alta sensibilidade e especificidade. No entanto, a baixa complacência impede a transmissão das pressões alveolares para as pressões intravascular e cardíaca, limitando assim seu uso. Na hipertensão intra-abdominal, as variações respiratórias do volume sistólico não estão necessariamente relacionadas ao estado do volume. A insuficiência ventricular direita pode causar aumento da pós-carga que pode sugerir falso-positivo PPV e SVV.

## Bibliografia

1. Shi R, Monnet X, Teboul JL. Parameters of fluid responsiveness. Curr Opin Crit Care. 2020;26(3):319-26.

### 94. Resposta: d

Pelas razões expostas anteriormente, as alternativas a e b são incorretas. Como a fluidor-responsividade não é um fenômeno estático, deve ser medida posteriormente novamente.

### 95. Resposta: c

A resistência vascular sistêmica é calculada com a fórmula a seguir. Possui valores de referência: 900 a 1.200 dina/s/cm$^5$.

$$RVS \ (din/s/cm^5) = (PAM \ [mmHg] - PVC \ [mm \ Hg] \times 79,9) / \ débito \ cardíaco \ (L/min)$$

#### Bibliografia

1. Pinsky MR, Cecconi M, Chew MS, De Backer D, Douglas I, Edwards M, et al. Effective hemodynamic monitoring. Crit Care. 2022;26(1):294.

### 96. Resposta: c

Um padrão de RVS baixa ajuda, inicialmente, a diferenciar choque séptico de hipovolêmico e cardiogênico. O perfil hemodinâmico descrito nesta questão é mais consistente com choque distributivo com hipotensão (PAM < 65 mmHg apesar da ressuscitação fluida adequada) e baixa RVS. Dado o quadro clínico, o mais provável é que se trate de choque séptico de origem pulmonar.

#### Bibliografia

1. Pinsky MR, Cecconi M, Chew MS, De Backer D, Douglas I, Edwards M, et al. Effective hemodynamic monitoring. Crit Care. 2022;26(1):294.

### 97. Resposta: d

A morfologia do pulso venoso jugular é semelhante à da curva de pressão do AD, constituindo uma imagem transmitida dessa curva de pressão. A onda "a" é uma onda positiva e corresponde à sístole atrial direita. Precede o pulso carotídeo e a primeira bulha para fins de localização no ciclo cardíaco. Em condições normais, apresenta maior amplitude que a onda "v". A onda "c" traduz o aumento transitório da pressão dentro do átrio direito, que ocorre ao aumentar a pressão ventricular durante a fase de contração isovolumétrica. O colapso "x" é produzido pelo relaxamento atrial (diástole atrial). A onda "v" de enchimento atrial ou de estase atrial. O colapso "y" corresponde à fase de enchimento ventricular rápido que ocorre imediatamente após a abertura da válvula tricúspide.

# 3

# CARDIOLOGIA

# 3

# Cardiologia

1. Um paciente de 65 anos, previamente portador de hipertensão arterial, é encaminhado ao pronto-socorro com quadro de opressão torácica, palpitação, dificuldade para deambular, pálido e com extremidades frias e pegajosas com início há 2 horas. Ao exame físico, PA = 80 × 30 mmHg, FC = 166 bpm, estase jugular; ausculta cardíaca mostra bulhas arrítmicas, sem alterações na ausculta pulmonar, no abdômen e nos membros. O eletrocardiograma mostra taquiarritmia com ausência de onda p, ritmo irregular com QRS estreito. A melhor conduta nesta situação é:
   a) Verapamil 1 a 2 ampolas, via endovenosa, infusão lenta.
   b) Heparinização e ecocardiograma transesofágico.
   c) Amiodarona 150 mg, via endovenosa, em 2 horas.
   d) Cardioversão elétrica após sedação.

2. Em um paciente com marca-passo temporário, pode ocorrer atividade elétrica sem ocorrer despolarização miocárdica, surgindo o que conhecemos como falha de captura. Qual das condições metabólicas a seguir não é responsável por esta condição?
   a) Hipercapnia.
   b) Hipoxemia.
   c) Hipercalcemia.
   d) Hipotireoidismo.

3. Marque a alternativa correta a respeito da fibrilação atrial:
   a) A incidência de fibrilação atrial não está relacionada com a idade.
   b) O tratamento da fibrilação atrial aguda visa o controle da frequência ventricular, restauração do ritmo sinusal e prevenção de fenômenos tromboembólicos.
   c) A fibrilação atrial tem maior associação com aumento de átrio direito.
   d) Não há riscos de tromboembolismo se não houver trombos no ecocardiograma transesofágico.
   e) Um paciente que apresenta fibrilação atrial com menos de 24 horas deve ser plenamente anticoagulado por três semanas antes de ser submetido à cardioversão elétrica.

4. Assinale a alternativa correta com relação à taquicardia ventricular:

a) Define-se como três ou mais batimentos com QRS alargado e taquicardia superior a 180 bpm.
b) Taquicardia ventricular sustentada caracteriza-se como uma emergência médica, necessitando de cardioversão imediata (química ou elétrica), visto ser um ritmo de parada cardiorrespiratória.
c) Pacientes com doenças cardíacas estruturais têm maior probabilidade de desenvolver taquicardia ventricular do que aqueles que não as possuem.
d) Taquicardia ventricular não sustentada é aquela que, por definição, termina espontaneamente em menos de 20 segundos.
e) Origina-se por um sistema de reentrada de estímulos via feixe anômalo atrioventricular.

5. Durante a passagem do marca-passo cardíaco transvenoso, podemos identificar, por meio das alterações eletrocardiográficas (Figuras 1, 2 e 3), onde se encontra a ponta do marca-passo. Assinale a alternativa que contém, respectivamente, a localização desta:

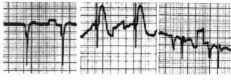

Figura 1    Figura 2    Figura 3

a) Veia cava superior, endocárdio do ventrículo direito, artéria pulmonar.
b) Veia cava superior, endocárdio do ventrículo direito, veia cava inferior.
c) Cavidade do ventrículo direito, endocárdio do ventrículo direito, átrio direito.
d) Átrio direito, artéria pulmonar, endocárdio do ventrículo direito.
e) Artéria pulmonar, átrio direito, endocárdio do ventrículo direito.

6. Paciente 46 anos, sexo masculino, apresenta palpitações de início súbito há 50 minutos. Nega síncope e demais queixas. Nega comorbidades e uso de medicações. Ao exame físico: consciente e orientada, PA = 125 x 85 mmHg, FC = 202 bpm, ausculta pulmonar normal e perfusão normal. Foi realizado o ECG a seguir. Qual a intervenção inicial para esse paciente?

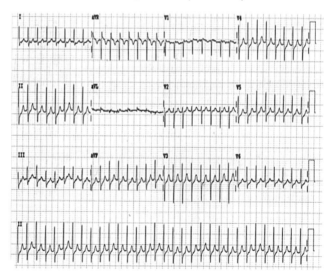

a) Adenosina intravenosa.
b) Manobra de Valsalva modificada.
c) Cardioversão sincronizada.
d) Amiodarona intravenosa.

7. Assinale a alternativa correta com relação à alteração do traçado eletrocardiográfico a seguir:

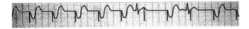

a) Falha de comando do marca-passo.
b) Bloqueio atrioventricular com inibição do comando do marca-passo.
c) Fibrilação atrial com ritmo regular mantido pelo marca-passo.
d) Sensibilidade excessiva do marca-passo com inibição de comando.
e) Eletrodo deslocado com perda de comando do marca-passo.

8. ACL, 72 anos, portador de insuficiência cardíaca em uso de AAS, captopril e betabloqueador, é levado para o pronto-socorro com queixa de visão turva, mal-estar geral, náuseas, iniciado há cerca de 30 minutos. Sinais vitais: Glasgow 12, FC = 35 bpm, PA = 78 x 45 mmHg, FR = 27 ipm, SatO$_2$= 88%. Realizou o seguinte eletrocardiograma. Qual a melhor estratégia terapêutica neste cenário?

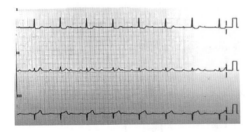

a) Iniciar a estimulação transvenosa e/ou dopamina.
b) Atropina 0,5 mg EV a cada 1 minuto.

c) 300 mg de aspirina + cineangiocoronariografia.
d) Atropina 3,0 mg EV a cada 5 minutos + marca-passo transcutâneo.

9. Mulher de 75 anos chega ao serviço de emergência com PA = 80 x 40 mmHg. Nega comorbidades ou uso de medicamentos. Realizou exames laboratoriais com eletrólitos sem mostrar alterações em relação aos valores de referência. ECO sem alterações significativas. Chegou ao pronto-socorro com este ECG:

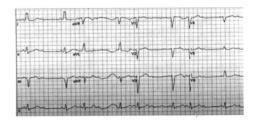

a) Mobitz tipo II, dopamina imediata.
b) BAVT, atropina e repouso.
c) Mobitz tipo I, tentar atropina 1 mg a cada 5 minutos e aguardar resposta monitorizada.
d) BAVT, estimulação transcutânea e dopamina IV.

10. Homem de 33 anos é levado ao pronto-socorro após descrever perda de consciência por cerca de 1 minuto precedida de palpitações taquicárdicas. Nega doenças, uso de medicamentos ou substâncias ilícitas. Chega com PA = 80 x 40 mmHg. Foi colocado no monitor e a enfermagem imediatamente realizou um ECG.

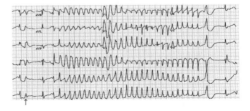

a) A conduta seria a utilização de amiodarona, dose de ataque 300 mg em *bolus*.
b) Desfibrilação imediata.
c) Iniciar sulfato de magnésio e observar.
d) Iniciar propafenona dose de ataque e manter com amiodarona.

11. Um homem de 82 anos de idade, com antecedentes de HAS e obesidade, deu entrada no serviço de emergência, queixando-se de palpitações taquicárdicas há duas horas. Ao exame físico, apresentava pressão arterial de 140 x 90 mmHg, frequência cardíaca de 150 bpm, frequência respiratória de 22 ipm, 83 kg de peso e bulhas arrítmicas. Exames laboratoriais da entrada mostraram: creatinina 1,9 mg/dL (*clearance* 30 mL/min); ureia 54 mg/dL; sódio 137 mEq/L; e potássio 3,9 mEq/L. Realizou, também, o eletrocardiograma mostrado a seguir.
Com base no eletrocardiograma mostrado neste caso hipotético, assinale a alternativa correta:

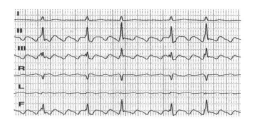

a) É uma taquicardia atrial.
b) É uma taquicardia atrial multifocal.
c) É uma taquicardia paroxística supraventricular.
d) É um *flutter* atrial.

12. Mulher de 50 anos acompanhada por miocardiopatia chagásica. Acaba de chegar ao pronto-socorro e apresenta quadro súbito de mal-estar e pré-síncope. A paciente está descorada 3+/4, em rebaixamento do nível de consciência, PA = 72 x 48 mmHg, F = 178 bpm, cianose de ex-

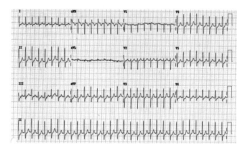

tremidades. Observe o ECG e responda: A conduta imediata mais adequada para este caso é:
a) Cardioversão elétrica não sincronizada.
b) Amiodarona 5-7 mg/kg EV.
c) Lidocaína 0,7 mg/kg EV.
d) Cardioversão elétrica sincronizada.

13. O ECG que pode eventualmente identificar situações de risco de morte súbita. O ritmo sinusal (RS) é um ritmo fisiológico do coração. Caracteriza-se por apresentar tais características, exceto:
a) O eixo de P pode variar entre 0° e +90°.
b) O ritmo se origina no átrio direito alto, observado no ECG de superfície pela presença de ondas P positivas nas derivações D1, D2 e aVF.
c) A onda P normal possui amplitude máxima de 2,5 mm e duração igual ou inferior a 110 ms.
d) Podem ocorrer modificações de sua morfologia dependentes da FC.

14. Mulher, 75 anos, no décimo dia de pós-operatório de laparotomia exploradora de urgência, evolui com oligúria. Antecedentes pessoais: diabete melito e hipertensão arterial. Os parâmetros hemodi-

nâmicos estão dentro da normalidade. Exames laboratoriais: Na = 132 mEq/L, K = 8,1 mEq/L, ureia = 154 mg/dL, creatinina = 3,8 mg/dL e glicemia = 160 mg/dL. A provável alteração encontrada no eletrocardiograma é:
a) Ondas de Osborn.
b) Complexos sinusoides de fusão QRS-ST.
c) Supradesnivelamento ST.
d) Apiculamento de onda P.

15. Paciente, 17 anos, com queixa de palpitações fequentes e um episódio de síncope há 1 semana vem ao pronto-socorro com queixas de palpitações há 1 hora associadas a dispneia. Está consciente e orientado. Sobre o quadro clínico e o eletrocardiograma abaixo, assinale a alternativa correta em relação ao diagnóstico eletrocardiográfico e conduta:
a) Taquicardia ventricular. Desfibrilação.
b) *Torsade de pointes*. Desfibrilação.
c) Fibrilação atrial. Betabloqueador e anticoagulação por 3 semanas.
d) Fibrilação atrial associada a pré-excitação ventricular. Cardioversão.

16. O suporte hemodinâmico do paciente com infarto agudo do miocárdio de ventrículo direito deve ser feito com:
a) Vasopressor e fluidos.
b) Vasopressor e diurético.
c) Vasodilatador e fluidos.
d) Vasopressor e inotrópico.
e) Inotrópicos e fluidos.

17. Uma das complicações do infarto agudo do miocárdio é o bloqueio atrioventricular total (BAVT). Em relação a este evento, podemos afirmar:
a) Caso haja oclusão de descendente anterior, há indicação formal de marca-passo definitivo.
b) O BAVT pós-infarto tem péssimo prognóstico, independentemente da artéria ocluída.
c) Não há necessidade de colocação de um marca-passo provisório.
d) Na oclusão aguda de descendente anterior, o BAVT é benigno, sem repercussões hemodinâmicas.

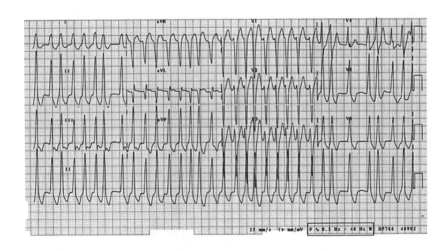

18. Vários são os parâmetros que se utilizam para avaliação de reperfusão miocárdica. Entre as opções a seguir, qual é a melhor forma de avaliação?
    a) Melhora da precordialgia.
    b) Após 1 hora do tratamento de reperfusão, uma redução do supradesnível do segmento ST de 50 a 70%.
    c) Surgimento de arritmia após a administração de trombolíticos.
    d) Fenômenos hemorrágicos após a instituição da terapia fibrinolítica.

19. Paciente diagnosticado com síndrome coronariana aguda com supradesnivelamento de ST anterosseptal foi submetido à terapia com trombolítico sem intercorrências. Entretanto, no quinto dia de evolução, apresenta febrícula, taquicardia, hipotensão e oligúria. Em razão de o paciente estar com cateter de artéria pulmonar, foram coletadas, além da gasometria arterial, amostras de sangue na via proximal e na via distal do Swan-Ganz, obtendo-se os seguintes resultados:
    - Saturação de oxigênio na via proximal = 50%.
    - Saturação de oxigênio na via distal = 63%.
    Qual a causa mais provável desta discordância?
    a) Congestão pulmonar.
    b) Ruptura de músculo papilar.
    c) Insuficiência cardíaca de alto débito pela sepse.
    d) Comunicação interventricular.

20. Assinale a alternativa que não contraindica o uso de fibrinolítico no infarto agudo do miocárdio:
    a) Hemorragia intracraniana prévia há seis meses.
    b) Neoplasia intracraniana em tratamento radioterápico.
    c) AVE isquêmico há cinco meses.
    d) Suspeita de dissecção aórtico aguda.
    e) Trauma facial há menos de três meses.

21. O que apresenta um paciente com infarto agudo do miocárdio e insuficiência cardíaca Killip III?
    a) Choque cardiogênico.
    b) Edema agudo de pulmão cardiogênico.
    c) Hipertensão arterial.
    d) Estertores crepitantes em bibasais.
    e) Perda de líquido para o 3° espaço.

22. Quais marcadores de necrose miocárdica estão representados pelas letras A, B e C no gráfico a seguir?

    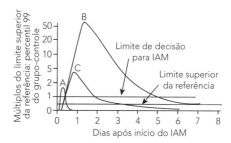

    a) Troponina I, CKMB, mioglobina.
    b) CKMB, troponina, CPK.
    c) Mioglobina, troponina, CKMB.
    d) CKMB, mioglobina, troponina.
    e) Troponina I, CPK, CK-MB.

23. Quais os componentes da tríade de Beck?
    a) Pletora facial, hipofonese de bulhas, baixa voltagem no ECG.
    b) Hipofonese de bulhas, hipertensão, taquicardia.
    c) Turgência jugular, hipofonese de bulhas, hipotensão.
    d) Taquicardia, hipofonese de bulhas, hipertensão.
    e) Estertores pulmonares, taquicardia, hipofonese de bulhas.

24. Paciente com indicação de cirurgia de revascularização miocárdica está em uso de AAS e clopidogrel. Assinale a alternativa correta com relação ao manejo destas drogas:
   a) Suspender ambos 7 dias antes da cirurgia.
   b) Suspender clopidogrel, manutenção do AAS e início de enoxaparina para anticoagulação plena.
   c) Suspender ambos, com início de enoxaparina para anticoagulação plena.
   d) Manutenção de ambos os medicamentos.
   e) Suspender clopidogrel 5 dias antes da cirurgia, com manutenção do AAS.

25. Assinale a alternativa que contém o diagnóstico mais provável para o ECG a seguir:

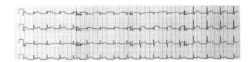

   a) Hipotermia.
   b) Taquicardia de Gallavardin.
   c) Taquicardia sinusal.
   d) Síndrome coronariana aguda com supradesnivelamento de ST.
   e) Pericardite aguda.

26. Assinale a alternativa correta em relação aos distúrbios do pericárdio:
   a) A indometacina não deve ser utilizada como droga anti-inflamatória nos pacientes com pericardite pós-infarto agudo do miocárdio.
   b) O prognóstico pode ser bem avaliado pela elevação da troponina T.
   c) No ECG da pericardite, a inversão de ondas T caracteristicamente começa a ocorrer antes que as elevações de ST retornem à linha de base.
   d) Faz parte da investigação etiológica a pesquisa de FAN e FR.
   e) Grande parte daquelas com diagnóstico estabelecido é de causa não infecciosa.

27. Os marcadores de necrose miocárdica se elevam em diferentes tempos na síndrome coronariana aguda com supra de ST. Assinale a alternativa que contém a sequência de letras corretas:

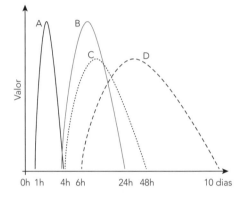

   a) A: troponina; B: mioglobina; C: CKMB (infarto recanalizado); D: CKMB (infarto não recanalizado).
   b) A: mioglobina; B: CKMB (infarto recanalizado); C: CKMB (infarto não recanalizado); D: troponina.
   c) A: mioglobina; B: CKMB (infarto recanalizado); C: troponina; D: CKMB (infarto não recanalizado).
   d) A: mioglobina; B: CKMB (infarto não recanalizado); D: CKMB (infarto recanalizado); D: troponina.
   e) A: CKMB (infarto recanalizado); B: CKMB (infarto não recanalizado); C: troponina; D: mioglobina.

28. A pressão de perfusão coronariana (PPC) pode ser estimada pela diferença entre:
   a) Pressão arterial média – pressão diastólica da artéria pulmonar.

b) Pressão arterial sistólica – pressão diastólica da artéria pulmonar.
c) Pressão arterial sistólica – pressão de oclusão da artéria pulmonar.
d) Pressão arterial diastólica – pressão de oclusão da artéria pulmonar.
e) Pressão arterial diastólica – pressão diastólica da artéria pulmonar.

29. Homem de 60 anos, tabagista e diabético refere dor precordial irradiada para o membro superior esquerdo e náuseas há 2 horas. Realizado o ECG a seguir na chegada do paciente no departamento de emergência. Qual seria a localização do infarto do paciente?

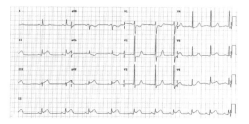

a) Inferior
b) Anterior
c) Inferoposterior
d) Inferoanterior

30. Paciente de 73 anos admitido no pronto-socorro com história de há 2 horas evoluindo com dor torácica de forte intensidade seguida de alteração do estado de consciência. Ao exame físico: mau estado geral com Glasgow 13 e sinais de alteração de perfusão em pele. Frequência cardíaca de 34 btm/min. PA = 72x29 mmHg. Crepitações bibasais com frequência respiratória de 24 IPM. O ECG mostra o seguinte:

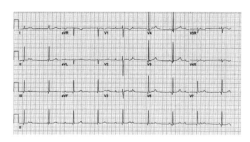

a) Infarto agudo do miocárdio, com supra de ST, com indicação de cateterismo de urgência.
b) Bloqueio atrioventricular total, com indicação de implantação de marca-passo transcutâneo.
c) Infarto agudo do miocárdio, sem supra de ST, com indicação de dupla agregação e CATE eletivo.
d) Bloqueio atrioventricular, Mobitz II, secundário a infarto agudo do miocárdio, indicado fazer atropina.

31. Homem, 72 anos, hipertenso e insuficiência cardíaca, em uso de captopril 100 mg/dia, aldactone 25 mg/dia, foi internado na unidade de emergência após episódio de desmaio e perda da consciência. Ao exame, tinha Glasgow de 12, bradicardia (FC = 45 bat/min), estase jugular +++/4, PA = 155/85 mmHg. Exames laboratoriais, Potássio = 7,9 mEq/L, Creatinina = 3,1 mg/dL e Ureia = 105 mg/dL. No eletrocardiograma foi observado alargamento de QRS. Assinalar a opção correta.

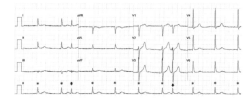

a) Paciente com síndrome de baixo débito devido à hipercalemia. A conduta é administrar gluconato de cálcio a 10%.

b) Paciente deve ser transferido para a UTI para iniciar terapia dialítica (hemodiálise), imediatamente.
c) A melhor terapêutica para este caso é passar um marca-passo transvenoso após a infusão de solução polarizante de glicose com insulina.
d) Deve ser administrado bicarbonato de sódio 10%, como solução polarizante e devido à insuficiência renal.

32. Sobre as causas de dor torácica na emergência, é correto afirmar:
a) A dor relacionada à dissecção aguda da aorta torácica é geralmente relatada como uma dor torácica de início súbito que irradia para o dorso ou abdome. Em mais de 90% dos casos, clínicos suspeitam corretamente de dissecção aórtica quando são feitas perguntas sobre qualidade, radiação e intensidade da dor. Pode se estender para qualquer de seus principais ramos, causando isquemia cerebral, miocárdica, renal, medular ou intestinal.
b) O pneumotórax hipertensivo é uma emergência médica, uma vez que cursa com choque do tipo obstrutivo. Pode ser confirmado através da ultrassonografia de tórax, quando não se observa o deslizamento pleural ou se observa padrão de "código de barras" no modo M. Mas é necessária a confirmação por radiografia de tórax antes do seu tratamento.
c) A ruptura esofágica geralmente se manifesta como dor na região subesternal ou epigástrica ou até mesmo no pescoço em rupturas cervicais. Pode acontecer espontaneamente ou como complicação de procedimentos endoscópicos. Sua mortalidade é baixa.
d) A estenose aórtica causa obstrução da via de saída do ventrículo esquerdo, o que leva a sua hipertrofia. Suas manifestações clínicas incluem angina, insuficiência cardíaca congestiva e síncope, semelhantes às das síndromes coronarianas agudas. O primeiro exame para investigação recomendado nesses casos é o teste ergométrico.

33. Homem, 47 anos, economista, atleta de alto rendimento sem fatores de risco para doença arterial coronária, refere muito nervosismo no trabalho, perdeu a filha há poucos dias em acidente automobilístico. Refere dor intensa (9/10) retroesternal, sem irradiação, que persiste há 60 minutos. Recebeu no pronto-socorro por via sublingual 1 comprimido de dinitrato de isossorbida há cerca de 30 minutos. Exame físico: FC = 52 bpm, rítmico, PA = 82/62 mmHg. O exame do aparelho respiratório não tem alterações. Não há outras alterações no exame físico cardiológico. Observe o ECG da entrada no hospital. Qual é o diagnóstico mais provável?

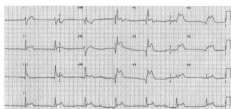

a) Infarto agudo do miocárdio com oclusão da coronária direita.
b) Síndrome de takotsubo ("coração partido") com coronárias normais.
c) Coração de atleta com repolarização ventricular precoce.
d) Pericardite aguda com derrame pericárdico.

34. Um paciente de 77 anos chega na emergência com dor retroesternal e supradesnivelamento do segmento ST em parede inferior. Assinale a alternativa correta.

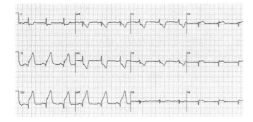

a) A trombólise está contraindicada.
b) A estatina deve ser realizada em dose baixa.
c) Enoxaparina 30 mg pode ser realizada.
d) Clopidorel dose de ataque caso o paciente for para angioplastia.
e) Em idosos prasugrel está contraindicado.

35. Observe o ECG a seguir e assinale a alternativa correta:
    a) Trata-se de IAM com supra de ST inferior.
    b) Trata-se de IAM com supra de ST laterodorsal.
    c) Trata-se de IAM com supra de ST inferolateral (dorsal).
    d) Trata-se de IAM com supra de ST inferodorsal.

36. A alteração que não é encontrada no choque cardiogênico é:
    a) Onda A gigante na insuficiência mitral.
    b) Perda de 40% do miocárdio funcionante.
    c) Índice cardíaco abaixo de 2,2 L/min/m².
    d) Pressão de oclusão de artéria pulmonar normal no IAM de VD.
    e) Na presença de *shunt* esquerdo-direito, a SvO$_2$ está elevada.

37. Assinale a alternativa verdadeira com relação ao choque cardiogênico:
    a) Ocorre em cerca de 20% dos casos de infarto agudo do miocárdio.
    b) De 20 a 30% podem apresentar vasodilatação periférica, em decorrência de produção de citocinas pró-inflamatórias e óxido nítrico.
    c) A mortalidade se apresenta menor nos pacientes com síndrome coronariana aguda sem supradesnivelamento de ST.
    d) Há contraindicação absoluta à reposição volêmica neste tipo de choque.

38. Qual das drogas é contraindicada no tratamento da insuficiência cardíaca aguda?
    a) Bloqueadores dos canais de cálcio.
    b) Nitroprussiato de sódio.
    c) Nitroglicerina.
    d) Diurético.
    e) Levosimedan.

39. Assinale a alternativa que contém uma indicação para monitorização hemodinâmica com cateter de artéria pulmonar em paciente com infarto agudo do miocárdio:
    a) IAM associado a bloqueio atrioventricular total.
    b) IAM Killip II.
    c) IAM com necessidade de suporte mecânico.
    d) IAM com indicação de cirurgia de revascularização.
    e) IAM com angioplastia sem sucesso.

40. O índice de mortalidade no choque cardiogênico permanece elevado e embora nas últimas duas décadas tenha ocorrido melhora na assistência hospitalar e diminuição da mortalidade por síndrome coronariana aguda, principal causa do choque cardiogênico, porém o óbito ainda ocorre em metade dos pacientes acometidos. Após alta da unidade de terapia intensiva muitos destes retornam necessitando de suporte circulatório. Assinale a alternativa que não contém fator preditor de readmissão.

a) Uso de dispositivo de suporte mecânico.
b) Presença de fibrilação atrial.
c) Sexo feminino.
d) Taquicardia ventricular.
e) Doença microvascular coronariana.

41. JJM, 45 anos, 1º dia de pós-operatório de cirurgia cardíaca para troca valvar mitral devido a estenose importante. Na admissão em unidade de terapia intensiva a equipe cirúrgica relata que a cirurgia obteve êxito, que a fração de ejeção pós-operatória era de 44% e que o paciente apresentava aumento importante do átrio esquerdo. Ainda durante a passagem do caso o paciente evolui com hipotensão (PAS = 75 mmHg) e taquicárdica (FC = 240 bpm) súbitos. A partir do traçado abaixo, assinale a alternativa correta:

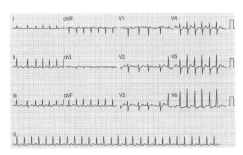

a) Taquicardia supraventricular por reentrada nodal. Aplicar cardioversão elétrica com 200 J.
b) *Flutter* atrial. Infundir amiodarona 300 mg em *bolus*.
c) Taquicardia supraventricular por reentrada atrioventricular. Aplicar desfibrilação com 120 J.
d) Fibrilação atrial com alta resposta ventricular. Choque sincronizado com 200 J.
e) Fibrilação atrial com alta resposta ventricular. Cardioversão elétrica com 50 J seguido de infusão contínua por 24 horas de amiodarona.

Texto base para as questões 42 e 43:

Os casos de insuficiência cardíaca aguda devem ser prontamente identificados e avaliados de maneira minuciosa para reconhecimento precoce de choque cardiogênico. Além disso, a identificação do fator descompensador, se possível, é importante para instituir tratamento direcionado e efetivo. Um desses fatores são as infecções que podem levar a quadros de sepse/choque séptico.

Paciente, 63 anos, foi admitido no pronto-socorro (PS) por causa de pneumonia comunitária que evoluiu com insuficiência respiratória, hipotensão e rebaixamento do nível de consciência há 24 horas. Paciente foi submetido a intubação orotraqueal, antibioticoterapia e infusão de cristaloides ainda no PS e transferido para UTI. Paciente previamente hipertenso de difícil controle (usava valsartana 320 mg/dia, clortalidona 25 mg/dia e anlodipino 5 mg/dia). Na admissão em UTI, tempo de enchimento capilar de 4 segundos, pele fria e pegajosa, pressão arterial média de 57 mmHg e frequência cardíaca de 112 bpm.

42. Nestes casos, um dos desafios no manejo do choque é definir se há indicação de continuar com infusão de cristaloides, ou seja, avaliar fluidorresponsividade. Levando em consideração que o paciente está em ventilação mecânica invasiva e que o volume corrente é de 6 mL/kg, assinale a alternativa que demonstra sinal de responsividade à infusão de cristaloides quando aumentamos o volume corrente para 8 mL/kg:
a) Diminuição do débito cardíaco.
b) Aumento da variação de pressão de pulso.

c) Diminuição do volume sistólico do VE.
d) Diminuição do diâmetro da veia cava inferior.

43. Se no caso anterior não houver fluidorresponsividade, qual a estratégia realizada para avaliar melhora da perfusão periférica?
a) Implante de balão intra-aórtico.
b) Elevação passiva das pernas.
c) Teste com inotrópico.
d) Teste com vasopressor.

44. Em relação ao tratamento atual da insuficiência cardíaca com fração de ejeção reduzida (ICFEr), assinale a alternativa correta:
a) Em decorrência da hiperativação do sistema renina-angiotensina-aldosterona (SRRA) o uso de inibidores da enzima conversora de angiotensina (IECA) em combinação com antagonistas mineralocorticoides e bloqueadores do receptor de angiotensina diminuem a mortalidade nestes pacientes.
b) Dentre as medicações que diminuem morte súbita, os mais efetivos são os antagonistas mineralocorticoides.
c) Os inibidores do cotransporte sódio-glicose tipo 2 diminuem as internações hospitalares em ICFEr, porém não impactam na mortalidade.
d) Em pacientes com ICFEr é preverível iniciar valsartan/sacubitril em detrimento de BRA.

45. Um paciente que apresentou choque cardiogênico foi tratado com balão de contrapulsação intra-aórtico, o qual iniciou o registro de curva de pressão arterial, apresentando o traçado a seguir:
Os números 1, 2, 3, 4, 5 e 6 representam, respectivamente:

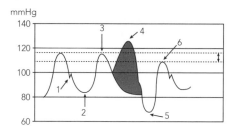

a) Nó dicrótico, sístole assistida, ganho diastólico, sístole não assistida, pressão diastólica final assistida e pressão final diastólica não assistida.
b) Fechamento da valva mitral, sístole assistida, ganho diastólico, sístole assistida, ganho diastólico, sístole não assistida, pressão diastólica final assistida e pressão diastólica final não assistida.
c) Fechamento da valva aórtica, sístole não assistida, nó dicrótico, sístole assistida, pressão diastólica final não assistida e pressão diastólica final assistida.
d) Nó dicrótico, sístole não assistida, ganho diastólico, sístole assistida, pressão diastólica final não assistida e pressão diastólica final assistida.
e) Fechamento da valva mitral, sístole não assistida, nó dicrótico, sístole assistida, pressão diastólica final não assistida e pressão diastólica final assistida.

46. Marque a alternativa correta a respeito dos pacientes submetidos à cirurgia cardíaca:
a) O risco de trombose perioperatória eleva-se ao serem usados antifibrinolíticos, porém estes não demonstraram diminuir sangramentos nem o número de transfusões.
b) Pacientes em pós-operatório de cirurgia cardíaca têm indicação de monitorização invasiva do débito cardíaco.
c) No contexto do pós-operatório de cirurgia cardíaca, a insuficiência cardía-

ca é um fator de risco de complicação, porém o peptídeo natriurético cerebral (BNP) não é um bom preditor de complicações nestes casos.

d) A fibrilação atrial é bem comum no pós-operatório imediato de cirurgia cardíaca, por isso deve ser feita rotineiramente profilaxia medicamentosa dessa entidade.

e) Para diagnosticar infarto agudo do miocárdio no pós-operatório imediato de cirurgia cardíaca, é necessário encontrar elevação da troponina em cinco vezes o valor de referência e da creatino-fosfoquinase MB (CKMB) em dez vezes.

47. No choque séptico, a disfunção miocárdica é um evento reversível e autolimitado entre os pacientes que sobrevivem a esse evento. Marque a alternativa a seguir que não faz parte desse quadro:

a) Aumento na captação de cálcio pelo sarcolema.

b) Dilatação biventricular.

c) Fator de necrose tumoral alfa.

d) Hiporregulação dos receptores adrenérgicos.

48. Entre as alterações a seguir, assinale aquela que não faz parte das disfunções cardiovasculares presentes no choque séptico:

a) Aumento da pós-carga.

b) Redução da fração de ejeção.

c) Vasodilatação arteriolar.

d) Taquicardia.

e) Dilatação ventricular compensatória.

49. No que se refere aos mecanismos de depressão miocárdica pela sepse, quais agentes estão envolvidos?

a) Óxido nítrico e TNF-beta.

b) TNF-alfa e bradicininas.

c) Óxido nítrico e BNP.

d) TNF-alfa e IL-1 beta.

e) IL-6 e NT-proBNP.

50. Marque a alternativa que melhor descreve o que ocorre na depressão miocárdica da sepse:

a) A depressão miocárdica da sepse ocorre apenas no ventrículo esquerdo.

b) Geralmente o aumento dos níveis séricos dos marcadores de necrose miocárdica se relaciona com isquemia miocárdica.

c) Em 7 a 10 dias, geralmente, ocorre reversão da depressão miocárdica caso a sepse esteja sendo tratada.

d) Só se pode realizar o diagnóstico de depressão miocárdica na sepse, caso o paciente esteja com monitoração hemodinâmica invasiva.

e) Geralmente, o aumento dos níveis séricos de marcadores de necrose miocárdica se relaciona com a inibição da fração gama da proteína G.

51. Sobre a insuficiência cardíaca aguda, responda:

I. A presença de congestão é encontrada em 95% das agudizações e o perfil hemodinâmico mais comum é o "quente e úmido".

II. Podemos utilizar os peptídeos natriuréticos (BNP ou NT-proBNP) como marcadores de descompensação e preditores de pior prognóstico quando elevados. Porém, a elevação da troponina associa-se com pior desfecho por indicar sempre comprometimento isquêmico do miocárdio.

III. O uso de diuréticos de alça é largamente utilizado nos casos de insuficiência cardíaca aguda com congestão e o seu uso, nessa situação, de forma contínua ou em *bolus* não apresenta diferenças em termos de desfechos.

IV. Pacientes com suspeita de síndrome coronariana aguda que chegam ao PS com menos de 1 hora do início do evento podemos utilizar mioglobina como marcador de lesão miocárdica.

a) Alternativas I e III são verdadeiras.
b) Alternativas II, III e IV são falsas.
c) Apenas a alternativa I é verdadeira.
d) Alternativas I e IV são verdadeiras.
e) Nenhuma das anteriores está correta.

52. Homem, 20 anos, previamente assintomático. Há 20 dias refere dispneia que progrediu em poucos dias para aos mínimos esforços, acompanhada de fadiga e edema que evoluiu para anasarca. Refere quadro "gripal" há 30 dias, tratado com sintomáticos. Exame físico: edema depressível, indolor, ++/++++ bilateralmente em membros inferiores até joelhos; jugulares distendidas até 8 cm acima do manúbrio esternal, em decúbito a 45 graus, com variação respiratória normal. Temperatura axilar = 36,5°C; FC = 98 bpm, rítmico, precórdio sem anormalidades, estertores crepitantes em ambas as bases pulmonares posteriormente. ECG com alterações difusas de repolarização ventricular. RX de tórax com ICT = 0,65 e congestão para-hilar bilateral. ECG (DII) e o gráfico do registro invasivo de pressão arterial sistêmica (mmHg) estão demonstrados respectivamente nas figuras A e B.

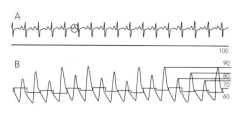

Qual é a alteração fisiopatológica mais provável?

a) Tamponamento pericárdio de grande volume.
b) Disfunção biventricular sistólica grave.
c) Cardiopatia congênita com pericardite constritiva
d) Hipertensão pulmonar emboligênica.

53. Paciente de 35 anos, previamente hipertenso (em uso de enalapril 40 mg/dia e anlodipino 10 mg/dia), chega na emergência com dispneia intensa, crepitações em ambos hemitórax até o terço médio e pressão arterial de 190 x 120 mmHg. Não apresenta edema de membros inferiores e familiar refere que o quadro iniciou há 6 horas com progressão rápida na última hora.

Sobre o quadro clínico, julgue as assertivas a seguir:

I. Quadro de IC-A perfil B onde a terapêutica farmacológica principal são os diuréticos.
II. Quadro de *flash pulmonary edema*. Quadro de IC-A mais frequente em indivíduos com fração de ejeção preservada.
III. Caracteriza uma urgência hipertensiva.
IV. O uso de ventilação não invasiva com pressão positiva mostra benefício neste quadro.
V. Morfina tem se mostrado benéfica e segura neste cenário por redução da pré-carga e deve ser prescrita se não houver contraindicação.

a) Todas são corretas.
b) As afirmativas I e III são corretas.
c) As afirmativas I e IV são corretas.
d) Apenas a II é falsa.
e) As afirmativas II e IV são corretas.

54. Mulher de 72 anos, com diagnóstico prévio de insuficiência cardíaca com fração de ejeção reduzida de etiologia chagásica, é trazida ao pronto-socorro por familiares em decorrência de adinamia, dispneia e rebaixamento do nível de consciência há 24 horas. Na avaliação inicial apresenta pressão arterial = 85 x 65 mmHg, $SpO_2$ = 92%, murmúrio vesicular presente bilateralmente sem outros achados e um tempo de enchimento capilar de 4 segundos. Sem presença de edema de membros inferiores. Assinale a alternativa com a conduta inicial mais correta:
   a) Dobutamina e nitroglicerina.
   b) Furosemida e norepinefrina.
   c) Infusão de 250 mL de salina fisiológica 0,9%.
   d) Noradrenalina.
   e) Otimizar betabloqueador.

55. De acordo com o caso exemplificado na quesão 19, assinale a alternativa que apresenta a imagem, pelo uso da ultrassonografia beira-leito, compatível com o caso:

   a)
   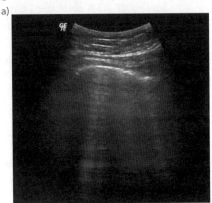

   b)
   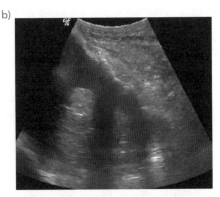

   c)
   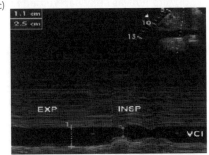

   d)
   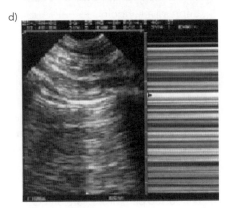

56. Paciente masculino, 34 anos, internado na UTI devido a choque séptico e insuficiência pulmonar secundária a infecção pelo SARS-CoV2. Evoluiu com piora da função pulmonar e falência renal com indicação de terapia renal substitutiva. Foi decidido instalar oxigenação por membrana extracorpórea (ECMO) venoarterial periférica. Após 12 horas o paciente apre-

sentava melhora do quadro geral, porém com 24 horas do uso da ECMO piorou a hemodinâmica com sinais de congestão pulmonar e dilatação do ventrículo esquerdo. De acordo com o caso, assinale a alternativa correta:

a) O balão intra-aórtico de contrapulsação é a medida inicial na situação acima.
b) Este fenômeno é provocado pelo aumento da pré-carga e o uso de diuréticos é a medida a ser adotada.
c) A terapia inotrópica nesses casos não é eficaz pelo aumento da pós-carga.
d) A congestão e a sobrecarga ventricular esquerda é consequência do baixo fluxo na ECMO. Medidas como aumento do fluxo são benéficas.
e) Redução do fluxo da ECMO e uso de inotrópicos podem ajudar na descompressão do ventrículo esquerdo.

57. Um homem de 57 anos de idade, com antecedentes de miocardiopatia isquêmica e disfunção ventricular esquerda importante, foi internado no serviço de emergência com sinais de baixo débito cardíaco. Apresentava-se em regular estado geral, com má perfusão periférica, rebaixamento do nível de consciência, pressão arterial de 80 x 50 mmHg, frequência cardíaca de 110 bpm, frequência respiratória de 28 ipm, saturação de oxigênio de 89% em ar ambiente, estertores crepitantes até ápice, bilateralmente e anasarca. Faz uso domiciliar de enalapril 40 mg/dia, carvedilol 50 mg/dia, furosemida 40 mg/dia e espironolactona 25 mg/dia. Com base nessa situação hipotética, a conduta correta a ser adotada é:

a) Vasodilatador e diurético.
b) Manter o betabloqueador e iniciar diuréticos.
c) Iniciar dobutamina e manter betabloqueador.

d) Suspender betabloqueador e iniciar dobutamina.
e) Suspender betabloqueador e iniciar diuréticos.

58. Os pacientes com insuficiência cardíaca (IC) refratários ao tratamento otimizado são fenótipo cada vez mais frequente nas unidades de terapia intensiva. Nesse cenário, o uso da escala de sintomas da New York Heart Association (NYHA) não nos permite discriminar com eficácia os pacientes em estágios da IC com necessidade de planejamento terapêutico mais especializado, ou que atualmente denominamos insuficiência cardíaca avançada. Por isso, a escala da Interagency Registry for Mechanically Assisted Circulatory Support (INTERMACS) foi desenvolvida e nos ajuda a compreender o estado atual do paciente com IC avançada e o tempo em que intervenções podem ser indicadas. De acordo com o que foi exposto, assinale a alternativa correta:

a) A escala INTERMACS apresenta sete perfis de IC avançada que são classificados de forma crescente em que o INTERMACS VII apresenta o pior cenário clínico.
b) Pacientes em estabilidade hemodinâmica e sem congestão, porém com limitações aos esforços, tipo NYHA III, são descritos na escala INTERMACS.
c) A escala é usada para definição da terapêutica e tempo de intervenção em pacientes com prognóstico, por isso não é útil para pacientes em cuidados paliativos.
d) Pacientes com descompensações frequentes, mesmo em terapia médica otimizada, e que após intervenções no pronto-socorro ou em unidades de terapia intensiva têm seus sintomas resolvidos não são classificados na escala

INTERMACS para necessidade de dispositivos de assistência circulatória por haver resposta a terapia aguda.

e) Pacientes que já estão em choque cardiogênico grave em uso de balão intra-aórtico não devem ser avaliados pela INTERMACS já que estão em suporte mecânico.

59. Na insuficiência cardíaca (IC) avançada uma das linhas de planejamento terapêutico que podem ser tomadas é o transplante cardíaco. Esses pacientes têm sua terapia otimizada e, por vezes, são submetidos a implantes de dispositivos de assistência mecânica (DCM) em terapia ponte até o momento adequada de realizar o transplante. Neste nicho de pacientes encontra-se um espectro de etiologias da IC. Avaliando apenas a etiologia da IC na indicação do transplante, qual das etiologias abaixo teria melhor prognóstico?
   a) Isquêmica.
   b) Pós-quimioterapia com doxorrubicina.
   c) Chagásica.
   d) Estenose aórtica.
   e) Amioloide ATTR.

60. Paciente masculino, 52 anos, hipertenso e obeso (grau II) está internado em UTI há 36 horas em decorrência de infarto agudo do miocárdio com supradesnivelamento do segmento ST em parede anterior. Foi submetido a angioplastia primária com recanalização da artéria descendente anterior no terço proximal com a colocação de 2 *stents* farmacológicos com sucesso e encaminhado à UTI assintomático. No momento queixa-se de dor retroesternal com piora ao décubito e na rotina laboratorial ascendência da proteína C-reativa e leucocitose. De acordo com as informa-

ções, responda qual achado você esperaria encontrar ao avaliar este paciente?
   a) Creptos em base de hemitórax esquerdo.
   b) Supradesnivelamento do segmento ST anterior novo.
   c) Atrito pericárdico.
   d) Congestão pulmonar na radiografia de tórax.
   e) Linhas B difusas em campos pulmonares bilaterais.

61. Qual seria o tratamento indicado para o paciente do enunciado anterior?
   a) Corticoides.
   b) Nitrato.
   c) Colchicina.
   d) Antibioticoterapia.
   e) AINES.

62. Em relação ao atendimento da parada cardiorrespiratória (PCR), é correto afirmar:
   a) Na parada cardíaca por assistolia, a atropina deve ser realizada.
   b) Há recomendação para utilização da $ETCO_2$ em todos os pacientes durante a PCR, ainda que sem a utilização da via aérea avançada.
   c) $ETCO_2$ inferior a 20 mmHg indica baixo fluxo sanguíneo.
   d) Nenhuma forma de onda de choque monofásica ou bifásica demonstrou ser superior em melhorar a taxa de ROSC ou sobrevivência.

63. A respeito das condutas a serem tomadas para manutenção da função cerebral em pacientes após parada cardiorrespiratória, é correto afirmar que:
   a) Deve-se recomendar rotineiramente hiperventilação profilática após parada a fim de evitar hipocapnia, pois ela pode levar à constrição das artérias cerebrais,

com consequente diminuição do fluxo cerebral e pressão intracraniana.

b) Foram descritos em alguns trabalhos benefícios ao manter a PAM entre 100 e 120 mmHg, após a ressuscitação, devendo-se manter, por um período de 6 a 12 horas, PAM mais elevada, em torno de 90 a 100 mmHg.

c) O controle direcionado de temperatura não mostrou ser eficaz quanto às sequelas e mortalidade pós-parada.

d) Recomenda-se manter a $SatO_2$ entre 92 e 98% em pacientes que se mantêm comatosos no período pós-parada cardiorrespiratória para evitar a hiperóxia.

64. Quando os pacientes em parada cardiorrespiratória apresentam fibrilação ventricular e taquicardia ventricular sem pulso, pode-se afirmar que:

a) A desfibrilação automática com 200 J sempre deve ser preferida à manual.

b) A recomendação é imediata retomada de compressões após a realização da desfibrilação do paciente em ritmo de fibrilação ventricular.

c) A recomendação do "*double sequencial defibrilation*" está estabelecida a partir da diretriz de 2020 da American Heart Association (AHA).

d) Amiodarona deve ser realizada no atendimento da fibrilação ventricular de rotina em dose de manutenção após a recirculação espontânea de um paciente em fibrilação ventricular.

65. Durante a reanimação cardiopulmonar algumas recomendações devem ser seguidas para os melhores resultados baseados em evidências da ciência da ressuscitação. Assinale a alternativa correta:

a) A profundidade das compressões deve ser superior a 5 cm no adulto. Até 7 cm no máximo.

b) A frequência de compressões deve ser superior a 120 por minuto para atingir uma boa pressão de perfusão coronariana.

c) A compressão torácica e os tempos de recuo/relaxamento devem ser aproximadamente iguais.

d) A análise da forma de onda na fibrilação ventricular não é preditiva para o sucesso da desfibrilação ou outras terapias durante o curso da ressuscitação.

66. Sobre o acesso vascular durante a reanimação cardiopulmonar, assinale a alternativa correta:

a) A utilização do acesso vascular ou intraósseo será facultativo para o socorrista.

b) O acesso intraósseo é de preferência para adultos.

c) A recomendação é que haja preferência inicial ao acesso intravenoso.

d) O acesso central deve ser a primeira tentativa na reanimação cardiorrespiratória para a realização dos fármacos durante a parada.

67. Um paciente atendido no pronto-socorro vítima de parada cardiorrespiratória recuperou a circulação espontânea. O médico testa a responsividade mas nota que ele não responde a comandos simples. A pressão arterial é de 82 x 43 mmHg. A FR é de 10 ipm, saturação arterial de oxigênio de 87% Quais cuidados pós-parada cardiorrespiratória seriam necessários? Assinale a alternativa correta:

a) O paciente precisa de intubação endotraqueal e de um ECG; a sua saturação deve permanecer 100%.

b) O paciente precisa de 1 litro de cristaloide, assistência ventilatória para manter a saturação arterial de oxigênio entre 92 e 98% e controle direcionado de temperatura.

c) Droga vasoativa e intubação imediata, monitoramento com capnografia e exames laboratoriais de rotina.

d) Hipotermia a 32 graus durante no mínimo 24 horas, intubação orotraqueal imediata e droga vasoativa como primeira escolha para medida contra a hipotensão.

68. Sobre os aspectos neuroprognósticos pós-parada cardiorrespiratória, assinale a alternativa correta:

a) O exame físico motor é o melhor padrão prognóstico após a parada cardiorrespiratória.

b) A presença de movimentos mioclônicos indiferenciados deve servir de forte elemento de mau prognóstico.

c) Altos níveis de enolase neurônio específica pode ser utilizada para avaliar pobre prognóstico no período pós-parada.

d) A tomografia de crânio não possui nenhum valor para avaliação de prognóstico no período pós-parada.

69. Qual dos seguintes sinais é uma provável indicação de PCR em um paciente irresponsivo?

a) Frequência de pulso lenta e fraca.

b) Cianose.

c) *Gasping* (suspiro afonal).

d) Frequência de pulso irregular e fraca.

70. Um homem de 52 anos deu entrada na unidade de emergência relatando dor torácica em forma de esmagamento no tórax. Apresenta palidez, diaforese e pele fria ao toque, pulso radial fraco, pressão arterial de 64/40 mmHg, frequência respiratória de 28 irpm e saturação de oxigênio de 89% em ar ambiente. No momento da monitorização cardíaca pode ser detectada taquicardia ventricular, que rapidamente mudou para fibrilação ventricular. Imediatamente, foi realizada a primeira tentativa de desfibrilação e foram iniciadas compressões torácicas; uma segunda tentativa de desfibrilação foi realizada e foram reiniciadas as compressões torácicas e administrado 1 mg de epinefrina; uma terceira tentativa de desfibrilação foi feita e foram reiniciadas as compressões. Que medicação deve ser administrada em seguida?

a) Epinefrina 1 mg.

b) Atropina 1 mg.

c) Sulfato de magnésio.

d) Lidocaína 1 a 1,5 mg/kg.

71. Como você pode otimizar sua compressões e aumentar a fração de compressões torácicas durante a tentativa de ressuscitação?

a) Carregue o desfibrilador 15 segundos antes de verificar o ritmo.

b) Trocar o responsável pela compressão durante o ciclo de 2 minutos.

c) Administre medicações durante o ciclo de 2 minutos.

d) Estabeleça acesso IV/IO durante o ciclo de 2 minutos.

72. Qual método mais confiável para checagem da correta colocação do tubo endotraqueal, além da avaliação clínica, no atendimento de uma PCR?

a) Radiografia de tórax.

b) Capnografia em forma de onda contínua.

c) Gasometria arterial.

d) Níveis de hemoglobina.

73. Após 4 minutos do início de uma PCR, foi inserido um tubo endotraqueal e foram mantidas as compressões torácicas, em seguida foi instalada a capnografia em forma de onda contínua que mostrava uma onda de 7 mmHg. Qual o significado desse achado?
a) O tubo endotraqueal está no esôfago.
b) O paciente atende aos critérios de encerramento dos esforços.
c) As compressões torácicas talvez não sejam eficazes.
d) A equipe está ventilando o paciente com frequência (hiperventilação).

74. Qual melhor atitude tomada pelo líder da equipe para evitar ineficiências durante uma tentativa de ressuscitação?
a) Ele, o líder, executar as tarefas mais complexas.
b) Atribuir aos membros mais experientes mais tarefas.
c) Atribuir a mesma tarefa a mais de um membro da equipe.
d) Delegar claramente as tarefas.

75. No caso de um paciente que obteve retorno da circulação espontânea em um atendimento na rua após uma PCR súbita, que instituição é um destino mais apropriado para a equipe de atendimento extra-hospitalar encaminhar seu paciente?
a) Centro médico com competência para tratamento de reperfusão coronária.
b) Unidade completa de tratamento de terapia intensiva.
c) Unidade de tratamento de reabilitação aguda.
d) Unidade de tratamento de emergência.

76. Sobre a utilização do ultrassom à beira do leito na PCR, segundo a diretriz da American Heart Association 2020, assinale a alternativa correta:

a) Com a evolução tecnológica observada, a recomendação é classe 1a, desde que haja a presença de um examinador experiente.
b) O uso do ultrassom à beira do leito não foi identificado como interrupções mais longas nas compressões torácicas, por isso deve ser utilizado sempre.
c) O ultrassom pode ser capaz de detectar movimentos cardíacos nas atividades elétricas sem pulso.
d) Nenhuma das alternativas acima está correta.

77. Sobre a reanimação cardiopulmonar em contextos de emolias pulmonares, assinale a alternativa correta:
a) Uma vez confirmada a embolia pulmonar, a tentativa de fibrinólise intraparada possui recomendação classe 1, nível de evidência A.
b) Uma vez confirmada a embolia pulmonar, a tentativa de reperfusão pulmonar com métodos variados possui recomendação classe 2 e nível de evidência A.
c) Caso não haja a confirmação da embolia pulmonar fica contraindicada qualquer tentativa intraparada de reperfusão.
d) Caso haja suspeita de embolia pulmonar como causa da parada é razoável a tentativa de reperfusão intraparada. Recomendação 2b, nível de evidência C.

78. Sobre as manobras de reanimação cardiopulmonar nas pacientes gestantes, assinale a alternativa correta:
a) O deslocamento lateral esquerdo do útero durante a PCR pode ser realizado, mas não é uma recomendação das diretrizes da American Heart Association.

b) O acesso à via aérea e a oxigenação possuem as mesmas prioridades nas gestantes em relação a todas as outras circunstâncias de PCR.

c) A cesárea perimortem deve ser preparada precocemente, nos primeiros 5 minutos pós-parada enquanto as manobras de BLS e ACL são tentadas.

d) A cesárea perimortem não tem indicação atualmente porque aumenta a mortalidade da mãe.

79. Sobre os casos de overdose associada a opioides, assinale a alternativa correta:

a) Os pacientes em PCR sem causas determinadas devem receber doses de naloxona durante a RCP.

b) Para um paciente com suspeita de overdose de opioides, mas sem respiração normal (ou seja, parada respiratória), é recomendado que os socorristas administrem naloxona.

c) A naloxona endovenosa possui início de ação em apenas 5 minutos e duração de aproximadamente 30 minutos, por isso a necessidade de doses repetidas durante a RCP.

d) Nenhuma das alternativas acima são corretas.

80. Sobre os casos de PCR e anormalidades eletrolíticas, assinale a alternativa correta:

a) Na PCR causada por hipercalemia, está recomendado o uso imediato de bicarbonato durante a RCP como primeira escolha.

b) Na PCR causada por hipercalemia, polistireno sulfonato de sódio (PSP) ou kayexalato pode ser utilizado.

c) Na PCR causada por hipercalemia, a recomendação é a utilização de cálcio.

d) Nenhuma alternativa acima é correta.

81. Sobre PCR decorrente de hipotermia acidental, assinale a alternativa correta:

a) Na hipotermia não se deve oferecer epinefrina ao paciente durante a RCP enquanto não houver o reaquecimento do paciente.

b) O paciente hipotérmico não responde à desfibrilação, por isso só deve ser tentada após o reaquecimento.

c) Sem sinais óbvios de morte, pacientes em hipotermia não podem ser considerados mortos, antes de serem reaquecidos.

d) Nenhuma alternativa acima é correta.

82. Paciente masculino de 73 anos chega ao hospital relatando intensa dor torácica. Nega antecedentes patológicos. Imediatamente solicita-se um ECG 12 derivações que apresentou discreto supra de ST em parede inferior. Ao exame físico: sopro diastólico aspirativo no foco aórtico, sem demais particularidades. Escolha a alternativa correta:

a) Pensando em reperfusão farmacológica imediata, não se deve perder tempo realizando outros exames, a fim de não a retardar.

b) Só se indica terapia trombolítica de imediato caso não haja serviço de hemodinâmica no hospital.

c) Antes da terapia trombolítica, deverá ser realizada radiografia de tórax e/ou ecocardiograma.

d) Não há indicação de heparinização a este paciente em virtude da sua idade.

83. Na dissecção aguda de aorta, a mortalidade ocorre em uma média de 50% nas primeiras 48 horas. No tratamento clínico, a mortalidade hospitalar é de 58%. Em relação a essa entidade, é correto afirmar:

a) Quando uma radiografia de tórax está normal, podemos excluir o diagnóstico de dissecção aguda de aorta.
b) A ruptura da dissecção no espaço pericárdico com consequente tamponamento é um evento raro na fase aguda da dissecção de aorta.
c) Não há uma relação entre níveis de hipertensão arterial e a probabilidade de desenvolver dissecção aórtica.
d) Podemos utilizar como marcador de resposta terapêutica na dissecção aguda da aorta a melhora da dor.
e) As dissecções mais comuns são aquelas limitadas à aorta ascendente (DeBakey tipo II).

84. Paciente masculino de 63 anos chegou ao pronto-socorro queixando-se de dor torácica. Apresenta como comorbidade apenas hipertensão arterial sistêmica há 16 anos com tratamento irregular. Ao exame físico, chamou atenção a ausência de pulso em membro superior esquerdo e equimoses em parede torácica. Qual das opções a seguir parece ser o diagnóstico mais provável?
    a) Dissecção de aorta.
    b) Infarto agudo do miocárdio.
    c) Pneumotórax espontâneo.
    d) Pancreatite aguda.
    e) Embolia pulmonar.

85. Atualmente, existem duas classificações para dissecção aórtica mais utilizadas: DeBakey e Stanford. De acordo com essas classificações, assinale a alternativa que corresponde ao tipo de dissecção encontrada na figura a seguir:

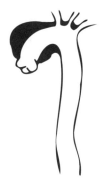

    a) DeBakey I, Stanford B.
    b) DeBakey III, Stanford A.
    c) DeBakey I, Stanford A.
    d) DeBakey II, Stanford A.
    e) DeBakey III, Stanford B.

86. Levando em consideração os estados de choque, assinale aquele que pode ser induzido pela coarctação da aorta:
    a) Hipovolêmico.
    b) Cardiogênico.
    c) Misto.
    d) Distributivo.
    e) Obstrutivo.

87. Homem, 46 anos, refere dor precordial de início súbito, de forte intensidade e com irradiação para as costas, há 2 horas. Antecedente pessoal: hipertensão arterial sistêmica, em uso irregular de captopril 75 mg/dia. Exame físico: regular estado geral, pálido, PA = 188 x 116 mmHg, FC = 105 bpm; pulmões: murmúrio vesicular sem ruídos adventícios; Coração: bulhas rítmicas normofonéticas sem sopros. Tomografia de tórax:

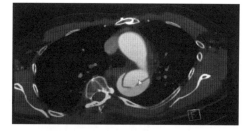

Qual o achado da imagem?
    a) Na imagem observa-se o tronco da pulmonar com presença de trombos aderidos ao vaso.

b) Observa-se a perfuração da íntima na imagem e a luz verdadeira é apontada pela seta.
c) A localização da dissecção é na aorta descendente.
d) Habitualmente a luz verdadeira fica muito maior que a luz falsa.

88. Qual é o tratamento proposto para o paciente?
a) O tratamento é sempre clínico porque o risco cirúrgico é muito alto.
b) O tratamento do caso é cirúrgico.
c) O manejo clínico deve se preocupar, exclusivamente, com a diminuição dos níveis pressóricos.
d) A mortalidade é superior a 90%.

89. Qual a descrição correta do eletrocardiograma a seguir?
a) Corrente de lesão subepicárdica na parede anterior e bloqueio de ramo esquerdo.
b) Corrente de lesão subepicárdica na parede anterior e bloqueio de ramo direito.
c) Corrente de lesão subendocárdica na parede anterior e bloqueio de ramo esquerdo.
d) Corrente de lesão subendocárdica na parede anterior e bloqueio de ramo direito.

90. Homem de 77 anos foi submetido a uma intervenção coronária percutânea na artéria descendente anterior após apresentar dor torácica há 1 dia. Duas horas após o procedimento, ele desenvolveu ritmo idioventricular acelerado: FC = 92 bpm, PA =122 x 82 mmHg. Sem sinais ou sintomas de instabilidades. Os medicamentos são ácido acetilsalicílico, clopidogrel, metoprolol, atorvastatina e lisinopril. Qual deve ser a possível intervenção?
a) Suspender lisinopril e adicionar bloqueador dos canais de cálcio.
b) Introduzir monocordil e retirar metoprolol.
c) Cardioversão elétrica profilática.
d) Nenhuma intervenção necessária.

91. Um homem de 70 anos com história de hipertensão e hiperlipidemia chega ao pronto-socorro por dor torácica subesternal com irradiação para o lado esquerdo, náuseas e sudorese. Ele apresenta elevações do segmento ST no ECG com novo bloqueio de ramo direito. Qual artéria é mais provavelmente afetada?
a) Artéria coronária circunflexa.
b) Artéria coronária descendente anterior esquerda.
c) Artéria do nó sinoatrial.
d) Artéria coronária direita.

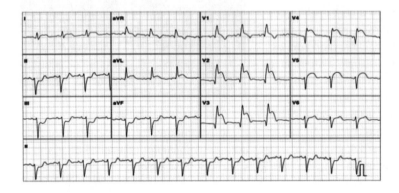

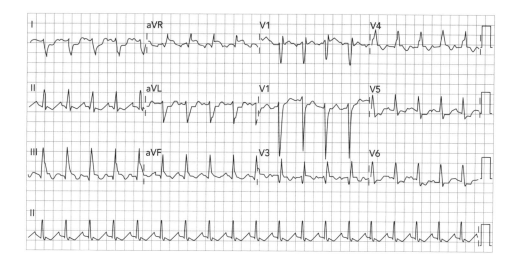

92. Paciente entubado devido a insuficiência respiratória por infecção por SARS-CoV-2 desenvolve a alteração eletrocardiográfica acima. Qual é o diagnóstico mais provável?
    a) Miocardite viral.
    b) Pericardite viral.
    c) Síndrome coronariana aguda.
    d) Embolia pulmonar.

93. Um homem de 66 anos com história médica de *diabetes mellitus*, hipertensão, obesidade e tabagismo chega ao pronto-socorro com dor torácica subesternal com intensidade 10/10, em aperto com duração de 30 minutos. Ele recebe 200 mg de ácido acetilsalicílico e isordil a caminho do hospital. Os serviços médicos de emergência relatam elevações de ST em V3-V6 que são corroboradas pelo ECG adquirido na chegada ao departamento de emergência. A troponina inicial é de 20 ng/mL. Qual é o próximo passo mais apropriado no tratamento?
    a) Transferir para um serviço de hemodinâmica adequada para intervenção coronária percutânea (ICP) há 4 horas de distância.
    b) Terapia trombolítica seguida de transferência para um serviço de hemodinâmica com ICP para realização da ICP entre 3 e 24 h.
    c) Terapia trombolítica seguida de infusão em *bolus* de heparina não fracionada.
    d) Apenas inicie anticoagulação plena com 1 mg/kg de heparina de baixo peso molecular subcutâneo.

Texto para as questões 94 e 95:
Um paciente de 65 anos teve supradesnivelamento de segmento ST de V1 a V4 há 48 horas. Você está de plantão na UTI cardiológica, e o paciente desenvolve um novo sopro holossistólico de irradiação generalizada sem frêmito, o paciente se queixa de dispneia. Os sinais vitais são pressão arterial sistêmica 88/48 mmHg, frequência cardíaca 125 bpm e frequência respiratória 23 rpm. O exame mostra presença de turgência jugular, estertores nas bases pulmonares e extremidades frias com edema.

94. Qual sua hipótese mais provável?
   a) Ruptura do músculo papilar postero-medial da valva mitral.
   b) Ruptura do músculo papilar anterolateral da valva mitral.
   c) Ruptura da parede livre do ventrículo esquerdo.
   d) Ruptura do septo interatrial.

95. Qual exame deverá ser solicitado?
   a) Radiograma de tórax.
   b) Ecocardiografia.
   c) Cateterismo cardíaco esquerdo e direito.
   d) Tomografia do coração.

96. Um paciente de 56 anos do sexo masculino sofreu uma parada cardíaca extra-hospitalar. A modalidade de parada foi FV, e o paciente foi desfibrilado precocemente. Ao chegar, o paciente está hemodinamicamente estável. Na avaliação, o paciente apresenta frequência e ritmo regulares. Sons respiratórios grosseiros são ouvidos em ambos os pulmões; o paciente é intubado e ventilado mecanicamente. O paciente atualmente tem uma pontuação na escala de coma de Glasgow (GCS) de 3T, é arreflexivo, não desperta e está atualmente em uso de propofol e fentanila para sedação. Os sedativos estão temporariamente suspensos, sem alteração no exame neurológico. O abdome é benigno. As pupilas do paciente são pontuais e não reativas. Quais seriam os cuidados pós--parada que deveriam ser realizados para o paciente dos listados a seguir:
   a) A hipotermia terapêutica é indicada imediatamente por causa do exame neurológico.
   b) O gerenciamento de temperatura direcionado é indicado imediatamente por causa do exame neurológico.

   c) Nenhuma das opções de temperatura é indicada inicialmente com esses achados do exame.
   d) O paciente evoluiu para morte encefálica e outros cuidados são inúteis.

97. Um homem de 69 anos em pós-operatório de revascularização do miocárdio (CABG) de três pontes e substituição transcateter da válvula aórtica (TAVR) está sob os cuidados de uma equipe de cuidados intensivos na unidade de terapia intensiva. Ele foi colocado em um ventilador por causa de insuficiência respiratória. As configurações do ventilador incluem uma fração inspirada de oxigênio ($FiO_2$) de 65%, pressão expiratória final positiva (PEEP) de 18 $cmH_2O$, taxa de 12 respirações/min. Ele perde o pulso de repente. O eletrocardiograma (ECG) mostra complexos QRS estreitos. Há ausência de murmúrios respiratórios à esquerda com desvio traqueal à direita. Qual das alternativas a seguir é o próximo passo no tratamento após o início da ressuscitação cardiopulmonar (RCP)?
   a) Marca-passo transcutâneo.
   b) Descompressão da agulha.
   c) Ecotransesofágico na emergência.
   d) Avaliação cirúrgica.

98. Um homem de 74 anos apresenta piora da dispneia, em repouso e com esforço, ortopneia e aumento do edema de membros inferiores. Sua história médica é significativa para insuficiência cardíaca com fração de ejeção reduzida de 26%, hipertensão essencial, hiperlipidemia, doença arterial coronariana, *diabetes mellitus* tipo 2 e doença renal crônica estágio 3. De acordo com seu cardiologista, o paciente está aderente a uma dieta pobre em sódio, reabilitação cardíaca e seu regime diurético. Medicamentos car-

díacos caseiros incluem 80 mg de furosemida oral duas vezes ao dia. Ele iniciou metolazona após a internação por insuficiência cardíaca aguda descompensada no mês passado. Apesar desse ajuste, o paciente continua apresentando sintomas de piora progressiva. Seus sinais vitais mostram pressão arterial sistêmica de 108/68 mmHg, frequência cardíaca de 64 bpm, frequência respiratória de 18 respirações/min, temperatura de 37,1°C e saturação de oxigênio de 90% em ar ambiente. Ao exame físico, encontram-se reflexo hepatojugular positivo e edema depressível 4+ em ambas as extremidades inferiores. Uma radiografia de tórax é significativa para um índice cardiopulmonar aumentado maior que 65% e derrames pleurais bilaterais e cefalização de tramas vasculares consistente com edema pulmonar. Estudos laboratoriais mostram sódio 131 mEq/L, potássio 6,5 mEq/L, cloreto 111 mEq/L, pH 7,19, BIC 12, ureia 160 mg/dL, creatinina 3,5 mg/dL e pró-BNP 30.000 pg/mL. O paciente é internado no hospital e iniciou furosemida intravenosa 120 mg, 3 vezes ao dia, e sua metolazona domiciliar foi mantida. O paciente permanece em oligúria persistente sem resposta, o balanço hídrico é mantido e considerado adequado pela equipe. Não há conhecimento do peso "seco" do paciente antes do quadro atual.

Qual seria a opção de tratamento para tratar a sobrecarga de volume neste paciente?

a) Aumentar a dose de furosemida IV.
b) Mude a furosemida IV programada para um gotejamento contínuo de furosemida IV.
c) Adicione agentes inotrópicos IV positivos.
d) Iniciar ultrafiltração.

99. Homem de 78 anos foi hospitalizado por exacerbação aguda de doença pulmonar obstrutiva crônica secundária a infecção pulmonar. Ele tem história de bronquite crônica, insuficiência cardíaca com fração de ejeção reduzida, hipertensão e doença arterial coronariana. No dia seguinte, sua pressão arterial caiu para 82/63 mmHg. Ele foi iniciado com um *bolus* de soro fisiológico normal de um litro. Após 40 minutos, sua pressão arterial repetida era de 80/60 mmHg. Ao exame, o paciente queixa-se de tontura, não é colaborativo ao exame, nega qualquer dor torácica. O pulso é de 86 batimentos/min e a saturação de oxigênio de 85% em ar ambiente. O exame do tórax mostra crepitações finas bilaterais e turgência jugular. O restante do exame é normal. O paciente inicia oxigenoterapia, e sua saturação de oxigênio melhorou para 90%. Ele é transferido para a unidade de terapia intensiva, e a ultrassonografia à beira do leito mostra veia cava inferior dilatada. O laboratório revela função renal piorada e troponina elevada. Qual das alternativas a seguir é o próximo melhor passo no manejo desse paciente?

a) Continuar a ressuscitação volêmica com outro *bolus* de fluido de 1 L.
b) Inicie-o com uma dose de ataque de diurético de alça seguido por uma infusão de diurético.
c) Iniciar ácido acetilsalicílico e anticoagulação com heparina.
d) Iniciar terapia substitutiva renal.

100. Um paciente chega à UTI após uma parada cardíaca na enfermaria da geriatria testemunhada. O ritmo inicial era de fibrilação ventricular. O paciente teve uma parada em fibrilação ventricular e após a reanimação cardiopulmonar foi alcançado a recirculação espontânea. O pacien-

te está com 100 x 72 mmHg de pressão arterial sistêmica e FC = 95 bpm, porém não atende a comandos. Foi realizada a intubação endotraqueal com sucesso. Sobre os cuidados pós-parada assinale a afirmativa correta:
a) A SatO$_2$ entre 92 e 98% está recomendada no período pós-parada cardíaca.
b) Controle direcionado de temperatura está indicado (hipotermia terapêutica).
c) A pressão arterial deve ser mantida em pelo menos 90 mmHg de sistólica.
d) Todas as alternativas anteriores são corretas.

101. Um homem de 70 anos chega à UTI com queixas de falta de ar e palpitações no peito. Ele tem história significativa de hipertensão, diabetes, obesidade, hiperlipidemia e tabagismo há 50 anos. Ele afirma que recentemente teve sintomas respiratórios superiores há cerca de uma semana e desde então tem piorado progressivamente a falta de ar. Usa losartana, sinvastatina e insulina. Ao exame, os sinais vitais são pressão arterial 150/85 mmHg, frequência cardíaca 160 bpm, frequência respiratória 24 respirações/minuto e saturação de oxigênio de 96%. O exame cardíaco revela taquicardia e ritmo regular. O ECG está demonstrado a seguir. A radiografia de tórax revela volumes pulmonares hiperinsuflados. Qual das alternativas a seguir é o próximo passo para controlar a frequência cardíaca do paciente?
a) Adenosina.
b) Manobras vagais.
c) Diltiazem.
d) Metoprolol.

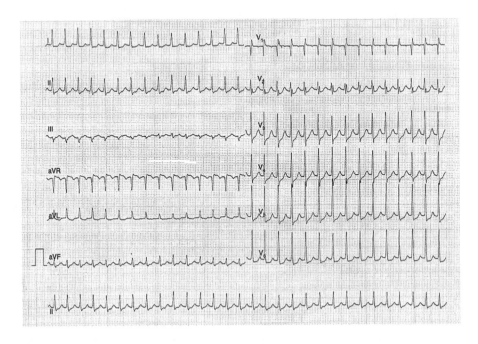

102. Uma mulher de 80 anos chega ao hospital em confusão mental com história de depressão e conversando com a filha falecida. Ela tem sinais de desidratação e refere constipação. O exame neurológico não é focal, o exame cardiopulmonar é normal e uma massa mamária fixa de 3 centímetros é descoberta. Qual é o achado de ECG a seguir?
    a) Ondas T achatadas.
    b) Intervalo QT prolongado.
    c) Intervalo QT encurtado.
    d) Ondas T de pico.

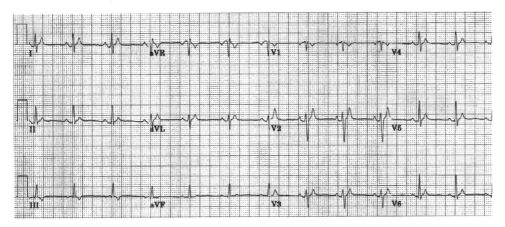

103. Homem de 75 anos, diabético, hipertenso, tabagista, dislipidêmico e obeso é submetido à colectomia total há dois dias. A pressão arterial da paciente é 88/47 mmHg, pulso 120 bpm, frequência respiratória 21 respirações/min e afebril. A oximetria de pulso em ar ambiente é de 93%. Em relação à síndrome coronária no pós-operatório de cirurgias não cardíacas, assinale a alternativa correta:
    a) A síndrome coronária está afastada por não haver manifestação clínica.
    b) Caso seja confirmada a síndrome coronariana aguda, o tratamento para o paciente seria fibrinólise imediata.
    c) A elevação da troponina seria diagnóstica para síndrome coronariana nesses pacientes.
    d) Nenhuma das alternativas anteriores são corretas.

104. Uma mulher de 63 anos foi internada na unidade de terapia intensiva (UTI) por choque séptico de foco urinário. Ela iniciou uma terapia apropriada; no entanto, seu curso na UTIM foi complicado com o desenvolvimento de episódios de taquicardia complexos estreitos e rápidos intermitentes que geralmente se resolvem com manobras vagais; entretanto, não é

refratário. Ao exame físico, os sinais vitais são pressão arterial 115/78 mmHg, frequência cardíaca 170 bpm, frequência respiratória 16 respirações/minuto e saturação de oxigênio 90% em $FiO_2$ de 70%. Seu único acesso é uma linha central de triplo lúmen jugular interna direita, na qual ela recebe fluidos intravenosos e antibióticos. Qual das alternativas a seguir é o próximo passo para tratar a taquicardia do paciente?
a) Adenosina 6 mg IV pelo acesso central.
b) Adenosina 3 mg IV pelo acesso central.
c) Metoprolol 5 mg até o controle da frequência.
d) Nenhuma das alternativas anteriores são corretas.

105. Um homem de 45 anos envolveu-se em um acidente automobilístico. A caixa torácica atingiu o volante. Ele está acordado, alerta, escala de coma de Glasgow 15, hemodinamicamente estável, sem outras alterações. No ECG foram observadas extrassístoles ventriculares. Qual seria a conduta agora?
a) Iniciar lidocaína para aumentar limiar de fibrilação ventricular.
b) Admitir o paciente no hospital por 24 a 48 horas de monitoramento cardíaco.
c) Alta para casa.
d) Está excluída a contusão miocárdica.

106. A ventilação mecânica promove alterações hemodinâmicas nos pacientes. Esse conhecimento é muito importante em pacientes graves em UTI. Assinale a alternativa que explica alguns dos efeitos da pressão intratorácica no coração:
a) A pós-carga do ventrículo direito (VD) é igual à pressão transmural da artéria pulmonar.
b) Aumentos da resistência da artéria pulmonar podem acontecer com hipóxia e aumento da pressão transmural.
c) A ventilação pode reduzir o tônus vasomotor pulmonar, revertendo a hipóxia, recrutando alvéolos e reduzindo a acidose.
d) Todas as afirmativas anteriores são corretas.

107. (Veja o ECG a seguir.) Uma mulher de 65 anos é levada ao pronto-socorro por rebaixamento do nível de consciência, que foi precedida por vários dias de dor no peito e piora da dispneia aos mínimos

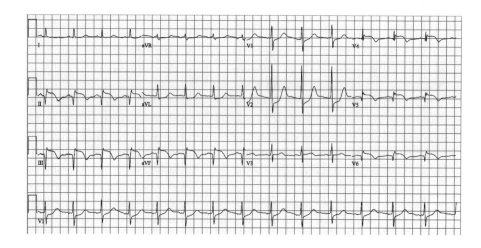

esforços. Ela nega traumas recentes. Ao exame cardíaco há um sopro holossistólico 4/6 no ápice, e a ausculta pulmonar revela estertores dispersos no campo pulmonar esquerdo. Um ECG na chegada ao PS. Seus sinais vitais são os seguintes: PA 88/55 mmHg, FC 125 batimentos/min, FR 22 respirações/min, SpO$_2$ 87% em cânula nasal (NC) de 4 L. Antes do cateterismo cardíaco esquerdo urgente, o paciente é submetido a um ecocardiograma transtorácico limitado à beira do leito, que mostra regurgitação mitral grave.

Qual o achado do ECG e qual a melhor conduta imediata?
a) Infarto agudo do miocárdio com supradesnivelamento em DII, DIII e avF, e imagem em espelho em V1 e V2. Administrar fibrinolíticos enquanto aguarda a estabilização clínica.
b) Prossiga para cateterismo cardíaco esquerdo e consulta cardiotorácica.
c) Ecocardiograma transesofágico à beira do leito.
d) Provável ruptura do músculo papilar posteromedial da valva mitral. Garantir a via aérea da paciente.

108. Um homem de 70 anos hipertenso e diabético apresenta-se com quadro de síncope após dor torácica retroesternal de forte intensidade. Seu ECG é mostrado a seguir. Seus sinais vitais no ED são os seguintes: PA 88/54 mmHg e FC 40 batimentos/min. À ausculta, há intensidade variável para S1, e o exame das veias cervicais revela ondas canônicas A e sinal de Kussmaul. Usa ácido acetilsalicílico 100 mg, atorvastatina 20 mg, lisinopril 40 mg e hidroclorotiazida 25 mg. O paciente não consegue se lembrar da última vez que tomou seus medicamentos em casa e recebe ácido acetilsalicílico 300 mg pelo SAMU a caminho do pronto-socorro. No pronto-socorro, ele recebe clopidogrel 600 mg, atorvastatina 80 mg e um *bolus* de heparina antes da transferência para angiografia coronariana de emergência. Seu angiograma é notável por trombo extenso e diminuição do fluxo na artéria coronária direita. Qual seria a conduta agora?
a) Implante imediato de marca-passo definitivo para manter a sincronia atrioventricular.
b) Reperfusão precoce com ICP primária.
c) Administração de betabloqueadores.
d) Ecocardiograma transtorácico estatístico.

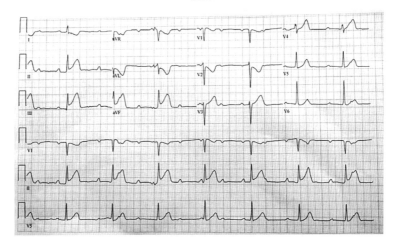

109. Uma mulher de 89 anos com hipertensão e dislipidemia bem controladas apresenta dor torácica retroesternal aguda intensa após a notícia da morte de sua filha. No pronto-socorro, ela apresenta um ECG inicial com supradesnivelamento do segmento ST. Ela é levada de emergência para angiografia coronária, que não revela nenhuma doença arterial coronariana significativa. Seu ecocardiograma é significativo para uma fração de ejeção moderadamente reduzida, um gradiente intracavitário de 66 mmHg, regurgitação mitral leve e movimento anterior sistólico da válvula mitral. A troponina T atingiu um pico de 3,36 mcg/L (N < 0,04 mcg/L). A paciente é transferida para a unidade coronariana para tratamento adicional, onde desenvolve hipotensão sustentada. Qual é o próximo melhor passo para essa paciente?

a) Iniciar dobutamina.
b) Administre fluidos intravenosos.
c) Iniciar norepinefrina.
d) Colocar uma bomba de balão intra-aórtico.

110. Uma mulher de 66 anos de idade, com artrite crônica, diabetes insulino-dependente e hipertensão, é admitida para tratamento de celulite na perna direita e febre de 3 dias. Suas hemoculturas crescem *Staphylococcus aureus* resistente à meticilina (MRSA). É iniciada em vancomicina IV. Digno de nota, a paciente foi submetida à cirurgia de prótese de quadril há 6 meses. No 2º dia de internação, ela desenvolveu um episódio de dor torácica subesternal intensa em repouso, associada a diaforese e náuseas, com duração de 10 minutos. O ECG mostra depressões ST difusas, que se resolveram quando a dor torácica diminuiu. Foi ini-

ciada infusão de heparina, e o ácido acetilsalicílico e o clopidogrel são mantidos. Ela é transferida para a unidade coronariana. Sua troponina T atinge o pico de 0,06 mcg/L (N < 0,04 mcg/L). Ela desenvolve um segundo episódio de dor torácica associada à diaforese e à falta de ar e é submetida a angiografia coronária urgente. O cateterismo mostrou estenose distal grave e múltiplas lesões obstrutivas em artéria descendente anterior, lesões em "*tandem*". A cirurgia cardíaca é consultada, mas, por causa de sua infecção ativa, foi tomada a decisão de prosseguir com intervenção percutânea ICP e, posteriormente, ela é submetida à ICP assistida por Impella. As seguintes afirmações são verdadeiras, exceto:

a) A morfina deve ser administrada com cautela em pacientes com angina instável por causa da associação com aumento da mortalidade.
b) O paciente com IAM sem supra e angina refratária deve realizar uma estratégia invasiva precoce, em até 24 horas.
c) A estratégia invasiva imediata menor que 2 horas é indicada para pacientes com IAM sem supra com instabilidade hemodinâmica.
d) Estratégia invasiva precoce (24 horas) é indicada em IAM sem supra em pacientes com escore de GRACE maior que 140.

111. Um homem da raça negra de 21 anos chega ao pronto-socorro após ter perdido repentinamente a consciência enquanto jogava futebol. Um colega diagnostica uma parada cardíaca e inicia a RCP. Na chegada, o pessoal do SAMU diagnostica uma fibrilação ventricular e desfibrilam 3 vezes antes do retorno da circulação espontânea. Ele também re-

cebe 150 mg de amiodarona e é intubado de emergência por causa de sua respiração agônica. Seu ECG pós-parada possui supradesnivelamento do segmento anterior. Qual é a próxima conduta?
a) Iniciar controle direcionado de temperatura.
b) Solicitar intervenção percutânea para possível angiografia.
c) Solicite uma triagem toxicológica.
d) Todas as alternativas anteriores.

 GABARITO COMENTADO

1. **Resposta: d**
Trata-se de um paciente com sinais de instabilidade hemodinâmica (hipotensão arterial, dor torácica, sudorese e estase jugular), ou seja, é um caso de emergência. A melhor conduta nestes casos seria a cardioversão elétrica sincronizada com sedação, de preferência, drogas sedativas não cardiodepressoras. A utilização de verapamil não é indicada por se tratar de um caso de emergência e predispor instabilidade hemodinâmica em pacientes portadores de disfunção ventricular esquerda. A amiodarona deve ser utilizada em situações de estabilidade clínica, assim como a heparinização e o ecocardiograma transesofágico, quando não é possível afirmar com precisão o início da arritmia e o paciente encontra-se estável.

Bibliografia
1. Panchal AR, Bartos JA, Cabañas JG, Donnino MW, Drennan IR, Hirsch KG, et al.; Adult Basic and Advanced Life Support Writing Group. Part 3: Adult Basic and Advanced Life Support: 2020 American Heart Association Guidelines for Cardiopulmonary Resuscitation and Emergency Cardiovascular Care. Circulation. 2020;142(16_suppl_2):S366-S468.

2. **Resposta: c**
A captura ventricular depende da posição ventricular do eletrodo, da viabilidade do tecido miocárdico e da integridade do sistema de marca-passo. A falha de captura está relacionada principalmente ao deslocamento do eletrodo, entretanto, em pacientes críticos, as alterações metabólicas são as predominantes, entre elas: hipóxia, isquemia miocárdica, acidose, alcalose, hipercapnia, drogas antiarrítmicas (tipos Ia e Ic da classificação de Vaughan) e doenças sistêmicas, como hipotireoidismo e amiloidose cardíaca. A presença de hipercalcemia, assim como uso de gluconato de cálcio, apresenta mínimo efeito no mecanismo de falha de captura.

Bibliografia
1. Finfer SR. Pacemaker failure on induction of anaesthesia. Br J Anaesth. 1991;66(4):509-12.
2. Austin JL, Preis LK, Crampton RS, et al. Analysis of pacemaker malfunction and complications of temporary pacing in the coronary care unit. Am J Cardiol. 1982;49(2):301-6.

3. **Resposta: b**
Considerando que a incidência de fibrilação atrial (FA) aumenta exponencialmente com a idade, é projetado que em 2050 haverá pelo menos 10 milhões de pacientes com FA, fato que está intimamente relacionado ao aumento da expectativa de vida e ao desenvolvimento de novas tecnologias na área da saúde. A FA associa-se principalmente ao aumento de átrio esquerdo em virtude do remodelamento elétrico e estrutural decorrente de hipertrofia ventricular esquerda e a alterações valvares mitral e aórtica. A ausência de trombos intracavitários não exclui o risco de evento embólico, pois podemos identificar, por exemplo, contraste espontâneo de grau III intracavitário, que seria o correspondente a trama atrial e ser potencialmente formador de trombo e consequente even-

to tromboembólico. Portanto, o tratamento inicial deve corresponder ao controle de frequência, reversão para ritmo sinusal e avaliação de indicação de anticoagulação, se não houver contraindicação.

### Bibliografia
1. January CT, Wann LS, Calkins H, Chen LY, Cigarroa JE, Cleveland JC Jr, et al. 2019 AHA/ACC/HRS Focused Update of the 2014 AHA/ACC/HRS Guideline for the management of patients with atrial fibrillation: a report of the American College of Cardiology/American Heart Association Task Force on Clinical Practice Guidelines and the Heart Rhythm Society in collaboration with the Society of Thoracic Surgeons. Circulation. 2019;140(2):e125-e151.

4. **Resposta: c**

A taquicardia ventricular é definida como a presença de três ou mais batimentos originados no ventrículo (abaixo do nó atrioventricular, feixe His-Purkinje). Pode ser classificada como não sustentada, quando tem duração inferior a 30 segundos e não apresenta sinais de instabilidade clínica (dor torácica, hipotensão arterial, dispneia, síncope), e sustentada, quando superior a 30 segundos ou com sinais de instabilidade clínica. Seu local de origem no ventrículo determina a morfologia do complexo QRS, como taquicardia ventricular fascicular (QRS estreito originado no feixe de His-Purkinje) ou taquicardia ventricular de via de saída de ventrículo esquerdo (QRS largo). Quando há a presença de cardiopatia estrutural, a probabilidade de desenvolver TV é maior em razão do desarranjo estrutural das fibras miocárdicas e da possibilidade de substrato para focos de automatismos e/ou reentradas. Embora, a taquicardia ventricular seja um dos ritmos encontrados na parada cardiorrespiratória, ela não é condição exlcusiva da PCR, ou seja, a TV pode ser uma arritmia num paciente com pulso.

### Bibliografia
1. Panchal AR, Bartos JA, Cabañas JG, Donnino MW, Drennan IR, Hirsch KG, et al.; Adult Basic and Advanced Life Support Writing Group. Part 3: Adult Basic and Advanced Life Support: 2020 American Heart Association guidelines for cardiopulmonary resuscitation and emergency cardiovascular care. Circulation. 2020;142(16_suppl_2):S366-S468.

5. **Resposta: c**

A Figura 1 demonstra uma deflexão negativa (vetor se afastando do eletrodo intracavitário) de onda com amplitude significativa, compatível com câmara ventricular direita. A Figura 2 evidencia um complexo QRS precedido de espícula e corrente de lesão endocárdica sugestivo de estar posicionado no endocárdio do ventrículo direito e na Figura 3, um complexo de contração atrial se afastando do eletrodo endocavitário, sugerindo estar localizado na porção alta do átrio direito.

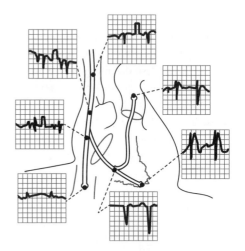

### Bibliografia
1. Mulpuru SK, Madhavan M, McLeod CJ, Cha YM, Friedman PA. Cardiac pacemakers: function, troubleshooting, and management: Part 1 of a 2-Part Series. J Am Coll Cardiol. 2017;69(2):189-210.

## 6. Resposta: d

Paciente com uma taquicardia de QRS estreito, regular e com estabilidade hemodinâmica. A conduta inicial é uma manobra vagal. Há várias manobras vagais que podem ser realizadas.

As taxas de sucesso para a manobra vagal em reverter a TSV varia de 19 a 54% Aumentando na manobra Valsalva modificada com elevação passiva dos membros inferiores. Recomenda-se cautela ao implantar massagem carotídea em pacientes mais velhos dado o potencial risco tromboembólico.

### Bibliografia

1. Appelboam A, Reuben A, Mann C, Gagg J, Ewings P, Barton A, et al.; REVERT trial collaborators. Postural modification to the standard Valsalva manoeuvre for emergency treatment of supraventricular tachycardias (REVERT): a randomised controlled trial. Lancet. 2015;386(10005):1747-53.
2. Adult Basic and Advanced Life Support Writing Group. Part 3: Adult Basic and Advanced Life Support: 2020 American Heart Association guidelines for cardiopulmonary resuscitation and emergency cardiovascular care. Circulation. 2020;142(16suppl2):S366-S468.

## 7. Resposta: a

Falhas na condução pelo marca-passo artificial são achados que podem acontecer na monitoração contínua em terapia intensiva e merecem especial atenção para ações a serem tomadas.

Indicações para a troca de gerador:
- Desgaste de bateria com sinais de fim de vida;
- Ausência ou queda do pulso de saída;
- Falha no circuito de sensibilidade;
- Contaminação ou infecção;
- *Recall*;
- Oportunidade cirúrgica, tendo sido ultrapassado o tempo de garantia do gerador;
- Defeito no conector;

- Presença de síndrome do marca-passo; e estimulação muscular não corrigível por programação.

Indicações para a troca de eletrodo:
- Ruptura de isolamento;
- Fratura do condutor;
- *Recall*;
- Contaminação ou infecção;
- Alteração significativa da impedância;
- Indicação clínica de substituição do modo de estimulação (uni para bipolar) em cabo unipolar;
- Infiltração; e
- Repetidos deslocamentos ou elevações de limiares.

Indicações para a reoperação com possibilidade de reposição ou troca de eletrodo:
- Deslocamento;
- Aumento acentuado do limiar crônico de estimulação ou perda de comando;
- Diminuição acentuada ou perda da sensibilidade;
- Risco de escara ou protusão cutânea;
- Estimulação frênica ou diafragmática; e
- Perfuração ventricular.

Indicações especiais para a troca de gerador com cabo-eletrodo:
- Pacientes com sintomas ou sinais decorrentes de modo de estimulação inadequado cuja resolução é impossível por reprogramação;
- Portadores sintomáticos de marca-passos não responsivos, com necessidade documentada de resposta de frequência;
- Portadores sintomáticos de marca-passos responsivos, mas com resposta inadequada do sensor; e
- Portadores de marca-passos convencionais, cuja evolução clínica mostra necessidade de estimulação multissítio.

## Bibliografia

1. Mulpuru SK, Madhavan M, McLeod CJ, Cha YM, Friedman PA. Cardiac pacemakers: function, troubleshooting, and management: Part 1 of a 2-Part Series. J Am Coll Cardiol. 2017;69(2):189-210.

### 8. Resposta: a

O paciente tem uma bradicardia sintomática, com sinais de choque e deve ser tratado imediatamente. A situação deve ser resolvida pelo médico que está atendendo o paciente – no caso, o intensivista. A recomendação da American Heart Association de 2020 é que a dose de atropina seja 1 mg, IV, a cada 3 a 5 minutos, no máximo 3 mg. Porém, trata-se de um BAV total. Recomenda-se marca-passo transcutâneo juntamente com os fármacos para a bradicardia instável como adrenalina na dose de 2 a 10 microgramas por minuto ou dopamina na dose de 5 a 20 microgramas por kilograma por minuto.

## Bibliografia

1. Panchal AR, Bartos JA, Cabañas JG, Donnino MW, Drennan IR, Hirsch KG, et al. Part 3: Adult Basic and Advanced Life Support: 2020 American Heart Association Guidelines for Cardiopulmonary Resuscitation and Emergency Cardiovascular Care. Adult Basic and Advanced Life Support Writing Group. Circulation. 2020;142(suppl 2):S366-S468.

### 9. Resposta: a

A paciente possui uma bradicardia sintomática em ritmo de bloqueio atrioventricular de segundo grau tipo II. Há indicação de marca-passo transcutâneo e/ou utilização de dopamina ou adrenalina segundo algoritmo da American Heart Association (AHA). Esses bloqueios em geral são infra-hisianos e não respondem, em geral, a atropina. O marca-passo transcutâneo seria alternativa e/ou dopamina e/ou adrenalina.

## Bibliografia

1. Panchal AR, Bartos JA, Cabañas JG, Donnino MW, Drennan IR, Hirsch KG, et al. Part 3: Adult Basic and Advanced Life Support: 2020 American Heart Association guidelines for cardiopulmonary resuscitation and emergency cardiovascular care. Adult Basic and Advanced Life Support Writing Group. Circulation. 2020;142(suppl 2):S366-S468.

### 10. Resposta: b

O paciente é portador de uma taquicardia ventricular polimórfica e deve ser imediatamente desfibrilado por estar instável (hipotenso). Frequentemente são instáveis e há rápida propensão à degeneração ventricular em FV. Há diversas etiologias possíveis para a taquicardia ventricular polimórfica. Uma divisão possível das arritmias ventriculares é aquela que ocorre em coração estruturalmente normal e aquela que ocorre no cardiopata. No caso em questão possivelmente deve se tratar em paciente com coração estruturalmente normal. Taquicardias ventriculares polimórficas sem causa estrutural ou metabólica geralmente são secundárias a canalopatias e o implante de CDI é a única profilaxia eficaz conhecida. Tratamento agudo segue a rotina do ACLS já comentada. Há várias possibilidades:

- A taquicardia ventricular polimórfica catecolaminérgica ocorre em crianças, adolescentes e adultos jovens, caracteristicamente associada a descargas adrenérgicas durante o estresse, sendo reprodutível ao teste ergométrico ou infusão de isoproterenol. O QT é normal.

- Na taquicardia ventricular polimórfica idiopática devemos procurar excluir causas secundárias como isquemia, metabólicos (hipocalemia), tóxicos (álcool, cocaína) e drogas prolongadoras do QT (sotalol, amiodarona, propafenona, amitriptilina, clorpromazina, citalopram, haloperidol, cetoconazol, claritromicina, metadona, hidroxizina, cisaprida, lítio e outras.

- A síndrome de Brugada é autossômica dominante, tem 90% de prevalência masculina e alta relação com morte cardíaca súbita.

## Bibliografia

1. Roston TM, Vinocur JM, Maginot KR, Mohammed S, Salerno JC, Etheridge SP, et al. Catecholaminergic polymorphic ventricular tachycardia in children: analysis of therapeutic strategies and outcomes from an international multicenter registry. Circ Arrhythm Electrophysiol. 2015;8:633-42
2. Zeppenfeld K. Ventricular tachycardia ablation in nonischemic cardiomyopathy. JACC. 2018; 4(9):1123-40.

## 11. Resposta: d

O paciente da questão é portador de *flutter* atrial. O *flutter* atrial é uma arritmia supraventricular cujo mecanismo de arritmia é um circuito em círculo de reentrada que pode atingir todo ou apenas uma parte do átrio direito (AD). Normalmente existe alguma cardiopatia estrutural como valvopatia tricúspide ou doença pericárdica ou pós-operatórios de cirurgia cardíaca.

Características no ECG:
- Ondas "F" atriais com aspecto em "dente de serrote" que são mais bem visualizadas em D2, D3, aVF (parede inferior) e V1;
- Frequência cardíaca (FC) atrial (ondas F) entre 250-350 bpm;
- Ausência de platô isoelétrico;
- Condução atrioventricular com FC entre 150 e 220 bpm;
- Geralmente QRS é estreito, salvo quando conduz com aberrância de condução ou tem bloqueio de ramo.

## Bibliografia

1. Management of atrial fibrillation-flutter: uptodate guideline paper on the current evidence. J Community Hosp Intern Med Perspect. 2018; 8(5):269-27.

2. Thomas D, Eckardt L, Estner HL, Kuniss M, Meyer C, Neuberger HR, et al. Typisches Vorhofflattern: Diagnostik und Therapie [Typical atrial flutter: diagnosis and therapy]. Herzschrittmacherther Elektrophysiol. 2016;27(1):46-56.

## 12. Resposta: d

A paciente se apresenta no PS com quadro de taquicardia de QRS estreito regular e com instabilidade hemodinâmica. A conduta nesse caso é cardioversão elétrica sincronizada imediata. A cardioversão sincronizada está recomendada para tratar a TPSV instável, a fibrilação atrial instável, o *flutter* atrial instável e a TV monomórfica instável.

## Bibliografia

1. Okutucu S, Görenek B. Review of the 2019 European Society of Cardiology Guidelines for the management of patients with supraventricular tachycardia: what is new, and what has changed? Anatol J Cardiol. 2019;22(6):282-6.
2. Mahtani AU, Nair DG. Supraventricular tachycardia. Med Clin North Am. 2019;103(5):863-79.

## 13. Resposta: a

O ritmo sinusal (RS) é um ritmo fisiológico do coração, que se origina no átrio direito alto, observado no ECG de superfície pela presença de ondas P positivas nas derivações D1, D2 e aVF. O eixo de P pode variar entre -30° e +90°. A onda P normal possui amplitude máxima de 2,5 mm e duração igual ou inferior a 110 ms. Podem ocorrer modificações de sua morfologia dependentes da FC.

## Bibliografia

1. Pastore CA, Pinho JA, Pinho C, Samesima N, Pereira Filho HG, Kruse JCL, et al. III Diretrizes da Sociedade Brasileira de Cardiologia sobre análise e emissão de laudos eletrocardiográficos. Arq Bras Cardiol. 2016;106(4 Suppl1):1-23.
2. Yang XS, Beck GJ, Wilkoff BL. Redefining normal sinus heart rate. J Am Coll Cardiol. 1995;25(2 Suppl1):193A.

### 14. Resposta: b

Em níveis de potássio maiores de 8 mEq/L a onda P desaparece, o QRS se torna mais largo, diminui de amplitude e se fusiona com a onda T, desaparecendo o segmento ST, formando uma onda larga sinusoidal. Este ritmo, característico da hipercalemia severa, é um sinal crítico porque pode degenerar em assistolia ou fibrilação ventricular se não receber tratamento.

### Bibliografia

1. Palmer BF, Clegg DJ. Diagnosis and treatment of hyperkalemia. Cleve Clin J Med. 2017;84(12):934-42.
2. Kovesdy CP. Updates in hyperkalemia: outcomes and therapeutic strategies. Rev Endocr Metab Disord. 2017;18(1):41-7.

### 15. Resposta: d

Paciente apresenta fibrilação atrial (ritmo irregular e ausências de ondas P) com QRS por vezes alargados em sua fase inicial devido ao feixe acessório, o que ocasiona o fenômeno de pré-excitação. A síndrome de Wolff-Parkinson-White é caracterizada pelo feixe acessório ocasionando pré-excitação e taquicardias associadas. O uso de drogas que inibem o nó atrioventricular, como os betabloqueadores, podem estimular a passagem do impulso elétrico preferencialmente pelo feixe anômalo deflagrando arritmias complexas.

### Bibliografia

1. Okutucu S, Görenek B. Review of the 2019 European Society of Cardiology guidelines for the management of patients with supraventricular tachycardia: what is new, and what has changed? Anatol J Cardiol. 2019;22(6):282-6.
2. Mahtani AU, Nair DG. Supraventricular tachycardia. Med Clin North Am. 2019;103(5):863-79.

### 16. Resposta: e

O infarto de ventrículo direito, quando acompanha o infarto inferior, apresenta elevada mortalidade (25-30%). Sua presença identifica um subgrupo de pacientes com infarto inferior de alto risco (6%), os quais deveriam ser considerados de alta prioridade para a reperfusão precoce. Evidências recentes sugerem a mortalidade de 6% para pacientes com infarto inferior isolado e de 31% para pacientes com infarto inferior complicado, com infarto de ventrículo direito. O tratamento de pacientes com isquemia do ventrículo direito é diferente e, em algumas situações, diametralmente oposto ao manuseio da disfunção ventricular esquerda. O tratamento do infarto do ventrículo direito inclui manutenção precoce da pré-carga, redução da pós--carga do ventrículo direito, suporte inotrópico para o ventrículo direito e reperfusão precoce.

### Bibliografia

3. Ibanez B, James S, Agewall S, Antunes MJ, Bucciarelli-Ducci C, Bueno H, et al.; ESC Scientific Document Group. 2017 ESC Guidelines for the management of acute myocardial infarction in patients presenting with ST-segment elevation: The Task Force for the management of acute myocardial infarction in patients presenting with ST-segment elevation of the European Society of Cardiology (ESC). Eur Heart J. 2018;39(2):119-77.

### 17. Resposta: b

O bloqueio atrioventricular (BAV) pode ocorrer em 5 a 15% dos infartos inferiores, por reflexo vagal ou isquemia do nodo AV (irrigado em 90% dos casos pela coronária direita e 10% pela circunflexa). A maioria é transitória e reverte espontaneamente ou com atropina endovenosa. Quando o BAV ocorre no IAM anterior, há outra conotação. Geralmente, são infartos graves com extensa necrose do sistema de condução e mortalidade de até 80%. Da mesma forma, o bloqueio agudo do ramo direito com ou sem bloqueio divisional anterossuperior é indicativo de grande área necrosada, com até 30% de evolução para BAVT. Dessa maneira, no IAM sugere-se o implante de marca-passo provisório nos seguintes casos: BAVT, BAV de segundo grau – Mobitz 2, bloqueio alternante de ramo, bloqueio de ramo novo, bloqueio de ramo com bloqueio fascicular ou BAV.

## Bibliografia

1. Ibanez B, James S, Agewall S, Antunes MJ, Bucciarelli-Ducci C, Bueno H, et al.; ESC Scientific Document Group. 2017 ESC Guidelines for the management of acute myocardial infarction in patients presenting with ST-segment elevation: The Task Force for the management of acute myocardial infarction in patients presenting with ST-segment elevation of the European Society of Cardiology (ESC). Eur Heart J. 2018;39(2):119-77.

### 18. Resposta: b

Os marcadores de sucesso da reperfusão coronária podem ser qualitativos ou quantitativos, abrangendo desde a resolução dos sintomas até a aferição da ocorrência do desfecho mais grave, o óbito. Após tratamento com intervenção coronária percutânea primária ou fibrinólise, o marcador mais evidente é a redução ou o desaparecimento da dor, embora apresente expressiva labilidade e baixa especificidade e possa ser mascarado ou confundido com facilidade por analgesia, oclusão de ramos secundários, extensão do infarto, comprometimento pericárdico etc.

Se a disponibilidade de apenas um marcador é pouca (desaparecimento da dor), a adição de outro, quantitativo, se faz necessária. A regressão do supradesnivelamento do segmento ST e suas implicações nos desfechos clínicos são relativamente simples e de fácil obtenção. É o marcador de sucesso do tratamento recomendado na prática vigente, em especial para aqueles submetidos à fibrinólise, que não têm o auxílio da angiografia coronária imediata para a verificação da patência do vaso. Estudos controlados prévios demonstram que quanto mais rápida e expressiva for a regressão do supradesnivelamento do segmento ST na comparação com o eletrocardiograma prévio após a reperfusão, maiores serão os benefícios na redução da mortalidade.

## Bibliografia

1. Ibanez B, James S, Agewall S, Antunes MJ, Bucciarelli-Ducci C, Bueno H, et al.; ESC Scientific Document Group. 2017 ESC Guidelines for the management of acute myocardial infarction in patients presenting with ST-segment elevation: The Task Force for the management of acute myocardial infarction in patients presenting with ST-segment elevation of the European Society of Cardiology (ESC). Eur Heart J. 2018;39(2):119-77.

### 19. Resposta: d

A comunicação interventricular (CIV) como complicação do infarto agudo do miocárdio (IAM) ocorre em 0,5% a 1,0% dos pacientes e frequentemente resulta em falência biventricular, mortalidade imediata após a operação e, na fase aguda, chega a 66%. Os preditores de pior prognóstico são a presença de choque cardiogênico pré-operatório, o comprometimento multiarterial, a idade elevada e o intervalo de tempo entre o evento isquêmico e a ruptura. Tecnicamente, o tecido friável próximo à comunicação interventricular dificulta a realização da operação, especialmente na fase aguda do infarto agudo do miocárdio, já que não houve tempo para cicatrização e formação de fibrose da região infartada. Isso pode redundar em recorrência da comunicação interventricular. Na tentativa de evitar essa possível evolução desfavorável, alguns grupos têm usado retalho duplo e cola biológica.

## Bibliografia

1. Yavuz S. Surgery as early revascularization after acute myocardial infarction. Anadolu Kardiyol Derg. 2008; 8(Suppl. 2):84-92.

## 20. Resposta: c

São contraindicações à trombólise:

| Contraindicações absolutas |
| --- |
| AVC hemorrágico a qualquer tempo. |
| AVC isquêmico com menos de 3 meses. |
| Lesão vascular cerebral conhecida (malformação arteriovenosa – MAV). |
| Neoplasia maligna do sistema nervoso central. |
| Neurocirurgia ou TCE recente com menos de 3 meses. |
| Sangramento gastrointestinal no último mês. |
| Discrasia sanguínea conhecida ou sangramento ativo (exceto menstruação). |
| Dissecção aórtica suspeita. |
| Doenças terminais. |

| Contraindicações relativas |
| --- |
| Ataque isquêmico transitório nos últimos 3 meses. |
| Terapia com anticoagulantes orais. |
| Gravidez ou período de pós-parto com menos de 1 semana. |
| Punção vascular não compressível. |
| Ressuscitação cardiopulmonar traumática. |
| HAS não controlada (≥ 180 mmHg e/ou ≥ 110 mmHg). |
| Doença hepática avançada. |
| Endocardite infecciosa. |
| Úlcera péptica ativa. |
| Exposição prévia à estreptoquinase. |

### Bibliografia

1. Ibanez B, James S, Agewall S, Antunes MJ, Bucciarelli-Ducci C, Bueno H, et al.; ESC Scientific Document Group. 2017 ESC Guidelines for the management of acute myocardial infarction in patients presenting with ST-segment elevation: The Task Force for the management of acute myocardial infarction in patients presenting with ST-segment elevation of the European Society of Cardiology (ESC). Eur Heart J. 2018;39(2):119-77.

## 21. Resposta: b

Killip e Kimball propuseram uma classificação clínica para o IAM-CST de fácil utilização e com fins prognósticos.

| Classificação de Killip e Kimball para pacientes com infarto agudo do miocárdio | |
| --- | --- |
| Classe I | Pacientes sem estertores pulmonares |
| Classe II | Pacientes com estertores que atingem menos de 50% dos campos pulmonares |
| Classe III | Pacientes com estertores que atingem mais de 50% dos campos pulmonares e/ou presença de terceira bulha |
| Classe IV | Choque cardiogênico |

### Bibliografia

1. Ibanez B, James S, Agewall S, Antunes MJ, Bucciarelli-Ducci C, Bueno H, et al.; ESC Scientific Document Group. 2017 ESC Guidelines for the management of acute myocardial infarction in patients presenting with ST-segment elevation: The Task Force for the management of acute myocardial infarction in patients presenting with ST-segment elevation of the European Society of Cardiology (ESC). Eur Heart J. 2018;39(2):119-77.

## 22. Resposta: c

Os biomarcadores de necrose miocárdica devem ser medidos em todos os pacientes que apresentam sintomas consistentes com síndrome coronariana aguda. O estado clínico do paciente e o eletrocardiograma devem ser usados em conjunto com os biomarcadores no diagnóstico de avaliação de suspeita do infarto agudo do miocárdio (IAM). A tabela a seguir descreve as propriedades dos principais marcadores cardíacos.

## Propriedades dos principais marcadores cardíacos

| Marcador cardíaco | Peso molecular (g/mol) | Especificidade cardiovascular? | Vantagem | Desvantagem | Duração da elevação |
|---|---|---|---|---|---|
| Mioglobina | 18.000 | Não | Alta sensibilidade e valor preditivo negativo. | Baixa especificidade na presença de lesão em músculo esquelético e insuficiência renal. | 12 a 24 horas |
| CK-MB massa | 85.000 | +++ | Capacidade de detectar reinfarto. Largo uso clínico. Antigo padrão-ouro para necrose miocárdica. | Baixa especificidade em lesão de musculoesquelético. | 24 a 36 horas |
| Troponina T | 37.000 | ++++ | Ferramenta para estratificação do risco. Detecção do IAM por até 2 semanas. Alta especificidade para o tecido cardíaco. | Não é um marcador de necrose precoce. Testes seriados são necessários para determinar reinfarto. | 10 a 14 dias |
| Troponina I | 23.500 | ++++ | Ferramenta para estratificação do risco. Detecção do IAM por até 7 dias. Alta especificidade para o tecido cardíaco. | Não é um marcador de necrose precoce. Testes seriados são necessários para determinar reinfarto. Sem padrões de referência analítica. | 4 a 7 dias |

## Bibliografia

1. Ibanez B, James S, Agewall S, Antunes MJ, Bucciarelli-Ducci C, Bueno H, et al.; ESC Scientific Document Group. 2017 ESC Guidelines for the management of acute myocardial infarction in patients presenting with ST-segment elevation: The Task Force for the management of acute myocardial infarction in patients presenting with ST-segment elevation of the European Society of Cardiology (ESC). Eur Heart J. 2018;39(2):119-77.

## 23. Resposta: c

A tríade de Beck, sugestiva de tamponamento pericárdico, está presente em menos de 10% dos pacientes e inclui turgência jugular, abafamento de bulhas cardíacas e hipotensão arterial. Esses achados resultam do rápido acúmulo de líquido no espaço pericárdico.

## Bibliografia

1. McNamara N, Ibrahim A, Satti Z, Ibrahim M, Kiernan TJ. Acute pericarditis: a review of current diagnostic and management guidelines. Future Cardiol. 2019;15(2):119-26.

## 24. Resposta: a

Pacientes em uso de AAS e clopidogrel tendem a apresentar maior risco de sangramento e de uso de hemoderivados. Assim sendo, deve-se suspender o AAS e o clopidogrel de 5 a 7 dias antes de uma cirurgia eletiva. Nas cirurgias de emergência, deve-se garantir concentrado de hemácias e de plaquetas no peri/pós-operatório, além de controle de coagulograma. Não há indicação de substituição por anticoagulantes sistêmicos.

## Bibliografia

1. McNamara N, Ibrahim A, Satti Z, Ibrahim M, Kiernan TJ. Acute pericarditis: a review of current diagnostic and management guidelines. Future Cardiol. 2019;15(2):119-26.

## 25. Resposta: e

Na pericardite aguda, a maioria dos pacientes tem supradesnivelamento de ST tanto nas derivações precordiais quanto nas periféricas. Há, ainda, a repolarização precoce, a qual é mais bem vista nas derivações precordiais. A diferenciação da pericardite com repolarização precoce pode ser feita por meio da razão entre a amplitude do início do ST sobre a amplitude da onda T (ST/T) em V6. O diagnóstico de pericardite ocorre quando a razão ST/T é igual a ou maior que 0,25.

## Bibliografia
1. McNamara N, Ibrahim A, Satti Z, Ibrahim M, Kiernan TJ. Acute pericarditis: a review of current diagnostic and management guidelines. Future Cardiol. 2019;15(2):119-26.

## 26. Resposta: d
No Brasil, a principal causa de pericardite é a viral, por uma ação direta do vírus sobre o pericárdio. O diagnóstico é feito em bases clínicas (dor torácica, dispneia, atrito pericárdico) e exames laboratoriais, entre os quais a troponina I, que, todavia, não tem boa correlação com o prognóstico.

A indometacina pode ser usada no tratamento, assim como outros AINH: AAS e ibuprofeno. Ressalta-se que uma das principais causas são as doenças autoimunes, logo a pesquisa faz parte da investigação etiológica de doenças autoimunes.

## Bibliografia
1. McNamara N, Ibrahim A, Satti Z, Ibrahim M, Kiernan TJ. Acute pericarditis: a review of current diagnostic and management guidelines. Future Cardiol. 2019;15(2):119-26.

## 27. Resposta: b
Todos os pacientes com suspeita de síndrome coronariana aguda devem ter suas enzimas cardíacas medidas. Estas, com o resultado do ECG e a história clínica/fatores de risco do paciente deverão ser analisadas para se efetuar o real risco de o paciente estar tendo um IAM.

## Bibliografia
1. Ibanez B, James S, Agewall S, Antunes MJ, Bucciarelli-Ducci C, Bueno H, et al.; ESC Scientific Document Group. 2017 ESC Guidelines for the management of acute myocardial infarction in patients presenting with ST-segment elevation: The Task Force for the management of acute myocardial infarction in patients presenting with ST-segment elevation of the European Society of Cardiology (ESC). Eur Heart J. 2018;39(2):119-77.

## 28. Resposta: c
A diferença entre a pressão arterial média e a pressão diastólica final do ventrículo esquerdo (representada pela pressão de oclusão da artéria pulmonar) resulta no cálculo da pressão de perfusão coronariana (PPC, mmHg).

## Bibliografia
1. Canil R, Maldonado JS, Souza PRM, Koike MK. Determinação da magnitude do infarto do miocárdio por medida da angulação entre as bordas da parede infartada: proposta de nova técnica. Science in Health. 2011;2(2):73-82.

## 29. Resposta c
Há supradesnivelamento do segmento ST em DII, DIII e aVF. Supra ST em DIII > DII é indicativo de oclusão de artéria coronária direita (ACD). Infra ST em aVL indica oclusão de ACD.

Infradesnivelamentos de V1-V3 são chamados de imagem em espelho e podem representar um IAM posterior. Supra ST em V7 a V9 tem maior especificidade para o diagnóstico de IAM dorsal. Não aparece no caso.

Atualmente a nova nomenclatura seria: infarto do segmento inferobasal da parede inferior (previamente conhecida como posterior).

## Bibliografia

1. Garcia-Cosío F. El infarto posterior existe [Posterior myocardial infarction is real]. Rev Esp Cardiol. 2008;61(4):430-1; author reply 431-2.
2. Alarcón-Duque JA, Lekuona-Goya I, Laraudogoitia-Zaldumbide E, Salcedo-Arruti A. Electrocardiografía e infarto "posterior": está resuelto el enigma?. Revista Española de Cardiología. 2008;61(6):565-7.

## 30. Resposta: b

Para bradicardia sintomática grave causando choque, se nenhum acesso IV ou IO estiver disponível, pode ser realizada estimulação transcutânea enquanto o acesso está sendo providenciado. Além disso, para o caso em questão por se tratar de um BAVT o marca-passo transcutâneo, dopamina ou adrenalina já estariam indicados de imediato. Uma revisão sistemática de 2006 envolvendo 7 estudos de estimulação transcutânea para bradicardia sintomática e bradiasistólica parada cardíaca no ambiente pré-hospitalar não encontrar um benefício na utilização de marca-passo em comparação com abordagens padronizadas do ACLS, embora uma análise de subgrupo de 1 ensaio sugeriu um possível benefício em pacientes com bradicardia sintomática.

## Bibliografia

1. Panchal AR, Bartos JA, Cabañas JG, Donnino MW, Drennan IR, Hilrsch KG; Adult Basic and Advanced Life Support Writing Group, et al. Part 3: Adult Basic and Advanced Life Support: 2020 American Heart Association guidelines for cardiopulmonary resuscitation and emergency cardiovascular care. Circulation. 2020;142(suppl 2):S366-S468.

## 31. Resposta: a

Trata-se de um paciente com bradicardia sinusal associada a hipercalemia. A conduta é procurar reverter a causa base. O gluconato de cálcio é uma medicação à parte e sua indicação não depende dos níveis de potássio, e sim do aparecimento de alterações eletro-

cardiográficas associadas. Portanto, aqui é necessária uma medida imediata em conjunto com outras para tentar diminuir os níveis de potássio. Além da abordagem para hipercalemia, devemos lembrar que este paciente apresenta congestão pulmonar e altos níveis pressóricos, que necessitam de intervenção.

Nesta situação, o inibidor da ECA deve ser retirado, pois está associado com aumento dos níveis de potássio e piora da função renal. Estes níveis de ureia e creatinina também contraindicam o uso de glibenclamida e metformina. Neste momento, pode-se tentar o uso de diuréticos de alça, caso o paciente ainda apresente diurese, o que provavelmente é o caso, pois não existe história de oligúria ou mesmo de alteração da função renal.

## Bibliografia

1. Panchal AR, Bartos JA, Cabañas JG, Donnino MW, Drennan IR, Hilrsch KG; Adult Basic and Advanced Life Support Writing Group, et al. Part 3: Adult Basic and Advanced Life Support: 2020 American Heart Association guidelines for cardiopulmonary resuscitation and emergency cardiovascular care. Circulation. 2020;142(suppl 2):S366-S468.
2. Friedmann AA. O ECG em doenças não cardíacas. In: Pastore CA, Samesima N, Tobias N, Pereira Filho HG, editores. Eletrocardiografia atual. Curso do Serviço de Eletrocardiografia do InCor. 3.ed. São Paulo: Atheneu; 2016. p. 289-302.

## 32. Resposta: a

As manifestações clínicas da dissecção aguda da aorta incluem dor torácica, presente em mais de 90% dos pacientes, sem episódios semelhantes anteriormente, de característica constante com maior intensidade no início, descrita frequentemente como uma dor "rasgada". A dor geralmente está localizada no meio do esterno para DA torácica ascendente e na região interescapular para DA torácica descendente. À medida que a dissecção se estende em uma direção anterógrada ou retrógrada, a localização da dor tende a migrar, sendo um fator importante para a suspeita clínica. A localização inicial da dor sugere o local de início da dissecção. Geralmente é acompanhada de sintomas de atividade simpática, podendo apresentar também dispneia e edema pulmonar.

Nas dissecções proximais, a dor começa no precórdio, irradia-se para pescoço, braços, mandíbula, antes de migrar para as costas, região lombar ou membros inferiores, sendo um importante diagnóstico diferencial de infarto agudo do miocárdio. O déficit neurológico pode ocorrer em virtude da má perfusão cerebral ou medular ou da compressão nervosa extrínseca. Síncope ocorre em 5 a 10% dos pacientes e geralmente indica presença de envolvimento dos ramos supra-aórticos ou tamponamento cardíaco.

A linha pleural tem aspecto ultrassonográfico hiperecogênico e representa seus folhetos parietal e visceral. Por ser um exame dinâmico, podemos verificar a movimentação pleural durante as incursões respiratórias, e esse simples achado não deve ser menosprezado. Ele pode ser confirmado na avaliação ao modo M, no qual o achado característico é o "sinal da praia", que representa o bom deslizamento pleural. O contrário é observado na vigência de pneumotórax, tubo endotraqueal seletivo e, mais raramente, em atelectasia.

A mortalidade da ruptura esofágica é alta. Não há indicação de teste ergométrico para diagnósitoco de estenose aórtica.

### Bibliografia

1. Tchana-Sato V, Sakalihasan N, Defraigne JO. La dissection aortique [Aortic dissection]. Rev Med Liege. 2018;73(5-6):290-5.
2. Dries DJ. Chest Pain. Air Med J. 2016;35(3):107-10.

### 33. Resposta: a

No primeiro atendimento ao paciente com cardiomiopatia de takotsubo o ECG revela, em 90% dos casos, o supradesnivelamento do segmento ST nas derivações precordiais. Outras alterações menos comuns incluem inversão de onda T e aparecimento de onda Q patogênica. Constata-se também o prolongamento do intervalo QT corrigido, provavelmente, devido às alterações anatomofuncionais a que o miocárdio é submetido, o que predispõe a arritmias cardíacas, principalmente ventricular, já que essa cavidade é afetada primariamente pela doença.

Não é possível diferenciá-la do IAM, com base em dados clínicos, do ECG e até pela dosagem de biomarcadores de necrose miocárdica, como a troponina e CK-MB. Isso porque nessa cardiomiopatia também há elevação em suas dosagens, em 100% dos casos. Há também aumento na dosagem do BNP (peptídeo natriurético atrial), decorrente da elevação da pressão diastólica final do VE, assim como no IAM.

A cardiomiopatia de takotsubo pode ser sugerida por aspectos sutis em relação ao IAM, como o mínimo aumento do segmento ST e a sua presença em várias derivações, não respeitando uma área irrigada por uma artéria coronária específica; e discreta alteração de biomarcadores desproporcional à área afetada ao ECG.

No caso do paciente acima há uma área afetada específica e compatível com área de irrigação de coronária direita. Supradesnivelamento do segmento ST em DII, DIII e aVF.

### Bibliografia

1. Reis JVG, Rsas G. Cardiomiopatia de takotsubo: um dignóstico diferencial da síndrome coronariana aguda: revisão da literatura Rev Med Minas Gerais. 2010;20(4):594-600
2. Amin HZ, Amin LZ, Pradipta A. Takotsubo cardiomyopathy: a brief review. J Med Life. 2020; 13(1): 3-7.

### 34. Resposta: c

O clopidogrel pode ser realizado caso a terapia de reperfusão seja hemodinâmica em todos os pacientes em todas as idades. A dose de ataque não deve ser realizada em pacientes encaminhados a trombólise. Enoxaparina endovenosa não deve ser realizada no paciente idoso > 75 anos.

## Bibliografia

1. Ibanez B, James S, Agewall S, Antunes MJ, Bucciarelli-Ducci C, Bueno H, et al.; ESC Scientific Document Group. 2017 ESC Guidelines for the management of acute myocardial infarction in patients presenting with ST-segment elevation: The Task Force for the management of acute myocardial infarction in patients presenting with ST-segment elevation of the European Society of Cardiology (ESC). Eur Heart J. 2018;39(2):119-177.

## 35. Resposta: c

O ECGi possui supradesnivelamento nas derivações: D2, D3,AVF e V5 e V6 e correspondem a obstruções de CD ou CX (proximais).

## Bibliografia

1. Ibanez B, James S, Agewall S, Antunes MJ, Bucciarelli-Ducci C, Bueno H, et al.; ESC Scientific Document Group. 2017 ESC Guidelines for the management of acute myocardial infarction in patients presenting with ST-segment elevation: The Task Force for the management of acute myocardial infarction in patients presenting with ST-segment elevation of the European Society of Cardiology (ESC). Eur Heart J. 2018;39(2):119-77.

## 36. Resposta: a

Choque cardiogênico é uma condição grave e que encerra alta mortalidade. A cada 10 pacientes em choque por falência do trabalho cardíaco 8 casos ocorrem em decorrência de síndromes coronarianas agudas. A definição de choque cardiogênico não apresenta uma uniformidade na literatura médica em razão dos trials apresentarem variações em seus critérios, porém os conceitos de definição mais aceitos são: pressão arterial sistólica (PAS) <

90 mmHg de forma sustentada ou quando necessitamos de uso de suporte farmacológico e/ou mecânico para manter PAS acima deste patamar associado a sinais de hipoperfusão orgânica. Os sinais de hipoperfusão orgânica mais utilizados nos estudos são descritos como débito urinário < 30 mL/h, extremidades frias, alteração do estado mental e níveis séricos de lactato acima de 18 g/dL (ou 2 mmol/L). Outros critérios utilizados em estudos clássicos para definição de choque cardiogênico foram o uso do índex cardíaco menor ou igual a 2,2 L/min/m$^2$ e uma pressão de oclusão pulmonar (PoAP) > 15 mmHg. No IAM de VD existe diminuição de pré-carga para o VE e em decorrência disso a PoAP, que reflete a presão diastólica das câmaras esquerdas, está diminuída. Em relação à onda A gigante ela está presente na insuficiência tricúspide e não na mitral.

## Bibliografia

1. Vahdatpour C, Collins D, Goldberg S. Cardiogenic shock. J Am Heart Assoc. 2019;8(8):e011991.
2. Hochman JS, Sleeper LA, Webb JG, Sanborn TA, White HD, Talley JD, et al. Early revascularization in acute myocardial infarction complicated by cardiogenic shock. SHOCK Investigators. Should We Emergently Revascularize Occluded Coronaries for Cardiogenic Shock. N Engl J Med. 1999;341:625-34.

## 37. Resposta: b

O choque cardiogênico se apresenta como complicação das síndromes coronarianas agudas (SCA) em 5-10% dos casos. Os indivíduos com SCA sem supradesnivelamento do segmento ST apresentam uma mortalidade maior quando comparados aos que têm supra de ST por serem menos submetidos a estratégia invasiva precoce ou revascularização de emergência. Em uma parcela menor os casos de choque cardiogênico podem se apresentar com a classificação hemodinâmica de "frio e seco", principalmente, em portadores de doença renal crônica e nesses casos há indicação de desafio volêmico, ou seja, reposição de fluidos em choque cardiogênico. Aproximadamente um quarto dos casos de choque cardiogênico pode se apresentar hemodinamicamente como "quente e úmido". Nesses casos a superposição com choque séptico é mais prevalente e a vasodilatação ocorre por aumento de citocinas inflamatórias.

## Bibliografia

1. Vahdatpour C, Collins D, Goldberg S. Cardiogenic Shock. J Am Heart Assoc. 2019;8(8):e011991.
2. van Diepen S, Katz JN, Albert NM, Henry TD, Jacobs AK, Kapur NK, et al. Contemporary management of cardiogenic shock: a scientific statement from the American Heart Association. Circulation. 2017;136:e232–e268.
3. McCallister BD, Christian TF, Gersh BJ, Gibbons RJ. Prognosis of myocardial infarctions involving more than 40% of the left ventricle after acute reperfusion therapy. Circulation. 1993;88:1470-5.
4. Menon V, White H, LeJemtel T, Webb JG, Sleeper LA, Hochman JS. The clinical profile of patients with suspected cardiogenic shock due to predominant left ventricular failure: a report from the SHOCK Trial Registry. SHould we emergently revascularize Occluded Coronaries in cardiogenic shocK? J Am Coll Cardiol. 2000;36:1071-6.

## 38. Resposta: a

Na insuficiência cardíaca aguda (IC-A) devemos classificar o paciente de acordo com seu perfil hemodinâmico levando em conta duas variáveis: volemia e perfusão. Os vasodilatadores, nitroglicerina e/ou nitroprussiato, podem ser usados em pacientes com IC-A nos quais há aumento da resistência periférica e sem a presença de hipotensão concomitante Os diuréticos de alça, furosemida em nosso meio, são de fundamental importância para o controle da congestão visto que a maioria dos casos de IC-A tem o perfil "quente e úmido" na forma de IC crônica-agudizada. Aqui vale ressaltar os casos de IC-A (*de novo*) onde o representante é o edema agudo de

pulmão hipertensivo. Particularmente, estes casos ocorrem com perfil "quente e úmido", porém os indivíduos não apresentam hipervolemia real e sim relativa com redistribuição central da volemia e se beneficiam da prescrição de vasodilatadores preferencialmente a diuréticos diferente do que ocorre com os casos de crônica-agudizada, em que a hipervolemia é real e o benefício dos diuréticos é mais evidente. Nos casos em que ocorre baixa perfusão, muitas vezes devemos recorrer ao uso de inotrópicos como dobutamina, levosimedan e milrinone. O uso de bloqueadores do canal de cálcio na IC-A não é recomendado nos casos de agudização da doença por esta classe de fármacos diminuir o inotropismo.

## Bibliografia

1. Comitê Coordenador da Diretriz de Insuficiência Cardíaca. Diretriz brasileira de insuficiência cardíaca crônica e aguda. Arq Bras Cardiol. 2018; 111(3):436-539.
2. Viau DM, Sala-Mercado JA, Spranger MD, O'Leary DS, Levy PD. The pathophysiology of hypertensive acute heart failure. Heart. 2015;101:1861-7.
3. Collins SP, Levy PD, Martindale JL, Dunlap ME, Storrow AB, Pang PS, et al. Clinical and research considerations for patients with hypertensive acute heart failure: a consensus statement from the Society for Academic Emergency Medicine and the Heart Failure Society of America Acute Heart Failure Working Group. Acad Emerg Med. 2016;23(8):922-31

## 39. Resposta: c

O uso do cateter de artéria pulmonar na monitorização hemodinâmica continua controverso. As evidências atuais apontam seu uso como classe de recomendação I em paciente em suporte mecânico circulatório ou em terapia ponte para transplante. Outras recomendações, porém com níveis de evidência menores, orientam seu uso em insuficiência cardíaca aguda (IC-A) refratária e choque cardiogênico. O uso do cateter de artéria pulmonar tem sido advogado para uso em algoritmos para identificação de grupos e subgrupos específicos de choque. Os dados fornecidos por esta ferramenta poderiam indicar o tipo de dispositivo de assistência circulatória mais indicado.

## Bibliografia

1. Marcondes-Braga FG, Moura LAZ, Issa VS, Vieira JL, Rohde LE, Simões MV, et al. Atualização de Tópicos Emergentes da Diretriz de Insuficiência Cardíaca – 2021. Arq Bras Cardiol. 2021:17-9.
2. Tehrani BN, Truesdell AG, Psotka MA, Rosner C, Singh R, Sinha SS, et al. A standardized and comprehensive approach to the management of cardiogenic shock. JACC Heart Fail. 2020;8(11):879-91.
3. Metra M, Dinatolo E, Dasseni N. The new heart failure association definition of advanced heart failure. Card Fail Rev. 2019;5(1):5-8.
4. Truby LK, Rogers JG. Advanced heart failure:epidemiology,diagnosis and therapeutic approaches. JACC Heart Fail. 2020;8(7):523-36.

## 40. Resposta: e

Cerca de 20% dos pacientes diagnosticados com choque cardiogênico são readmitidos em UTI em 30 dias. As causas mais comuns de readmissão são novo evento isquêmico e insuficiência cardíaca aguda. Além dos descritos nas alternativas, a literatura coloca outros fatores de readmissão como baixo nível socioeconômico, por exemplo.

## Bibliografia

1. Vahdatpour C, Collins D, Goldberg S. Cardiogenic shock. J Am Heart Assoc. 2019;8(8):e011991.

## 41. Resposta: d

No pós-operatório de cirurgia cardíaca é comum o aparecimento de taquiarritmias. Uma das mais frequentes é a fibrilação atrial (FA). Nos casos de FA associada a repercussão hemodinâmica causada pela alta resposta ventricular devemos proceder a cardioversão elétrica ou choque sincronizado com uso de 120-200 J.

## Bibliografia

1. Comitê Coordenador da Diretriz de Insuficiência Cardíaca. Diretriz brasileira de insuficiência cardíaca crônica e aguda. Arq Bras Cardiol. 2018; 111(3):436-539.

## 42. Resposta: b

## 43. Resposta: d

Comentários para as questões 42 e 43:

Além da avaliação de perfusão tecidual e hipóxia por níveis aumentados de lactato podemos avaliar por meio de uma estratégia beira-leito de boa acurácia e reprodução: o tempo de reenchimento capilar. Diante de paciente com choque (hipoperfusão tecidual) devemos sempre avaliar se há indicação de infusão de cristaloides. A ressuscitação volêmica é estratégia importante nestes pacientes, porém nem todos irão obter resultados com essa medida e isso é explicado pela fluidorresponsividade. De forma alegórica podemos comparar o que ocorre no choque a uma estação de água. Uma estação precisa de, logicamente, água (volume), uma bomba (coração) e canais de vazão (leito vascular). Algumas vezes, o problema não está, ou já foi resolvido, em relação ao volume e agora se encontra na bomba ou nos canais de vazão. Nesta segunda etapa (coração x leito vascular) uma dica é importante: nos pacientes previamente hipertensos, principalmente, os de difícil controle, um alvo de pressão arterial média (PAM) mais elevada com um teste com vasopressor pode melhorar a perfusão, pois há um arranjo vascular crônico com a hipertensão e a pressão de perfusão de órgãos já está "calibrada" para PAM mais superiores. Agora como saber se o "problema do volume" foi solucionado? Neste caso, temos inúmeras estratégias para avaliar fluidorresponsividade e que variam de acordo com algumas características relacionadas ao estado do paciente como: presença de ventilação mecânica invasiva, arritmias cardíacas e baixa complacência pulmonar. No caso em questão, quando aumentados o volume corrente diminuímos o retorno venoso (pré-carga) e com isso aumentamos o diâmetro da VCI, a pressão sistólica tende a aumentar o hiato com a diastólica e o volume stroke aumenta devido à reorganização do VE. Por isso, um aumento na variação da pressão de pulso é notado nestes casos.

## Bibliografia

1. Hernández G, Cavalcanti AB, Ospina-Tascón G, Zampieri FG, Dubin A, Hurtado FJ, et al; ANDROMEDA-SHOCK Study Investigators. Early goal-directed therapy using a physiological holistic view: the ANDROMEDA-SHOCK-a randomized controlled trial. Ann Intensive Care. 2018;8(1):52.
2. Miller A, Mandeville J. Predicting and measuring fluid responsiveness with echocardiography. Echo Res Pract. 2016;3:G1-12

## 44. Resposta: d

O duplo bloqueio do SRAA com BRA e IECA é contraindicado pois tem impacto em mortalidade ou sintomas e aumenta a incidência de complicações como hipercalemia e disfunção renal. A medicação que tem o maior poder em prevenir morte súbita em ICFEr são os betabloqueadores. Aqui se faz necessário lembrar que nem todos os betabloqueadores podem ser usados para diminuição de mortalidade nesses cenários. Os representantes deste grupo com comprovado benefício em mortalidade são: carvedilol, succinato de metoprolol, bisoprolol e nebivolol (em indivíduos com 70 anos ou mais). Os iSGLT2 desde 2015 com o estudo *Empareg Outcomes* até 2020 com os *trials* DAPA-HF e *Emperor Reduced* têm demonstrado inequívoco benefício em redução de hospitalizações por IC e mortalidade.

As atualizações das diretrizes brasileiras e americanas já trazem o valsartan/sacubitril com indicação preferencial na ICFEr em detrimento de IECA ou BRA.

## Bibliografia

1. Marcondes-Braga FG, Moura LAZ, Issa VS, Vieira JL, Rohde LE, Simões MV, et al. Atualização de tópicos emergentes da diretriz de insuficiência cardíaca – 2021. Arq Bras Cardiol. 2021:17-9.
2. Maddox TM, Januzzi JL, Allen LA, Breathett K Butler J, Davis LL, et al. 2021 Update to the 2017 ACC expert consensus decision pathway for optimization of heart failure treatment: answers to 10 pivotal issues about heart failure with reduced ejection fraction: a report of the American College of Cardiology Solution Set Oversight Committee. J Am Coll Cardiol. 2021;77(6):772-810.

## 45. Resposta: d

Na impossibilidade de se estabilizar o choque cardiogênico com drogas, a instalação de dispositivos de assistência circulatória (DACir) se faz mandatória, muitas vezes como ponte para tratamentos definitivos (como revascularização percutânea ou cirúrgica no IAM, ou na estabilização hemodinâmica visando o transplante cardíaco). Eles reduzem o trabalho ventricular e bombeiam o sangue em direção ao sistema arterial, aumentando o fluxo periférico e aos órgãos.

O balão intra-aórtico (BIA) é o DACir mais largamente utilizado, notadamente como adjuvante no tratamento do IAM com elevação do segmento ST complicado por choque cardiogênico (auxiliando a recanalização mecânica ou química ou o tratamento da insuficiência cardíaca, muitas vezes secundária a complicações mecânicas). As complicações mais frequentes com o uso dos DACir são os eventos tromboembólicos, o sangramento e a infecção; no entanto, a hemólise, a plaquetopenia e o mau funcionamento do dispositivo não são raros.

A eficácia da contrapulsação pelo balão intra-aórtico pode ser avaliada pela observação de determinadas variáveis hemodinâmicas. As principais alterações são: 1) elevação da pressão arterial média; 2) aumento do débito cardíaco; e 3) redução das pressões de enchimento ventricular.

Além dos parâmetros hemodinâmicos, um conjunto de sinais clínicos é indicativo da eficácia da contrapulsação. A melhora da perfusão cerebral, por exemplo, pode ser manifestada por um clareamento do sensório, uma melhora do estado de lucidez ou o desaparecimento do torpor, da confusão mental ou da agitação do paciente. A melhora da perfusão renal, de modo semelhante, pode ser manifestada pelo aumento da diurese, independentemente da ação de diuréticos. Os sinais periféricos do choque, como as extremidades frias, a sudorese, a presença de pulsos finos e fracos, também podem melhorar ou desaparecer, após o início da contrapulsação com o balão.

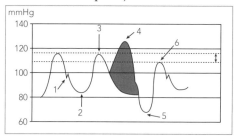

A figura representa o efeito da contrapulsação do balão intra-aórtico na curva de pressão arterial (aórtica). Em 1 e 2 estão representadas a sístole e a diástole sem a assistência do balão; 3 representa a sístole do batimento assistido com o balão; 4 é o ponto de enchimento do balão; 5 representa a pressão diastólica aumentada pelo pulso do balão; 6 representa a pressão diastólica final na aorta.

### Bibliografia

1. Seferovic PM, Ponikowski P, Anker SD, Bauersachs J, Chioncel O, Cleland JGF, et al. Clinical practice update on heart failure 2019: pharmacotherapy, procedures, devices and patient management. An expert consensus meeting report of the Heart Failure Association of the European Society of Cardiology. Eur J Heart Fail. 2019;21(10):1169-86.

### 46. Resposta: b

A monitorização hemodinâmica desempenha papel fundamental na monitorização pós-cirurgia cardíaca e deve atender aos modernos conceitos de choque, cuja base reside no metabolismo celular. Desta forma, a monitorização hemodinâmica atual busca a detecção precoce do desbalanço entre oferta e consumo de oxigênio ($O_2$), podendo definir preditores de sobrevida e incrementar a estratificação de risco, com especial importância na estimativa do prognóstico.

### Bibliografia

1. Bignami E, Castella A, Pota V, Saglietti F, Scognamiglio A, Trumello C, et al. Perioperative pain management in cardiac surgery: a systematic review. Minerva Anestesiol. 2018;84(4):488-503.

### 47. Resposta: a

A disfunção miocárdica que ocorre no choque séptico é um evento autolimitado e reversível nos pacientes que sobrevivem. Há duas teorias para esta disfunção: uma associada ao mecanismo de hipoperfusão miocárdica, resultando em lesão isquêmica ao coração séptico e, a segunda, provavelmente mais correta, relacionada a substâncias depressoras circulatórias no choque séptico.

O conhecimento sobre a fisiopatologia da sepse envolvendo a inflamação e a imunomodulação sustenta a ideia de que diversos mediadores estejam envolvidos na cardiodepressão da sepse, como o fator de necrose tumoral alfa (TNF-α), a interleucina I (IL-1) e o óxido nítrico (NO).

### Bibliografia

1. Walley KR. Sepsis-induced myocardial dysfunction. Curr Opin Crit Care. 2018;24(4):292-9.

### 48. Resposta: a

Inicialmente, há uma hipovolemia relativa na sepse em virtude da vasodilatação venoarterial, além do extravasamento de fluido para o espaço extracelular. Com a reposição volêmica, há um equilíbrio caracterizado como um quadro hiperdinâmico, com queda da resistência vascular sistêmica, elevação do débito cardíaco (DC) e taquicardia. Há redistribuição do fluxo sanguíneo para alguns órgãos, que é caracterizado como choque distributivo.

Apesar de o DC estar normal ou elevado, o mesmo não ocorre com a função contrátil ventricular esquerda. A fração de ejeção (FE), que corresponde à porcentagem do volume diastólico final ejetado em cada batimento, pode apresentar valores diferentes para o mesmo volume sistólico. Há dilatação biventricular e volume ejetado sistólico normal. A redução na FE e a dilatação biventricular ocorrem 24 a 48 horas após o início do quadro, revertendo em cinco a dez dias.

A normalização da frequência cardíaca (diminuição de mais de 18 bpm) e do índice cardíaco (queda de mais de 0,5 L/min/m²) são marcadores de bom prognóstico quando ocorrem nas primeiras 24 horas.

Bibliografia
1. Walley KR. Sepsis-induced myocardial dysfunction. Curr Opin Crit Care. 2018;24(4):292-9.

49. **Resposta: d**

A disfunção miocárdica associada à sepse tem como mecanismo principal uma resposta inflamatória desencadeada pelo agente infeccioso que promove a liberação de substâncias depressoras do miocárdio, sendo as principais: MIF, TNF-α, IL-1β, IL-2, IL-4, IL-6, IL-8, IL-10, INF-γ e TGF-β. Além da resposta inflamatória, outros mecanismos foram propostos como responsáveis pela DMAS, tais como a isquemia global, alterações no metabolismo do cálcio e dos miofilamentos.

Bibliografia
1. Walley KR. Sepsis-induced myocardial dysfunction. Curr Opin Crit Care. 2018;24(4):292-9.

50. **Resposta c.**
Ver figura a seguir.

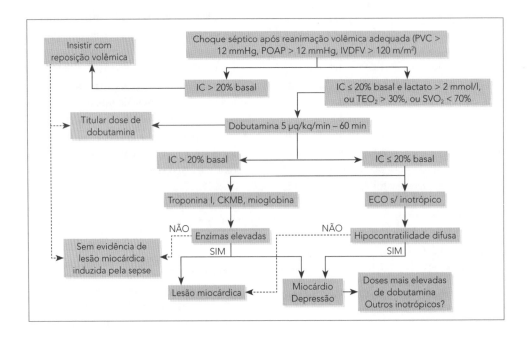

## Bibliografia

1. Walley KR. Sepsis-induced myocardial dysfunction. Curr Opin Crit Care. 2018;24(4):292-9.

### 51. Resposta: a

A grande parte, cerca de 95% dos pacientes admitidos com IC-A apresentam, congestão sendo o perfil B o mais comum. Tanto os peptídeos natriuréticos como as troponinas são marcadores de pior prognóstico neste cenário e devemos lembrar que troponina é um marcador miocárdio-específico e não infarto-específico. Em relação ao uso da furosemida na congestão podemos usar tanto em doses intermitentes quanto em infusão contínua com os mesmos resultados.

O único marcador de lesão miocárdica recomendado é a troponina, independentemente do tempo de apresentação da dor torácica.

## Bibliografia

1. Piotr Ponikowski, Voors AA, Anker SD, Bueno H, Cleland JGF, Coats AJS, et al. ESC Scientific Document Group, 2016 ESC Guidelines for the diagnosis and treatment of acute and chronic heart failure: The Task Force for the diagnosis and treatment of acute and chronic heart failure of the European Society of Cardiology (ESC) Developed with the special contribution of the Heart Failure Association (HFA) of the ESC, Eur Heart J. 2016;37(27):2129-200.
2. Marcondes-Braga FG, Moura LAZ, Issa VS, Vieira JL, Rohde LE, Simões MV, et al. Atualização de tópicos emergentes da diretriz de insuficiência cardíaca – 2021. Arq Bras Cardiol. 2021:7-19.
3. Nicolau JC, Feitosa-Filho G, Petriz JL, Furtado RHM, Précoma DB, Lemke W, et al. Diretrizes da Sociedade Brasileira de Cardiologia sobre angina instável e infarto agudo do miocárdio sem supradesnível do segmento ST. Arq Bras Cardiol. 2021:4.

### 52. Resposta: b

O paciente tem sinais indiretos para SVD: ondas P de aspecto apiculado e/ou de voltagem maior do que 2,5 mm nas inferiores (*P. pulmonale*).

Lembrar as características da curva de pressão arterial invasiva (figura a seguir).

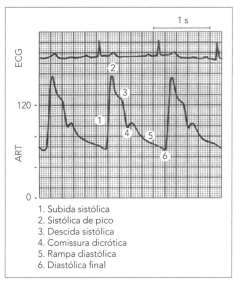

1. Subida sistólica
2. Sistólica de pico
3. Descida sistólica
4. Comissura dicrótica
5. Rampa diastólica
6. Diastólica final

Características da curva de pressão arterial normal.
Fonte: Stacciarini, 2016.

Pulsos fortes e fracos alternadamente. Há alternação contínua da amplitude de um batimento para outro; embora o ritmo seja basicamente regular, o volume ejetado varia. Ocorre devido a variações do enchimento e da contratilidade miocárdica em situações de disfunção ventricular esquerda. É um dos sinais mais precoces de disfunção ventricular e quanto mais intensos os achados, mais grave é a disfunção. Associa-se também a variações na intensidade das bulhas e sopros. Exemplo: insuficiência cardíaca congestiva. É mais perceptível no pulso radial. Portanto, o paciente tem sinais e sintomas de disfunção biventricular grave.

## Bibliografia

1. Wang D, Reynolds L, Alberts T, Vahala L, Hao Z. Model-based analysis of arterial pulse signals for tracking changes in arterial wall parameters:

a pilot study. Biomech Model Mechanobiol. 2019; 18(6):1629-38.

2. Stacciarini TSG. Punção percutânea em artéria para aferição invasiva da pressão arterial sistêmica; 2016. Disponível em: http://www.ebserh.gov.br.

### 53. Resposta: e

Paciente com quadro típico de edema agudo de pulmão hipertensivo ou subtipo vascular ou ainda *flash pulmonary edema*. Nestes casos não há uma hipervolemia verdadeira e sim uma redistribuição da volemia com congestão pulmonar. A maioria desses pacientes apresenta fração de ejeção preservada e a pedra mestre no tratamento são vasodilatadores. O uso de VNI pode diminuir a pré-carga e ajudar na readequação da volemia e evitar intubação orotraqueal. Aqui há uma hipertensão marcada com risco de vida e por isso caracteriza-se como emergência hipertensiva. Em relação ao uso da morfina não há evidências de benefício e possíveis malefícios. Além disso, o uso abusivo de diuréticos neste cenário é deletério, podendo corroborar para uma lesão renal por hipovolemia em decorrência da diminuição real da volemia em contraponto com a hipervolemia central e "não verdadeira" causada pela redistribuição centrípeta para o leito vascular pulmonar.

### Bibliografia

1. Piotr Ponikowski, Voors AA, Anker SD, Bueno H, Cleland JGF, Coats AJS, et al. ESC Scientific Document Group, 2016 ESC Guidelines for the diagnosis and treatment of acute and chronic heart failure: The Task Force for the diagnosis and treatment of acute and chronic heart failure of the European Society of Cardiology (ESC) Developed with the special contribution of the Heart Failure Association (HFA) of the ESC, Eur Heart J. 2016;37(27):2129-200.

2. Boorsma EM, Maaten JM, Damman K, Dinh W, Gustafsson F, Goldsmith S, et al. Congestion in heart failure: a contemporary look at physio-logy, diagnosis and treatment. Nature Reviews Cardiology. 2020.

3. National Clinical Guideline Centre (UK). Acute heart failure: diagnosing and managing acute heart failure in adults. London: National Institute for Health and Care Excellence (UK); 2014.

### 54. Resposta: c

Cerca de 5% dos casos de insuficiência cardíaca aguda (IC-A) na emergência apresentam hipovolemia como causa do baixo débito. Isso é mais frequente em idosos com limitação ao acesso à água e/ou uso de diuréticos em excesso. Inicialmente um desafio volêmico com 250 mL SF0,9% pode ser realizado para melhora da perfusão. Relembrando conceitos dos comentários 7 e 8 aqui temos um problema na água da estação (volemia).

### Bibliografia

1. Piotr Ponikowski, Voors AA, Anker SD, Bueno H, Cleland JGF, Coats AJS, et al. ESC Scientific Document Group, 2016 ESC Guidelines for the diagnosis and treatment of acute and chronic heart failure: The Task Force for the diagnosis and treatment of acute and chronic heart failure of the European Society of Cardiology (ESC) Developed with the special contribution of the Heart Failure Association (HFA) of the ESC, Eur Heart J. 2016;37(27):2129-200.

### 55. Resposta: c

O uso da ultrassonografia beira-leito já é uma realidade na maioria das unidades de terapia intensiva do mundo. Seu uso traz mais acurácia e efetividade no diagnóstico de condições de choque. Vários protocolos têm sido usados para nortear o uso do ultrassom pelo intensivista como RUSH *Protocol*, FEEL, SESAME e outros. No caso da questão temos uma paciente com IC-A frio e seco (sinais de hipervolemia) que nas imagens da questão corresponde à alternativa *c*, que demonstra uma veia cava inferior de diâmetro diminuído e com variação superior a 50%.

## Bibliografia

1. Atkinson PR, Milne J, Diegelmann L, Lamprecht H, Stander M, Lussier D, Pham C, et al. Does point-of-care ultrasonography improve clinical outcomes in emergency department patients with undifferentiated hypotension? an international randomized controlled trial from the SHoC-ED Investigators. Ann Emerg Med. 2018;72(4):478-89.

### 56. Resposta: e

Os pacientes que são submetidos a oxigenação por membrana extracorpórea (ECMO) venoarterial periférica podem apresentar piora da contratilidade miocárdica associada a congestão pulmonar em decorrência do aumento da pós-carga do VE pelo fluxo da cânula de retorno arterial. Nessa situação, a redução do fluxo da ECMO e o uso de inotrópicos podem ser suficientes para descompressão do VE; se não houver êxito outras medidas podem ser adotadas, como o implante de dispositivos de assistência circulatória mecânica, por exemplo o BIA.

## Bibliografia

1. Marcondes-Braga FG, Moura LAZ, Issa VS, Vieira JL, Rohde LE, Simões MV, et al. Atualização de tópicos emergentes da diretriz de insuficiência cardíaca – 2021. Arq Bras Cardiol. 2021:17-9.
2. Guglin M, Zucker MJ, Bazan VM, Bozkurt B, El Banayosy A, Estep JD, et al. Venoarterial ECMO for adults: JACC Scientific Expert Panel. J Am Coll Cardiol. 2019;73(6):698-716

### 57. Resposta: d

Paciente com insuficiência cardíaca aguda (IC-A) perfil frio e úmido com pressão sistólica menor que 90 mmHg e com sinais de alarme para choque cardiogênico. Nesses casos devemos suspender os betabloqueadores e iniciar terapia inotrópica. Podemos considerar o uso de vasopressores em caso de piora da hipotensão (o que pode acontecer com o uso de inotrópicos como a dobutamina). Os diuréticos são iniciados assim que a perfusão melhorar; a efetividade da furose-

mida em um cenário de evidente baixo débito é prejudicada.

## Bibliografia

1. Marcondes-Braga FG, Moura LAZ, Issa VS, Vieira JL, Rohde LE, Simões MV, et al. Atualização de tópicos emergentes da diretriz de insuficiência cardíaca – 2021. Arq Bras Cardiol. 2021:17-9.
2. Piotr Ponikowski et al. ESC Scientific Document Group, 2016 ESC Guidelines for the diagnosis and treatment of acute and chronic heart failure: The Task Force for the diagnosis and treatment of acute and chronic heart failure of the European Society of Cardiology (ESC) Developed with the special contribution of the Heart Failure Association (HFA) of the ESC. Eur Heart J. 2016;37(27):2129-200.

### 58. Resposta: b

A escala da Interagency Registry for Mechanically Assisted Circulatory Support (INTERMACS) foi desenvolvida para os pacientes que permanecem sintomáticos mesmo em uso de terapia médica otimizada e aderente, ou seja, para pacientes, estágio D segundo a American Heart Association/American College of Cardiology (AHA/ACC). Sua classificação é decrescente quanto a gravidade, em que a classe I apresenta-se como choque cardiogênico grave e a VII como paciente com estabilidade hemodinâmica e sem congestão. Esta escala é usada para avaliar pacientes em IC avançada e definir tempo para instalar terapêutica de assistência mecânica. Pacientes que têm internações frequentes mesmo com terapia otimizada (INTERMACS IV) devem ser avaliados quanto a classificação e sem dúvidas o uso da escala auxilia na definição de para quais pacientes devem ser oferecidos cuidados paliativos, inclusive discutindo terapias que visam melhorar os sintomas.

## Bibliografia

1. Marcondes-Braga FG, Moura LAZ, Issa VS, Vieira JL, Rohde LE, Simões MV, et al. Atualização de

tópicos emergentes da diretriz de insuficiência cardíaca – 2021. Arq Bras Cardiol. 2021:17-9.

2. Kirklin JK, Naftel DC, Kormos RL, Stevenson LW, Pagani FD, Miller MA, et al. Third INTERMACS Annual Report: the evolution of destination therapy in the United States. J Heart Lung Transplant. 2011;30(2):115-23.

## 59. Resposta: c

Muitos pacientes com insuficiência cardíaca (IC) avançada serão listados para transplante cardíaco e sabemos das dificuldades inerentes ao procedimento, condições clínicas e de comorbidades dos candidatos e isso inclui a etiologia da IC. Pacientes com IC de etiologia isquêmica, por exemplo apresentam como cerne do problema a ateroesclerose que por sua vez traz repercussões sistêmicas como doença arterial obstrutiva periférica, doença carotídea e doença renal crônica. Outras etiologias têm suas dificuldades pela idade de acometimento e quadro clínico como a amiloidose ou estenose aórtica. A IC secundária a quimioterápicos e, principalmente, antraciclinas têm uma gravidade por ação irreversível do quimioterápico sobre os miócitos e pelas condições de base do paciente. A IC chagásica ocorre, muitas vezes, em pacientes mais jovens e sem muitas comorbidades como HAS e DM2 e por isso há uma tendência a melhor prognóstico do transplante nestes casos.

### Bibliografia

1. Marcondes-Braga FG, Moura LAZ, Issa VS, Vieira JL, Rohde LE, Simões MV, et al. Atualização de tópicos emergentes da diretriz de insuficiência cardíaca – 2021. Arq Bras Cardiol. 2021:17-9.

## 60. Resposta: c

## 61. Resposta: c

A pericardite precoce pós-infarto agudo do miocárdio pode acontecer já nas primeiras 24 horas pós-evento. Dor ventilatório-dependente, piora da dor ao decúbito e melhora ao fletir o tórax, febre, leucocitose, alterações eletrocardiográficas como supra difuso e infra de PR associado são alterações que pdem ser encontradas. O atrito pericárdico é relativamente comum e ajuda no diagnóstico. No ecocardiograma beira-leito podemos identificar derrame pericárdico, porém não configura critério diagnóstico. Em relação ao tratamento o uso de AAS em altas doses (500 mg, 4x dia), analagésicos ou colchicina devem ser preferíveis. Já AINES e corticoides estão contraindicados e relacionados ao aumento da ruptura cardíaca e aneurisma de VE.

### Bibliografia

1. Timmers L, Sluijter JP, Verlaan CW, Steendijk P, Cramer MJ, Emons M, et al. Cyclooxygenase-2 inhibition increases mortality, enhances left ventricular remodeling, and impairs systolic function after myocardial infarction in the pig. Circulation. 2007;115(3):326-32.

2. V Diretriz da Sociedade Brasileira de Cardiologia sobre Tratamento do Infarto Agudo do Miocárdio com Supradesnível do Segmento ST. Arq Bras Cardiol. 2015;105(2):1-105.

## 62. Resposta: d

Nenhuma forma de onda de choque provou ser superior em melhorar a taxa de ROSC ou sobrevivência. No entanto, os desfibriladores de forma de onda bifásica (que fornecem pulsos de polaridade oposta) expõem os pacientes a um pico de corrente elétrica muito menor com eficácia equivalente ou maior para encerrar taquiarritmias atriais e ventriculares do que os desfibriladores monofásicos (polaridade única). Por segurança e eficácia favorecem o uso preferencial de desfibrilador bifásico, quando disponível. Os desfibriladores bifásicos substituíram amplamente os desfibriladores de choque monofásicos, que não são mais fabricados. Não foram encontrados estudos que examinassem especificamente o uso de $ETCO_2$ em pacientes com parada cardíaca sem via aérea avançada. Não se sabe se os valores de $ETCO_2$ durante a ventilação bolsa-máscara são tão confiáveis quanto aqueles com uma via aérea avançada instalada. Em pacientes intubados, uma medida de $ETCO_2$ inferior a 10 mmHg indica baixo ou nenhum fluxo sanguíneo.

### Bibliografia

3. Panchal AR, Bartos JA, Cabañas JG, Donnino MW, Drennan IR, Hirsch KG, et al.; Adult Basic and Advanced Life Support Writing Group. Part 3: Adult Basic and Advanced Life Support: 2020 American Heart Association Guidelines for Cardiopulmonary Resuscitation and Emergency Cardiovascular Care. Circulation. 2020;142(16Suppl2):S366-S468.

### 63. Resposta: d

Os principais objetivos dos cuidados pós-ressuscitação incluem a otimização da função cardiopulmonar e a perfusão de órgãos vitais; transferir o paciente para um hospital apropriado; identificar e tratar as causas potencialmente conhecidas de PCR; controlar a temperatura corporal e considerar a possibilidade de instituir controle direcionado de temperatura; evitar a disfunção de múltiplos órgãos, acessar de forma objetiva o prognóstico e reabilitar os sobreviventes.

Em relação ao sistema respiratório, o exame clínico seriado e a oximetria e capnografia devem ser instituídos. É necessário evitar hiperventilar o paciente: a hiperventilação aumenta a pressão intratorácica e inversamente reduz o débito cardíaco. Além disso, a diminuição da $PaCO_2$, decorrente da hiperventilação, pode diminuir significativamente o fluxo sanguíneo cerebral. A ventilação deve ser iniciada de 10 a 12 ciclos por minuto e titulada para manter $PaCO_2$ de 35 a 45 mmHg. A hipercapnia pode agravar a HIC em razão do edema cerebral, enquanto a hipocapnia

pode diminuir o fluxo sanguíneo encefálico. Manter a saturação de oxigênio entre 92 e 98%

No manejo hemodinâmico, o alvo a ser atingido é a manutenção da PAM > 65 mmHg e/ou PAS > 90 mmHg. Embora não exista nenhuma grande evidência de benefício do rígido controle glicêmico no período pós-PCR, evidências extrapoladas de outras situações clínicas sugerem benefícios deste controle, objetivando valores glicêmicos entre 144 e 180 mg/dL e a administração de glicose em pacientes com valores abaixo de 80 mg/dL.

A hipertensão intracraniana deve ser tratada, e na suspeita de déficits focais ou suspeita de lesão anatômica, a TC de crânio deverá ser realizada. Como foi dito anteriormente, convulsões são comuns após a PCR, portanto, deve-se realizar um eletroencefalograma (EEG) para o seu diagnóstico com pronta interpretação tão logo seja possível e monitorização frequente ou contínua em pacientes comatosos após RCE.

O controle direcionado de temperatura é a única intervenção que tem se mostrado capaz de melhorar a condição neurológica e deve ser considerada nos pacientes que não apresentem resposta significativa a comandos verbais, após o retorno à circulação espontânea.

### Bibliografia

1. Panchal AR, Bartos JA, Cabañas JG, Donnino MW, Drennan IR, Hirsch KG, et al.; Adult Basic and Advanced Life Support Writing Group. Part 3: Adult basic and advanced life support: 2020 American Heart Association guidelines for cardiopulmonary resuscitation and emergency cardiovascular care. Circulation. 2020;142(16suppl2):S366-S468.

### 64. Resposta: b

Não há evidências para a recomendação da desfibrilação sequencial em pacientes com fibrilação ventricular refratária. Não há recomendação de amiodarona em dose de manutenção de rotina após a recirculação espontânea em pacientes vítimas de fibrilação ventricular. A energia recomendada pelo fabricante está recomendada para a terapêutica elétrica da fibrilação ventricular. A desfibrilação manual pode ser realizada no lugar da automática dependendo da habilidade em reconhecimento do ritmo pelo operador.

## Bibliografia

1. Panchal AR, Bartos JA, Cabañas JG, Donnino MW, Drennan IR, Hirsch KG, et al.; Adult Basic and Advanced Life Support Writing Group. Part 3: Adult basic and advanced life support: 2020 American Heart Association guidelines for cardiopulmonary resuscitation and emergency cardiovascular care. Circulation. 2020;142(16suppl2):S366-S468.

## 65. Resposta: c

Vários estudos encontraram melhores resultados, incluindo sobrevida hospitalar e sucesso da desfibrilação, quando a profundidade de compressão foi de pelo menos 5 cm comparada com menos de 4 cm. Porém, o máximo seria 6 cm.

Um único ECR incluiu 292 pacientes e comparou uma frequência de compressão de 100 em relação a 120, não encontrando nenhuma diferença nos desfechos. Não há evidências que sugiram que deva haver alterações na frequência de compressão sugerida de 100 a 120/minuto em adultos. Três estudos relataram que a profundidade diminui à medida que a taxa aumenta, destacando as armadilhas de avaliar uma única qualidade de RCP métrica de forma isolada.

"*Duty cicle*": refere-se à proporção de tempo gasto em compressão em relação ao tempo total do ciclo de compressão mais descompressão. A orientação é de 50%. O tempo de compressão é igual ao tempo de descompressão.

Sabe-se que as características elétricas da forma de onda VF mudam com o tempo. A análise da forma de onda VF pode ser útil para prever o sucesso da desfibrilação ou outras terapias durante o curso da ressuscitação. A perspectiva de basear as terapias em uma análise prognóstica da forma de onda VF em tempo real é uma avenida excitante e em desenvolvimento de novas pesquisas. No entanto, validade, confiabilidade e eficácia clínica de uma abordagem que induz ou suspende o choque ou outras terapias com base em análises preditivas é atualmente incerta. O único ensaio clínico prospectivo comparando um protocolo padrão de choque primeiro com um algoritmo de choque guiado por análise de forma de onda não observou diferenças no resultado. É uma área em que mais pesquisas com validação clínica são necessárias e incentivadas.

## Bibliografia

1. Panchal AR, Bartos JA, Cabañas JG, Donnino MW, Drennan IR, Hirsch KG, et al.; Adult Basic and Advanced Life Support Writing Group. Part 3: Adult basic and advanced life support: 2020 American Heart Association guidelines for cardiopulmonary resuscitation and emergency cardiovascular care. Circulation. 2020;142(16suppl2):S366-S468.

## 66. Resposta: c

A via intravenosa periférica tem sido a tradicional abordagem ao acesso vascular para medicamento de emergência e administração de fluidos durante a reanimação. As propriedades farmacocinéticas, os efeitos agudos e a eficácia clínica de medicamentos de emergência foram descritos quando administrados por via intravenosa. A via IV tem precedência, geralmente é acessível e oferece uma droga potencialmente mais previsível, tornando-se uma abordagem inicial razoável para acesso vascular.

## Bibliografia

1. Panchal AR, Bartos JA, Cabañas JG, Donnino MW, Drennan IR, Hirsch KG, et al.; Adult Basic and Advanced Life Support Writing Group. Part 3: Adult basic and advanced life support: 2020 American Heart Association guidelines for cardiopulmonary resuscitation and emergency cardiovascular care. Circulation. 2020;142(16suppl2):S366-S468.

### 67. Resposta: b

Um ECR publicado em 2019 comparou o controle direcionado de temperatura (CDT) em 33°C a 37°C para pacientes que não estavam seguindo comandos após ROSC de parada cardíaca com ritmo inicial não chocável. A sobrevida com um resultado neurológico favorável (desempenho cerebral por categoria = 1-2) foi maior no grupo tratado com 33°C. Este ensaio incluiu extra e intra-hospitalar e é o primeiro randomizado avaliando controle direcionado de temperatura após parada cardíaca para incluir pacientes dentro do hospital. Em uma análise de subgrupo, o benefício de CDT não pareceu diferir significativamente pelos subgrupos intra ou extra-hospitalares.

É recomendado evitar hipotensão mantendo uma pressão arterial sistólica de pelo menos 90 mmHg e uma pressão arterial média de pelo menos 65 mmHg no período pós--ressuscitação.

## Bibliografia

1. Panchal AR, Bartos JA, Cabañas JG, Donnino MW, Drennan IR, Hirsch KG, et al.; Adult Basic and Advanced Life Support Writing Group. Part 3: Adult basic and advanced life support: 2020 American Heart Association guidelines for cardiopulmonary resuscitation and emergency cardiovascular care. Circulation. 2020;142(16Suppl2):S366-S468

### 68. Resposta: c

Os achados de resposta motora nas extremidades superiores, sejam movimentos ausentes ou de extensão, não são usados iso-ladamente para prever um desfecho neurológico insatisfatório em pacientes que permanecem em coma após a parada cardíaca. A presença de movimentos mioclônicos indiferenciados após parada cardíaca não deve ser usada para avaliar um mau prognóstico neurológico. Quando realizado em combinação com outros testes de prognóstico, pode ser razoável considerar altos valores séricos de enolase neurônio-específica (NSE) dentro de 72 horas após a parada cardíaca para apoiar o prognóstico de resultado neurológico em pacientes que permanecem em coma. Quando realizado com outros testes de prognóstico, pode ser razoável considerar a redução da razão cinza-branco (GWR) na tomografia computadorizada (TC) do cérebro após a parada cardíaca para apoiar o prognóstico de desfecho neurológico desfavorável em pacientes que permanecem em coma.

## Bibliografia

1. Panchal AR, Bartos JA, Cabañas JG, Donnino MW, Drennan IR, Hirsch KG, et al.; Adult Basic and Advanced Life Support Writing Group. Part 3: Adult basic and advanced life support: 2020 American Heart Association guidelines for cardiopulmonary resuscitation and emergency cardiovascular care. Circulation. 2020;142(16Suppl2):S366-S468.

### 69. Resposta: c.

O *gasping* ou suspiro agonal não é respiração normal. Eles são um sinal de PCR. Suspiros agonais podem se apresentar nos primeiros minutos após uma PCR súbita.

## Bibliografia

1. Panchal AR, Bartos JA, Cabañas JG, Donnino MW, Drennan IR, Hirsch KG, et al.; Adult Basic and Advanced Life Support Writing Group. Part 3: Adult basic and advanced life support: 2020 American Heart Association guidelines for cardiopulmonar resuscitation and emergency cardiovascular care. Circulation. 2020;142(16Suppl2):S366-S468.

## 70. Resposta: d

Administre lidocaína ou amiodarona para tratamento de fibrilação ventricular ou taquicardia ventricular sem pulso não responsiva ao choque, à RCP e a um vasopressor. Durante uma PCR, considere lidocaína 1 a 1,5 mg/kg via IV/IO para FV/TVP que não responde à desfibrilação.

### Bibliografia

1. Panchal AR, Bartos JA, Cabañas JG, Donnino MW, Drennan IR, Hirsch KG, et al.; Adult Basic and Advanced Life Support Writing Group. Part 3: Adult basic and advanced life support: 2020 American Heart Association guidelines for cardiopulmonar resuscitation and emergency cardiovascular care. Circulation. 2020;142(16Suppl2):S366-S468.

## 71. Resposta: a

Reduzir o intervalo entra a última compressão e o choque, mesmo que por poucos segundos, pode aumentar o êxito do choque (desfibrilação e retorno da circulação espontânea). Portanto, é sensato que os profissionais de saúde pratiquem uma coordenação eficiente entre RCP e desfibrilação, para minimizar o intervalo sem atividade entre a interrupção da compressão e a administração do choque. Por exemplo, depois de verificar um ritmo chocável e iniciar a sequência de carga do desfibrilador, outro profissional deve reiniciar as compressões e continuá-las até que o desfibrilador esteja totalmente carregado. O operador do desfibrilador deve administrar o choque assim que o socorrista na execução das compressões torácicas retirar as mãos do tórax do paciente e todos os profissionais se afastarem para não ter contato com o paciente.

### Bibliografia

1. Panchal AR, Bartos JA, Cabañas JG, Donnino MW, Drennan IR, Hirsch KG, et al.; Adult Basic and Advanced Life Support Writing Group. Part 3: Adult basic and advanced life support: 2020 American Heart Association guidelines for cardiopulmonar resuscitation and emergency cardiovascular care. Circulation. 2020;142(16Suppl2):S366-S468.

## 72. Resposta: b

A capnografia em forma de onda contínua é recomendada, além da avaliação clínica, como método mais confiável para confirmar e monitorar a correta colocação de um tubo endotraqueal durante a RCP.

### Bibliografia

1. Panchal AR, Bartos JA, Cabañas JG, Donnino MW, Drennan IR, Hirsch KG, et al.; Adult Basic and Advanced Life Support Writing Group. Part 3: Adult basic and advanced life support: 2020 American Heart Association guidelines for cardiopulmonar resuscitation and emergency cardiovascular care. Circulation. 2020;142(16Suppl2):S366-S468.

## 73. Resposta: a

Valores de capnografia em forma de onda contínua inferiores a 10 mmHg em pacientes intubados indicam débito cardíaco, sendo inadequado para obter retorno da circulação espontânea. É sensato considerar uma tentativa de melhorar a qualidade de RCP otimizando os parâmetros de compressão torácica.

### Bibliografia

1. Panchal AR, Bartos JA, Cabañas JG, Donnino MW, Drennan IR, Hirsch KG, et al.; Adult Basic and Advanced Life Support Writing Group. Part 3: Adult basic and advanced life support: 2020 American Heart Association guidelines for cardiopulmonar resuscitation and emergency cardiovascular care. Circulation. 2020;142(16suppl2):S366-S468.

## 74. Resposta: d

Para evitar ineficiência, o líder deve delegar as tarefas claramente para os membros da equipe, levando em conta suas capacidades.

### Bibliografia

1. Panchal AR, Bartos JA, Cabañas JG, Donnino MW, Drennan IR, Hirsch KG, et al.; Adult Basic and Ad-

vanced Life Support Writing Group. Part 3: Adult basic and advanced life support: 2020 American Heart Association guidelines for cardiopulmonar resuscitation and emergency cardiovascular care. Circulation. 2020;142(16suppl2):S366-S468.

## 75. Resposta: a

Após o retorno da circulação espontânea em paciente em que há suspeita de oclusão de artéria coronária, os profissionais devem transportar o paciente para instituição capaz de fornecer confiavelmente reperfusão coronária.

### Bibliografia

1. Panchal AR, Bartos JA, Cabañas JG, Donnino MW, Drennan IR, Hirsch KG, et al.; Adult Basic and Advanced Life Support Writing Group. Part 3: Adult basic and advanced life support: 2020 American Heart Association guidelines for cardiopulmonar resuscitation and emergency cardiovascular care. Circulation. 2020;142(16Suppl2):S366-S468.

## 76. Resposta: c

### Recomendação original da American Heart Association

| Classe de recomendação | Nível de evidência | Recomendações |
|---|---|---|
| 2b | C-LD | Se um ultrassonografista experiente estiver presente e o uso do ultrassom não interferir no protocolo padrão de tratamento da parada cardíaca, o ultrassom pode ser considerado um complemento à avaliação padrão do paciente, embora sua utilidade não tenha sido bem estabelecida. |

Fonte: Panchal et al., 2020.

A ultrassonografia cardíaca no local de atendimento pode identificar tamponamento cardíaco ou outras causas potencialmente reversíveis de parada cardíaca e identificar

movimento cardíaco em atividade elétrica sem pulso. Entretanto, o ultrassom cardíaco também está associado a interrupções mais longas nas compressões torácicas. Um único ECR pequeno não encontrou melhora nos resultados com o uso do ultrassom cardíaco durante a RCP.

### Bibliografia

1. Panchal AR, Bartos JA, Cabañas JG, Donnino MW, Drennan IR, Hirsch KG, et al.; Adult Basic and Advanced Life Support Writing Group. Part 3: Adult basic and advanced life support: 2020 American Heart Association guidelines for cardiopulmonar resuscitation and emergency cardiovascular care. Circulation. 2020;142(16Suppl2):S366-S468.

## 77. Resposta: d

A abordagem da parada cardíaca quando há suspeita de embolia pulmonar (EP), mas não confirmada, é menos clara, uma vez que um diagnóstico incorreto pode colocar o paciente em risco de sangramento sem benefício. Evidências recentes, no entanto, sugerem que o risco de sangramento maior não é significativamente maior em pacientes com parada cardíaca recebendo trombólise. A EP é difícil

### Recomendações para embolia pulmonar

| Classe de recomendação | Nível de evidência | Recomendações |
|---|---|---|
| 2a | C-LD | Em pacientes com embolia pulmonar confirmada como precipitante de parada cardíaca, trombólise, embolectomia cirúrgica e embolectomia mecânica são opções razoáveis de tratamento de emergência. |
| 2b | C-LD | Trombólise pode ser considerada quando há suspeita de parada cardíaca causada por embolia pulmonar. |

Fonte: Fonte: Panchal et al., 2020.

de diagnosticar no cenário intraparada e, quando a recirculação espontânea não é obtida e há forte suspeita de EP, a evidência suporta a consideração de trombólise.

No caso da embolia pulmonar confirmada apesar da incerteza do benefício, o risco de morte por parada cardíaca supera o risco de sangramento por trombólise e/ou os riscos de intervenções mecânicas ou cirúrgicas. Como não há benefício claro de uma abordagem sobre a outra, a escolha de trombólise ou trombectomia cirúrgica ou mecânica dependerá do momento e da experiência disponível.

## Bibliografia

1. Panchal AR, Bartos JA, Cabañas JG, Donnino MW, Drennan IR, Hirsch KG, et al.; Adult Basic and Advanced Life Support Writing Group. Part 3: Adult basic and advanced life support: 2020 American Heart Association guidelines for cardiopulmonar resuscitation and emergency cardiovascular care. Circulation. 2020;142(16Suppl2):S366-S468.

## 78. Resposta: c

As prioridades para a gestante em parada cardíaca devem incluir RCP de alta qualidade e alívio da compressão aortocava por meio de deslocamento uterino lateral esquerdo.

Como as pacientes grávidas são mais propensas à hipóxia, a oxigenação e a abordagem das vias aéreas devem ser priorizadas durante a ressuscitação de parada cardíaca em gravidez.

Para realizar o parto precocemente, idealmente em 5 minutos após o momento da parada, é razoável se preparar imediatamente para a cesariana perimortem enquanto as intervenções iniciais de SBV e ACLS são realizadas. Recomendação 2a, nível de evidência: C.

## 79. Resposta: b

Para um paciente com suspeita de overdose de opioides que tem pulso definido, mas sem respiração normal ou apenas ofegante

(ou seja, parada respiratória), além de fornecer cuidados padrão de SBV e/ou ACLS, é razoável que os socorristas administrem naloxona.

O início rápido de ação da naloxona está relacionado a sua rápida entrada no cérebro. Estudos mostraram que a naloxona obtém uma relação cérebro-plasma 12 a 15 vezes maior do que a morfina. Após injeção venosa, alguns dos efeitos da naloxona aparecem em 1 a 2 minutos, com duração de 45 a 90 minutos, embora existam relatos que falam em duração de 3 a 4 horas. O início de ação por via muscular ou subcutânea é aproximadamente de 15 minutos.

## Bibliografia

1. Barnett V, Twycross R, Mihalyo M, Wilcock A. Opioid antagonists. J Pain Symptom Manage. 2014 Feb;47(2):341-52.
2. Panchal AR, Bartos JA, Cabañas JG, Donnino MW, Drennan IR, Hirsch KG, et al.; Adult Basic and Advanced Life Support Writing Group. Part 3: Adult basic and advanced life support: 2020 American Heart Association guidelines for cardiopulmonar resuscitation and emergency cardiovascular care. Circulation. 2020;142(16Suppl2):S366-S468.

## 80. Resposta: c

Na PCR por hipercalemia o cálcio parenteral pode estabilizar a membrana celular do cardiomiócito e, portanto, é o mais provável de ser útil durante a parada cardíaca e pode ser administrado por via IV ou IO. Uma dose típica é de 5 a 10 mL de solução de cloreto de cálcio a 10% ou 15 a 30 mL de solução de gluconato de cálcio a 10%, administrado por via IV ou IO durante 2 a 5 minutos. O uso padrão de poliestireno de sódio (kayexalato) é desencorajado por causa da baixa eficácia e do risco de complicações intestinais.

## 81. Resposta: c

O coração hipotérmico pode não responder a drogas cardiovasculares, estimulação de marca-passo e desfibrilação; no entanto, os dados para apoiar isso são essencialmente teóricos

- Medidas completas de ressuscitação, incluindo reaquecimento extracorpóreo, quando disponível, são recomendadas para todas as vítimas de hipotermia acidental sem características que as considerem improváveis de sobreviver e sem nenhuma lesão traumática obviamente letal.
- Vítimas de hipotermia acidental não devem ser consideradas mortas antes que o reaquecimento seja fornecido, a menos que haja sinais óbvios de morte.
- Pode ser razoável realizar tentativas de desfibrilação de acordo com o algoritmo padrão de SBV concomitantemente com estratégias de reaquecimento.
- Pode ser razoável considerar a administração de epinefrina durante a parada cardíaca de acordo com o algoritmo ACLS padrão concomitantemente com estratégias de reaquecimento.

## 82. Resposta: c

A dissecção aguda da aorta (DAA) trata-se de uma manifestação que cursa com alta mortalidade, podendo atingir níveis de 21,4% antes da admissão a 75,0% nas primeiras 48 horas. Cerca de 70% dos casos localizam-se na aorta ascendente, 20% na descendente e 10% na transversal. Acomete mais frequentemente homens e a proporção homens/mulheres varia de 2:1 a 5:1. O pico de incidência para dissecção proximal situa-se entre 50 e 55 anos e para dissecção distal, entre 60 e 70 anos. A maioria dos pacientes com DAA apresenta dor intensa, de início quase sempre súbito, descrita como sensação de rasgamento ou pontada e de caráter migratório. A localização inicial da dor sugere o local de início da dissecção. Geralmente é acompanhada de sinto-

mas de atividade simpática, podendo apresentar também dispneia e edema pulmonar. Nas dissecções proximais, a dor começa no precórdio, irradia-se para pescoço, braços e mandíbula, antes de migrar para as costas, região lombar ou membros inferiores, sendo um importante diagnóstico diferencial de infarto agudo do miocárdio. Uma das classificações mais utilizadas para as DAA é a de Stanford, que engloba dois tipos: A (envolve a aorta ascendente com extensão ou não para a aorta descendente) e B (envolve somente a aorta descendente).

### Bibliografia

1. Gawinecka J, Schönrath F, von Eckardstein A. Acute aortic dissection: pathogenesis, risk factors and diagnosis. Swiss Med Wkly. 2017;147:w14489.

## 83. Resposta: d

A aterosclerose talvez seja mais coincidência do que causa de dissecção de aorta. Provavelmente não constitui uma alteração que a predisponha, apesar de uma ruptura da íntima sobre uma placa ulcerada poder levar à dissecção aórtica.

O termo necrose cística da camada média ou degeneração da camada média não é mais considerado a desordem estrutural comum da dissecção aórtica. Desorganização tissular e perda do tecido elástico são típicos de dissecção em pacientes jovens com desordens do tecido conjuntivo, mas raramente se correlacionam com dissecção em pacientes mais velhos.

A degeneração da média em grau superior ao esperado para a idade está presente em 20% dos pacientes com dissecção aórtica aguda. Raramente a aortite predispõe à dissecção.

Algumas desordens hereditárias predispõem à dissecção, entre elas as síndromes de Marfan, Turner, Noonan e Ehlers-Danlos. A síndrome de Marfan tem um importante substrato morfológico que predispõe à dissecção, já que 20 a 40% dos pacientes com esta síndrome desenvolvem dissecção aguda.

Síndromes que cursam com válvula aórtica unicúspide ou bicúspide estão associadas com dissecção aórtica. A coarctação da aorta também predispõe à dissecção em pacientes mais idosos, provavelmente, em consequência da hipertensão arterial sistêmica.

Na ausência de desordens do tecido conjuntivo, a hipertensão arterial sistêmica está presente em até 80% dos pacientes com dissecção aórtica. A incidência de hipertensão é superior a 95% nos pacientes com dissecções da aorta descendente.

A gravidez está associada com metade das dissecções observadas em mulheres com menos de 40 anos e, geralmente, ocorre no final do terceiro trimestre ou durante o trabalho de parto.

A dissecção pós-traumática extensa é rara e na maior parte dos casos fica limitada ao istmo aórtico.

A dissecção iatrogênica ocorre durante procedimentos invasivos para diagnóstico radiológico, procedimentos coronarianos por cateter, implantação de balão de contrapulsação aórtica, canulação aórtica para circulação extracorpórea ou mesmo canulação femoral com dissecção retrógrada. Pode haver dissecção ainda durante o pinçamento aórtico total ou parcial no decorrer do ato cirúrgico.

A dissecção aórtica está raramente associada com outras condições, como hipercortisolismo, feocromocitoma, lúpus eritematoso sistêmico, cistinose nefropática crônica e osteogênese imperfeita. Recentemente foi descrita a associação de dissecção aórtica e uso de cocaína.

## Bibliografia

1. Gawinecka J, Schönrath F, von Eckardstein A. Acute aortic dissection: pathogenesis, risk factors and diagnosis. Swiss Med Wkly. 2017;147:w14489.4.

## 84. Resposta: a

Na dissecção aguda de aorta (DAA), a mortalidade ocorre em uma média de 50% nas primeiras 48 horas (1%/h/primeiras 24 horas). No tratamento clínico, a mortalidade hospitalar é de 58%. A DAA (principalmente a do tipo A) pode estar presente, com sintomas de IC com ou sem dor. Seguindo um período de dor, IC pode ser o sintoma principal. A IC aguda é frequentemente relacionada à crise hipertensiva ou à incompetência aguda da válvula aórtica.

Em pacientes estáveis, a radiografia de tórax, o ecocardiograma transesofágico (ETE), a ressonância magnética e a angiografia convencional ou a angiotomografia podem ser indicadas. Na instabilidade hemodinâmica, ETE à beira do leito deve ser realizado, por ser a melhor técnica diagnóstica para avaliação da morfologia e função da válvula aórtica, podendo definir a severidade e o mecanismo da regurgitação aórtica, que pode ocorrer como complicação da DAA tipo 2. A rapidez na intervenção cirúrgica é usualmente vital – a informação é útil quando se considera plastia ou troca valvar concomitante. O controle rigoroso da pressão arterial (PA) é fundamental na DAA. O tratamento inicial consiste no uso intravenoso de betabloqueador para reduzir a frequência cardíaca (FC) abaixo de 60 bpm. O nitroprussiato de sódio (NPS) pode ser utilizado com o intuito de manter a pressão sistólica abaixo de 100-120 mmHg em pacientes com boa função renal. O NPS não deve ser utilizado sem o uso de betabloqueador, pois a vasodilatação isolada induz a ativação reflexa do sistema nervoso simpático, aumentando a frequência cardíaca e, consequentemente, o estresse na parede aórtica. Pacientes com hipotensão arterial devem ser avaliados para determinar se a causa se deve à perda de sangue, hemopericárdio com tamponamento ou IC.

O fator mais importante no diagnóstico da dissecção aórtica é o alto índice de suspeição por parte do médico que presta o atendimento. A dissecção em 90% dos pacientes apresenta-se com dor torácica severa e intensidade máxima logo na sua apresentação. Nas dissecções proximais a dor tem início na região retroesternal e progride para a região interescapular à medida que a dissecção progride distalmente. Não raramente o paciente caracteriza a dor como "se alguma coisa estivesse rasgando por dentro". Podem ocorrer sinais de choque: extremidades frias, sudorese e vasoconstrição, mas em 50 a 75% dos pacientes a pressão arterial encontra-se elevada. A hipotensão arterial importante é usualmente atribuída à ruptura. A diminuição ou a ausência de pulsos pode ocorrer. A insuficiência aórtica de recente começo é um sinal importante nas dissecções proximais e se deve à perda de sustentação das cúspides valvares aórticas. As evidências de derrame pericárdico, pulso paradoxal ou tamponamento cardíaco predizem um mau prognóstico. Podem ocorrer complicações neurológicas como síncope, neuropatia periférica isquêmica e paraparesia ou paraplegia, por comprometimento da vascularização medular. Os achados físicos são muitas vezes inconsistentes e podem ser limitados para firmar o diagnóstico.

Artérias importantes podem ser obstruídas pela dissecção. O infarto agudo do miocárdio ocorre em 1 a 2% dos casos, geralmente na parede inferior, por dissecção da coronária direita. A circulação mesentérica, assim como a de um ou ambos os rins, pode ser comprometida, bem como a circulação dos membros, especialmente os inferiores, pode mimetizar uma oclusão arterial aguda embólica. Outras manifestações incluem síndrome de Horner, pulsação esternoclavicular, paralisia de cordas vocais, síndrome da veia cava superior, hemoptise, hematêmese e bloqueio cardíaco.

### Bibliografia

1. Crawford ES, Svensson LG, Coselli JS, Safi HJ, Hess KR. Surgical treatment of aneurysm and/ or dissection of the ascending aorta, transverse aortic arch, and ascending aorta and transverse aortic arch. Factors influencing survival in 717 patients. J Thorac Cardiovasc Surg. 1989;98:659-74; discussion 673-4.

## 85. Resposta: c

Existem duas classificações para dissecção aórtica atualmente mais utilizadas:

- Classificação de DeBakey
  - Tipo I: a dissecção envolve a aorta proximal, o arco aórtico e a maior parte ou toda a extensão da aorta descendente;
  - Tipo II: a dissecção envolve apenas a aorta ascendente, poupando o arco;
  - Tipo III: a dissecção envolve a aorta descendente. Pode ser subdividida em IIIa, quando é limitada à aorta torácica, e IIIb, quando além do hiato diafragmático, compromete as suprarrenais e a aorta abdominal.
- Classificação de Stanford
  - Tipo A: dissecção envolvendo a aorta ascendente;
  - Tipo B: dissecção envolvendo a aorta descendente.

### Bibliografia

1. Levy D, Goyal A, Grigorova Y, Farci F, Le JK. Aortic Dissection. Treasure Island: StatPearls Publishing; 2021.

## 86. Resposta: e

A coarctação da aorta é um estreitamento da aorta resultante do espessamento da camada média, situado geralmente na região do istmo aórtico, junto ao local do canal arterial. O que se encontra é um afilamento gradual da região do istmo até a junção do canal arterial. Nesse ponto, as paredes do istmo formam uma cintura como se uma corda estivesse puxando em direção ao canal e, associada a esta lesão, encontra-se uma lingueta de tecido ductal, na parede oposta ao ducto, que consiste na coarctação propriamente dita. Após a obstrução, a aorta descendente apresenta-se dilatada (dilatação pós-estenótica). Constitui 7% das cardiopatias congênitas, acometendo mais homens, e pode estar associada a outras patologias. A coarctação da aorta provoca sobrecarga de pressão no ventrículo esquerdo, porém diferente daquela imposta pela estenose aórtica. Na coarctação, a pressão diastólica de perfusão coronariana é mantida, o que é melhor para a irrigação subendocárdica e provoca menos lesão miocárdica que na estenose. Em lactentes, essa sobrecarga provoca depressão ventricular esquerda, levando ao aumento da pressão diastólica ventricular e da pressão atrial esquerda. Com isso, leva a distensão atrial e, consequentemente, do forame oval, causando *shunt* esquerdo-direito, podendo ocorrer falência do ventrículo direito e aumento da pressão atrial direita. Em razão do baixo débito cardíaco, há má perfusão renal e consequente retenção de líquido. Tudo isso, em associação ao efeito obstrutivo da coarctação, leva à hipertensão arterial severa. Abaixo da coarctação, pode haver diminuição da pressão sistólica e da diastólica em virtude do aparecimento de circulação colateral.

## 87. Resposta: b

Na imagem de angiotomografia de tórax observa-se a perfuração da íntima na altura do arco da aorta. Observa-se então a formação de uma falsa luz que em geral é maior que a luz verdadeira.

## 88. Resposta: b

O manejo clínico da dissecção aguda da aorta é baseado no controle da dor, da frequência cardíaca e da pressão arterial, visto que tais medidas podem diminuir a velocidade da contração ventricular e o estresse na parede da aorta, minimizando a tendência de propagação da dissecção. A pressão arterial sistólica deverá ser reduzida até o menor nível tolerado, geralmente entre 100 a 120 mmHg, assim como a frequência cardíaca deverá ser em torno de 60 batimentos por minuto. Para alcançar tais metas, a medicação inicial de escolha é o esmolol em virtude de sua meia-vida curta. O tratamento cirúrgico é a abordagem de escolha para as dissecções da aorta ascendente, em função de sua alta mortalidade (1 a 2% por hora nas primeiras 24 a 48 horas). Embora a mortalidade operatória ainda seja elevada (7 a 36% nos serviços de referência), a sobrevida em um mês é de 10% para o tratamento clínico exclusivo e de 70% para os submetidos à cirurgia.

As dilatações isoladas da croça da aórtica são menos frequentes que as dilatações da ascendente se estendendo para a croça. O tratamento cirúrgico nestas situações é mais complexo em virtude da saída dos vasos cervicais; tronco braquiocefálico, carótida esquerda e subclávia esquerda, estarem acometidos. A possibilidade de correção desta entidade foi descrita com sucesso pela primeira vez por DeBakey, por meio de derivações extra-anatômicas, mas na evolução, ficou consagrado o tratamento da croça aórtica com o uso de circulação extracorpórea, hipotermia profunda e parada circulatória total.

### Bibliografia

1. Buffolo E, Almeida JH. Evolução no tratamento dos aneurismas da aorta torácica. Rev Soc Cardiol Estado de São Paulo. 2018;28(1):66-70.
2. Levy D, Goyal A, Grigorova Y, Farci F, Le JK. Aortic Dissection. Treasure Island: StatPearls Publishing; 2021.

## 89. Resposta: b

Lesão subepicárdica – alterações (supradesnivelamento do ponto J e do segmento ST, com convexidade superior deste segmento nas derivações que exploram a lesão) sugestivas de lesão subepicárdica, na área anterosseptal (V1, V2, V3 e V4) ou anterolateral (V4, V5, V6, D1 e aVL) ou em outras regiões anteriormente citadas.

## Bibliografia

1. Rautaharju PM, Surawicz B, Gettes LS, Bailey JJ, Childers R, Deal BJ, et al.; American Heart Association Electrocardiography and Arrhythmias Committee, Council on Clinical Cardiology; American College of Cardiology Foundation; Heart Rhythm Society. AHA/ACCF/HRS recommendations for the standardization and interpretation of the electrocardiogram: part IV: the ST segment, T and U waves, and the QT interval: a scientific statement from the American Heart Association Electrocardiography and Arrhythmias Committee, Council on Clinical Cardiology; the American College of Cardiology Foundation; and the Heart Rhythm Society. Endorsed by the International Society for Computerized Electrocardiology. J Am Coll Cardiol. 2009;53(11):982-91.

## 90. Resposta: d

Ritmo idioventricular é uma complicação comum dentro de 24 horas após a reperfusão. O paciente está sob terapia médica ideal, portanto, não há necessidade de adicionar outro medicamento. Ele está tolerando bem o ritmo, então não há necessidade de aumentar a dose do betabloqueador. O ritmo idioventricular acelerado é um ritmo benigno após a reperfusão, portanto não são necessárias cardioversão ou desfibrilação. O ritmo idioventricular acelerado (IAVR) é decorrente de automaticidade anormal nas fibras subendocárdicas de Purkinje e é observado em 15% dos pacientes submetidos à reperfusão. Não há necessidade de intervenção adicional.

## Bibliografia

1. Jakkoju A, Jakkoju R, Subramaniam PN, Glancy DL. Accelerated idioventricular rhythm. Proc (Bayl Univ Med Cent). 2018;31(4):506-7.

## 91. Resposta: b

O ramo direito recebe a maior parte de seu suprimento sanguíneo da artéria coronária descendente anterior esquerda. Portanto, um BRD novo pode significar oclusão da artéria descendente anterior (ADA) em seu óstio ou na porção proximal.

As elevações do segmento ST não são afetadas por um bloqueio de ramo direito. O ramo direito também recebe suprimento sanguíneo colateral da artéria coronária direita ou da artéria coronária circunflexa esquerda, dependendo da dominância de suprimento sanguíneo do coração.

## Bibliografia

1. Harkness WT, Hicks M. Right bundle branch block. 2022. Treasure Island: StatPearls; 2023.

## 92. Resposta: c
### Lesão no tronco coronariano

O tronco coronariano dá origem às artérias descendente anterior e circunflexa. Com isso, ele é responsável pela irrigação de até 75% do miocárdio do ventrículo esquerdo. A sua oclusão é rara, mas, pela sua importância na irrigação miocárdica, ela é associada a quadros muito graves. Esse tipo de oclusão gera um supradesnivelamento do segmento ST isolado em aVR com infradesnivelamento do segmento ST em todas ou quase todas as outras derivações.

## Bibliografia

1. Wong GC, Welsford M, Ainsworth C, Abuzeid W, Fordyce CB, Greene J, et al.; members of the Secondary Panel. 2019 Canadian Cardiovascular Society/Canadian Association of Interventional Cardiology Guidelines on the Acute Management of ST-Elevation Myocardial Infarction: Focused Update on Regionalization and Reperfusion. Can J Cardiol. 2019;35(2):107-32.

## 93. Resposta: b

Em pacientes nos quais a intervenção coronária percutânea (ICP), não pode ser realizada em menos de 2 horas, deve-se decidir iniciar a terapia fibrinolítica. Os pacientes que recebem terapia trombolítica ainda devem ser transferidos para um serviço de hemodinâmica para realizar ICP nas primeiras 3 a 24 horas após o infarto do miocárdio com elevação do segmento ST. A terapia trombolítica sozinha só é eficaz em 50% dos pacientes. Trombólise ou tratamento com ICP é o tratamento para infarto do miocárdio com supradesnivelamento do segmento ST, a anticoagulação sozinha não é suficiente. Os pacientes devem ser submetidos de rotina a uma intervenção percutânea pós-fibrinólise.

### Bibliografia

1. Arbel Y, Ko DT, Yan AT, Cantor WJ, Bagai A, Koh M, et al. TRANSFER-AMI Trial Investigators. Long-term Follow-up of the Trial of Routine Angioplasty and Stenting After Fibrinolysis to Enhance Reperfusion in Acute Myocardial Infarction (TRANSFER-AMI). Can J Cardiol. 2018;34(6):736-43.

## 94. Resposta: a

A ruptura do músculo papilar ocorre geralmente entre o segundo e o sétimo dia pós-infarto. A ruptura do posteromedial (artéria descendente posterior) é 6-12 vezes mais comum por causa do suprimento sanguíneo. O sopro médio, tardio ou holossistólico que pode ter irradiação generalizada, pode estar ausente, em geral não há frêmito.

## 95. Resposta: b

A ecocardiografia provavelmente detectará a ruptura do músculo papilar ou do septo ventricular. Isso pode ser feito com urgência à beira do leito. Uma radiografia de tórax não é útil para encontrar a causa exata da insuficiência cardíaca congestiva em um pa-

ciente pós-infarto do miocárdio que desenvolveu uma complicação mecânica. O cateterismo cardíaco com angiografia coronária ajudará no diagnóstico e no tratamento, mas não é o primeiro teste para fazer o diagnóstico. A ecocardiografia continua sendo o exame inicial de escolha.

## 96. Resposta: b

No período pós-parada, os pacientes que não atendem a comando simples na ausência de sedação profunda devem receber o controle direcionado de temperatura.

Estudos mais recentes sugerem benefícios semelhantes a 36ºC em comparação com 33ºC, dando origem ao gerenciamento de temperatura direcionado mantendo 24 h. Cessação da sedação e avaliação neurológica, se estável, deve ser realizada para avaliar lesão cerebral anóxica. Não é possível determinar a morte encefálica neste momento por causa da sedação, bem como o período de doença. Avaliações neurológicas mais definitivas exigem um período de 72 horas pós-hipotermia.

## 97. Resposta: b

O mais provável é um barotrauma associado à ventilação mecânica e parada cardiorrespiratória em atividade elétrica sem pulso por pneumotórax hipertensivo. Iniciar a ressuscitação cardiopulmonar e realizar descompressão o quanto antes.

### Bibliografia

1. Panchal AR, Berg KM, Hirsch KG, Kudenchuk PJ, Del Rios M, Cabañas JG, et al. 2019 American Heart Association Focused Update on Advanced Cardiovascular Life Support: Use of Advanced Airways, Vasopressors, and Extracorporeal Cardiopulmonary Resuscitation During Cardiac Arrest: An Update to the American Heart Association Guidelines for Cardiopulmonary Resuscitation and Emergency Cardiovascular Care. Circulation. 2019;140(24):e881-e894.

## 98. Resposta: d

A ultrafiltração extracorpórea (UF) é a retirada de água do plasma obtido do sangue total durante a circulação por meio de um hemofiltro extracorpóreo em resposta a uma pressão transmembrana. Não há alterações na concentração de eletrólitos e de outros solutos ou ativação do sistema renina-angiotensina-aldosterona. As taxas de remoção do fluido isotônico geralmente são restritas ao máximo de 500 mL/h com média de 4,7 L/sessão. Os estudos são controversos sobre essa prática.

Porém, nosso paciente se encaixa na diretriz europeia que recomenda os seguintes critérios para indicar terapias de substituição renal em doentes com sobrecarga hídrica refratária: oligúria não responsiva a medidas farmacológicas, hipercalemia grave (K > 6,5 mEq/L), acidemia grave (pH < 7,2), ureia > 150 mg/dL e creatinina > 3,4 mg/dL.

### Bibliografia
1. Kwok CS, Wong CW, Rushton CA, Ahmed F, Cunnington C, Davies SJ, et al. Ultrafiltration for acute decompensated cardiac failure: A systematic review and meta-analysis. Int J Cardiol. 2017;228:122-8.
2. Costanzo MR. Ultrafiltration in acute heart failure. Card Fail Rev. 2019;5(1):9-18.

## 99. Resposta: b

Pacientes com história de insuficiência cardíaca com fração de ejeção reduzida são mais suscetíveis a desenvolver síndrome cardiorrenal aguda. Esse paciente foi internado por causa da exacerbação aguda de sua bronquite crônica, que resultou em síndrome cardiorrenal aguda (síndrome cardiorrenal tipo 1). O exame físico revelou crepitações bilaterais e distensão venosa jugular após 1 L de ressuscitação volêmica com achado ultrassonográfico de veia cava inferior dilatada seria um sinal de estado de sobrecarga hídrica secundária à síndrome cardiorrenal. O tratamento primário da síndrome cardiorrenal visa a remoção de fluidos do corpo com diurético ou ultrafiltração. O uso de inotrópicos é mantido para casos de resistência. Existem diferentes tipos de diuréticos: alças, tiazídicos e diuréticos poupadores de potássio. Os diuréticos de alça, incluindo furosemida, torsemida e bumetanida, são os diuréticos mais potentes que podem ser usados sozinhos ou conjugados com outros tipos de diuréticos.

### Bibliografia
1. StatPearls Publishing LLC; Heffner A, Murin S, Sandrock C. Critical care: board and certification review. StatPearls Publishing, LLC. p.510.
2. Berliner D, Hänselmann A, Bauersachs J. The treatment of heart failure with reduced ejection fraction. Dtsch Arztebl Int. 2020;117(21):376-86.

## 100. Resposta: d

A recomendação sobre a pressão arterial sistêmica é evitar a hipotensão mantendo uma pressão arterial sistólica de pelo menos 90 mmHg e uma pressão arterial média de pelo menos 65 mmHg no período pós-ressuscitação.

A recomendação da saturação arterial de oxigênio: uma vez que a medida da saturação de oxigênio no sangue periférico esteja disponível e seja confiável, evitar a hiperoxemia pela titulação da fração inspirada de oxigênio para atingir uma saturação de oxigênio de 92 a 98% pode ser razoável em pacientes que permanecem em coma após o retorno à circulação espontânea (ROSC). Os pacientes que não são capazes de atender a comandos simples no período pós-parada devem receber o controle direcionado de temperatura.

### Bibliografia
1. Panchal AR, Bartos JA, Cabañas JG, Donnino MW, Drennan IR, Hirsch KG, et al.; Adult Basic and Advanced Life Support Writing Group. Part 3: Adult Basic and Advanced Life Support: 2020

American Heart Association Guidelines for Cardiopulmonary Resuscitation and Emergency Cardiovascular Care. Circulation. 2020;142(16 suppl 2):S366-S468.

### 101. Resposta: b

A terapia de orientação do ACC/AHA/HRS para o tratamento de primeira linha da taquicardia supraventricular (SVT) em um adulto estável hemodinamicamente são as manobras vagais. Outras terapias farmacológicas para TSV incluem bloqueadores dos canais de cálcio não di-hidropiridínicos e betabloqueadores são considerados terapia de segunda linha em pacientes que falham na terapia de primeira linha ou têm contraindicação para uso.

### Bibliografia

1. Panchal AR, Bartos JA, Cabañas JG, Donnino MW, Drennan IR, Hirsch KG, et al. Adult Basic and Advanced Life Support Writing Group. Part 3: Adult Basic and Advanced Life Support: 2020 American Heart Association Guidelines for Cardiopulmonary Resuscitation and Emergency Cardiovascular Care. Circulation. 2020;142(16-suppl_2):S366-S468.
2. Solans JV, Costa MS, Arcos AM, Cuchillero IO. Paroxysmal supraventricular tachycardia (PSVT): two presentations. Two approaches. Semergen. 2017;43:240-2.

### 102. Resposta: c

No eletrocardiograma o ritmo é sinusal e o intervalo QT é de 230 ms.

A hipercalcemia da malignidade é uma boa hipótese diagnóstica para a paciente por possível metástase cerebral por câncer de mama.

A hipercalcemia resulta em um intervalo QT encurtado e também pode causar arritmia em raras ocasiões. A hipercalcemia pode afetar o sistema gastrointestinal, o sistema nervoso central, os rins e o sistema musculoesquelético. Os sintomas podem incluir dor abdominal, constipação, confusão, depressão, nefrolitíase, poliúria, fraqueza e miopatia. O mnemônico para hipercalcemia é pedras, ossos, gemidos abdominais e conotações psiquiátricas.

### Bibliografia

1. StatPearls Publishing LLC; Heffner A, Murin S, Sandrock C. Critical care: board and certification review. StatPearls Publishing, LLC. p.703.

### 103. Resposta: d

Os infartos perioperatórios são difíceis de serem detectados. Poucos pacientes infartados apresentam dor torácica e somente pouco mais que a metade deles apresentam algum sinal ou sintoma clínico que leve à suspeita de IAM nesse período.

Outras complicações comumente presentes no pós-operatório de operações não cardíacas, como embolia pulmonar, insuficiência cardíaca descompensada e sepse grave, pacientes com insuficiência renal também elevam troponina e devem ser considerados no diagnóstico diferencial.

Acredita-se que pacientes com estimativa de risco cardíaco perioperatório alto de natureza isquêmica devem ser monitorizados em unidades semi-intensivas ou de terapia intensiva com eletrocardiograma e troponina diários até o terceiro dia pós-operatório, período em que ocorre a maioria dos eventos isquêmicos.

O tratamento da síndrome coronariana aguda no pós-operatório dependerá da presença ou da ausência do supradesnivelamento do segmento ST e condição clínica e hemodinâmica do paciente. A terapia trombolítica é fortemente contraindicada no contexto perioperatório em virtude do risco de sangramento.

O paciente do caso, pelo quadro hemodinâmico e clínico descrito, sinais de choque cardiogênico, deveria ser submetido a um procedimento de intervenção percutânea.

## Bibliografia

1. Smilowitz NR, Gupta N, Guo Y, Berger JS, Bangalore S. Perioperative acute myocardial infarction associated with non-cardiac surgery. Eur Heart J. 2017;38(31):2409-17.

## 104. Resposta: b

A adenosina deve ser administrada em dose menor quando administrada via central, iniciando com a dose de 3 mg IV em *bolus*. Outras razões para diminuir a dose inicial para 3 mg são pacientes com transplante cardíaco ou em uso de drogas dipiridamol ou carbamazepina. Atua em receptores no nó AV cardíaco, reduzindo significativamente o tempo de condução por hiperpolarização.

## Bibliografia

1. Panchal AR, Bartos JA, Cabañas JG, Donnino MW, Drennan IR, Hirsch KG, et al. Adult Basic and Advanced Life Support Writing Group. Part 3: Adult Basic and Advanced Life Support: 2020 American Heart Association Guidelines for Cardiopulmonary Resuscitation and Emergency Cardiovascular Care. Circulation. 2020;142(16 suppl 2):S366-S468.

## 105. Resposta: b

- O paciente com trauma torácico fechado significativo deve fazer ECG de 12 derivações. Na contusão do miocárdio, o ECG pode revelar alterações no segmento ST que mimetizam isquemia cardíaca ou infarto do miocárdio. As arritmias comuns são a fibrilação atrial, o bloqueio do ramo do feixe (geralmente à direita) ou uma taquicardia sinusal inexplicada e as extrassístoles ventriculares únicas ou múltiplas.
- Marcadores cardíacos [p. ex., troponina e creatina quinase forma MB (CPK-MB)] são mais úteis para ajudar a descartar lesão cardíaca contusa. Se os marcadores cardíacos e o ECG forem normais e não houver arritmia, a lesão cardíaca fechada pode ser excluída. Recomenda-se nos pacientes com distúrbios da condução causados por contusão miocárdica monitoramento cardíaco por 24-48 horas porque têm risco de arritmias súbitas durante esse período. O tratamento é de suporte, tratamento das arritmias sintomáticas.
- Indica-se cirurgia para os raros casos de ruptura valvar ou miocárdica.

## Bibliografia

1. Sağlam Gürmen E, Tulay CM. Attention: Cardiac contusion. Ulus Travma Acil Cerrahi Derg. 2022;28(5):634-40.
2. Holanda MS, Domínguez MJ, López-Espadas F, López M, Díaz-Regañón J, Rodríguez-Borregán JC. Cardiac contusion following blunt chest trauma. Eur J Emerg Med. 2006;13(6):373-6.

## 106. Resposta: d

A pós-carga do VD é o estresse sistólico máximo da parede do VD. A pressão sistólica do VD é igual à pressão transmural da artéria pulmonar. Aumentos na pressão da artéria pulmonar transmural aumentam a pós-carga do VD, impedindo a ejeção do VD, diminuindo o volume sistólico do VD, induzindo a dilatação do VD e causando passivamente a diminuição do retorno venoso.

Se a dilatação do VD e a sobrecarga de pressão do VD persistirem, isquemia da parede livre do VD e infarto pode se desenvolver. Esses conceitos são de profunda relevância clínica porque os rápidos desafios de fluidos no cenário de *cor pulmonale* agudo podem precipitar colapso cardiovascular profundo secundário à dilatação excessiva do VD, isquemia do VD e comprometimento do enchimento do ventrículo esquerdo (VE). A ventilação pode alterar a resistência vascular pulmonar, alterando o tônus vasomotor pulmonar, por meio de um processo conhecido como vasoconstrição pulmonar hipóxica, ou alterando mecanicamente a área de secção transversa do vaso, alterando a pressão transpulmonar.

A ventilação mecânica pode reduzir o tônus vasomotor pulmonar por uma variedade de mecanismos. Primeiro, a vasoconstrição pulmonar hipóxica pode ser inibida se o paciente for ventilado com gás enriquecido com $O_2$, aumentando a pressão parcial alveolar de oxigênio. Em segundo lugar, respirações mecânicas e pressão expiratória final positiva (PEEP) podem refrescar unidades pulmonares hipoventiladas e recrutar unidades alveolares colapsadas, causando aumentos locais na pressão parcial alveolar de oxigênio, especialmente se pequenos volumes pulmonares retornarem à capacidade residual funcional em repouso. Em terceiro lugar, a ventilação mecânica frequentemente reverte a acidose respiratória aumentando a ventilação alveolar. Em quarto lugar, a diminuição do débito simpático central, por sedação ou diminuição do estresse respiratório contra alta impedância de entrada durante a ventilação mecânica também reduz o tônus vasomotor. É importante ressaltar que esses efeitos não requerem intubação endotraqueal para ocorrer; eles ocorrem com mera reexpansão de alvéolos colapsados. Assim, PEEP, pressão positiva contínua nas vias aéreas (CPAP), manobras de recrutamento e ventilação não invasiva podem reverter a vasoconstrição pulmonar hipóxica e melhorar a função cardiovascular.

## Bibliografia

1. Grübler MR, Wigger O, Berger D, Blöchlinger S. Basic concepts of heart-lung interactions during mechanical ventilation. Swiss Med Wkly. 2017;147:w14491.

## 107. Resposta: d

A paciente no cenário clínico tem um infarto inferoposterolateral. A expressão posterior vem sendo abandonada porque o que ocorre na prática é acometimento isquêmico da parede lateral do ventrículo esquerdo (VE).

Além disso, ela tem uma ruptura do músculo papilar posteromedial, como complicação de seu infarto agudo do miocárdio e regurgitação mitral grave aguda. O primeiro objetivo é controlar e estabilizar agudamente o estado hemodinâmico e respiratório do paciente; portanto, a opção d, intubação conduta imediata, para poder ser encaminhada para reperfusão precoce.

A reperfusão precoce para o tratamento de seu STEMI e choque é um próximo passo importante; entretanto, somente após o paciente estar estabilizado para o procedimento. É importante observar que o uso de fibrinolíticos não aumenta a sobrevida em pacientes com choque cardiogênico em curso.

Antes de proceder ao cateterismo cardíaco esquerdo para definir sua anatomia e planejar uma estratégia de revascularização, ou ir para a sala de cirurgia para reparo ou substituição da válvula mitral, ele precisa ser estabilizado.

A ruptura isquêmica do músculo papilar é uma complicação mecânica com incidência entre 0,05 e 0,26% e mortalidade entre 10 e 40%. Os fatores de risco relacionados a essa complicação são idade, sexo feminino, doença renal crônica e apresentação tardia de um primeiro infarto do miocárdio. Ocorre tipicamente entre o terceiro e o quinto dia após a síndrome coronariana aguda, secundária a infartos inferiores por oclusão da artéria coronária direita; e menos frequentemente a artéria circunflexa.

## Bibliografia

1. Banez B, James S, Agewall S, Antunes MJ, Bucciarelli-Ducci C, Bueno H, et al.; ESC Scientific Document Group. 2017 ESC Guidelines for the management of acute myocardial infarction in patients presenting with ST-segment elevation: The Task Force for the management of acute myocardial infarction in patients presenting with ST-segment elevation of the European Society of Cardiology (ESC). Eur Heart J. 2018;39(2):119-77.

## 108. Resposta: b

O paciente tem um ECG com supradesnivelamento de segmento ST DII, DIII e avF, FC = 45 bpm e BAVT.

O paciente está apresentando um infarto agudo do miocárdio (IAM) inferior, que é complicado por bloqueio cardíaco completo. Além da repetição do ECG, um ecocardiograma é uma ferramenta barata e disponível para avaliação adicional da função ventricular direita. Um ecocardiograma seria benéfico se feito antes de um angiograma, mas o angiograma já identifica a artéria envolvida. Os betabloqueadores piorariam o bloqueio cardíaco.

A incidência de todos os pacientes com IAM complicado por BAVT é relatada entre 3 e 13% Pacientes com IAM que têm BAV apresentam mortalidade intra-hospitalar mais alta. A angioplastia primária melhora significativamente o BAV em pacientes com IAM inferior, portanto, marca-passo permanente na emergência não é indicado de acordo com as diretrizes da ACC/AHA.

### Bibliografia

1. Banez B, James S, Agewall S, Antunes MJ, Bucciarelli-Ducci C, Bueno H, et al.; ESC Scientific Document Group. 2017 ESC Guidelines for the management of acute myocardial infarction in patients presenting with ST-segment elevation: The Task Force for the management of acute myocardial infarction in patients presenting with ST-segment elevation of the European Society of Cardiology (ESC). Eur Heart J. 2018;39(2):119-77.

## 109. Resposta: b

Esta paciente tem cardiomiopatia induzida por estresse, também conhecida como cardiomiopatia de takotsubo ou síndrome do coração partido. É caracterizado por dor torácica com evidência eletrocardiográfica de isquemia, geralmente inversões profundas e simétricas da onda T e ou supradesnivelamento do segmento ST (achado mais comum).

Os pacientes também costumam ter recuperação da função sistólica do ventrículo esquerdo (VE) dentro de 3 a 6 meses. Deve-se notar que este é um diagnóstico de exclusão, e os pacientes precisam ter uma avaliação de isquemia antes do diagnóstico definitivo de cardiomiopatia de takotsubo. A patogênese não é bem compreendida. O padrão clássico no ecocardiograma é de discinesia do VE, acinesia ou hipocinesia dos segmentos apicais e médios do VE e hipercinesia dos segmentos basais. A fração de ejeção do VE geralmente varia entre 0,20 e 0,49%.

Esse paciente pelos achados do ECO possui obstrução de saída de VE como é descrita na cardiomiopatia hipertrófica e ocorre em 15 a 20% dos pacientes com takotsubo.

A administração de fluidos IV é a primeira opção para o manejo da hipotensão com esse achado.

Agentes inotrópicos adicionais, como dobutamina e norepinefrina, aumentarão a hipercontratilidade dos segmentos basais. Isso piorará a obstrução dinâmica do VE. Esse é o mesmo raciocínio para o uso preventivo de agentes inotrópicos na cardiomiopatia hipertrófica obstrutiva com movimento anterior sistólico da válvula mitral. A bomba de balão intra-aórtico nesse caso não seria primeira linha.

### Bibliografia

1. Amin HZ, Amin LZ, Pradipta A. Takotsubo cardiomyopathy: a brief review. J Med Life. 2020;13(1):3-7.

## 110. Resposta: b

A angina refratária nos pacientes com IAM sem supra a intervenção percutânea deve ser realizada idealmente em até duas horas, urgente. Veja a figura a seguir do resumo das estratégias de estratificação e conduta no IAM sem supra.

| Muito alto risco – estratégia invasiva muito precoce (< 2 h) |
| --- |
| ▪ Instabilidade hemodinâmica, choque cardiogênico |
| ▪ Instabilidade elétrica com taquiarritmia ventricular sustentada ou fibrilação ventricular |
| ▪ Angina refratária a despeito de tratamento farmacológico máximo |
| ▪ Insuficiência mitral aguda |
| ▪ Edema agudo de pulmão |

| Alto risco – estratégia invasiva precoce (< 24 h) |
| --- |
| ▪ Escore de risco alto (GRACE > 140) |
| ▪ Elevação de marcadores de necrose miocárdica |
| ▪ Alterações dinâmicas de segmento ST |

| Risco intermediário – estratégia invasiva (24-72 h) |
| --- |
| ▪ Escore TIMI > 2, GRACE 109-140 |
| ▪ Presença de diabetes ou insuficiência renal (*clearance* de creatina < 60 mL/min) |
| ▪ Disfunção ventricular esquerda (FE < 40%) |
| ▪ ICP ou CRVM prévias |

| Baixo risco– estratégia conservadora |
| --- |
| Escores de risco baixos (TIMI 0-1, GRACE < 109) |
| Dúvidas quanto à natureza dos sintomas |

CRVM: cirurgia de revascularização miocárdica; FE: fração de ejeção; ICP: intervenção coronária percutânea. Fonte: Rev Soc Cardiol Estado de São Paulo. 2016;26(2):99-104.

## Bibliografia

1. Collet JP, Thiele H, Barbato E, Barthélémy O, Bauersachs J, Bhatt DL, et al.; ESC Scientific Document Group. 2020 ESC Guidelines for the management of acute coronary syndromes in patients presenting without persistent ST-segment elevation. Rev Esp Cardiol (Engl Ed). 2021;74(6):544.

## 111. Resposta: d

A doença arterial coronariana é a etiologia mais comum de morte súbita cardíaca; no entanto, em pacientes jovens (18-35 anos), a incidência de doença arterial coronariana (DAC) aterosclerótica relacionada à morte cardíaca súbita (MCS) é de 0,7 por 100 mil pessoas-ano. As causas mais comuns de MCS não isquêmica são cardiomiopatias, incluindo cardiomiopatia hipertrófica e cardiomiopatia arritmogênica do ventrículo direito, assim como canalopatias. O paciente no cenário teve uma parada extra-hospitalar com estado mental alterado; portanto, o protocolo de controle direcionado de temperatura deve ser iniciado além disso, a intoxicação aguda deve ser descartada (opção *c*). Um angiograma coronário deve ser realizado para avaliar coronárias anômalas, DAC obstrutiva e vasoespasmo coronariano como possíveis etiologias desencadeadoras da arritmia (opção *b*).

# 4

# PNEUMOLOGIA

# 4

# Pneumologia

1. Sobre a fisiopatologia da SDRA, assinale a correta:
   a) Não há evidências sobre estratégias conservadoras na reposição volêmica na SDRA.
   b) Há evidências sólidas da utilidade de fator estimulador de colônias de granulócitos e macrófagos no tratamento da SDRA.
   c) Genes envolvidos na resposta inflamatória e função da célula endotelial são fatores de risco para o desenvolvimento de SDRA no trauma.
   d) O edema pulmonar na SDRA pode ser explicado pelo fator hidrostático exclusivamente.

2. Marque a alternativa correta sobre SDRA.
   a) A SDRA é doença de distribuição heterogênea, porém localizada; o colapso gravitacional não é uma constante (o pulmão raramente desaba sobre si mesmo sob efeito da gravidade); a pressão crítica de abertura e colabamento de cada alvéolo varia com sua posição dentro do tórax; o volume corrente se distribui de forma nociva a cada inspiração, hiperdistendendo áreas posteriores, caracterizando o conceito de *baby lung*.

   b) A SDRA é doença localizada e de distribuição homogênea; o colapso gravitacional não é uma constante (o pulmão raramente desaba sobre si mesmo sob efeito da gravidade); a pressão crítica de abertura e colabamento de cada alvéolo varia com sua posição dentro do tórax, sendo maior anteriormente; o volume corrente distribui-se de forma nociva a cada inspiração, recrutando alvéolos colapsados difusamente, efeito do *open lung*.
   c) A SDRA é doença difusa, porém de distribuição heterogênea; o colapso gravitacional é uma constante (o pulmão desaba sobre si mesmo sob efeito da gravidade); a pressão crítica de abertura e colabamento de cada alvéolo varia com sua posição dentro do tórax; o volume corrente distribui-se de forma nociva a cada inspiração, hiperdistendendo áreas não afetadas, como descrito pelo conceito de *baby lung*.
   d) A SDRA é doença difusa e, por isso, de distribuição homogênea; o colapso gravitacional é uma constante (o pulmão desaba sobre si mesmo sob efeito da gravidade); a pressão crítica de abertura e colabamento de cada alvéolo é semelhante entre eles; o volume

corrente distribui-se de forma nociva a cada inspiração, hiperdistendendo áreas afetadas, sendo necessário abri-las e mantê-las abertas (*open lung*).

3. Qual é o fator isolado associado a maior risco de progressão para ocorrência da SDRA?
   a) Aspiração de conteúdo gástrico.
   b) Choque.
   c) Sepse.
   d) Pneumonia.
   e) Trauma torácico.

4. Segundo o consenso para definição de SDRA, os critérios necessários são, exceto:
   a) Relação $PO_2/FIO_2$ menor que 300.
   b) Necessidade de pressão expiratória final maior que 5 $cmH_2O$.
   c) Infiltrado radiológico bilateral.
   d) Ausência de disfunção ventricular esquerda.

5. Marque a alternativa que traz uma assertiva correta em relação a SDRA:
   a) Estratégia de ventilação protetora com pressão de platô até no máximo 35 $cmH_2O$ deve ser utilizada.
   b) Politrauma, politransfusão, aspiração de conteúdo gástrico e embolia gordurosa não são considerados fatores de risco para a doença.
   c) *Diabetes mellitus* tem efeito protetor na SDRA.
   d) FAS-ligante, IL-8, leucotrienos e pró-colágeno III estão diminuídos no lavado broncoalveolar de pacientes com SDRA.
   e) A SDRA caracteriza-se por alteração da permeabilidade da membrana endotelial, principalmente.

6. Marque a alternativa correta sobre a SDRA:
   a) O *shunt* que ocorre devido ao edema intersticial causa hipoxemia grave na SDRA. Raramente há inundação alveolar nesses casos, sobretudo pelo papel pouco importante do neutrófilo na SDRA.
   b) Os pacientes com SDRA apresentam características radiológicas bem específicas, que possibilitam revelar a etiologia da síndrome.
   c) As características histopatológicas dos pacientes com SDRA são semelhantes, apesar de possuírem etiologias diferentes.
   d) No processo inflamatório e patogênico da SDRA, foram identificados apenas poucos mediadores inflamatórios participando desse processo.
   e) Nos casos de DMOS, raramente encontramos SDRA; já em casos de SIRS, ela é vista mais comumente.

7. Assinale a alternativa incorreta com relação à ventilação mecânica na SDRA, levando em consideração as recomendações dos Consensos Americano e Europeu a respeito do tema:
   a) Entre VCV e PCV, pode-se usar o modo de ventilação mecânica com o qual o médico esteja mais familiarizado.
   b) É permissível uma certa hipercapnia, tendo-se cautela com hipertensão intracraniana e acidose.
   c) Realizam-se sedação e/ou bloqueio neuromuscular associados à posição prona caso haja hipoxemia refratária.
   d) Se hipoxemia refratária pode-se realizar manobra de recrutamento alveolar, que se demonstrou muito superior a *peep table*.

8. Na ventilação mecânica em pacientes com SDRA um importante conceito é o de pressão de distensão (*driving pressure*). Assinale a afirmativa correta:
   a) É a pressão de pico nas vias aéreas diminuída da pressão de platô.
   b) É a expressão da PEEP intrínseca.
   c) É a pressão de platô menos a PEEP.
   d) É igual à pressão média das vias aéreas.
   e) A pressão de distensão pode ter valores inferiores a 30 $cmH_2O$ sem risco de lesão induzida pela ventilação mecânica.

9. Sobre a utilização da PEEP nos pacientes com SDRA, assinale a alternativa correta:
   a) Pode-se obter a titulação da PEEP usando tomografia por impedância elétrica (TIE); após manobra de máximo recrutamento, escolhe-se a PEEP que resulta em menos de 0 a 5% de aumento do colapso, como estimado pela TIE.
   b) Sugere-se a utilização da tabela de PEEP (*peep table*) inclusive em pacientes com SDRA leve.
   c) Pela oxigenação, após manobra de recrutamento, escolhe-se a PEEP que resulta em < 20% de queda na relação $PaO_2/FiO_2$.
   d) A tomografia convencional não pode ser utilizada para titular a PEEP.
   e) Todos os pacientes com SDRA sempre serão submetidos a recrutamento alveolar máximo.

10. Uma mulher de 68 anos com insuficiência cardíaca, doença renal crônica e hipertensão é admitida com 5 dias de dispneia progressiva, tosse, dor torácica pleurítica e febre. É intubada imediatamente por insuficiência respiratória aguda hipoxêmica. Em investigação inicial nota-se leucocitose e opacidades pulmonares multifocais na radiografia de tórax. Qual dos seguintes testes diagnósticos é mais útil na avaliação e no manejo da insuficiência respiratória do paciente?
   a) Cultura do trato respiratório inferior.
   b) Nível de proteína C-reativa.
   c) Nível de BNP.
   d) Cintilografia de perfusão/ventilação.
   e) Cateterismo de artéria pulmonar.

11. Uma mulher de 70 anos é levada para o hospital após desenvolver insuficiência respiratória aguda secundária a pneumonia. Ela tinha PA = 120/70 mmHg, FC = 126 bpm, T = 38,7°C e saturação de oxigênio = 72%, enquanto recebia $O_2$ a 100% em máscara não reinalante a 15 litros/minuto. Radiografia de tórax mostra opacidades pulmonares difusas em ambos os pulmões. A paciente é intubada e colocada em ventilação mecânica. Os parâmetros iniciais do ventilador são: frequência respiratória de 14 irpm, volume corrente de 360 mL (6 mL/kg do peso predito), $FiO_2$ de 60% e PEEP de 5 $cmH_2O$. Nesses parâmetros, a gasometria arterial inicial revela pH de 7,31 (referência 7,38-7,44), $pCO_2$ = 45 mmHg (referência 35-45) e $pO_2$ = 50 mmHg (referência 80-100). A pressão de platô é 22 $cmH_2O$. Qual dos seguintes parâmetros no ventilador deve ser aumentado neste caso?
    a) Tempo expiratório.
    b) Volume corrente.
    c) Frequência respiratória.
    d) Fluxo inspiratório.
    e) PEEP.

12. Uma mulher de 73 anos com doença pulmonar obstrutiva crônica é hospitalizada com febre e alteração do nível de consciência. Foi iniciado antibiótico empírico,

e em sua cultura de urina cresce *Escherichia coli*. Três dias de internação hospitalar, a paciente começa a ficar progressivamente taquipneica, necessitando de maiores suplementações de oxigênio. Ao exame apresenta crepitações pulmonares bilaterais na ausência de turgência jugular. Ela está com a vacinação de covid atualizada, e o teste para covid é negativo. Gasometria arterial em uso de $O_2$ = 100% em máscara não reinalante é a seguinte: pH = 7,32, $pCO_2$ = 32mmHg e $pO_2$ = 59mmHg. Uma radiografia de tórax evidencia desenvolvimento de opacidades alveolares bilaterais, comparada com a radiografia da admissão. A paciente é intubada e mantida em volume corrente de 6 mL/kg de peso predito, com frequência respiratória = 18 irpm e $FiO_2$ titulada em 90% com uma PEEP de 18 $cmH_2O$. A pressão de platô é 28 $cmH_2O$. Nestes parâmetros, uma nova gasometria arterial foi coletada, evidenciando: pH = 7,28, $pCO_2$ = 42 mmHg, $pO_2$ = 71mmHg. Qual das seguintes intervenções é o próximo passo mais apropriado no manejo da hipoxemia deste paciente?

a) Iniciar inalação de surfactante.

b) Reduzir volume corrente para 5 mL/kg de peso predito.

c) Inalação de óxido nítrico.

d) Iniciar ventilação em posição prona.

e) Mudar modo ventilatório para pressão controlada.

13. Homem de 67 anos previamente hígido e admitido no hospital com dispneia. Ele refere que passou os últimos três dias em casa com febre alta e tosse com expectoração. Quando foi admitido, ele foi intubado por hipoxemia refratária e alteração do nível de consciência. Ele tinha um exame cardíaco normal, pressão venosa jugular de 7 $cmH_2O$ em uma inclina-

ção de 45°, crepitações difusas pulmonares, extremidades aquecidas, sem edema periférico. O paciente possui a vacina de covid-19 atualizada. O teste para covid-19 foi negativo. Gasometria arterial mostra $pO_2$ de 104 mmHg, enquanto o paciente é ventilado em uma $FiO_2$ de 50%; PEEP de 8 $cmH_2O$. A radiografia inicial mostra infiltrado pulmonar difuso bilateral. Qual das seguintes estratégias é a mais provável de melhorar as chances de o paciente sobreviver?

a) Baixo volume corrente.

b) Alívio de pressão na ventilação de via aérea.

c) Estratégia conservadora de fluidoterapia.

d) Administração intravenosa de glicocorticoide.

e) PEEP alta.

14. Qual é a fisiopatologia da síndrome da angústia respiratória aguda (SARA)?

a) Inflamação sistêmica crônica.

b) Dano alveolar difuso e aumento da permeabilidade capilar pulmonar.

c) Aumento da complacência pulmonar e da resistência vascular pulmonar.

d) Diminuição da atividade do sistema renina-angiotensina-aldosterona.

e) Diminuição da pressão arterial sistêmica.

15. Sobre as definições de SDRA, marque a alternativa incorreta:

a) Há três categorias de hipoxemia dependendo da relação $PO_2/FIO_2$.

b) Presença de infiltrados bilaterais em radiografia dentro de 48 horas de um insulto clínico identificado.

c) Insuficiência respiratória não explicada por insuficiência cardíaca ou congestão pulmonar.

d) Presença de relação $PO_2/FIO_2$ < 200.

16. Assinale a opção que contém apenas os fatores de risco para SDRA:
    a) Tabagismo e etilismo crônico.
    b) Choque, aspiração de conteúdo gástrico, transfusões, pneumonia associada à ventilação.
    c) Uso de baixos volumes correntes.
    d) Doenças pulmonares preexistentes, tabagismo, presença de VILLI.

17. Sobre a fisiopatologia da SDRA, assinale a alternativa incorreta:
    a) Na SDRA, ocorre a quebra de barreira alvéolo-capilar, alterando o transporte de fluidos e, com isso, perpetuando o edema pulmonar e formando membranas hialinas típicas.
    b) Se o dano pulmonar for grave, a reparação é lenta, levando à ativação de mecanismos pró-fibróticos agudos.
    c) A VILLI pode coexistir, perpetuando mecanismos de lesão por meio de hiperdistensão induzida por altos volumes correntes ou pressões no final da inspiração.
    d) A quebra de barreira endotelial, além de perpetuar o edema, impede a sintetização do surfactante, potencializando o colapso pulmonar, porém, isso não interfere na translocação bacteriana.

18. Sobre a heterogeneidade da SDRA, responda a alternativa correta:
    a) O colapso pulmonar ocorre em regiões dorsais, produzido por forças mecânicas, ou seja, gradiente gravitacional gerado pelo próprio corpo. Assim, a coluna vertebral e o coração pouco interferem nessa distribuição.
    b) O estresse é produzido por forças extrapulmonares, logo, sua expressão clínica é a pressão transpulmonar inspiratória final.
    c) As regiões dorsais, mais comumente afetadas, recebem a maior parte da perfusão pulmonar, dessa forma grandes áreas de *shunt* são geradas, perpetuando a heterogeneidade.
    d) As áreas ventrais oferecem maior resistência, com grande chance de hiperdistensão.

19. Assinale a alternativa incorreta:
    a) A VILLI gera edema pulmonar inflamatório indistinguível do produzido na SDRA.
    b) O principal mecanismo de hipoxemia na SDRA é a presença de *shunt* intrapulmonar.
    c) Na SDRA, ocorre aumento da pressão arterial pulmonar por vários fatores, entre eles: liberação de vasoconstritores, pressões transpulmonares aumentadas e a própria hipóxia.
    d) A pressão venosa mista não demonstra impacto na hipoxemia, já que a $PO_2$ depende exclusivamente de distúrbio V/Q.

20. Sobre o tratamento da SDRA:
    a) O objetivo da VM é restaurar a troca gasosa, evitando complicações por meio de baixos volumes correntes e baixas $FIO_2$, reduzindo o risco de VILLI.
    b) O uso de glicocorticoides evita a progressão para fibrose na SDRA tardia.
    c) O uso de óxido nítrico melhora a oxigenação, porém, sem melhora na mortalidade.
    d) O uso do peso corporal real pode produzir volumes correntes até 20% mais altas, fator pouco relevante, já que estudos não mostraram diferença de mortalidade em VT 6 mL/kg e VT 12 mL/kg, desde que haja ganho na complacência pulmonar.

21. Sobre os efeitos do uso da PEEP na SDRA, marque a alternativa incorreta:
    a) A PEEP interfere na capacidade residual funcional e na complacência pulmonar. Como efeito colateral, a PEEP pode distender alvéolos não colapsados, reduzindo a pressão inspiratória final e o espaço morto alveolar, provocando barotrauma.
    b) A PEEP interfere no hemodinâmico, reduzindo o retorno venoso como consequência do aumento da pressão atrial direita. Além disso, ela interfere na perfusão esplâncnica e renal.
    c) Quando a PEEP reverte a hipoxemia, permite redução das altas $FiO_2$, que causam toxicidade intrínseca e predisposição para atelectasia.
    d) Níveis mais elevados de PEEP juntamente com manobras de recrutamento foram propostas para a prevenção do recrutamento alveolar e a melhora da sobrevivência.

22. Qual é o objetivo da manobra de prona na SARA?
    a) Aumento da pressão intratorácica.
    b) Redução da resistência vascular pulmonar.
    c) Melhora da oxigenação arterial.
    d) Diminuição da complacência pulmonar.
    e) Redução da frequência respiratória.

23. Como a tomografia por bioimpedância pode ser útil no diagnóstico e no acompanhamento da SARA?
    a) Avalia a função pulmonar pela medida da impedância elétrica do pulmão.
    b) Realiza a detecção de coágulos sanguíneos nos pulmões.
    c) Identifica a presença de microrganismos causadores de infecções pulmonares.
    d) Mede a concentração de gases sanguíneos no pulmão.
    e) Avalia a circulação pulmonar pela medida da resistência elétrica dos vasos sanguíneos.

24. Quais são os aspectos radiológicos observados na SARA?
    a) Aumento de opacidade em vidro fosco, consolidação pulmonar e espessamento de septos interlobulares.
    b) Redução de opacidade em vidro fosco, atelectasia e pneumotórax.
    c) Aumento de opacidade nodular, broncograma aéreo e derrame pleural.
    d) Presença de cavitação, enfisema pulmonar e espessamento pleural.
    e) Presença de bolhas e pneumomediastino.

25. Qual é o padrão de comprometimento alveolar comum na síndrome do desconforto respiratório agudo (SDRA)?
    a) Envolvimento difuso bilateral.
    b) Envolvimento lobar.
    c) Envolvimento segmentar.
    d) Envolvimento unilateral.
    e) Envolvimento focal.

26. O que é *baby lung* na ventilação mecânica?
    a) Uma condição em que a capacidade pulmonar é reduzida por causa de danos pulmonares irreversíveis.
    b) Um termo que se refere à aplicação de ventilação mecânica em pacientes pediátricos.
    c) Uma condição em que uma porção dos pulmões é capaz de realizar a troca gasosa, enquanto o restante do pulmão não é capaz de realizar a função adequada.

d) Um estado em que o paciente é capaz de respirar sem a necessidade de suporte ventilatório.

e) Uma condição em que o pulmão é completamente incapaz de realizar a troca gasosa.

27. Sobre a *driving pressure* é correto afirmar:
    a) É a diferença entre a pressão inspiratório final e a pressão expiratória final das vias aéreas.
    b) É inversamente proporcional à complacência respiratória.
    c) Uma menor DP resulta em melhor sobrevida.
    d) Reflete a gravidade da doença
    e) Todas as alternativas estão corretas.

28. Sobre o estresse e o *strain* é incorreto afirmar:
    a) O estresse está relacionado ao alongamento das fibras pulmonares a partir de sua posição de repouso.
    b) Se o estresse exceder as propriedades de tração das fibras pulmonares até a ruptura, o pulmão sofre o clássico barotrauma.
    c) Estresse e *strain* podem ser resumidos como tensão e deformação e são faces da mesma moeda.
    d) Quando ocorre o estiramento pulmonar pelo estresse, são produzidas citocinas e perpetuação da inflamação.

29. No modo pressão de suporte, assinale a alternativa correta:
    a) O volume corrente é garantido, mas o volume-minuto pode variar.
    b) O fluxo e o volume corrente são controlados pelo intensivista.
    c) Em pacientes com complacência estática elevada, sugere-se aumentar a porcentagem da sensibilidade de cicla-

gem para se obterem tempo inspiratório mais curto e volume corrente menor.

d) Em pacientes com elastância aumentada, recomenda-se usar ascensão rápida, que permitirá maior tempo inspiratório, visto que o fluxo decrescerá mais lentamente, permitindo-se, inclusive, obter maior volume corrente.

e) A pressão é variável e ajustada pelo paciente em incrementos, dependendo do esforço muscular apresentado.

30. Quanto aos modos ventilatórios pressão controlada (PCV) e pressão de suporte (PSV), é correto afirmar:
    a) No modo PCV, o ventilador aplica uma pressão predefinida no tubo traqueal durante a inspiração, e tanto o volume corrente (VT) quanto a característica do fluxo inspiratório independem do esforço inspiratório do paciente.
    b) No modo PCV, o aumento da impedância do sistema respiratório, em pacientes paralisados, leva a aumento do volume-minuto (FR × VT).
    c) Tanto na PSV quanto na PCV, o fluxo inspiratório é decrescente; uma das diferenças entre esses dois modos ventilatórios é que o protocolo de ciclagem (fechamento da válvula inspiratória e abertura da válvula expiratória) na PSV é por critério de tempo e na PCV a ciclagem é por critério de fluxo.
    d) Paciente paralisado, com os seguintes parâmetros do ventilador: modo PCV, pressão = 25, PEEP = 7, TI = 1,5 s, FR = 15. Caso o paciente tenha broncospasmo grave, no final do tempo inspiratório (TI) ainda se observa fluxo inspiratório na tela do ventilador. Se o paciente tiver SDRA grave antes de atingir o TI estipulado, o fluxo inspiratório é nulo.
    e) A sincronia entre o paciente e o ventilador pulmonar artificial é melhor em

pacientes com DPOC em desmame difícil e prolongado, quando ventilados no modo PSV com pressões suficientes para manter um volume corrente (VT) em torno de 10 mL/kg.

31. Assinale a alternativa com o fenômeno representado pelas curvas de monitorização ventilatória apresentadas a seguir:

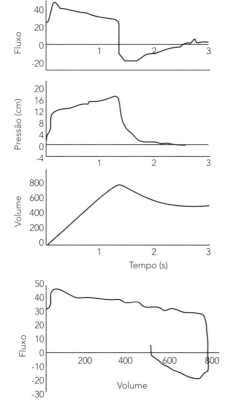

a) Auto-PEEP.
b) Fluxo inspiratório inadequado.
c) Diminuição de complacência estática.
d) Fuga de ar pelo circuito do ventilador.
e) Ação de broncodilatador.

32. Com base na figura a seguir, que mostra a curva pressão-volume dinâmica do sistema respiratório em paciente paralisado com ventilação mecânica invasiva, indique a alternativa correta:

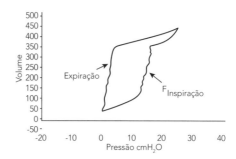

a) A pressão expiratória final positiva (PEEP) ideal para aplicarmos nesse paciente deve ser próxima aos 7 $cmH_2O$, já que há uma drástica redução de volume nesse ponto da alça expiratória.
b) A PEEP ideal para aplicarmos nesse paciente deve ser próxima aos 14 $cmH_2O$, já que identificamos o ponto de inflexão inferior em torno dos 12 $cmH_2O$.
c) Trata-se de paciente com grave limitação ao fluxo aéreo expiratório, pois visualizamos, no ramo expiratório, uma drástica redução de volume, quando as pressões se tornam menores que 7 $cmH_2O$.
d) A grande histerese observada deve-se ao aumento da complacência do sistema respiratório.
e) Existe provável hiperinsuflação pulmonar, pois conseguimos identificar facilmente o ponto de inflexão superior.

33. Analise o gráfico a seguir e marque a alternativa correta:

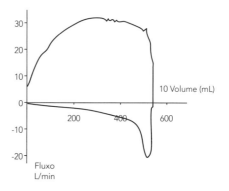

a) O modo ventilatório usado é modo volume controlado com fluxo inspiratório constante.

b) O pico de fluxo expiratório (*peak flow*) está adequado a um paciente adulto com peso de 70 kg.

c) A rápida diminuição do fluxo expiratório, no início da expiração, sugere diminuição da complacência do sistema respiratório.

d) A observação de concavidade do ramo expiratório da curva deve alertar-nos para a presença de obstrução ao fluxo expiratório.

e) A rápida diminuição do fluxo expiratório, no início da expiração, sugere diminuição da elastância do sistema respiratório.

34. Sobre o modo SIMV (ventilação sincronizada mandatória intermitente), assinale a alternativa correta:

a) É um modo controlado.

b) Esse modo não demonstrou ser efetivo a outras técnicas para o desmame.

c) É modalidade para iniciar a ventilação mecânica em casos de pneumonia ou SDRA grave. Deve-se sedar o paciente, pois esse tipo de modalidade não propicia boa interação paciente-ventilador.

d) Pode ser utilizado pós-extubação como ventilação não invasiva com ótimos resultados.

e) É recomendado para iniciar a ventilação mecânica em casos de DPOC grave. Ensaios clínicos com esse modo demonstraram excelente resposta, sendo esse o modo de escolha para ventilar o paciente em tais situações.

35. Sobre o modo VMI (ventilação mandatória intermitente), assinale a alternativa correta:

a) É o modo utilizado para casos de falha de controle do centro ventilatório, quando há necessidade de total controle sobre a ventilação do paciente.

b) Foi originalmente idealizada como uma modalidade para retirada da ventilação mecânica. Entretanto, esse modo demonstrou ser inferior a outras técnicas de retirada.

c) É modalidade para iniciar a ventilação mecânica em casos de pneumonia ou SDRA grave. Deve-se sedar o paciente, pois esse tipo de modalidade não propicia boa interação paciente-ventilador.

d) Serve para a retirada da ventilação mecânica. Ensaios clínicos com esse modo demonstraram excelente resposta, sendo ele o modo de escolha no processo de retirada da ventilação mecânica.

e) É recomendado para iniciar a ventilação mecânica em casos de pneumonia ou SDRA grave. Ensaios clínicos com esse modo demonstraram excelente resposta, sendo o modo de escolha para ventilar o paciente nessas situações.

36. O uso de suporte ventilatório não invasivo não está indicado nos seguintes casos:

a) Pós-operatório de pacientes submetidos a esofagectomia.

b) Para evitar a reintubação em insuficiência respiratória aguda hipoxêmica não hipercápnica após cirurgia.

c) Nas crises de asma para reduzir a auto-PEEP.

d) No edema agudo pulmonar hidrostático, por diminuir o volume diastólico final do ventrículo esquerdo.

e) Em pacientes submetidos a neurocirurgia.

37. A ventilação mecânica não invasiva é útil em diversas situações clínicas, por exemplo, no edema pulmonar cardiogênico. Isso ocorre por quê?
    a) Há redução na capacidade residual funcional.
    b) Ocorre aumento da pré-carga.
    c) Há redução no trabalho respiratório.
    d) Ocorre aumento da pós-carga.
    e) Há melhora na ventilação sem alterar a oxigenação.

38. Assinale a alternativa correta quanto à escolha da máscara utilizada para ventilação não invasiva:
    a) A máscara facial proporciona menos distensão gástrica com seu uso, quando comparada à máscara nasal.
    b) A máscara facial, por ser mais confortável, provoca menor sensação de claustrofobia.
    c) Se insuficiência respiratória aguda, a máscara nasal é a melhor opção, por gerar menor espaço morto.
    d) A máscara nasal permite alimentação concomitante, ao contrário da máscara facial, que precisa ser retirada para alimentação.
    e) A máscara facial gera maior espaço morto, e, por isso, é contraindicada em insuficiência respiratória hipercápnica.

39. Identifique o modo ventilatório registrado no gráfico de curva de pressão mostrado a seguir:

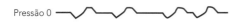

    a) Pressão contínua positiva em vias aéreas.
    b) Pressão de suporte com pressão expiratória final positiva.
    c) Ventilação mecânica controlada a volume.
    d) Ventilação mecânica mandatória intermitente.
    e) Ventilação mecânica intermitente sincronizada com pressão de suporte.

40. Assinale a alternativa correta sobre a ventilação não invasiva (VNI):
    a) A modalidade PSV (*pressure support ventilation*) em VNI pode ser definida como um modo disparado e limitado a pressão e ciclado a tempo, uma vez que, devido ao escape de ar, a ciclagem a fluxo poderia ser prejudicial, pois ocasionaria tempo inspiratório muito elevado.
    b) Na BiPAP (*bilevel positive air pressure*), há dois valores de pressão oscilatórios, e o valor de pressão de suporte efetivamente oferecido é o mesmo valor de IPAP regulado no ventilador.
    c) A CPAP (*continuous positive air pressure*) aumenta o volume residual e abre alvéolos pouco ventilados, melhorando o espaço morto e a troca gasosa. Pode ser administrada utilizando fluxo de demanda ou fluxo contínuo de gás, sendo o fluxo de demanda o padrão-ouro.
    d) Hipoxemia grave, pneumotórax não drenado e hemorragia gastrointestinal volumosa são contraindicações ao uso da VNI.

41. Um paciente em ventilação mecânica invasiva vinha estável, quando subitamente apresenta desconforto respiratório. Qual das condutas a seguir não deve ser realizada?
    a) Curarizar o paciente.
    b) Aspirar o paciente e outras medidas que visam checar a perviedade das vias aéreas.

c) Realizar exame físico rápido e verificar índices monitorados.
d) Remover paciente do ventilador, mantendo sua ventilação com outros meios até que seja detectado o problema.

42. O gráfico a seguir representa um paciente em ventilação mecânica invasiva. Analise-o e assinale a alternativa correta:

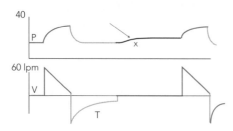

a) Trata-se de uma curva de fluxo, e a seta indica que a inspiração foi incompleta e o paciente pode ter auto-PEEP.
b) Trata-se de uma curva de fluxo, e a seta destaca que o fluxo expiratório se encerrou precocemente, caracterizando fortemente a presença de auto-PEEP.
c) Trata-se de uma curva de volume, e a seta indica que o volume expirado ficou retido, podendo haver fortemente presença de auto-PEEP.
d) Trata-se de uma curva de fluxo, e a seta indica disparo a fluxo pelo paciente.

43. Analise os gráficos a seguir de um paciente em ventilação mecânica invasiva na seguinte ordem:
   - Pressão de vias aéreas (Paw)/tempo;
   - Fluxo de ar das vias aéreas/tempo; e
   - Volume de ar ofertado/tempo.

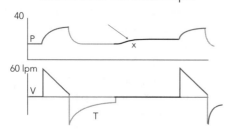

Observou-se o aparecimento de um platô na curva de pressão de vias aéreas, representado pelo segmento "X". Esse segmento "X" refere-se a:
a) Pico de pressão expiratório.
b) Pressão de platô.
c) PEEP-extrínseca.
d) Esforço expiratório.
e) Auto-PEEP.

44. O aprisionamento de ar durante a ventilação mecânica invasiva pode ocorrer em qual das seguintes situações a seguir?
a) Aumento do volume-minuto.
b) Aumento na taxa de fluxo inspiratório, mantendo-se o mesmo tempo inspiratório.
c) Mudança do modo disparo do ventilador mecânico de fluxo para pressão.
d) Aumento do tempo expiratório.
e) Aumento da elastância do sistema respiratório.

45. Nos pacientes sob ventilação invasiva, existe um conceito denominado auto-PEEP ou PEEP intrínseca. Sobre esse assunto, assinale a alternativa correta:
a) É tratada com administração de betaestimulante adrenérgico inalatório, sendo revertida mesmo com relação inspiração: expiração (I:E) invertida.
b) A auto-PEEP ou PEEP intrínseca ocorre quando o ajuste do ventilador resulta em relação I:E que não permita tempo expiratório suficiente para total exalação do volume corrente.
c) Pode ser minorada em pacientes com DPOC quando é administrada PEEP extrínseca no valor de, pelo menos, 50% do valor da auto-PEEP medida.
d) O ajuste do ventilador que gera relação I:E de 1:4 ou menor resolve os casos de auto-PEEP, exceto quando

há casos de traqueomalacia, em que, na expiração, há colapso de grandes vias aéreas.
e) O uso de PEEP extrínseca em valores elevados pode levar a alterações hemodinâmicas, ao contrário da auto-PEEP ou PEEP intrínseca, que não leva a alterações hemodinâmicas.

46. O ponto X da figura a seguir representa que pressão? Nota-se que a figura é uma curva de pressão em relação ao tempo em que foi realizada uma manobra oclusiva para aferir X.

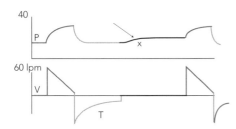

a) Pressão expiratória final mínima.
b) Pressão média na via aérea.
c) Pressão expiratória final máxima.
d) Pressão expiratória inicial.
e) Pressão expiratória final intrínseca.

47. Mulher de 32 anos, asmática, internada há quatro dias na unidade de terapia intensiva devido à crise asmática grave com necessidade de ventilação mecânica, evoluiu com melhora e houve a suspensão de sedação e o bloqueio neuromuscular. Oito horas após, ela desenvolveu desconforto respiratório súbito com hipoxemia ($SpO_2$ = 80%) e abolição de murmúrios vesiculares à direita, sem instabilidade hemodinâmica. Tubo orotraqueal locado a 3 cm da carina traqueal.
A conduta imediata mais apropriada é:
a) Desconectar do ventilador, ventilar com bolsa-valva-máscara e aspirar a traqueia.
b) Retornar bloqueador neuromuscular e ventilação mecânica controlada.
c) Punção do segundo espaço intercostal direito com dispositivo cateter sobre agulha.
d) Iniciar anticoagulação com enoxaparina e solicitar angiotomografia de tórax.

48. Paciente masculino, 55 anos, peso = 71 kg, altura = 169 cm, apresenta-se ao atendimento com quadro iniciado há três dias, com febre acima de 38,6°C, mialgia, cefaleia, odinofagia. Há um dia refere dispneia importante progressiva impedindo-o de realizar as atividades diárias. Ao exame físico apresenta FC = 120 bpm, PA = 98/58 mmHg, FR = 35 mrpm, $SpO_2$ = 89% ar ambiente. Instalado $O_2$ por macronebulização a 8 litros por minuto sem melhora da $SpO_2$. Ausculta pulmonar com estertores finos nos terços inferiores de ambos os hemitórax. Restante do exame físico sem alterações. Considerando o caso 1, houve piora do quadro clínico do paciente com necessidade de intubação orotraqueal, e instituição de ventilação mecânica em estratégia protetora, com volume corrente de 6 mL/kg de peso ideal, FR = 29 mrpm, PEEP = 18, $FiO_2$ = 100%, pressão de platô de 30 $cmH_2O$. Coletada gasometria arterial após duas horas de ventilação mecânica, que mostra pH = 7,24, $PaCO_2$ = 64 mmHg, $PaO_2$ = 99 mmHg, Bicarbonato = 27, BE = 0,5, $SaO_2$ = 91%. Qual sua conduta?
a) Analgo-sedação para RASS –5, bloqueador neuromuscular e manobras de recrutamento alveolar com aumento progressivo na PEEP.
b) Analgo-sedação para RASS –5, bloqueador neuromuscular, manter parâmetros da ventilação e repetir gasometria arterial em duas horas.

c) Analgo-sedação para RASS –5, bloqueador neuromuscular e aumento do volume corrente.
d) Analgo-sedação para RASS –5, bloqueador neuromuscular e posição prona.

49. MM, 22 anos, sexo masculino, apresenta história de asma em uso regular apenas de sulfato de salbutamol *spray*. Está internado no quarto há 2 dias por broncoespasmo. O paciente evolui com necessidade de ventilação mecânica invasiva. Considerando os dados apresentados, assinale a alternativa correta quanto à regulagem inicial do ventilador:
    a) Modo pressão controlada, delta da pressão inspiratória = 16 cmH$_2$O, frequência respiratória = 20 ipm, tempo inspiratório = 1,3 s, FiO$_2$ = 100%, PEEP = 5 cmH$_2$O.
    b) Modo volume controlado, volume corrente = 6 mL/kg, frequência respiratória = 12 ipm, velocidade fluxo inspiratório = 60 L/min, sem pausa inspiratória, FiO$_2$ = 100%, PEEP = 5 cmH$_2$O.
    c) Modo pressão controlada, delta da pressão inspiratória = 5 cmH$_2$O, frequência respiratória = 8 ipm, tempo inspiratório = 0,45 s, FiO$_2$ = 100%, PEEP = cmH$_2$O.
    d) Modo volume controlado, volume corrente = 9 mL/kg, frequência respiratória = 19 ipm, velocidade fluxo inspiratório = 40 L/min, sem pausa inspiratória, FiO$_2$ = 100%, PEEP = 7cmH$_2$O.

50. Sexo masculino, com 1,65 m de altura, 90 kg. Refere internação há 7 meses por pielonefrite calculosa, retorna agora ao PS com as mesmas queixas. Admitido na enfermaria, evolui com piora do quadro clínico, hipotensão, febre, frequência respiratória de 35 ipm e necessidade de ventilação mecânica. Não há outras comorbidades, chega sedado e já em uso de antibiótico. Na admissão, gasometria pH = 7,36; PaO$_2$ = 80 mmHg, PaCO$_2$ = 51 mmHg, BIC = 26 mEq/L, SaO$_2$ = 93%. A modalidade é volume assisto-controlado, com volume corrente = 490 mL, FR = 15 ipm, PEEP = 12 cmH$_2$O, FiO$_2$ = 70%. Com esse ajuste, observa-se pressão de pico inspiratório = 45 cmH$_2$O, pressão de platô = 40 cmH$_2$O e não apresenta PEEP intrínseca. Assinale a alternativa que corresponde ao melhor ajuste do ventilador com base nas informações apresentadas:
    a) Reduzir o volume corrente para 365 mL e subir a frequência respiratória para 22 ipm.
    b) Reduzir a FiO$_2$ para 50% e subir a frequência respiratória para 20 ipm.
    c) Reduzir a PEEP para 8 cmH$_2$O e subir o volume corrente para 550 mL.
    d) Aumentar o fluxo inspiratório visando aumentar a relação I:E e reduzir a FiO$_2$ para 50%.

51. Observe a figura a seguir e assinale a alternativa correta:

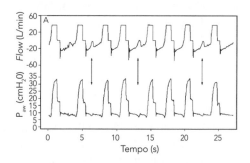

    a) O paciente está em VCV com picos de pressões inspiratórias superiores a 30 cmH$_2$O.
    b) Essa assincronia resulta na frequência respiratória do paciente superior à do ventilador artificial.

c) A pressão transdiafragmática do paciente sofre grandes aumentos durante essa assincronia.
d) A única resolução dessa assincronia é aumentar a sedação do paciente.

52. Observe a figura a seguir e assinale a alternativa correta:

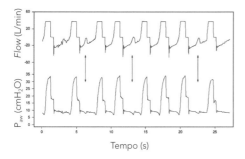

a) O paciente está em ventilação controlada a volume com fluxo variável.
b) Essa assincronia pode aumentar o edema pulmonar e o gradiente de pressão transvascular.
c) Essa assincronia está presente porque não há sedação adequada aplicada ao paciente.
d) A melhor forma de resolver essa assincronia é alterar a sensibilidade do ventilador.

53. A ventilação mecânica invasiva influencia diretamente a pós-carga do ventrículo direito, representada pela resistência vascular pulmonar. Assinale a afirmativa incorreta acerca dessa influência:
a) O aumento da pressão parcial de $O_2$ leva à queda da RVP.
b) O bloqueio de receptores adrenérgicos leva à queda da RVP.
c) O uso de volume corrente alto e PEEP elevada não podem aumentar a RVP nem causar diminuição de débito cardíaco.
d) PEEP elevada diminui a resistência dos vasos extra-alveolares, causando queda na RVP.

54. Assinale a alternativa correta quanto a coração-pulmão durante a ventilação mecânica:
a) A complacência do ventrículo direito é influenciada pelo aumento do volume diastólico final do ventrículo direito.
b) Um dos mecanismos responsáveis pelo aumento do débito cardíaco é a dilatação ventricular direita, a qual representa um aumento do retorno venoso para uma mesma pressão de enchimento ventricular esquerdo.
c) Uma das formas de aumentar o débito cardíaco é o rebaixamento do diafragma imposto pela ventilação mecânica.
d) O aumento do volume pulmonar compromete a ejeção do ventrículo direito.

55. A ventilação mecânica pode ocasionar vários distúrbios hemodinâmicos e infecciosos ao paciente crítico. Qual dos eventos a seguir não está associado à ventilação mecânica?
a) Aumento do débito cardíaco.
b) Pneumonia.
c) Barotrauma.
d) Episódios de hipoxemia.
e) Polineuropatia do doente crítico.

56. Assinale a alternativa correta:
a) A ventilação mecânica invasiva, em geral, não altera a função cardiovascular.
b) A resposta hemodinâmica à ventilação mecânica invasiva é dependente da contratilidade miocárdica, da pré-carga, da volemia, do tônus autonômico, do volume pulmonar e da pressão intratorácica.

c) Enquanto a pressão intratorácica é facilmente obtida, a pressão de vias aéreas é de medida difícil.
d) Aumento na pressão intratorácica ocorre proporcionalmente ao aumento da pressão nas vias aéreas pela pressão positiva imposta pelo ventilador mecânico.
e) Somente em razão das mudanças de pressão das vias aéreas é que ocorrem alterações hemodinâmicas durante a ventilação invasiva.

57. Observe o gráfico a seguir e assinale a alternativa correta:

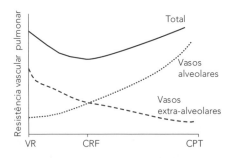

VR: volume residual; CRF: capacidade residual funcional; CPT: capacidade pulmonar total.

a) O aumento da resistência vascular pulmonar (RVP) decorrente da insuflação dos pulmões até a CPT ocasiona aumento do trabalho cardíaco do ventrículo direito, que é compensado pela melhora na $PaO_2$ obtida com a hiperinsuflação alveolar (aumento do efeito espaço morto).
b) A RVP encontra seu valor mais baixo quando os pulmões estão na CRF, que representa o ponto de repouso da caixa torácica, levando a menor trabalho do ventrículo direito.
c) Observa-se diminuição da influência da ventilação invasiva com pressão positiva na hemodinâmica à medida que se insuflam os pulmões até a CPT, comprimindo mais os vasos alveolares que os extra-alveolares e acentuando o efeito *shunt*.
d) Há aumento da RVP quando se desinsuflam os pulmões até o nível do volume residual em razão do aumento da pressão nos vasos extra-alveolares, decorrente da compressão do interstício parenquimatoso, o que acentua o efeito espaço morto.
e) No paciente sob ventilação com pressão positiva, à medida que se aumenta a PEEP extrínseca, aumenta-se o volume residual e se comprimem os vasos alveolares.

58. Com relação às interações fisiológicas existentes entre o coração e os pulmões, assinale a alternativa correta:
a) A inspiração espontânea diminui a pressão intratorácica e diminui a pós-carga do ventrículo esquerdo.
b) A pós-carga do ventrículo direito é diminuída com a ventilação com pressão positiva, a qual aumenta a pressão intratorácica.
c) O retorno venoso para o átrio direito é aumentado quando há ventilação com pressão positiva, a qual aumenta a pressão intratorácica.
d) A inspiração espontânea aumenta o volume do ventrículo direito, que ocasiona uma imediata redução da complacência diastólica do ventrículo esquerdo.
e) A resistência vascular pulmonar é ocasionada pela diminuição do volume pulmonar até valores próximos do volume residual.

59. Sobre a interação entre ventilação e a hemodinâmica do ventrículo esquerdo, assinale a alternativa correta:

a) O volume sistólico final do ventrículo esquerdo tende a diminuir com a respiração espontânea.

b) A pós carga ao ventrículo esquerdo no edema de laringe tende a aumentar por diminuições na pressão intrapleural.

c) Na ventilação com pressão positiva o aumento da pressão intrapleural tende a aumentar a pressão transmural ao ventrículo esquerdo.

d) Na ventilação mecânica com pressão positiva o débito cardíaco sempre estará aumentado.

60. Sobre a interação coração-pulmão na ventilação mecânica com pressão positiva, assinale a alternativa correta:

a) Os pacientes ventilados a pressão controlada tendem a produzir quedas de débito cardíaco em relação aos pacientes com modalidades de volume controlado.

b) Mesmo em PEEP e volumes correntes semelhantes a modalidade a pressão aumenta a pós-carga ao ventrículo direito em relação às modalidades a volume.

c) Durante a ventilação mecânica as alterações de pressão intrapleural têm efeito mínimo sobre o ventrículo direito.

d) O aumento do volume pulmonar não tem efeito na pós-carga ao ventrículo direito.

61. Marque a alternativa correta em relação à ventilação mecânica:

a) Durante a ventilação mecânica no modo volume controlado, com fluxo constante (onda de fluxo "quadrada"), na ausência de auto-PEEP, há uma súbita elevação inicial da pressão das vias aéreas que equivale à perda de pressão ocasionada pelo elemento resistivo.

b) A elastância (E) total do sistema respiratório pode ser medida conhecendo-se a pressão de platô ($P_{platô}$) das vias aéreas, a PEEP utilizada e o volume corrente expirado (V), por meio da seguinte equação: $E = V/(P_{platô} - PEEP)$.

c) Uma constante de tempo (1 τ) é o tempo, em segundos, que o sistema respiratório demora para esvaziar.

d) No modo ventilatório a pressão controlada, a pressão (PCV) é a variável dependente aplicada no sistema respiratório.

e) A resistência (R) à passagem do fluxo aéreo (F) no sistema respiratório tem relação com o valor desse fluxo e com a queda da pressão ($P_{resistiva}$) ao longo do sistema respiratório, e se o fluxo for constante, ela poderá ser calculada da seguinte maneira: $R = F/P_{resistiva}$.

62. Assinale a alternativa correta em relação à monitorização da mecânica ventilatória global:

a) Na prática clínica, a pressão de platô representa a pressão das vias aéreas, e quando no modo pressão controlada ciclada a tempo pode ser acompanhada pelo manômetro (analógico ou digital) durante toda a fase de inspiração.

b) Na prática clínica, a pressão de platô representa a pressão alveolar, sendo facilmente monitorizável quando o ventilador encontra-se no modo volume controlado, através da curva de pressão, ou o manômetro do ventilador durante toda a fase de inspiração.

c) Na prática clínica, a pressão de platô representa a pressão das vias aéreas, podendo ser medida usando-se o recurso de pausa inspiratória, a fim de zerar o fluxo expiratório e identificar a resistência das vias aéreas e a PEEP intrínseca.

d) Na prática clínica, a pressão de platô representa a pressão alveolar. Sua medida deve ser feita preferencialmente sob fluxo zero, modo volume controlado, a fim de se isolar o componente da pressão das vias aéreas referente à rigidez alveolar (parenquimatosa).

63. Assinale a alternativa correta em relação à ventilação invasiva:
    a) O fluxo inspiratório cai próximo de zero e a pressão média das vias aéreas desce quando a via aérea é ocluída ao final da inspiração, atingindo a pressão de platô.
    b) O fluxo inspiratório cai a zero quando a via aérea é ocluída ao final da inspiração, e a pressão nas vias aéreas diminui da pressão de pico para a pressão de platô.
    c) Há um pico de fluxo inspiratório súbito quando a via aérea é ocluída, ocasionando inicialmente aumento da pressão de pico, estabilizando-se depois na pressão de platô.
    d) O fluxo expiratório cai a zero quando a via aérea é ocluída e simultaneamente fecha-se a válvula inspiratória. A pressão de platô cai próximo do valor da pressão alveolar.
    e) O fluxo expiratório se inicia quando a via aérea é ocluída, havendo saída do ar com queda no valor da pressão da via aérea até a estabilização, quando se mede a pressão de platô.

64. Assinale a alternativa correta em relação ao paciente com DPOC exacerbada sob ventilação invasiva:
    a) Ocorre hipertensão pulmonar crônica que pode piorar pela queda do *shunt* pulmonar característico dessa doença, associado à hiperventilação dinâmica

dos pulmões e à elevada complacência dinâmica.
    b) A ventilação mecânica pode ocasionar vasodilatação hipóxica, hiperventilação dinâmica dos pulmões e queda da auto-PEEP, piorando a hipertensão pulmonar crônica.
    c) Ocorre hipertensão arterial sistêmica, a qual aumenta o efeito *shunt* pulmonar, necessitando de baixas PEEPs na manutenção das vias aéreas desses pacientes.
    d) As drogas vasodilatadoras usadas para reverter o quadro de hipertensão arterial e sistêmica nesses pacientes fazem a ventilação mecânica ser usada apenas em quadros graves, quando a ventilação não invasiva não surtir efeito.
    e) Geralmente apresenta hipertensão pulmonar crônica, que pode piorar pela vasoconstrição hipóxica, hiperinsuflação dinâmica dos pulmões e auto-PEEP.

65. Assinale a alternativa incorreta acerca do volutrauma:
    a) Volutrauma caracteriza-se por uma lesão pulmonar aguda, quando o volume corrente torna-se suprafisiológico para o paciente.
    b) A LPA induzida pela VM é um fenômeno volume dependente, muito mais que pressão-dependente.
    c) O uso de volumes correntes excessivos pode causar a ruptura da parede do capilar, propiciando a saída de hemácias e a translocação bacteriana.
    d) A variável-chave para sua ocorrência é a variação da pressão alveolar, pois a pressão transpulmonar tem papel limitado na geração da lesão alveolar.
    e) A variável-chave para sua ocorrência é a variação da pressão transpulmonar e não a pressão alveolar.

66. Assinale a alternativa correta em relação aos pacientes com doença pulmonar obstrutiva crônica (DPOC):
    a) Classificam-se esses pacientes por meio do quadro clínico e de achados radiológicos.
    b) Nas descompensações agudas desses pacientes, tanto o modo CPAP quanto o modo BiPAP trazem o mesmo resultado clínico em relação à utilização de ventilação não invasiva.
    c) A PCV (ventilação controlada à pressão) é o modo ideal de realizar ventilação mecânica invasiva nesses pacientes.
    d) O principal objetivo da ventilação mecânica invasiva nesses pacientes é a gradativa normalização da pressão parcial de $O_2$.
    e) Em pacientes com predomínio de enfisema, a resistência expiratória das vias aéreas é muito maior que a resistência inspiratória.

67. Nos pacientes que apresentam obstrução ao fluxo expiratório existem algumas particularidades na ventilação mecânica. Marque a alternativa correta em relação ao assunto:
    a) Os determinantes decisivos para o volume expiratório final nesses pacientes são: a constante de tempo do sistema respiratório e a relação volume corrente/tempo expiratório = fluxo expiratório médio do ajuste dos parâmetros do ventilador.
    b) Um dos objetivos da ventilação pulmonar artificial em pacientes com "*status asmático*" é normalizar a $PaCO_2$.
    c) Se a frequência respiratória do ventilador for mantida, uma taxa de fluxo inspiratório elevada aumentará o tempo expiratório, aumentando também a possibilidade de hiperinsuflação pulmonar.

d) O disparo a fluxo, quando houver essa possibilidade no ventilador, deve ser ajustado em pelo menos 10 litros/minuto.
e) Hiperinsuflação dinâmica tem pouca associação a aumento da pressão alveolar no final da expiração.

68. Existem alguns parâmetros clínicos que são utilizados para prever o sucesso do desmame ventilatório. Conhecendo bem cada um de seus valores, marque a alternativa que apresenta o valor satisfatório de cada um dos parâmetros:
    ■ Pressão inspiratória máxima ($PI_{máx}$).
    ■ Ventilação voluntária máxima (VVM).
    ■ Capacidade vital (CV).
    ■ Relação frequência respiratória/volume corrente (f/VT).

    a) $PI_{máx}$ = 20 $cmH_2O$, VVM = volume-minuto basal, CV > 15 mL/kg e f/VT < 105.
    b) $PI_{máx}$ = 20 $cmH_2O$, VVM = volume-minuto basal, CV > 10 mL/kg e f/VT > 105.
    c) $PI_{máx}$ = 25 $cmH_2O$, VVM duas vezes o volume-minuto basal, CV > 10 mL/kg e f/VT < 105.
    d) $PI_{máx}$ = 25 $cmH_2O$, VVM = volume-minuto basal, CV > 10 mL/kg e f/VT > 105.

69. Marque a alternativa a seguir que apresenta uma condição desfavorável ao sucesso do desmame da ventilação mecânica:
    a) Uso de vasopressores, mesmo em baixas doses.
    b) Ventilação espontânea com pressão de suporte de 7 $cmH_2O$ por 30 minutos.
    c) Gasometria arterial com pH acima de 7,30.
    d) Relação $PaO_2/FiO_2$ igual ou superior a 200 mmHg.
    e) Não realização de protocolo de desmame e extubação.

70. Em relação à retirada da ventilação mecânica, assinale a alternativa correta:

a) Fadiga muscular é a condição na qual existe dificuldade para o músculo em repouso gerar força.

b) Caso seja disponível, a medida contínua da pressão esofágica durante tentativas de retirada da ventilação mecânica é superior à avaliação clínica quanto à predição de insucesso.

c) Ansiedade geralmente é causa de dificuldade para a retirada da ventilação mecânica.

d) É razoável considerar extubação traqueal nos pacientes que toleraram ventilação mecânica em tubo T por mais de 2 horas e que estejam com escala de Glasgow menor que 8.

e) É improvável que o *drive* respiratório inadequado seja, isoladamente, responsável pelo desmame ventilatório difícil.

71. Quanto à retirada da ventilação mecânica (VM), assinale a alternativa correta:

a) Pacientes que falham na tentativa da retirada da ventilação mecânica geralmente experimentam aumentos da carga mecânica.

b) Nos pacientes com DPOC, quando falha a retirada da VM, há menor *drive* neuromuscular (mensurado pela P0,1), se comparados a pacientes com DPOC que conseguem ser retirados da VM.

c) Em pacientes que necessitam de VM por menos de 48 horas, a medida da pressão inspiratória máxima (que dá uma estimativa da força da musculatura inspiratória) diferencia pacientes que terão sucesso na retirada da VM daqueles que serão malsucedidos.

d) Entre fatores associados a maior tempo de paralisia muscular pelo uso de bloqueadores neuromusculares estão: gênero feminino, hipermagnesemia, acidose metabólica e uso de clindamicina.

e) Haverá maior necessidade de reintubação traqueal naqueles pacientes nos quais escapes aéreos estão ausentes, verificados pelo teste de escape aéreo do balonete do tubo traqueal (*cuff-leak test*).

72. Quanto ao uso da ventilação não invasiva (VNI), assinale a alternativa correta (AMIB 2011):

a) CPAP (*continuous positive air ressure*) aumenta o volume residual e abre alvéolos pouco ventilados, melhorando o espaço morto e a troca gasosa.

b) CPAP pode ser administrada utilizando fluxo de demanda (considerado o "padrão-ouro") ou sistema de fluxo contínuo de gás, sendo esse último um método mais antigo.

c) PSV (*pressure support ventilation*) em VNI pode ser definida como um modo disparado a pressão, limitado a pressão e ciclado a tempo, pois, devido ao escape de ar que ocorre na VNI, a ciclagem a fluxo poderia ser prejudicial, ocasionando tempo inspiratório perigosamente elevado.

d) Na BiPAP (*bilevel positive air pressure*), há dois valores de pressão oscilatórios; o valor de pressão de suporte efetivamente oferecido é o mesmo valor de IPAP regulado no ventilador.

e) Pneumotórax não drenado, sangramento gastrointestinal grave e hipoxemia ameaçadora à vida são contraindicações ao uso da VNI.

73. Sobre a ventilação de suporte adaptável, assinale a alternativa correta:

a) Modalidade que mantém um volume-minuto compatível com o peso do doente e com a porcentagem de ajuda desejada. Além desses dois parâmetros citados, programam-se apenas a PEEP, a $FiO_2$, o volume corrente e o fluxo inspiratório.

b) O aparelho calcula a complacência e resistência durante os primeiros 5 minutos de ventilação e, em seguida, aplica pressão de pico suficiente para alcançar o volume corrente mínimo.

c) No caso de o doente passar a deflagrar o aparelho, a frequência respiratória mandatória do ventilador se reduz. Se esses ciclos espontâneos não alcançarem o volume-minuto desejado, a pressão de suporte decrescerá automaticamente.

d) Modalidade que mantém um volume-minuto compatível com o peso do doente e com a porcentagem de ajuda desejada. Além desses dois parâmetros citados, programam-se apenas a PEEP, a $FiO_2$, a sensibilidade e os alarmes.

e) Essa modalidade deve ser utilizada somente para desmame, pois exige pacientes com controle da ventilação presente, a fim de disparar o ventilador.

74. O uso de dispositivos extraglóticos está contraindicado em caso de:
a) Doenças periglóticas.
b) Câncer de pulmão.
c) Via aérea difícil.
d) Diabéticos.
e) Idosos.

75. A técnica de intubação mais segura diante de uma via aérea difícil previamente reconhecida em contexto eletivo é:

a) Convencional.
b) Sequência rápida.
c) Com o uso de propofol em *bolus*.
d) Com o paciente profundamente sedado e bloqueado.
e) Com o paciente acordado.

76. Durante a insuflação do *cuff*, a máxima pressão recomendada para promover boa vedação ao utilizarmos a ventilação mecânica invasiva associada à intubação traqueal e máscara laríngea é, respectivamente:
a) 20 e 30 $cmH_2O$.
b) 30 e 40 $cmH_2O$.
c) 30 e 60 $cmH_2O$.
d) 20 e 50 $cmH_2O$.
e) 15 e 45 $cmH_2O$.

77. A melhor indicação para o uso de guias introdutores maleáveis (*bougies*) como dispositivos auxiliares à intubação traqueal sob laringoscopia direta é a visão de:
a) Apenas as aritenoides.
b) Nenhuma estrutura laríngea.
c) Apenas a porção posterior da fenda glótica.
d) Apenas a epiglote, não sendo passível de elevação.
e) Maior parte da fenda glótica.

78. Paciente vítima de politrauma dá entrada no pronto-socorro com rebaixamento de nível de consciência (escore 6 na Escala de Coma de Glasgow) e equimose retroauricular em região mastóidea. Realizou última refeição há 5 horas. É contraindicação absoluta o uso de:
a) Intubação orotraqueal.
b) Intubação nasotraqueal.
c) Intubação retrógrada.
d) Dispositivos supraglóticos.
e) Videolaringoscópios.

79. Achado que dificulta o alinhamento dos eixos laríngeo, faríngeo e oral durante a instrumentação da via aérea:
a) Espaço retromandibular complacente.
b) Distância tireomentoniana ≥ 6 cm.
c) Flexão do pescoço sobre o tórax.
d) Extensão da cabeça sobre o pescoço.
e) Posicionamento em decúbito dorsal horizontal com cabeça em posição neutra.

80. Dentre os preditores de intubação traqueal difícil sob laringoscopia direta, está:
a) Ausência de dentição.
b) Protrusão dos incisivos maxilares.
c) Síndrome da apneia obstrutiva do sono.
d) Presença de barba espessa.
e) Sexo masculino.

81. Dentre os preditores de ventilação sob máscara facial difícil, está:
a) Incisivos proeminentes.
b) Aspecto ogival do palato.
c) Abertura oral limitada.
d) Distância tireomentoniana < 6 cm.
e) IMC > 30 kg/m².

82. Com relação à anatomia da via aérea superior, assinale a alternativa correta:
a) A estrutura anatômica referida como "pomo de Adão" é chama cartilagem cricoide.
b) A membrana cricotireóidea é adequada para o acesso emergencial das vias aéreas por ser a estrutura mais superficial e relativamente avascular da via área, estando localizada na linha média ao nível de C6.
c) O laringoscópio deve ser posicionado no seio piriforme durante a laringoscopia direta, independente do tipo de lâmina utilizada.

d) O osso hioide suspende o músculo esterno-hioide ao nível de C7.
e) A cada lado da laringe, inferiormente às pregas ariepiglóticas está a rima glótica, local onde o tubo endotraqueal deve ser inserido durante a intubação.

83. Homem de 50 anos, 85 kg e 1,75 m, vítima de trauma automobilístico será intubado na sala de emergência para proteção de via aérea devido à inconsciência. Familiares contam que sua última alimentação foi há menos de 2 horas. Após indução em sequência rápida, o médico assistente não obteve sucesso na primeira tentativa de intubação traqueal sob laringoscopia direta, com visualização IIA na classificação de Cormack e Lehane adaptada por Cook com aplicação da manobra de Sellick. A melhor conduta neste momento é:
a) Inserção de máscara laríngea.
b) Nova tentativa de laringoscopia direta por outro profissional.
c) Realização de cricotireoidostomia.
d) Interrupção da pressão cricoide e nova tentaiva de intubação com guia elástico *bougie*.
e) Realizar ventilação com máscara facial de resgate.

84. Durante a indução em sequência rápida de um paciente com quadro de oclusão intestinal e distensão abdominal importante, é correto afirmar:
a) A realização da manobra de Sellick deve ser realizada independentemente da dificuldade de visualização da fenda glótica durante a laringoscopia.
b) A compressão da cricoide para o colabamento esofágico consiste em manobra essencial que deve ser realizada de forma precoce, ainda com o paciente consciente.

c) Em caso de falha de primeira tentativa de intubação, deve-se realizar a ventilação manual de resgate independente da saturação de oxigênio, mantendo o cuidado de ventilar com baixas pressões ($\leq$ 10 cmH$_2$O).

d) Diante de uma eventual falha de intubação, o resgate da via aérea pode ser realizado com dispositivo supraglótico de segunda geração, o qual possibilita o esvaziamento gástrico através de drenagem por orifício acessório.

e) O bloqueador neuromuscular de primeira escolha neste caso é o atracúrio, devido a sua curta latência e rápido início de ação.

85. Paciente feminina, 42 anos, 65 kg e 1,72 m está em programação de extubação em unidade de terapia intensiva após tratamento de insuficiência respiratória causada por síndrome respiratória aguda grave. Apresenta histórico de radioterapia cervical com relato de ventilação e intubação difíceis em prontuário. Qual é a conduta mais adequada?

a) Proceder com a extubação de forma rotineira, pois apesar da dificuldade inicial, houve êxito na intubação.

b) Indicar traqueostomia definitiva pelo risco de falha de extubação e antecedente de via aérea difícil.

c) Trocar o tubo orotraqueal por máscara laríngea e proceder com a extubação.

d) Extubar a paciente somente na presença de um médico anestesiologista.

e) Introduzir uma sonda trocadora antes da extubação e mantê-la adequadamente posicionada até o momento em que o risco de reintubação seja mitigado.

86. Durante a indução e intubação em sequência rápida, deve-se:

a) Pré-oxigenar o paciente por pelo menos 10 minutos antes de intubar.

b) Administrar as drogas de pré-tratamento (fentanil e/ou ldocaína) juntamente com os hipnóticos, aguardando 2 minutos para se administrar o bloqueador neuromuscular.

c) Utilizar indutores de latência curta, tais como: propofol, etomidato e midazolam.

d) Realizar a primeira tentativa de intubação somente após 45-60 segundos da administração do bloqueador neuromuscular.

e) Em paciente adulto, administrar no máximo uma ampola de rocurônio (50 mg) EV, pois doses superiores não trazem benefícios.

87. Em relação à succinilcolina, todas as alternativas constituem contraindicação formal para sua utilização, exceto:

a) Doença renal crônica terminal.

b) Hipertensão intracraniana e/ou intraocular.

c) Histórico de hipertermia maligna.

d) Grandes queimados.

e) Imobilização prolongada.

88. Um paciente de 68 anos de idade começou a apresentar contrações persistentes, abruptas, rápidas e espasmódicas do tronco e dos membros superiores após administração de medicação anestésica para realização de procedimento cirúrgico. Com base nessa situação hipotética, assinale a alternativa que apresenta o nome do fenômeno clínico e a medicação provavelmente causadora do quadro:

a) Crise epiléptica e quetamina.

b) Mioclonia e etomidato.

c) Discinesia e propofol.
d) Hemibalismo e lidocaína.
e) Distonia e fentanil.

89. Um homem de 66 anos é admitido com uma história de dor intermitente no ombro esquerdo há 2 semanas. Ele tem uma tosse leve. Ele é fumante, mas por outro lado está bem e em forma. Ele repentinamente inicia um quadro de dispneia expectoração hemoptoica. Ele está hipóxico com uma $paO_2$ de 52 mmHg em 15 L/min de oxigênio. Uma radiografia de tórax mostra infiltrados pulmonares difusos. Um ECG de 12 derivações mostra taquicardia sinusal com inversão da onda T simétrica em parede lateral. Sua pressão arterial é de 134/98 mmHg. O próximo passo deve ser:
a) Trombólise urgente com agente fibrinolítico.
b) Pressão positiva contínua nas vias aéreas (CPAP).
c) Bomba de balão intra-aórtico (BIA).
d) Transferência para intervenção coronária primária (ICP).
e) Hemocultura e administração precoce de antibióticos intravenosos.

90. Um paciente com doença pulmonar obstrutiva crônica (DPOC) na ventilação mecânica assistida controlada aumentou sua frequência respiratória. Como pode ser explicada um possível impacto hemodinâmico sob a perspectiva da pressão alveolar média do paciente?
Assinale a afirmativa que melhor explica essa influência:
a) As pressões alveolares médias sempre irão se alterar profundamente caso haja aumento de frequência respiratória porque dependem principalmente da ventilação-minuto.

b) As pressões médias das vias aéreas podem subestimar as pressões alveolares no DPOC, na medida em que é comum nesses pacientes que a resistência expiratória exceda significativamente a inspiratória.
c) A pressão alveolar atinge a pressão de abertura das vias aéreas configuradas no ventilador ao final da inspiração e pode superá-la.
d) Nenhuma das alternativas anteriores são corretas.

91. Um paciente com diagnóstico de síndrome do desconforto respiratório agudo (SDRA) e sepse encontra-se em ventilação mecânica com hipoxemia refratária. Sua pressão arterial é 112 x 65 mmHg sem drogas vasoativas no momento. A opção da equipe foi inverter a relação I/E, *inverse ratio ventilation* (IRV). Houve melhora dos parâmetros de oxigenação, porém, houve, após menos de 5 minutos, diminuição significativa da pressão arterial para 72 x 41 mmHg. O MV é bilateral. Qual a melhor explicação para o ocorrido?
a) Diminuição do retorno venoso.
b) Pneumotórax hipertensivo.
c) Aumento da liberação de mediadores inflamatórios vasodilatadores em resposta ao aumento da pressão média das vias aéreas.
d) Não há risco de auto-PEEP, porque a complacência do sistema respiratório do paciente é muito baixa.

92. Uma mulher de 53 anos com história de doença pulmonar obstrutiva crônica (DPOC) foi internada por exacerbação da DPOC. A paciente falhou na tentativa de ventilação não invasiva e foi intubada. No segundo dia de ventilação mecânica, o ventilador começa a emitir alarmes e

mostra uma pressão de pico de 60 e uma pressão de platô de 25. O murmúrio vesicular está presente e bilateral. Não há turgência jugular, e a pressão arterial está dentro dos limites normais.

Quais são os diagnósticos mais prováveis e o próximo passo no tratamento?

a) Tampão mucoso ("rolha"); aspirar o paciente e avaliar as vias aéreas.
b) Piora na exacerbação do DPOC; aumentar broncodilatadores.
c) Mordedura de tubo; indicar bloqueador neuromuscular contínuo.
d) O auto-PEEP do paciente é muito elevado; ajustar a relação I:E.

93. Um homem de 24 anos diagnosticado recentemente com neoplasia hematológica primária está atualmente em quimioterapia e chega com febre 39°C axilar e falta de ar há 2 dias. Apresenta PA de 83 x 41 mmHg e FR de 25 ipm. Sua contagem de neutrófilos está inferior a 1.000/mcL. Sua radiografia de tórax mostra infiltrados alveolares bilaterais difusos. Evolui com necessidade de IOT e inicia VM com FR de 24 ipm, TV de 410 mL (que se traduz em 6 mL/kg para seu PBW calculado de 68 kg), PEEP de 5 cmH$_2$O e um FiO$_2$ de 1,0. Uma gasometria arterial pós-intubação (ABG) nessas configurações mostra um pH de 7,30, uma pressão parcial de dióxido de carbono (PCO$_2$) de 48 mmHg e uma pressão arterial de oxigênio (PaO$_2$) de 46 mmHg. A pressão de pico nas vias aéreas nas configurações atuais do ventilador é de 26 cmH$_2$O, e a pressão de platô é medida como 22 cmH$_2$O. Qual das seguintes intervenções do ventilador é o próximo passo mais apropriado para melhorar a hipoxemia desse paciente?

a) Converter para ventilação não invasiva.
b) Aumentar a FR para 30 ipm.
c) Aumentar a PEEP.
d) Aumentar a TV para 450 mL.

Observe a figura a seguir e responda as questões seguintes.

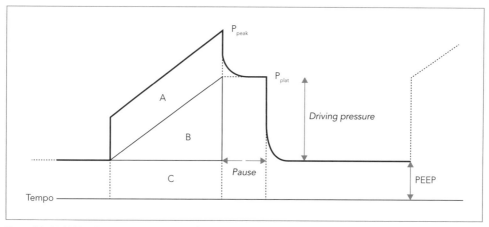

Fonte: Marini JJ. How I optimize power to avoid VILI. Crit Care. 2019;23(1):326.
P$_{peak}$: pressão de pico; P$_{plat}$: pressão de platô; *driving pressure*: pressão de distensão; *pause*: pausa.

94. Sobre o gráfico, qual a alternativa correta?
    a) A pressão resistiva é representada pelo gradiente de pressão entre pressão de pico e pressão de platô sobre o fluxo inspiratório.
    b) A pressão de pico se aproxima da pressão de platô no broncoespasmo.
    c) A pressão de platô corresponderia às pressões alveolares.
    d) Nenhuma das alternativas anteriores está correta.

95. O conceito de "*mechanical power*" (MP) seria a energia transferida por unidade de tempo do ventilador para o parênquima pulmonar. Na fisiologia respiratória, por convenção, a unidade de potência mecânica é Joules por minuto (J/min). Essa transferência de energia poderia se relacionar com a lesão pulmonar induzida pela ventilação mecânica. Sobre esse assunto assinale a alternativa correta:
    a) O *mechanical power* não pode ser calculado à beira do leito.
    b) É possível que valores acima de 17 J/min tenham relação com mortalidade na ventilação mecânica.
    c) A *driving pressure* não possui relação com a "*mechanical power*".
    d) Já existem evidências suficientes para a utilização de estratégias para redução da MP a beira do leito na SDRA.

96. Um homem de 70 anos com doença pulmonar obstrutiva crônica (DPOC) chega ao pronto-socorro com dispneia, aumento da expectoração e de cor amarela. Os sinais vitais mostram frequência cardíaca de 120 batimentos/min, pressão arterial de 155/92 mmHg, frequência respiratória de 31 respirações/min e $SpO_2$ 90% em cânula nasal de 6 L. O exame físico é notável por sons respiratórios diminuídos bila-

teralmente com sibilos expiratórios finais escassos. Ele recebe ventilação não invasiva (VNI) por meio de máscara facial por duas horas. Broncodilatadores, antibióticos e esteroides são prescritos. As configurações atuais do ventilador são modo PSV, IPAP 20 $cmH_2O$, EPAP 8 $cmH_2O$, $FiO_2$ 50%. Agora os sinais vitais são frequência cardíaca de 130 batimentos/min, pressão arterial de 160/96 mmHg, frequência respiratória de 30 respirações/min e $SpO_2$ de 94%. Ele está alerta e responde a perguntas, mas parece estar em sofrimento moderado e queixa-se de dispneia. Os volumes correntes retornaram à medida do ventilador entre 250 e 350 mL. ABG mostra pH 7,25, $pCO_2$ 68 mmHg e $pO_2$ 65 mmHg.

Qual é o próximo melhor passo no manejo desse paciente?
    a) Aumentar EPAP para 10 $cmH_2O$ e $FiO_2$ para 75%; manter IPAP em 20 $cmH_2O$.
    b) Realizar a intubação endotraqueal e ajustar o ventilador para um modo de controle de volume.
    c) Realizar a intubação endotraqueal e configurar o ventilador para o modo PSV.
    d) Aumentar IPAP para 30 cmH20 e $FiO_2$ para 100% e manter EPAP em 8 $cmH_2O$.

97. Um paciente de 64 anos com doença pulmonar obstrutiva crônica (DPOC) foi intubado com rocurônio, o ventilador foi colocado no modo de controle assistido (AC) com taxa de 12, fração inspirada de oxigênio ($FIO_2$) de 1,0, volume corrente de 500 e pressão expiratória final positiva (PEEP) de 0. Gasometria arterial após a intubação demonstra pH 7,24, $PaCO_2$ 70 mmHg e $PO_2$ 340 mmHg, portanto a $FiO_2$ diminui para 0,70. Meia hora depois,

o paciente torna-se hipotenso com pressão arterial de 80/42 mmHg, frequência cardíaca de 135 batimentos/mi e frequência respiratória de 28 respirações/min. Murmúrio vesicular bilateral sem ruídos adventícios. Qual a conduta mais importante e imediata?

a) Diminuir a $FiO_2$.
b) Desconectar o paciente do ventilador.
c) Iniciar drogas vasoativas.
d) Iniciar soro fisiológico em acesso central.

98. Um homem de 40 anos chega à UTI após um acidente automobilístico no qual ele adormeceu ao volante e bateu seu carro em um poste de luz. Ainda preso nos destroços, sofreu queimaduras elétricas de terceiro grau de um fio ativo, exposto por causa do acidente, na superfície dorsal do braço e do ombro direitos. Além das queimaduras, o paciente sofre com várias costelas quebradas. Um exame FAST guiado por ultrassom revela que uma das costelas quebradas perfurou o pulmão direito, causando desconforto respiratório ao paciente. Os sinais vitais são um peso de (80 kg), pressão arterial de 98/43 mmHg, frequência cardíaca de 110 batimentos/min, frequência respiratória de 36 respirações/min, temperatura de 37,2°C e saturação de oxigênio de 77%, que continua a cair. Ao exame físico, rebaixamento do nível de consciência, lábios azulados e hipertonicidade dos músculos do pescoço. O intensivista decide intubar para estabilizar a respiração do paciente enquanto espera a chegada da equipe de trauma. O prestador de cuidados de emergência infunde 30 mg de rocurônio IV antes da intubação, mas tem dificuldade em proteger as vias aéreas por causa da rigidez muscular contínua observado na laringe.

Por que a administração de rocurônio não seria a melhor escolha para facilitar a intubação desse paciente?

a) O rocurônio está contraindicado no politrauma.
b) O paciente sofre queimaduras de terceiro grau.
c) Bloqueadores neuromusculares não despolarizantes esteroides não devem ser usados para intubação, apenas benzilisoquinolinas.
d) A dose seria 0,15 mg/kg.

99. Um homem de 73 anos foi internado na UTI depois de uma cirurgia de grande porte com sangramento importante que foi difícil de controlar. O exame de sangue imediato revela hemoglobina de 8 g/dL, plaquetas de 180.000/mm3, tempo de protrombina de 11,4 segundos, tempo de tromboplastina parcial ativada de 42 segundos e dímero-D elevado. Foi iniciado ácido aminocaproico intravenoso para controlar o sangramento.

Qual das alternativas a seguir descreve melhor o mecanismo de ação do ácido aminocaproico?

a) Inativa a protrombina.
b) Inativa a trombina.
c) Bloqueia a conversão de plasminogênio em plasmina.
d) Acelera a conversão de fibrinogênio em fibrina.

100. Marque a afirmativa que contém somente fatores de alto risco para desenvolvimento de tromboembolismo venoso:

a) Paciente restrito ao leito por mais de três dias, pós-operatório de cirurgia laparoscópica, obesidade.
b) Terapia estrogênica, varizes de membros inferiores, idade avançada, obesidade.

c) Fratura de perna, varizes em membros inferiores, TEP prévio.

d) Puerpério, TEP prévio, trombofilia, varizes em membros inferiores.

e) Pós-operatório de cirurgia de quadril e joelhos, politrauma, trauma raquimedular.

101. Assinale a afirmativa incorreta com relação ao tromboembolismo pulmonar:

a) As veias profundas dos membros inferiores são os principais locais de formação de trombos, especialmente as veias pélvicas.

b) Os achados ecocardiográficos no tromboembolismo pulmonar são pouco específicos e não traduzem a resposta ventricular direita à hipertensão arterial pulmonar aguda.

c) A repercussão clínica do tromboembolismo pulmonar é muito variável, dependendo, frequentemente, do tamanho do êmbolo.

d) O diagnóstico de tromboembolismo pulmonar é altamente inespecífico.

102. Assinale a alternativa que contém causas medicamentosas de hemorragia alveolar por toxicidade direta:

a) Amiodarona, nitrofurantoína e cocaína.

b) Barbitúricos, cimetidina e ácido retinoico.

c) Montelucaste, cefalosporinas e hidralazina.

d) Inibidores de glicoproteína IIb/IIIa, opiáceos e ácido salicílico.

e) Heparina não fracionada, penicilinas e hidantoína.

103. Assinale a alternativa que contenha somente vasculites com acometimento pulmonar e possível evolução para insuficiência respiratória:

a) Arterite de células gigantes, poliarterite nodosa, crioglobulinemia.

b) Poliarterite nodosa, doença de Behçet, crioglobulinemia.

c) Arterite de células gigantes, arterite de Takayasu, poliangeíte microscópica.

d) Poliangeíte microscópica, granulomatose de Wegener, síndrome de Churg-Strauss.

104. Assinale a alternativa correta sobre derrames pleurais:

a) Em casos de atelectasia, o derrame pleural encontrado é um transudato, o qual apresenta grande número de células mononucleares e níveis de glicose iguais aos do soro.

b) Em derrames pleurais decorrentes de insuficiência cardíaca congestiva descompensada, a concentração de proteína e de desidrogenase lática no líquido pleural pode aumentar para níveis de exsudato se a diurese do paciente for induzida por diuréticos.

c) O tratamento do empiema bacteriano espontâneo decorrente de hidrotórax hepático consiste em antibioticoterapia e, obrigatoriamente, drenagem pleural.

d) No tromboembolismo pulmonar, a análise laboratorial do derrame pleural é característica, contendo hemácias em número superior a 10.000/ mL, o que define o diagnóstico.

e) Derrame pleural unilateral à direita é a apresentação mais comum em pacientes com síndrome de Dressler.

105. Assinale a alternativa correta:

a) As principais localizações das tromboses primárias que originam TEP são átrio direito e veias superficiais do membro inferior.

b) Não estão determinados fatores congênitos para fenômenos tromboembólicos.
c) O fator V de Leiden é o fator de risco congênito mais prevalente e só ocorre na forma homozigota.
d) A mutação do gene da protrombina é a segunda trombofilia hereditária mais comum.
e) Deficiência de proteína S, proteína C e antitrombina III aumenta o risco de tromboembolismo de forma semelhante.

106. Paciente do sexo feminino, 40 anos, obesa, passado de trombose venosa profunda (TVP). Realizou abdominoplastia em junho de 2014 evoluindo, após três dias, com dispneia aos mínimos esforços e dor torácica. Diagnosticado tromboembolismo pulmonar (TEP) e iniciado cumarínico. Cursou com melhora parcial, mas persistiu com dispneia e tontura aos pequenos esforços após três meses de anticoagulação regular. Realizou ecocardiograma transtorácico (ECO) sem alteração em câmaras esquerdas, com sinais de hipertensão pulmonar (HP). Em seguida, angiotomografia computadorizada (Angio TC) de tórax com falhas de enchimento proximais. O cateterismo cardíaco direito (CAT D) confirmou HP pré-capilar com hiper-resistência vascular pulmonar associada. Evolui com novo quadro compatível com tromboembolismo pulmonar e foi indicada UTI para a paciente. Qual seria o seu tratamento?
a) Filtro de veia cava inferior.
b) Tromboendarterectomia cirúrgica.
c) Heparina de baixo peso molecular.
d) Trombolítico por cateter dirigido ao êmbolo.

107. Paciente de 62 anos vem ao pronto-socorro com queixa de dispneia súbita há um dia, após viagem aérea de 10 horas. Nega comorbidades. Exame clínico: PA = 78 x 39 mmHg; FC = 130 bpm; FR = 29 ipm; T = 37,9°C. Orientado. Perfusão periférica regular (enchimento capilar = 4 s). Exame clínico sem outras alterações. Foi feita hipótese diagnóstica de tromboembolismo pulmonar e realizado eletrocardiograma (taquicardia sinusal) e angiotomografia de tórax (imagem a seguir).

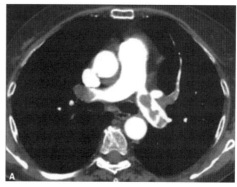

A conduta inicial mais apropriada neste momento é:
a) Alteplase.
b) Enoxaparina.
c) Heparina não fracionada.
d) Embolectomia endovascular.

108. No que diz respeito ao tromboembolismo pulmonar (TEP), considere as afirmações abaixo:
I. O TEP maciço gera obstrução de intensidade variável do leito vascular pulmonar, com consequente aumento da resistência vascular pulmonar e sobrecarga pressórica para o ventrículo direito.
II. O prognóstico dos pacientes com TEP dependerá em grande parte do grau

de disfunção do VD e de suas consequências.

III. A estratificação de risco de complicações relacionadas ao TEP pode ser apenas objetivada pela avaliação clínica, com aplicação dos critérios de Wells.

IV. A indicação de trombólise esté sempre indicada quando o índice de Muller é superior a 0,4.

Estão corretas as afirmativas:
a) III e IV.
b) I e III.
c) II e IV.
d) I e II.

109. Quais alternativas a seguir podem estar associadas com hemorragias alveolares?
a) Cocaína, nitrofurantoína e ácido retinoico.
b) Cimetidina, Plasil® e ácido salicílico.
c) Barbitúricos, penicilinas e heparinas de baixo peso molecular.
d) Betabloqueadores, opiáceos e ácido salicílico.
e) Amiodarona, nitrofurantoína e omeprazol.

110. Com relação à hemoptise maciça, assinale a alternativa correta:
a) Abscesso pulmonar, micetoma e pneumonia necrotizante raramente cursam com hemoptise.
b) A morbimortalidade é rara.
c) A hemoptise maciça ativa tem como conduta broncoscopia diagnóstica.
d) A conduta é sempre expectante.

111. Vasculites que cursam com infiltrado pulmonar relacionadas com ANCA e que podem levar à insuficiência respiratória:

a) Granulomatose de Wegener, síndrome de ChurgStrauss, poliangeíte microscópica.
b) Arterite de Takayasu, crioglobulinemia, síndrome de Behçet.
c) Arterite de células gigantes, crioglobulinemia, angioedema.
d) Síndrome de Behçet, crioglobulinemia, poliarterite nodosa.

112. Quanto aos derrames pleurais, é correto afirmar:
a) O derrame pleural ocasionado por atelectasia é sempre um transudato, com grande número de células mononucleares e níveis de glicose iguais aos do soro.
b) Os derrames pleurais podem ocorrer a partir de doenças sistêmicas como ICC, cujo mecanismo é um desequilíbrio da pressão motora no espaço pleural, ocasionando a formação de transudato.
c) O tratamento de empiema bacteriano espontâneo, que pode ocorrer no hidrotórax hepático, é realizado com o uso de antimicrobianos e, obrigatoriamente, drenagem pleural.
d) Nos pacientes com síndrome de Dressler, o exsudato é límpido e sempre bilateral.

113. Assinale a alternativa incorreta com relação a causas e condutas na hemoptise maciça:
a) Abscesso pulmonar, micetoma e pneumonia necrotizante são situações que cursam com hemoptise.
b) Sarcoidose, esclerose tuberosa, pneumoconiose e granulomatose de células de Langerhans são doenças infecciosas que raramente cursam com hemoptise.

c) Ao admitir um paciente com história de hemoptise maciça na UTI, recomenda-se, nesta ordem: proteger as vias aéreas, oferecer suporte hemodinâmico necessário e realizar reversão de eventual coagulopatia.

d) Ao se avaliar um paciente com hemoptise maciça vigente, se o quadro se mantiver após broncoscopia, o paciente poderá ser submetido a embolização arterial ou ressecção cirúrgica, ainda não havendo consenso sobre o tratamento de escolha.

e) A intubação brônquica seletiva é mais fácil em pacientes que estejam com foco de sangramento no pulmão direito.

114. Paciente do sexo masculino, 17 anos, é trazido da sala de emergência com história de 4 dias de coriza e mialgia progressivas com piora há 48 horas com tosse sem expectoração intensa, dispneia e sibilância intensa. Refere asma brônquica e tratamento irregular.

Ao exame físico: Estado geral preservado, orientado, dispneico, uso de musculatura respiratória acessória, FC = 120 bpm e $SatO_2$ = 91% ao ar ambiente.

Não há relato do emergencista de início do tratamento, nem foram solicitados exames complementares. Sobre o caso anterior, responda qual a alternativa correta:

a) A exacerbação da asma deve ser considerada leve.

b) A exacerbação da asma deve ser considerada moderada.

c) A exacerbação da asma deve ser considerada grave.

d) A exacerbação da asma deve ser considerada "parada respiratória iminente".

115. O paciente em mal asmático em ventilação mecânica pode iniciar um processo de hiperinsuflação dinâmica. Sobre esse fenômeno e suas implicações, assinale a alternativa correta:

a) A pressão de platô pode ser o melhor parâmetro para avaliar a hiperinsuflação dinâmica.

b) A auto-PEEP em ventilação mecânica ativa deve ser sempre avaliada.

c) Normalmente, as mudanças de auto-PEEP são contrárias às mudanças na pressão de platô no paciente em ventilação mecânica e estado de mal asmático.

d) A diminuição da ventilação minuto não tem nenhum efeito na hiperinsuflação dinâmica.

e) Todas as alternativas são corretas.

116. No exame físico do paciente com exacerbação da asma: asma grave ou muito grave é possível encontrar um conjunto de sinais e sintomas, entre eles o pulso paradoxal. Assinale a alternativa correta:

a) Há uma diferença entre a pressão sistólica e diastólica durante a inspiração.

b) Consiste no aumento acentuado da amplitude de pulso durante a expiração e inspiração.

c) Consiste na diminuição acentuada da amplitude de pulso. Um valor maior que 25 mmHg da PAS entre a inspiração e a expiração indica a presença de asma grave.

d) O pulso paradoxal se deve ao aumento da pressão positiva intrapleural durante a inspiração forçada.

e) Todas as alternativas são corretas.

Sobre o caso clínico a seguir, responda as questões 117, 118 e 119.

Paciente de 21 anos, sexo feminino, chega à terapia intensiva com história de dispneia intensa há 2 horas. Refere asma brônquica com tratamento irregular com três internações hospitalares no último ano. Nos últimos dois dias apresenta tosse pouco produtiva com coriza intensa. Refere mudança ambiental recente devido ao novo domicílio. Não sabe referir os fármacos utilizados durante internações e em casa o tratamento é irregular com "bombinha".

Ao exame físico: regular-mau estado geral, acianótica, agitação psicomotora moderada, sibilos contínuos na inspiração e expiração. A paciente reclama de sensação de opressão torácica. Sua frequência cardíaca é 130 bpm, FR = 35 ipm, SatO$_2$ = 90% ao ar ambiente. Há retração inspiratória dos espaços intercostais, fossa supraesternal, regiões supraclaviculares e subcostais. Mobiliza os músculos esternocleidomastóideos. Percebe-se pequena fenda central na comissura labial durante a expiração (assovio). O *peak flow* foi tentado pela equipe de atendimento, mas avaliou-se que a paciente não conseguiu realizar de maneira confiável por desconforto respiratório intenso. O ECG é normal (exceto pela taquicardia sinusal). Ainda não foi iniciado o tratamento, e pela "gravidade do caso" a paciente foi encaminhada diretamente à UTI.

117. Podemos afirmar que:
   a) A classificação da intensidade da exacerbação não pode ser determinada pelo exame físico referido.
   b) Não pode ser muito grave porque não há pulso paradoxal relatado.
   c) Se o PFE fosse maior que 50% a exacerbação seria grave.
   d) Ao exame classifica-se a exacerbação como asma aguda grave.
   e) Todas as alternativas são incorretas.

118. Podemos afirmar que:
   a) Sobre o caso anterior, não há elementos para determinarmos a necessidade de internação em UTI.
   b) O tratamento dessa paciente exige internação em UTI sempre.
   c) O início do tratamento deve ser realizado de imediato na sala de emergência com corticoides inalatórios.
   d) Essa paciente sempre deve ser submetida à ventilação não invasiva.
   e) Todas as alternativas são incorretas.

119. Podemos afirmar que:
   a) A paciente deve receber salbutamol, e pode ser por nebulização, 5 mg a cada 20 minutos.
   b) O beta-adrenérgico de curta duração utilizado intravenoso possui boa evidência de resultado na crise grave.
   c) O corticoide sistêmico não deve ser utilizado de forma precoce, a não ser que a paciente não tenha melhora clínica na segunda hora.
   d) O corticoide inalatório pode ser utilizado na exacerbação grave, mas não na parada respiratória iminente.
   e) Todas as alternativas são incorretas.

Mulher, 75 anos, refere tosse com expectoração clara matutina há 9 anos. Há 4 anos com dispneia aos esforços em progressão; atualmente tem dispneia para andar 50 metros em terreno plano. Por vezes o sintoma é acompanhado de chiado no peito. Tabagista de 1 a 2 maços de cigarros por dia há 50 anos. Refere piora do padrão da dispneia e escarro amarelado nos últimos dias. Ao exame estava dispneica, FR = 22 ipm e SatO$_2$ = 87% (em ar ambiente).

Responda as questões 120 e 121 com o caso apresentado.

120. Qual achado é suficiente para o diagnóstico da doença mais provável?
   a) Hipoxemia na gasometria arterial com cateter a 1 litro.
   b) Padrão obstrutivo na espirometria pós--broncodilatador.
   c) Redução de capacidade de difusão de monóxido de carbono.
   d) Enfisema na tomografia de tórax sem contraste.

121. Ainda sobre o estadiamento da doença acima:
   a) O estadiamento se faz por meio da espirometria utilizando o VEF1 (volume expiratório forçado no primeiro segundo pós-broncodilatador.
   b) O estadiamento de baseia no valor do VEF1 pós-broncodilatador, número e gravidade das exacerbações no último ano e grau da dispneia.
   c) No caso descrito, segundo a nova atualização do GOLD (2023), o estádio da doença é C.
   d) O estadiamento se baseia nos dados espirométricos pós-broncodilatador e no grau de hipoxemia no último ano.

122. Um paciente está internado com tratamento para pneumonia adquirida na comunidade. Na evolução, nota-se aparecimento de derrame pleural ipsilateral a pneumonia. Qual das alternativas abaixo indica a necessidade de drenagem pleural com dreno tubular em selo de água, após análise do líquido pleural?
   a) Relação da proteína no líquido pleural e proteína sérica = 0,8.
   b) Glicose do líquido pleural superior a 80 mg/dL.
   c) pH do líquido pleural inferior a 7,2.
   d) LDH (desidrogenase lática) do líquido pleural igual a 360 mg/dL.

123. Mulher de 70 anos, com peso de 60 kg, sem comorbidades prévias, encontra-se no primeiro dia de internação na UTI por insuficiência respiratória aguda secundária a pneumonia da comunidade grave, sob ventilação mecânica volume controlada com os seguintes parâmetros: volume corrente = 300 mL, f = 26 ipm, PEEP = 13 cmH$_2$O, fluxo = 42 L/min, FiO$_2$ = 80% e pressão de platô = 27 cmH$_2$O. A paciente está sob sedação, analgesia e bloqueio neuromuscular contínuo. A radiografia de tórax mostra consolidações bilaterais difusas com borramento das cúpulas diafragmáticas e o ecocardiograma é normal. Não há instabilidade hemodinâmica ou queda da diurese. Caso a gasometria arterial atual mostre pH = 7,14, PaCO$_2$ = 64 mmHg, PaO$_2$ = 80 mmHg, SaO$_2$ = 93%, HCO$_3$ = 26 mEq/L, EB = +2, a estratégia mais apropriada neste momento, em relação à troca gasosa e à mecânica respiratória seria:
   a) Mudar para a posição prona.
   b) Manter os parâmetros do ventilador.
   c) Iniciar a modalidade APRV.
   d) Instalar membrana de oxigenação extracorpórea (ECMO).

124. Mulher de 60 anos tem diagnóstico prévio de insuficiência cardíaca com fração reduzida de 34%. Foi admitida na unidade de terapia intensiva há 2 dias por quadro de sepse de foco cutâneo devido a celulite em membro inferior direito, com necessidade de intubação orotraqueal e ventilação mecânica invasiva. Evoluiu com melhora progressiva dos pa-

râmetros laboratoriais e hemodinâmicos, atingindo critérios de estabilidade clínica. Foi submetida a um teste de respiração espontânea de 30 minutos com pressão de suporte de 7 cmH$_2$O e pressão expiratória final de 5 cmH$_2$O, sem apresentar sinais de intolerância. A paciente foi então extubada e recebeu oxigênio suplementar em cateter a 2 L/min.

Aproximadamente 30 minutos após a extubação, a paciente evoluiu com queixa de dispneia intensa e ao exame apresentava frequência respiratória de 37 irpm, esforço respiratório moderado, saturação de oxigênio de 84%, aumento da frequência cardíaca para 140 bpm e hipertensão arterial de 167/88 mmHg. A ausculta pulmonar que era normal antes da extubação apresenta agora estertores finos e roncos difusos bilateralmente.

Assinale a alternativa correta com relação ao caso:

a) A retirada da ventilação por pressão positiva causa aumento da pós-carga do ventrículo direito e consequente edema pulmonar agudo.
b) A retirada da ventilação por pressão positiva aumenta a pré e a pós-carga do ventrículo esquerdo, podendo desencadear edema pulmonar agudo.
c) A retirada da ventilação por pressão positiva causa regurgitação mitral aguda, podendo desencadear edema pulmonar agudo.
d) A retirada da ventilação por pressão positiva e a obstrução laríngea apresentada causam negativação excessiva da pressão intratorácica, podendo desencadear edema pulmonar agudo.

125. Mulher, 33 anos, chega ao pronto-socorro com dispneia intensa. Exame físico: PA= 115 x 75 mmHg, FC = 115 bpm, FR = 34 irpm, cianótica, com uso de musculatura acessória. Pulmões: murmúrio vesicular presente com sibilos difusos. Após inalação com beta2 agonista, apresenta rebaixamento do nível de consciência, sendo optado por intubação orotraqueal. Quais os princípios da ventilação mecânica:

a) Ventilação a pressão, PEEP = 15, FIO$_2$ = 0,3.
b) Fração inspirada de oxigênio entre 90 e 100%.
c) Fluxo inspiratório alto para permitir baixo pico de pressão.
d) Frequência respiratória e volume corrente baixos.

126. Mulher branca, 42 anos, relatando dor torácica ao respirar e dispneia rapidamente progressiva, foi hospitalizada cinco meses após o início dos sintomas. Referia tosse seca, chiado no peito e emagrecimento de 8 kg desde o início dos sintomas. Na tomografia de tórax observa-se: espessamento de septos interlobulares e da arteríola centrolubular com vaso linfático dilatado. Qual a alternativa correta?

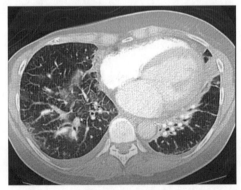

a) Com a imagem acima é possível afirmar que se trata de uma neoplasia pulmonar de pequenas células.
b) A neoplasia primária mais comum com evolução de metástases pulmonares na mulher é o câncer de cólon.

c) A linfangite carcinomatosa é sugerida pela história e pela imagem radiológica.
d) Os achados da imagem sugerem hipertensão pulmonar primária.

127. Sobre a asma, assinale a alternativa correta:
a) A asma é caracterizada por eventos de inflamação na via aérea em resposta a vários estímulos externos, levando a redução reversível no seu calibre devido à contração dos músculos lisos, congestão vascular, edema das paredes brônquicas e secreção, achados essencialmente reversíveis e sem remodelagem da via aérea.
b) Nos pacientes com DPOC, a hipoxemia observada e retenção do $CO_2$ podem facilmente ser explicadas pelo mecanismo fisiopatológico de *shunt*, em que o fluxo de sangue não encontra uma estrutura pulmonar onde ocorra troca, passando inalterado do lado direito venoso para o lado esquerdo arterial.
c) Alteração importante no *peak-flow* observado x esperado, sonolência, afundamento abdominal durante a fase inspiratória e frequência cardíaca de 75 bpm, com ausência de pulso paradoxal ou tiragem, sugerem parada respiratória iminente.
d) A ventilação não invasiva na exacerbação da asma possui forte evidência e, portanto, está sempre recomendada na crise grave.
e) Alguns fármacos devem ser evitados na intubação do paciente asmático; o propofol e o fentanil são fármacos proscritos no paciente em crise grave de asma porque podem piorar o broncoespasmo.

128. Em relação ao tratamento da doença pulmonar obstrutiva crônica (DPOC), avalie as seguintes afirmativas:
I. A adição de um segundo broncodilatador de longa duração com um mecanismo de ação diferente aumenta os benefícios sobre diferentes desfechos, notadamente a dispneia e a frequência e gravidade das exacerbações na DPOC.
II. Apenas a adição do corticosteroide a um broncodilatador é suficiente para prevenir e tratar a dispneia e as exacerbações.
III. A dosagem de eosinófilos no sangue é apontada como um preditor de resposta aos CI em indivíduos com DPOC.
IV. A associação LABA + LAMA está indicada apenas para pacientes com DPOC muito graves, durante exacerbações do quadro.

Estão corretas, apenas:
a) II e IV.
b) I e II.
c) I e III.
d) III e IV.

129. Em relação à transmissão do SARS-CoV-2, assinale a alternativa correta:
a) Uso de máscaras cirúrgicas e protetor ocular, desde que usados corretamente, são o suficiente para prevenir a transmissão do agente viral.
b) A ingesta diária de álcool, desde que em pequenas quantidades, é vista como fator protetor e preventivo para o adoecimento causado pelo SARS-CoV-2.
c) A secreção contaminada sedimenta-se nas superfícies do ambiente, contaminando mãos que podem ser levadas à boca, aos olhos e ao nariz, além de poder transportar o vírus a outras su-

perfícies mais distantes, sendo esse o motivo das recomendações de higienização constante das mãos.

d) Os idosos, por apresentarem-se mais sintomáticos, são os principais transmissores de Covid-19.

130. Em relação a sinais e sintomas encontrados em Covid-19, assinale a alternativa incorreta:

a) Muitas das alterações são pouco específicas e comuns em diversas infecções virais.

b) Febre é alteração indispensável para o diagnóstico da doença.

c) Hemograma pode apresentar-se alterado, principalmente em sua série branca. Vale ressaltar a presença de linfopenia, uma alteração relativamente comum, mas leucocitose também pode estar presente.

d) Apesar da boa sensibilidade da imagem em vidro fosco periférico vistas na TC de tórax, a presença de consolidações pulmonares não exclui a possibilidade de infecção por SARS-CoV-2.

131. Em relação ao manejo do paciente suspeito, assinale a alternativa correta:

a) Pacientes com necessidade de hospitalização devem ter seu manejo individualizado, sempre tendo em mente a iminência de procedimentos que produzam a aerossolização das gotículas contaminadas, necessitando de atenção maior para proteção de contato.

b) Todos os pacientes devem ser internados, obtendo assim melhor controle de transmissibilidade, evitando assim contaminação em massa e consequente sobrecarga de sistema de saúde.

c) Não há diferença, quando em doença classificada como leve, no manejo

ambulatorial de pacientes com ou sem comorbidades.

d) O uso de máscara N95 é preconizada tanto em situações ambulatoriais como hospitalares, não sendo a máscara cirúrgica equipamento de proteção individual válido para prevenção da doença em nenhuma circunstância.

132. Quanto ao manejo do contexto de hipercoagulabilidade relacionado à Covid-19, assinale a alternativa incorreta:

a) Todos os pacientes devem ser avaliados quanto a marcadores de coagulabilidade: TP, TTPa, fibrinogênio e D-dímero.

b) Pacientes internados devem receber profilaxia para tromboembolismo venoso.

c) Pacientes não internados podem receber profilaxia antitrombótica a depender do caso.

d) O risco de tromboembolismo venoso é marcadamente aumentado, particularmente àqueles internados em UTI.

133. A respeito de terapias específicas em paciente contaminado por SARS-CoV-2, assinale a alternativa correta:

a) A utilização de hidroxicloroquina é isenta de complicações, pode e deve ser usada para tratamento e prevenção da doença, independentemente da situação.

b) O uso de anti-inflamatório não esteroidal (AINE) não está recomendado, nem mesmo em situações concomitantes em que este é comprovadamente benéfico.

c) A dexametasona em doses baixas parece gerar benefício em pacientes com necessidade de suporte ventilatório.

d) Haja visto natureza inflamatória da doença, está recomendada corticoterapia para todos os pacientes com doença comprovada.

134. Em relação à Covid-19, a proteção comunitária tornou-se essencial para a redução da transmissibilidade da doença. Qual das seguintes não é conduta preconizada para proteção comunitária?
    a) Etiqueta respiratória (bloquear tosses e espirros, preferencialmente com fossa cubital).
    b) Evitar locais com aglomeração, especialmente aqueles sem ventilação.
    c) Limpeza de superfícies frequentemente tocadas.
    d) Higienização das mãos com qualquer solução alcoólica. Isso inclui bebidas destiladas, com concentração etílica alta.

135. Qual dos seguintes não é achado laboratorial que prediz gravidade?
    a) Lesão renal aguda.
    b) Eosinofilia.
    c) CPK elevada.
    d) Troponina elevada.
    e) Transaminases elevadas.

136. Qual dos seguintes não é preditor clínico de gravidade?
    a) Frequência respiratória maior que 24 ipm.
    b) Saturação de $O_2 \leq 94\%$.
    c) Alteração do estado mental.
    d) Débito urinário maior que 0,5 mL/kg/h.

137. Em relação à prevenção primária contra a Covid-19, assinale a alternativa incorreta:
    a) Dentre os princípios de uma imunização ideal os seguintes preceitos são almejados: segurança, eficácia, memória imunológica a longo prazo e acessibilidade.
    b) Para uma adequada elaboração vacinal diversos processos são necessários, como identificação e seleção do antígeno imunizante, teste em animais, fase I, fase II, fase III, aprovação e, por fim, registro.
    c) Os efeitos colaterais mais frequentes encontrados nas principais vacinas contra a Covid-19 foram sintomas sistêmicos leves, febre e dor local.
    d) Todas as vacinas estudadas até o momento apresentam excelente perfil de segurança e 100% de capacidade de prevenção de formas leves, moderadas e graves da doença.

138. Sobre os princípios do tratamento da Covid-19, assinale a alternativa correta:
    a) A fase inicial exige a utilização de fármacos para inibir o processo inflamatório provocado pelo vírus.
    b) O uso de dexametasona reduziu a mortalidade em relação a pacientes que não a utilizaram principalmente nos pacientes graves que evoluíram com necessidade de ventilação mecânica ou ECMO.
    c) O melhor resultado do uso da dexametasona em pacientes sem necessidade de utilização de oxigênio demonstra que seu uso deve ser precoce na evolução da doença.
    d) A utilização de dexametasona 6 mg por dia em pacientes que não utilizaram oxigênio não alterou a evolução do paciente.

139. Em relação ao uso de antibióticos durante a pandemia de SARS-Covid-19, assinale a alternativa correta:
    a) O número de pacientes que se apresentam com uma coinfecção bacteriana é muito alto e por isso está justificada

a utilização de terapia antibacteriana na maioria dos pacientes no início dos sintomas respiratórios.

b) A incidência de infecção secundária relacionada à Covid-19 é muito alta e por isso a terapia antibiótica ao longo da doença está na maioria das vezes justificada.

c) A incidência de infecções bacterianas coinfecções ou infecções bacterianas secundárias à Covid-19 parecem ser baixas mesmo em UTI.

d) A azitromicina está indicada em todos os pacientes que testam positivo para o *swab* nasofaríngeo de Covid-19.

140. Um paciente masculino, de 65 anos, internado na UTI com diagnóstico positivo para SARS Covid-19 e início dos sintomas há 11 dias encontra-se em ventilação mecânica. Um plantonista sugeriu a prescrição de tocilizumabe para o paciente. Sobre os critérios de prescrição de tocilizumabe podemos assinalar a seguinte alternativa correta:

a) A sua principal indicação está associada a pacientes com evidências de infecções secundárias de evolução grave (disfunção de pelo menos um órgão ou sistema).

b) Alguns mediadores inflamatórios não devem possuir níveis muito elevados, como por exemplo IL-6. Nesses casos ele não é eficaz.

c) A medicação deve ser mantida por uma semana e reavalia-se uma segunda necessidade de prescrição sem uso de corticoide concomitante.

d) A proteína C-reativa deve estar em ascensão ou com valores > 75 mg/dL; deve haver aumento da demanda de $O_2$ e ferritina > 500 ng/dL.

141. Homem de 44 anos, previamente hígido, foi internado na unidade de terapia intensiva por quadro de insuficiência respiratória grave, com necessidade de ventilação mecânica, por pneumonia por Covid-19. O paciente ficou sob ventilação mecânica por quatro dias, necessitou de bloqueio neuromuscular por 24 horas e não houve sessão de posição prona. Evolui com melhora gradual da troca gasosa. Hoje recebe noradrenalina em dose baixa (0,05 µg/kg/minuto), está hemodinamicamente estável, com sedação leve com propofol (RASS – 1), atende a todos os comandos simples, está sob VM no modo pressão assistocontrolada com pressão de pico de 18 $cmH_2O$, PEEP = 6 $cmH_2O$, volume corrente = 500 mL (8 mL/kg de peso predito), FR = 18 e tem relação $PaO_2/FiO_2$ = 250.

A conduta mais adequada para este paciente neste momento:

a) Desligar a sedação e realizar um teste de respiração espontânea.

b) Manter a sedação, reduzir o volume corrente para 6 mL/kg de peso predito.

c) Manter a sedação, passar o paciente para o modo pressão de suporte e ajustar a pressão de suporte para 6 mL/kg de peso predito.

d) Desligar a sedação e passar o paciente para o modo pressão de suporte e reduzir a pressão de suporte gradativamente.

142. O cateter nasal de alto fluxo (CNAF) vem sendo utilizado no paciente positivo para o Covid-19. Assinale a alternativa correta sobre a sua utilização:

a) É mantida uma pressurização nas vias aéreas de acordo com os valores de fluxo oferecido.

b) O cateter nasal de alto fluxo não pode ser utilizado com ventiladores artificiais.

c) A evolução do volume corrente é o critério suficiente na interrupção do CNAF e intubação do paciente com Covid-19.

d) A bioempedância elétrica não pode ser utilizado para ajustes de parâmetros na ventilação mecânica.

143. Em relação à posição prona no paciente positivo para Covid-19, assinale a alternativa correta:

a) Deve ser mantida em torno de 12 horas no primeiro dia de indicação e a saturação alvo deve ser mantida entre 92 e 96%.

b) A mudança para posição prona melhora a ventilação pulmonar, o que pode ser monitorado pelas medidas de $PaCO_2$.

c) Dado os critérios de PRONA estabelecidos a PRONA deve ser realizada nas primeiras 24 horas.

d) A relação P/F < 150 mmHg, $SatO_2 \geq$ 92% e $FiO_2 \leq 60\%$ indica PRONA obrigatória.

144. Um paciente permanece há 5 dias internado na UTI em ventilação mecânica e Covid-19 confirmada por PCR. O diagnóstico inicial foi de SDRA *like*. Encontra-se em VCV com 6 mL/kg de peso predito, sua pressão de platô é de 26 mmHg e sua pressão de distensão está em 14 com uma PEEP de 12 e o paciente satura 94% com uma $FiO_2$ de 60% no momento. Sua gasometria tem uma $PaO_2$ de 75 mmHg. O paciente encontra-se em sedação com RASS de – 4. Sobre o uso de bloqueadores neuromusculares contínuos nesse paciente, assinale a melhor alternativa:

a) Esse paciente deve utilizar de rotina um bloqueador neuromuscular de longa ação como cisatracúrio por evidências de diminuição de mortalidade.

b) Pacientes com dissincronias, pressões de platô persistentemente elevadas e baixos níveis de oxigenação podem se beneficiar do uso de BNM contínuos.

c) A evidência da utilização de BNM na Covid-19 é bem documentada a curto prazo em vários ensaios clínicos randomizados.

d) O bloqueador neuromuscular não pode ser utilizado em *bolus*. Sua utilização deve ser reservada a infusão contínua.

145. Homem, 64 anos de idade, refere ter usado por conta própria uso de hidroxicloroquina e azitromicina, para profilaxia de Covid-19. Não sabe referir dose e período exato de medicações e não foi orientado por nenhum médico para o uso. Chegou hipotenso ao PS com PA = 80/60 mmHg, apresentando no monitor *torsades de pointes*. Qual é a conduta mais adequada neste momento?

a) Sulfato de magnésio 2g IV.

b) Amiodarona 150 mg IV.

c) Cardioversão 100 J.

d) Desfibrilação 200 J.

146. O uso *off label* da hidroxicloroquina e cloroquina para o tratamento da Covid-19 chegou a ser disseminado. Os efeitos adversos da cloroquina são geralmente leves e reversíveis. Porém, efeitos mais graves, como arritmias cardíacas, podem ser observados. Em qual sistema de informação em saúde e vigilância esses eventos devem ser notificados?

a) Sistema de Notificações em Vigilância Sanitária (VigiMed).

b) Sistema de Informação de Agravos de Notificação (SINAN).

c) Sistema de Informações Hospitalares do SUS (SIH/SUS).

d) Sistema de Informações Ambulatoriais do SUS (SIA/SUS).

147. Unifesp 2021 (modificada). A expansão de casos graves de Covid-19 resultou na rápida saturação do número total de leitos de enfermaria e UTI em municípios de grande porte. Considere as diretrizes e princípios organizativos do SUS e indique a alternativa correta:

a) A aquisição de leitos de hospitais privados lucrativos não é permitida, pois no SUS a contratação em caráter complementar do setor privado se restringe às instituições sem fins lucrativos, restando a contratação de leitos na Santa Casa e o encaminhamento para hospitais universitários em outros municípios.

b) Abertura de novos leitos públicos e hospitais de campanha, transferência de pacientes para outros municípios, conforme a grade de referência pactuada entre os gestores, e a contratação emergencial ou requisição de leitos dos hospitais privados e filantrópicos são medidas adequadas e que se fundamentam nos princípios do SUS.

c) A ampliação da oferta por meio de hospitais de campanha e a contratação de Operadoras de Saúde que tenham rede verticalizada são estratégias que se assentam nos princípios do SUS e no Estado de Emergência Sanitária decretado pelo Ministério da Saúde durante a pandemia de Covid-19.

d) Esgotada a capacidade de oferta de serviços hospitalares públicos, resta ao gestor municipal encaminhar os pacientes para os hospitais de referência na região, incluindo os hospitais universitários públicos, de acordo com a pactuação realizada na Comissão Intergestores Regional entre os gestores do SUS.

148. Mulher, 60 anos de idade, internada na UTI por tempo prolongado por Covid-19. Optou-se por traqueostomização há 12 horas. Durante o banho da paciente, ocorre perda da cânula de traqueostomia. Qual é a conduta mais adequada?

a) Intubação orotraqueal.

b) Recolocar a cânula de traqueostomia.

c) Realizar ventilação não invasiva.

d) Cricotireoidostomia.

149. Um homem de 71 anos com história de câncer de pulmão de pequenas células apresenta dispneia crescente aos esforços e ortopneia contínua há 23 dias com piora progressiva. Na apresentação, nota-se que $SatO_2$ 88% em ar ambiente e o paciente está taquipneico a uma frequência respiratória de 32 respirações/min. Coagulograma sem alterações, plaquetas 190.000, Hb = 10,7mg/dL. Uma radiografia de tórax demonstra grande derrame pleural com desvio do mediastino contralateral. É submetido a toracocentese de grande volume de 2,5 L com alívio imediato da dispneia. Na manhã seguinte, ele desenvolve desconforto respiratório com nova hipóxia que requer oxigênio suplementar, murmúrio vesicular presente com estertores unilaterais. Qual é a causa mais provável do recém-desenvolvido desconforto respiratório do paciente?

a) Pneumotórax.

b) Infecção pulmonar aguda.

c) Formação de novo derrame pleural neoplásico.

d) Edema de reexpansão pulmonar.

150. Uma menina de 16 anos é admitida em crise asmática. Ela é tratada com nebulização contínua de albuterol, corticosteroides intravenosos e BIPAP. A paciente melhora o quadro respiratório, mas ela desenvolve fraqueza generalizada, fadiga e mialgias. O monitor cardíaco mostra intervalo QT prolongado, ondas T achatadas e infradesnivelamento do segmento ST. Qual é a etiologia mais provável dessas alterações?
a) Hipocalcemia.
b) Hipocalemia.
c) Miopatia induzida por corticosteroides.
d) Isquemia cardíaca.

151. Um homem de 49 anos é admitido na unidade de terapia intensiva com síndrome do desconforto respiratório agudo. O paciente está entubado e em ventilação mecânica. A radiografia de tórax mostra infiltrados bilaterais com enfisema subcutâneo, pneumomediastino e pneumopericárdio. O paciente está com a PA de 120 x 80 mmHg, FC = 86 bpm, FR = 14 ipm, SatO$_2$ 95% ao ambiente. Qual é a intervenção clínica necessária no momento?
a) Pericardiocentese.
b) Toracotomia com agulha.
c) Observe e monitore com radiografias de tórax seriadas.
d) Traqueostomia eletiva.

152. Uma jovem de 22 anos, com história de trauma cervical, traqueostomia e dependente de ventilação domiciliar, teve 2 dias de aumento de secreções com mudança de cor para verde. A fisioterapeuta que acompanha relata necessidade do aumento da FiO$_2$ e parâmetros do ventilador. No departamento de emergência, a paciente apresenta temperatura de 39,3°C, frequência cardíaca de 135

bpm, pressão arterial de 80/45 mmHg e saturação de oxigênio de 83% com uma FiO$_2$ de 21%. A radiografia de tórax mostra um infiltrado no lobo inferior esquerdo. A mãe afirma que ela terminou recentemente um tratamento de 14 dias com levofloxacino. Obtêm-se culturas de sangue e traqueia e decide-se iniciar antibioticoterapia. Sua última cultura traqueal, obtida há cinco meses, revelou *Staphylococcus aureus* resistente à meticilina (MRSA). Com base nessas informações, qual das seguintes combinações antibiótico/antibiótico fornecerá cobertura adequada enquanto se aguarda as culturas de sangue e traqueia?
a) Linezolida.
b) Clindamicina.
c) Vancomicina mais piperacilina-tazobactam mais gentamicina.
d) Cefepima.

153. Um homem de 23 anos apresenta uma história de dois dias de piora da falta de ar. Ele tem alergias sazonais e sua história familiar é positiva para asma em sua mãe. No departamento de emergência, as investigações laboratoriais mostram uma contagem de leucócitos de 15.000/mm$^3$, com 77% de neutrófilos e 12% de eosinófilos, sódio 135 mmol/L, potássio 4,0 mmol/L, cloreto 102 mmol/L. O eletrocardiograma mostra taquicardia sinusal, e a radiografia de tórax é normal. A gasometria arterial (ABG) mostra um pH de 7,21 PCO$_2$ de 59 mmHg e bicarbonato de 29 mEq/L. Apesar da nebulização de salbutamol e ipratrópio, corticosteroides endovenosos e BiPAP, a paciente apresenta dispneia crescente e usa musculatura acessória. Consequentemente, ela é intubada e colocada em um ventilador com as seguintes configurações: volume corrente em modo VCV-AC de

400 mL, frequência respiratória de 24 respirações/min, PEEP de 5 $cmH_2O$ e $FiO_2$ de 40%. A gasometria arterial é coletada uma hora depois e mostra um pH de 7,16, $PCO_2$ 66 mmHg e bicarbonato de 25 mEq/L. Qual é o distúrbio ácido-básico atual e como as configurações do ventilador devem ser ajustadas?

a) É necessário aumentar a frequência respiratória para diminuir a $PCO_2$ do paciente.

b) Acidose respiratória com compensação metabólica: diminuir a frequência respiratória e aumentar o fluxo.

c) Acidose respiratória e metabólica: a frequência respiratória e a taxa de fluxo não devem ser alteradas.

d) Alcalose metabólica descompensada: aumentar a frequência respiratória para 30 respirações/min e aumentar o fluxo.

154. Uma paciente de 43 anos com história de síndrome do anticorpo antifosfolípide que não cumpriu o tratamento com varfarina apresenta trombose venosa profunda e dispneia. Ao exame, a paciente apresenta pressão arterial de 85/55 mmHg, frequência respiratória de 24 respirações/min e frequência cardíaca de 95 batimentos/min. A angiotomografia computadorizada do tórax mostra tromboembolismo pulmonar. Ela não responde à heparina e a fluidos. Um ecocardiograma mostra hipocinesia ventricular direita. Qual é o próximo passo mais apropriado?

a) Encaminhamento urgente para embolectomia cirúrgica.

b) Ativador de plasminogênio tecidual recombinante.

c) Iniciar edoxabana e enoxaparina de baixo peso molecular.

d) Adicionar lepirudina.

155. Uma mulher de 63 anos de idade com história de síndrome de sobreposição asma/DPOC foi internada na UTI por insuficiência respiratória hipercápnica aguda. A ventilação não invasiva com pressão positiva falhou, a paciente teve de ser intubada de emergência por causa do aumento do trabalho respiratório. Ela foi tratada com corticoides intravenosos e broncodilatadores, e seu exame revelou sibilos audíveis. No terceiro dia de ventilação mecânica, ela começou a atender os comandos durante o teste de despertar espontâneo. Ainda assim, tornou-se taquipneica com frequência respiratória de 34 respirações/min durante o teste de respiração espontânea (TRE) em CPAP de 5 $cmH_2O$. Seu índice de respiração rápida e superficial era de 120 respirações/min/L. Qual é o melhor próximo passo no manejo dessa paciente?

a) Extubar a paciente.

b) Obtenha gasometria arterial.

c) Iniciar bloqueador neuromuscular.

d) Coloque a paciente de volta no modo de controle assistido da ventilação mecânica.

156. Um jovem de 25 anos de idade, sem nenhum antecedente patológico, é socorrido ao sair de um rio em extrema exaustão e dispneia. Ao ser examinado, ele começa a tossir escarro hemoptoico. Na sala de emergência, inicia oxigênio a 100% por causa da saturação de 90%. Todos os outros sinais vitais estão estáveis.

O que se espera na radiografia de tórax na chegada ao hospital?

a) Cardiomegalia.

b) Derrame pleural unilateral.

c) Mediastino alargado.

d) Linhas Kerley B.

157. Um homem de 47 anos chega ao pronto-socorro com hemoptise. Refere febre e calafrios, bem como sudorese profusa à noite. Foi tomada a decisão de intubar o paciente. Após ser encaminhado para TC, evidenciaram-se lesão cavitária em lobo superior esquerdo e também uma artéria brônquica como fonte do sangramento. O paciente tem pressão arterial de 104/72 mmHg, frequência cardíaca de 100 bpm, saturação de oxigênio de 99% e atualmente está sendo ventilado a uma frequência respiratória de 14 respirações/min.
    a) As hemoptises das artérias brônquicas são graves porque elas terminam nos brônquios principais e fazem parte da circulação pulmonar.
    b) No caso descrito está indicada a cirurgia de emergência.
    c) Posicionar o pulmão afetado com hemorragia ativa para cima.
    d) Realize embolização da artéria brônquica para interromper o sangramento.

158. Sobre a hemorragia alveolar difusa (HAD), assinale a alternativa correta:
    a) Hemoptise pode estar ausente na apresentação clínica.
    b) Consumo de complemento e trombocitopenia podem ser encontrados nos pacientes com lúpus e HAD.
    c) A plasmaférese é uma terapia eficaz para causas de HAD, como vasculite associada a ANCA, vasculite crioglobulinêmica, doença antimembrana basal glomerular e síndrome antifosfolípide (SAF).
    d) Todas as alternativas anteriores são corretas.

159. Um homem de 51 anos em choque séptico secundário à pneumonia chega à unidade de terapia intensiva (UTI). Um acesso jugular interno direito foi colocado no departamento de emergência e iniciadas drogas vasoativas. Uma radiografia de tórax portátil mostra o acesso central a 3 cm acima da junção da veia cava superior com o átrio direito. O paciente está hemodinamicamente instável neste momento. Não há nenhuma dificuldade de infusão no acesso. O que deve ser feito sobre o posicionamento atual da linha central?
    a) Corte cuidadosamente as suturas e avance o cateter mais 3 cm na veia jugular interna (IJ), depois suture novamente.
    b) Deixe o acesso no lugar, pois ela ainda está na veia jugular interna e é capaz de ser utilizado para infusão normalmente.
    c) Depois de vestir roupas apropriadas e luvas estéreis, e usando técnica estéril, prenda as suturas e avance o acesso central mais 3 cm mais para dentro do IJ, depois suture novamente.
    d) O cateter central deve ser retirado e deve ser colocado outro cateter em outro sítio.

160. Sobre o tromboembolismo pulmonar (TEP) na gravidez, podemos afirmar, exceto:
    a) Considerando-se as dificuldades de diagnóstico e a presença de casos assintomáticos, a incidência real de TEP na gravidez é desconhecida.
    b) O uso de cumarínicos é contraindicado, pois passam a barreira placentária e são potencialmente teratogênicos para o feto.

c) A incidência de TEP é maior no 3° trimestre da gravidez do que no puerpério.

d) O TEP é mais comum em partos cesários do que nos partos vaginais.

e) O uso de métodos de imagem (angiotomografia de tórax e cintilografia pulmonar por perfusão) não é absolutamente contraindicado na gravidez.

161. Sobre a ecocardiografia no tromboembolismo pulmonar (TEP), não podemos afirmar:

a) O TEP agudo pode determinar sobrecarga pressórica e disfunção do ventrículo direito por aumento da sua pós--carga.

b) São sinais ecocardiográficos de TEP a dilatação do ventrículo direito, trombos móveis em cavidades direitas e o sinal de McConnel.

c) O ecocardiograma é um exame obrigatório na rotina diagnóstica em todos os pacientes com suspeita de TEP, incluindo os de baixo risco clínico.

d) O ecocardiograma pode apresentar de 40-50% de valor preditivo negativo.

e) Sinais de sobrecarga ou disfunção do ventrículo podem ser encontrados na ausência de TEP agudo.

162. Temos que pensar em tromboembolismo venoso e suspeita de trombofilia nas condições abaixo, exceto:

a) Pacientes jovens com idade menor de 45 anos.

b) História familiar de trombose venosa.

c) Trombose de veia cerebral ou visceral.

d) Trombose venosa em veias de membros superiores sem fator provocante.

e) Trombose em veia poplítea com fator provocante.

163. Quanto ao manejo terapêutico no TEP, não podemos afirmar:

a) A maioria dos pacientes com diagnóstico de TEP atualmente podem receber alta precoce e realizar seu tratamento domiciliar.

b) Todos os pacientes com diagnóstico confirmado de TEP devem ser internados e receber tratamento, pois até 30% dos pacientes com risco intermediário (PESI) podem evoluir posteriormente para complicações como choque.

c) Nos pacientes com risco intermediário (PESI), a trombólise não está recomendada.

d) Nos pacientes com risco intermediário (PESI), a opção terapêutica de heparina de baixo peso molecular (HBPM) é a de escolha segundo as diretrizes atuais.

e) Nos pacientes com alto risco (PESI), a troboendarterectomia cirúrgica deve ser alternativa terapêutica.

164. Sobre o TEP podemos afirmar, exceto:

a) Os escores clínicos pré-teste para TEP são eficazes para reduzir com segurança a indicação da tomografia computadorizada.

b) A cultura local de um serviço médico e as rotinas de condutas médicas são os principais impulsionadores hoje em dia da decisão para se testar TEP.

c) A utilização do dímero-D ajustado para a idade tem maior sensibilidade a partir dos 60 anos.

d) O ensaio quantitativo do dímero-D apresenta sensibilidade elevada (cerca de 95%), mas baixa especificidade (cerca de 40%).

e) O único achado patognomônico no TEP é a presença de trombos móveis em cavidades cardíacas direitas, no tronco e em ramos da artéria pulmonar.

## ⊚ GABARITO COMENTADO

### 1. Resposta: c

Um dos conceitos centrais no tratamento de SDRA é a utilização de uma estratégia conservadora de gestão de fluidos, que foi sugerida pela primeira vez como eficaz no final da década de 1970 e posteriormente confirmada por um grande SDRA *Network Trial*. Acredita-se que o efeito benéfico de uma estratégia conservadora de fluidos deve-se ao fato de que a redução das pressões vasculares reduz a filtração de fluido transvascular através da barreira capilar alveolar lesada.

Também há evidências de que uma estratégia conservadora de fluidos resulta em diminuição dos níveis plasmáticos de angiopoietina-2, sugerindo que essa estratégia também tem um efeito protetor sobre o endotélio vascular. Mais estudos são necessários para melhor compreender os mecanismos moleculares subjacentes a esse processo.

A SDRA é um estado pró-inflamatório. Houve vários ensaios clínicos avaliando os agentes anti-inflamatórios como tratamento potencial para a SDRA. No entanto, os ensaios clínicos com glicocorticoides, fator estimulador de colônias de granulócitos e macrófagos e antioxidantes não mostraram utilidade clínica até o momento. Da mesma forma, foi levantada a hipótese de que a terapia anticoagulante pode ser eficaz no tratamento da SDRA, dada a interação conhecida entre as vias pró-coagulante e pró-inflamatória. No entanto, um ensaio que testa proteína C ativada não reduziu a mortalidade em pacientes com SDRA não séptica. Genes envolvidos na resposta inflamatória e função da célula endotelial, como PPFIA1 e ANGPT2, foram identificados como genes relacionados ao risco de SDRA após trauma.

### Bibliografia

1. Huppert LA, Matthay MA, Ware LB. Pathogenesis of acute respiratory distress syndrome. Semin Respir Crit Care Med. 2019;40(1):31-9.

### 2. Resposta: c

A SDRA é uma síndrome caracterizada por comprometimento agudo da função respiratória, secundária a processo inflamatório interstício-alveolar difuso do parênquima pulmonar de etiologia variada, com aumento da permeabilidade vascular, levando a edema pulmonar não hidrostático. A SDRA é, portanto, uma doença difusa, com distribuição heterogênea. O colapso gravitacional é uma constante (o pulmão desaba sobre si mesmo sob efeito da gravidade). A pressão crítica de abertura e colabamento de cada alvéolo varia com sua posição dentro do tórax. O volume corrente distribui-se de forma nociva a cada inspiração, hiperdistendendo áreas não afetadas, como descrito pelo conceito de *baby lung*. Por todos os motivos expostos é tão difícil ventilar um paciente com SDRA. A alternativa *c* está correta e as demais estão erradas.

### Bibliografia

1. Acute Respiratory Distress Syndrome (ARDS) network. Ventilation with lower tidal volumes as compared with traditional tidal volumes for acute lung injury and the acute respiratory distress syndrome. N Engl J Med. 2000;324:1301-8.
2. Artigas A, Bernard GR. The American-European Consensus Conference on ARDS. Am J Respir Crit Care. 1998;1332-47.

### 3. Resposta: c

O principal fator de risco para a ocorrência da síndrome da angústia respiratória aguda é a sepse. A SDRA é caracterizada por ser uma síndrome de instalação aguda, com presença de hipoxemia de difícil manejo ($PaO_2/FiO_2 <$ 200), diminuição da complacência pulmonar e infiltrado alveolar difuso. Geralmente, observa-se uma doença ou condição patológica desencadeante, seja causando lesão pulmonar direta (foco pulmonar) ou indireta. A sepse traz íntima correlação com a SDRA, até mesmo pelos mecanismos fisiopatológicos envolvidos em ambas as síndromes.

### Bibliografia

1. Burns KE, Adhikari NK, Slutsky AS, Guyatt HG, Villar J, Zhang H, et al. Pressure and volume limited ventilation for the ventilatory management of patients with acute lung injury: a systematic review and meta-analysis. PLos One. 2011;6(1):e14623.

### 4. Resposta: d

Segundo o consenso para definição de SDRA, os critérios necessários são um quadro clínico agudo, relação $PaO_2/FiO_2$ menor que 300, infiltrado radiológico bilateral e PEEP > 5. Além disso, pelas novas definições sabemos que os pacientes podem sim ter disfunção ventricular, porém deve ser descartado clinicamente que o infiltrado novo se deve a congestão (via exame físico, história, parâmetros hemodinâmicos). Portanto, a única alternativa que não pode ser utilizada para definir pacientes com SDRA sob ventilação mecânica é a *d*.

### Bibliografia

1. Siegel MD. Acute respiratory distress syndrome: clinical features, diagnosis, and complications in adults. UpToDate; 2022.

### 5. Resposta: c

A SDRA é uma síndrome caracterizada por comprometimento agudo da função respiratória, secundária a processo inflamatório interstício-alveolar difuso do parênquima pulmonar de etiologia variada, com aumento da permeabilidade vascular, levando a edema pulmonar não hidrostático.

- Politrauma, politransfusão, aspiração de conteúdo gástrico e embolia gordurosa são considerados fatores de risco para a doença.
- FAS-ligante, IL-8, leucotrienos e pró-colágeno III estão aumentados no lavado broncoalveolar de pacientes com SDRA.
- Estratégia de ventilação protetora com pressão de platô até no máximo 30 $cmH_2O$ deve ser utilizada.

### Bibliografia

1. Peck TJ, Hibbert KA. Recent advances in the understanding and management of ARDS. F1000Res. 2019;8:F1000 Faculty Rev-1959.

### 6. Resposta: c

A maioria dos pacientes com SDRA demonstra características histopatológicas semelhantes, independentemente da sua causa.

A SDRA pode ser vista em casos de SIRS, e é comumente vista nos casos de DMOS.

Muitos mediadores inflamatórios foram identificados participando do processo inflamatório na patogênese da SDRA.

As alterações radiológicas observadas no paciente com SDRA não são características, tampouco específicas, raramente revelando a etiologia da síndrome.

A hipoxemia grave na SDRA é causada principalmente pela inundação alveolar que ocorre, uma vez que a ativação de neutrófilos tem papel fundamental na fisiopatologia da SDRA.

### Bibliografia

1. Peck TJ, Hibbert KA. Recent advances in the understanding and management of ARDS. F1000Res. 2019;8:F1000 Faculty Rev-1959.

### 7. Resposta: d

Quanto às estratégias de ventilação mecânica, não há diferenças em desfechos compa-

SDRA – definição Berlim (ESICM/ATS)

| Leve | |
|---|---|
| *Timing* | Início agudo dentro de 1 semana de uma agressão clinicamente determinada ou sintomas respiratórios novos/piorando |
| Hipoxemia | $PaCO_2/FiO_2$ 201 a 300 com PEEP/CPAP $\geq$ 5 $cmH_2O$ |
| Origem do edema | Insuficiência respiratória não totalmente explicada por insuficiência cardíaca ou sobrecarga de fluidos |
| Alterações radiológicas | Opacificações bilaterais* |
| Alterações fisiológicas adicionais | N/A |
| Moderada | |
| *Timing* | Início agudo dentro de 1 semana de uma agressão clinicamente determinada ou sintomas respiratórios novos/piorando |
| Hipoxemia | $PaCO_2/FiO_2$ 101 a 200 com PEEP/CPAP $\geq$ 5 $cmH_2O$ |
| Origem do edema | Insuficiência respiratória não totalmente explicada por insuficiência cardíaca ou sobrecarga de fluidos |
| Alterações radiológicas | Opacificações bilaterais* |
| Alterações fisiológicas adicionais | N/A |
| Grave | |
| *Timing* | Início agudo dentro de 1 semana de uma agressão clinicamente determinada ou sintomas respiratórios novos/piorando |
| Hipoxemia | $PaCO_2/FiO_2$ $\leq$ 100 com PEEP/CPAP $\geq$ 5 $cmH_2O$ |
| Origem do edema | Insuficiência respiratória não totalmente explicada por insuficiência cardíaca ou sobrecarga de fluidos |
| Alterações radiológicas | Opacificações envolvendo pelo menos 3 quadrantes* |
| Alterações fisiológicas adicionais | VEcorr > 10 L/min** ou CRS < 40 $mL/cmH_2O$ |

* Não totalmente explicadas por derrames pleurais, nódulos/massas ou colapso lobar/pulmonar (atelectasia); ** VEcorr = VE; * $PaCO_2/40$.
Fonte: Thoracic Society (ATS), European Society of Intensive Care Medicine (ESICM). Aproveitamos essa questão para introduzirmos o leitor às novas propostas de classificação de síndrome de desconforto respiratório agudo apresentadas no Congresso Europeu de Terapia Intensiva em 2011 (Berlim).

rando-se PCV e VCV, o que temos são boas evidências sobre a necessidade de ventilações com volumes correntes inferiores a 6 mL do peso predito do paciente. Há ainda indefinições sobre o real papel da PEEP na síndrome e a melhor forma de configurá-la.

Na SDRA trabalhamos o conceito de hipercapnia permissiva, portanto toleramos $PCO_2$ mais altas, desde que o pH não caia muito em vigência de choque associado, por exemplo, ou o paciente tenha hipertensão intracraniana que possa piorar com essa medida.

Dentre as medidas para SDRA, temos sedação para atingir melhor acoplamento paciente-ventilador, BNM, prona, dentre outras medidas.

Não há evidências robustas sobre o papel do recrutamento alveolar com o uso de altas pressões na SDRA e desfecho mortalidade, e não há superioridade clara com relação ao método de *peep table*.

## Fatores de risco da síndrome do desconforto respiratório agudo (SDRA)

| Diretos | Indiretos |
| --- | --- |
| Pneumonia | Sepse não pulmonar |
| Aspiração gástrica | Traumatismo cranioencefálico Múltiplas fraturas (embolia gordurosa) |
| Inalação de fumaça | Choque (não cardiogênico) |
| Contusão pulmonar | Cirurgias de alto risco: <br> ■ Ortopédica em coluna <br> ■ Abdome agudo <br> ■ Aórtica <br> ■ Cardíaca |
| Trauma | Transfusões múltiplas/ TRALI |
| Quase afogamento | Pancreatite |
| | *Overdose* de drogas/ álcool |

### Bibliografia

1. Peck TJ, Hibbert KA. Recent advances in the understanding and management of ARDS. F1000Res. 2019;8:F1000 Faculty Rev-1959.

### 8. Resposta: c

A pressão de distensão (*driving pressure*) deve ser mantida ≤ 15 cmH$_2$O. Representa a pressão de platô subtraída da PEEP.

### Bibliografia

1. Bachmann MC, Morais C, Bugedo G, Bruhn A, Morales A, Borges JB, et al. Electrical impedance tomography in acute respiratory distress syndrome. Crit Care. 2018;22(1):263.

### 9. Resposta: a

Várias são as formas de titular a PEEP: tomografia convencional, tomografia com impedância e outros. O método da oxigenação pode ser usado para determinar a PEEP que resulta em quedas menores que 10% na relação PaO$_2$/FiO$_2$.

### Bibliografia

1. Guo L, Xie J, Huang Y, Pan C, Yang Y, Qiu H, et al. Higher PEEP improves outcomes in ARDS patients with clinically objective positive oxygenation response to PEEP: a systematic review and meta-analysis. BMC Anesthesiol. 2018;18(1):172.

### 10. Resposta: a

Em um paciente vindo da comunidade com insuficiência respiratória aguda requerendo ventilação mecânica e apresentando-se com febre, leucocitose multifocal e opacidades na radiografia de tórax, o teste mais útil para diagnóstico e manejo é amostras do trato respiratório inferior para pesquisa de Gram e cultura, para avaliar a causa da pneumonia e guiar com terapia adequada.

### Bibliografia

1. Thompson BT, et al. Acute respiratory distress syndrome. N Engl J Med. 2017;377:562.

### 11. Resposta: e

Paciente em ventilação mecânica com insuficiência respiratória aguda secundária a síndrome do desconforto respiratório (SDRA) deve ser manejado de acordo com o protocolo NIH SDRA. Isso inclui usar o modo assisto-controlado, alcançar um volume corrente de 4 a 8 mL/kg do peso predito e titular passo a passo a FiO$_2$ e a PEEP, de acordo com as tabelas para SDRA.

PEEP e FiO$_2$ devem ser tituladas com o objetivo de manter a pressão de platô do paciente < 30 cmH$_2$O e SpO$_2$ > 88%. Quando a pressão de platô é < 30 cmH$_2$O e a PEEP está em nível baixo (como nesse caso, 5 cmH$_2$O), antes de aumentar FiO$_2$, a PEEP deve ser aumentada considerando recrutamento de superfície alveolar para troca gasosa.

Com respeito à ventilação , o alvo de pH é 7,3 a 7,45. No entanto, hipercapnia permissiva deve ser permitida se decorrer de uma ventilação protetora e não for associada com hipotensão persistente ou coagulopatia grave. Com um pH e $pCO_2$ adequados, como este paciente tem, nem volume corrente nem frequência respiratória precisaria se ajustada.

Ajustar o fluxo inspiratório ou o tempo expiratório pode ajudar com ventilação, mas não melhoraria a oxigenação.

### Bibliografia

1. Thompson BT, et al. Acute respiratory distress syndrome. N Engl J Med. 2017; 377:562.
2. O'Gara B, et al. Controversies in the management of severe ARDS: optimal ventilator management and use of rescue therapies. Semin Respi Crit Care Med 2015;36:823.
3. Brower RG, et al. Higher versus lower positive and expiratory pressures in patients with the acute respiratory distress syndrome. N Engl J Med. 2004; 351:327.
4. Acute Respiratory Distress Syndrome Network; Brower RG, Matthay MA, Morris A, Schoenfeld D, Thompson BT, Wheeler A. Ventilation with lower tidal volumes as compared with traditional tidal volumes for acute lung injury and the acute respiratory distress syndrome. N Engl J Med. 2000;342(18):1301-8.

## 12. Resposta: d

Este paciente tem síndrome do desconforto respiratório agudo, provavelmente como sequela de sepse de foco urinário. O achado de infiltrado alveolar bilateral, suspeita de estado euvolêmico/hipovolêmico (sem turgência jugular) e hipoxemia grave favorece o diagnóstico.

A intervenção de ventilação mais apropriada para um paciente com SDRA grave/moderada que está recebendo baixo volume corrente é a posição prona.

Não há necessidade de reduzir o volume corrente, considerando que a pressão de platô está abaixo de 30 $cmH_2O$.

Óxido nítrico inalatório é usado em algumas UTI em paciente com ventilação modo pressão controlada para melhorar a oxigenação, mas não mostrou aumento de sobrevida. Neste caso em específico, não há necessidade de uso porque a oxigenação do paciente já está suficiente (alta $FiO_2$ e PEEP).

### Bibliografia

1. Thompson BT, et al. Acute respiratory distress syndrome. N Engl J Med. 2017;377:562.
2. Guérin C, et al. Prone positioning in severe acute respiratory distress syndrome. N Engl J Med. 2013;368:2159.
3. Acute Respiratory Distress Syndrome Network; Brower RG, Matthay MA, Morris A, Schoenfeld D, Thompson BT, Wheeler A. Ventilation with lower tidal volumes as compared with traditional tidal volumes for acute lung injury and the acute respiratory distress syndrome. N Engl J Med. 2000;342(18):1301-8.
4. Griffiths MJ, Evans TW. Inhaled nitric oxide therapy in adults. N Engl J Med. 2005;353:2683.

## 13. Resposta: a

A intervenção mais provável de aumentar a chance de sobrevida em um paciente com moderada síndrome do desconforto respiratório agudo é ventilação com baixo volume corrente.

### Bibliografia

1. Thompson BT, et al. Acute respiratory distress syndrome. N Engl J Med. 2017;377:562.

## 14. Resposta: b

A SARA é uma síndrome caracterizada por resposta inflamatória aguda que resulta em dano alveolar difuso e aumento da permeabilidade capilar pulmonar, levando a um quadro de insuficiência respiratória aguda. O dano alveolar difuso ocorre em razão da lesão da membrana alvéolo-capilar, resultando em extravasamento de líquido para o interstício e os alvéolos. O aumento da permeabilidade capilar pulmonar é consequência da resposta inflamatória exacerbada e do estresse oxidativo, que levam à disfunção endotelial e à quebra da barreira alvéolo-capilar.

## Bibliografia

1. Knobel E. Condutas no paciente grave. São Paulo: Atheneu; 2006.

### 15. Resposta: b

Os critérios de Berlim para SDRA foram desenvolvidos para definir e classificar a doença. Além de diagnosticar a condição, o critério é capaz de classificar o quadro em leve, moderada ou grave. A classificação de Berlim para SDRA é composta de cinco critérios. Destes, quatro são necessários simultaneamente e um classificatório.

Veja cada um deles:

| S | Sete dias | Aparecimento do quadro de forma súbita dentro de 1 semana (ou piora nesse tempo) |
|---|---|---|
| D | Descartar | Causa cardiogênica/ hipervolemia |
| R | Radiografia ou tomografia de tórax | Com opacidade bilateral não explicada por derrames, colapsos ou nódulos |
| A | Alteração de $PaO_2/FiO_2$ classificatório | ■ $PaO_2/FiO_2 > 300$ mmHg<br>■ $PaO_2/FiO_2 > 200$ mmHg e $\leq 300$ mmHg<br>■ $PaO_2/FiO_2 > 100$ mmHg e $\leq 200$ mmHg<br>■ $PaO_2/FiO_2 \leq 100$ mmHg |

Fonte: Knobel E. Condutas no paciente grave. São Paulo: Atheneu; 2006.

### 16. Resposta: b

Os fatores de risco para SDRA são considerados, como:

■ Pulmonares: pneumonia, broncoaspiração, trauma torácico, lesão por alto volume produzido na ventilação mecânica, lesão inalatória.

■ Extrapulmonar: choque, sepse extrapulmonar, trauma grave, lesão cerebral aguda, transfusões etc.

Outras doenças são consideradas fatores de risco, como alcoolismo crônico, além de outros fatores menos evidentes como características genéticas.

## Bibliografia

1. Knobel E. Condutas no paciente grave. São Paulo: Atheneu; 2006.

### 17. Resposta: d

Na SDRA pulmonar, o epitélio alveolar é a primeira estrutura lesada. A lesão à barreira epitelial acarreta: edema alveolar, redução da depuração do edema, diminuição da produção e *turnover* de surfactante e fibrose. Como o surfactante não é mais sintetizado, seus restos são inativados por proteínas do plasma, ocorre tendência ao colapso alveolar, facilitando a translocação bacteriana. O reparo epitelial alveolar eficiente pode minimizar a formação da fibrose. O reparo epitelial envolve diversos mecanismos moleculares, incluindo a interação entre os pneumócitos tipo II e a MEC. A barreira alvéolo-capilar medeia as alterações da permeabilidade e possui papel decisivo no reparo e no remodelamento.

## Bibliografia

1. Knobel E. Condutas no paciente grave. São Paulo: Atheneu; 2006.

### 18. Resposta: a

O colapso das regiões dorsais pulmonares é produzido por forças mecânicas: gradiente gravitacional do próprio pulmão, com a compressão produzida por duas estruturas rígidas, a coluna vertebral e o coração. Para piorar, as regiões dorsais recebem a maior parte da perfusão do pulmão, dessa forma grandes áreas importantes de *shunt* são geradas.

Na fisiologia respiratória, o estresse é a pressão desenvolvida dentro da estrutura do pulmão em que as forças de distensão são aplicadas, logo, sua expressão clínica é a pressão transpulmonar inspiratório final (DP).

### Bibliografia

1. Knobel E. Condutas no paciente grave. São Paulo: Atheneu; 2006.

### 19. Resposta: d

A pressão venosa mista ($PvO_2$) influencia na hipoxemia. Normalmente, débito cardíaco e $PvO_2$ não afetam a $PO_2$ já que ela depende da relação V/Q de cada alvéolo. Porém, se a $PvO_2$ é reduzida em função de maior taxa de extração da periferia, o impacto desse fator não pulmonar em $PO_2$ deveria ser considerado, ou seja, em um cenário de baixo débito cardíaco.

### Bibliografia

1. Knobel E. Condutas no paciente grave. São Paulo: Atheneu; 2006.

### 20. Resposta: d

Nos últimos anos, foram realizados vários ensaios clínicos randomizados multicêntricos avaliando os efeitos da limitação da pressão inspiratória, por meio da redução do volume corrente e da manutenção da pressão de platô < 30 $cmH_2O$, visando à proteção contra a lesão pulmonar associada à hiperdistensão alveolar. Três desses estudos mostraram redução da mortalidade em pacientes ventilados com volume corrente de 6 mL/kg (comparado a 12 mL/kg) enquanto se mantinha a pressão de platô < 30 $cmH_2O$. Em uma metanálise, incluindo cinco desses estudos, envolvendo 1.202 pacientes, concluiu-se que a mortalidade no 28º dia foi significativamente reduzida pela "ventilação protetora pulmonar" (risco relativo de 0,74; IC95% de 0,61 a 0,88).

### Bibliografia

1. Brochard L, Hedenstierna G. Ten physiologic advances that improved treatment for ARDS. Intensive Care Med. 2016;42(5):814-6.

### 21. Resposta: a

O propósito da aplicação da PEEP é manter pressão positiva na via aérea por toda a fase expiratória, inclusive a seu final. Com o uso da PEEP ocorre melhora significativa da troca gasosa em razão do recrutamento de alvéolos colapsados, há consequente aumento da pressão arterial de oxigênio ($PaO_2$) e diminuição da pressão arterial de dióxido de carbono ($PaCO_2$). Com a aplicação de PEEP, a pressão no mediastino aumenta paralelamente. A PEEP acarreta alteração na função hemodinâmica. Com o aumento da pressão intratorácica, há diminuição da resistência vascular sistêmica (RVS), compressão das veias cava superior e inferior e diminuição do enchimento ventricular, diminuindo também o enchimento do átrio esquerdo (AE) e diminuindo, finalmente, o débito cardíaco (DC). Por consequência do aumento da pressão intratorácica e diminuição do DC, há significante diminuição da pressão arterial média.

### Bibliografia

1. Brochard L, Hedenstierna G. Ten physiologic advances that improved treatment for ARDS. Intensive Care Med. 2016;42(5):814-6.

### 22. Resposta: c

A manobra de prona consiste em posicionar o paciente em decúbito ventral (de barriga para baixo), o que melhora a oxigenação arterial em pacientes com SARA. Isso ocorre porque o posicionamento em prona melhora a distribuição do fluxo sanguíneo e a ventilação para as regiões dorsais do pulmão, que geralmente são mais afetadas na SARA. A opção a está incorreta, pois a manobra de prona não aumenta a pressão intratorácica. A opção b pode ocorrer em algumas situações, mas não é o objetivo principal da manobra de prona. A opção d está incorreta, pois a manobra de prona não diminui a complacência pulmonar. A opção e está incorreta, pois a frequência respiratória pode aumentar ou diminuir durante a manobra de prona, dependendo da resposta individual do paciente.

## Bibliografia
1. Brochard L, Hedenstierna G. Ten physiologic advances that improved treatment for ARDS. Intensive Care Med. 2016;42(5):814-6.

### 23. Resposta: a
A tomografia por bioimpedância é uma técnica não invasiva que avalia a função pulmonar pela medida da impedância elétrica do pulmão. A técnica permite avaliar a distribuição de ar nos pulmões e identificar áreas com pouca ventilação, indicando a presença de áreas colapsadas. Além disso, é possível avaliar a distribuição de líquido nos pulmões, indicando a presença de edema pulmonar, comum em pacientes com SARA. A técnica pode ser útil no diagnóstico e no acompanhamento da SARA, auxiliando no monitoramento da ventilação mecânica e no ajuste do tratamento.

## Bibliografia
1. Knobel E. Condutas no paciente grave. São Paulo: Atheneu; 2006.

### 24. Resposta: a
Na SARA, os achados radiológicos mais comuns são aumento de opacidade em vidro fosco, consolidação pulmonar e espessamento de septos interlobulares. O aumento de opacidade em vidro fosco reflete o edema intersticial pulmonar e a consolidação pulmonar reflete o acúmulo de líquido nos alvéolos pulmonares. O espessamento dos septos interlobulares ocorre por causa do acúmulo

de líquido e exsudato inflamatório na região interlobular, levando à separação dos lobos. Esses achados radiológicos são importantes para o diagnóstico e o monitoramento da SARA.

## Bibliografia
1. Knobel E. Condutas no paciente grave. São Paulo: Atheneu; 2006.

### 25. Resposta: a
O padrão de comprometimento alveolar mais comum na SDRA é o envolvimento difuso bilateral. Isso significa que há opacidades pulmonares que afetam ambos os pulmões e estão presentes em diferentes regiões dos pulmões. Esse padrão é observado na radiografia de tórax e na tomografia computadorizada de alta resolução e é um sinal distintivo da SDRA. O envolvimento lobar, segmentar, unilateral ou focal pode ser observado em outras condições pulmonares, mas não é típico da SDRA.

## Bibliografia
1. Knobel E. Condutas no paciente grave. São Paulo: Atheneu; 2006.

### 26. Resposta: c
O *baby lung* é uma condição em que uma porção dos pulmões, geralmente de tamanho reduzido, é capaz de realizar a troca gasosa, enquanto o restante do pulmão não é capaz de realizar a função adequada. É comum ocorrer em pacientes com síndrome do desconforto respiratório agudo (SDRA) ou lesão pulmonar aguda e pode ser uma das indicações para uso da manobra de pronação. A compreensão do conceito de *baby lung* é importante para a gestão da ventilação mecânica em pacientes críticos com comprometimento pulmonar.

## Bibliografia
1. Gattinoni L, Pesenti A. The concept of "baby lung". Intensive Care Med. 2005;31(6):776-84.

## 27. Resposta: e

A diminuição do VT ou o aumento do volume pulmonar expiratório final reduzem o estiramento pulmonar que é frequentemente expresso como estresse (forças externas) e distensão (deformação interna). A DP, ou seja, a diferença entre a pressão inspiratória final e a pressão expiratória final das vias aéreas, pode ser considerada uma estimativa clínica de estresse (pressão) e tensão (relação ao volume pulmonar), pois é inversamente proporcional à complacência respiratória. Ele contém informações que refletem a gravidade da doença e os efeitos do VT e das configurações de pressão. As configurações do ventilador e as condições pulmonares que permitem menor DP resultam em melhor sobrevida.

### Bibliografia
1.  Gattinoni L, Pesenti A. The concept of "baby lung". Intensive Care Med. 2005;31(6):776-84.

## 28. Resposta: a

Quando uma força é aplicada pelo ventilador, as fibras do esqueleto pulmonar desenvolvem uma tensão interna (rearranjo molecular espacial), igual, mas oposta à pressão aplicada nas fibras. A pressão aplicada não é a pressão das vias aéreas, mas a pressão transpulmonar (PL), ou seja, a pressão das vias aéreas menos a pressão pleural. A tensão da fibra é chamada "estresse". Em uma estrutura elástica como o esqueleto do pulmão, o estresse está associado ao alongamento ($\Delta L$) das fibras de sua posição de repouso (L0), e isso é chamado *strain* ($\Delta L/L0$). Tensão e deformação, de fato, são duas faces da mesma moeda, e estão ligadas da seguinte forma: tensão = K × deformação, em que K é o módulo de Young do material. Se o estresse exceder as propriedades de tração das fibras de colágeno até o "estresse na ruptura", o pulmão sofre o clássico "barotrauma". Quando o estiramento não é fisiológico (volu-

trauma), os macrófagos e as células endoteliais e epiteliais ancoradas ao esqueleto pulmonar são alongados anormalmente, citocinas são produzidas e a inflamação total se desenvolve.

### Bibliografia
1.  Knobel E. Condutas no paciente grave. São Paulo: Atheneu; 2006.

## 29. Resposta: c

A constante de tempo matematicamente é representada por:

$$t = Csr.R$$

Em que t = unidade de tempo de insuflação ou esvaziamento pulmonar, Csr = complacência, R = resistência.

Pacientes com complacência aumentada teriam uma constante de tempo muito aumentada. Como o paciente estava sendo ventilado, a pressão de suporte aumentou a porcentagem de sensibilidade de ciclagem, ou seja, elevou, por exemplo, de 25% para 60% ou mais, de acordo com a capacidade do aparelho. O aparelho faria com que a queda do pico de fluxo, ao atingir essa porcentagem "antes", interrompesse a inspiração, portanto, diminuiria o tempo inspiratório, logo, diminuindo o volume corrente.

### Bibliografia
1.  Walter JM, Corbridge TC, Singer BD. Invasive mechanical ventilation. South Med J. 2018; 111(12): 746-53.

## 30. Resposta: d

A questão usa o conceito de constante de tempo na SDRA. A constante de tempo é muito diminuída pela complacência muito reduzida, dessa forma a insuflação e o esvaziamento podem ser muito rápidos a ponto de "sobrar" tempo para insuflação. Ao contrário, na DPOC com aumento muito grande da resistência, há "broncospasmo grave" e "falta" tempo inspiratório para a insuflação e o esvaziamento.

## Bibliografia

1. Wu Y, Jiao F, Liu W, Gao F. Analysis of pressure-time and flow-time curve in ventilator. Zhonghua Wei Zhong Bing Ji Jiu Yi Xue. 2019; 31(12):1491-6.

## 31. Resposta: d

Observa-se nas curvas de volume e tempo e fluxo e volume que há "perda de volume no sistema" (vazamento).

## Bibliografia

1. Wu Y, Jiao F, Liu W, Gao F. Analysis of pressure--time and flow-time curve in ventilator. Zhonghua Wei Zhong Bing Ji Jiu Yi Xue. 2019; 31(12):1491-6.

## 32. Resposta: e

A curva PV pode ser didaticamente dividida em "fases" caso a lesão pulmonar seja "homogênea", o que clinicamente é improvável. De qualquer forma, dois pontos poderiam ser identificados: o ponto de inflexão inferior e um ponto de inflexão superior, que poderia estar relacionado a hiperdistensão alveolar. No gráfico demonstrado, há nitidez em tal ponto.

## Bibliografia

1. Wu Y, Jiao F, Liu W, Gao F. Analysis of pressure--time and flow-time curve in ventilator. Zhonghua Wei Zhong Bing Ji Jiu Yi Xue. 2019; 31(12):1491-6.

## 33. Resposta: d

Esse é um padrão de obstrução ao fluxo expiratório na curva volume × fluxo. Observe que a concavidade se aproxima das abscissas, revelando maior tempo necessário para o esvaziamento do gás insuflado.

## Bibliografia

1. Wu Y, Jiao F, Liu W, Gao F. Analysis of pressure-time and flow-time curve in ventilator. Zhonghua Wei Zhong Bing Ji Jiu Yi Xue. 2019;31(12):1491-6.

## 34. Resposta: b

A modalidade de ventilação intermitente sincronizada foi idealizada para diminuição gradual da carga respiratória para retirada da ventilação mecânica. Estudos demonstraram que a diminuição da carga entre os ciclos não conferia diminuição de esforço proporcional.

## Bibliografia

1. Lazoff SA, Bird K. Synchronized intermittent-mandatory ventilation. Treasure Island: StatPearls Publishing; 2021.

## 35. Resposta: b

Vide texto de introdução. A modalidade de ventilação intermitente sincronizada foi idealizada para diminuição gradual da carga respiratória para retirada da ventilação mecânica. Estudos demonstraram que a diminuição da carga entre os ciclos não conferiu diminuição de esforço proporcional.

## Bibliografia

1. Lazoff SA, Bird K. Synchronized intermittent-mandatory ventilation. Treasure Island: StatPearls Publishing; 2021.

## 36. Resposta: a

Acompanhe na tabela a seguir as contraindicações de ventilação não invasiva.

Acredita-se, entretanto, que VMNI não deve ser utilizada no pós-operatório imediato de esofagectomia ou naqueles pacientes com distensão abdominal, náuseas e vômitos, deiscências, perfurações ou outras complicações operatórias do trato gastrointestinal.

## Contraindicações da VNI

### Absolutas
- Instabilidade hemodinâmica
- Hipoxemias graves
- Arritmia cardíaca aguda e complexa
- Pneumotórax não tratado
- Trauma de face
- Critérios indiscutíveis para ventilação invasiva
- Hipersecreção pulmonar
- Incapacidade de tossir ou engolir
- Pós-parada cardiorrespiratória
- Vômitos incoercíveis, hemorragia digestiva alta
- Necessidade de proteção de via aérea (por exemplo, Glasgow < 8)

### Relativas
- Isquemia miocárdica
- Vômitos/hemoptise durante a VNI
- Paciente não cooperativo
- Agitação psicomotora
- Gestação
- Má adaptação à interface
- Necessidade de sedação
- Necessidade de $FiO_2$ elevada (geralmente maior que 60%)
- pH < 7,10

### Bibliografia
1. Havel D, Zeman J. Non-invasive ventilation. Vnitr Lek. 2018;63(11):908-15..

## 37. Resposta: c

### Indicações nas condições clínicas agudas

#### Nível I (ensaios clínicos controlados)
- Descompensação da DPOC
- Edema agudo de pulmão
- Pacientes imunossuprimidos
- Desmame de pacientes com DPOC

#### Nível II (estudos de coortes e ensaios não controlados)
- Medidas paliativas em terminalidade
- Prevenção da insuficiência respiratória na asma, pneumonias graves
- Falha na extubação
- Insuficiência respiratória pós-operatória

Essa tabela mostra as indicações clássicas de ventilação não invasiva e seus níveis de evidências.

### Bibliografia
1. Havel D, Zeman J. Non-invasive ventilation. Vnitr Lek. 2018;63(11):908-15.

## 38. Resposta: d

Diversas máscaras estão disponíveis para realização da ventilação não invasiva. Independentemente do método de VNI escolhido, devemos utilizar uma interface de acordo com o paciente, seja ela uma máscara nasal, facial, facial total ou até mesmo um capacete, o último ainda pouco usado e com diversas controvérsias, uma presilha para fixar a contenção cefálica (conhecida como cabresto); caso a máscara não tenha encaixe lateral, utiliza-se uma fixação frontal, conhecida como aranha. É necessária a utilização de uma válvula exalatória; caso não esteja presente no circuito, deve-se acoplar o tubo T.

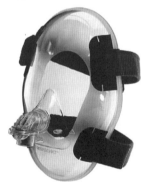

Máscara facial total.

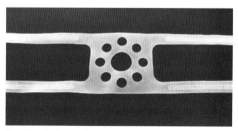

Presilha (cabresto).

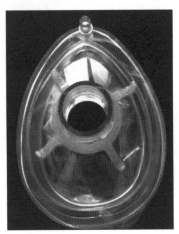

Fixação frontal (aranha).

Bibliografia
1. Walter JM, Corbridge TC, Singer BD. Invasive mechanical ventilation. South Med J. 2018;111(12): 746-53.

### 39. Resposta: a

Trata-se de uma pressurização contínua das vias aéreas com o paciente desempenhando uma ventilação espontânea, "inclinação da curva" de pressão para baixo durante a inspiração e "inclinação da curva" de pressão para cima durante a expiração, seguida da pausa expiratória e outro ciclo.

Bibliografia
1. Frat JP, Joly F, Thille AW. Noninvasive ventilation versus oxygen therapy in patients with acute respiratory failure. Curr Opin Anaesthesiol. 2019;32(2):150-5.

### 40. Resposta: d

Algumas contraindicações à VNI são corretamente citadas na alternativa *e*; vide tabela anterior: contraindicações absolutas e relativas à ventilação não invasiva.

Bibliografia
1. Frat JP, Joly F, Thille AW. Noninvasive ventilation versus oxygen therapy in patients with acute respiratory failure. Curr Opin Anaesthesiol. 2019;32(2):150-5.

### 41. Resposta: a

A questão aborda uma possível assincronia entre o paciente e o ventilador. A realização de um exame físico inicial procurando algum evento clínico como um broncospasmo, pneumotórax, tromboembolismo pulmonar e outros faz parte obrigatória da conduta inicial do médico. Outra atitude fundamental é checar todo o circuito respiratório e o tubo endotraqueal para nos certificarmos de sua permeabilidade. Por último, poderíamos, caso permanecessem os sinais de desconforto associados a outros índices monitorados, desconfiar do equipamento (válvula, expiratória). Remover o paciente do ventilador seria um artifício para o diagnóstico diferencial eventos associados ao paciente de dispositivos de via aérea e o restante do sistema (circuitos, equipamento). A curarização do paciente não seria um artifício inicial antes dos citados.

Bibliografia
1. Subirà C, de Haro C, Magrans R, Fernández R, Blanch L. Minimizing asynchronies in mechanical ventilation: current and future trends. Respir Care. 2018;63(4):464-78.

### 42. Resposta: b

Observe a curva de fluxo no tempo onda tipo descendente. Observe que no terceiro ciclo respiratório a curva de fluxo não alcança sua linha de base ao final da inspiração e um novo ciclo é iniciado. Essa imagem revela a possibilidade de represamento de ar no sistema respiratório e o início do fenômeno da auto-PEEP. Caso o paciente precise disparar o aparelho nas modalidades assisto-controladas, será necessário "vencer" essa pressão gerada para disparar o ciclo de acordo com a sensibilidade configurada.

A PEEP é chamada oculta ou intrínseca porque só será "revelada" com manobras que estabeleçam o equilíbrio da pressão das vias aéreas ao final da expiração com uma pausa expiratória realizada pelo operador, utilizando-se um princípio físico, "PASCAL".

## Bibliografia

1. Laugh F, Goyal A. Auto PEEP in respiratory failure. Minerva Anestesiol 2011.
2. Piquilloud L, Vignaux L, Bialais E, Roeseler J, Sottiaux T, Laterre PF, et al. Neurally adjusted ventilatory assist improves patient-ventilator interaction. Intensive Care Med. 2011;37:263-71.

## 43. Resposta e

Após manobra de oclusão na fase expiratória, observa-se a PEEP oculta.

## Bibliografia

1. Junhasavasdikul D, Telias I, Grieco DL, Chen L, Gutierrez CM, Piraino T, et al. Expiratory flow limitation during mechanical ventilation. Chest. 2018;154(4):948-62.

## 44. Resposta: a

O aumento do volume-minuto com incremento da frequência respiratória ou do volume corrente pode ser responsável pelo aprisionamento de ar no sistema respiratório e auto-PEEP.

## Bibliografia

1. Junhasavasdikul D, Telias I, Grieco DL, Chen L, Gutierrez CM, Piraino T, et al. Expiratory flow limitation during mechanical ventilation. Chest. 2018;154(4):948-62.

## 45. Resposta: b

O aprisionamento de ar dentro do pulmão pode acontecer quando o tempo expiratório "mecânico" for menor que o tempo expiratório necessário para o paciente de acordo com suas características da mecânica respiratória.

## Bibliografia

1. Junhasavasdikul D, Telias I, Grieco DL, Chen L, Gutierrez CM, Piraino T, et al. Expiratory flow limitation during mechanical ventilation. Chest. 2018;154(4):948-62.

## 46. Resposta: e

Observe que a figura representa uma curva de pressão ao longo do tempo de um paciente em ventilação a volume controlado. Na fase expiratória do ciclo, houve uma "pausa" expiratória que pode ser realizada no ventilador pelo próprio operador. Por meio de um princípio denominado "PASCAL", a pressão intrínseca que não pode ser observada sem a pausa é revelada. A diferença entre a linha de base expiratória da curva de pressão (PEEP, se houver) e a pressão que se estabelece é a "auto--PEEP" ou pressão expiratória final intrínseca.

## Bibliografia

1. Dhand R. Ventilator graphics and respiratory mechanics in the patient with obstructive lung disease. Respir Care. 2005;50:246-61.

## 47. Resposta: a

No caso a possibilidade é um processo de atelectasia à direita na paciente. Será necessária a desconexão da paciente e a aspiração da via aérea. Não há caracterização propedêutica completa de um pneumotórax. Além disso, em geral, pneumotórax nessas situações é associado a instabilidade hemodinâmica pelos regimes de altas pressões e hiperinsuflação dinâmica. Esse fenômeno pode manter pulmões armados ainda em pneumotórax. Essas altas pressões geradas no espaço intrapleural aumentam as pressões torácicas e podem gerar colapso circulatório.

## Bibliografia

1. Wang H, He H. Dynamic hyperinflation and intrinsic PEEP in ARDS patients: who, when, and how needs more focus? Crit Care. 2019;23(1):422.

## 48. Resposta: d

Em relação à indicação da posição prona no paciente: deve ser utilizada precocemente (até nas primeiras 48 horas, de preferência nas primeiras 24 horas), em pacientes que apresentem SDRA e alteração grave da troca gasosa, caracterizada por uma relação entre pressão parcial de oxigênio arterial ($PaO_2$) e fração inspirada de oxigênio ($FiO_2$) ($PaO_2$/ $FiO_2$) inferior a 150 mmHg. Quando adotada, deve ser mantida por pelo menos 16 horas (podendo atingir 20 horas), antes de retornar o paciente para posição supina.

O paciente deve permanecer nesse caso em sedação profunda. Observe a escala de RASS (*Richmond Agitation Sedation Scale*).

### Bibliografia

1. Chanques G, Constantin JM, Devlin JW, Ely EW, Fraser GL, Gélinas C, et al. Analgesia and sedation in patients with ARDS. Intensive Care Med. 2020;46(12):2342-56.
2. Gallo de Moraes A, Holets SR, Tescher AN, Elmer J, Arteaga GM, Schears G, et al. The clinical effect of an early, protocolized approach to mechanical ventilation for severe and refractory hypoxemia. Respir Care. 2020;65(4):413-9.

## 49. Resposta: B

A estratégia de ventilação mecânica na asma compreende baixas frequências respiratórias e volumes correntes, com intuito de diminuir a ventilação-minuto, além de altos picos de fluxos inspiratórios. Essa estratégia aumenta o tempo expiratório para diminuir a possibilidade de hiperinsuflação dinâmica e produção de auto-PEEP.

### Bibliografia

1. Laher AE, Buchanan SK. Mechanically ventilating the severe asthmatic. J Intensive Care Med. 2018;33(9):491-501.

## 50. Resposta: a

O paciente evolui com um quadro séptico como fator de risco, em um tempo de instalação inferior a uma semana de quadro clínico e relação $PaO_2$/$FiO_2$ compatíveis com a síndrome de desconforto respiratório agudo, classificação conforme tabela a seguir. Nas estratégias de ventilação a utilização de volumes correntes para início de ventilação de 6 mL/kg de peso predito ou inferior é a conduta. O peso predito

### RASS (*Richmond Agitation Sedation Scale*)

| Escore | Termos | Descrição |
| --- | --- | --- |
| +4 | Combativo | Francamente combativo, violento, levando a perigo imediato da equipe de saúde |
| +3 | Muito agitado | Agressivo, pode puxar tubos e cateteres |
| +2 | Agitado | Movimentos não intencionais frequentes, briga com o respirador (se estiver em ventilação mecânica) |
| +1 | Inquieto | Ansioso, inquieto, mas não agressivo |
| 0 | Alerta e calmo | |
| −1 | Torporoso | Não completamente alerta, mas mantém olhos abertos e contato ocular ao estímulo verbal por 10 s ou menos tempo |
| −2 | Sedado leve | Acorda rapidamente e mantém contato ocular ao estímulo verbal por menos de 10 segundos |
| −3 | Sedado moderado | Movimento ou abertura dos olhos, mas sem contato ocular com o examinador |
| −4 | Sedado profundamente | Sem resposta ao estímulo verbal, mas tem movimentos ou abertura ocular ao estímulo tátil/físico |
| −5 | Coma | Sem resposta aos estímulos verbais ou exame físico |

Fonte: JAMA. 2003;289(22):2983-91.

do paciente seria ao redor de 62 kg e, portanto, seu volume corrente deveria ser no máximo 372 mL. Reduções da PEEP ou da $FIO_2\%$ não seriam condutas iniciais em função da baixa relação $PaO_2/FiO_2$.

Classificação da síndrome do desconforto respiratório agudo (SDRA)

| Leve | $200 < PaO_2/FiO_2 \leq 300$ mmHg |
|---|---|
| Moderada | $100 < PaO_2/FiO_2 \leq 200$ mmHg |
| Grave | $PaO_2/FiO_2 \leq 100$ mmHg |

Fonte: ARDS Definition Task Force, 2012.

A base de cálculo para o peso predito de homens e mulheres seria:

- Homens: Peso predito (kg) = 50 +2,3 {[altura (cm) × 0,394] – 60}
- Mulheres: Peso predito (kg) = 45,5 +2,3 {[altura (cm) × 0,394] – 60}

## Bibliografia

1. Walter JM, Corbridge TC, Singer BD. Invasive mechanical ventilation. South Med J. 2018; 111(12):746-53.

## 51. Resposta: b

O disparo ineficaz é definido como o esforço muscular inspiratório não seguido por uma respiração ventilatória. Essa assincronia ocorre quando a tentativa do paciente de iniciar uma respiração não atinge o limiar de disparo do ventilador. Em outras palavras, o ventilador falha em detectar os esforços respiratórios do paciente, que são caracterizados fisiologicamente por um aumento na pressão transdiafragmática (ou seja, uma diminuição na pressão esofágica e um aumento na pressão gástrica) e/ou atividade elétrica do diafragma (EAdi). O acionamento ineficaz resulta na frequência respiratória do paciente sendo mais alta do que a frequência do ventilador.

As formas de onda mostram esforços inspiratórios ineficazes como uma diminuição

na pressão das vias aéreas associada a um aumento simultâneo no fluxo de ar, observe a figura. A maioria dos esforços ineficazes são detectados durante a expiração mecânica; no entanto, eles também podem ocorrer durante a inspiração, onde são caracterizados por um aumento abrupto no fluxo inspiratório (durante o PSV) ou uma redução abrupta transitória na pressão das vias aéreas (durante o controle de volume – ventilação mandatória contínua) que não consegue acionar um adicional completo à respiração.

## Bibliografia

1. Subirà C, de Haro C, Magrans R, Fernández R, Blanch L. Minimizing asynchronies in mechanical ventilation: current and future trends. Respir Care. 2018;63(4):464-78.

## 52. Resposta: b

A incompatibilidade de fluxo inspiratório ocorre quando o ventilador falha em atender a demanda de fluxo do paciente. O fornecimento de fluxo inadequado é mais comum quando o fluxo de ventilação do ventilador é definido inadequadamente baixo, ou a combinação de VT e tempo inspiratório não resulta em fluxo adequado durante a insuficiência respiratória aguda, ou quando as demandas de fluxo inspiratório são altas e variam de respiração a respiração. No fluxo espiratório, o descompasso é mais frequente nas modalidades em que é impossível modificar o fluxo, como o controle de volume – ventilação mandatória contínua).

Essa assincronia do fluxo inspiratório poderia ser melhorada aumentando a oferta de fluxo do ventilador ou, quando os indivíduos eram ventilados com uma estratégia de fluxo limitado, usando a respiração de fluxo variável com limitação de pressão. É particularmente importante rastrear a incompatibilidade do fluxo inspiratório durante a ventilação de proteção pulmonar, pois esforços inspiratórios vigorosos podem promover edema pulmonar ao aumentar o gradiente de pressão transvascular e o recrutamento corrente associado ao fluxo pendeluft (redistribuição do volume pulmonar) e consequente sobredistensão do pulmão regional, que pode ocorrer em respirações limitadas por fluxo e pressão em ventilação mandatória contínua com controle de volume e fluxo desacelerado com controle de volume, bem como em ventilação mandatória contínua com controle de pressão.

## Bibliografia

1. Subirà C, de Haro C, Magrans R, Fernández R, Blanch L. Minimizing asynchronies in mechanical ventilation: current and future trends. Respir Care. 2018;63(4):464-78.

## 53. Resposta: c

O uso de volume corrente alto e PEEP elevada pode aumentar a RVP e causar diminuição de débito cardíaco. O mecanismo seria redução do retorno venoso e compressão dos vasos intra-alveolares com aumento da resistência vascular pulmonar e aumento da pós-carga ao VD.

## Bibliografia

1. Grübler MR, Wigger O, Berger D, Blöchlinger S. Basic concepts of heart-lung interactions during mechanical ventilation. Swiss Med Wkly. 2017; 147:w14491.

## 54. Resposta: d

Os efeitos da ventilação mecânica sobre o desempenho do ventrículo direito são:
- O retorno venoso ao átrio direito diminui durante a ventilação mecânica com pressão positiva pelo aumento da pressão intratorácica.
- O gradiente de pressão que existe entre a circulação venosa e o átrio direito diminui, levando à diminuição de seu enchimen-

to e de seu volume sistólico e, por consequência, do débito cardíaco.

Esses efeitos tornam-se ainda piores com estados hipovolêmicos ou estados que levam à diminuição do tônus vascular. Também são acentuados em situações de hiperinsuflação pulmonar ou auto-PEEP.

A pós-carga do ventrículo direito depende basicamente da pressão transmural da artéria pulmonar. Quando na ventilação mecânica com pressão positiva os volumes pulmonares aumentam acima da capacidade residual funcional e com utilização de PEEP elevadas, os pequenos vasos são comprimidos, aumentando a resistência vascular pulmonar (pós-carga do ventrículo direito).

É notório que o pulmão sofre vasoconstrição em áreas pouco oxigenadas (vasoconstrição pulmonar hipóxica). À medida que há melhora das relações ventilação-perfusão com a instituição da ventilação mecânica com pressão positiva, é possível que haja diminuição da vasoconstrição pulmonar hipóxica em algumas áreas e diminuição da resistência vascular pulmonar.

Portanto, pode haver, dependendo da situação específica do paciente, diminuição da pós-carga do ventrículo direito. Porém, a ventilação mecânica pode influir positivamente na resistência vascular pulmonar do paciente pelos seguintes mecanismos:
- Melhorando a oxigenação, porque melhoraria a vasoconstrição hipóxica pelo recrutamento alveolar e diminuiria a resistência dos vasos extra-alveolares;
- Melhora da acidose;
- Diminuição do tônus simpático em pacientes submetidos a ventilações com altas pressões negativas; o aumento da pressão transmural do ventrículo direito eleva a pós-carga ventricular, podendo causar prejuízos ao débito cardíaco.

## Bibliografia

1. Grübler MR, Wigger O, Berger D, Blöchlinger S. Basic concepts of heart-lung interactions during mechanical ventilation. Swiss Med Wkly. 2017; 147:w14491.

### 55. Resposta: a

Esse assunto, interação da ventilação mecânica com a hemodinâmica, é muito abordado em provas da AMIB.

Sabemos que de maneira geral o efeito hemodinâmico mais importante da ventilação mecânica seria o efeito negativo no retorno venoso, que, dessa forma, poderia determinar a diminuição do débito cardíaco. Consta que em situações particulares como na descompensação da insuficiência cardíaca esquerda, não obstante existir uma diminuição do retorno venoso, há uma diminuição da pós-carga e, portanto, um efeito favorável na função ventricular esquerda.

### Bibliografia

1. Mahmood SS, Pinsky MR. Heart-lung interactions during mechanical ventilation: the basics. Ann Transl Med. 2018;6(18):349.

### 56. Resposta: b

Todas as variáveis da alternativa *b* influenciam a hemodinâmica do paciente em ventilação mecânica.

### 57. Resposta: b

À medida que aumenta o volume pulmonar, os vasos intra-alveolares sofrem colapso e superam a diminuição da resistência vascular, que é conferida pela dilatação radial dos vasos extra-alveolares. A capacidade residual funcional, como se observa no gráfico, é o ponto de menor resistência vascular pulmonar, logo ocasiona um menor "trabalho" do ventrículo direito.

## Bibliografia

1. Mahmood SS, Pinsky MR. Heart-lung interactions during mechanical ventilation: the basics. Ann Transl Med. 2018;6(18):349.

### 58. Resposta: d

Durante a ventilação mecânica, estabelece-se uma interdependência entre o sistema respiratório e o sistema cardiovascular, durante a qual podemos observar: 1) efeitos da situação hemodinâmica e da cardiovascular sobre a ventilação mecânica e trocas gasosas; e 2) efeitos da ventilação mecânica e das trocas gasosas sobre a hemodinâmica. Para análise dos efeitos da ventilação mecânica e das trocas gasosas sobre a hemodinâmica, utilizaremos como exemplo o uso da pressão expiratória final positiva (PEEP). O emprego da PEEP diante de situações de colapso alveolar está normalmente associado à melhora das trocas gasosas, com consequente aumento da $PaO_2$ e diminuição da $PaCO_2$. Essa melhora parece estar relacionada à reabertura de alvéolos colapsados, obtendo-se diminuição do *shunt* pulmonar verdadeiro e do efeito *shunt*, assim como do efeito espaço morto. Entretanto, o uso inadvertido de níveis excessivos de PEEP ante essa mesma situação poderia produzir o efeito oposto. Em virtude de uma série de mecanismos que serão analisados a seguir, o uso de PEEP poderia acarretar diminuição do débito cardíaco, com consequente diminuição da oferta de oxigênio aos tecidos, aumento da extração tecidual e queda da pressão parcial venosa de oxigênio ($PvO_2$). Essa baixa $PvO_2$, por sua vez, poderia causar grande queda da oxigenação arterial, suplantando os efeitos benéficos advindos da diminuição do efeito *shunt*. Ao mesmo tempo, a queda do débito cardíaco e da perfusão pulmonar poderia aumentar o efeito espaço morto, com consequente elevação da $PvCO_2$ e da $PaCO_2$. Essa elevação da $PaCO_2$ para os menos avisados poderia ser interpretada como indicativo para se aumentar a ventilação alveolar e o volume-minuto (e, consequentemente, as pressões alveolares), uma medida que provavelmente diminuiria ainda mais o débito cardíaco.

## Bibliografia

1. Mahmood SS, Pinsky MR. Heart-lung interactions during mechanical ventilation: the basics. Ann Transl Med. 2018;6(18):349.

### 59. Resposta: b

Durante a respiração com pressão negativa, a inspiração leva à diminuição da pressão pleural e ao aumento da pressão transmural da pressão de ejeção do VE. Isso dificulta a contração do VE pelo aumento da pós-carga do VE, fazendo com que o volume sistólico final do VE aumente no primeiro batimento. O oposto é verdadeiro para expiração e expiração forçada, onde aumentar o ITP e Ppl e diminuir a pressão transmural diminuem a pós-carga, diminuindo o volume sistólico final do VE para a mesma pressão arterial.

Em adultos saudáveis, durante a respiração espontânea, essas oscilações negativas na pressão intrapleural têm pouco efeito sobre o desempenho sistólico do VE porque o VE normal pode facilmente sustentar a ejeção contra pequenos aumentos na pós-carga.

No entanto, se as diminuições na pressão intrapleural forem importantes (por exemplo, obstrução das vias aéreas superiores, edema da laringe, apneia obstrutiva do sono ou tumores de cabeça e pescoço), a inspiração ocorre contra uma via aérea e a pressão intrapleural diminui acentuadamente. Isso causa grandes aumentos imediatos na pós-carga do VE e no retorno venoso, aumentando o conteúdo de líquido intratorácico e, se for grave e/ou prolongado, promove edema pulmonar.

Durante a ventilação mecânica, particularmente quando PEEP alta ou grandes volumes correntes são empregados, a inspiração

aumenta a pressão pleural, diminui a pressão transmural do VE e diminui a pós-carga do VE, auxiliando na ejeção do VE, mesmo se a pressão arterial também aumentar. Isso é especialmente notável em pacientes com insuficiência cardíaca congestiva.

No entanto, esses efeitos aumentados do volume sistólico do VE são limitados pela diminuição associada no retorno venoso. Além disso, se o volume pulmonar aumenta, a resistência vascular pulmonar também aumenta, impedindo a ejeção do VD. Assim, a combinação de aumento da pressão intrapleural, aumento da diminuição do gradiente de pressão para retorno venoso mais aumento da resistência vascular pulmonar induzido pelo volume pulmonar pode criar um estado de débito criticamente baixo.

## Bibliografia

1. Mahmood SS, Pinsky MR. Heart-lung interactions during mechanical ventilation: the basics. Ann Transl Med. 2018;6(18):349.

### 60. Resposta: c

O efeito da ventilação mecânica no coração e na hemodinâmica está essencialmente relacionado a como cada modo de ventilação altera a média e altera o PTI e o volume pulmonar. Diferentes modos de ventilação podem afetar os pacientes de maneiras semelhantes se seu impacto na PTI e no volume pulmonar for semelhante. Isso é verdadeiro apesar das diferenças marcantes nas formas de onda ou diferenças no suporte respiratório completo ou parcial, desde que os volumes correntes e a PEEP permaneçam semelhantes. A ventilação com controle de pressão foi comparada à ventilação com controle de volume, demonstrando débito cardíaco inalterado se os volumes correntes forem combinados e débito cardíaco mais alto se os volumes correntes forem menores. Em 25 pacientes com lesão pulmonar aguda, os efeitos hemodinâmicos dos modos ventilatórios controlados por pressão e por volume foram semelhantes, desde que a Paw média fosse semelhante entre os modos. O coração direito tem sido descrito mais como gerador de fluxo do que gerador de pressões, devido à sua ejeção com pressão mais baixa para uma vasculatura pulmonar mais complacente. Durante a ventilação mecânica, as alterações na PTI são os principais determinantes das alterações na pós-carga do VE. No entanto, para o ventrículo direito, essas alterações têm efeitos mínimos no ventrículo direito porque toda a vasculatura pulmonar está dentro do compartimento intratorácico e é afetada igualmente pela alteração do PTI.

### Bibliografia

1. Mahmood SS, Pinsky MR. Heart-lung interactions during mechanical ventilation: the basics. Ann Transl Med. 2018;6(18):349.

### 61. Resposta: a

Observe a curva de pressão × tempo no modo volume controlado em fluxo quadrado (constante). Observe a seta preta na figura a seguir:

Esse súbito aumento da pressão que ma-

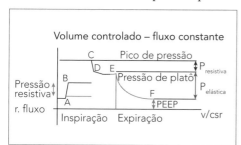

tematicamente é representado pelo produto resistência × fluxo representa o elemento resistivo.

### Bibliografia

1. Walter JM, Corbridge TC, Singer BD. Invasive mechanical ventilation. South Med J. 2018; 111(12):746-53.

### 62. Resposta: d

Curva de pressão em função do tempo nas vias aéreas (volume controlado com paciente em bloqueio neuromuscular, fluxo com onda quadrada e constante com interrupção do fluxo, pausa inspiratória).

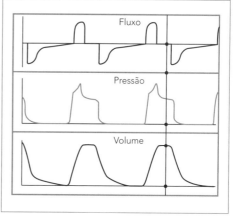

- P1 – pressão de pico. Representa todas as forças envolvidas na movimentação do gás nas vias aéreas.
- P2 – pressão de platô. Representa as pressões elásticas após o equilíbrio do sistema respiratório com a pausa.

Leia o artigo listado na bibliografia e compreenda os princípios básicos da mecânica respiratória aplicada à ventilação mecânica.

### Bibliografia

1. Walter JM, Corbridge TC, Singer BD. Invasive mechanical ventilation. South Med J. 2018;111(12): 746-53.

### 63. Resposta: b

Como analisado na questão anterior, a pausa inspiratória confere fluxo zero através do fechamento da válvula inspiratória e manutenção da válvula expiratória fechada. Retirando o componente resistivo e levando em consideração o fenômeno viscoelástico e diferenças das constantes de tempo, a pressão que se estabelece é a pressão de platô.

## Bibliografia

1. Walter JM, Corbridge TC, Singer BD. Invasive mechanical ventilation. South Med J. 2018; 111(12): 746-53.

### 64. Resposta: e

A necessidade de ventilação mecânica no paciente DPOC pode vir acompanhada de efeito *shunt* e piora da oxigenação, que piora o fenômeno da vasoconstrição hipóxica e a hipertensão pulmonar. Além disso, a hiperinsuflação dinâmica e a presença de auto-PEEP, quando em ventilação mecânica, podem conferir alterações hemodinâmicas, como visto anteriormente.

## Bibliografia

1. Gadre SK, Duggal A, Mireles-Cabodevila E, Krishnan S, Wang XF, Zell K, Guzman J. Acute respiratory failure requiring mechanical ventilation in severe chronic obstructive pulmonary disease (COPD). Medicine (Baltimore). 2018;97(17):e0487.

### 65. Resposta: d

A pressão absoluta nas vias aéreas, por si só, não é lesiva. Isso foi confirmado pela observação de que tocadores de trompete comumente atingem pressões de vias aéreas de 150 $cmH_2O$ sem desenvolverem lesão pulmonar. Adicionalmente, evidências experimentais indicaram que o grau de insuflação pulmonar parece ser mais importante na gênese da lesão pulmonar do que o nível de pressão. A contribuição relativa da pressão inspiratória pulmonar (PIP) e do volume corrente ($V_T$), na lesão pulmonar, foi avaliada, em princípio em ratos sadios ventilados com limitação do movimento toracoabdominal. Uma PIP alta (45 $cmH_2O$) sem $V_T$ elevado não produziu lesão pulmonar. Entretanto, animais ventilados sem restrição do movimento toracoabdominal (alcançando $V_T$ alto), por pressão positiva ou negativa, desenvolveram lesão pulmonar

grave. Esses achados foram confirmados em outras espécies animais, o que gerou a definição do termo volutrauma.

## Bibliografia

1. Walter JM, Corbridge TC, Singer BD. Invasive mechanical ventilation. South Med J. 2018; 111(12) 746-753.

### 66. Resposta: e

Obstrução na espirometria associada a Rva normal aponta para obstrução de vias aéreas periféricas ou enfisema. No enfisema, a resistência expiratória é maior do que a inspiratória, que é normal.

## Bibliografia

1. Walter JM, Corbridge TC, Singer BD. Invasive mechanical ventilation. South Med J. 2018; 111(12): 746-753.

### 67. Resposta: a

A constante de tempo no paciente em questão está provavelmente aumentada, o que nos remete à necessidade de aumento do tempo expiratório. Isso será possível diminuindo o tempo inspiratório "mecânico" e aumentando o tempo expiratório disponível até o início do novo ciclo.

## Bibliografia

1. Walter JM, Corbridge TC, Singer BD. Invasive mechanical ventilation. South Med J. 2018; 111(12):746-753.

### 68. Resposta: c

Existem mais de 50 critérios fisiológicos objetivos para testar a elegibilidade do sucesso do desmame. Apenas cinco desses critérios foram associados a mudanças significativas nas probabilidades de sucesso ou insucesso do desmame, mesmo assim com baixo valor preditivo: volume corrente, volume-minuto, pressão inspiratória máxima, frequência respiratória e razão entre frequência respiratória/volume corrente (FR/VC).

A razão (FR/VC), medida durante 1 a 3 minutos, foi mais acurada, embora associada apenas a moderada mudança na probabilidade de sucesso ou fracasso do desmame.

Um dos problemas é relacionado à forma que o teste é feito; por exemplo, se realizado em pressão de suporte, em CPAP ou tubo T, os valores serão diferentes[10]; além disso, pesquisadores demonstraram diferença na reprodutibilidade do teste com diferentes examinadores, o que também comprometeria seus objetivos[11].

A pergunta clínica relevante é se há algum critério fisiológico que realmente facilita a decisão de realizar o desmame. Em um ensaio clínico randomizado com 304 pacientes que foram organizados com diferentes critérios diários ($PaO_2$/$FiO_2$, PEEP, estabilidade hemodinâmica, tosse eficiente, nível de consciência, FR/VC), os pacientes que obtinham bons valores nessa avaliação eram submetidos a TER por 2 horas e, caso tolerassem, eram extubados. O uso da relação FR/VC > 105 como critério para prosseguir o desmame em um grupo retardou o processo em relação aos outros grupos, não demonstrando nenhuma vantagem[12]. Em outro estudo que utilizou estimulação do nervo frênico, o pesquisador concluiu que não havia lesão de musculatura respiratória associada a falha de desmame em tubo T se o paciente era rapidamente reconduzido ao respirador aos sinais de intolerância[13].

Um ensaio clínico randomizado utilizou como critérios de elegibilidade para o teste de respiração espontânea critérios liberais de oxigenação (Sat > 88%, PEEP ≤ 8, $FiO_2$ ≤ 0,5) com boa taxa de sucesso, não utilizando nenhum critério tradicional. Com esses conceitos, alguns consensos de desmame em ventilação mecânica não recomendam mais o uso de critérios para ajudar a decidir sobre TER. Os parâmetros mais considerados seriam estabilidade hemodinâmica, critérios de oxigenação, evidência de melhora clínica, presença de esforços respiratórios espontâneos. Porém, os critérios fisiológicos elegíveis ainda podem ser úteis nos pacientes nos quais os riscos de uma falha de desmame são extremamente elevados.

## Bibliografia

1. Navalesi P, Bruni A, Garofalo E, Biamonte E, Longhini F, Frigerio P. Weaning off mechanical ventilation: much less an art, but not yet a science. Ann Transl Med. 2019;7(Suppl 8):S353.

69. **Resposta: e**

O processo de interrupção da ventilação mecânica segue impondo grande dificuldade à equipe multiprofissional na UTI. Em recente revisão sistemática para análise do efeito de protocolos padronizados de desmame na UTI, conclui-se que, não obstante exista grande heterogeneidade entre os estudos, haveria evidências da diminuição do tempo de ventilação mecânica, de desmame e de permanência na UTI com a utilização de protocolos padronizados[39].

Porém, acredita-se que os protocolos devem ser específicos para diferentes UTIs (neurocirúrgica, pediátrica etc.). Alguns estudos utilizando protocolos que, provavelmente, não levavam em consideração as particularidades da população estudada não demonstraram vantagens no desmame com o uso de protocolos.

Vários estudos randomizados e observacionais têm demonstrado que a minimização da utilização da sedação está associada à diminuição do tempo de desmame. O uso de escalas de sedação e da sua interrupção programada diária parece diminuir o tempo de desmame da ventilação mecânica. Um estudo observacional sugeriu que o uso de sedação intermitente em vez da sedação contínua diminui o tempo de desmame.

Recentemente, um estudo clínico randomizado comparou a consagrada técnica do despertar diário e a ausência de sedação (usando apenas morfina intermitente no grupo intervenção). O grupo de pacientes sem sedação teve um maior número de dias livres de ventilação mecânica em 28 dias (13,8 ± 11 *vs.* 9,6 ± 10; p = 0,01) que o grupo do despertar diário. Não houve diferença entre extubações acidentais, necessidade de reintubação, pneumonias nosocomiais, mortalidade na UTI ou hospitalar entre os grupos.

Apesar da altíssima relação enfermeiros/pacientes no estudo (1/1) e imprecisões na descrição do nível de consciência mantido entre os pacientes, além de altas taxas de exclusões de pacientes (288), é possível que para pacientes selecionados seja uma alternativa. Novos estudos estão sendo conduzidos para responder a essa questão.

## Bibliografia

1. Ghauri SK, Javaeed A, Mustafa KJ, Khan AS. Predictors of prolonged mechanical ventilation in patients admitted to intensive care units: A systematic review. Int J Health Sci (Qassim). 2019;13(6):31-8.

## 70. Resposta: e

Um dos critérios clínicos importantes para o desmame é o nível de consciência. Fadiga muscular respiratória seria a incapacidade reversível de desenvolver força muscular inspiratória capaz de gerar pressão suficiente para manter a ventilação alveolar.

## Bibliografia

1. Ghauri SK, Javaeed A, Mustafa KJ, Khan AS. Predictors of prolonged mechanical ventilation in patients admitted to intensive care units: a systematic review. Int J Health Sci (Qassim). 2019;13(6):31-8.

## 71. Resposta: d

O efeito da hipermagnesemia conhecido sobre o aumento do bloqueio neuromuscular é sempre lembrado nos efeitos indesejáveis do sulfato de magnésio, por exemplo. O uso de alguns antibióticos também pode ter esse efeito, como a clindamicina. Alterações metabólicas como a acidose igualmente.

## Bibliografia

1. Ghauri SK, Javaeed A, Mustafa KJ, Khan AS. Predictors of prolonged mechanical ventilation in patients admitted to intensive care units: A systematic review. Int J Health Sci (Qassim). 2019;13(6):31-8.

## 72. Resposta: e

Algumas contraindicações à VNI são corretamente citadas na alternativa e; contraindicações absolutas e relativas à ventilação não invasiva.

## Bibliografia

1. Bertoni M, Telias I, Urner M, Long M, Del Sorbo L, Fan E, et al. A novel non-invasive method to detect excessively high respiratory effort and dynamic transpulmonary driving pressure during mechanical ventilation. Crit Care. 2019;23(1):346.

## 73. Resposta: d

O texto a seguir tem por objetivo reforçar conhecimentos a respeito do tema.

## Ventilações com pressões controladas adaptáveis

Nomes da modalidade no mercado e diversos fabricantes:

- *Pressure Regulated Volume Control* (PRVC) (Maquet Servo-i®, Rastatt, Germany)
- *AutoFlow* (Drager Medical AG®, Lubeck, Germany)

- *Adaptive Pressure Ventilation* (Hamilton Galileo®, Hamilton Medical G, Bonaduz, Switzerland)
- *Volume Control+* (Puritan Bennett®, Tyco Healthcare; Mansfield, MA)
- *Volume Targeted Pressure Control, Pressure Controlled Volume Guaranteed* (Engstrom®, General Electric, Madison, WI)

Uma das preocupações da ventilação controlada a pressão é a impossibilidade de garantir um volume-minuto mínimo diante de mudanças da mecânica do sistema respiratório. Em 1991, o ventilador da Siemens SERVO 300® introduziu um modo ventilatório que regulava a pressão inspiratória para manter um volume corrente configurado.

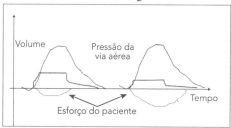

O ventilador ajusta a pressão inspiratória para manter um volume corrente mínimo configurado. Se o volume corrente aumenta em um ciclo, o ventilador diminui a pressão inspiratória, e, se diminui, o ventilador aumenta a pressão inspiratória. No entanto, se o esforço do paciente for grande o suficiente, o volume corrente vai aumentar a despeito da diminuição da pressão inspiratória. Portanto, não é uma modalidade volume controlada, porque, em volume controlado, o volume corrente não muda, e essa modalidade garante volume mínimo, mas não volume máximo.

## Configuração do aparelho

Configuração do ventilador:
- Volume corrente.
- Tempo inspiratório.
- Frequência respiratória.
- Fração inspirada de oxigênio (Fio2).
- Pressão positiva ao final da expiração (PEEP).

Observe que as pressões são mantidas constantes durante a inspiração e mudaram conforme a necessidade de assegurar o volume-alvo ou com o esforço do paciente não demonstrado na figura.

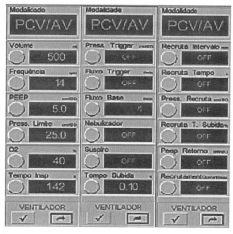

Fonte: Anvisa. Manual de operação. Disponível em: http://www4.anvisa.gov.br/ base/visadoc/REC/REL[6209-3-2].pdf. Acesso em: 11 de set. 2014.

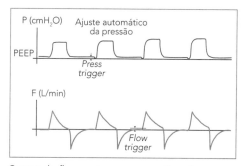

Curvas de fluxo × tempo e pressão × tempo na modalidade.

Fonte: Anvisa. Manual de operação. Disponível em: http://www4.anvisa.gov.br/ base/visadoc/REC/REL[6209-3-2].pdf. Acesso em: 11 de set. 2014.

## Aplicações clínicas

Esse modo ventilatório é desenhado para assegurar um volume corrente durante a ventilação a pressão controlada e promover um fluxo inspiratório com sincronia. É um meio de reduzir o suporte ventilatório quando o esforço inspiratório do paciente torna-se progressivamente mais forte e, eventualmente, no retorno da anestesia.

Deve ser usado com cuidado em pacientes com aumento de *drive* respiratório, porque a pressão inspiratória se reduzirá para manter o volume corrente alvo e o trabalho respiratório do paciente vai manter-se elevado.

### Benefícios teóricos

Garante um volume corrente médio mínimo, processo de desmame automático da ventilação, sincronismo de fluxo paciente-ventilador, menor necessidade de manipulação no aparelho do operador.

### Benefícios baseados em evidência

Esse modo proporcionou diminuições das pressões inspiratórias de pico em relação ao modo volume controlado, caso utilizadas com volumes correntes baixos, ou, quando o paciente tem aumento de *drive* respiratório, pode aumentar o trabalho respiratório.

É uma modalidade ventilatória ciclada a tempo e limitada a pressão, e o volume corrente é utilizado como *feedback* para que ocorra um ajuste contínuo do limite de pressão.

A cada ciclo ventilatório, o limite de pressão é ajustado pelo aparelho de acordo com o volume corrente distribuído no ciclo anterior até alcançar o volume corrente programado. Esse limite de pressão é de 3 cmH$_2$O para cima ou para baixo.

A tabela a seguir descreve algumas vantagens e desvantagens dessa modalidade.

Apesar de poucos estudos e poucos artigos publicados sobre PRVC, fica evidente que através desse modo ventilatório é possível oferecer o volume corrente ideal com a pressão de via aérea o mais baixa possível, levando-se em consideração que durante o ciclo respiratório

| Vantagens | Desvantagens |
|---|---|
| Garantia de volume corrente e volume-minuto | Variação na pressão de vias aéreas |
| Analisa cada respiração do paciente | Pode causar ou aumentar a auto-PEEP |
| Permite controlar a respiração do paciente, desacelerando o fluxo e permitindo uma melhor distribuição dos gases | Pode ser pouco tolerada quando o paciente está acordado ou mal sedado |
| Manutenção de PIP mínima | Um aumento súbito da frequência respiratória pode gerar diminuição do suporte ventilatório |

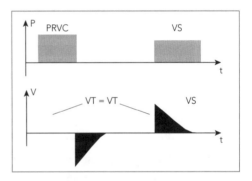

poderá ocorrer variação na pressão, quando, por exemplo, o paciente encontra-se acordado, agitado ou mal sincronizado.

Por esse fato, vale ressaltar a importância de checar os limites de alarmes de pressão de vias aéreas, o que impede que haja um aumento excessivo das pressões causando danos à estrutura pulmonar.

Estudos revelam que o modo ventilatório PRVC mostrou ser mais eficaz em certo grupo de pacientes, pois reduziu *shunt* intrapulmonar e proporcionou melhora na oxigenação, após a circulação extracorpórea quando comparado a outros modos ventilatórios, por exemplo, PVC.

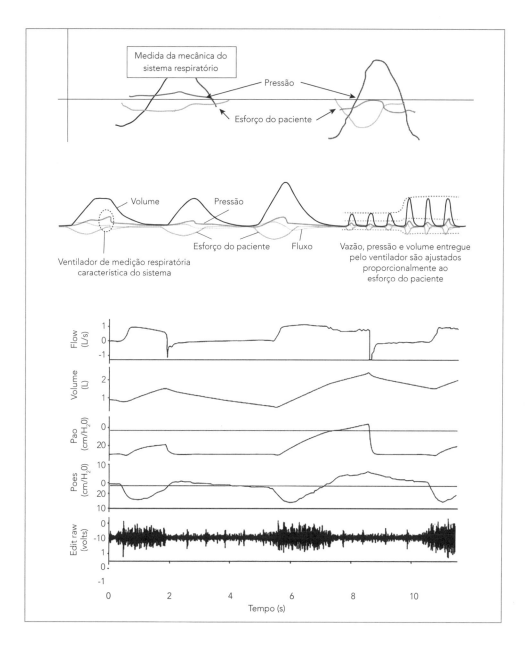

Pacientes que possuem um *drive* respiratório normal, mas que não conseguem manter uma ventilação espontânea adequada, geralmente são submetidos à ventilação de pressão de suporte (PSV). Nessa ventilação, o ventilador gera uma pressão inspiratória constante, independentemente do esforço gerado pelo paciente.

Já em 1992, Younes et al. desenvolveram um modo ventilatório no qual o ventilador gera pressão inspiratória de acordo com o esforço inspiratório do paciente. Essa modalidade ficou comercialmente disponível em 1999 e foi aprovada nos Estados Unidos em 2006, disponível no ventilador Puritan Bennett 840 (Puritan Bennett CO, Boulder, CO).

## Ventilação assistida proporcional (PAV)

Nessa modalidade, a pressão inspiratória aplicada pelo ventilador é uma função do esforço do paciente. Quanto maior o esforço inspiratório empregado pelo paciente, maior será a pressão inspiratória liberada pelo ventilador.

O operador configura a porcentagem de suporte para ser ofertado pelo ventilador. O ventilador mede de maneira intermitente a complacência e a resistência do sistema respiratório e o fluxo e o volume gerado pelo paciente, e, com base nessas informações, "libera" a pressão inspiratória proporcional. Todas as ventilações são espontâneas, e o paciente controla o tempo e a forma do ciclo respiratório. Não há configuração prévia de volume, fluxo ou pressão, apenas limites seguros de pressão e volume podem ser configurados.

O cálculo da mecânica respiratória (Puritan Bennett 840) é feito em intervalos de quatro a dez respirações de forma aleatória com pausa inspiratória em 300 milissegundos (Costa et al., 2011; Mireles-Cabodevila, Diaz-Guzman, Heresi e Chatburn, 2009). A função do programador (fisioterapeuta, médico, enfermeiro) será determinar a porcentagem de suporte (assistência), a qual é definida em porcentagem (%Supp), variando de 5 a 95%. Exemplificando, se ajustarmos a %Supp em 60, o paciente deverá executar 40% de todo o trabalho inspiratório (WOB). Um gráfico é gerado para facilitar a interpretação clínica do trabalho respiratório do paciente.

## Aplicações clínicas para PAV

Estaria indicada para melhorar a sincronia das ventilações espontâneas entre o paciente e o ventilador.

Está contraindicada a pacientes com depressão respiratória e vazamentos (fístulas broncopleurais). Deve ser usada com cuidado em pacientes com aumento do *drive* respiratório porque o ventilador hiperestima a mecânica respiratória. Essa situação pode levar a uma "superassistência" devido ao chamado "*runaway phenomenon*", no qual o ventilador continua a prestar assistência ventilatória mesmo se o paciente interromper a inspiração.

Na ventilação proporcional assistida, o fluxo, a pressão e o volume entregues ao paciente são proporcionais ao esforço (Ambrosino e Rossi, 2002).

### Benefícios teóricos

Reduz o trabalho respiratório[7], melhorando a sincronia paciente-ventilador, adaptando-se a mudanças na mecânica respiratória e esforço do paciente. Diminuiria a necessidade de manipulação do ventilador, a necessidade de sedação e traria melhora do sono.

| Configurando o ventilador na modalidade pressão assistida proporcional |
| --- |
| Tipo de via aérea disponível – traqueostomia, tubo endotraqueal |
| Diâmetro interno da via utilizada |
| Porcentagem de suporte (varia de 5 a 95%) |
| Limite de volume corrente |
| Limite de pressão |
| Sensibilidade expiratória |

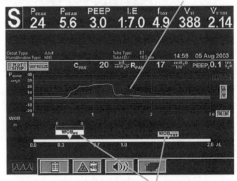

Modelo gráfico do ventilador Benett 840, exemplificando o modo PAV Plus.

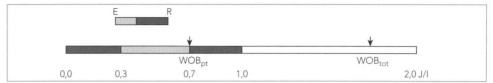

Barra gráfica do trabalho respiratório total (WOB$_{tot}$) e trabalho respiratório exercício pelo paciente (WOB$_{pt}$). No retângulo do WOB$_{pt}$, temos uma barra anterior onde está indicada a elasticidade por E na cor cinza claro e a resistência por R na cor cinza escuro.

### Benefícios baseados em evidência da PAV

Comparando-se com PSV, reduz o trabalho respiratório e significativamente o esforço e a assincronia, melhorando a qualidade do sono.

### Bibliografia

1. Jonkman AH, Rauseo M, Carteaux G, Telias I, Sklar MC, Heunks L, Brochard LJ. Proportional modes of ventilation: technology to assist physiology. Intensive Care Med. 2020;46(12):2301-13.

### 74. Resposta: a

A contraindicação formal para a utilização de dispositivos extraglóticos é a existência de doenças periglóticas (ex.: edema, tumores glóticos e/ou de pregas vocais). O uso em via aérea difícil não está contraindicando, sendo, na realidade, excelentes dispositivos de resgate em casos de falha de intubação.

### Bibliografia

1. Sharma B, Sahai C, Sood J. Extraglottic airway devices: technology update. Med Devices (Auckl). 2017;10:189-205. Erratum in: Med Devices (Auckl). 2018;11:27.

### 75. Resposta: e

A intubação realizada com o paciente acordado é a técnica mais segura diante de um paciente com uma via aérea difícil (VAD) previamente reconhecida em contexto eletivo. Nesta técnica, a anestesia adequada da via aérea é algo prioritário, possibilitando que o paciente esteja cooperativo e orientado durante o procedimento, respondendo a comandos verbais (escalas 2 e 3 de Ramsay).

### Bibliografia

1. Ahmad I, El-Boghdadly K, Bhagrath R, Hodzovic I, McNarry AF, Mir F, et al. Difficult Airway Society guidelines for awake tracheal intubation (ATI) in adults. Anaesthesia. 2020;75(4):509-28.

### 76. Resposta: c

Ao utilizarmos a ventilação mecânica invasiva associada à intubação traqueal, a pressão de enchimento do *cuff* não deve exceder 30 cmH$_2$O, correspondendo à pressão de perfusão da mucosa traqueal. No caso da máscara laríngea, a pressão de enchimento do balonete periglótico deve ser a mínima suficiente para permitir ventilação com pressão de pico na via aérea de 20 cmH$_2$O. Neste caso, a pressão de enchimento do *cuff* não deve exceder 60 cmH$_2$O.

### Bibliografia

1. Walter JM, Corbridge TC, Singer BD. Invasive mechanical ventilation. South Med J. 2018; 111(12): 746-53.

### 77. Resposta: a

Os guias introdutores maleáveis (*bougies*) são indicados para os casos de visão laringoscópica restrita (classes 2B e 3A da classificação de Cormack e Lehane modificada por Cook). Como lembrete importante, revise a classificação.

## Bibliografia

1. Takenaka I, Aoyama K, Iwagaki T, Takenaka Y. Bougies as an aid for endotracheal intubation with the Airway Scope: bench and manikin comparison studies. BMC Anesthesiol. 2017;17(1):133.

## 78. Resposta: b

A detecção de equimose em região mastóidea (sinal de Battle), assim como em região periorbitária (bléfaro-hematoma ou sinal do guaxinim), levanta a suspeita clínica de fratura de base de crânio, contraindicando quaisquer instrumentações da via aérea por acesso nasal, uma vez que existe risco desses dispositivos lesarem estruturas encefálicas ou a própria órbita.

## Bibliografia

1. Walrath BD, Harper S, Barnard E, Tobin JM, Drew B, Cunningham C, et al. Airway management for trauma patients. Mil Med. 2018;183 (suppl_2):29-31.

## 79. Resposta: e

A posição ótima para garantir o alinhamento dos eixos laríngeo, faríngeo e oral, facilitando a técnica de intubação traqueal sob laringoscopia direta, chamada de posição olfativa (do inglês, *sniffing position*) se dá através da colocação de um coxim occipital alinhada à realização de dois movimentos: flexão do pescoço sobre o tórax e extensão da cabeça sobre o pescoço. A presença de espaço retromandibular complacente auxilia na luxação da língua durante a laringoscopia. Ao posicionarmos o paciente em decúbito dorsal horizontal com a cabeça em posição neutra, há total desalinhamento dos três eixos, dificultando a visualização da fenda glótica por laringoscopia direta.

## Bibliografia

1. Ahmad I, El-Boghdadly K, Bhagrath R, Hodzovic I, McNarry AF, Mir F, et al. Difficult Airway Society guidelines for awake tracheal intubation (ATI) in adults. Anaesthesia. 2020;75(4):509-28.

## 80. Resposta: b

Os preditores de intubação traqueal difícil são: abertura oral < 4 cm, distância tireomentoniana < 6 cm, incisivos proeminentes, mobilidade atlanto-occipital reduzida, retrognatia, macroglossia, aspecto ogival e/ou estreito do palato, pescoço largo e ausência de protrusão voluntária da mandíbula. Os demais itens referem-se a fatores preditivos de ventilação sob máscara facial difícil.

## Bibliografia

1. Ahmad I, El-Boghdadly K, Bhagrath R, Hodzovic I, McNarry AF, Mir F, et al. Difficult Airway Society guidelines for awake tracheal intubation (ATI) in adults. Anaesthesia. 2020;75(4):509-28.

## 81. Resposta: e

Dos preditores de ventilação sob máscara facial difícil são: sexo masculino, idade > 57 anos, IMC > 30 kg/m², presença de barba, síndrome da apneia obstrutiva do sono, ausência de dentição e história prévia de radioterapia em região cervical (sendo estes dois últimos, preditores independentes de ventilação sob máscara facial impossível). Os demais itens referem-se a fatores preditivos de intubação orotraqueal difícil.

## Bibliografia

1. Ahmad I, El-Boghdadly K, Bhagrath R, Hodzovic I, McNarry AF, Mir F, et al. Difficult Airway Society guidelines for awake tracheal intubation (ATI) in adults. Anaesthesia. 2020;75(4):509-28.

## 82. Resposta: b

A membrana cricotireóidea, no nível de C6, é uma estrutura relativamente avascular e facilmente acessível para cricotireoidostomia. O osso hioide suspende a cartilagem tireoide pela membrana tíreo-hióidea no nível de C4. A cada lado da laringe, inferiormente às pregas ariepiglóticas está o seio piriforme. O tubo endotraqueal deve ser colocado na traqueia enquanto a ponta do laringoscópio deve ser inserida na valécula epiglótica quando se utiliza uma lâmina curva (Macintosh).

### 83. Resposta: d

A manobra de pressão na cricoide (ou Sellick) foi desenvolvida com o objetivo de obliterar a luz esofágica durante a indução em sequência rápida, reduzindo o risco de refluxo e aspiração do conteúdo gástrico. No entanto, vários estudos contestam sua real eficácia, além de apresentar o inconveniente de muitas vezes piorar a visão laringoscópica. Sendo assim, a melhor conduta para este caso é a realização de uma nova tentativa de laringoscopia direta com dispositivo auxiliar, como o *bougie*, após cessar a pressão cricoide, buscando melhorar as condições de laringoscopia e intubação.

### Bibliografia

1. Higgs A, McGrath BA, Goddard C, Rangasami J, Suntharalingam G, Gale R, et al.; Difficult Airway Society; Intensive Care Society; Faculty of Intensive Care Medicine; Royal College of Anaesthetists. Guidelines for the management of tracheal intubation in critically ill adults. Br J Anaesth. 2018;120(2):323-52.

### 84. Resposta: d

A manobra de Sellick é controversa e apresenta efetividade duvidosa, podendo dificultar a laringoscopia quando realizada de forma adequada. Em caso de falha de intubação, o uso de dispositivos supraglóticos não está contraindicado neste caso, devendo-se priorizar as máscaras laríngeas de segunda geração pela possibilidade de drenagem do conteúdo gástrico. Apesar de não serem consideradas vias aéreas definitivas, estes dispositivos são extremamente eficazes para resgate de ventilação. Os únicos bloqueadores neuromusculares com perfil farmacocinético adequado para indução e intubação em sequência rápida são a succinilcolina e o rocurônio. Os demais, incluindo atracúrio, apresentam latência longa e não devem ser utilizados para tal finalidade.

### Bibliografia

1. Higgs A, McGrath BA, Goddard C, Rangasami J, Suntharalingam G, Gale R, et al.; Difficult Airway Society; Intensive Care Society; Faculty of Intensive Care Medicine; Royal College of Anaesthetists. Guidelines for the management of tracheal intubation in critically ill adults. Br J Anaesth. 2018;120(2):323-52.

### 85. Resposta: d

Durante a extubação de paciente com relato de VAD, deve-se antecipar a possível necessidade de reintubação em caráter de urgência. Sendo assim, a utilização de uma sonda trocadora adequadamente posicionada, dispositivo que possibilita intubação guiada (técnica de Seldinger) é considerada boa prática. O simples relato de VAD não é indicação de traqueostomia definitiva e a troca do tubo orotraqueal por dispositivo extraglótico não apresenta qualquer benefício neste cenário.

### Bibliografia

1. Higgs A, McGrath BA, Goddard C, Rangasami J, Suntharalingam G, Gale R, et al.; Difficult Airway Society; Intensive Care Society; Faculty of Intensive Care Medicine; Royal College of Anaesthetists. Guidelines for the management of tracheal intubation in critically ill adults. Br J Anaesth. 2018;120(2):323-52.

### 86. Resposta: d

A pré-oxigenação deve ser realizada por, pelo menos, 5 minutos com o paciente respirando em seu volume corrente usual ou 3 minutos em respiração profunda, utilizando-se a capacidade vital. As medicações de pré-tratamento (fentanil e/ou lidocaína) devem ser administradas 2-3 minutos antes da paralisia e indução, respeitando-se a latência destas medicações. Os hipnóticos utilizados para indução e intubação em sequência rápida (IISR) são aqueles com latência curta, tais como: propofol, etomidato e cetamina. O midazolam não possui essa característica. Neste contexto, a primeira tentativa de intubação deve ser realizada somente após aguardar 45-60 s da administração do bloqueador neuromuscular, respeitando-se o tempo para o início do efeito destas medicações. Em paciente adulto, a dose de rocurônio para IISR é 1,2 mg/kg. Sendo assim, em um paciente de 70 kg, devemos administrar aproximadamente 85 mg de rocurônio, dose superior a uma ampola (50 mg).

## Bibliografia

1. Mir F, Patel A, Iqbal R, Cecconi M, Nouraei SAR. A randomised controlled trial comparing transnasal humidified rapid insufflation ventilatory exchange (THRIVE) pre-oxygenation with facemask pre-oxygenation in patients undergoing rapid sequence induction of anaesthesia. Anaesthesia. 2017;72(4):439-43.

## 87. Resposta: a

Os efeitos adversos associados à administração de succinilcolina são: aumento das pressões intracraniana, intraocular e intragástrica, miofasciculações, bradicardia (especialmente em crianças), dor muscular, e desencadeamento de hipertermia maligna e hipercalemia. Em geral, a dose habitual de indução da succinilcolina (1,5 mg/kg) gera elevações transitórias da calemia na ordem de 0,3 a 0,5 mEq/L. Sendo assim, desde que adequadamente dialisado e com níveis plasmáticos de potássio toleráveis, esta medicação pode ser administrada em portadores de DRC terminal sem maiores preocupações. No entanto, essa elevação da calemia pode atingir níveis proibitivos e ameaçadores à vida em pacientes portadores de lesão da junção neuromuscular por denervação, tais

como: grandes queimados, politraumatizados, pacientes com imobilização prolongada e portadores de distrofias musculares. Nestes grupos, a administração desta medicação está absolutamente contraindicada.

## 88. Resposta: b

A infusão de etomidato pode se seguir a mioclonias.

## Bibliografia

1. Rathore VS, Singh S, Taank P, Khandelwal A, Kaushal A. Clinical analysis of propofol, etomidate and an admixture of etomidate and propofol for induction of general anaesthesia. Turk J Anaesthesiol Reanim. 2019;47(5):382-6.

## 89. Resposta: b

Esse cenário aponta para edema pulmonar cardiogênico, possivelmente secundário a um infarto do miocárdio sem supradesnivelamento do segmento ST (IAMSSST). Se STEMI fosse evidente no ECG, ele precisaria de estabilização antes de considerar a transferência para um centro de ICP. A trombólise só seria considerada se ele fosse muito instável para transferir, no contexto de STEMI. O CPAP pode ajudar como medida de curto prazo e pode ajudar a evitar intubação e ventilação. O CPAP reduz a pré-carga e causa redução do gradiente de pressão transmural do ventrículo esquerdo, produzindo benefícios no edema pulmonar cardiogênico.

Se esse paciente desenvolver choque cardiogênico, uma bomba de balão intra-aórtico pode ser indicada para aumentar o desempenho cardíaco e reduzir o consumo de oxigênio do miocárdio, embora a base de evidências para isso seja fraca.

## Bibliografia

1. Bello G, De Santis P, Antonelli M. Non-invasive ventilation in cardiogenic pulmonary edema. Ann Transl Med. 2018;6(18):355.

## 90. Resposta: b

Observe a equação da pressão alveolar média a seguir:

$$\overline{P}_A = \overline{P}_{aw} + \dot{V}_E \times (R_E - R_I)$$

Algumas conclusões práticas podem ser tiradas dessa formulação simples. Primeiro, a mudança de frequência altera a média alveolar, pressão muito pequena se as resistências inspiratórias e expiratórias são similares. Nessa situação particular, as pressões médias das vias aéreas refletirão as pressões alveolares de forma consistente. Por sua vez, quando a resistência expiratória excede a resistência inspiratória, uma condição frequente na DPOC, as pressões médias das vias aéreas podem subestimar seriamente as pressões alveolares médias, especialmente quando a ventilação-minuto é alta. Sob essas condições, as variações na frequência influenciam a pressão alveolar média, e os médicos podem facilmente ignorar as consequências hemodinâmicas de uma configuração do ventilador.

### Bibliografia

1. Tobin MJ. Principles and practice of mechanical ventilation. 3.ed. Chicago: McGraw-Hill Professional; 2013.

## 91. Resposta: a

O aumento da pressão média das vias aéreas proporcionou melhora da oxigenação e provocou aumento da pressão intratorácica com diminuições do retorno venoso e alterações hemodinâmicas.

## 92. Resposta: a

Um aumento na pressão de pico significa aumento das pressões resistivas de deslocamento do gás, esse fenômeno aumenta a pressão de pico sem alteração nas pressões de platô, o que provavelmente é secundário a um tampão mucoso, o paciente mordeu o tubo ou o tubo foi torcido ou existe uma rolha no tubo. Isso não exige, obrigatoriamente, a utilização de bloqueadores neuromusculares, e, sim, sobretudo, aspiração das vias a aéreas e do tubo endotraqueal, eventualmente troca do tubo e ajuste da sedação. O manejo inicial é avaliar as vias aéreas e aspirar o paciente quanto a possíveis tampões mucosos. O pneumotórax hipertensivo se apresentaria com hipotensão, hipóxia e aumento da pressão de platô. Seria de se esperar que o paciente tivesse diminuição dos sons respiratórios unilateralmente e distensão venosa jugular. O aumento de auto-PEEP por aprisionamento de ar causa aumento nas pressões de pico e de platô.

### Bibliografia

1. Demoule A, Brochard L, Dres M, Heunks L, Jubran A, Laghi F, et al. How to ventilate obstructive and asthmatic patients. Intensive Care Med. 2020;46(12):2436-49.

## 93. Resposta: c

O paciente parece ter evoluído para síndrome do desconforto respiratório agudo (SDRA) grave. A próxima prioridade imediata no manejo é abordar a oxigenação inadequada nesse paciente com SDRA grave que já está recebendo $FiO_2$ de 1,0. Além de garantir a oxigenação adequada, os princípios da ventilação mecânica ARDS são projetados para limitar a lesão induzida pela ventilação mecânica. A PEEP está sendo subutilizada nesse paciente com SDRA grave, então um aumento é justificado e pode ser precedido por uma manobra de recrutamento (controverso). A PEEP "ideal" para um determinado paciente seria aquele nível que maximiza o recrutamento (ou minimiza o "desrecrutamento"), evitando a hiperdistensão e suas complicações. O melhor método para determinar a PEEP ideal permanece controverso.

## Bibliografia

1. Pelosi P, Ball L, Barbas CSV, Bellomo R, Burns KEA, Einav S, et al. Personalized mechanical ventilation in acute respiratory distress syndrome. Crit Care. 2021;25(1):250.

## 94. Resposta: c

A pressão resistiva é representada pela diferença entra a pressão de pico e pressão de platô. No broncoespasmo e na ausência de auto-PEEP, a pressão de pico aumenta e a pressão de platô se mantêm semelhantes, pelo aumento do fenômeno resistivo ao fluxo do gás.

Já a chamada resistência das vias aéreas é representada pela seguinte equação:

$$R = \text{pressão de pico} - \text{pressão de platô/fluxo}$$

Quando se estabelece uma pausa "classicamente" de 2 segundos, assumindo o tempo necessário para equilíbrio entre alvéolos de diferentes complacências, alcança-se uma pressão que exclui a influência resistiva. Essa pressão, "pressão de platô", corresponderia a valores da pressão alveolar. Hoje se discute a possibilidade de pausas mais curtas 0,2 segundo para determinar a pressão de platô na beira do leito. Assume-se que a diferença para pausas mais longas (2 segundos) seria negligenciável. Atenção para as condições necessárias de aferição à beira do leito, não pode haver outras "forças" durante a medida, o paciente não pode participar do ciclo mecânico.

## 95. Resposta: b

Autores calcularam a *mechanical power* (MP) com a fórmula MP (J/min) = 0,098 × $VT \times RR \times (P_{pico} - 1/2 \times \Delta P)$. Todas as variáveis podem ser obtidas à beira do leito: VT = volume corrente, $\Delta P$ = pressão de distensão (*driving pressure*), RR = frequência respiratória. 0,098, conversão para Newton (Joule/metro, J/m). A MP demonstrou estar consis-

tentemente associada a um aumento no risco de morte com MP superior a 17 J/min. O papel atual do MP como ferramenta para orientar os ajustes do ventilador mecânico do paciente com SDRA deve ser visto como possivelmente importante e deve ser incluído em futuros estudos observacionais prospectivos. Embora a MP tenha o potencial de combinar muitos dos fatores que contribuem para a VILI (fluxo, ciclagem repetitiva), a literatura pode apenas ser capaz de promover uma associação entre MP alta e desfechos desfavoráveis.

## Bibliografia

1. Serpa Neto A, Deliberato RO, Johnson AEW, Bos LD, Amorim P, Pereira SM, et al. Mechanical power of ventilation is associated with mortality in critically ill patients: an analysis of patients in two observational cohorts. Intensive Care Med. 2018;44:1914-22.
2. Paudel R, Trinkle CA, Waters CM, Robinson LE, Cassity E, Sturgill JL, et al. Mechanical power: a new concept in mechanical ventilation. Am J Med Sci. 2021;362(6):537-45.

## 96. Resposta: b

O paciente após 2 horas de VNI, com toda a terapia adjuvante otimizada, permanece com altas frequências respiratórias, baixos volumes correntes. $PaCO_2$ também está elevada com acidose importante pH = 7,25 pós 2 horas e mostrando desconforto respiratório. Pode ser considerada falha na VNI. Aumentos de pressão nesse caso não serão bem tolerados. O melhor a fazer parece ser iniciar a VNI em modalidade que diminua transitoriamente o trabalho respiratório do paciente.

## Bibliografia

1. Ribeiro C, Vieira AL, Pamplona P, Drummond M, Seabra B, Ferreira D, et al. Current practices in home mechanical ventilation for chronic obstructive pulmonary disease: a real-life cross-sectional multicentric study. Int J Chron Obstruct Pulmon Dis. 2021;16:2217-26.

## 97. Resposta: b

O paciente deve ter desenvolvido hiperinsuflação dinâmica com auto-PEEP, provocando aumento da pressão transtorácica. Isso resulta em diminuição da pré-carga no ventrículo direito. O aumento da pressão alveolar também pode resultar em pneumotórax, mas isso ainda não aconteceu nesse paciente. As configurações do ventilador precisarão ser ajustadas. Será necessário tempo de expiração prolongado. Com o paciente com alta frequência respiratória no ventilador, será necessária uma adequação na sedação para permitir a sincronia do ventilador. Se necessário, a taxa de fluxo inspiratório pode ser aumentada para ajudar a diminuir a relação I:E. No momento, pela instabilidade hemodinâmica a desconexão para saída do volume retido e a despressurização são condutas adequadas.

### Bibliografia

1. Berlin D. Hemodynamic consequences of auto-PEEP. J Intensive Care Med. 2014;29(2):81-6.

## 98. Resposta: b

A dose seria de 0,6-1,2 mg/kg de peso para a IOT.

No queimado grave, há proliferação de receptores imaturos de acetilcolina tanto na placa motora como em locais extrassinápticos. Isso leva a um aumento de sensibilidade aos relaxantes despolarizantes (succinilcolina), com risco de hiperpotassemia grave e uma resistência aos relaxantes neuromusculares não despolarizantes, o que aumenta a latência de insaturação e diminui o tempo de ação. Já hipocalemia, hipermagnesemia, hipocalcemia, hipoproteinemia, desidratação, acidose, hipercapnia e caquexia aumentam seu efeito.

Ambos os agentes esteroides (rocurônio, vecurônio, pancurônio) e benzilisoquinolina (atracúrio, cisatracúrio, mivacúrio) exibem o mesmo mecanismo de ação. O que os di-

ferencia é sua estrutura química e reversão; os agentes esteroides são revertidos com sugamadex e os agentes benzilisoquinolínicos com neostigmina/glicopirrolato. O rocurônio é um dos poucos agentes dessa classe de medicamentos que não é metabolizado, mas eliminado principalmente pelo fígado e ligeiramente pelos rins em sua forma original. Seu volume de distribuição não é afetado pela doença renal; no entanto, sua ação é prolongada por insuficiência hepática grave e gravidez.

### Bibliografia

1. Han T, Kim H, Bae J, Kim K, Martyn JA. Neuromuscular pharmacodynamics of rocuronium in patients with major burns. Anesth Analg. 2004;99(2):386-92.

## 99. Resposta: c

A fragmentação da fibrina resulta da ação proteolítica da plasmina que existe no organismo sob a forma de um precursor inativo, o plasminogênio. Por ação de ativadores endógenos ou exógenos ocorre alteração na estrutura molecular do plasminogênio que se converte em plasmina, cuja ação é maior no substrato da fibrina e menor no do fibrinogênio. Havendo cisão da fibrina e do fibrinogênio em vários locais de suas moléculas, resulta em uma série de polipéptidos e péptidos conhecidos como produtos de degradação do fibrinogênio e da fibrina (PDFF).

A coagulação intravascular disseminada (CIVD), a partir de distúrbios na cascata de coagulação, pode levar tanto à formação excessiva de trombos (quando a instalação do processo é lenta) como a sangramentos (se o início for agudo). Carrega consigo alta mortalidade. Nessa condição, os valores do D-dímero estarão significativamente elevados.

Vários estudos apontam que o D-dímero pode ser solicitado como um dos componentes do diagnóstico da CIVD, que também pode apresentar alterações nos valores do fibrinogênio (diminuído ou normal), plaquetas (diminuídas), INR (normal ou prolongado) e tempo de tromboplastina parcial ativado (TTPA – normal ou elevado). Todos esses dados laboratoriais podem ser utilizados para monitorização da resposta ao tratamento da CIVD, com a tendência de normalização dos níveis com a melhora da condição.

O ácido aminocaproico interrompe o sangramento ao inibir a conversão do plasminogênio em plasmina, evitando assim a degradação da malha de fibrina que estabiliza o tampão plaquetário. Ao contrário, os trombolíticos, como a alteplase, atuam ativando. Um D-dímero normal é considerado menor que 500 ng/mL. Considera-se o valor positivo quando ≥ 500 ng/mL. (Há uma correção para a idade).

## Bibliografia

1. Levi M, Sivapalaratnam S. Disseminated intravascular coagulation: an update on pathogenesis and diagnosis. Expert Rev Hematol. 2018;11(8):663-72.
2. Li Y, Wang J. Efficacy of aminocaproic acid in the control of bleeding after total knee and hip arthroplasty: a systematic review and meta-analysis. Medicine (Baltimore). 2019;98(9):e14764.

## 100. Resposta: e

Entre os vários fatores de risco conhecidos, os que se associam a maior risco de desenvolver TVP/TEP são:

- Cirurgia geral de grande porte.
- Cirurgia de quadril e joelho.
- Cirurgia de coluna e trauma raquimedular.
- Trauma e fraturas de membros inferiores.
- Pós-operatório em UTI.
- Neoplasias malignas, particularmente as do pâncreas, trato urinário, mama e pulmão.
- Cesárea.
- Gravidez tardia e puerpério.
- Internação com doente restrito ao leito (pouca movimentação).

## Bibliografia

1. Konstantinides SV, Meyer G, Becattini C, Bueno H, Geersing GJ, Harjola VP, et al.; The Task Force for the diagnosis and management of acute pulmonary embolism of the European Society of Cardiology (ESC). 2019 ESC Guidelines for the diagnosis and management of acute pulmonary embolism developed in collaboration with the European Respiratory Society (ERS): The Task Force for the diagnosis and management of acute pulmonary embolism of the European Society of Cardiology (ESC). Eur Respir J. 2019;54(3):1901647.

## 101. Resposta: b

O tromboembolismo pulmonar é a impactação de material orgânico ou não no interior do leito arterial pulmonar, com súbita redução ou cessação do fluxo arterial sanguíneo à zona pulmonar distal. Os trombos se formam geralmente nas veias profundas dos membros inferiores e se propagam nas veias proximais, por vezes acima das veias poplíteas, onde é mais provável que haja embolização. Um estudo prospectivo europeu que avaliou o local da TVP em pacientes com TEP constatou que a incidência de TEP foi de 46% quando a TVP ocorreu na panturrilha, 67% quando a TVP ocorreu na coxa e 77% quando em veias pélvicas.

A apresentação clínica do TEP possui amplo espectro de variação e, frequentemente, a extensão dos sintomas depende do tamanho do trombo. As repercussões hemodinâmicas dependem de múltiplos fatores, como porcentual da área pulmonar ocluída, reserva contrátil do ventrículo direito, intensidade de mediadores humorais, estados cardiovascular e pulmonar prévios e presença de comorbidades. A ecocardiografia permite quantificar a hipertensão pulmonar e sinais de disfunção do VD, pelo aumento de suas dimensões, presença de áreas hipocinéticas em sua parede livre, desvio do septo interventricular da direita para a esquerda e insuficiência tricúspide.

Em relação ao padrão de ejeção do VD, um tempo de aceleração < 60 ms com gradiente sistólico transtricuspídeo < 60 mmHg (sinal de Torbicki) apresenta especificidade de 98% para TEP agudo. O diagnóstico baseia-se na história clínica e em exames subsidiários e é altamente não específico. A probabilidade clínica pode ser estimada com base em escores que avaliam a probabilidade de um paciente ser acometido por TEP agudo e devem ser associados aos exames complementares. Logo, manter a mais alta suspeição clínica é a chave para o diagnóstico e a instituição do tratamento precoce.

## Bibliografia

1. Konstantinides SV, Meyer G, Becattini C, Bueno H, Geersing GJ, Harjola VP, et al.; The Task Force for the diagnosis and management of acute pulmonary embolism of the European Society of Cardiology (ESC). 2019 ESC Guidelines for the diagnosis and management of acute pulmonary embolism developed in collaboration with the European Respiratory Society (ERS): The Task Force for the diagnosis and management of acute pulmonary embolism of the European Society of Cardiology (ESC). Eur Respir J. 2019;54(3):1901647.

## 102. Resposta: a

Hemorragia alveolar é uma síndrome caracterizada pelo sangramento proveniente da microvasculatura pulmonar, decorrente de uma gama variada de doenças, medicamentos e drogas ilícitas. As causas medicamentosas mais comuns e seu mecanismo envolvido no sangramento são:

- Reação de hipersensibilidade: propiltiouracil, penicilina, difenil-hidantoína, ácido retinoico, mitomicina, hidralazina, sulfassalazina, carbimazol, antagonistas de leucotrieno, agentes quimioterápicos.
- Toxicidade direta: amiodarona, nitrofurantoína, agentes quimioterápicos, cocaína/*crack*.

- Alterações da coagulação: trombolíticos, antiplaquetários, inibidores de glicoproteína IIb/IIIa, anticoagulantes, dextrana 70.

Assim que o diagnóstico de hemorragia alveolar for estabelecido, o fator etiológico e o tratamento específico imediato são fundamentais, em razão da alta morbimortalidade relacionada a essa síndrome.

## Bibliografia

1. Konstantinides SV, Meyer G, Becattini C, Bueno H, Geersing GJ, Harjola VP, et al.; The Task Force for the diagnosis and management of acute pulmonary embolism of the European Society of Cardiology (ESC). 2019 ESC Guidelines for the diagnosis and management of acute pulmonary embolism developed in collaboration with the European Respiratory Society (ERS): The Task Force for the diagnosis and management of acute pulmonary embolism of the European Society of Cardiology (ESC). Eur Respir J. 2019;54(3):1901647.

## 103. Resposta: d

As vasculites sistêmicas são um grupo de doenças caracterizadas por um processo inflamatório de vasos sanguíneos levando a necrose da parede do vaso e obstrução da luz. O espectro clínico das vasculites sistêmicas é muito variado, dependendo, em grande parte, do tamanho e da localização dos vasos acometidos.

Quando ocorrem de forma isolada, são denominadas vasculites primárias. Outras vezes, porém, surgem na vigência de doenças sistêmicas autoimunes, neoplásicas ou infecciosas, sendo denominadas, então, vasculites secundárias.

Tradicionalmente, as vasculites costumam ser classificadas de acordo com o calibre dos vasos acometidos: pequeno, médio ou grande calibre. Mais recentemente, a descrição da presença, no soro de portadores de algumas formas de vasculites, de anticorpos contra o citoplasma de neutrófilos (ANCA) auxiliou o diagnóstico.

A poliangeíte microscópica, a granulomatose de Wegener e a síndrome de Churg-Strauss são vasculites sistêmicas de pequeno calibre, com ANCA associado; cursam com infiltrado pulmonar de padrão variável e podem levar a insuficiência respiratória se não tratadas adequadamente.

## 104. Resposta: b

Os derrames pleurais podem ocorrer a partir de doenças sistêmicas, cujo mecanismo é um desequilíbrio da pressão motora no espaço pleural ocasionando a formação de transudato, ou mediante o acometimento direto da pleura, em que a alteração da permeabilidade da membrana pleural leva à formação de exsudato.

A melhor maneira de diferenciar transudato de exsudato no líquido pleural é utilizar os critérios de Light, pela análise e a relação entre proteína e DHL pleurais e séricas.

Seu diagnóstico etiológico pode ser obtido por meio da punção do líquido pleural e, em alguns casos, da biópsia pleural. O aspecto do líquido pleural pode ser muito sugestivo de algumas situações, como empiema, abscesso amebiano, quilotórax e hemotórax.

A síndrome de Dressler ocorre tardiamente após lesão miocárdica, é um exsudato hemorrágico, com pH e glicose normais, quase sempre unilateral, à esquerda.

### Bibliografia

1. Silva GA. Derrames pleurais: fisiopatologia e diagnóstico. Faculdade de Medicina de Ribeirão Preto, 1998.
2. Dressler W. The post-myocardial infarction syndrome: a report of forty four cases. Arch Intern Med 1959;103:28-42.

## 105. Resposta: d

Aproximadamente 65-90% das tromboses que originam TEP são originadas do sistema venoso profundo dos membros inferiores, veias ilíacas, femorais e poplíteas.

Deficiência de antitrombina III determina risco relativo de 20 vezes para o primeiro episódio de tromboembolismo venoso. O fator V de Leiden é o mais prevalente e ocorre nas formas heterozigota e homozigota.

### Bibliografia

1. Konstantinides SV, Meyer G, Becattini C, Bueno H, Geersing GJ, Harjola VP, et al.; The Task Force for the diagnosis and management of acute pulmonary embolism of the European Society of Cardiology (ESC). 2019 ESC Guidelines for the diagnosis and management of acute pulmonary embolism developed in collaboration with the European Respiratory Society (ERS): The Task Force for the diagnosis and management of acute pulmonary embolism of the European Society of Cardiology (ESC). Eur Respir J. 2019;54(3):1901647.

## 106. Resposta: b

A paciente evoluiu com hipertensão pulmonar tromboembólica crônica (HPTEC).

Para a HPTEC, o único tratamento potencialmente curativo é a remoção cirúrgica das lesões obstrutivas pela tromboendarterectomia pulmonar. Aqueles que não são candidatos à cirurgia podem se beneficiar do tratamento clínico e/ou da angioplastia pulmonar. Para os pacientes com doença tromboembólica crônica, sem hipertensão pulmonar associada, entretanto, a decisão entre tratamento versus acompanhamento clínico ainda é objeto de discussão. Em uma série de casos de Cambridge, com 1.019 indivíduos operados no período de 2000 a 2013, 42 pacientes com DTEC sintomática sem HP foram submetidos à cirurgia, com uma taxa de complicações de 40% e sem nenhum óbito intra-hospitalar. Após um ano da tromboendarterectomia, houve melhora hemodinâmica, funcional e da qualidade de vida, favorecendo considerar a cirurgia como possibilidade terapêutica em pacientes selecionados.

## Bibliografia

1.  Humbert M, Farber HW, Ghofrani HA, Benza RL, Busse D, Meier C, et al. Risk assessment in pulmonary arterial hypertension and chronic thromboembolic pulmonary hypertension. Eur Respir J. 2019;53(6):1802004.

### 107. Resposta: a

O paciente com instabilidade hemodinâmica é um paciente crítico e com mortalidade muito alta em poucas horas. Esse paciente se apresenta hipotenso (PA sistólica < 90 mmHg) e com sinais de hipoperfusão periférica (sudorese, déficit sensorial, oligúria, hipotermia, taquicardia e hipoxemia). No estudo ICOPER, o TEP maciço apresentou uma mortalidade de 52,4% ao mês, e se o paciente apresentava choque cardiogênico ou parada cardiorrespiratória, esta chegava a até 70%. Nesses casos, o paciente deve ser rapidamente submetido a terapia fibrinolítica sistêmica.

## Bibliografia

1.  Konstantinides SV, Meyer G, Becattini C, Bueno H, Geersing GJ, Harjola VP, et al.; The Task Force for the diagnosis and management of acute pulmonary embolism of the European Society of Cardiology (ESC). 2019 ESC Guidelines for the diagnosis and management of acute pulmonary embolism developed in collaboration with the European Respiratory Society (ERS): The Task Force for the diagnosis and management of acute pulmonary embolism of the European Society of Cardiology (ESC). Eur Respir J. 2019;54(3):1901647.

### 108. Resposta: d

Os pacientes com TEP maciço têm comprometimento de pelo menos 50% do território da artéria pulmonar na angiografia, e

esse dado pode-se objetivar com o índice de Miller, que pontua a gravidade do TEP de acordo com o número de ramos obstruídos. A definição de TEP massivo pelas imagens se dá quando se tem mais de 7 pontos de 34 possíveis (índice de Miller > 0,5).

A morte secundária ao TEP ocorre pela insuficiência aguda do ventrículo direito (VD) causada pela brusca obstrução de uma artéria pulmonar que culmina em um choque cardiogênico pela falha progressiva da pré-carga do ventrículo esquerdo (VE).

### 109. Resposta: a

Hemorragia alveolar é uma síndrome caracterizada pelo sangramento proveniente da microvasculatura pulmonar, decorrente de uma gama variada de doenças, medicamentos e drogas ilícitas. As causas medicamentosas mais comuns e seu mecanismo envolvido no sangramento são:

- Reação de hipersensibilidade: propiltiouracil, penicilina, difenil-hidantoína, ácido retinoico, mitomicina, hidralazina, sulfassalazina, carbimazol, antagonistas de leucotrieno, agentes quimioterápicos.
- Toxicidade direta: amiodarona, nitrofurantoína, agentes quimioterápicos, cocaína/*crack*.
- Alterações da coagulação: trombolíticos, antiplaquetários, inibidores de glicoproteína IIb/IIIa, anticoagulantes, dextrana 70.

Assim que o diagnóstico de hemorragia alveolar for estabelecido, o fator etiológico e o tratamento específico imediato são fundamentais, em razão da alta morbimortalidade relacionada a essa síndrome.

## Bibliografia

1.  Martínez-Martínez MU, Oostdam DAH, Abud-Mendoza C. Diffuse alveolar hemorrhage in autoimmune diseases. Curr Rheumatol Rep. 2017; 19(5):27.

## 110. Resposta: c

A hemoptise maciça é uma situação de urgência e necessita de pronta intervenção médico-cirúrgica em razão de sua alta morbimortalidade. Bronquiectasia, neoplasia pulmonar, micetoma, abscesso pulmonar, pneumonia necrotizante, infarto pulmonar, fístula broncoarterial, vasculopatias e tuberculose (essa última em países subdesenvolvidos) são algumas das situações que frequentemente cursam com hemoptise. Os critérios utilizados para caracterizar hemoptise maciça são variáveis, uma vez que não há consenso na sua definição, e são baseados fundamentalmente no volume de sangue eliminado por unidade de tempo e na vigência de troca gasosa anormal e instabilidade hemodinâmica. Nessas situações, o simples tratamento conservador cursa com taxas de mortalidade de 50 a 75%, e a maioria ocorre mais por asfixia do que por anemia aguda. Pacientes com rebaixamento do nível de consciência, reflexo de tosse ausente ou ineficaz e aqueles com coagulopatias possuem alto risco de morte por asfixia.

Dessa maneira, a abordagem inicial desses pacientes na UTI deve ser guiada para proteção das vias aéreas, através de intubação imediata e oferta adequada de oxigênio, suporte hemodinâmico e reversão de eventual coagulopatia. Entretanto, o objetivo central do tratamento visa tamponar o sítio de sangramento, proteger o pulmão não atingido de aspiração e eliminar o fator causal.

A broncoscopia diagnóstica é conduta mandatória nos casos de hemoptise maciça ativa, dado que identifica o sítio do sangramento em até 93% dos casos.

Quando o sangramento se origina abaixo da carina, o pulmão atingido deve ser mantido em decúbito pendente para evitar a aspiração do sangue expectorado. Um balão colocado via broncoscopia pode ser utilizado para tamponamento e isolar o lobo sangrante, sendo utilizado com sucesso em todos os segmentos pulmonares, exceto o brônquio do lobo superior direito. A intubação seletiva com a cânula de Carlen pode ser utilizada, mas sua colocação, geralmente, é mais difícil nessa condição.

Apesar de várias possibilidades terapêuticas, ainda não há um consenso em relação a qual terapia deve ser instituída.

Atualmente, as recomendações a respeito da embolização arterial e da cirurgia são:

- Em pacientes não candidatos à cirurgia, seja pela função pulmonar debilitada, por condições clínicas associadas ou por serem lesões difusas, a embolização deve ser a primeira opção.
- A ressecção de parênquima pulmonar deve ser indicada nos pacientes com hemoptise e nos quais a cirurgia também é o tratamento definitivo para a doença de base (por exemplo, neoplasia).
- Todos os pacientes potencialmente operáveis que continuam com sangramento maior que 1 L/dia, apesar das medidas clínicas de suporte, devem ser candidatos à embolização ou cirurgia, dependendo da experiência do serviço.

### Bibliografia
1. Davidson K, Shojaee S. Managing massive hemoptysis. Chest. 2020;157(1):77-88.

## 111. Resposta: a

As vasculites sistêmicas são um grupo de doenças caracterizadas por um processo inflamatório de vasos sanguíneos levando a necrose da parede do vaso e obstrução da luz. O espectro clínico das vasculites sistêmicas é muito variado, dependendo, em grande parte, do tamanho e da localização dos vasos acometidos. Quando ocorrem de forma isolada, são denominadas vasculites primárias. Outras vezes, porém, surgem na vigência de doenças sistêmicas autoimunes, neoplásicas ou infecciosas, sendo denominadas, então, vasculites secundárias.

Tradicionalmente, as vasculites costumam ser classificadas, de acordo com o calibre dos vasos acometidos, em vasculites de pequeno, médio ou grande calibre. Mais recentemente, a descrição da presença, no soro de portadores de algumas formas de vasculites, de anticorpos contra o citoplasma de neutrófilos (ANCA) trouxe auxílio no diagnóstico.

A poliangeíte microscópica, a granulomatose de Wegener e a síndrome de Churg-Strauss síndrome de Churg-Strauss (granulomatose eosinofílica com poliangiite) são vasculites sistêmicas de pequeno calibre, com ANCA associado; cursam com infiltrado pulmonar de padrão variável e podem levar a insuficiência respiratória se não tratadas adequadamente.

## Bibliografia

1. Martínez-Martínez MU, Oostdam DAH, Abud-Mendoza C. Diffuse alveolar hemorrhage in autoimmune diseases. Curr Rheumatol Rep. 2017; 19(5):27.

## 112. Resposta: b

Os derrames pleurais podem ocorrer a partir de doenças sistêmicas, cujo mecanismo é um desequilíbrio da pressão motora no espaço pleural, ocasionando a formação de transudato, ou mediante o acometimento direto da pleura, em que a alteração da permeabilidade da membrana pleural leva à formação de exsudato.

A melhor maneira de diferenciar transudato de exsudato no líquido pleural é utilizar os critérios de Light, pela análise e a relação entre proteína e DHL pleurais e séricas.

Seu diagnóstico etiológico pode ser obtido pela punção do líquido pleural e, em alguns casos, da biópsia pleural. O aspecto do líquido pleural pode ser muito sugestivo de algumas situações, como empiema, abscesso amebiano, quilotórax e hemotórax.

A síndrome de Dressler ocorre tardiamente após lesão miocárdica, e é um exsudato hemorrágico, com pH e glicose normais, quase sempre unilateral à esquerda.

## Bibliografia

1. Leib AD, Foris LA, Nguyen T, Khaddour K. Dressler syndrome. Treasure Island: StatPearls Publishing; 2021.

## 113. Resposta: e

A hemoptise maciça é uma situação de urgência e necessita de pronta intervenção médico-cirúrgica em razão de sua alta morbimortalidade.

Bronquiectasia, neoplasia pulmonar, micetoma, abscesso pulmonar, pneumonia necrotizante, infarto pulmonar, fístula broncoarterial, vasculopatias e tuberculose (essa última em países subdesenvolvidos) são algumas das situações que frequentemente cursam com hemoptise. Os critérios utilizados para caracterizar uma hemoptise maciça são variáveis, uma vez que não há consenso na sua definição e são baseados fundamentalmente no volume de sangue eliminado por unidade de tempo e na vigência de troca gasosa anormal e instabilidade hemodinâmica. Nessas situações, o simples tratamento conservador cursa com taxas de mortalidade de 50%, sendo que a maioria ocorre mais por asfixia do que por anemia aguda. Pacientes com rebaixamento do nível de consciência, reflexo de tosse ausente ou ineficaz e aqueles com coagulopatias possuem alto risco de morte por asfixia.

Dessa maneira, a abordagem inicial desses pacientes na UTI deve ser guiada para proteção das vias aéreas, através de intubação imediata e oferta adequada de oxigênio, suporte hemodinâmico e reversão de eventual coagulopatia. Entretanto, o objetivo central do tratamento visa tamponar o sítio de sangramento, proteger o pulmão não atingido de aspiração e eliminar o fator causal.

A broncoscopia diagnóstica é conduta mandatória nos casos de hemoptise maciça ativa, uma vez que identifica o sítio do sangramento em até 93% dos casos.

Quando o sangramento se origina abaixo da carina, o pulmão atingido deve ser mantido em decúbito pendente para evitar a aspiração do sangue expectorado. Um balão colocado via broncoscopia pode ser utilizado para tamponamento e isolar o lobo sangrante, sendo utilizado com sucesso em todos os segmentos pulmonares, exceto o brônquio do lobo superior direito. A intubação seletiva com a cânula de Carlen pode ser utilizada, mas sua colocação geralmente é mais difícil nessa condição.

Apesar de várias possibilidades terapêuticas, ainda não há um consenso em relação a qual terapia deve ser instituída.

Atualmente, as recomendações a respeito da embolização arterial e da cirurgia são:

- Em pacientes não candidatos a cirurgia, seja pela função pulmonar debilitada, por condições clínicas associadas ou por serem lesões difusas, a embolização deve ser a primeira opção.
- A ressecção de parênquima pulmonar deve ser indicada a pacientes com hemoptise e nos quais a cirurgia também é o tratamento definitivo para a doença de base (por exemplo, neoplasia).
- Todos os pacientes potencialmente operáveis que continuam com sangramento maior que 1 L/dia, apesar das medidas clínicas de suporte, devem ser candidatos à embolização ou cirurgia, dependendo da experiência do serviço.

## Bibliografia

1. Davidson K, Shojaee S. Managing massive hemoptysis. Chest. 2020;157(1):77-88.

## 114. Resposta: c

A tabela a seguir demonstra os achados clínicos segundo a gravidade da asma, assim, o caso do paciente pode ser enquadrado como de asma grave.

| Leve ou moderada |
| --- |
| Fala em frases, preferência à posição sentada inclinada comparada à deitada, sem agitação, sem uso de musculatura acessória |
| Fr aumentada |
| Pulso: 100-120 bpm |
| Sat $O_2$: 90-95% (ar ambiente) |
| Pico de fluxo expiratório > 50% previsto |

| Grave |
| --- |
| Fala em palavras, posição sentada e curvado, agitação, uso de musculatura acessória |
| Fr > 30 min |
| Pulso >120 bpm |
| Sat $O_2$ < 90% (ar ambiente) |
| Pico de fluxo expiratório<50% previsto |

| Risco de vida |
| --- |
| Sonolento, confuso ou tórax em silêncio |

O início do tratamento deve conter a utilização de beta-adrenérgicos de curta duração e corticoides sistêmicos. Os corticoides sistêmicos são essenciais no tratamento da exacerbação e devem ser usados precocemente. Reduzem a inflamação, aceleram a recuperação, reduzem recidivas e hospitalizações e diminuem o risco de asma fatal.

## Bibliografia

1. Mauer Y, Taliercio RM. Managing adult asthma: The 2019 GINA guidelines. Cleve Clin J Med. 2020;87(9):569-75.

## 115. Resposta: a

Um dos maiores problemas na ventilação mecânica do paciente asmático é a hiperinsuflação dinâmica. A pressão de platô pode ser utilizada como um parâmetro da hiperinsuflação dinâmica porque o volume represado serve para aumentar pressão de recolhimento elástico. Este fenômeno pode ser verificado com os aumentos da pressão de platô e os valores da auto-PEEP.

### Bibliografia
1. Laher AE, Buchanan SK. Mechanically ventilating the severe asthmatic. J Intensive Care Med. 2018.

### 116. Resposta: c
O pulso paradoxal consiste na diminuição acentuada da amplitude de pulso associada a uma diferença da pressão sistólica entre a inspiração e a expiração. Pode ocorrer até mesmo o desaparecimento da amplitude de pulso. Isso se deve ao grande aumento da pressão negativa intrapleural durante a inspiração e elevação durante a expiração. Diminuição maior que 25 mmHg indica asma grave. Uma posterior ausência da elevação dessa diferença pode indicar piora por diminuição da "força" muscular durante a crise.

### Bibliografia
1. Mayordomo-Colunga J, Fernández-Montes R, Vivanco-Allende A. Pulsus paradoxus [Paradoxical pulse]. An Pediatr (Barc). 2020;92(5):311-2.

### 117. Resposta: d
Vide tabela de classificação da intensidade da exacerbação da crise aguda de asma apresentada no comentário da questão 1.

### Bibliografia
1. Mauer Y, Taliercio RM. Managing adult asthma: The 2019 GINA guidelines. Cleve Clin J Med. 2020;87(9):569-75.

### 118. Resposta: e
A necessidade de internação em UTI não pode ser avaliada. A paciente deve receber o tratamento em sala de emergência. A necessidade de internação em UTI dos pacientes com asma é incomum, e o caso poderia ter sido resolvido em sala de emergência para posterior avaliação de necessidade de internação hospitalar. Os corticoides inalatórios não estão indicados na exacerbação aguda grave. Sobre a ventilação não invasiva, não há evidências que exijam sempre a sua realização na asma grave.

### Bibliografia
1. Mauer Y, Taliercio RM. Managing adult asthma: The 2019 GINA guidelines. Cleve Clin J Med. 2020;87(9):569-75.

### 119. Resposta: a
Utilizar um beta2-agonista de curta duração inalado, preferencialmente com espaçador. Pode ser feito a cada 20 minutos na primeira hora. Em crianças sem resposta ao tratamento usual, pode-se considerar o uso de nebulização contínua.

Obs.: uma atualização do GINA 2019 afirma que não existem evidências para o uso de beta2-agonista de curta ação por via intravenosa em casos de crise grave. Fenoterol (Berotec®) ou salbutamol (Aerolin®): *spray* com 6-8 jatos com espaçador (preferencial) ou nebulizar 10 gotas (máx.: 20 gotas) em 3 a 5 mL de SF 0,9% em oxigênio 6-8 L/min.

O uso de corticoide sistêmico acelera a resolução da exacerbação e previne novas crises. De preferência, deve ser utilizado ainda na primeira hora de atendimento em pacientes graves ou naqueles que não respondem às primeiras doses de SABA. O corticoide deve ser mantido por 3-5 dias em crianças e 5-7 dias em adultos. O corticoide intravenoso deve ser usado quando o paciente está muito dispneico para engolir, vomitando ou quando estiverem fazendo uso de VNI ou IOT. Deve-se manter por tempo curto esta via em casos graves. Logo que possível, o corticoide deve ser modificado para a via oral.

## Bibliografia

1. Mauer Y, Taliercio RM. Managing adult asthma: The 2019 GINA guidelines. Cleve Clin J Med. 2020;87(9):569-75.

### 120. Resposta: b

Espirometria: é necessária para o diagnóstico definitivo de DPOC, evidenciando VEF1/CVF < 0,7 após broncodilatador.

## Bibliografia

1. Singh D, Agusti A, Anzueto A, Barnes PJ, Bourbeau J, Celli BR, et al. Global strategy for the diagnosis, management, and prevention of chronic obstructive lung disease: the GOLD science committee report 2019. Eur Respir J. 2019;53(5):1900164.

### 121. Resposta: b

A partir da detecção na espirometria da relação VEF1/CVF < 0,7 após broncodilatador, a DPOC é classificada em função do grau de obstrução brônquica utilizando-se a redução de VEF1 (abaixo) e da gravidade da dispneia bem como da frequência e da gravidade das exacerbações durante o último ano.

Tais parâmetros não têm utilidade durante a exacerbação aguda.

No último *report* do GOLD (2023), a DPOC foi atualizada na sua classificação quanto às exacerbações (A, B, E), mas mantendo-se a classificação da dispneia que foi contemplada na edição do GOLD de 2019.

A avalição da intensidade da dispneia é obtida por meio da Escala *Modified Medical Research Council* (mMRC) ou o Questionário *COPD Assessment Test* (CAT).

Assim, o quadro a seguir sumariza a classificação da DPOC quanto à obstrução e aos parâmetros grau de dispneia e das exacerbações.

| Obstrução leve | VEF1 ≥ 80% | |
|---|---|---|
| Obstrução moderada | VEF1 ≥ 50% e < 80% | |
| Obstrução grave | VEF1 ≥ 30% e < 50% | |
| Obstrução muito grave | VEF1 ≤ 30% | |
| ≥ 2 exacerbações ou ≥ 1 com hospitalização | E | |
| 0 ou 1 exacerbação sem hospitalização | A | B |
| | mMRC = 0-1 | mMRC ≥ 2 |
| | CAT < 10 | CAT≥10 |

Segundo as recomendações do GOLD, a oxigenioterapia domiciliar deve preencher os critérios:

- $PaO_2$ < 55 mmHg, ou $SpO_2$ < 88% ou
- $PaO_2$ 55-59 mmHg ou $SpO_2$ < 89%, com sinais de *cor pulmonale* , hipertensão pulmonar ou poliglobulia.

O fluxo de $O_2$ deverá ser o mínimo possível para obter saturação de 90%.

Cabe salientar que a hipoxemia e a necessidade da oxigenioterapia não entram no critério para a classificação ABE do GOLD.

## Bibliografia

1. Singh D, Agusti A, Anzueto A, Barnes PJ, Bourbeau J, Celli BR, et al. Global strategy for the diagnosis, management, and prevention of chronic obstructive lung disease: the GOLD science committee report 2019. Eur Respir J. 2019;53(5):1900164.
2. Global Initiative for Chronic Obstructive Lung Disease. Global strategy for the diagnosis, management and prevention of chronic obstructive pulmonary disease; 2023. Disponível em: https://goldcopd.org/2023-gold-report-2/
3. Global Initiative for Chronic Obstructive Lung Disease. Pocket guide to COPD diagnosis, management and prevention: a guide for health care professionals; 2023. Disponível em: https://goldcopd.org/2023-gold-report-2/

## 122. Resposta: c

Para investigação do derrame pleural devem ser solicitados exames laboratoriais, sendo:

- Sangue: proteínas totais, LDH, albumina, glicose.
- Líquido pleural: proteínas totais, LDH, albumina, glicose, pH, celularidade total e diferencial, cultura.

A depender da suspeita clínica, podem ser solicitados exames adicionais no líquido pleural.

- Neoplasia: citologia oncótica.
- Tuberculose: baciloscopia/cultura para BK, PCR para BK e dosagem da ADA (adenosina deaminase).
- Quilotórax: triglicérides.
- Hemotórax: hematócrito.
- Critérios de Light (sensibilidade 98%; especificidade: 83%).

### Diferenciação entre transudato e exsudato.

Exsudatos preenchem pelo menos um dos critérios:

- Relação entre as proteínas do líquido pleural/sérico > 0,5.
- Relação entre LDH do líquido pleural/sérico > 0,6.
- LDH do líquido pleural mais de 2/3 do limite superior da normalidade.

Se o quadro clínico for compatível com derrame transudativo e o resultado da análise do líquido pleural mostrar exsudato, especialmente com valores limítrofes (p. ex., relação de proteínas = 0,51 ou relação de LDH = 0,62) com paciente em uso de diurético, pode-se tratar de falso-positivo para exsudato.

Deve-se aplicar outro marcador com maior especificidade.

Outros achados que sugerem exsudato:

- Albumina do líquido pleural ≤ 1,2 (especificidade 92%).
- Proteínas totais do líquido pleural < 3,1

Celularidade do líquido pleural:

- Predomínio de PMN (> 50%): derrame parapneumônico, embolia pulmonar, pancreatite.
- Predomínio de linfócitos: tuberculose ou neoplasia. Pode ocorrer no derrame após cirurgia de revascularização coronariana.
- Eosinófilos (> 10%): sangue ou ar na pleura. Pode ocorrer no derrame por reação a drogas.

Critérios para derrame parapneumônico complicado:

- pH < 7,20.
- Gram/cultura positiva.
- Glicose < 60 mg/dL.
- LDH > 1.000 U/L – critério menos específico; levar em consideração quadro clínico e volume do derrame.

Não se deve aplicar critérios de complicação para outros tipos de derrame pleural, apenas para o derrame parapneumônico.

### Tratamento

- Transudatos: tratamento direcionado à causa-base. Usualmente envolve restrição de sódio e uso de diuréticos.
- Derrame parapneumônico: antibioticoterapia.
- Derrame parapneumônico complicado: antibioticoterapia, se empiema (coleção purulenta no espaço pleural): antibioticoterapia e drenagem de tórax.
- No derrame parapneumônico complicado e empiema multiloculados, a abordagem por meio da videotoracoscopia é o tratamento preferencial.

- Derrame pleural neoplásico: toracocentese de alívio se paciente sintomático. Nos casos refratários à quimioterapia e com necessidade de toracocentese de alívio de repetição, considerar pleurodese.
- Toracocentese de alívio: não retirar volume > 1.500 mL pelo risco de edema pulmonar de reexpansão.

## Bibliografia

1. Jany B, Welte T. Pleural effusion in adults-etiology, diagnosis, and treatment. Dtsch Arztebl Int. 2019;116(21):377-86.
2. Beaudoin S, Gonzalez AV. Evaluation of the patient with pleural effusion. CMAJ. 2018;190(10): E291-E295.

## 123. Resposta: a

A posição prona deve ser utilizada precocemente (até nas primeiras 48 horas e preferencialmente nas primeiras 24 horas), em pacientes que apresentem SDRA e alteração grave das trocas gasosas, caracterizada por relação entre pressão parcial de oxigênio arterial ($PaO_2$) e fração inspirada de oxigênio ($FiO_2$) ($PaO_2/FiO_2$) inferior a 150 mmHg. Quando adotada, deve ser mantida por pelo menos 16 horas (podendo atingir 20 horas), antes de retornar o paciente para posição supina.

Após 1 (uma) hora em posição prona, uma gasometria deve ser realizada para avaliar se o paciente respondeu ou não a esta estratégia. Caso seja considerado como respondedor (aumento de 20 na relação $PaO_2/FiO_2$ ou de 10 mmHg na $PaO_2$), o posicionamento deve ser mantido. Do contrário, retorna-se o paciente à posição supina. Sugere-se que esta avaliação seja repetida a cada 6 (seis) horas. Não havendo mais sinais de resposta, o paciente deve ser retornado à posição supina.

## Bibliografia

1. Gattinoni L, Busana M, Giosa L, Macrì MM, Quintel M. Prone positioning in acute respiratory distress syndrome. Semin Respir Crit Care Med. 2019;40(1):94-100.
2. Vogt TB, Sensen B, Kluge S. Prone position during mechanical ventilation – step by step. Dtsch Med Wochenschr. 2019;144(14):978-981.

## 124. Resposta: b

Diferentes efeitos se produzem sobre a pós-carga do ventrículo esquerdo e ventrículo direito, todos eles decorrentes de influências diretas da pressão pleural sobre o pericárdio, assim como das pressões alveolares sobre os capilares intra e extra-alveolares. No caso do ventrículo esquerdo a pós-carga é diminuída durante a ventilação mecânica com pressão positiva. A ventilação mecânica costuma aliviar a pressão transmural sistólica do ventrículo esquerdo, favorecendo, em algum grau, a contratilidade miocárdica. Para o ventrículo esquerdo, tudo se passa como se os incrementos de pressão pleural fossem, na verdade, diminuições da pressão arterial média de igual montante (da mesma forma, haveria diminuição equivalente na pressão transmural de ventrículo esquerdo). Poderíamos dizer, portanto, que a ventilação mecânica com pressão positiva funciona com um "vasodilatador" venoso e arterial, causando diminuição na pré e na pós-carga, respectivamente, com a peculiaridade de não causar queda no valor absoluto da pressão arterial média. Indivíduos com choque cardiogênico e edema pulmonar, por exemplo, podem se beneficiar muito do uso da ventilação mecânica.

## Bibliografia

1. Grübler MR, Wigger O, Berger D, Blöchlinger S. Basic concepts of heart-lung interactions during mechanical ventilation. Swiss Med Wkly. 2017; 147:w14491.
2. Mahmood SS, Pinsky MR. Heart-lung interactions during mechanical ventilation: the basics. Ann Transl Med. 2018;6(18):349.

### 125. Resposta: d

A diminuição da ventilação-minuto (FR × VC) visa atenuar o processo de hiperinsuflação dinâmica e geração do auto – PEEP. Em geral os volumes correntes baixos e a frequência respiratória baixa aumentam o tempo expiratório favorecendo a desinsuflação pulmonar.

Quanto mais grave a obstrução, mais prolongado deve ser o tempo expiratório e menor a frequência respiratória. Quando respeitamos a relação inspiração: expiração (I: E) recomendada de 1:3 a 1:4 e trabalhamos com tempo inspiratório normal para a idade e até um pouco maior para ajudar a gerar o volume corrente ideal, certamente precisaremos trabalhar com frequência baixa para permitir essa conjunção: valores de frequência respiratória de 12-16 para pacientes de 1 a 5 anos e valores de 10-12 para pacientes maiores que 5 anos.

#### Bibliografia

1. Leatherman J. Mechanical ventilation for severe asthma. Chest. 2015;147(6):1671-80.
2. Laher AE, Buchanan SK. Mechanically ventilating the severe asthmatic. J Intensive Care Med. 2018;33(9):491-501.

### 126. Resposta: c

A linfangite carcinomatosa corresponde a cerca de 8% das neoplasias pulmonares metastáticas. Os sítios primários mais comuns são mama, pulmão, estômago, próstata e pâncreas. Descrevemos o caso de uma paciente de 42 anos na qual a primeira manifestação de um adenocarcinoma de ovário foi a linfangite carcinomatosa, uma forma incomum de apresentação da doença.

Na tomografia de tórax, observam-se espessamento de septos interlobulares e a arteríola centrolubular e vaso linfático dilatado, cujos diagnósticos diferenciais que se impõem são: congestão pulmonar, linfangite carcinomatosa e neoplasia primárias do pulmão.

#### Bibliografia

1. AK AK, Mantri SN. Lymphangitic carcinomatosis. Treasure Island: StatPearls Publishing; 2020.
2. Lin WR, Lai RS. Pulmonary lymphangitic carcinomatosis. QJM. 2014;107(11):935-6.

### 127. Resposta: c

Pacientes com parada cardiorrespiratória eminente que apresentam os seguintes achados: confusão mental, rebaixamento do nível de consciência e tórax silente.

Na presença de qualquer um dos três sinais descritos acima há indicação formal de intubação orotraqueal e ventilação mecânica invasiva.

#### Bibliografia

1. Mauer Y, Taliercio RM. Managing adult asthma: The 2019 GINA guidelines. Cleve Clin J Med. 2020;87(9):569-75.

### 128. Resposta: c

Os beta-agonistas de longa duração (LABA) e antagonistas muscarínicos de longa duração (LAMA) são medicamentos inalatórios utilizados na doença pulmonar obstrutiva crônica (DPOC). Trata-se de medicação de primeira escolha para controle do DPOC.

Para o tratamento da DPOC, o uso de LAMA + LABA apresentou menos exacerbações, melhorou volume expiratório forçado no primeiro segundo (VEF1), reduziu risco de pneumonia e melhorou a qualidade de vida, medida por um aumento de 4 unidades ou mais do questionário respiratório de St. George (SGRQ) quando comparado com LABA + ICS.

Sabe-se que os eosinófilos estão presentes no escarro de 20 a 40% dos pacientes com DPOC e que as concentrações de proteína catiônica eosinofílica (ECP, na sigla em inglês) se apresentam em níveis mais altos nos pacientes com DPOC de moderada a grave do que na asma.

Análise *pos-hoc* de vários estudos demonstraram que a contagem de eosinófilos no sangue e no escarro pode servir de biomarcador na predição da eficácia do CI no tratamento de pacientes com DPOC, especialmente no que tange à prevenção de exacerbações. Assim, o CI poderia ser mais eficaz entre os pacientes exacerbadores e que apresentam eosinofilia.

## Bibliografia

1. Singh D, Agusti A, Anzueto A, Barnes PJ, Bourbeau J, Celli BR, et al. Global strategy for the diagnosis, management, and prevention of chronic obstructive lung disease: the GOLD Science Committee Report 201PIS9. Eur Respir J. 2019;53(5):1900164.

### 129. Resposta: c

A transmissão ocorre principalmente por meio de gotículas liberadas durante tosses, espirros e fala, que devem entrar em contato direto com mucosa do contactuante vulnerável. Sabe-se que gotículas podem viajar até 2 metros da fonte, sendo a máscara cirúrgica capaz de proteger o usuário. No entanto, a secreção contaminada sedimenta-se nas superfícies do ambiente, contaminando mãos que podem ser levadas à boca, aos olhos e ao nariz, além de poder transportar o vírus a outras superfícies mais distantes, sendo esse o motivo das recomendações de higienização constante das mãos. Cabe aqui uma observação, particularmente direcionada aos profissionais de saúde: gotículas podem sofrer aerossolização em determinadas situações (ventilação não invasiva, IOT, cateter nasal de oxigênio, entre outros), podendo permanecer estáveis no ar durante cerca de três horas. Portanto, em locais ou momentos relacionados a esses procedimentos (quartos de UTI, salas de emergência e até quartos de enfermaria), o uso de máscaras N95 é preconizado.

Um estudo realizado na China que avaliou o tempo de infecção e transmissão entre 77 pares de amostras (com um intervalo médio de 5,8 dias de início de sintomas entre os pares) sugere que infectividade inicia-se cerca de 2,3 dias antes do início dos sintomas, e alcança seu pico cerca de 0,7 dias antes do início de sintomas, declinando após cerca de 7 dias. Vale lembrar, no entanto, que esses pacientes foram isolados após detecção de sintomatologia, o que reduziria o risco de transmissão das amostras durante a evolução da doença, tornando esse "declínio" de infectividade resultado possivelmente subestimado. Aparentemente o período de maior carga viral em secreção respiratória se dá próxima ao início dos sintomas, o que pode sugerir que o principal período de transmissibilidade seja no início da doença. No entanto, há também relatos de transmissão envolvendo indivíduos assintomáticos. Certamente, essa questão será mais bem esclarecida conforme o surgimento de novas evidências.

Período de incubação: após o contato com o vírus, o indivíduo pode desenvolver os sintomas em até 14 dias, sendo que a maioria se torna sintomático por volta do quarto a quinto dia pós-contato.

O Chinese Center for Disease Control and Prevention avaliou uma amostra de mais de 44.500 casos confirmados no intuito de desenhar o perfil epidemiológico da doença quanto à sua gravidade:

- Doença leve (poucos ou nenhum acometimento de via aérea inferior) estava presente em 81% dos pacientes estudados.
- Doença grave (dispneia, hipóxia, imagem pulmonar com mais de 50% de envolvimento dentro das primeiras 24 a 48 horas) estava presente em 14% dos pacientes estudados.
- Doença muito grave (insuficiência respiratória aguda, choque, disfunção orgâ-

nica) estava presente em 5% dos pacientes estudados.

- Fatalidade: 2,3% de óbitos (nenhuma morte foi reportada em casos não graves).
- Observação: no grupo de pacientes maiores de 70 anos, houve notável elevação na taxa de mortalidade, chegando a 15% em indivíduos próximos de 80 anos de idade.

A gravidade da doença tende a variar conforme o grupo estudado, sendo a frequência de casos graves particularmente maior quando a amostra apresenta média de faixa etária acima de 60 anos. Há concordância na maioria dos trabalhos de que os principais fatores de riscos relacionados a pior desfecho e morte de paciente infectado sejam a idade avançada e presença de doenças de base (cardiovasculares, neoplásicas, pulmonares e metabólicas). Observou-se também que pacientes mais jovens, principalmente crianças, podem mostrar-se oligossintomáticas e até assintomáticas durante o curso da doença, não excluindo, no entanto, sua potencial transmissibilidade. No grupo de pacientes hospitalizados, a proporção de casos graves ou fatais também é maior. Em um estudo que incluiu 2.634 pacientes internados por Covid-19 em Nova Iorque, 14% evoluiu com necessidade de cuidados intensivos e 12% com necessidade de ventilação mecânica. A mortalidade entre aqueles em ventilação mecânica chegava a 88%.

130. Resposta: b

Os sintomas iniciais são os típicos de infecção de via aérea inferior: tosse, febre, dispneia e infiltrados bilaterais em imagem torácica. São sintomas pouco específicos e comuns em diversas infecções virais. Febre parece ser o sintoma mais comum, não se apresentando necessariamente à admissão, mas com a evolução do quadro, mais de 90% dos pacientes tendem a apresentar febre em

algum momento do curso da doença. Em relação ao hemograma, as principais alterações tendem estar presentes na série branca, sendo a linfopenia a alteração mais comum, no entanto, leucocitose ou leucopenia também podem estar presentes.

As imagens consideradas típicas à TC de tórax são: imagens bilaterais, predomínio periférico e com aspecto em vidro fosco ± consolidação, múltiplos focos de infiltração em vidro fosco, sinal do halo invertido ou qualquer outro sinal de organização pneumônica (relacionado ao tempo de evolução maior).

Em um grupo de 370.000 casos de Covid-19 confirmados e sintomáticos, reportados pela Centers for Disease Control and Prevention (CDC) nos Estados Unidos, foram listados os comemorativos a seguir, assim como suas frequências:

- Tosse: 50%.
- Febre (subjetiva ou > 38°C): 43%.
- Mialgia: 36%.
- Cefaleia: 34%.
- Dispneia: 29%.
- Dor de garganta: 20%.
- Diarreia: 19%.
- Náusea/vômito: 12%.
- Alteração de paladar/olfato; rinorreia; dor abdominal: < 10%.

Em relação ao desfecho da população infectada, um estudo chinês com 138 pacientes demonstrou que 20% da amostra evoluiu com síndrome do desconforto respiratório agudo, com necessidade de ventilação mecânica em 12,3% dos pacientes avaliados, sendo essa a mais temida complicação observada a curto prazo.

Em uma pesquisa realizada com 59 pacientes com Covid-19 na Itália, 34% reportaram anosmia ou perda de paladar; 19% demonstraram ambas as alterações. Outro trabalho italiano com amostra de 202 pacientes com sintomatologia leve demonstrava que 64% apresentava alteração de olfato e paladar, 24% apresentavam alteração grave de olfato e paladar, 3% demonstravam alteração de olfato e paladar como únicos sintomas.

Uma revisão sistemática de estudos relacionados a sintomas gastrointestinais em pacientes com Covid-19 demonstrou uma prevalência de 18%, sendo que desses, 13% apresentavam diarreia, 10% apresentavam vômitos, 9% apresentavam dor abdominal.

Sintomas dermatológicos em pacientes com Covid-19 não foram bem caracterizados, com raros relatos de lesões urticariformes e livedo reticular transitório.

Em diversos estudos coorte com pacientes hospitalizados com Covid-19 confirmada, a idade média da amostra estava entre 49-56 anos. O Chinese Center for Disease Control (CCDC) demonstrou em um grupo de 44.500 pacientes com infecção confirmada que 87% dos pacientes estavam entre 30 e 79 anos.

Nos Estados Unidos, dos 2.449 pacientes diagnosticados com Covid-19 entre 12 de fevereiro e 16 de março de 2020, 67% dos casos eram diagnosticados em $\geq$ 45 anos (algo congruente com os achados chineses), com 80% das mortes ocorrendo em $\geq$ 65 anos.

A OMS, até o momento, orienta que o tempo de recuperação da doença varia de duas semanas para casos leves até oito semanas para casos mais graves.

### 131. Resposta: a

Pacientes com sintomatologia leve e sem sinais de gravidade devem ser manejados ambulatorialmente, preferencialmente em domicílio. O manejo deve ser focado na prevenção de transmissão, portanto, o paciente deve ser orientado a isolar-se socialmente, assim como utilizar máscaras ao compartilhar ambientes com outras pessoas, incluindo unidades de saúde. A higienização de superfícies e mãos também deve ser orientada e o tratamento farmacológico baseia-se em sintomáticos.

Já pacientes com necessidade de hospitalização devem ter seu manejo individualizado, sempre tendo em mente a iminência de procedimentos que produzam a aerossolização das gotículas contaminadas, necessitando de atenção maior para proteção de contato.

A OMS recomenda:

Uso de EPI padrão (máscara cirúrgica, luvas, gorros e avental) para proteção contra gotículas de secreção respiratória e, se necessário, otimização do equipamento de proteção quando em situações de aerossolização de gotículas (IOT, VNI, traqueostomia, RCP, ventilação AMBU, endoscopia, broncoscopia).

A Centers for Disease Control and Prevention (CDC) recomenda:

Paciente infectado por Covid-19 deve permanecer em quarto isolado e com banheiro próprio. Quando transportados, o paciente deve usar máscara cirúrgica. Quartos com pressão negativa devem ser reservados aos pacientes que serão submetidos a procedimentos que aerossolizem gotículas de secreção contaminada. A CDC recomenda que qualquer indivíduo que adentre o quarto de paciente contaminado esteja usando equipamento completo, incluindo N95, no entanto, reconhece a limitação de equipamento em boa parte dos locais, e classifica a máscara cirúrgica com opção razoável, restringindo a N95 para situações de aerossolização de gotículas.

### 132. Resposta: a

O risco de tromboembolismo venoso é marcadamente aumentado, particularmente àqueles internados em UTI, com estudos demonstrando prevalência de 20 a 43% desses eventos em pacientes em cuidados intensivos, mesmo em vigência de anticoagulação profilática. TP, TTPa, fibrinogênio e D-dímero diários são usados para monitorização de hipercoagulabilidade, mas são indicados para pacientes internados. As alternativas *b* e *c* estão corretas e são autoexplicativas.

Profilaxia para eventos tromboembólicos:
- A profilaxia antitrombótica é indicada em pacientes com Covid-19, sendo essa recomendação consistente com a opinião de algumas sociedades.
- Há evidências de complicações tromboembólicas frequentes entre pacientes com Covid-19.
- Covid-19 está associada a hipercoagulabilidade relacionada a alterações inflamatórias agudas. Pacientes mostram-se com níveis séricos aumentados de fibrinogênio e D-dímero, além de um modesto prolongamento de tempo de protrombina e TTPa. O mecanismo fisiopatológico não está claro, mas aparentemente este é distinto do que ocorre em CIVD (que na maioria das vezes ocorre apenas em casos de maior gravidade).
- O risco de tromboembolismo venoso é marcadamente aumentado, particularmente àqueles internados em UTI, com estudos demonstrando prevalência de 20 a 43% desses eventos em pacientes em cuidados intensivos, mesmo em vigência de anticoagulação profilática.
- O manejo de complicações tromboembólicas, assim como sua prevenção, é bastante difícil no momento atual, dada a falta de evidência de alta qualidade para definir condutas eficientes e seguras. As recomendações atuais podem ser observadas a seguir.

## Manejo de hipercoagulabilidade relacionada à Covid-19

Avaliação e monitorização:
- Pacientes internados: TP, TTPa, fibrinogênio e D-dímero diários.

- Realização de exames de imagem elucidativos em casos suspeitos, dentro do possível.
- Pacientes não internados: exames complementares não estão recomendados.
- Alteração de exames laboratoriais supracitados: usar como marcadores prognósticos.
- Individualizar manejo, não intervindo baseando-se apenas nos exames laboratoriais.
- Profilaxia para tromboembolismo venoso: todos os pacientes internados.
- Doses variáveis de acordo com cada paciente.
- Considerar manutenção de profilaxia pós--alta.
- Considerar anticoagulação profilática em pacientes não internados se esses apresentarem maior risco de eventos tromboembólicos.
- Tratamento para tromboembolismo venoso: iniciar com dose terapêutica padrão do serviço, considerando, quando julgado necessário, manutenção de anticoagulação pós-alta.
- Fibrinólise apenas em casos em que o benefício é comprovado: TVP grave com risco de perda de membro, TEP maciço, IAM com supradesnivelamento de ST.
- Embolo/trombo em cateteres vasculares ou circuitos extracorpóreos – anticoagulação plena;
- Protocolos padronizados do serviço quando utilizados ECMO ou hemodiálise.
- Sangramento – terapia transfusional quando indicada.
- Suspensão e/ou reversão do efeito anticoagulante.
- Terapia de causa base de sangramento, se existir.

## 133. Resposta: c

Sobre o uso da dexametasona, existem evidências preliminares que sugerem que dose baixa de dexametasona tem papel no manejo de Covid-19 grave, particularmente naqueles que necessitam de suporte de $O_2$. A dose sugerida é de 6 mg diária por 10 dias ou até alta. Não está recomendada para casos leves a moderados que não necessitem de suporte de $O_2$. O estudo, realizado no Reino Unido, demonstrou que dose oral ou endovenosa de dexametasona reduziu a mortalidade em 28 dias entre pacientes hospitalizados quando comparado a suporte sem corticoterapia. Foram inclusos pacientes confirmados (n: 2.104) e suspeitos (n: 4.321) sem indicação específica ou contraindicação ao uso de dexametasona, foram divididos randomicamente em grupo controle e grupo medicado, e com relativa homogeneidade de comorbidades e necessidade de suporte de $O_2$.

O uso de cloroquina/hidroxicloroquina tem relação com prolongamento de intervalo QT, não sendo isento de complicações. Em um grande estudo randomizado que avaliou diferentes terapias em potencial, a hidroxicloroquina não demonstrou benefício em pacientes hospitalizados. Não houve diferença em mortalidade no período de 28 dias quando comparado ao grupo controle (25,7% × 23,5%, HR 1,11, 95% CI 0,98-1,26), nem em tempo de internação. Outros *trials* randomizados publicados em revistas de alto impacto também falharam em demonstrar resultados positivos com o uso da hidroxicloroquina ou da cloroquina relacionados a mortalidade ou tempo de internação.

Alguns autores relatam que o uso de AINE em momentos iniciais da doença pode estar relacionado a pior desfecho, no entanto, em decorrência de insuficiência de evidências para tal impacto, a European Medicines Agency (EMA) e a OMS não contraindicam a utilização de AINE quando pacientes contaminados apresentem comorbidades, em que seu uso é comprovadamente benéfico.

Remdesivir é um análogo de nucleotídeo que apresentou atividade contra SARS-CoV-2 *in vitro* e tem atividade contra outros coronavírus em testes *in vitro* e em animais. A comprovação de seus benefícios em humanos infectados por Covid-19 ainda necessita de mais evidências, no entanto, o United States National Institute of Allergy and Infectious Diseases anunciou resultados preliminares de um estudo que comparou remdesivir com placebo, usando uma amostra de 1.063 pacientes confirmados e com acometimento pulmonar, e demonstrou redução no tempo de internação comparado ao placebo, e com desmame mais rápido de suplementação de $O_2$. Em um trabalho multicêntrico, 53 pacientes com Covid-19 grave e hipóxia receberam remdesivir por 10 dias e foram observados durante os 18 dias seguintes: 68% apresentaram melhora clínica (redução de suporte de oxigênio e alta hospitalar), 13% vieram a óbito. De 30 pacientes em ventilação mecânica, 17 (57%) foram extubados e 3 dos 4 pacientes desmamaram da ECMO.

Lopinavir – ritonavir são antivirais e um estudo randomizado com amostra de 199 pacientes graves infectados com Covid-19 não demonstrou diferença no desfecho de 28 dias, comparando grupo tratado com lopinavir – ritonavir (400/100 mg, 2×/dia) com grupo controle (sem medicamentos específicos).

134. Resposta: d

São recomendadas as seguintes medidas para reduzir a transmissão do agente na comunidade:

- Higienização frequente das mãos, sendo soluções alcoólicas acima de 60% opções razoáveis.
- Etiqueta respiratória (bloquear tosses e espirros, preferencialmente com fossa cubital).
- Evitar locais com aglomeração, especialmente aqueles sem ventilação

Evitar tocar o rosto.

Limpeza de superfícies frequentemente tocadas.

Um estudo de Singapura demonstrou presença de RNA vírus em todas as superfícies de um quarto ocupado por paciente infectado por Covid-19 com doença leve. Em quartos que sofriam higienização rotineira, no entanto, a detecção do vírus foi consideravelmente mais limitada, mesmo no ocupados por pacientes sintomáticos.

O tempo em que o vírus persiste nas superfícies dos ambientes é incerta. No entanto, sabe-se que outros subtipos da família *Coronaviridae*, incluindo SARS-CoV, podem ficar de 6 a 9 dias com potencial infectibilidade. Vale lembrar, no entanto, que há evidências de que substâncias desinfetantes, incluindo soluções alcoólicas com concentração maior que 60%, podem eliminar o vírus em menos de 1 minuto.

## 135. Resposta: b

Achados laboratoriais relacionados à gravidade:

- Linfopenia (número absoluto).
- Transaminases elevadas.
- LDH elevado.
- Marcadores inflamatórios elevados (PCR, ferritina).
- D-dímero elevado.
- Tempo de protrombina elevado.
- Troponina elevada.
- CPK elevada.
- Lesão renal aguda.

## 136. Resposta: d

## 137. Resposta: d

Dentre os princípios de uma imunização ideal os seguintes preceitos são almejados: segurança, eficácia, memória imunológica a longo prazo e acessibilidade. Outros determi-

nantes também devem ser levados em conta como imunogenicidade contra cepas mutantes, ser logisticamente capaz de abranger diferentes regiões geográficas e ser custo-efetiva.

Para uma adequada elaboração vacinal, diversos processos são necessários, como identificação e seleção do antígeno imunizante, teste em animais, fase I, fase II, fase III, aprovação e por fim registro. Estes estágios normalmente demandam vários anos para conclusão até que ocorra de fato a circulação vacinal em grande escala. No entanto, em contextos críticos como pandemias, esses processos podem ser acelerados desde que sigam rigorosamente os protocolos de segurança.

Felizmente quanto ao novo coronavírus um grande passo na produção vacinal já havia ocorrido. O antígeno imunizante dos vírus SARS-CoV-1 e MERS, responsáveis anteriormente por epidemias no Oriente, já havia sido identificado. Estes patógenos possuem uma proteína de membrana semelhante à presente no SARS-CoV-2, o que serviu de base para o rápido início dos testes. O apoio financeiro governamental e redução de burocracias também foram importantes contribuições para a aceleração do processo.

Diversos tipos de vacina, por diferentes laboratórios, foram e ainda estão sendo elaborados, incluindo as baseadas em vírus inativados, vetores virais, ácidos nucleicos e proteínas. O mecanismo utilizado na produção vacinal afeta aspectos como velocidade de desenvolvimento, potencial de imunização e efeitos colaterais.

Na apresentação do resultado de eficácia determinadas vacinas geraram polêmicas, principalmente quanto a divulgação de dados preliminares e na forma de condução dos estudos, no entanto, todas até o momento apresentam excelente perfil de segurança e capacidade de prevenção de formas graves.

Como efeitos colaterais mais frequentes se encontram sintomas sistêmicos leves, febre e

| Vacina | Método | Imunização | Doses | Colaterais esperados | Detalhes |
|---|---|---|---|---|---|
| Sinovac® | Vírus inativado | 50,3% | 2 doses com intervalo de 28 dias | Reação local e sistêmicos leves frequentes como febre, cefaleia e mialgia. | 100% de eficácia contra formas graves. Eficácia talvez reduzida por critérios de inclusão muito abrangentes. Transferência de tecnologia para o instituto Butantã. |
| Moderna® | mRNA | 94,1% | 2 doses com intervalo de 28 dias | Reação local frequente, geralmente após a segunda dose, febre, cefaleia e fadiga com resolução rápida. Alguns relatos de paralisia facial. | Talvez proteção de 80,2% com apenas uma dose. 100% de eficácia contra casos graves. Eficácia semelhante entre jovens e idosos. |
| Novavax® | Proteína recombinante | 49,4-89,3% | 2 doses com 21 dias de intervalo | Reação local frequente, geralmente após a segunda dose, febre, cefaleia e fadiga com resolução rápida. | Talvez menos eficaz na cepa variante B 1.351. |
| Sputnik V® | Vetor viral (adenovírus 26 – adenovírus 5) | 91,4% | 2 doses com intervalo de 28 dias | Efeitos locais e sistêmicos leves frequentes. | Eficácia baseada em resultado parcial com n de apenas 39 casos. |
| Janssen® | Vetor viral (adenovírus 26) | 57-72% | Dose única ou 2 doses com intervalo de 56 dias | Reação local frequente de até 20% em jovens, sintomas sistêmicos como febre, cefaleia e fadiga; menos frequente em idosos. | Efeitos adversos leves são comuns após aplicação. |
| Pfizer® | mRNA | 95% | 2 doses com intervalo de 21 dias | Reação local frequente, geralmente após a segunda dose, incluindo febre, dor e fadiga, porém com resolução rápida. | Necessidade de armazenamento em – 70C° o que dificulta a logística de distribuição. Possível eficácia de 52% com dose única. No estudo poucos casos graves no grupo vacinal. |
| Oxford/ Astra-Zeneca® | Vetor viral | 62-90% | Dose única ou 2 doses com intervalo de 28 dias | Fadiga, dor de cabeça e febre foram frequentes. Um caso de mielite transversa foi relatado. | Grupo correspondente a imunização de 90% recebeu metade da dose inadvertidamente, e análises mais detalhadas relatam não significância estatística. Parcialidade na apresentação dos resultados. Transferência de tecnologia com a Fiocruz. |

dor local. Episódios de paralisia facial, Guillain-Barré, mielite transversa também foram relatados, porém isolados e questiona-se a correlação direta com a vacina. Anafilaxia foi um efeito adverso apresentado, porém sem evolução para óbito ou necessidade de internação hospitalar, mas contraindicou a vacina em alérgicos a polietilenoglicol.

No Brasil, a Agência Nacional de Vigilância Sanitária (Anvisa) aprovou a liberação das vacinas Oxford/AstraZeneca e Coronavac no dia 17/01/2021, mesmo dia em que a primeira vacina foi administrada. Em seguida, estendeu-se para grupos de risco com perspectiva de ampliação para toda a população.

As principais vacinas disponíveis, algumas ainda em fase III, e suas características mais relevantes se encontram na tabela a seguir.

## Bibliografia

1. Chacar AC, Marano GB, Vendrame LS. Covid-19. In: Sociedade Brasileira de Clínica Médica; Associação Brasileira de Medicina de Urgência e Emergência; Lopes AC, Tallo FS, Lopes RD, Vendrame LS, orgs. PROURGEM Programa de Atualização em Medicina de Urgência e Emergência: Ciclo 14. Porto Alegre: Artmed Panamericana; 2021. p. 10-65.

## 138. Resposta: b

O estudo RECOVERY-trial demonstrou melhor resultado em fases tardias da doença e no paciente crítico principalmente. O benefício para o uso da dexametasona só existiu em pacientes acima de 7 dias de evolução. A utilização de dexametasona 6 mg em pacientes que não precisaram de oxigênio aumentou a mortalidade no estudo.

## Bibliografia

1. RECOVERY Collaborative Group, Horby P, Lim WS, Emberson JR, Mafham M, Bell JL, et al. Dexamethasone in hospitalized patients with Covid-19. N Engl J Med. 2021;384(8):693-704.

## 139. Resposta: c

Em recente metanálise de154 estudos, dados de antibióticos estavam disponíveis para 30.623 pacientes. A prevalência de prescrição de antibióticos foi de 74,6% (IC95% 68,3-80,0%). A prescrição de antibióticos foi maior com o aumento da idade do paciente (OR 1,45 por aumento de 10 anos, IC 95% 1,18-1,77) e maior com o aumento da proporção de pacientes que requerem ventilação mecânica (OR 1,33 por aumento de 10%, IC 95% 1,15-1,54). A coinfecção bacteriana estimada foi de 8,6% (IC de 95% 4,7-15,2%) em 31 estudos. A conclusão foi: três quartos dos pacientes com Covid-19 recebem antibióticos, a prescrição é significativamente maior do que a prevalência estimada de coinfecção bacteriana. É provável que o uso desnecessário de antibióticos seja alto em pacientes com Covid-19.

Outro estudo estratifica as infecções bacterianas por local de internação hospitalar. Encontrou uma incidência de 8,1% na UTI (95 IC 2,3 – 13,8%).

## Bibliografia

1. Langford BJ, So M, Raybardhan S, Leung V, Soucy JR, Westwood D, et al. Antibiotic prescribing in patients with Covid-19: rapid review and meta-analysis. Clin Microbiol Infect. 2021;27(4):520-31.

## 140. Resposta: d

### Critérios para a prescrição de tocilizumabe
*Pacientes graves ou críticos*

Pacientes sem evidência clínica e exames subsidiários para a avaliação de infecções secundárias com dosagem de procalcitonina < 0,5 ng/dL e níveis de IL-6 > 50 pg/mL e com os seguintes achados:

- Febre > 72 horas.
- Proteína c > 75 mg/dL ou em ascensão.
- Ferritina > 500 ng/dL.
- DHL > 250 U/L.
- Aumento da demanda de $O_2$.

- Ou nível de IL-6 > 80pg/mL.
- Posologia: 4-8mg/kg em dose única endovenosa. Dose máxima de 800 mg.

### 141. Resposta: a

Não há na questão nenhuma referência sobre o quadro de mecânica respiratória do paciente. Não é possível determinar qual o fenótipo respiratório do padrão de Covid-19 do paciente. Portanto, não há obrigatoriedade de valores específicos de volume corrente. Em relação aos critérios básicos de desmame o paciente apresenta: uma relação $PaO_2/FiO_2 >$ 200, bom padrão de PCV com delta de pressão de 10 $cmH_2O$ e $FR_{total}$ =18 ipm, VC = 500 mL. Resolução clínica do quadro: melhora hemodinâmica progressiva, nível neurológico ainda está sob efeito de fármacos. A conduta pode ser a tentativa de um teste de respiração espontânea em, por exemplo, Tubo T ou pressão de suporte.

### Bibliografia

1. Rose L. Strategies for weaning from mechanical ventilation: a state of the art review. Intensive Crit Care Nurs. 2015;31(4):189-95.
2. Windisch W, Dellweg D, Geiseler J, Westhoff M, Pfeifer M, Suchi S, et al. Prolonged weaning from mechanical ventilation. Dtsch Arztebl Int. 2020;117(12):197-204.

### 142. Resposta: a

As pressões nas vias aéreas aumentam cerca de 0,5-1 $cmH_2O$ para cada 10 L/min de fluxo. O CNAF pode ser adaptado ao ventilador artificial convencional. A bioempedância é utilizada para melhoras nos parâmetros do ventilador. CNAF é capaz de oferecer uma $FiO_2$ de 100%.

Alguns parâmetros podem ser utilizados como critérios para falha na ventilação com CNAF.

Index ROX < 4,88, FR > 30 ipm, uso de musculatura acessória, sudorese excessiva, batimento de asa de nariz, padrão respiratório invertido e outros.

### 143. Resposta: b

A posição prona deve ser mantida em torno de 17 horas. A média de número de PRONA nos pacientes foram 4 vezes. A orientação para realização da posição da PRONA uma vez indicada deve ser realizada nas primeiras 6 horas. A indicação de PRONA imediata é na relação $PaO_2/FiO_2$ < 150 mmHg e $SatO_2$ < 92%. A posição PRONA melhora a ventilação pulmonar sem grandes alterações na perfusão, o que pode melhorar a $PaCO_2$ do paciente.

### 144. Resposta: b

Agentes bloqueadores neuromusculares de longa ação (por exemplo, vecurônio e cisatracúrio) usados na SDRA moderada a grave demonstraram minimizar a dissincronia paciente-ventilador, diminuir o trabalho respiratório, melhorar a oxigenação, reduzir biomarcadores inflamatórios e potencialmente aumentar o número de dias sem ventilador e dias fora da UTI. O uso rotineiro de bloqueio neuromuscular na SDRA foi questionado após um ensaio clínico multicêntrico de controle randomizado de 2019 que avaliou o uso de paralíticos precoces e PEEP alta em pacientes com SDRA moderada a grave e não encontrou diferença na mortalidade em 90 dias quando comparada à usual terapia. As evidências sobre o uso neuromuscular na SDRA induzida por Covid-19 são limitadas e os resultados em longo prazo não são claros. Em pacientes com Covid-19 mecanicamente ventilados com SDRA moderada a grave, as diretrizes da Surviving Sepsis Campaign sugerem o uso de *bolus* intermitentes de NMBA em vez de uma infusão contínua para facilitar a ventilação de proteção pulmonar. O uso de infusões de BNM contínuas por até 48 horas deve ser reservado para pacientes com PPlat persistentemente alto, oxigenação pobre e dissincronia do ventilador.

## Bibliografia

1. AlhazzaniW, MøllerMH, Arabi YM, Loeb M, GongMN, Fan E, et al. Surviving Sepsis Campaign: guidelines on the management of critically ill adults with Coronavirus Disease 2019 (Covid-19). Intensive Care Med. 2020.
2. The National Heart, Lung, and Blood Institute PETAL Clinical Trials Network. Earlyneurom uscular blockade in the acute respiratory distress syndrome. N Engl J Med. 2019;380:1997-2008.

## 145. Resposta: d

O caso é de instabilidade e deve ser tratado com desfibrilação imediata por se tratar de taquicardia polimórfica.

## Bibliografia

1. Roden DM. Predicting drug-induced QT prolongation and torsades de pointes. J Physiol. 2016;594(9):2459-68.

## 146. Resposta: a

O VigiMed é o novo sistema disponibilizado pela Anvisa para cidadãos e profissionais de saúde relatarem eventos adversos a medicamentos e vacinas.

## Bibliografia

1. http://antigo.anvisa.gov.br/vigimed. Acesso 20 de abril de 2021

## 147. Resposta: b

## Bibliografia

1. Castro MC, Massuda A, Almeida G, Menezes-Filho NA, Andrade MV, de Souza et al. Brazil's unified health system: the first 30 years and prospects for the future. Lancet. 2019;394(10195):345-56.

## 148. Resposta: a

A saída acidental ou o deslocamento da cânula de traqueostomia, antes da maturação do trajeto fistuloso, representa risco elevado. A reintrodução com até 4-5 dias após a traqueostomia pode ser difícil, pois ainda não existe um trajeto bem estabelecido e o estoma pode fechar rapidamente. As tentativas de reinserção da cânula podem causar lesões, falsos trajetos e o posicionamento incorreto no espaço pré-traqueal. A conduta inicial é a intubação orotraqueal e a reinserção da cânula é realizada em condições adequadas.

Com o pescoço do paciente estendido, se necessária é feita a reabertura da incisão. Existindo pontos de reparo na traqueia estes são tracionados; isto melhora a exposição, estabiliza a traqueia e facilita a reintrodução. Outra maneira é a exploração digital e a inserção de sonda de aspiração na luz traqueal, que serve como guia da cânula. Do mesmo modo, a manobra é realizada com a passagem do brocofibroscópio pela abertura traqueal servindo de guia para a cânula. A introdução do laringoscópio infantil pelo estoma facilita a colocação da cânula traqueal sob visão direta.

## Bibliografia

1. Fernandez-Bussy S, Mahajan B, Folch E, Caviedes I, Guerrero J, Majid A. Tracheostomy tube placement: early and late complications. J Bronchology Interv Pulmonol. 2015;22(4):357-64.

## 149. Resposta: d

O edema pulmonar de reexpansão e condição geralmente fatal provocada pela reexpansão abrupta de pulmões com história de colapso por mais de 72 horas por grandes derrames pleurais ou pneumotórax. A condição se dá por aumento da permeabilidade vascular capilar e aumento da pressão hidrostática capilar com a reexpansão. Em geral, aparece nas primeiras 2 horas podendo durar por 24 a 48 horas. A radiografia de tórax demonstra comprometimento pulmonar unilateral e ipsilateral com padrão de preenchimento alveolar envolvendo o pulmão por inteiro com opacidade intersticial, consolidações e broncograma aéreo dentro de poucas horas após a realização do procedimento.

## Bibliografia

1. Whitworth K, Mancini M. Reexpansion pulmonary edema. J Am Osteopath Assoc. 2020;120(1):49.

## 150. Resposta: a

O mecanismo de ação dos estimulantes adrenérgicos, como a terbutalina e o salbutamol, age pela ativação da adenilato ciclase com consequente elevação do AMP cíclico intracelular, estimulação da bomba $NA^+/K^+$-ATPase e facilitação da absorção intracelular de potássio. Achatamento da onda T, alargamento do intervalo QT e surgimento de onda U já foram relatados na hipocalemia.

## Bibliografia

1. Hirsch TM, Braun D. Hypokalemia. JAAPA. 2021;34(1):50-1.

## 151. Resposta: c

O paciente apresenta enfisema subcutâneo, pneumomediastino e pneumopericárdio. A síndrome do *leak air* não está causando nenhuma instabilidade hemodinâmica. A melhor opção é a observação clínica e o acompanhamento com radiografia de tórax. O pneumomediastino radiologicamente pode ser visto como uma coluna de ar no mediastino. O pneumopericárdio é visto como uma coleção de ar ao redor do saco pericárdico na radiografia de tórax de rotina.

## Bibliografia

1. Sakata KK, Reisenauer JS, Kern RM, Mullon JJ. Persistent air leak – review. Respir Med. 2018; 137:213-8.

## 152. Resposta: c

O tratamento empírico para pneumonia associada à ventilação deve incluir cobertura contra *Staphylococcus aureus* resistente à meticilina, *Pseudomonas* e outros Gram-negativos. O tratamento precoce reduz o risco de complicações. No entanto, o tratamento deve ser adaptado com base na identificação dos organismos em culturas traqueais e sanguíneas, porque antibióticos de amplo espectro prolongados estão associados ao desenvolvimento de infecções resistentes, bem como efeitos colaterais. Esse paciente apresentava choque séptico e estava em uso de antibióticos nos últimos três meses, o que é considerado fator de risco para iniciar antibióticos de amplo espectro. Outros fatores de risco incluem síndrome do desconforto respiratório agudo, 5 dias ou mais de hospitalização antes do desenvolvimento de pneumonia associada à ventilação mecânica e terapia renal substitutiva aguda antes do desenvolvimento de pneumonia associada à ventilação mecânica. Além disso, deve-se usar o padrão local de suscetibilidade aos antibióticos, bem como os dados microbiológicos anteriores do paciente. Em um paciente com mais de um fator de risco para um organismo multirresistente, o tratamento empírico deve abranger *Staphylococcus aureus* resistente à meticilina com vancomicina ou linezolida mais dois agentes antipseudomonas, como piperacilina-tazobactam, cefepima, meropeném e aztreonam mais um aminoglicosídeo como gentamicina, amicacina ou tobramicina. Na ausência de fatores de risco, apenas um agente antipseudomonal deve ser usado. A combinação de antibióticos deve ser administrada inicialmente via intravenosa. Deve ser adaptado assim que os resultados de suscetibilidade aos antibióticos retornarem. A decisão de adequar antibióticos também deve levar em consideração a progressão de marcadores clínicos e laboratoriais de infecção, como febre, glóbulos brancos e procalcitonina.

## Bibliografia

1. Matusov Y, Vashisht R. Critical care medicine: board and certification review. StatPearls; 2023.
2. Martin-Loeches I, Rodriguez AH, Torres A. New guidelines for hospital-acquired pneumonia/ventilator-associated pneumonia: USA vs. Europe. Curr Opin Crit Care. 2018;24(5):347-52.

### 153. Resposta: b

Este paciente apresenta acidose respiratória com compensação metabólica. A frequência respiratória deve ser reduzida, e o fluxo deve ser aumentado. A acidose respiratória é um estado no qual geralmente há falha na ventilação e acúmulo de dióxido de carbono. A acidose do paciente piorou à medida que ele desenvolveu pressão expiratória final autopositiva (auto-PEEP). Para corrigir o auto-PEEP, a relação I:E deve ser ajustada. Diminuir a frequência respiratória dará a ela mais tempo expiratório. Aumentar o fluxo também ajudará a aumentar o tempo expiratório e ajudará no tratamento da acidose. A ABG deve ser repetida em 30 a 45 minutos.

## Bibliografia

1. Laher AE, Buchanan SK. Mechanically ventilating the severe asthmatic. J Intensive Care Med. 2018;33(9):491-501.
2. StatPearls Publishing LLC; Heffner A, Murin S, Sandrock C. Critical care: board and certification review. StatPearls Publishing, LLC. p.452.

### 154. Resposta: b

A anticoagulação única é um tratamento inadequado para esse paciente. O tratamento fibrinolítico com ativador do plasminogênio tecidual recombinante é indicado, a menos que haja contraindicações importantes. Se a paciente não melhorar ou a fibrinólise não for possível, a melhor escolha é a embolectomia cirúrgica. A cirurgia é o último recurso,

e nunca a primeira consideração. A colocação dessa paciente em procedimento cirúrgico está associada a uma mortalidade superior a 50%. Além disso, mesmo aqueles que sobrevivem enfrentam várias complicações, como síndrome do desconforto respiratório agudo (SDRA), sangramento e choque. Após a cirurgia, o paciente precisará de tratamento vitalício com varfarina. Hoje, o tPA é recomendado como o tratamento de escolha. Uma dose de 100 mg é administrada em 2 horas e há uma rápida resolução da pressão arterial pulmonar elevada.

## Bibliografia

1. StatPearls Publishing LLC; Heffner A, Murin S, Sandrock C. Critical care: board and certification review. StatPearls Publishing, LLC. p.470.
2. Martinez Licha CR, McCurdy CM, Maldonado SM, Lee LS. Current management of acute pulmonary embolism. Ann Thorac Cardiovasc Surg. 2020;26(2):65-71.

### 155. Resposta: d

Uma variedade de causas respiratórias, cardíacas, psicológicas, neurológicas, neuromusculares e relacionadas ao equipamento levam à dificuldade de desmamar os pacientes da ventilação e falhar no desmame. Não há nenhum índice que garanta o sucesso ou o insucesso do desmame da ventilação mecânica. Pacientes com índice de respiração respiratória superficial (IRRS) menor que 105 provavelmente serão extubados com sucesso e IRRS maior que 105 têm maior risco de falha na extubação. O TER deve ser realizado apenas uma vez ao dia. Vários testes de respiração espontânea (TER) por dia não oferecem nenhum benefício adicional em comparação com um. O paciente acima com sibilos audíveis e taquipneico no TRE tem maior probabilidade de falhar na extubação e não deve ser extubado até que sua condição subjacente melhore.

### 156. Resposta: d

O edema pulmonar de imersão é uma condição de início súbito em nadadores e mergulhadores caracterizada por tosse, falta de ar, diminuição dos níveis de oxigênio no sangue e hemoptise.

Derrames pleurais podem ser vistos com edema pulmonar de imersão, mas seriam bilaterais. Embora haja uma redistribuição central do sangue durante a submersão, que pode levar ao aumento do diâmetro da veia cava inferior, ela pode não ser radiograficamente significativa e ocorre uma rápida redistribuição após a remoção da água. As linhas Kerley B são indicativas de edema pulmonar.

### Bibliografia

1. Wilmshurst P. Immersion pulmonary edema. Chest. 2021;159(5):1711-2.

### 157. Resposta: d

As taxas de sucesso imediato da embolização da artéria brônquica são relatadas em 82 a 98% e beneficiariam mais um paciente estável no prazo imediato. Embora a lobectomia cirúrgica possa ser necessária no futuro por causa da recorrência, o paciente melhora as condições cirúrgicas para o procedimento.

A Intervenção cirúrgica na hemoptise está indicada nas hemoptises graves ou não controladas:

- Ressecção cirúrgica da área da hemorragia.
- Reparação de traumas penetrantes.
- Embolização arterial.

As hemoptises com risco de vida geralmente surgem por causa de hemorragia na circulação sanguínea nas artérias brônquicas.

Artérias brônquicas:

- Parte da circulação sistémica.
- Com origem na aorta e nas artérias intercostais.
- Transporta sangue oxigenado para as vias respiratórias condutoras (por exemplo, brônquios), gânglios linfáticos e pleura visceral.
- Termina no nível dos bronquíolos, onde o sangue circula nos capilares e para a circulação venosa sistêmica.
- Sistema de pressão relativamente alta → hemorragia dos vasos pode resultar em hemorragia com risco de vida.
- Posicionamento: colocar o paciente em decúbito com o pulmão com hemorragia ativa para baixo para evitar aspiração para o pulmão não afetado.
- Dar ácido tranexâmico (agente antifibrinolítico) para promover a coagulação.
- A sensibilidade da tomografia de tórax para identificação da fonte de sangramento é de 92%

### Bibliografia

1. Deshwal H, Sinha A, Mehta AC. Life-threatening hemoptysis. Semin Respir Crit Care Med. 2021;42(1):145-59.

### 158. Resposta: d

Sinais e sintomas da hemorragia alveolar difusa suave são dispneia, tosse e febre; no entanto, muitos pacientes apresentam insuficiência respiratória aguda que, às vezes, leva à morte. Hemoptise é comum, mas pode estar ausente em até um terço dos pacientes. A maioria dos pacientes tem anemia e sangramento contínuo, levando à queda do hematócrito. A análise laboratorial também pode fornecer informações de trombocitopenia e hipocomplementemia C3, associadas à piora do LES e relatadas durante a HAD.

A plasmaférese é uma terapia eficaz para causas de HAD, como vasculite associada a ANCA, vasculite crioglobulinêmica, doença antimembrana basal glomerular e síndrome antifosfolípide (SAF). Acredita-se que a terapia remova os imunocomplexos (IC) patogênicos responsáveis pela inflamação vascular. IC e anticorpos patológicos são provavelmente responsáveis pela capilarite na DAH lúpica. A DAH decorrente de hemorragia branda potencialmente independente de IC também foi descrita.

## Bibliografia

1. Al-Adhoubi NK, Bystrom J. Systemic lupus erythematosus and diffuse alveolar hemorrhage, etiology and novel treatment strategies. Lupus. 2020;29(4):355-63.

## 159. Resposta: b

O avanço do cateter central sem o uso de técnica estéril adequada coloca o paciente em risco de desenvolver uma infecção baseada no cateter, como celulite, abscesso ou bacteremia. O posicionamento correto da extremidade do cateter central de jugular interna é na veia cava superior ou na junção cavo-atrial (ou seja, no nível do 1º espaço intercostal anterior acima da carina). Isso pode ser mais bem visualizado e confirmado com uma radiografia de tórax portátil. Esse cateter central pode ser usado. Seria inseguro transportar o paciente para o departamento de emergência para pedir ao médico assistente que corrija a colocação. Além disso, o paciente agora está sob os cuidados da UTI, e a correção pode ser feita simplesmente com técnica estéril apropriada. Após a colocação de cateteres centrais jugulares internos ou subclávios, radiografias portáteis de tórax sempre devem ser realizadas imediatamente para garantir a colocação correta e a ausência de pneumotórax.

## Bibliografia

1. StatPearls Publishing LLC; Heffner A, Murin S, Sandrock C. Critical care: board and certification review. StatPearls Publishing; p.875.
2. María LT, Alejandro GS, María Jesús PG. Central venous catheter insertion: review of recent evidence. Best Pract Res Clin Anaesthesiol. 2021; 35(1):135-40.

## 160. Resposta: c

Aproximadamente metade dos episódios de tromboembolismo venoso (TEV) que ocorrem durante a gravidez têm distribuição mais ou menos similar durante os trimestres, e a outra metade ocorre durante o período de 6 semanas de pós-parto. Como resultado, o risco absoluto diário é mais alto durante o período do pós-parto, já que o período do anteparto dura mais do que o período pós-parto.

## Bibliografia

1. Hanke MG Wiegers, et al. Contemporary best practice in the management of pulmonary embolism during pregnancy. Ther Adv Resp Dis. 2020;4:1-20.

## 161. Resposta: c

O ecocardiograma não é um exame obrigatório na rotina diagnóstica em pacientes com suspeita de TEP com estabilidade hemodinâmica nos algoritmos de investigação. O valor preditivo negativo da ecocardiografia varia de 40 a 50%, e o resultado não exclui TEP.

## Bibliografia

1. Albricker ACL, et al. Diretriz conjunta sobre tromboembolismo venoso – 2022. Arq Bras Cardiol. 2022;118(4):797-857.
2. Konstantinides SV. 2019 ESC Guidelines for the diagnosis and management of acute pulmonary embolism developed in collaboration with the European Respiratory Society (ERS). European Respiratory Journal. 2019;54(3),1901647.

## 162. Resposta: e

Pacientes com trombofilias hereditárias podem ser identificados clinicamente de modo frequente por manifestarem TEV em indivíduos jovens, frequentemente considerados ter menos de 40-50 anos, uma história familiar nítida, eventos de TEV recorrentes, e um sítio incomum de trombose, como veias no sistema nervoso central, esplâncnicas ou até em locais esperados, mas sem fator provocante (p. ex., celulite de membros superiores, traumas, etc.).

## Bibliografia
1. Connors JM. Thrombophilia testing and venous thrombosis. NEJM. 2017;377:1177-87.

### 163. Resposta: b
Os pacientes com risco intermediário PESI devem receber a terapia anticoagulante inicial, ser internados em ambiente hospitalar, monitorizados cuidadosamente para identificação de complicações como choque que pode desenvolver em 1 paciente a cada 20 (5%).

## Bibliografia
1. Kahn SR et al. Pulmonary embolism N Engl J Med. 2022;387:45-57.

### 164. Resposta: c
A especificidade do D-dímero em casos suspeitos de TEP decai continuamente com a idade até aproximadamente 10% em pacientes com 80 anos.

O uso de *cut-offs* ajustados para a idade melhora a performance de testagem do D-dímero em idosos.

Um estudo de controle prospectivo, multinacional avaliou um *cut-off* (idade x 10 mcg/L para pacientes acima de 50 anos) numa coorte de 3.346 (ao invés do "padrão" 500 mcg/L) e verificou um aumento do número de pacientes os quais o TEP foi excluído de 6,4 para 30%, sem achados falso-negativos adicinais.

## Bibliografia
1. Righini M, Van Es J, Exter PLD, Roy PM, Verschuren F, Ghuysen A, et al. Age-adjusted D-dimer cutoff levels to rule out pulmonar embolism: the ADJUST-PE study. JAMA. 2014;311:1117-24.
2. Konstantinides SV. 019 ESC Guidelines for the diagnosis and management of acute pulmonary embolism developed in collaboration with the European Respiratory Society (ERS). Eur Respir J 2019;54(3),1901647.

5

# GASTROENTEROLOGIA

# 5
# Gastroenterologia

1. Assinale a alternativa verdadeira acerca das drogas usadas na imunossupressão pós-transplante hepático:
   a) Em razão de seu baixo efeito imunossupressor, os glicocorticoides geralmente são administrados no intraoperatório e são também uma das opções de tratamento em longo prazo.
   b) Podemos postergar o uso de inibidores de calcineurina nos pacientes com baixo risco de rejeição, principalmente se usarmos agentes depletores de células T (timoglobulina).
   c) O sítio de ação do micofenolato dimofetil é na inibição seletiva da interleucina 2, sendo usado frequentemente no lugar do metotrexato.
   d) A via de infusão dos inibidores da calcineurina deve ser a endovenosa, sendo seus efeitos nefrotóxicos mínimos.

2. Assinale a afirmativa correta em relação aos fenômenos fisiopatológicos na microcirculação na síndrome de compartimento abdominal:
   a) Liberação de citoquinas na microcirculação portal à descompressão.
   b) Presença de hemorragia alveolar em virtude da redução da permeabilidade capilar em nível pulmonar.

   c) Aumento da acidenemia gástrica à pHmetria.
   d) Liberação de macrófagos que aumentam a expressão de moléculas de expressão CD11.

3. Quais são os principais germes responsáveis pela peritonite terciária?
   a) *Staphylococcus epidermidis*, *Enterobacter* sp., *Pseudomonas* sp.
   b) *Streptococcus pneumoniae*, *Bacteroides fragilis*, *Clostridium* spp.
   c) *E. coli*, *Enterococcus* spp., *Streptococcus* sp.
   d) *Candida* sp., *Clostridium* sp., *E. coli*.

4. Um paciente vítima de acidente automobilístico evolui com abdome agudo. Realizada laparotomia exploradora, evidenciaram-se ruptura esplênica e lesão vascular de difícil controle em retroperitôneo, sendo necessárias várias transfusões para estabilização hemodinâmica. Pergunta-se: Qual é a sequência ideal de tratamento?
   a) Cirurgia de controle de danos, correção da hipotermia, acidose metabólica e coagulopatia, retorno para controle de danos definitivos 48 a 72 horas após a cirurgia inicial.

b) Cirurgia de controle de danos, arteriografia no pós-operatório imediato, programação de fechamento de cavidade 24 h após arteriografia, se esta não evidenciar sangramento ativo.

c) Realização de bolsa de Bogotá e transferência para unidade pós-anestésica para desmame ventilatório precoce.

d) Transfusão de plasma fresco congelado 8 mL/kg no intraoperatório, esplenectomia e hipotermia.

5. Um dos escores para avaliar a gravidade de pacientes com hepatopatia é o de Child-Pugh. Qual das alternativas a seguir corresponde ao sistema de pontuação?

a) Albumina, *international normalized ratio* (INR), bilirrubinas, ascite, encefalopatia.

b) Albumina, *international normalized ratio* (INR), aminotransferases, ascite, encefalopatia.

c) Hemoglobina, *international normalized ratio* (INR), bilirrubinas, ascite, síndrome hepatorrenal.

d) Proteínas totais, tempo de tromboplastina ativado (K-TTP), bilirrubinas, ascite, encefalopatia.

6. Por mais que nos últimos anos a medicina tenha avançado no manejo das hemorragias digestivas altas, a mortalidade de pacientes varia entre 6 e 10%, tendo-se mantido inalterada nos últimos 50 anos. Os passos iniciais no manejo destes pacientes, antes da realização do exame endoscópico-diagnóstico e terapêutico, são, exceto:

a) Sonda naso(oro)gástrica para monitorização e lavagem.

b) Transfusão sanguínea imediata.

c) Intubação orotraqueal para proteção da via aérea.

d) Monitorização clínica e laboratorial: sinais vitais, hemograma e coagulação, monitorização hemodinâmica (PA, FC, FR, PAI e Sat. $O_2$) (pacientes de alto risco) e eletrocardiográfica.

7. Define-se como síndrome compartimental abdominal:

a) Pressão intra-abdominal > 25 mmHg e disfunção orgânica relacionada à hipertensão abdominal.

b) Pressão intra-abdominal > 20 mmHg e disfunção orgânica relacionada à hipertensão abdominal.

c) Pressão intra-abdominal > 25 mmHg e necessidade de ventilação mecânica.

d) Pressão intra-abdominal > 20 mmHg somente.

e) Pressão intra-abdominal > 25 mmHg somente.

8. No pós-operatório de pacientes submetidos à cirurgia bariátrica, a complicação precoce mais grave e principal causa de morte é:

a) Deiscência de anastomose.

b) Infarto agudo do miocárdio.

c) Pneumonia aspirativa.

d) Tromboembolismo pulmonar.

e) Complicações decorrentes da anestesia.

9. Qual é o fenômeno fisiopatológico inicial responsável pela diátese hemorrágica na doença hepática atendida em terapia intensiva?

a) Redução significativa do fator V.

b) Contagem de plaquetas abaixo de 50.000 mm³.

c) Redução do fator VII, que prolonga o tempo de protrombina.

d) Albumina sérica abaixo de 2,5 g/dL.

e) Redução significativa do fibrinogênio.

10. A pancreatite aguda grave é definida como quadro de pancreatite aguda acompanhada de disfunção orgânica importante e/ou presença de complicações locais (necrose, abscesso ou pseudocisto). Corresponde a aproximadamente 10% de todos os casos de pancreatite.

Assinale a alternativa que apresenta os escores utilizados para caracterizar a doença:

a) APACHE III, Culler e Balthazar.
b) Ranson, SOFA e APACHE II.
c) Ranson, Imrie e SOFA.
d) Ranson, APACHEIII e Kussmaul.
e) Ranson, APACHEII e Balthazar.

11. Das alternativas a seguir, marque aquela que apresenta medidas que não devem ser realizadas na insuficiência hepática aguda grave:

a) Iniciar a administração de terlipressina.
b) Monitorar continuamente a pressão intracraniana.
c) Profilaxia com antibióticos.
d) Para encefalopatia graus III ou IV, intubação orotraqueal.
e) Restrição de infusão de fluidos.

12. A insuficiência hepática hiperaguda apresenta critérios clínicos específicos. Assinale a alternativa que apresenta a afirmativa correta:

a) Apresentar icterícia e ascite em 3 dias.
b) Evoluir de icterícia a encefalopatia em 2 dias.
c) Apresentar ascite e icterícia em 2 dias.
d) Evoluir de icterícia a encefalopatia em 7 dias.
e) Evoluir de ascite a encefalopatia em 2 dias.

13. A síndrome hepatorrenal é uma condição clínica grave, que consiste em uma rápida deterioração da função renal em pessoas com cirrose ou insuficiência hepática fulminante. Com relação à ascite na síndrome hepatorrenal, pode-se afirmar:

a) A terapêutica com albumina endovenosa e terlipressina reverte o quadro de síndrome hepatorrenal, melhorando a sobrevida.
b) A diminuição do volume efetivo circulante leva à ativação do sistema renina-angiotensina-aldosterona e do sistema nervoso simpático, resultando em maior excreção de sódio e aparecimento de edema.
c) A hiponatremia deve ser corrigida pronta e rapidamente, por meio de soluções isotônicas de cloreto de sódio, nos casos sintomáticos.
d) Na hipertensão portal ocasionada por cirrose, ocorre vasodilatação sistêmica mediada por óxido nítrico.
e) A hipotensão sinusoidal hepática provoca extravasamento do líquido linfático sinusoidal, levando à formação de ascite.

14. Pericardiocentese é o processo utilizado para a retirada de líquido anormal da cavidade pericárdica. Sobre este procedimento é correto afirmar:

a) Em pacientes hipotensos que responderam à infusão de volume, não se deve realizar pericardiocentese de urgência.
b) Não há motivo para realização de pericardiocentese de urgência ou emergência caso o paciente esteja estável hemodinamicamente.
c) Não há necessidade de avaliar o coagulograma do paciente antes de realizar pericardiocentese, pois o procedimento apresenta baixo risco de sangramento.
d) Não se utilizam métodos complementares de diagnóstico de imagem, como o ecocardiograma, na realização da pe-

ricardiocentese, pois ele não tem valor clínico para o procedimento.

e) A subxifoide é a via mais utilizada na realização da pericardiocentese, porém não é a mais adequada ao procedimento.

15. Sobre a hemorragia aguda do trato gastrointestinal:

a) Mesmo com a crescente erradicação do *Helicobacter pylori* e o uso de inibidores da bomba de prótons, não houve redução da taxa de sangramento na população jovem.

b) A mortalidade associada ao sangramento digestivo alto é aproximadamente duas vezes maior do que aquela decorrente do sangramento baixo.

c) Novas técnicas têm tido pouco impacto na mortalidade por sangramento digestivo.

d) Sangramentos de origens alta e baixa podem levar ao mesmo grau de comprometimento hemodinâmico, porém a taxa de hemoglobina permanece maior nos pacientes com sangramento baixo.

e) Em razão das dificuldades diagnósticas e terapêuticas, os pacientes que apresentam hemorragia digestiva baixa necessitam, geralmente, de maior reposição sanguínea.

16. Sobre a avaliação inicial e ressuscitação volêmica na hemorragia digestiva alta (HDA), pode-se afirmar:

a) Por estar associada à dor intensa, a HDA tem como diagnósticos diferenciais infarto agudo do miocárdio e dissecção aórtica aguda.

b) O volume e as características do sangramento não interferem na urgência nem no volume necessário para reposição volêmica.

c) Por possuírem pior prognóstico, pacientes idosos com comprometimento hemodinâmico devem ter reposição volêmica mais lenta e menos agressiva.

d) Na hematêmese maciça, a intubação endotraqueal dificulta a propedêutica endoscópica e a terapia, mas pode conferir proteção às vias aéreas.

e) A ressuscitação volêmica no sangramento ativo precede a localização do sangramento e a investigação da causa, a qual deve ser iniciada após a estabilização dos sinais vitais.

17. Sobre o edema cerebral decorrente da insuficiência hepática:

a) É principal causa de morte nos pacientes com insuficiência hepática crônica avançada.

b) Há boa resposta a corticoides, manitol, sedação e hiperventilação.

c) É um achado pouco frequente nos quadros de insuficiência hepática fulminante.

d) A sedação para controle da pressão intracraniana é contraindicada em decorrência da dificuldade de metabolização pela disfunção hepática.

e) Monitorização da pressão intracraniana para manter pressão de perfusão cerebral acima de 50 mmHg é recomendada.

18. Sobre o megacólon tóxico, assinale a alternativa correta:

a) É uma complicação tardia da retocolite ulcerativa.

b) Configura-se como primeira crise de retocolite ulcerativa em mais da metade dos pacientes.

c) O uso de loperamida pode reduzir sua incidência, mas não a ocorrência de crises.

d) A realização recente de exames para investigação do cólon, como enemas baritados e colonoscopia, está relacionada ao início do quadro clínico de megacólon tóxico.

e) Opioides são as drogas analgésicas com menor correlação com o aparecimento de megacólon tóxico.

19. Assinale a alternativa que contém a definição de síndrome compartimental do abdome:

a) Pressão intra-abdominal > 20 mmHg, pressão de perfusão abdominal < 60 mmHg, com ou sem nova disfunção orgânica.

b) Pressão intra-abdominal > 20 mmHg, pressão de perfusão abdominal > 60 mmHg, com ou sem nova disfunção orgânica.

c) Pressão intra-abdominal < 20 mmHg, pressão de perfusão abdominal < 60 mmHg, com nova disfunção orgânica.

d) Pressão intra-abdominal < 20 mmHg, pressão de perfusão abdominal > 60 mmHg ou não, com nova disfunção orgânica.

e) Pressão intra-abdominal > 20 mmHg, pressão de perfusão abdominal < 60 mmHg ou não, com nova disfunção orgânica.

20. A prescrição pós-operatória de um transplante hepático deve incluir obrigatoriamente:

a) Profilaxia de lesão aguda de mucosa gástrica.

b) Sedação em bomba de infusão contínua.

c) Antibioticoterapia com espectro para bactérias Gram-positivas, negativas e anaeróbias.

d) Diuréticos.

e) Ventilação mecânica por, no mínimo, 24 horas.

21. O sistema de priorização dos pacientes no transplante de fígado é baseado no escore MELD. Quais são as variáveis utilizadas para o cálculo deste escore?

a) Albumina, creatinina e INR.

b) Albumina, bilirrubina direta, INR.

c) Fibrinogênio, albumina e INR.

d) Bilirrubinas, INR e creatinina.

e) Fibrinogênio, creatinina e bilirrubina indireta.

22. Em relação à insuficiência hepática aguda grave (IHAG), assinale a alternativa correta:

a) A elevação de amônia leva à diminuição de glutamina, que contribui com o edema citotóxico cerebral presente nessa doença.

b) O aumento de fluxo sanguíneo cerebral na IHAG não é fator importante para o surgimento de hipertensão intracraniana.

c) Não há preferência entre propofol ou benzodiazepínico, como o midazolam para sedação, visto que, nessa condição, todos os pacientes terão a pressão intracraniana monitorizada.

d) Todo paciente com alteração do nível de consciência deve ser avaliado com método de imagem, como TC de crânio.

23. Um paciente com diagnóstico de colite pseudomebranosa, em tratamento com metronidazol há três dias, mantém um quadro de dor abdominal, febre e leucocitose com desvio escalonado, para esquerda, além de provas inflamatórias

elevadas. Diante desse quadro, qual a melhor abordagem terapêutica:

a) Suspender metronidazol e iniciar vancomicina endovenosa.
b) Associar ciprofloxacino por via oral.
c) Colectomia subtotal com ileostomia.
d) Solicitar US de abdome.
e) Iniciar vancomicina por via oral.

24. Para a estratificação do risco de pancreatite aguda grave nas primeiras 24 horas de evolução de doença, a melhor opção é:

a) Critérios de Ranson.
b) Interleucinas e fator de necrose tumoral.
c) Apache II.
d) Proteína C-reativa.
e) Presença de disfunção orgânica.

25. Homem de 29 anos refere consumo de 1 litro de vodca por dia há 10 anos, sem outras comorbidades, tem queixa de dor abdominal e aumento do volume abdominal há 25 dias, acompanhados de febre e perda de 09 kg no período. Nega utilização de fármacos. Exame clínico: regular estado geral, descorado +/4+, hidratado, FC = 83 bpm, FR = 19 ipm, T = 37,3° C, PA = 108 x 78 mmHg. Exame cardiopulmonar sem alterações. Abdome indolor, globoso, com presença de ascite, traube livre. Membros inferiores sem edema ou sinais de TVP.

a) Na análise do líquido ascítico, é mais provável encontrarmos:
b) Gradiente soro-ascite elevado.
c) Presença de cocos gram negativos.
d) Citologia oncótica positiva.
e) Adenosina deaminase elevada.

26. Homem, 70 anos, procura o pronto-socorro referindo parada de eliminação de flatos e fezes, aumento do abdome e náuseas há cinco dias. Nega febre e vô-

mitos. Antecedentes pessoais: tabagismo 1 maço/dia/40 anos e hipertensão arterial. Exame físico: bom estado geral, desidratado ++/4+, descorado +/4+, FR= 19 irpm, acianótico. Abdome: distendido e hipertimpânico globalmente. Radiograma do abdome: distensão desde o ceco até cólon descendente, ausências de pregas coniventes e de ar em ampola retal. O diagnóstico é:

a) Obstrução do intestino delgado.
b) Suboclusão em alça fechada.
c) Câncer obstrutivo de sigmoide, com válvula ileocecal continente.
d) Megacólon tóxico.

27. Homem de 82 anos, com sequela de acidente vascular cerebral encefálico. Encontra-se internado na enfermaria, em uso de dieta por sonda nasoenteral e sob tratamento para pneumonia aspirativa, em uso de ceftriaxona e clindamicina há 5 dias. Evoluiu com cinco episódios de evacuações com fezes líquidas nas últimas 24 horas. Foi trazido para UTI com distensão abdominal, taquicardia e hipotensão responsiva a reposição volêmica. Realizado radiograma de abdome em decúbito dorsal que revelou distensão gasosa com formação de imagens circulares superpostas, semelhante a "pilha de moedas". A conduta mais adequada em relação à antibioticoterapia nesse momento é iniciar:

a) Vancomicina via sonda nasoenteral na dose de 125 mg a cada 6 horas.
b) Metronidazol por sonda nasoenteral na dose de 500 mg a cada 8 horas.
c) Vancomicina via sonda nasoenteral, associar vancomicina via retal e metronidazol via endovenosa.
d) Vancomicina via sonda nasoenteral e associar vancomicina via retal a cada 6 horas com enema de retenção.

28. Mulher, 72 anos, com diarreia, tenesmo e febre há 4 dias. Relata cerca de 4 a 5 episódios diários de evacuações volumosas, amolecidas, com presença de muco e rajas de sangue. Em anticoagulação com varfarina devido a prótese metálica mitral. Exame físico: BEG, corado, desidratado ++/4+. Aparelho cardiovascular: RCR em 2T, sem sopros; estalido metálico no foco mitral. FC = 96 bpm; PA = 100 x 58 mmHg. Aparelho respiratório sem alterações; FR = 19 ipm. Abdome: RHA presentes e hiperativos. Exames laboratoriais: hemograma = Hb = 13,0 g/dL; Ht = 38%; glóbulos brancos = 13.500/mm³; plaquetas = 190.000/mm³. Creatinina = 1,7 mg/dL e TP(INR) = 3,7. Além da hidratação, qual é a conduta mais adequada?
    a) Iniciar vitamina K e antitérmico.
    b) Solicitar coprocultura e iniciar ceftriaxona.
    c) Retirar varfarina e introduzir apixabana e iniciar loperamida.
    d) Coletar parasitológico de fezes e iniciar vancomicina oral.

29. Homem de 25 anos queixa-se de diarreia sanguinolenta há quatro meses, dor em fossa ilíaca direita e emagrecimento. Tabagista (1/2 maço/dia). Nega etilismo. Exame físico: REG, hipocorado (2+/4+), hipo-hidratado (++/4+), afebril (temperatura axilar: 36,4°C). Abdome: plano, doloroso à palpitação em fossa ilíaca direita, DB-, RHA normativo. Exame das fezes mostrou a presença de leucócitos, sangue e gordura. Radiografia contrastada (trânsito intestinal) detectou espessamente da parede de todo íleo terminal. Qual diagnóstico mais provável?
    a) Doença de Crohn.
    b) Doença celíaca.
    c) Retocolite ulcerativa.
    d) Colite pseudomembranosa.

30. Observe a figura abaixo e assinale a alternativa correta:

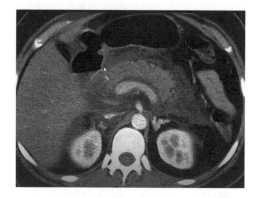

    a) Há uma dilatação de cólon sugestiva de diverticulite aguda.
    b) Há presença de líquido peripancreático, sugerindo pancreatite aguda.
    c) Observa-se um pseudocisto pancreático e o tratamento e expectante.
    d) Há presença de extensa necrose pancreática.

31. G.A.P.B., 30 anos, sexo masculino procura o pronto-socorro devido a quadro de dor abdominal em epigástrio, com irradiação para hipocôndrio e dorso, associado a náuseas e vômitos, com piora à alimentação, de início há cerca de 1 dia. Exame físico: PAS = 115 x 82 / FC = 117 / FR = 24 / SatO$_2$ = 98% / Temp = 36,4°C. Dor a palpação superficial em epigástrio, abdome algo distendido, RHA diminuídos, Giordano negativo, Hb = 16, Ht = 48,2, Leuco = 17.057/mm³, LDH = 370 UI/L, Glicose = 232 mg/dL, Ureia = 49 mg/dL, Creatinina = 1,1 mg/dL, TGO = 56 U/L, TGP = 45 U/L, FA = 140 U/L, GGT = 56 U/L, Bilirrubina total = 0,82 mg/dL, PCR = 252 mg/dL, Ca = 9,1 mg/dL, PaO$_2$ = 120 mmHg, Amilase = 1.734 U/L, Lipase = 2.230 U/L.
Frente ao caso descrito, qual é a melhor conduta inicial?

a) Transferir para UTI, iniciar ressuscitação volêmica e deixar paciente em jejum.

b) Transferir paciente para enfermaria, iniciar ressuscitação volêmica e liberar dieta.

c) Transferir paciente para UTI, iniciar ressuscitação volêmica e liberar dieta.

d) Transferir paciente para enfermaria, não há necessidade de ressuscitação volêmica (paciente sem hipotensão) e liberar dieta.

32. Em relação à terapia nutricional na pancreatite, pode-se afirmar, exceto:

a) Dieta oral pode ser iniciada precocemente, assim que o paciente apresentar melhora da dor abdominal.

b) Em caso de intolerância à dieta oral, é recomendado iniciar dieta enteral entre o quinto e o sétimo dia da doença.

c) Em caso de intolerância à dieta oral, a via enteral é preferível à via parenteral.

d) A dieta enteral ajuda a manter a integridade de mucosa intestinal e, por conseguinte, diminui de translocação bacteriana.

33. Com relação ao paciente acima, qual seria a melhor conduta em relação ao uso de antibióticos na admissão?

a) A PCR elevada (>150) é sugestiva de infecção bacteriana, sendo recomendado a administração preemptiva de antibióticos.

b) A administração de antibióticos só é indicada quando a tomografia indicar áreas de necrose pancreática.

c) Não há a necessidade da administração de antibióticos no momento.

d) Os altos níveis de amilase e lipase sugerem alto dano pancreático; nessas situações o uso de antibióticos profiláticos é indicado.

34. Paciente respondeu bem às medidas iniciais e estava em melhora, porém no 14° de internação apresentou episódio de febre e taquicardia, piora da dor abdominal, bem como piora da leucometria e aumento de provas inflamatórias. Optou-se por realizar tomografia de abdome, que demonstrou áreas sugestivas de necrose com áreas de conteúdo gasoso. Neste momento, qual das alternativas melhor descreve a conduta?

a) Convocar a equipe da cirurgia para desbridamento cirúrgico e controle do foco.

b) Solicitar punção da coleção, por método minimamente invasivo, e enviar material para cultura. Iniciar antibióticos imediatamente.

c) Solicitar punção da coleção, por método minimamente invasivo. Iniciar antibiótico apenas se a cultura do material for positiva.

d) Expandir investigação de foco infeccioso (solicitar TC de tórax e Urina I), pois a presença de gás em áreas de necrose é comum após o 5° dia da pancreatite e não indica infecção.

35. Homem de 32 anos, está no 9° PO de cirurgia de revascularização miocárdica, tendo evoluído com um quadro de pneumonia associada à ventilação. Após dois dias mantendo-se afebril, apresenta um pico de temperatura de 38,8°C, com exames laboratoriais acusando uma nova leucocitose. Foi realizado um ultrassom abdominal mostrando vesícula biliar distendida, com espessamento de parede e fluido pericolecístico, achado confirmado também por tomografia. Assinale a alternativa que apresenta o diagnóstico e a melhor opção de tratamento:

a) Colecistite acalculosa – colecistectomia laparoscópica.
b) Colecistite acalculosa – colecistostomia percutâneo.
c) Colecistite acalculosa – colangiopancreatografia retrógrada endoscópica (CPRE).
d) Colecistite calculosa aguda – colecistectomia laparoscópica.

36. Homem de 52 anos, com diagnóstico de cirrose de etiologia alcoólica, CHILD C 12, abstêmio há 3 anos, foi admitido no pronto-socorro com hematêmese e tonturas há 4 horas. Ao exame clínico: descorado 3+/4+, ictérico, PA = 80 x 40 mmHg, FC = 112 bpm, TEC = 5 s, FR 25, ECG 14 (RV 4). Ausculta pulmonar e cardíaca não apresentam anormalidades. Exame abdominal com ascite volumosa. Paciente recebeu dose plena de inibidor de bomba de prótons e iniciou hidratação venosa na sala de emergência e foi transferido para UTI. Qual alternativa descreve a melhor conduta no momento?
a) Iniciar ceftriaxone, vasopressina, passagem de sonda nasogástrica e solicitar EDA.
b) Iniciar ceftriaxone + vancomicina e terlipressina, passagem de balão esofágico e solicitar EDA.
c) Iniciar ceftriaxona, terlipressina e solicitar EDA.
d) Iniciar ceftriaxone, octreotide, passagem de sonda nasogástrica e solicitar EDA.

37. Após estabilização, paciente realizou EDA, na qual realizou ligadura de varizes hepáticas. No terceiro dia, paciente apresentou piora dos parâmetros infecciosos, bem como aumento do volume abdominal e necessidade de droga vasoativa. Realiza-

da paracentese diagnóstica junto com a coleta de exames laboratoriais.

Líquido ascítico: Desidrogenase lática = 68 U/L, Glicose = 110 mg/dL, Amilase = 33 mg/dL, Proteína total = 1,2 g/dL, Albumina = 0,7 g/dL, Triglicérides = 100 mg/dL, Leucócitos = 560 cels/mm$^3$, Neutrófilos = 320 cels/mm$^3$.

Sangue: Proteína total = 5,4 g/dL, Albumina = 2,7 g/dL, Glicemia = 102 g/dL, Creatinina = 0,9 mg/dL, Bilirrubina total = 8,1 mg/dL, Bilirrubina direta = 7,7 mg/dL, INR 2,7.

Qual a melhor conduta no momento?
a) Manter ceftriaxone e iniciar expansão volêmica com albumina.
b) Escalonar antibiótico para meropenem e iniciar expansão volêmica com Ringer Lactato.
c) Manter ceftriaxona, iniciar vancomicina e expansão volêmica com albumina.
d) Escalonar antibiótico para meropenem e iniciar expansão volêmica com albumina.

38. Dois dias após o diagnóstico de peritonite bacteriana espontânea, o paciente apresenta piora neurológica com necessidade de IOT para proteção de via aérea. Além disso, paciente apresentou falência de múltiplos sistemas e a equipe do transplante hepático foi chamada para avaliação. Qual das alternativas abaixo descreve um critério suficiente para transplante no caso descrito acima?
a) INR > 6,5.
b) Bilirrubina total > 17 mg/dL.
c) Acidose (pH< 7,3) ou hiperlactatemia refratária a expansão volêmica.
d) Encefalopatia grau 3 de West-Haven.

39. No contexto da insuficiência hepática aguda, são fatores de risco para o de-

senvolvimento de hipertensão intracraniana, exceto:

a) Presença de encefalopatia.
b) Amonia sérica > 150 μmol/L.
c) Idade < 40 anos.
d) Hipernatremia > 145 mEq/L.

40. Mulher de 45 anos com histórico de dislipidemia e obesidade. Deu entrada no pronto-socorro devido a quadro de dor em hipocôndrio direito, febre, náuseas. Os exames laboratoriais apresentaram leucocitose e hiperbilirrubinemia (bilirrubina direta 7 mg/dL). Ao ultrassom *point-of-care* foi visualizada colelitíase.

Na entrada, a paciente apresentava taquicardia e hipotensa. Foi aberto protocolo sepse e iniciados cezftriaxone e metronidazol. Mesmo com hidratação, a paciente apresentou piora clínica e necessitou de droga vasoativa e intubação orotraqueal por rebaixamento do nível de consciência. Você recebe a paciente na UTI após a realização de drenagem percutânea da via biliar.

Qual é a melhor conduta em relação ao esquema antibiótico?

a) Manter ceftriaxona e trocar metronidazol por vancomicina.
b) Manter esquema antibiótico atual.
c) Suspender antibióticos atuais e prescrever meropenem e vancomicina.
d) Adicionar oxacilina ao esquema antibiótico.

41. Paciente sexo feminino, 59 anos, internada em UTI devido a quadro grave de trombose aguda de veias porta, esplênica e mesentérica superior, apresentava quadros recorrentes de dor abdominal intensa e evoluiu com quadro de ascite volumosa, gerando desconforto respiratório moderado. O US não apresentava sinais de sofrimento hepático, porém a ascite evoluiu progressivamente a cada dia. Ao exame: MEG, anictérica, acianótica, dispneica, com ortopneia, ascite moderada.

PA = 96 x 49 mmHg, FC = 127 bpm, FR = 41 ipm, Temp. axilar = 36,9°C.

AR: Expansibilidade reduzida bilateralmente, timpanismo à percussão, murmúrio vesicular reduzido difusamente, sem ruídos adventícios.

ACV: BRNF, 2T, sem sopros, cliques e estalidos.

AGI: Abdome ascítico, Piparote +, RHA+ diminuídos, com dor à palpação profunda difusamente, sem massas e/ou vísceras palpáveis, sem dor à descompressão brusca.

Diante do quadro clínico apresentado, qual a alternativa correta?

a) Iniciar imediatamente anticoagulação plena com enoxaparina 1 mg/kg de 12/12 horas.
b) Realizar paracentese diagnóstica e de alívio para melhora da dispneia.
c) Iniciar antibioticoterapia de amplo espectro para prevenção de peritonite bacteriana espontânea.
d) Laparotomia imediata para tratamento cirúrgico através de trombolectomia.

42. Em pacientes internados com pancreatite aguda grave, em relação à hidratação intravenosa, qual a conduta correta?

a) É recomendada a expansão volêmica vigorosa com soro fisiológico 0,9% 40 mL/kg/hora nas primeiras 24 horas, após isso, manter 15 a 20 mL/kg/hora até a alta hospitalar.
b) É recomendado o uso de 10 a 20 mL/kg/hora de soro glicosado 5% nas primeiras 48 horas, seguido de 5 mL/kg/hora até a reintrodução da dieta oral.

c) É recomendado o uso de Ringer lactato 250 a 500 mL/hora nas primeiras 6 horas, seguidos por infusão de 2 mL/kg/hora nas próximas 36 horas até diurese alvo de 0,5 a 1 mL/kg/hora.

d) É recomendada a hiper-hidratação dos pacientes com cristaloides ou coloides com volumes acima de 40 mL/kg/hora durante toda a internação, uma vez que a dieta suspensa o uso de medicações anti-inflamatórias e antibióticas levam a injúria renal.

43. Paciente acompanhado no CTI, com instabilidade hemodinâmica devido a quadro de pancreatite necrotizante. Sobre as complicações: hipertensão intra-abdominal (IAH) e a síndrome do compartimento abdominal (SCA), responda de forma correta:

a) A hipertensão intra-abdominal pode estar presente em até 1/3 dos pacientes de UTI e está associada à reposição vigorosa de fluido.

b) A síndrome do compartimento abdominal é definida por pressão intra-abdominal maior que 12 mmHg associada a qualquer falência orgânica.

c) O monitoramento da pressão abdominal deve ser realizado com paciente em decúbito dorsal a 0° grau e o transdutor posicionado em região de pelve, posteriormente à bexiga.

d) A terapia de escolha é a laparostomia. O bloqueio neuromuscular é contraindicado devido às complicações associadas a longo prazo.

44. Os pacientes admitidos por choque séptico devido a abdome agudo inflamatório necessitam de tratamento precoce e manejo correto. Dentre as principais condutas a serem iniciadas, estão:

a) Antibioticoterapia na primeira hora de tratamento, ressuscitação volêmica, controle glicêmico e uso de vasopressores.

b) Iniciar antibioticoterapia guiada por cultura, ressuscitação volêmica, controle glicêmico e uso de vasopressores em baixas doses.

c) Colher hemocultura, iniciar antibioticoterapia e antifúngico na primeira hora, ressuscitação volêmica em baixo volume e indicar tratamento cirúrgico imediato.

d) Antibioticoterapia nas primeiras seis horas, ressuscitação volêmica, corticoterapia e tratamento cirúrgico.

45. Paciente de 70 anos, sem comorbidades prévias, é atendido na unidade de emergência com quadro de dor epigástrica intensa. Ao exame físico apresenta-se sonolento, FC = 136 bpm, ritmo regular, pulsos finos, PA = 88 x 56 mmHg, FR = 32 irpm, oligúria e TAx = 39,6°. O rápido diagnóstico e o tratamento correto são fundamentais para a diminuição da mortalidade nesses casos. Marque a alternativa correta:

a) Pacientes com pressão arterial média abaixo de 65 mmHg necessitam de vasopressores e infusão de volume.

b) O lactato como marcador de hipoperfusão tecidual não deve ser utilizado para orientar a reanimação hemodinâmica.

c) A infusão de 20 mL/kg de cristaloides deve ser realizada nas primeiras 6 horas.

d) A infusão de cristaloides deve ser limitada à dose inicial devido ao risco de hipertensão intra-abdominal por excesso de volume.

46. Paciente, 82 anos, quarto dia de pós-operatório de revascularização miocárdica, entubado, em uso de noradrenalina 30 mL/hora evolui com distensão abdominal, leucocitose e piora dos parâmetros hemodinâmicos. Solicitada gasometria que evidenciou: pH = 7,25; $pCO_2$ = 30 mmHg, bicarbonato = 12 mEq/L e lactato = 4,2 mmol/L. Ao exame físico, observam-se sinais de peritonite em fossa ilíaca esquerda. Foi solicitada a tomografia de abdome e pelve a seguir.

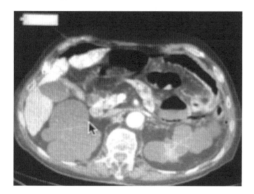

Diante do quadro clínico e correlação com a imagem, pode-se afirmar que:
a) Ogilvie é uma possibilidade diagnóstica e sua incidência não está relacionada a extensão do procedimento cardíaco.
b) As drogas vasoativas e o suporte ventilatório têm sido relacionados com a hipoperfusão e doenças abdominais agudas, sendo a síndrome de Ogilvie a principal hipótese para o caso em questão.
c) O diagnóstico é de colecistite aguda altiásica e a colecistectomia deve ser indicada imediatamente.
d) A principal hipótese diagnóstica para o paciente é de isquemia mesentérica e o diagnóstico se torna retardado devido ao uso de antibióticos e analgésicos, além do estado de consciência alterado.

47. Homem de 58 anos, diabético, obeso e histórico de coronariopatia iniciou com quadro de dor abdominal tipo cólica, icterícia, febre e confusão mental. Sua pressão arterial é de 70 x 40 mmHg, o pulso é filiforme e taquicárdico (135 batimentos por minuto). Fora solicitada ultrassonografia abdominal que demonstrou vesícula biliar repleta de cálculos e colédoco com 1,5 cm de diâmetro com imagem sugestiva de cálculo no terço distal.
Em relação ao quadro clínico, o diagnóstico e o tratamento corretos para esse paciente são:
a) Tumor de vesícula biliar; hidratação e quimioterapia.
b) Pancreatite aguda biliar, jejum, hidratação e NPT.
c) Colecistite aguda; jejum; hidratação e antibioticoterapia.
d) Colangite, hidratação endovenosa, antibioticoterapia e drenagem da via biliar.

48. Homem, 63 anos, portador de esquizofrenia evolui com quadro de dor abdominal difusa, sinais de irritação peritoneal associada a náuseas, vômitos e febre há cerca de 3 dias. Durante avaliação propedêutica notou-se presença de leucocitose, elevação de proteína C-reativa e acidose metabólica. Diante da suspeita de abdome agudo inflamatório e sabendo de suas complicações, quais são as principais causas de abcessos intra-abdominais de origem primária e que podem entrar como diagnóstico diferencial para o quadro clínico?
a) Apendicite aguda rota e diverticulite aguda complicada.

b) Diverticulite aguda e salpingite aguda.

c) Empiema vesicular e úlcera perfurada.

d) Úlcera perfurada e apendicite aguda.

49. Homem, 43 anos, internado na unidade de terapia intensiva com histórico de libação alcoólica e evolução para pancreatite aguda grave. Tratando-se de tal enfermidade, pode-se afirmar que:

a) A necrosectomia pancreática deve ser indicada sempre que 20% ou mais do parênquima pancreático tiver sido acometido.

b) A laparotomia exploradora deve ser indicada nas primeiras 24 horas, evitando-se a disseminação da infecção.

c) A nutrição parenteral total e a descontaminação seletiva do tubo digestivo devem ser iniciadas precocemente em pacientes com esse diagnóstico.

d) O suporte enteral com passagem de sonda nasoenteral pós-ângulo de Treitz previne a atrofia intestinal e melhora a função de barreira da mucosa intestinal.

50. Paciente feminina, 73 anos internada há 2 dias com diagnóstico de pancreatite biliar. Na admissão apresentava dor abdominal de forte intensidade associada a náuseas, vômitos, taquicardia, taquipneia. Exames laboratoriais: lipase = 780 U/mL, amilase = 4.250 U/L, glicemia = 128 mg/dL e cálcio de 15 mg/dL. O fator que contém maior relação com prognóstico desfavorável é:

a) Elevação do nível de amilase e lipase.

b) Glicemia inferior a 140mg/dL.

c) Idade da paciente.

d) Hipercalcemia.

51. Em relação à pancreatite aguda, a conduta que não está relacionada com melhora nos resultados do tratamento:

a) Nutrição precoce.

b) Hidratação e reposição volêmica.

c) Suporte ventilatório precoce.

d) Antibioticoterapia precoce.

52. Qual deve ser a dieta inicial de um paciente internado por pancreatite aguda grave?

a) Dieta oral precoce, conforme tolerância pelo paciente.

b) Dieta nasogástrica.

c) Dieta hipogordurosa através de sonda nasoenteral.

d) Nutrição parenteral total.

53. Paciente 40 anos, sexo feminino, refere que há 4 dias iniciou dor em abdome superior, em faixa, de forte intensidade, náuseas e vômitos. Ao exame físico regular estado geral, desidratado, perfusão capilar lentificada, taquicardia sinusal, taquipneia, hipotensão arterial. Exames laboratoriais evidenciaram: amilase = 1.200 Ui/dl; lipase = 230 Ui/dL; Hb = 10 g/dL; Ht = 35%; Leucócitos = 14.500; Cr = 1,7 mg/dL; Ureia = 100 mg/dL; lactato arterial = 4 mmol/L; gasometria arterial pH = 7,23; bicarbonato = 18; $pCO_2$ = 27; $satO_2$ = 97%. De acordo com o caso clínico citado, assinale a alternativa a conduta mais adequada:

a) Iniciar antibioticoterapia com carbapenêmicos imediatamente.

b) Realizar cirurgia para ressecção de necrose pancreática.

c) Nutrição parenteral total.

d) Estabilização hemodinâmica com cristaloides.

54. Assinale a alternativa que descreve o manejo adequado no que diz respeito à terapia nutricional do paciente internado em unidade de terapia intensiva com pancreatite aguda grave.

a) Nutrição via parenteral como primeira escolha por oferecer melhor aporte nutricional e menos efeitos adversos.
b) A nutrição via enteral por sonda nasoentérica deve ser instituída tão logo é atingida a estabilidade clínica.
c) Nutrição via enteral por sonda nasogástrica, e como segunda opção a sonda nasoentérica após o ângulo de Treitz.
d) Nutrição parenteral, ficando como segunda opção a nutrição via parenteral em caso de reação adversa a primeira.

55. Sobre pancreatite aguda, é correto afirmar que:
a) Níveis séricos de amilase e lipase muito acima do limite superior da normalidade predizem pancreatite aguda grave.
b) A predição de gravidade de uma pancreatite aguda pela tomografia computadorizada com contraste é similar à dos critérios de Ranson.
c) Tomografia computadorizada de abdome evidenciando necrose pancreática tem indicação de drenagem.
d) Necrose pancreática infectada deve ser tratada com antibióticos e se refratária realizar cirurgia para drenagem.

56. Paciente de 50 anos, sexo masculino, internado em unidade de terapia intensiva com quadro de dor abdominal, desidratado, insuficiência renal e esforço respiratório. Após 48 horas de tratamento intensivo, obteve melhora parcial do quadro. Realizada tomografia computadorizada de abdome que evidenciou pâncreas com perda de contorno, coleção peripancreática e gás. Qual o diagnóstico provável?
a) Pancreatite crônica calcificante.
b) Adenocarcinoma de pâncreas.
c) Pancreatite aguda edematosa.
d) Pancreatite aguda com necrose infectada.

57. Paciente do sexo masculino, 57 anos, dá entrada na emergência com quadro de dor abdominal e vômitos há 16 horas. Nega hipertensão, diabetes, tabagismo ou etilismo.
Os sintomas iniciaram após um final de semana de exageros alimentares. No exame físico, frequência cardíaca de 110 bpm, dor de moderada intensidade na palpação do epigastro, irradiando em faixa para região dorsal, descompressão brusca negativa, Bloomberg negativo e Murphy negativo. Hemograma revela 17.000 leucócitos e 1.500 de amilase, 800 de lipase. Sobre a hipótese diagnóstica e a conduta na emergência, nesse caso, é correto afirmar que:
a) Mede-se a gravidade da pancreatite pela presença ou ausência de febre.
b) Está indicada dieta zero por 7 dias ou até a queda da amilase para níveis normais.
c) Papilotomia endoscópica está contraindicada na pancreatite aguda grave, pois o risco é mais alto de síndrome da janela posterior.
d) É importante distinguir abscesso de necrose infectada, pois esta última é mais grave e exige desbridamento cirúrgico, enquanto o abscesso pode ser tratado percutaneamente.

58. Sobre pancreatite aguda, é correto afirmar que:
a) Níveis séricos de amilase aumentam consideravelmente das primeiras 2 a 12 horas da crise aguda para cair lentamente aos níveis normais ao longo dos próximos 3 a 5 dias.
b) A capacidade de predição de gravidade de uma pancreatite pela tomografia computadorizada (TC) com contraste é maior que a capacidade dos critérios de Ranson.

c) O único exame laboratorial que prediz gravidade nas primeiras 24 horas de doença é a PCR.

d) Necrose pancreática infectada deve ser inicialmente tratada com antibióticos. Em caso de insucesso do tratamento clínico, é indicada a drenagem por cirurgia ou por outro método minimamente invasivo.

59. Paciente de 53 anos, sexo feminino, costureira, previamente hígida, sem ingestão de álcool, admitida em pronto-atendimento com quadro de dor abdominal em andar superior, com irradiação para dorso há cerca de 6 horas, refratária a analgesia oral e associada a vômitos. Ao exame, estado geral regular, corada, desidratada (2 em 4+), ictérica (1 em 4+), taquipneica e taquicárdica. Ausculta cardíaca normal e ausculta pulmonar com murmúrio vesicular diminuído em bases. Abdome globoso, pouco distendido e pouco doloroso à palpação, sem descompressão dolorosa. Exames séricos evidenciam leucograma de 15.000/mm$^3$, sem desvio, hemoglobina de 10 e hematócrito de 26%, amilase de 3.500 mg/dL, creatinina de 1,8, cálcio de 9, LDH de 300, ALT de 170, bilirrubina total de 4,6 e direta de 3,1, glicemia = 200, PCR = 10 mg/dL. Radiografia de abdome aguda evidencia distensão difusa de alças de delgado, sem pneumoperitônio. Assinale a alternativa correta a respeito do caso:

a) A dosagem de proteína C-reativa tem valor prognóstico para essa doença.

b) Antibioticoterapia com carbapenêmicos está indicada nas primeiras 24 horas.

c) Tomografia de abdome com contraste está indicada dentro das primeiras 12 horas da admissão.

d) A instalação de nutrição parenteral é imprescindível para diminuir os efeitos deletérios decorrentes do catabolismo da doença.

60. Paciente com 38 anos, feminino, com dor abdominal há 24 horas em abdome superior e irradiação para dorso. Na admissão, apresenta fáscies de dor, taquicárdica, taquipneica, agitada, com dor forte à palpação do abdome superior. PA = 110 x 70 mmHg, FC = 108 bpm, SATO$_2$ = 88% em ar ambiente, sendo então administrado O$_2$ sob máscara de Venturi = 6 L/min (com FiO$_2$ de 40%). Leucócitos = 16.500, PCR = 228, glicose = 218, Amilase = 2.281, TGO = 318, TGP = 90, FA = 138, GGT = 152, Bilirrubina total = 1,1. Gasometria arterial (após O$_2$ suplementar): pH = 7,34 / pCO$_2$ = 33 / pO$_2$ = 80 / SatO$_2$ = 95% / HCO$^{3-}$ = 18 / BE = − 2. Assinale a alternativa que indica o diagnóstico e a gravidade na admissão:

a) Pancreatite aguda leve.

b) Pancreatite aguda moderadamente grave.

c) Pancreatite aguda grave.

d) Pancreatite crônica agudizada moderada.

61. Paciente internado em UTI apresenta os seguintes parâmetros: PA = 107 x 65 mmHg, FC = 106 bpm, SATO$_2$ = 86% em ar ambiente, sendo então administrado O$_2$ sob máscara de Venturi = 6 L/min (com FiO$_2$ = 40%). Leucócitos = 13.500, PCR = 228, glicose = 118, Amilase = 2.281, TGO = 118, TGP = 90, FA = 138, GGT = 152, Bilirrubina total = 1,1. Gasometria arterial (após O$_2$ suplementar): pH = 7,34 / pCO$_2$ = 33 / pO$_2$ = 80 / SatO$_2$ = 95% / HCO$^{3-}$ = 18 / BE = − 2. Assinale o critério clínico/laboratorial que corrobora a classificação de pancreatite aguda moderadamente grave:

a) Leucocitose.
b) PCR elevado.
c) Amilase.
d) Relação $PaO_2/FiO_2$.

62. Paciente internado devido à pancreatite aguda grave, apresentando à tomografia computadorizada imagem compatível com pseudocisto pancreático de aproximadamente 7 cm em seu maior eixo e pequena área de necrose isolada apresentando imagem compatível com gás de permeio, mantendo piora progressiva da dor abdominal, náuseas, vômitos.
Diante do quadro clínico, qual a conduta correta?
a) Abordagem cirúrgica para retirada do cisto e desbridamento da área de necrose.
b) Conduta expectante uma vez que o pseudocisto é menor que 10 cm.
c) Antibioticoterapia isolada com cefalosporina + imidazólico.
d) Ressuscitação volêmica vigorosa e punção guiada por US.

63. Um paciente de 49 anos apresentava os seguintes exames:
Na admissão: 48H
Leucócitos: 8.400 15.070
Ureia: 27 34
Creatinina: 1,65 2,1
TGO: 175 112
DHL: 113 247
Quais parâmetros laboratoriais nos levam a considerar pior prognóstico para esse paciente?
a) Elevação importante no valor absoluto de leucócitos.
b) Aumento de mais de 100% no valor de DHL.
c) Queda dos valores de TGO.
d) Alteração significativa nos níveis séricos de creatinina.

64. Em relação à hipertensão intra-abdominal (HIA) e síndrome compartimental abdominal (SCA), assinale alternativa incorreta:
a) HIA é definida como medida sustentada da pressão intra-abdominal maior ou igual a 12 mmHg.
b) SCA é definida como pressão intra-abdominal maior a 20 mmHg associada a uma nova disfunção orgânica.
c) Pressão de perfusão abdominal é calculada pela diferença entre pressão arterial média e pressão intra-abdominal.
d) O método padrão para aferição da pressão intra-abdominal é pela medida intravesical.
e) SCA é sempre uma indicação de laparotomia descompressiva.

65. Uma mulher de 71 anos é admitida com 4 dias de história de febre, diarreia, presença de sangue nas fezes e dor abdominal. A paciente tem leucemia mieloide aguda e a última quimioterapia que ela recebeu foi há 15 dias. Enquanto a paciente estava no hospital há duas semanas, ela teve uma infecção do trato urinário (ITU) e foi tratada com antibióticos intravenosos durante 7 dias internada. No exame físico, sua temperatura é de 38,6°C, pressão arterial é de 92/48 mmHg, frequência cardíaca é de 110 bpm e frequência respiratória é de 16 respirações/min. O exame abdominal mostrou desconforto à palpação difusamente. Os exames de imagem mostraram espessamento da parede intestinal do ceco e cólon ascendente, acúmulo de gordura e ar sob o diafragma. Seus exames mostram hemoglobina (Hb) 6,9 mg/dL, glóbulos brancos (WBC) 300/mcL e plaquetas 16.000/mcL. Sobre o caso, assinale a alternativa incorreta:

a) A paciente precisa de uma avaliação da equipe da cirurgia.

b) A possibilidade de colite induzida por *Clostridium* está afastada pela gravidade do quadro clínico.

c) Nesse momento está indicado o repouso intestinal.

d) Pode ser uma enterocolite neutropênica.

66. Uma mulher de 70 anos chega ao pronto-socorro com a queixa principal de dor abdominal. A paciente parece desconfortável no quarto e queixa-se de dor intensa que começou repentinamente menos de uma hora antes da chegada. No exame físico, seu abdome é mole e indolor. Seu pulso é de 145 bpm e irregular, com pressão arterial de 140/95 mmHg e frequência respiratória aumentada. A paciente não tem história de arritmias prévias e não usa anticoagulantes.

Qual é o melhor exame inicial para confirmar a suspeita diagnóstica?

a) Ultrassom abdominal.

b) Radiografia de filme simples KUB.

c) Angiotomografia do abdome e da pelve.

d) Angiografia.

67. Uma mulher de 70 anos com neoplasia de pâncreas estágio II desenvolve dor abdominal intensa durante uma sessão de quimioterapia. O exame físico revela dor abdominal intensa. Ela é transferida para a unidade de terapia intensiva e recebe fluidos intravenosos e opioides. A ultrassonografia abdominal revela trombose da veia porta e movimento lento do intestino delgado. Qual das alternativas a seguir é o próximo melhor passo no manejo do paciente?

a) Tomografia computadorizada (TC) de abdome com contraste.

b) Laparatomia.

c) Fibrinolítico no local.

d) *Transjugular intrahepatic portosystemic shunt* (TIPS).

68. Um homem de 50 anos etilista de 1 litro de aguardente por dia, chega ao pronto-socorro com queixa de dor epigástrica intensa com irradiação para as costas e náuseas e vômitos associados há 6 horas. O paciente usa músculos acessórios para respirar. Seus sinais vitais mostram uma temperatura de 38,7°C, frequência cardíaca de 120 bpm, pressão arterial de 88/44 mmHg e frequência respiratória de 38 respirações/min. Estudos laboratoriais são significativos para lipase de 5.000 unidades/L e transaminases levemente elevadas com aspartato aminotransferase maior que alanina aminotransferase. O hematócrito é de 40%. O paciente é transferido à UTI, e, após 48 horas, sua PCR é 160 mg/dL.

Qual das seguintes opções indica mau prognóstico?

a) Lipase maior que 1.000 unidades/L.

b) Proteína C-reativa maior que 150.

c) Hematócrito maior que 40%.

d) Idade superior a 45 anos.

69. Um paciente de 78 anos, hipertenso, diabético, fumante e dislipidêmico apresenta dor abdominal de forte intensidade. Há três dias foi realizado o diagnóstico de infarto agudo do miocárdio. A intensidade da dor parece desproporcional em relação aos achados do exame físico. O paciente apresenta lactato de 28 mg/dL e leucocitose de 20.000 células/mcL. Qual a conduta nesse momento seria mais adequada?

a) Laparotomia exploradora.

b) Videolaparotomia.

c) Angiotomografia mesentérica.

d) Não esquecer o contraste oral para a realização do exame.

70. Uma mulher de 70 anos foi submetida a uma intervenção percutânea para colocação de um *stent* em coronária. Algumas horas após o procedimento sua pressão arterial é 86 x 43 mmHg e refere forte dor lombar. Nega dor torácica ou dispneia. Não há turgência jugular. Sistema respiratório: murmúrio vesicular presente bilateral simétrico sem ruídos adventícios. O curativo no local de entrada femoral não possui sinais de sangramento, mas nota-se um hematoma em flanco. Qual é a causa subjacente da hipotensão do paciente?
    a) Pseudoaneurisma arterial.
    b) Trombose aguda de *stent*.
    c) Hemorragia retroperitoneal.
    d) Perfuração da artéria coronária.

71. Um homem de 65 anos com história de dor abdominal, náuseas, vômitos há 4 dias. O exame revela uma pressão arterial de 143/82 mmHg, pulso de 120 bpm, temperatura de 38,5°C, respiração de 16 rpm, dor abdominal no quadrante inferior esquerdo e descompressão brusca dolorosa. Leucócitos = 23.000/mcL, PCR = 150 mg/dL. Qual a hipótese diagnóstica mais provável e conduta?
    a) Diverticulite aguda complicada. Tomografia computadorizada (TC) abdominal e pélvica com contraste realçado.
    b) Diverticulite aguda não complicada. Antibiótico empírico e internação hospitalar.
    c) Diverticulite aguda complicada e sigmoidoscopia flexível.
    d) Diverticulite aguda não complicada e radiografia simples.

 GABARITO COMENTADO

1. **Resposta: b**

    O objetivo da imunossupressão, ao longo do tempo, é aumentar a sobrevida do enxerto e do paciente, evitando a rejeição, ao mesmo tempo que tentamos reduzir seus efeitos colaterais nefrotóxicos, cardiovasculares, infecciosos e neoplásicos. O fígado é relativamente privilegiado, estando menos sujeito aos ataques imunológicos quando comparado a outros órgãos. Os imunossupressores utilizados são os corticoides, inibidores da calcineurina, azatioprina e micofenolato.

    Os corticoides são potentes agentes anti-inflamatórios não específicos e inibem o recrutamento das células inflamatórias e a transcrição dos genes das citocinas, prevenindo o recrutamento dos linfócitos T. Os corticoides são muito efetivos na prevenção e no tratamento da rejeição aguda, porém sua administração em longo prazo está acompanhada de uma série de complicações como catarata, hipertensão, diabetes, síndrome de Cushing e obesidade. A infusão do corticoide é realizada pela via endovenosa, no pós-operatório imediato, e mantida, posteriormente, pela via oral até o 45° PO, até ser suspensa no final do terceiro mês.

    A calcineurina é uma enzima fundamental para a produção da IL-2 pelos linfócitos T, assumindo, desta forma, um papel importante para o recrutamento e ativação das células CD4. Entre os inibidores da calcineurina, podemos destacar as ciclosporinas e o tacrolimus. O controle das drogas é realizado pelo monitoramento dos níveis séricos, e seus principais efeitos colaterais incluem: nefrotoxicidade, hipertensão, tremores, cefaleia, hipercalcemia e hiperplasia gengival.

    A azatioprina atua por meio da inibição da síntese de DNA e, consequentemente, na proliferação e diferenciação dos linfócitos T em B. Ela possui uma pequena ação na resposta imune estabelecida, com melhor atividade na prevenção à rejeição. A principal toxicidade é o seu efeito supressor medular, podendo levar a leucopenia e plaquetopenia. Entre outros efeitos colaterais destaca-se a possibilidade de ocorrer pancreatite, hepatite e intolerância gastrointestinal e, atualmente, está sendo substituída pelo micofenolato.

O micofenolato é um inibidor seletivo da síntese de novo de purinas e replicação do DNA. Em comparação a azatioprina, ele tem maior eficácia sobre mecanismos de rejeição aguda celular, podendo levar à supressão da atividade da medula, à intolerância gastrointestinal e à teratogenicidade.

Em relação ao melhor esquema imunossupressor, a fim de obter melhores resultados e menor toxicidade, tem se optado pela utilização do tacrolimus no lugar da ciclosporina, micofenolato no local da azatioprina e consequente redução do uso de corticoide. Alguns centros de transplante utilizam o esquema duplo ou tríplice com inibidor da calcineurina, micofenolato e/ou corticoide. Nos pacientes que desenvolveram nefrotoxicidade em razão da utilização dos inibidores da calcineurina, uma boa opção é sua substituição e inclusão do micofenolato.

## Bibliografia

1. Charlton M, Levitsky J, Aqel B, O'Grady J, Hemibach J, Rinella M, et al. International Liver Transplantation Society Consensus Statement on Immunosuppression in Liver Transplant Recipients. Transplantation. 2018;102(5):727-43.

## 2. Resposta: a

A síndrome compartimental abdominal é definida como o decréscimo do fluxo sanguíneo aos órgãos abdominais, sendo secundário ao efeito da pressão nos sistemas respiratório, cardiovascular e nervoso central quando a pressão intra-abdominal (PIA) se eleva acima de um nível crítico. O aumento da PIA pode levar ao desenvolvimento de acidose metabó-

lica em virtude de redução do DC e isquemia tecidual intra e extra-abdominal (acidose láctica), ao comprometimento renal e ao hipermetabolismo com geração de ácidos não voláteis. Ocorre também o aumento e a amplificação da resposta inflamatória sistêmica (SRIS), o aumento da liberação de citocinas, a elevação dos níveis séricos de fator de necrose tumoral alfa (TNF-alfa) e interleucinas (IL-1 e IL-8). É possível que haja mudança na permeabilidade pulmonar com aumento da concentração de proteínas e de polimorfonucleares no lavado broncoalveolar, evidenciando lesão pulmonar significativa. No trato gastrointestinal ocorre diminuição do fluxo sanguíneo na mucosa e do pH intramucoso.

## Bibliografia

1. Montalvo-Jave EE, Espejel-Deloiza M, Chernitzky-Camaño J, Peña-Pérez CA, Rivero-Sigarroa E, Ortega-León LH. Abdominal compartment syndrome: current concepts and management. Rev Gastroenterol Mex. 2020;85(4):443-51.

## 3. Resposta: a

A peritonite terciária caracteriza-se por ser uma peritonite difusa sem a identificação de patógenos, com fungos ou com bactérias de baixa patogenicidade, na ausência de um foco infeccioso bem definido. Assim sendo, é uma disfunção imunológica com anormalidades da resposta imune mediada por células, da resposta imune fagocítica e do complemento. *S. epidermidis*, *P. aeruginosa*, *Candida* sp., enterococos. *Enterobacter* e *Acinetobacter* são colonizadores frequentes do trato gastrointestinal dos doentes críticos e frequentemente identificados na peritonite terciária.

## Bibliografia

1. Marques HS, Araújo GRL, da Silva FAF, de Brito BB, Versiani PVD, Caires JS, et al. Tertiary peritonitis: a disease that should not be ignored. World J Clin Cases. 2021;9(10):2160-9.

## 4. Resposta: a

É preocupante o potencial desenvolvimento do chamado "ciclo vicioso do sangramento". Esse ciclo de coagulopatia, após a exsanguinação, ocorre por vários mecanismos e pode levar à hipotermia e à acidose. Isso gera mais sangramento e uma espiral progressiva, podendo levar o paciente à morte. O controle de danos advoga a abreviação da laparotomia e outros procedimentos cirúrgicos, após o controle inicial do sangramento e da contaminação ter sido realizado. A reoperação programada também faz parte da estratégia cirúrgica. O tratamento envolve três tempos: 1) laparotomia abreviada com controle rápido da hemorragia e contaminação; as hemorragias provenientes das lesões esplênicas podem ser controladas por sutura do parênquima e os hematomas retroperitoniais podem exigir embolização e tamponamento por compressas; 2) reanimação em UTI com a reposição de fluidos, hemoderivados, corrigindo-se, assim, coagulopatia, acidose e hipotermia. Assim que houver estabilização do quadro, o próximo tempo será realizado; e 3) reoperação programada com tratamento de todas as lesões, retirada de compressas e síntese da parede.

Duas situações merecem destaque em relação a reoperações não programadas: o sangramento persistente (principal causa), provavelmente decorrente da falha de identificação de foco hemorrágico ativo durante a laparotomia abreviada, e a síndrome compartimental abdominal.

### Bibliografia

1. Keller M, Magunia H. Perioperative Gerinnungsstörungen: Diagnostik und Therapie [Perioperative Bleeding Disorders: Diagnostics and Treatment]. Anasthesiol Intensivmed Notfallmed Schmerzther. 2019;54(6):386-401.

## 5. Resposta: a

A classificação de Child-Pugh inclui os seguintes parâmetros: ascite, níveis de bilirrubina e albumina, tempo de protrombina e a presença de encefalopatia. Conforme os parâmetros, são atribuídos pontos que variam de 1 a 3, e de acordo com o somatório dos parâmetros, podemos classificar o paciente em A (1 a 6 pontos), B (7 a 9 pontos) e C (10 a 15 pontos).

Parâmetros da classificação de Child-Pugh

| Parâmetros | 1 | 2 | 3 |
|---|---|---|---|
| Ascite | Ausente | Leve | Moderada |
| Bilirrubina | < 2 | 2-3 | > 3 |
| Albumina | > 3,5 | 2,8-3,5 | < 2,8 |
| Tempo de protrombina | 1-3 | 4-6 | > 6 |
| Encefalopatia | Ausente | Grau I-II | Grau III-IV |

### Bibliografia

1. Tsoris A, Marlar CA. Use of the child pugh score in liver disease. Treasure Island: StatPearls; 2021.

## 6. Resposta: b

O tratamento inicial da hemorragia digestiva alta, independentemente da etiologia, deve priorizar, inicialmente, as alterações volêmicas e cardiorrespiratórias. A endoscopia pode ser realizada em um período de até seis horas, após o diagnóstico sem perda da acurácia e/ou da possibilidade terapêutica. Na presença de hipotensão, é necessária a punção de acessos periféricos calibrosos e iniciar a infusão de fluidos (cristaloides ou coloides). Os valores iniciais de Hb e Ht podem permanecer normais, apesar do sangramento, por até duas horas. A transfusão de sangue e derivados deve ser evitada quando possível. A passagem de sonda gástrica não está contraindicada e pode auxiliar na descompressão gástrica e na observação de sangramento.

## Bibliografia

1. Kamboj AK, Hoversten P, Leggett CL. Upper gastrointestinal bleeding: etiologies and management. Mayo Clin Proc. 2019;94(4):697-703.

### 7. Resposta: b

A síndrome compartimental abdominal é definida como o decréscimo do fluxo sanguíneo aos órgãos abdominais, secundário ao efeito de pressão nos sistemas respiratório, cardiovascular e sistema nervoso central quando a pressão intra-abdominal se eleva acima de um nível crítico. A medida da pressão intra-abdominal é obtida pela inserção de um cateter intraperitoneal ligado a um manômetro ou transdutor. Na clínica diária, a medida indireta é possível pela inserção de uma sonda urinária na bexiga, um cateter no estômago ou na veia cava inferior. Ela pode ser dividida em primária, quando for originada de doença abdominopélvica (pancreatite, ascite, hemoperitônio, pós-operatório...) ou secundária, sem patologia inicial abdominopélvica (ressuscitação volêmica, grande queimado, sepse...). A hipertensão abdominal (HIA) é diagnosticada quando a pressão intra-abdominal for maior que 12 mmHg. Utilizamos a graduação de Burch modificada para estratificarmos a PIA:

### Graduação de Burch modificada

| Grau I:<br>PIA 12-15 mmHg | Grau II:<br>PIA 16-20 mmHg |
|---|---|
| Grau III:<br>PIA 21-25 mmHg | Grau IV:<br>PIA > 25 mmHg |

A síndrome compartimental abdominal pode ser definida pela medida de PIA > 20 mmHg, associada à presença de nova disfunção ou falência orgânica.

### Bibliografia

1. Montalvo-Jave EE, Espejel-Deloiza M, Chernitzky-Camaño J, Peña-Pérez CA, Rivero-Sigarroa E, Ortega-León LH. Abdominal compartment syndrome: current concepts and management. Rev Gastroenterol Mex. 2020;85(4):443-51.

### 8. Resposta: d

Em geral, os cuidados pós-operatórios de pacientes bariátricos assemelham-se aos que sucedem a procedimentos abdominais padronizados, como antibioticoterapia profilática, monitorização cuidadosa dos sinais vitais, equilíbrio hidroeletrolítico e controle glicêmico. As primeiras 24 horas são particularmente críticas em razão da possibilidade de uma deiscência ou infecção intra-abdominal. O intensivista deve ficar atento a sinais como taquicardia e febre. Todos os procedimentos bariátricos apresentam taxas de falha, variando de 5 a 10% para as derivações gástricas e gastroplastias com enfaixamento. A maioria das falhas se deve por linhas de grampos defeituosas, estenose de saída gástrica, bolsas gástricas distendidas ou gastrojejunais dilatadas. A mortalidade é menor que 3%, e, quando presente, se deve à peritonite. A morbidade global também é baixa, sendo inferior a 3%. As complicações precoces mais comuns são TEP e TVP, deiscência da anastomose e os abscessos incisionais, que são mais frequentes em diabéticos e se apresentam como abaulamentos avermelhados que podem drenar espontaneamente ou necessitam de pequenas incisões. Entre as complicações tardias, pode-se destacar a síndrome de Wernicke-Korsakoff e outras neuropatias, decorrentes da falha de ingestão de complexos vitamínicos e minerais; dor abdominal; vômitos recorrentes e problemas psicológicos que necessitam de acompanhamento especializado. A trombose venosa profunda e a embolia pulmonar são as complicações precoces mais graves no pós-operatório.

## Bibliografia

1. Bazurro S, Ball L, Pelosi P. Perioperative management of obese patient. Curr Opin Crit Care. 2018;24(6):560-7.

## 9. Resposta: c

As coagulopatias são frequentemente encontradas em pacientes críticos e podem ser hereditárias ou adquiridas. As hereditárias, em geral, decorrem da ausência ou diminuição de um único pró-coagulante, como normalmente ocorrem nas hemofilias, e, nesses casos, o tratamento objetiva manter a concentração plasmática de determinado fator em níveis normais. As coagulopatias adquiridas podem ser causadas por medicações como a heparina e anticoagulantes orais, CIVD, deficiência de vitamina K, hemotransfusão maciça e disfunção plaquetária medicamentosa. A integridade vascular, a função plaquetária normal e a presença dos fatores de coagulação são elementos essenciais para que os mecanismos de coagulação sejam efetivos.

No início dos estudos da fisiologia da coagulação, dividia-se a cascata de coagulação em vias extrínseca e intrínseca, tendo como ponto central a ativação do fator X. Atualmente, sabemos que o complexo formado entre a tromboplastina tecidual e o fator VII podem ativar tanto o fator IX da via intrínseca quanto o fator X que atua nas duas vias. Desse modo, o fenômeno fisiopatológico inicial do distúrbio de coagulação é a redução do fator VII (via extrínseca) que laboratorialmente se traduz por aumento do TP.

## Bibliografia

1. Iba T, Levy JH, Raj A, Warkentin TE. Advance in the management of sepsis-induced coagulopathy and disseminated intravascular coagulation. J Clin Med. 2019;8(5):728.

## 10. Resposta: e

A pancreatite aguda é definida como o processo inflamatório e não infeccioso do tecido pancreático com acometimento variável dos órgãos adjacentes e a distância, cuja gênese resulta do escape de enzimas pancreáticas ativadas das células acinares para os tecidos, acarretando sua autodigestão. Patologicamente, pode-se apresentar sob a forma edematosa ou necrosante. São inúmeras as causas associadas à pancreatite aguda. O alcoolismo e a litíase biliar são as mais frequentes, somando mais de 70% dos casos.

A dificuldade em prever o curso da pancreatite aguda motivou a elaboração de diversos estudos com o intuito de predizer a evolução da doença e, assim, guiar melhor a conduta terapêutica, estimando o tempo de internação do paciente. Existem critérios clínico-laboratoriais inespecíficos: Ranson, Glasgow simplificado, Apache II e critérios tomográficos: Balthazar.

## Bibliografia

1. Zhou H, Mei X, He X, Lan T, Guo S. Severity stratification and prognostic prediction of patients with acute pancreatitis at early phase: a retrospective study. Medicine (Baltimore). 2019; 98(16):e15275.

## 11. Resposta: a

A insuficiência hepática aguda (IHAG) é uma condição clínica que, embora incomum, possui mortalidade estimada em 80% em um intervalo de dias a semanas. Costuma evoluir rapidamente, destacando-se o aparecimento da encefalopatia hepática, alterações na coagulação e síndrome hepatorrenal. As principais causas de óbito em IHAG são o edema cerebral, as complicações infecciosas e a insuficiência de múltiplos órgãos. A classificação de IHAG baseia-se no intervalo de tempo decorrido entre o início da icterícia e

## Critérios de Glasgow

| IMRIE (etiologia alcoólica ou outra) | Osborne (etiologia biliar) |
|---|---|
| Idade > 55 anos<br>Albumina < 32 g/L<br>GB > 15.000 mm³<br>LDH > 600 U/L<br>AST ou ALT > 100 U/L<br>Glicemia > 10 mmol/L<br>Cálcio < 2 mmol/L<br>Ureia > 16 mmol/L<br>PaO₂ < 60 mmHg | Albumina < 32 g/L<br>GB > 15.000 mm³<br>LDH > 600 U/L<br>AST ou ALT > 200 U/L<br>Glicemia > 10 mmol/L<br>Cálcio < 2 mmol/L<br>Ureia > 16 mmol/L<br>PaO₂ < 60 mmHg |

Fonte: adaptada de Pereira e Henriques, 2006.

## Critérios de Ranson

| | Etiologia alcoólica ou outra | Etiologia biliar |
|---|---|---|
| Na admissão | Idade > 55 anos<br>GB > 16.000/mm³<br>LDH > 350 U/L<br>AST > 250 U/L<br>Glicemia > 200 mg/dL | Idade > 55 anos<br>GB > 18.000/mm³<br>LDH > 400 U/L<br>AST > 250 U/L<br>Glicemia > 220 mg/dL |
| Às 48 horas | Queda do hematócrito > 10%<br>Elevação da ureia > 5 mg/dL<br>Cálcio < 8 mg/dL<br>PaO₂ < 60 mmHg<br>Déficit de bases > 4 mEq/L<br>Perda de líquidos > 6L | Queda do hematócrito > 10%<br>Elevação da ureia > 2 mg/dL<br>Cálcio < 8 mg/dL<br>PaO₂ < 60 mmHg<br>Déficit de bases > 5 mEq/L<br>Perda de líquidos > 4L |
| | Cada item vale 1 ponto (0 a 11 pontos).<br>Pancreatite grave a partir dos 3 pontos, inclusive. | |

Fonte: adaptada de Ranson et al., 1974 e 1982.

## Critérios de Balthazar

| Grau | Pontos | Índice de gravidade por tomografia computadorizada | | |
|---|---|---|---|---|
| A. Pâncreas normal | 0 | Índice | Morbilidade | Mortalidade |
| B. Pâncreas aumentado | 1 | 0-3 | 8% | 3% |
| C. Inflamação do pâncreas ou gordura peripancreática | 2 | 4-6 | 35% | 6% |
| D. Coleção única peripancreática | 3 | 7-10 | 92% | 17% |
| E. Duas ou mais coleções e/ou presença de ar retroperitoneal | 4 | | | |
| **Necrose** | | | | |
| Sem necrose | 0 | | | |
| Necrose < 30% | 5 | | | |
| Necrose de 30% a 50% | 4 | | | |
| Necrose > 50% | 6 | | | |
| Índice: somas de pontos, grau + necrose | | | | |

Fonte: adaptada de Balthazar, 1989.

o aparecimento da encefalopatia hepática: 0 a 7 dias ocorre a insuficiência hepática hieperaguda; 8 a 28 dias, a insuficiência hepática aguda, e de 29 a 72 dias, a insuficiência hepática subaguda. Várias são as etiologias associadas à IHAG, destacando-se as causas virais e tóxicas. O tratamento requer suporte intensivo em razão das possíveis complicações, como, por exemplo, as encefalopatias, as coagulopatias, os distúrbios hidroeletrolíticos e acidobásicos, a insuficiência renal, a sepse e o edema cerebral.

O tratamento inclui ajustes nutricionais com adequação do aporte de aminoácidos, lípides, glicose e elementos essenciais, correto balanço hidroeletrolítico, monitorização frequente da glicemia e na administração de fluidos. Os acometimentos comuns são a hiponatremia, a hipocalcemia e a hipofosfatemia. Já a maior causa de mortalidade é a infecção, e, no caso de suspeita clínica, deve ser utilizada a antibioticoterapia de amplo espectro.

A insuficiência renal aguda, quando presente, tende a ter grave prognóstico, sendo que o transplante renal pode postergar o transplante hepático. A coagulopatia surge com a deficiência nos fatores II, V, VII, IX e X e a correção com plasma por vezes se torna necessária.

A avaliação neurológica precisa ser realizada a cada 4 horas e o uso de sedativos deve ser evitado. A encefalopatia necessita da abordagem que inclua cuidados básicos, como a passagem de sonda nasoenteral e via aérea definitiva quando atinge graus III e IV. A remoção do conteúdo fecal com enemas e lactulose deve ser administrada na dose de, no máximo, 50 mL a cada 2 horas até a primeira evacuação, em um número de até 2 a 4 evacuações por dia. O flumazenil só deve ser administrado em caso de encefalopatia hepática, na dose de 2 mg, EV, em 5 min.,

seguidos de 0,2 a 0,4 mg/h por 24 horas. No caso de agitação, a administração de propofol é recomendada, visto que esse fármaco sofre menor influência da função hepática para sua metabolização e excreção.

O edema cerebral é uma complicação comum da falha hepática aguda, ocorrendo em 80% dos pacientes com coma, sendo recomendada a monitorização da PIC a esses pacientes. O transplante de fígado consiste no melhor tratamento dos pacientes com IHAG, com taxas de sobrevivência de até 60%.

### Bibliografia
1. Stravitz RT, Lee WM. Acute liver failure. Lancet. 2019;394(10201):869-81.

## 12. Resposta: d

É possível considerar a insuficiência hepática aguda naqueles pacientes com evidência de coagulopatia, geralmente INR ≥ 1,5 e qualquer grau de alteração mental (encefalopatia) em pacientes sem cirrose preexistente e com duração da doença < 26 semanas. De acordo com O'Grady, a insuficiência hepática hiperaguda se desenvolve em um tempo menor que 8 dias, acompanhada de icterícia e encefalopatia.

### Bibliografia
1. Montrief T, Koyfman A, Long B. Acute liver failure: a review for emergency physicians. Am J Emerg Med. 2019;37(2):329-37.

## 13. Resposta: d

A síndrome hepatorrenal é um quadro de insuficiência renal oligúrica que ocorre em pacientes com insuficiência hepática avançada e sem presença de evidências clínicas, laboratoriais ou histopatológicas de insuficiência renal conhecida. Essa síndrome pode ser considerada um marcador de mal prognóstico no paciente cirrótico e ocorre habitualmente em pacientes com insuficiência hepática aguda ou crônica, portadores de ascite e hipertensão porta. O diagnóstico de SHR é de exclusão. O mecanismo fisiopatológico é a hipoperfusão renal, gerada pela associação entre a vasodilatação sistêmica que ocorre no cirrótico (mediado pelo oxido nítrico) e a vasoconstrição renal devido a mecanismos neuro-hormonais compensatórios. A redução do volume circulante ativa o sistema renina-angiotensina-aldosterona e SNA simpático com retenção de sódio e água. Embora os estudos com a administração de albumina, vasoconstritores e N-acetilcisteína sejam promissores, a literatura precisa de mais dados. A hiponatremia dilucional decorre da diminuição da capacidade renal de excretar água livre, seguida da retenção de sódio. A patogênese é complexa, envolvendo vários fatores, incluindo aporte reduzido de filtrado aos néfrons e secreção de ADH.

## Bibliografias

1. Mansour D, McPherson S. Management of decompensated cirrhosis. Clin Med (Lond). 2018; 18(Suppl 2):s60-s65.

## 14. Respostas: b

A pericardiocentese consiste na introdução de uma agulha no espaço pericárdico para a remoção de líquido. O procedimento está indicado para o alívio do tamponamento pericárdico ou para obtenção de uma amostra de líquidos com propósitos diagnósticos. Nos pacientes estáveis, devemos puncionar acessos calibrosos que permitam a infusão rápida de cristaloides e monitorar constantemente a pressão arterial. Os pacientes que apresentam instabilidade hemodinâmica devem ser submetidos à toracotomia de emergência. O Rx de tórax, a ecocardiografia e a tomografia de tórax podem auxiliar no diagnóstico e no tratamento das lesões. A via subxifoide é a de escolha, sendo necessária a introdução de uma agulha longa e calibrosa, em um ângulo de 45° com a pele, devendo ser direcionada para a ponta da escápula, aspirando-se frequentemente até identificar a drenagem do líquido pericárdico. O ecocardiograma torna o procedimento mais seguro.

## Bibliografia

1. Sinnaeve PR, Adriaenssens T. A contemporary look at pericardiocentesis. Trends Cardiovasc Med. 2019;29(7):375-83.

## 15. Resposta: b

A doença ulcerosa péptica é a maior causa de HDA, porém casuísticas recentes demonstraram a diminuição de sua incidência de 46% para 38% no estudo da American Society of Gastrointestinal Endoscopy. Essa diminuição pode estar associada ao tratamento com bomba de prótons, com maior eficácia para o controle da doença péptica. O paciente manifestará sintomas relacionados de acordo com o grau de perda sanguínea, que pode ser autolimitada, moderada ou maciça. Os sinais e sintomas de choque poderão se instalar rapidamente e, em geral, os sangramentos decorrentes de HDA são maiores em comparação aos da HDB. Na maioria dos estudos publicados, a incidência e a mortalidade da HDB foram sempre inferiores àquelas identificadas na HDA. Com o desenvolvimento de novas técnicas cirúrgicas, com a utilização de novas medicações (vasopressina, terlipressina, octeotrida...), angiografia e endoscopia, observou-se a diminuição da mortalidade decorrente do sangramento.

## Bibliografia

1. Kamboj AK, Hoversten P, Leggett CL. Upper gastrointestinal bleeding: etiologies and management. Mayo Clin Proc. 2019;94(4):697-703.

## 16. Resposta: e

O tratamento da HDA tem como objetivo manter a perfusão e a oferta de oxigênio tecidual com reposição volêmica agressiva e, se necessária, a transfusão. Inicialmente podemos considerar a necessidade de passagem de sonda nasogástrica e a lavagem gástrica, para avaliar atividade e volume de sangramento e facilitar a realização de endoscopia; ressuscitação volêmica com cristaloides (considerar a utilização criteriosa de hemoderivados), monitorização rigorosa de pressão arterial, débito urinário, pressão venosa central e nível de consciência. Em um segundo momento, dá-se início a medidas específicas para o controle da hemorragia, considerando a etiologia, o local e a quantidade de sangramento.

## Bibliografia

1. Kamboj AK, Hoversten P, Leggett CL. Upper gastrointestinal bleeding: etiologies and management. Mayo Clin Proc. 2019;94(4):697-703.

## 17. Resposta: e

O edema cerebral é um achado frequente nos quadros de insuficiência fulminante e incomum nos casos subfulminantes e está presente quando a pressão intracraniana excede 30 mmHg. É importante lembrar que não há correlação entre o aumento da PIC com achados clínicos e, por isso, a melhor forma de diagnosticar e tratar essa complicação é a monitorização da PIC.

O edema cerebral se desenvolve em pacientes que apresentam encefalopatia graus 3 e 4 e, notadamente, nos pacientes que aguardam transplante hepático. O edema cerebral desenvolve-se em 70 a 80% dos pacientes com EH grau 4, sendo a principal causa de morte. Há uma ruptura na barreira hematoencefálica com acúmulo de substâncias de baixo peso molecular, associada à autorregulação do fluxo sanguíneo cerebral. Valores de PIC acima de 30 mmHg devem ser tratados com elevação da cabeceira a 30° a 40° hiperventilação, manitol e sedação. A administração de corticosteroides não demonstrou benefício no tratamento e os anticonvulivantes devem ser reservados à atividade convulsiva. O emprego de tiopental e fenobarbital tem sido utilizado para diminuir a atividade cerebral e limitar a lesão. Recomenda-se a manutenção da PPC em níveis acima de 50 mmHg.

## Bibliografia

1. Weissenborn K. Hepatic encephalopathy: definition, clinical grading and diagnostic principles. drugs. 2019;79(Suppl 1):5-9.

## 18. Resposta: d

O megacólon tóxico é uma complicação grave de doença inflamatória intestinal (DII) ou colite infecciosa caracterizada por dilatação colônica segmentar ou total maior que 6 cm, não obstrutiva, associada a sinais de toxicidade, e sua incidência varia de 5 a 7%. O megacólon tóxico é mais conhecido como complicação da DII, tanto da retocolite quanto da doença de Crohn, mas também pode ser uma complicação de colites infecciosas de diversas etiologias. Os pacientes com DII apresentam maior risco de desenvolver essa complicação na fase inicial da doença. Já os fatores desencadeantes e predisponentes identificados incluem hipocalemia, uso de opioides, anticolinérgicos, loperamida, sementes de *psyllium* e antidepressivos. O enema baritado ou a colonoscopia também são citados. A suspensão ou redução abrupta de corticosteroides, sulfassalazina ou mesalazina pode contribuir para o desenvolvimento do megacólon tóxico.

## Bibliografia

1. Gajendran M, Loganathan P, Jimenez G, Catinella AP, Ng N, Umapathy C, et al. A comprehensive review and update on ulcerative colitis. Dis Mon. 2019;65(12):100851.

## 19. Resposta: e

A síndrome compartimental abdominal é definida pela presença da elevação gradual e consistente da PIA acima de 20 mmHg por três mensurações realizadas com intervalos de 4 a 6 horas, com PIA > 20 mmHg na presença de pelo menos uma nova disfunção orgânica. A pressão de perfusão abdominal pode ser inferior ou não a 60 mmHg.

### Bibliografia

1. Montalvo-Jave EE, Espejel-Deloiza M, Chernitzky-Camaño J, Peña-Pérez CA, Rivero-Sigarroa E, Ortega-León LH. Abdominal compartment syndrome: current concepts and management. Rev Gastroenterol Mex. 2020;85(4):443-51.

## 20. Resposta: a

A monitorização hemodinâmica deve incluir uma linha arterial, um acesso venoso central, uma sonda vesical de demora, uma oximetria de pulso, uma cardioscopia, uma avaliação clínica periódica e avaliação radiológica. Nos pacientes com doença cardiopulmonar prévia ou naqueles que apresentaram instabilidade significativa no intraoperatório, é possível utilizar métodos de monitorização invasiva como o CAP. O fígado transplantado é capaz de metabolizar os anestésicos logo após o término da operação. Desta forma, o paciente pode despertar da anestesia dentro de 6 a 8 horas da cirurgia. Entretanto, a recuperação anestésica pode ser retardada se houver disfunção no enxerto ou naqueles doentes que apresentaram intensa encefalopatia no pré-operatório. Os imunossupressores normalmente são iniciados durante o transplante no centro cirúrgico e suas doses são incrementadas nos dias subsequentes. O uso de sedativos e analgésicos com ação prolongada deve ser evitado a fim de postergar o desmame ventilatório. A antibioticoprofilaxia deve ser iniciada na indução anestésica e mantida por 48 a 72 horas, variando de acordo com protocolos de cada instituição, e normalmente se utiliza uma cefalosporina de terceira geração associada à ampicilina. A profilaxia de lesão aguda de mucosa gástrica deve ser realizada em todos os pacientes.

### Bibliografia

1. Barjaktarevic I, Cortes Lopez R, Steadman R, Wray C, Qadir N, Chang SY, et al. Perioperative considerations in liver transplantation. Semin Respir Crit Care Med. 2018;39(5):609-24.

## 21. Resposta: d

Recentemente, modificaram-se os critérios de alocação de transplante hepático (vide Portaria 1.160, de 29/05/2006, no anexo VII). Foi adotado um modelo matemático denominado MELD (*model for end-stage liver disease*), que se baseia em valores de exames laboratoriais (INR, bilirrubina total e creatinina).

### Bibliografia

1. Barjaktarevic I, Cortes Lopez R, Steadman R, Wray C, Qadir N, Chang SY, et al. Perioperative considerations in liver transplantation. Semin Respir Crit Care Med. 2018;39(5):609-24.

## 22. Resposta: d

A glutamina é um aminoácido não essencial, que, em situações de estresse catabólico, apresenta um consumo superior à sua síntese. É uma fonte importante de energia para enterócitos, células imunológicas e tecido de rápido crescimento, tendo um efeito protetor intestinal. A sua utilização não está isenta de riscos, que podem incluir elevação de enzimas hepáticas, de amônia e escórias nitrogenadas. A isquemia cerebral corresponde ao principal fator prognóstico neurológico tardio do paciente, sendo originada do edema cerebral e da hipertensão intracraniana, e um fator contribuinte para o desenvolvimento do edema é aumento de fluxo sanguíneo cerebral. O propofol é considerado a droga de escolha para a sedação nos pacientes entubados (EH graus III e IV), e na presença de instabilidade hemodinâmica, deve ser substituído pelo midazolam. Essas alterações são frequentemente encontradas na IHAG, sendo caracterizadas pela redução da resistência vascular sistêmica e hipotensão, com aumento compensatório do DC (circulação hiperdinâmica). Embora o transporte de oxigênio aos tecidos seja adequado, a extração e o consumo tissulares se encontram reduzidos, resultando em hipóxia tecidual e acidose láctica. O manejo inicial deve priorizar a otimização do volume circulante, através da infusão de cristaloides ou coloides. Drogas vasopressoras podem ser necessárias a fim de aumentar a RVS nas situações de hipotensão resistente e de baixo débito urinário. Todos os pacientes que exibem alteração do *status* neurológico devem ser submetidos à TC de crânio, a fim de descartar outras causas que justifiquem o quadro. Embora a TC de crânio revele a existência de edema cerebral nos pacientes com EH avançadas (graus III e IV), a ausência de evidências radiológicas do edema não afasta a possibilidade de ocorrência de HIC.

## Bibliografia

1. Weissenborn K. Hepatic encephalopathy: definition, clinical grading and diagnostic principles. Drugs. 2019;79(Suppl 1):5-9.

## 23. Resposta: e

O tratamento de escolha para colite pseudomenbranosa é o metronidazol por via oral, no entanto, em casos de doença refratária, podemos optar pela vancomicina, por via oral. A colectomia subtotal com ileostomia está indicada apenas nos casos em que ocorrem peritonite, bacteremia refratária à antibioticoterapia, idosos com leucocitose (> 20.000) e/ou acidose lática e inflamação pericolônica progressiva com edema de alças.

## Bibliografia

1. Sartelli M, Di Bella S, McFarland LV, Khanna S, Furuya-Kanamori L, Abuzeid N, et al. 2019 update of the WSES guidelines for management of Clostridioides (Clostridium) difficile infection in surgical patients. World J Emerg Surg. 2019;14:8.

## 24. Resposta: c

A avaliação clínica da pancreatite aguda apresenta baixa sensibilidade, apesar de boa especificidade. Os sinais clínicos de insuficiência orgânica, como choque, insuficiências respiratória e renal, coagulação intravascular disseminada e sangramento gastrointestinal, ou de complicações locais, como necrose, abscesso ou pseudocisto, são indicativos de pancreatite aguda grave. Uma lista de 11 variáveis (5 na admissão e 6 nas primeiras 48 horas), também conhecidas como critérios de Ranson, tem sido utilizada para predizer a gravidade da pancreatite. Pacientes com menos de três critérios são considerados leves e com três ou mais são considerados graves. Para simplificar a estratificação de risco, a lista de Ranson sofreu uma redução de 11 para 8 critérios, constituindo a estratificação de Glasgow. Ambas as listas apresentam uma desvantagem, que é a necessidade de 48 horas para completar a avaliação. O APACHE II se baseia em 12 variáveis fisiológicas, idade, história de disfunção orgânica e tem como vantagem a possibilidade de ser calculado no momento da admissão do paciente. A pancreatite grave pode ser definida pelo APACHE II ≥ 8.

## Bibliografia

1. James TW, Crockett SD. Management of acute pancreatitis in the first 72 hours. Curr Opin Gastroenterol. 2018;34(5):330-5.

## 25. Resposta: d

A tuberculose abdominal cursa com sintomas bastante inespecíficos. Em uma série de 49 pacientes com tuberculose abdominal por Sinan et al., os principais sintomas foram: febre (75%), dor abdominal (65%) e perda de peso (36%). O comprometimento pulmonar na radiografia de tórax pode auxiliar no raciocínio diagnóstico, apesar de estar ausente em até 50-60% dos casos.

Não há, na questão, nenhuma descrição de estigmas hepáticos ou alterações específicas do fígado. Não há descrição de hepatoesplenomegalia. Sabe-se que, na presença de ascite, um gradiente acima de 1,1 g/L na concentração de albumina sérica/ascítica é um indicador muito preciso de hipertensão portal.

Fica mais provável pela descrição a tuberculose abdominal. A forma mais prevalente de tuberculose abdominal é a peritoneal.

O principal diagnóstico diferencial da tuberculose peritoneal é carcinomatose peritoneal. A citologia do fluido ascítico deve ser sempre realizada para procurar células neoplásicas indicando a existência de ascites carcinomatosas, que é o principal diagnóstico diferencial da TP.

A determinação da atividade de adenosina-desaminase em ascites (ADA) tem sido avaliada em vários estudos. Vários limiares já foram propostos para o diagnóstico de TP variando de 27 U/L em alguns estudos até 40 U/L. O aumento da adenosina-desaminase pode ser o resultado de ativação de células T em resposta a antígenos micobacterianos. Este teste tem uma sensibilidade de 96-100%, uma especificidade de 98%, valor preditivo positivo de 95% e um valor preditivo negativo de 97-98%.

O câncer primário no peritônio é considerado raro, acometendo algo em torno de quatro ou cinco pessoas numa população de 100 mil. Seus fatores de risco ainda não são muito bem conhecidos e a doença não apresenta sintomas específicos.

No entanto, o câncer de peritônio primário é mais comum em mulheres do que em homens. Mulheres com risco de câncer de ovário têm um risco aumentado para câncer de peritônio. Isto é ainda mais provável se houver o fator genético. A idade avançada é outro fator de risco para o câncer de peritônio.

### Bibliografia

1. Sinan T, Sheikh M, Ramadan S, Sahwney S, Behbehani A. CT features in abdominal tuberculosis: 20 years experience. BMC Med Imaging. 2002;2:3.
2. Voigt MD, Kalvaria I, Trey C, Berman P, Lombard C, Kirsch RE. Diagnostic value ofascites deaminase in tuberculous peritonitis. Lancet. 1989;1:751-4
3. Hillebrand DJ, Runyon BA, Yasmineh WG, Rynders GP. Ascitic fluid adenosine deaminase insensitivity in detecting tuberculous peritonitis in the United States. Hepatology. 1996;24:1408-12.

## 26. Resposta: c

Neste tipo de abdome agudo, a dor é em cólica e difusa em todo o abdome. Além da cólica, o paciente apresenta distensão abdominal, que é mais intensa quanto mais distal for a obstrução no trato digestivo. Apresenta, ainda, parada de eliminação de gases e fezes, náuseas e vômitos consequentes à obstrução. Pode-se classificar o abdome agudo obstrutivo em alto ou baixo, e a caracterização desses tipos é feita pelos aspectos clínicos do paciente e não exatamente pelo local da obstrução. Assim, na obstrução alta, as náuseas e os vômitos precedem a parada de eliminação de gases e fezes, pois o paciente continua a eliminar o conteúdo intestinal a jusante do obstáculo. Já na obstrução baixa, a parada de eliminação de gases e fezes precede os vômitos, pois esses só acontecem quando todo o intestino delgado a montante da obstrução estiver distendido. A distensão abdominal é maior quanto mais baixo for o bloqueio. Quanto à distensão, ela pode ser simétrica ou assimétrica. Na obstrução do colo esquerdo, se a válvula ileocecal for continente, teremos a distensão somente do colo, determinando um abaulamento assimétrico do abdome. Se, no entanto, a válvula ileocecal for incontinente, a distensão será universal e, portanto, o abaulamento abdominal será simétrico. O abdome agudo obstrutivo pode ser, ainda, complicado ou não complicado, na dependência de a obstrução ter determinado (ou não) isquemia e/ou perfuração de víscera intraperitoneal.

## Bibliografia

1. Natesan S, Lee J, Volkamer H, Thoureen T. Evidence-based medicine approach to abdominal pain. Emerg Med Clin North Am. 2016;34(2):165-90.
2. Marsaudon E, Berthy J, Gautreault A, Mamoune S, Boucekkine R. Acute abdominal pain. Rev Med Interne. 2018;39(10):827-8.

27. **Resposta: c**

Casos graves complicados de *Clostridium difficile*.

Correspondem a cerca de 3 a 8% dos pacientes com infecção pelo *Clostridium difficile* (CD).

As complicações das formas graves incluem desidratação ou distúrbios eletrolíticos, hipoalbuminemia menor que 2,5g/L, perfuração intestinal, megacólon tóxico, sepse, síndrome de reação inflamatória sistêmica, insuficiência renal, íleo paralítico, isquemia do cólon e óbito. Nesta forma a letalidade chega a 50%. Dor abdominal intensa espontânea ou à palpação; diarreia profusa que, entretanto, pode faltar na perfuração, no megacólon tóxico e no íleo paralítico; diminuição ou ausência de ruídos hidroaéreos; distensão e hipertonia abdominal nos casos de perfuração intestinal.

A vancomicina é considerada a primeira opção para a apresentação clínica grave da (CD). As formas graves complicadas devem ser tratadas com vancomicina, 500 mg, via oral, a cada seis horas, por 10 a 14 dias, associada ao metronidazol, 500 mg, EV, três vezes ao dia, por 10 a 14 dias.

Nos casos em que a via oral está impedida ou prejudicada, a vancomicina pode ser ministrada sob a forma de enema de retenção – 500 mg diluídos em 100 a 500 mL de soro fisiológico, a cada seis horas, por cateter colônico ou por sonda nasogástrica.

## Bibliografia

1. Vuotto C, Donelli G, Buckley A, Chilton C. Clostridium difficile biofilm. Adv Exp Med Biol. 2018;1050:97-115.
2. Weese JS, Mshelbwala PP, Lohr F. Clostridium difficile shedding by healthy dogs in Nigeria and Malawi. Zoonoses Public Health. 2019;66(6):618-21.

28. **Resposta: b**

O paciente tem uma diarreia aguda que é a passagem de quantidade acima do normal de fezes amolecidas associada ao aumento do número de evacuações por menos que 14 dias. As causas das diarreias agudas podem ser agrupadas em quatro categorias principais: bacterianas, virais, parasitárias e não infecciosas.

A presença de sangue nas fezes não parece se justificar pela alteração do coagulograma, mesmo porque a anemia não é tão significativa.

O paciente parece ter um quadro infeccioso entérico.

O paciente da questão possui critérios para solicitação de exame laboratorial (coprocultura). A presença de pelo menos um dos "sinais de alarme" expostos a seguir justifica a solicitação de exames laboratoriais:

- Desidratação grave e/ou repercussões sistêmicas (taquicardia, hipotensão ortostática, redução da diurese, letargia).
- Idade maior ou igual a 70 anos.
- Diarreia por mais de três ou sete dias (apesar de adequadamente tratada).
- Sangue/muco nas fezes.
- Imunossupressão (por droga/HIV).
- Dor abdominal em paciente com mais de 50 anos.
- Temperatura axilar maior ou igual a 38,5°C.
- Mais de seis a 10 evacuações/dia.
- Diarreia do viajante (se cursar com disenteria).
- Diarreias nosocomiais e/ou institucionais

Na abordagem terapêutica, a principal medida a ser instituída é a terapia de reidratação. Convém ressaltar que é de fundamental importância que os antidiarreicos (por exemplo, a loperamida) não sejam administrados nos casos de diarreia com sangue ou na suspeita de infecção por *E. coli*, sob risco de desenvolvimento de complicações, como o megacólon tóxico e a síndrome hemolítico-urêmica.

Os antibióticos devem ser indicados para pacientes que cursem com: seis a 10 evacuações diárias; diarreia com sangue, muco ou pus; pesquisa de polimorfonucleares positiva nas fezes; presença de dor abdominal significativa; repercussões sistêmicas e/ou instabilidade hemodinâmica; sintomas há mais de 48 horas; diarreia dos viajantes.

Não há fatores de risco, a princípio no paciente da questão para pensarmos em diarreia por *Clostridium difficile*.

### 29. Resposta: a

Na doença de Crohn, estomatites, diarreia, dor no abdômen, perda de peso e febre são características mais comuns. A inflamação do intestino delgado (principalmente do íleo terminal, em 80% dos casos) e do intestino grosso (colite) provoca diarreia com ou sem muco (secreção) e/ou sangue nas fezes. O diagnóstico A colonoscopia com biópsia e avaliação do íleo terminal é o melhor recurso para o diagnóstico da doença. O exame histopatológico do material colhido na biópsia pode confirmar a suspeita. A tomografia computadorizada do abdome pode ser útil na identificação de fístulas entre alças intestinais e outras alterações. Outros exames como radiografias do abdome, exame contrastado do intestino delgado também pode ser realizado.

### 30. Resposta: d

Observe que todo parênquima pancreático apresenta realce normal. Não há sinais de necrose. Há presença de líquido peripancreático (borramento da gordura) nas estruturas adjacentes, não as deformando. Não há outras alterações.

### Bibliografia

1. Lankisch PG, Apte M, Banks PA. Acute pancreatitis. Lancet. 2015;386(9988):85-96.
2. Thoeni RF. Imaging of acute pancreatitis. Radiol Clin North Am. 2015;53(6):1189-208.

### 31. Resposta: c

Trata-se de um caso típico de pancreatite aguda, uma patologia com grande potencial inflamatório. Devido a grande descarga de citocinas, mesmo que o paciente esteja estável no momento do diagnóstico, ele está sujeito a evolução desfavorável e por isso deve ser estratificação quanto ao risco.

Existem inúmeros escores e critérios descritos para a estratificação de risco na pancreatite aguda e o critério recomendado pela referência que a banca escolheu é o de Ranson. Para seu cálculo são usadas 5 variáveis coletadas na admissão e 6, coletadas em 48 horas da admissão.

Na admissão 48 horas:
- Idade > 55 anos.
- Leucócitos > 16.000/μL.
- Glicemia > 200 mg/dL.
- DHL > 350 UI/L.
- TGO > 250 UI/L.
- PO2 < 60 mmHg.
- Perda de fluidos > 6 L.
- Cálcio total < 8 mg/dL.
- Queda do Ht < 10%.
- Queda da ureia < 10 mg/dL.
- Excesso de base < – 4.

Caso o paciente apresente, já na admissão, Ranson > 2, é indicada a internação em UTI. Independentemente do escore de Ranson, todos os pacientes devem receber ressuscitação volêmica agressiva com Ringer Lactato, para reverter o extravasamento de fluidos para o terceiro espaço.

Com relação a dieta, atualmente é consenso liberar a dieta, de preferência, via oral, tão logo o paciente esteja apto a aceitá-la.

O paciente do caso descrito apresenta, na admissão, Ranson de 3 (pontuava pela leucocitose, pelo DHL e pela glicemia) e, portanto, deveria receber seus cuidados em UTI.

## 32. Resposta: b

Atualmente, é consenso de que o trato gastrointestinal deve ser utilizado o mais precocemente possível (de preferência dentro de 72 horas) no tratamento da pancreatite aguda. Há diversas evidências na literatura, que demonstram que o uso do trato intestinal, ao contrário do repouso alimentar que se ensinava classicamente, está associado a manutenção da integridade da mucosa intestinal e, por conseguinte, com a diminuição do risco de translocação de endotoxinas e de bactérias, diminuindo complicações infecciosas. A única afirmação incorreta é a *b*.

## 33. Resposta: c

Por se tratar de patologia com grande descarga de citocinas, em muitas situações a pancreatite pode ser confundida com uma infecção, levando o profissional médico a prescrever antibióticos profilaticamente. No entanto, estudos mais recentes mostram que não há benefício em mortalidade na administração de antibióticos profiláticos, mesmo com altos níveis de amilase, lipase ou marcadores inflamatórios.

A presença de áreas de necrose na tomografia não é indicação de antibioticoterapia, pois a infecção do tecido pancreático necrosado é uma complicação rara (ocorre em apenas 5% das pancreatites agudas) e ocorre tardiamente no curso da doença (entre a segunda e terceira semana). Portanto, a alternativa correta é a *c*.

## 34. Resposta: b

A infecção de áreas necrosadas é uma das complicações mais graves da pancreatite aguda. Ela ocorre, geralmente, entre a segunda e a terceira semana do curso da pancreatite e deve ser suspeitada quando há piora clínica associada à presença de gás em áreas de necrose na tomografia.

Nessa situação é recomendada a administração de antibióticos e punção por agulha fina da coleção para tentar isolar o germe causador, sendo que a infecção só é comprovada com a cultura do líquido drenado sendo positiva.

Atualmente, a intervenção cirúrgica precoce não é recomendada, pois sabe-se que ela está associada a uma maior mortalidade. Em caso de instabilidade hemodinâmica, deve-se tentar o controle de foco por drenagem percutânea e a cirurgia de urgência fica reservada para casos refratários.

## 35. Resposta: b

A colecistite acalculosa é uma doença inflamatória da vesícula biliar, que ocorre na ausência de cálculos biliares e tem etiologia multifatorial. É responsável por aproximadamente 10% dos casos de colecistite aguda e é tipicamente observada em pacientes criticamente enfermos, como o descrito acima. Os fatores de risco para colecistite acalculosa incluem grande trauma, queimaduras, sepse, nutrição parenteral total prolongada e insuficiência cardíaca congestiva. O diagnóstico envolve alta suspeita clínica e pode ser confirmado com avaliação laboratorial padrão e estudos de imagem, incluindo ultrassonografia ou tomografia computadorizada. O atraso no tratamento pode resultar em superinfecção bacteriana e possível perfuração da vesícula biliar. Além do início da antibioticoterapia, a terapia definitiva com colecistectomia ou drenagem da vesícula biliar é necessária. Das opções acima, a resposta *b* fornece o diagnóstico correto (colecistite acalculosa) e o método mais apropriado de drenagem da vesícula biliar (colecistostomia percutânea) no contexto de cirurgia cardíaca recente e doença crítica. A colangiopancreatografia endoscópica retrógrada não fornece descompressão adequada da vesícula biliar, pois a obstrução mecânica não é a causa da colecistite acalculosa.

## 36. Resposta: c

Trata-se de um caso de hemorragia digestiva alta (HDA) de provável etiologia varicosa. Como todos os casos de HDA a prioridade é a estabilização do paciente para realização de endoscopia digestiva alta (EDA), na qual será possível realizar a ligadura das varizes.

No entanto, existem algumas terapias adjuvantes que diminuem o sangramento e a mortalidade no caso da HDA varicosa.

A primeira medida é o uso de vasoconstritores esplâncnicos, que diminuem o fluxo sanguíneo na circulação portal e, por conseguinte, a pressão nas varizes esofágicas, diminuindo assim o sangramento. As opções das quais dispomos são a vasopressina, a terlipressina e a somatostatina e seus análogos (como o octreotide), sendo que desses o que demonstrou maior benefício foi a terlipressina,

Além disso, sabe-se que HDA favorece a translocação bacteriana e existe farta evidência na literatura que o uso de antibioticoterapia profilática diminui complicações infecciosas e mortalidade neste tipo de doente. O antibiótico usado deve ser eficaz contra enterobactérias presentes na flora intestinal. Ceftriaxona ou ciprofloxacino são escolhas aceitáveis.

A passagem de balão esofágico é um procedimento de exceção e só deve ser realizada em situações em que o paciente está muito instável para realização de EDA ou para situações nas quais a EDA não é prontamente disponível. Além disso, a passagem de sonda nasogástrica rotineiramente não é indicada, pois ela não melhora o desfecho e está associada a complicações.

## 37. Resposta: d

Trata-se de um caso de peritonite bacteriana espontânea (PBE), que se desenvolveu mesmo com o uso de antibiótico profilático. Nessa situação, pelo uso de cefalosporina de 3ª geração, o paciente apresenta fator de risco para o desenvolvimento de bactérias produtoras de ESBL (beta-lactamase de espectro estendido), portanto o uso de carbapenêmicos é recomendado.

Além disso, todo paciente com diagnóstico de PBE deve realizar profilaxia para síndrome hepatorrenal com expansão volêmica com albumina.

## 38. Resposta: a

A insuficiência hepática é marcada pela incapacidade do fígado de realizar suas funções de maneira fisiológica. Clinicamente essa falência é marcada pela encefalopatia (pelo acúmulo de amônia não metabolizada) e laboratorialmente pelo aumento do INR (devido a queda na produção de fatores da coagulação), pela acidose refratária (devido ao *clearance* deficiente de lactato) e pelo aumento da bilirrubina direta (pela dificuldade de excreção).

A indicação do transplante é feita de acordo com a etiologia: paracetamol (principal causa de insuficiência hepática aguda em países desenvolvidos) e não paracetamol.

Como se trata de um paciente cuja etiologia da doença hepática não é paracetamol, a resposta correta é *a*.

| Insuficiência hepática aguda relacionada a paracetamol | Insuficiência hepática aguda não relacionada a paracetamol |
|---|---|
| Critério único | Critério único |
| ▪ pH < 7,30 ou lactato > 3mmol/L (aprox 27 mg/dL) após ressucitação volêmica adequada. | ▪ INR > 6,5 |
| Critério triplo | Critério triplo (presença de pelo menos 3) |
| ▪ Encefalopatia hepática grau 3 ou 4 de West-Haven<br>▪ INR > 6,5<br>▪ Cr 3,4 mg/dL | ▪ Idade < 10 anos ou > 40 anos<br>▪ Tempo entre a icterícia e o coma > 7 dias<br>▪ INR > 3,5<br>▪ Bilirrubina > 17 mg/dL<br>▪ Etiologia desfavorável: lesão hepática induzida por droga, doença de Wilson ou hepatite soronegativa |

### 39. Resposta: d

A hipertensão intracraniana é uma complicação grave da insuficiência hepática aguda, sendo a causa imediata de até 30% dos óbitos. Quanto mais rápida a instalação da insuficiência hepática, menor o tempo de adaptação cerebral e, portanto, maior o risco de hipertensão intracraniana.

O aumento da amônia sérica e a presença de encefalopatia secundária ao aumento são fatores de risco. Além disso, pacientes mais jovens (abaixo de 40 anos) têm maior volume encefálico e menor capacidade de adaptação do edema.

Outros fatores de risco incluem hiponatremia (< 130), infecção concomitante e outras falências orgânicas.

### 40. Resposta: c

A maioria das infecções da via biliar é causada por bactérias comensais do trato gastrointestinal (geralmente bacilos Gram-negativos e anaeróbios). Para paciente sem histórico de procedimento de via biliar ou sem uso recente de antibióticos a cobertura com ceftriaxona e metronidazol é adequada.

No entanto, pacientes que apresentam fator de risco para germes multirresistente ou para aqueles que se apresentam em choque séptico é recomendada a cobertura empírica para enterococo e bacilos Gram-negativos ESBL.

### 41. Resposta: a

A grande maioria dos trabalhos recomenda o uso de terapia anticoagulante precoce na fase aguda da doença, porém essa conduta é controversa quando se trata da fase crônica, pois pode acarretar evolução desfavorável das varizes esofagianas. Outros artigos recomendam a terapia anticoagulante apenas em pacientes com trombofilias ou histórico familiar de trombose venosa. Outras terapias são mais controversas entre os autores e incluem: trombólise, TIPS (*transjugular intrahepatic portosystemic shunt*) e *shunt* cirúrgico (esplenorrenal distal).

## Bibliografia

1. Gillespie DL, Villavicencio JL, Gallagher C, Chang A, Hamelink JK, Fiala LA, et al. Presentation and management of venous aneurysms. J Vasc Surg. 1997;26(5):845-52. http://dx.doi.org/10.1016/S0741 – 5214(97)70099-5.
2. Vyas S, Mahajan D, Sandhu MS, Duseja A, Khandelwal N. Portal vein aneurysm: is it an incidental finding only? Ann Hepatol. 2012;11(2):263-4.

## 42. Resposta: c

A hidratação do paciente com pancreatite aguda é uma das principais condutas e de maior impacto para melhora do prognóstico e tratamento do paciente. Deve-se ter cuidado com a hiper-hidratação dos pacientes nas primeiras 24 horas, pois estudos têm mostrado aumento na morbimortalidade, principalmente nas complicações respiratórias. A recomendação atual é que seja guiada por metas e um dos mais fáceis indicadores é o volume-alvo de diurese entre 0,5 a 1,0 mL/kg/hora.

## Bibliografia

1. Aggarwal A, Manrai M, Kochhar R. Fluid resuscitation in acute pancreatitis. World J Gastroenterol. 2014;20(48):18092-103.
2. Lankisch PG, Apte M, Banks PA. Acute pancreatitis. Lancet. 2015;386:85-96.

## 43. Resposta: a

As entidades IAH e SCA são comumente vistas em pacientes de CTI, e até em 32,1% das vezes, estão relacionadas à reposição vigorosa de volume, seja em choque séptico, seja em ressuscitação vigorosa por trauma grave ou durante o tratamento de grandes queimados. O "padrão ouro" para a monitorização da pressão é a técnica intravesical. Por definição, a hipertensão intra-abdominal é confirmada após pressão abdominal sustentada maior que 12 mmHg. A síndrome compartimental abdominal é a associada à pressão abdominal maior que 20 mmHg, na presença de alguma

falência orgânica relacionada (como insuficiência renal e insuficiência respiratória). A terapia para diminuição da pressão intra-abdominal deve ser realizada com uso de sonda nasogástrica, controle de reposição de fluidos, pondendo também lançar mão de bloqueio neuromuscular. Neste caso, não há consenso sobre o manejo do bloqueio em longos períodos de tempo. A cirurgia proporciona tratamento definitivo.

## Bibliografia

1. Luckianow GM, Ellis M, Governale D, Kaplan LJ. Abdominal compartment syndrome: risk factors, diagnosis, and current therapy. Crit Care Res Pract. 2012;908169.
2. Hunt L, Frost SA, Hillman K, Newton PJ, Davidson PM. Management of intra-abdominal hypertension and abdominal compartment syndrome: a review. J Trauma Manag Outcomes; 2014;8(1):2.

## 44. Resposta: a

O início do tratamento deve ser rápido com a coleta de culturas (hemocultura, urocultura e de secreções suspeitas), início de antibioticoterapia de amplo espectro na primeira hora e posteriormente pode ser substituído conforme a sensibilidade do patógeno identificado. A reposição de fluidos e o início de vasopressores é fundamental para estabilização hemodinâmica. A glicemia deve ser controlada com alvo entre 140 e 180 mg/dL. O corticoide só é indicado nos casos graves de choque refratários a aminas. Logo, não está indicado inicialmente.

## Bibliografia

1. Giacomini MG, Lopes MVCA, Gandolfi JV, Lobo SMA. Choque séptico: importante causa de morte hospitalar após alta da unidade de terapia intensiva. Revista Brasileira de Terapia Intensiva. 2015;27(1):51-56.
2. Gómez-Gómez. B, Sánchez-Luna P, Pérez-Beltrán CF, Díaz-Greene EJ, Rodríguez-Weber

FL. Choque séptico. Lo que sabíamos y lo que debemos saber. Medicina interna de México. 2017;33(3):381-91.

### 45. Resposta: a

A ressuscitação inicial em paciente com choque séptico deve ser feita com 30 mL/kg de cristaloide nas primeiras três horas, seguida de reavaliações frequentes com possibilidade de novo aporte de fluido. As aminas vasoativas são indicadas quando PAM está abaixo de 65 mmHg, refratária a volume. O lactato é um marcador para orientar a resposta tecidual ao controle hemodinâmico, sendo que a diminuição dos valores sugere um bom manejo clínico.

### Bibliografia

1. Howell MD, Davis AM. Manejo da sepse e choque séptico. JAMA. 2017;317(8):847-8.
2. Rhodes A, Evans LE, Alhazzani W, Levy MM, Antonelli M, Ferrer R, et al. Surviving Sepsis Campaign: International guidelines for management of sepsis and septic shock: 2016. Intensive Care Med. 2017;43:304-77.

### 46. Resposta: d

Trata-se de paciente grave em uso de droga vasoativa com histórico de coronariopatia e que apresenta piora do quadro abdominal devendo aventar imediatamente a hipótese de isquemia mesentérica.

O exame correto a ser solicitado é a tomografia de abdome. A partir desse exame podemos avaliar o sinal de Riegle – espessamento da parede intestinal – e se realizado contraste, avaliar anatomia arterial intestinal comprometida. A complexidade e gravidade desses pacientes leva ao diagnóstico tardio com complicações graves como perfuração (observe a presença de pneumoperitônio no andar superior direito da imagem).

A síndrome de Ogilvie trata-se de obstrução funcional do cólon, sem correlação com coronariopatia e raramente evolui com perfuração.

### Bibliografia

1. Townsend CM. Sabiston Tratado de cirurgia: A base biológica da prática cirúrgica moderna. 19.ed. Rio de Janeiro: Guanabara Koogan; 2015.
2. Feldman M, Friedman LS, Brandt LJ. Sleisenger & Fordtran's gastrointestinal and liver disease, 11th ed. Philadelphia: Elsevier; 2020.

### 47. Resposta: d

Paciente apresenta a clássica pêntade de Raynaud (dor abdominal, febre, icterícia, confusão mental e hipotensão) sugestivo de colangite aguda. O diagnóstico ainda é corroborado com a associação da ultrassonografia que revela dilatação das vias biliares. O tratamento consiste na estabilização hemodinâmica e clínica a partir de hidratação, antibioticoterapia venosa e após, drenagem da via biliar preferencialmente com colangiopancreatografia retrógrada endoscópica.

### Bibliografia

1. Townsend CM. Sabiston Tratado de cirurgia: A base biológica da prática cirúrgica moderna. 19.ed. Rio de Janeiro: Guanabara Koogan; 2015.
2. Feldman M, Friedman LS, Brandt LJ. Sleisenger & Fordtran's gastrointestinal and liver disease, 11th ed. Philadelphia: Elsevier; 2020.

### 48. Resposta: a

Os abcessos intra-abdominais podem ter etiologias como:

- Condições intra-abdominais primárias (diverticulite, doenças do trato biliar, pancreatite, perfuração).
- Complicações de cirurgias abdominais.
- Traumas penetrantes.
- Disseminação bacteriana a partir de focos distantes.

São classificados de acordo com a localização anatômica em que ocorrem (intraperitoneal, retroperitoneal ou visceral). De modo geral, a localização não afeta o diagnóstico nem o tratamento, exceto pela influência na escolha entre as formas de drenagem, sejam elas percutânea ou cirúrgica.

Dentre as etiologias mais frequentes de abcessos primários, estão a apendicite aguda rota e a diverticulite aguda complicada.

## Bibliografia

1. Townsend CM. Sabiston Tratado de cirurgia: A base biológica da prática cirúrgica moderna. 19.ed. Rio de Janeiro: Guanabara Koogan; 2015.
2. Feldman M, Friedman LS, Brandt LJ. Sleisenger & Fordtran's gastrointestinal and liver disease, 11th ed. Philadelphia: Elsevier; 2020.

### 49. Resposta: d

A necrosectomia pancreática só deve ser considerada quando houver evidências de infecção, independentemente do percentual de acometimento pancreático. Em relação à laparotomia, esta deve sempre ser evitada ou no máximo postergada durante a pancreatite aguda grave sob o risco de magnificar a resposta inflamatório sistêmica.

A nutrição parenteral possui vários riscos como a translocação bacteriana intestinal e o difícil controle glicêmico. Sendo assim, só deve ser utilizada quando a nutrição enteral não for possível.

Sabe-se que uma das principais causas de óbito na pancreatite aguda grave é a translocação bacteriana intestinal e por tal motivo, dentre outros, a nutrição enteral é preferível.

## Bibliografia

1. Aggarwal A, Manrai M, Kochhar R. Fluid resuscitation in acute pancreatitis. World J Gastroenterol. 2014;20(48):18092-103.
2. Bakker OJ, van Brunschot S, Farre A, Johnson CD, Kalfarentzos F, Louie BE, et al. Timing of enteral nutrition in acute pancreatitis: Meta-analysis of individuals using a single-arm of randomised trials. Pancreatology. 2014;14:340-6.

### 50. Resposta: c

Quando diante de um paciente com diagnóstico de pancreatite aguda biliar é importante que desde a admissão sejam levados em consideração critérios prognósticos.

Dentre eles podemos citar o Apache, que leva em consideração diversos dados de funções orgânicas e o de Ranson, que utiliza dados laboratoriais e clínicos.

Em relação aos dados da questão, sabe-se que os níveis de lipase e amilase não se relacionam com o prognóstico dos pacientes e são utilizados apenas na confirmação diagnóstica.

A glicemia encontra-se inferior a 220 mg/dL e a dosagem de cálcio só é realizada após 48 horas quando considerado o escore de Ranson. Sendo assim, resposta correta alternativa *c*. Idade da paciente como fator de mau prognóstico.

## Bibliografia

1. Aggarwal A, Manrai M, Kochhar R. Fluid ressucitation in acute pancreatitis. World J Gastroenterol. 2014;20(48):18092-103
2. Lankisch PG, Apte M, Banks PA. Acute pancreatitis. Lancet. 2015;386:85-96.

### 51. Resposta: d

Na pancreatite aguda grave algumas medidas devem ser tomadas como reposição volêmica para corrigir o choque, internação em unidade de terapia intensiva para que haja monitorização e medidas de suporte ventilatório. Quanto ao retorno da nutrição, deve ser feito assim que possível.

A antibioticoterapia profilática não está indicada pois está relacionada ao aumento do número de casos de infecções fúngicas por *Candida albicans* na área da necrose. O antibiótico só será feito para tratar uma necrose comprovadamente infectada seja ela por presença de gás na tomografia de abdome ou por punção na coleção pancreática.

## Bibliografia

1. Talukdar R, Vegge SS. Acute pancreatitis. Curr Opin Gastroenterol. 2015;31(5):374-9
2. Datasus. Disponível em: http://tabnet.datasus.gov.br/cgi/tabcgi.exe?sih/cnv/niuf.def

### 52. Resposta: a

A dieta, independentemente da gravidade da pancreatite aguda, deve ser iniciada por via oral o mais precoce possível, conforme tolerância do paciente. Se o paciente não tolerar apresentando vômitos ou distensão abdominal importante, deve ser tentada a via nasogástrica ou nasoentérica.

A dieta precoce por via oral reduz o risco de translocação bacteriana e o risco de infecção do tecido pancreático necrosado.

A NPT deve ser utilizada somente nos casos de falha no uso da dieta via tubo digestivo devido a associação com complicações graves e elevado custo.

### Bibliografia

1. Townsend CM. Sabiston Tratado de cirurgia: A base biológica da prática cirúrgica moderna. 19.ed. Rio de Janeiro: Guanabara Koogan; 2015.
2. Bakker OJ, van Brunschot S, Farre A, Johnson CD, Kalfarentzos F, Louie BE, et al. Timing of enteral nutrition in acute pancreatitis: Meta--analysis of individuals using a single-arm of randomised trials. Pancreatology. 2014;14:340-6.

### 53. Resposta: d

Paciente apresentando inflamação sistêmica importante ocasionada pela pancreatite aguda, com má perfusão periférica e hipotensão arterial. A medida inicial mais importante é o tratamento da hipovolemia e do choque com infusão de grandes volumes de cristaloides objetivando a normalização da pressão arterial e um débito urinário > 0,5 mL/kg/h. Somente após estabilidade iniciar dieta parenteral ou enteral.

## Bibliografia

1. Hines OJ, Pandol SJ. Tratamento da pancreatite aguda grave. BMJ, 2019.
2. Velasco IT, Brandão Neto, RA, Souza HP, et al. Medicina de emergência: abordagem prática. 13.ed. Barueri: Manole; 2019.

### 54. Resposta: b

O suporte nutricional com dieta enteral costuma ser iniciado quando o paciente não é capaz de retornar a ingesta oral dentro de 5 a 7 dias após o início do quadro. Entretanto, cabe lembrar que para iniciarmos a dieta, o paciente deve apresentar estabilidade clínica. A nutrição enteral sempre que possível deve ser iniciada por meio de sonda nasojejunal. A nutrição parenteral é uma alternativa para aqueles pacientes que não toleram a dieta enteral devido ao alto custo, menor efetividade e risco de infecção pelo cateter venoso central.

### Bibliografia

1. Hines OJ, Pandol SJ. Tratamento da pancreatite aguda grave. BMJ. 2019.
2. Bakker OJ, van Brunschot S, Farre A, Johnson CD, Kalfarentzos F, Louie BE, et al. Timing of enteral nutrition in acute pancreatitis: Meta--analysis of individuals using a single-arm of randomised trials. Pancreatology. 2014;14:340-6.

### 55. Resposta: b

Níveis muito elevados de amilase e lipase não definem gravidade. Os critérios de Ranson e Balthazar são utilizados para avaliar a gravidade e letalidade da pancreatite, portanto têm correlação. Não se drena necrose. O tratamento de necrose infectada é cirurgia com desbridamento e retirada do tecido necrótico.

### Bibliografia

1. Townsend CM, Beauchamp RD, Evers BM, Mattox K. Sabiston textbook of surgery. 20th ed. Philadelphia: Elsevier Saunders, 2016.

2. Lappaniemi A, Tolonen M, Tarasconi A, Segovia-Lohse H, Gamberini E, Kirkpatrick AW, et al. 2019 WSES guidelines for the management of acute severe pancreatitis. World J Emerg Surg. 2019;14(27).

## 56. Resposta: d
Uma coleção peripancreática em um pâncreas que perdeu o contorno indica inflamação e necrose da gordura adjacente, portanto pancreatite aguda grave, necro-hemorrágica.

A presença de gás indica infecção da necrose por anaeróbios e enterobactérias.

### Bibliografia
1. Muniraj T, Gajendran M, Thiruvengadam S, Raghuram K, Rao S, Devaraj P, et al. Acute pancreatitis. Dis Mon. 2012;5 8:98-144.
2. Vege SS, DiMagno MJ, Forsmark CE, Martel M, Barkun AN. Initial medical treatment of acute pancreatitis: American Gastroenterological Association Institute Technical Review. Gastroenterology. 2018;154(4):1103-39.

## 57. Resposta: d
A cirurgia aberta com desbridamento de toda a área necrosada sempre foi o padrão ouro de intervenção nesses pacientes, mas estudos recentes sugerem que intervenção percutânea ou drenagem via endoscópica podem ter melhor relação custo/benefício, uma vez que menos invasivas. Entretanto em ambas as situações deve-se instituir antibioticoterapia de amplo espectro, preferencialmente guiada por cultura.

### Bibliografia
1. Shah PA, Mourad MM, Bramhall SR. Acute pancreatitis: current perspectives on diagnosis and management. J Inflammation Res. 2018;11:77-85.
2. Lappaniemi A, Tolonen M, Tarasconi A, Segovia-Lohse H, Gamberini E, Kirkpatrick AW, et al. 2019 WSES guidelines for the management of acute severe pancreatitis. World J Emerg Surg. 2019;14(27).

## 58. Resposta: d
Nos casos de piora clínica inexplicada, aumento nos níveis séricos dos marcadores inflamatórios como procalcitonina e proteína C-reativa acima de 150 mg/dL em 48 horas, indica-se antibioticoterapia de amplo espectro (preferencialmente carbapenêmicos) e abordagem cirúrgica para desbridamento da área necrosada.

### Bibliografia
1. Johnson CD, Abu-Hilal M. Persistent organ failure during the first week as a marker of fatal outcome in acute pancreatitis. Gut. 2004;53:1340-4.
2. Shah PA, Mourad MM, Bramhall SR. Acute pancreatitis: current perspectives on diagnosis and management. J Inflammation Res. 2018;11:77-85.

## 59. Resposta: a
Na avaliação dos pacientes, no que tange a gravidade do quadro, a dosagem de proteína C-reativa pode dar mais informações, uma vez que níveis acima de 150 mg/dL após 48 horas sugerem maior gravidade do caso. Além disso, para uma melhor avaliação prognóstica, níveis de hematócrito (valores > 44%) e alterações na dosagem de ureia (acima de 30 mg/dL) podem indicar maior gravidade do quadro.

### Bibliografia
1. Aggarwal A, Manrai M, Kochhar R. Fluid resuscitation in acute pancreatitis. World J Gastroenterol. 2014;20(48):18092-103.
2. Barros FGC, Lugão RS, Marzinotto MAN. In: Martins M. Manual do residente de clínica médica. 2ª ed. Barueri: Manole; 2017. p. 494-7.

## 60. Resposta: c
A classificação da pancreatite é dividida em aguda leve, aguda moderadamente grave e aguda grave a depender dos sinais e sintomas locais e sistêmicos apresentados pelo paciente. Na pancreatite aguda leve não temos disfunções locais ou sistêmicas, tendo assim, baixa morbimortalidade. Nos casos

da pancreatite aguda moderadamente grave, notamos disfunções locais e/ou sistêmicas transitórias geralmente menores que 48 horas. Na pancreatite aguda grave há presença de disfunção orgânica como choque, insuficiência renal aguda com creatinina > 1,8 mg/dL após hidratação adequada, insuficiência respiratória com $PO_2$ < 60 mmHg ou sangramento do trato gastrointestinal com queda do hematócrito maior que 10% e/ou sequestro volêmico maior que 500 mL em 24 horas, persistentes por mais de 48 horas, associados com complicações locais como necrose ou pseudocisto. Outras complicações sistêmicas como coagulação intravascular disseminada (CIVD), acidose metabólica grave ou hipocalcemia significativa (Ca < 8 mg/dL) ou pelo menos três dos critérios de Ranson. A mortalidade nesses pacientes pode chegar a 50% e, se 6 ou mais critérios de Ranson próximo a 100%.

## Bibliografia

1. Vege SS, Gardner TB, Chari ST, Munukuti P, Pearson RK, Clain JE, et al. Low mortality and high morbidity in severe acute pancreatitis without organ failure: a case for revising the Atlanta classification to include "moderately severe acute pancreatitis". Am J Gastroenterol. 2009;104:710-5.
2. Tenner S, Baillie J, DeWitt J, Vege SS; American College of Gastroenterology. American College of Gastroenterology Guideline: Management of acute pancreatitis. Am J Gastroenterol. 2013:1-16.

## 61. Resposta: d

A SDRA é a complicação pulmonar mais grave. Ocorre em cerca de 15 a 20% dos doentes com pancreatite aguda e tem uma taxa de mortalidade de 56%, sendo responsável por 50 a 90% de todas as mortes por pancreatite (McNaughton e Evans, 1992). Apesar de ser mais frequente nos casos de pancreatite aguda grave, pode acontecer nas formas ligeiras em cerca de 10% dos casos (Buchler et al. 1989). A SRDA normalmente manifesta-se entre o

segundo e sétimo dia após o início da pancreatite aguda, mas pode ter uma evolução mais rápida. Clinicamente apresenta-se com dispneia grave e hipoxemia extrema, refratária ao suplemento de altas concentrações de oxigênio. São também observados infiltrados pulmonares multilobulares. Estudos anatomopatológicos *post-mortem* mostram que não existem diferenças significativas nas alterações morfológicas de SDRA de outras causas. Existem três características principais que têm de estar presentes na SDRA: infiltrados intersticiais difusos bilateralmente, relação $PaO_2/FiO_2$ menor ou igual a 200 e pressão auricular esquerda menor ou igual a 18 mmHg.

## Bibliografia

1. Browne GW, Pitchumoni CS. Pathophysiology of pulmonar complications of acute pancreatitis. World J Gastroenterol. 2006;12(44):7087-96.
2. McNaughton P, Evans T. Management of adult respisratory distress syndrome. Lancet. 1992;339:469-72.
3. Buchler M, Malfertheiner P, Schadlich H, Nevalainen TJ, Friess H, Beger HG, et al. Role of phospholipase A2 in human acute pancreatites. Gastrenterology. 1989;97:1521-6.

## 62. Resposta: a

O diagnóstico do pseudocisto e da necrose pancreática é realizado por meio de exames de imagem, com a TC sendo de escolha, mas o exame ultrassonográfico tem uma boa acurácia para o diagnóstico. Anteriormente, a cirurgia a céu aberto era indicada em pseudocistos com mais de 5 cm, mas as diretrizes mais recentes contra indicam cirurgia para pseudocistos ou necrose extrapancreática que sejam assintomáticos, independentemente do tamanho. Nos casos em que os pacientes são oligossintomáticos, a conduta pode ser conservadora. Nos casos sintomáticos ou de piora clínica inexplicável, a drenagem via endoscópica ou laparoscópica é uma boa opção de tratamento. Os pseudocistos eventualmente podem evoluir com abscesso ou com ruptura; esta última é uma complicação grave e associada com choque em quase todos os casos.

## Bibliografia

1. Banks PA, Bollen TL, Dervenis C, Gooszen HG, Johnson CD, Sarr MG, et al. Classification of acute pancreatitis – 2012: revision of the Atlanta classification and definitions by international consensus. Gut. 2013;62:102-11.
2. Tenner S, Baillie J, DeWitt J, Vege SS; American College of Gastroenterology. American College of Gastroenterology guideline: management of acute pancreatitis. Am J Gastroenterol. 2013;1-16.

## 63. Resposta: d

Todos os pacientes com pancreatite aguda devem ter sua função renal monitorizada uma vez que estudos demonstram que variações nos valores de creatinina superiores a 1,8 mg/dL após hidratação adequada apresentam íntima correlação com desenvolvimento de necrose pancreática, podendo assim demonstrar aumento da morbimortalidade dos pacientes.

## Bibliografia

1. Crockett SD, Wani S, Gardner TB, Falck-Ytter Y, Barkun AN; American Gastroenterological Association Institute. American Gastroenterological Association Institute guideline on initial management of acute pancreatitis. Gastroenterology. 2018;154(4):1096-101.
2. Janisch NH, Gardner TB. Advances in management of acute pancreatitis. Gastroenterol Clin N Am. 2016;45:1-8.

## 64. Resposta: e

A hipertensão intrabdominal (HAA) é definida por uma elevação patológica sustentada ou repetida da pressão intra-abdominal (PIA) maior ou igual a 12 mmHg. A síndrome do compartimento abdominal, por outro lado, é descrita como uma PIA sustentada maior que 20 mmHg, com ou sem uma pressão de perfusão abdominal (PPA) <60 mmHg, associada a disfunção/falência de novos órgãos. Por definição, PPA é a diferença entre a pressão arterial média (PAM) e a PIA. A pressão de perfusão abdominal é um indicador de perfusão visceral, cujo conceito é comparado à pressão de perfusão cerebral. Existem diferentes métodos para medir a PIA, podendo ser direto ou indireto. A medição direta da PIA pode ser realizada com cateter intraperitoneal com transdutor de pressão. As técnicas de medição indireta incluem a determinação de uma das seguintes pressões, como veia cava inferior, pressão intragástrica, intracolônica, intrauterina ou intravesicular. Em decorrência da posição da bexiga no compartimento abdominal, a técnica intravesicular é considerada simples, precisa e minimamente invasiva; portanto, é uma maneira confiável e reprodutível de medir a IAP. O algoritmo de abordagem da SCA tem cinco braços de tratamento, a saber:

1. Evacuar o conteúdo intraluminal.
2. Evacuar lesões intra-abdominais que ocupam espaço.
3. Melhorar a complacência da parede abdominal.
4. Otimizar a administração de fluidos.
5. Otimizar a perfusão sistêmica/regional.

## Bibliografia

1. Sosa G, Gandham N, Landeras V, Calimag AP, Lerma E. Abdominal compartment syndrome. Dis Mon. 2019;65(1):5-19.

## 65. Resposta: b

A enterocolite neutropênica (EN) ou tiflite é uma complicação grave da neutropenia caracterizada por ulceração e inflamação segmentar com necrose de íleo, ceco e cólon ascendente; sua patogênese é pouco conhecida e provavelmente multifatorial e seria um diagnóstico diferencial da paciente. A presença do pneumoperitônio exige avaliação urgente da equipe de cirurgia. A paciente deve permanecer em jejum a partir do diagnóstico. A infecção por *C. difficile* correspondem a cerca de 3 a 8% dos pacientes e pode ser diagnóstico diferencial na paciente. As complicações das formas graves incluem desidratação ou distúrbios eletrolíticos, hipoalbuminemia menor que 2,5 g/L, perfuração intestinal, megacólon tóxico, sepse, síndrome de reação inflamatória sistêmica, insuficiência renal, íleo paralítico, isquemia do cólon e óbito. Nessa forma a letalidade chega a 50%.

## Bibliografia

1. Tieu JD, Schmidt SA, Miller JL, Kupiec KE, Skrepnek GH, Liu C, et al. Clostridium difficile treatment in neutropenic patients: clinical outcomes of metronidazole, vancomycin, combinations, and switch therapy. J Oncol Pharm Pract. 2019;25(3):520-8.
2. Rodrigues FG, Dasilva G, Wexner SD. Neutropenic enterocolitis. World J Gastroenterol. 2017;23(1):42-7.

## 66. Resposta: c

A isquemia intestinal é uma emergência com muitas etiologias subjacentes. Uma dessas etiologias e a isquemia mesentérica aguda. Uma das características mais marcantes é a desproporção entre a gravidade da dor abdominal e o exame físico.

O diagnóstico rápido desse processo patológico é vital tanto para a mortalidade como para o curso da doença. Pacientes que apresentam dor abdominal intensa e um novo diagnóstico de fibrilação atrial são um grupo de alto risco para isquemia mesentérica aguda e necrose intestinal secundária a tromboembolismo. Existem várias modalidades de imagem disponíveis para testar necrose intestinal aguda e isquemia mesentérica. Nesse cenário clínico, o próximo melhor exame de imagem seria uma tomografia computadorizada do abdome e da pelve. A angiotomografia de abdome tem uma sensibilidade relatada entre 94 e 96% e uma especificidade entre 96 e 98%. Embora a angiografia ainda seja considerada o padrão-ouro para o diagnóstico, esse procedimento é invasivo e demorado em uma doença sensível ao tempo. Os pacientes com diagnóstico de necrose intestinal são tratados de acordo com uma variedade de fatores, incluindo a etiologia subjacente do processo da doença e comorbidades. O caminho final para o tratamento de muitos casos envolve a intervenção cirúrgica.

## Bibliografia

1. Bala M, Kashuk J, Moore EE, Kluger Y, Biffl W, Gomes CA, et al. Acute mesenteric ischemia: guidelines of the World Society of Emergency Surgery. World J Emerg Surg. 2017;12:38.

## 67. Resposta: a

A paciente provavelmente tem infarto mesentérico, uma complicação da trombose aguda da veia porta. Uma TC de abdome com contraste provavelmente revelará o local da oclusão, e a terapia apropriada pode ser considerada. A TC com contraste é superior à ultrassonografia Doppler para a detecção de trombose da veia porta. A ressonância magnética (RM) com contraste é uma alternativa à TC. A sensibilidade e a especificidade da ressonância magnética para detectar a trombose da veia porta principal são de 100 e 98%, respectivamente.

A presença de neoplasia maligna é relatada em 5 a 15% dos pacientes com TVM e pode ainda ocorrer em pacientes com doença inflamatória intestinal e no pós-operatório de grandes cirurgias abdominais. Desidratação significativa é outro fator de risco descrito para ocorrência de trombose venosa mesentérica. Existe uma associação importante entre trombose da veia mesentérica e trombose de veia porta e veias esplênicas.

## Bibliografia

1. Fisher L, Amital H, Goitein O. Superior mesenteric vein thrombosis in an adult patient. Isr Med Assoc J. 2022;24(11):773-4.

### 68. Resposta: b

A proteína C-reativa (PCR) é um reagente de fase aguda sintetizado nos hepatócitos após estimulação por interleucina (IL)-1 e IL-6 séricas. A PCR é um indicador único, comumente usado para avaliar a gravidade da PA. A PCR medida 48 horas após o início dos sintomas pode prever o resultado da PA, e a PCR (valor de corte de 150 mg/L) pode ser usada para distinguir entre PA leve e grave com sensibilidade de 86% e especificidade de 61%. No entanto, sua precisão é baixa nas primeiras 48 horas do início dos sintomas e, como a PCR é sintetizada no fígado a partir de ações de citocinas séricas, pode ser subestimada em pacientes com doença hepática por causa do alcoolismo ou da obesidade, o que é comum na PA. Além disso, uma revisão recente da Cochrane falhou em provar o papel da PCR no diagnóstico de necrose pancreática. A maioria das diretrizes sobre PA desaconselha o uso de um único marcador para triagem de pacientes; no entanto, um nível de PCR superior a 150 mg/dL, 48 horas após a admissão pode predizer um pior prognóstico de PA. Fatores prognósticos e níveis de evidência. Nível de proteína C-reativa ≥ 150 mg/L no terceiro dia pode ser usado como fator prognóstico para pancreatite aguda grave(2A). Hematócrito > 44% representa um fator de risco independente de necrose pancreática (1B). Vários estudos relatam que a procalcitonina no momento da hospitalização é um melhor preditor da gravidade da PA que a pontuação de Fisiologia Aguda e Exame de Saúde Crônica (APACHE) II ou nível de PCR.O grau de elevação da lipase não se correlaciona com a gravidade e é usado apenas para confirmar o diagnóstico. Em um estudo de 5.819 pacientes de 69 instituições, a mortalidade aumentou quando o nitrogênio ureico no sangue (BUN) aumentou em mais de 5 mg/dL dentro de 24 horas de hospitalização por PA. Outro estudo relatou que a mortalidade aumentou quando o nível sérico de BUN foi maior que 20 mg/dL no momento da internação. BUN reflete a condição inicial do paciente e é um indicador útil para a adequação da ressuscitação inicial. Em um estudo prospectivo de 129 pacientes com PA, a necrose pancreática foi mais frequente em pacientes com níveis de creatinina sérica superiores a 1,8 mg/dL em exames de sangue realizados nas primeiras 48 horas.

## Bibliografia

1. Leppäniemi A, Tolonen M, Tarasconi A, Segovia-Lohse H, Gamberini E, Kirkpatrick AW, et al. 2019 WSES guidelines for the management of severe acute pancreatitis. World J Emerg Surg. 2019;14:27.
2. Lee DW, Cho CM. Predicting severity of acute pancreatitis. Medicina (Kaunas). 2022;58(6):787.

### 69. Resposta: c

O paciente parece ter uma isquemia intestinal que é caracterizada pela desproporção dor/exame físico.

O exame de tomografia não deve ser realizado com contraste oral. Dificulta a visibilização da parede abdominal e dos vasos mesentéricos.

## Bibliografia

1. Gnanapandithan K, Feuerstadt P. Review article: mesenteric ischemia. Curr Gastroenterol Rep. 2020;22(4):17.

### 70. Resposta: c

As punções de parede posterior com saída acima do ligamento inguinal podem resultar em hemorragia retroperitoneal, e não podem ser evitadas por meio de dispositivos de compressão. O avanço indevido do fio-guia ou da bainha por um operador inexperiente também pode traumatizar a artéria ilíaca ou a artéria circunflexa lateral e resultar em sangramento no espaço retroperitoneal. Hematoma encapsulado que tem ligação direta com a artéria. Apresenta-se como uma massa pulsátil no local da punção e pode confirmar o diagnóstico por meio de um exame denominado Doppler femoral.

### Bibliografia

1. Stone PA, Campbell JE. Complications related to femoral artery access for transcatheter procedures. Vasc Endovascular Surg. 2012;46(8):617-23.

## 71. Resposta: a

Quando o paciente apresenta casos de descompressão dolorosa, irritação peritoneal e rigidez involuntária da parede abdominal, deve-se suspeitar de perfuração da diverticulite na presença de abcesso. Além disso, nas diverticulites pode ocorrer hemorragia maciça por causa da erosão de arteríolas. O paciente pode ter uma diverticulite aguda complicada.

O exame de escolha para o diagnóstico e a diferenciação da doença é a TC de abdome. Avalia os componentes intramurais do processo inflamatório, além de ser capaz de estimar sua extensão intra e retroperitoneal. Ademais, com o avanço da TC, é possível ainda estadiar a doença e direcionar o tratamento mais adequado.

A colonoscopia não tem papel no diagnóstico ou no tratamento da diverticulite aguda, pois pode colocar o paciente em maior risco de perfuração ou agravamento da inflamação. Recomenda-se que uma colonoscopia seja realizada aproximadamente 6 a 8 semanas após o desaparecimento dos sintomas para descartar malignidade se o paciente não tiver sido examinado no passado recente.

# 6

# NUTRIÇÃO DO PACIENTE GRAVE

# 6

# Nutrição do paciente grave

1. Entre os nutrientes a seguir, qual deles se relaciona à redução de prostaglandinas E2 e interleucina 1 na circulação?
   a) Glutamina.
   b) Ácidos graxos ômega-3.
   c) Arginina.
   d) Carnitina.

2. Uma das complicações mais graves da nutrição parenteral é a ocorrência de evento infeccioso. Assinale a alternativa correta quanto à conduta a ser tomada pelo intensivista quando se depara com um quadro febril em paciente com uso de nutrição parenteral que apresentou um episódio de PA = 80 × 50 mmHg:
   a) Coletar hemoculturas, avaliar troca de cateter central, avaliar troca de sistema de infusão, antibioticoterapia imediata.
   b) Coletar hemoculturas, trocar imediatamente o cateter central, sempre interromper o fluxo do frasco em uso, trocá-lo de imediato, aguardando, após essas medidas, para uso de antibioticoterapia.
   c) Coletar hemoculturas, trocar imediatamente cateter central, sempre interrom-per o fluxo do frasco em uso, trocá-lo de imediato e iniciar antibioticoterapia.
   d) Coletar hemoculturas, postergar troca de cateter central, avaliar troca de sistema de infusão, antibioticoterapia indicada, se houver piora clínica.

3. Um paciente de 75 anos, masculino, dá entrada na UTI, com quadro de insuficiência respiratória aguda secundária a descompensação de quadro de insuficiência cardíaca por infecção do trato urinário. Após as medidas clínicas, você faz a avaliação nutricional. Levando em consideração somente a patologia que causou a internação do doente na UTI (no caso, insuficiência cardíaca), assinale qual é a melhor abordagem de suporte nutricional para esse paciente:
   a) Oferta de 2 g/kg/dia de proteínas, gorduras insaturadas e carboidratos complexos, aproximadamente 60% do valor calórico total.
   b) Oferta de 1 g/kg/dia de proteínas, gorduras insaturadas 30% do valor calórico total, carboidratos complexos 40% a 60% do valor calórico total.

c) Oferta de 2 g/kg/dia de proteínas, gorduras saturadas 30% do valor calórico total e carboidratos complexos 40% a 60% do valor calórico total.

d) Oferta de 1g/kg/dia de proteínas, gorduras saturadas 40% do valor calórico total, carboidratos complexos 40% a 60% do valor calórico total.

4. Qual das complicações a seguir não é decorrente do suporte nutricional parenteral?
   a) Hipocapnia.
   b) Hipertrigliceridemia.
   c) Disfunção hepática.
   d) Hiperosmolaridade.
   e) Hipoglicemia.

5. Os objetivos que devemos ter em mente quando prescrevemos a terapia nutricional para pacientes críticos são:
   a) Quantidade de proteína pouco aumentada (1,2-2,0 g/kg/dia) para compensar o hipermetabolismo e pouca caloria para evitar hiperglicemia (10-14 kcal/kg/dia).
   b) Quantidade de proteína baixa (0,4 g/kg/dia) para evitar sobrecarga renal e pouca caloria visando evitar hiperglicemia (10-14 kcal/kg/dia).
   c) Quantidade de proteína alta para compensar o hipermetabolismo (2,0-2,5 g/kg/dia) e caloria total visando repor consumo basal (20-30 kcal/ dia).
   d) Quantidade de proteína pouco aumentada (1,2-2,0 g/kg/dia) para compensar o hipermetabolismo e caloria total visando repor consumo basal (20-30 kcal/kg/dia).
   e) Quantidade de proteína alta para compensar o hipermetabolismo (2,0-2,5 g/kg/dia) e pouca caloria para evitar hiperglicemia (10-4 kcal/kg/dia).

6. Os alvos da terapia nutricional para pacientes críticos são:
   a) Aporte proteico pouco aumentado para compensar o hipercatabolismo (1,2-2,0 g/kg/dia) e calorias reduzidas para evitar hiperglicemia (10-14 kcal/kg/dia).
   b) Aporte proteico pouco aumentado para compensar o hipercatabolismo (1,2-2,0 g/kg/dia) e calorias totais visando repor consumo basal (20-30 kcal/kg/dia).
   c) Aporte proteico alto para compensar o hipercatabolismo (2,0-2,5 g/kg/dia) e calorias totais visando repor consumo basal (20-30 kcal/kg/dia).
   d) Aporte proteico alto para compensar o hipercatabolismo (2,0-2,5 g/kg/dia) e calorias reduzidas para evitar hiperglicemia (10-14 kcal/kg/dia).
   e) Aporte proteico baixo (0,4 g/kg/dia) para evitar sobrecarga renal e calorias reduzidas visando evitar hiperglicemia (10-14 kcal/kg/dia).

7. Assinale a principal complicação não metabólica decorrente da nutrição parenteral:
   a) Hipercalcemia.
   b) Deficiência de ácidos graxos.
   c) Hipervolemia.
   d) Síndrome de Wernicke-Korsakoff.
   e) Hiperosmolaridade.

8. Assinale a alternativa incorreta em relação à terapia nutricional parenteral no doente crítico:
   a) Pode ser administrada por via central ou periférica.
   b) É usualmente mais cara do que a nutrição enteral.
   c) As complicações mais frequentes são relacionadas à manutenção e à infecção da via de acesso.

d) Após 7 dias de terapia, a oferta de proteína superior a 150 g/dia determina ganho de peso por acúmulo de massa magra.

e) A oferta parenteral de proteínas pode ser feita tanto em conjunto com lipídios e carboidratos em um mesmo frasco como em frascos separados e por via endovenosa diferente.

9. O estado nutricional do paciente hospitalizado influi em sua evolução clínica e a má nutrição proteico-calórica contribui para o aumento da morbimortalidade em terapia intensiva.

Sobre a nutrição desses pacientes, é correto afirmar:

a) A albumina é um bom indicador de desnutrição em pacientes críticos.

b) A presença de valores de linfócitos inferiores a 4.000/mm³ é relacionada a estados de depressão imunológica associados a condições importantes de desnutrição.

c) A necessidade proteica diária nos pacientes críticos varia de 1,2 a 2 g/kg.

d) Do total de calorias diárias, 30 a 40% devem ser provenientes de lipídios.

e) A necessidade de suporte nutricional não leva em consideração as reservas do paciente, dependendo apenas da gravidade do estresse.

10. Assinale a alternativa correta com relação à nutrição na disfunção hepática:

a) Uma oferta lipídica elevada é mal tolerada pelos pacientes, mesmo quando não excede suas necessidades energéticas.

b) A encefalopatia hepática é diretamente relacionada à quantidade de proteína ingerida.

c) A glutamina via parenteral apresenta maior risco de desenvolver encefalopatia hepática que a glutamina via enteral.

d) Nos pacientes com disfunção hepática, existe um consenso que comprova o benefício com o uso de aminoácidos de cadeia ramificada para o paciente.

e) Medidas antropométricas não estão validadas para uso em pacientes criticamente enfermos.

11. Assinale a alternativa correta sobre a desnutrição em pacientes gravemente enfermos:

a) As proteínas totais estão normais ou pouco diminuídas nos pacientes com marasmo, nos quais há um intenso emagrecimento.

b) No *Kwashiorkor* ocorrem albumina sérica normal ou pouco diminuída e edema significativo, podendo apresentar anasarca.

c) A proteína sérica está muito diminuída no *Kwashiorkor* e no marasmo, variando apenas o nível de perda ponderal.

d) A associação do marasmo e do *Kwashiorkor* ocorre em pacientes desnutridos crônicos que têm evento agudo grave.

e) Os pacientes na UTI, em quase toda a sua totalidade, apresentam marasmo, pois ocorre desnutrição proteico-calórica aguda.

12. Assinale a alternativa correta em relação à nutrição na disfunção hepática:

a) A desnutrição é altamente prevalente nos pacientes portadores de doença hepática crônica, mas não está relacionada ao estágio da doença.

b) Na insuficiência hepática aguda, os pacientes são mais suscetíveis a hipoglicemia, hipermetabólicos e catabólicos, mas não há perda de vitaminas hidrossolúveis.

c) Está indicada a restrição proteica a pacientes com encefalopatia hepática.

d) O uso de 4 g por dia de aminoácidos de cadeia ramificada diminui a mortalidade dos pacientes com insuficiência hepática aguda.

e) A dieta parenteral suplementada com aminoácidos de cadeia ramificada apresentou melhora na evolução clínica, mas não apresentou aumento de sobrevida nos pacientes com insuficiência hepática aguda.

13. Sobre a nutrição enteral (NE), responda qual a alternativa correta:

a) O volume residual gástrico > 400 mL é critério obrigatório de interrupção imediata da NE.

b) A alteração de peristalse com diminuição drástica dos ruídos hidroaéreos é critério de interrupção da dieta enteral.

c) A nutrição enteral, caso não haja contraindicações, é sempre preferível para iniciar a nutrição do paciente grave que não é capaz da alimentação via oral habitual.

d) O uso de drogas vasoativas contraindica a utilização da NE.

e) Todas são incorretas.

14. Um paciente internado na UTI está utilizando nutrição enteral. A enfermeira relata "intolerância" a dieta. Assinale a alternativa que melhor descreve o problema e possíveis condutas para resolvê-lo.

a) O paciente tem resíduos gástricos > 500 mL nas últimas 12 horas e deve ter sua sonda nasoenteral reposicionada e devem ser iniciados procinéticos imediatamente.

b) O paciente tem volume residual gástrico > 500 mL nas últimas 6 horas, deve ser avaliado para ser descartada uma complicação abdominal aguda, e podemos iniciar eritromicina endovenosa nas primeiras 24-48 horas.

c) Os procinéticos devem ser utilizados para se evitar pneumonia associada ao ventilador, e o fármaco de primeira escolha deve ser metoclopramida caso não haja complicações abdominais agudas.

d) A melhor alternativa para o caso seria a suspensão da dieta enteral por 24 horas, recolocação da sonda nasoenteral pós-pilórica e retorno com metade da infusão da dieta.

15. CBS, 63 anos, do sexo feminino, com antecedente de obesidade grau 2, hipertensão e diabetes, para as quais usava losartana e metformina. Paciente deu entrada no hospital há 12 horas, com quadro de dispneia e febre há 7 dias da admissão. Durante o atendimento no PS, a paciente apresentou insuficiência respiratória aguda com necessidade de intubação na urgência.

Após estabilização, a paciente foi transferida para UTI na seguinte situação:

Peso estimado = 70 kg e altura = 1,52 m.

Dispositivos invasivos: CVC VJID/SVD/TOT.

Neurológico: RASS –5. Em uso de propofol (10%), 10 mL/h e fentanil 100 mcg/h.

Cardiovascular: RCR BRNF a 2T SS. TEC < 3 s. Noradrenalina = 0,1 mcg/kg/min, PAM = 70, FC = 92.

Respiratório: ventilação mecânica em VCV (VC = 310, $FiO_2$ = 60%, PEEP = 10, Pplato = 24, FR = 20/20).

Aparelho digestivo: Jejum.

Renal/metabólico: diurese por SVD (300 mL/6h). Apresentou disgllicemia. Hematológico/infeccioso: sem sinais de sangramento. Em uso de ceftriaxona + azitromicina para tratamento empírico de sepse de foco pulmonar.

Apresenta os seguintes exames: Hb = 12, Ht = 41, L = 6.543 (4.230 Neutrófilos e 831 Linfócitos), Plaquetas = 345.000, PCR = 345, Glicemia = 321, Ureia = 62, Cr = 1,42, Na = 134, K = 4,8, Mg = 1,6, TGO = 45, TGP = 77.

Em relação à avaliação nutricional do caso clínico descrito acima, é correto afirmar que:

a) A paciente já é considerada com risco de desnutrição devido a internação em UTI.

b) É necessária a aplicação de escores validados (como NUTRIC ou NRS-2002) para definir o risco nutricional da paciente.

c) Não é necessária a avaliação de risco nutricional, por se tratar de paciente com obesidade.

d) Avaliação clínica com dados sobre perda de peso ou funcionalidade previamente à internação, além de exame físico com dados sobre massa magra e força são ferramentas para avaliação do risco nutricional.

16. Ainda em relação ao caso clínico da questão 17, após acomodação do leito da UTI, a equipe de enfermagem pergunta ao profissional médico de plantão se é necessária a passagem de sonda para infusão de dieta. Qual seria a melhor conduta frente ao questionamento?

a) Solicitar EDA para passagem de sonda pós-pilórica.

b) Não passar sonda para alimentação e aguardar 48 horas para reavaliar via de alimentação.

c) Solicitar sondagem, às cegas, e iniciar infusão de dieta.

d) Não passar sonda e iniciar dieta parenteral.

17. O médico plantonista optou por iniciar a dieta na paciente. Supondo, que o serviço não dispõe de calorimetria indireta, qual opção abaixo descreve a melhor estratégia nutricional?

a) Iniciar a dieta imediatamente com meta de 1.750 kcal/dia.

b) Iniciar dieta, visando no máximo 1.225 kcal/dia até o 7º dia, e após aumentar aporte para 1.750 kcal/dia.

c) Iniciar dieta com metas de 875 kcal/dia no primeiro dia, 1.225 kcal/dia no 3º dia e 1.750 kcal/dia a partir do 5º dia.

d) Iniciar dieta com meta de 1.000 kcal/dia e progredir no sétimo dia para 2.500 kcal/dia.

18. Durante a passagem de plantão, na manhã seguinte, o plantonista nota que a paciente está sem a infusão da dieta. Ao inquirir a equipe de enfermagem, o plantonista recebe como resposta que a dieta foi pausada, pois a "dieta refluiu" e a paciente apresentou volume residual gástrico (VRG) de 250 mL/6h. Qual é a melhor conduta?

a) Manter dieta pausada e solicitar EDA para passagem de sonda pós-pilórica.

b) Manter dieta pousada e monitorizar VRG de 6/6h até que ele seja menor do que 200 mL/6h e então reiniciar a infusão da dieta, com a metade da dose.

c) Reiniciar a dieta imediatamente e prescrever eritromicina.

d) Reiniciar a dieta imediatamente e prescrever metoclopramida.

19. JCL, 25a, sem comorbidades conhecidas. Está internado na UTQ (unidade de tratamento de queimados) devido a queimadura por líquido escaldante com lesão de todo o dorso do paciente e na parte posterior da coxa bilateralmente. Qual das recomendações nutricionais abaixo apresenta impacto na mortalidade do paciente?
    a) Suplementação de glutamina (0,3-0,5 g/kg/dia).
    b) Aporte proteico 2,5 g/kg/dia.
    c) Ingesta calórica hipercalórica (35 kcal/dia).
    d) Suplementação de zinco.

Texto para as questões 20 e 21:

CSC, 65 anos, masculino, no 4° dia de internação em UTI choque séptico de foco urinário. Na admissão, precisou ser intubado por insuficiência respiratória e apresentou hipotensão refratária à hidratação venosa com solução cristaloide e necessidade de noradrenalina. Segue a evolução do paciente.

Peso atual = 70 kg / Peso predito pela altura = 60 kg.

Neurológico: sedado com propofol 1% – 25 mL/h (solução pura) + fentanil 50 mcg/mL – 4 mL/h (Solução pura) – RASS – 5.

Cardiovascular: instável com noradrenalina (solução com 16 mg em 250 mL de solução fisiológica) – 35mL/h.

Respiratório: VM em modo VCV, Vc = 390 mL, PEEP = 12, Fluxo = 60 L/min, Pressão de platô estática = 27, Pressão de platô dinâmica = 32, FR = 22 ipm, $FiO_2$ = 0,80.

Gastrointestinal: abdome flácido, sem massas; ruído hidroaéreo presente; recebendo dieta enteral 30 mL/h (conteúdo calórico = 1 kcal/mL, Proteína 44 gramas/litro).

Glicemia capilar variando entre 135 e 156 mg/dL.

Renal: diurese nas últimas 24 horas = 500 mL; Balanço hídrico estimado = + 6.540 mL Hematológico: sem sangramentos nas últimas 24 horas; recebe heparina não fracionada 5.000 unidades subcutânea de 12 em 12 horas

Infeccioso: hipotérmico nas últimas 24 horas – temperatura máxima = 35,4°C, temperatura mínima = 34,9°C. Em uso de ceftriaxone introduzido na entrada da UTI; cateter venoso central em veia jugular interna direita; sem hiperemias. Culturas coletadas no dia anterior e em andamento.

20. Considerando que todas as medicações estão diluídas em soro fisiológico, qual é o aporte calórico que o paciente está recebendo?
    a) 1.380 kcal/dia.
    b) 720 kcal/dia.
    c) 660 kcal/dia.
    d) 1.320 kcal/dia.

21. Segundo as recomendações da ESPEN, qual é a conduta mais apropriada em relação ao aporte proteico do paciente?
    a) Não há necessidade de suplementação, pois a dieta enteral já atende a demanda do paciente.
    b) Além da dieta enteral, solicitar módulo proteico de 60 g.
    c) Além da dieta enteral, solicitar módulo proteico de 30 g.
    d) Não há necessidade de suplementação, pois o aporte proteico não interfere no prognóstico do paciente.

22. Paciente de 25 anos, masculino, internado há 4 dias devido a quadro de AIDS manifestado por neurotoxoplasmose. No momento da admissão, o paciente apresentava-se emagrecido (IMC = 17 $kg/m^2$) e não conseguia se alimentar devido a di-

sartria e foi optado pela passagem de SNE e início de dieta enteral.

Na entrada o paciente apresentava os seguintes exames: Hb = 13,5; Leucócitos = 7.500; Plaquetas = 141.000; Na = 131; K = 4,5; Fósforo = 2,1 mg/dL (VR 2,5-4,5); Cr = 1,31; Ur = 28; Glic = 104; PCR = 151. Considerando o quadro clínico do paciente e os exames laboratoriais, qual é a melhor estratégia nutricional para esse paciente segundo a ESPEN?

a) Iniciar dieta em 70% do gasto energético calculado e progredir até 100% após o sétimo dia. Dosar P, Mg e K diariamente.

b) Iniciar dieta em 70% do gasto energético calculado e progredir até 100% após o sétimo dia. Iniciar reposição de fósforo. Dosar P, Mg e K diariamente.

c) Iniciar dieta enteral 20 kcal/h junto com reposição de fósforo. Monitorar eletrólitos 2 a 3x/dia.

d) Manter paciente em jejum até normalização dos distúrbios hidroeletrolíticos.

23. Com relação à síndrome de realimentação, todas as afirmações são corretas, exceto:

a) A síndrome só ocorre nos pacientes que estão em uso de dieta parenteral.

b) É uma condição potencialmente fatal, sem tratamento específico, e portanto deve ser prevenida.

c) É causada por um "*shift*" de moléculas do extra para o intracelular, causando a depleção de alguns íons, em especial o fósforo;

d) Seu principal fator de risco é a desnutrição, em especial pacientes com IMC abaixo de 18 kg/m².

24. A síndrome de realimentação ocorre devido a uma migração maciça de moléculas do extra para o intracelular, que geralmente ocorre pelo aumento súbito da demanda metabólica. Em situações de desnutrição, no momento em que passa a haver aporte calórico, as células retomam suas atividades anabólicas e necessitam de diversos íons, sendo o principal deles o fósforo, que dessa maneira é depletado. A depleção de fósforo pode levar a um quadro grave que inclui insuficiência respiratória, insuficiência cardíaca, rabdomiólise, convulsões e até a morte.

Como não há terapia específica, a melhor conduta é a identificação de paciente em risco e a adoção de estratégia de terapia nutricional preventiva.

Desse modo, a ESPEN recomenda que para todos os pacientes em terapia nutricional (enteral ou parenteral) deve haver dosagem de eletrólitos (em especial Mg, K e P) uma vez ao dia pelos primeiros 7 dias.

Pacientes, que apresentam no início da terapia nutricional fósforo abaixo do valor da normalidade ou que apresentam queda maior de 0,6 g/dL após o início da dieta são considerados de alto risco para síndrome de realimentação.

Dessa forma, além da reposição de fósforo e da monitorização intensiva de eletrólitos (2 a 3x/dia), deve ser adotada uma nutrição restrita em calorias. Esses pacientes devem receber 20 kcal/h por 48 horas e após esse período, se os níveis de fósforo se mantiveram estáveis, a dieta pode ser aumentada em 20 kcal/h a cada dia até atingir a meta calórica.

Homem de 57 anos, com IMC de 52 é admitido na UTI devido a fasceíte necrotizante. Paciente está entubado, porém não há calorimetria indireta disponível. Qual a melhor forma de estimar a necessidade calórica do paciente?

a) 20 a 25 kcal/kg de peso predito por dia.
b) 15-20 kcal/kg de peso predito por dia.
c) 15-20 kcal/kg de peso real por dia.
d) 10-15 kcal/kg de peso real por dia.

25. A carga de soluto renal tolerada pelos rins numa situação normal é de 800-1.200 mEq/L. Qual a carga de soluto renal em uma formulação de dieta enteral contendo 54 mEq/L de sódio, 86 mEq/L de potássio, 52 mEq/L de cloreto?
a) 88 mEq/L.
b) 138 mEq/L.
c) 192 mEq/L.
d) 255 mEq/L.

26. Um paciente na UTI precisa controlar a oferta de fluidos. Em uma discussão de caso na UTI um residente questiona qual a quantidade de água livre que o paciente recebe na dieta enteral. Sabendo que o paciente recebe 1.000 mL de dieta enteral por dia com densidade calórica de 1,5 kcal/mL, o volume de água livre em média é:
a) 700-720 mL.
b) 760-780 mL.
c) 800-860 mL.
d) 900-970 mL.

27. Sobre a nutrição parenteral (NP) assinale a alternativa correta:
a) Imediatamente após o preparo e durante todo e qualquer transporte, a NP deve ser mantida sob refrigeração (2 a 8°C), exceto nos casos de administração imediata.
b) A via de acesso utilizada para a administração da NP é exclusiva. É vedada sua utilização para outros procedimentos. Casos excepcionais devem ser submetidos à avaliação da equi-

pe multiprofissional de terapia nutricional (EMTN).
c) O desenvolvimento de emulsões lipídicas mais seguras e menos inflamatórias diminuiu o teor de carboidratos das fórmulas.
d) Todas as afirmações anteriores são verdadeiras.

## GABARITO COMENTADO

1. **Resposta: c**

O óleo de peixe é a fonte comumente mais utilizada de ácidos graxos ômega-3 na terapia nutricional. Esse óleo é naturalmente rico em ácido eicosapentaenoico (EPA) e ácido doco-hexaenoico (DHA). Quando utilizados na nutrição, tanto EPA quanto DHA são incorporados às membranas celulares, e, uma vez mobilizados para produção de mediadores inflamatórios bioativos, competem de forma ativa com o ácido araquidônico pelas enzimas ciclo-oxigenase e lipo-oxigenase. Dessa forma, promovem uma redução nos níveis de diversos mediadores pró-inflamatórios, entre os quais as prostanglandinas E2 e a interleucina 1.

### Bibliografia

1. Zhang TT, Xu J, Wang YM, Xue CH. Health benefits of dietary marine DHA/EPA-enriched glycerophospholipids. Prog Lipid Res. 2019; 75:100997.
2. De Michele SJ, Wood SM, Wennberg AK. A nutritional strategy to improve oxygenation and decrease morbidity in patients who have acute respiratory distress syndrome. Respir Care Clin. 2006;12:547-66.

2. **Resposta: a**

A presença de um possível quadro infeccioso com queda dos níveis pressóricos é uma fonte de preocupação para o intensivista e deve ser investigada com rigor. O fato de o paciente estar em uso de nutrição parenteral é por si só considerado um fator de risco independente para aumento das infecções de corrente sanguínea, seja pela presença de uma solução considerada um meio de cultura rico para contaminação e crescimento de microrganismos, seja pela presença de um cateter venoso (na maioria das vezes, um cateter central), que também representa um importante fator de risco. Isso, entretanto, não quer dizer que a possível fonte infecciosa seja sempre relacionada ao cateter central, muito menos à nutrição parenteral. A conduta correta, nesse caso, é a avaliação criteriosa do cateter a fim de determinar a necessidade ou não de troca, tanto do cateter quanto do sistema de infusão. Na presença de um possível foco infeccioso, a coleta de hemocultura seguida de antibioticoterapia adequada também deve fazer parte da abordagem a ser adotada.

## Bibliografia
1. Baiu I, Spain DA. Parenteral Nutrition. JAMA. 2019;321(21):2142.
2. Singer P, Pichard C. Parenteral nutrition is not the false route in intensive care unit. JPEN J Parenter Enteral Nutr. 2012;36:12-14.

## 3. Resposta: b
De forma geral, em especial na insuficiência cardíaca, a terapia nutricional deve dar preferência às gorduras insaturadas (sejam as poli-insaturadas, como as procedentes do óleo de soja ou peixe, ou as monoinsaturadas, como as derivadas do óleo de oliva), uma vez que as gorduras saturadas estão associadas a aumento dos níveis de colesterol e triglicerídeos, o que é particularmente relevante para os pacientes cardiopatas. Elas devem ser equivalentes a 30-35% do VCT. A utilização de carboidratos nesses pacientes deve ser restrita a 40-60% do VCT, sendo preferencialmente administrados sob a forma de mono e/ou polissacarídeos (carboidratos complexos).

## Bibliografia
1. Bianchi VE. Nutrition in chronic heart failure patients: a systematic review. Heart Fail Rev. 2020;25(6):1017-26.

## 4. Resposta: a
O suporte nutricional parenteral (NP), quando bem dirigido e apropriadamente acompanhado por uma equipe multiprofissional de terapia nutricional, raramente é acompanhado de complicações. Aquelas relacionadas ao descontrole glicêmico são possivelmente as mais encontradas nos pacientes que fazem uso de NP. Hipertrigliceridemia e disfunção hepática também podem ser encontradas como complicações da NP e estão especialmente relacionadas ao uso de algumas emulsões lipídicas, sobretudo, as ricas em lipídios saturados. A hiperosmolaridade também pode estar presente como complicação, dependendo da concentração (especialmente) de carboidratos presentes na solução de NP.

## Bibliografia
1. Bozzetti F. Parenteral nutrition. Nutrition. 2019;66:101-7.

## 5. Resposta: d
O paciente criticamente enfermo é, de forma geral, hipercatabólico. Desse modo, a recomendação internacional é que a dieta tenha a carga proteica um pouco mais elevada como forma de compensar as necessidades aumentadas (idealmente entre 1,2 e 2,0 g/kg/dia), correspondendo a 10-15% do VCT. O valor total de calorias administradas por dia deve estar entre 20 e 30 kcal/kg/dia, de forma a repor o consumo basal. Salvo em indicações específicas, não se faz necessário o uso de dietas hiperproteicas (com valor de proteína acima de 2,0 g/kg/dia); tampouco está recomendado como rotina para paciente crítico

o uso de dietas hipocalóricas, muito menos com a justificativa de evitar a hiperglicemia.

### Bibliografia
1. Bozzetti F. Parenteral nutrition. Nutrition. 2019;66:101-7.

### 6. Resposta: b
O paciente criticamente enfermo é, de forma geral, hipercatabólico. Desse modo, a recomendação internacional é que a dieta tenha a carga proteica um pouco mais elevada, como forma de compensar as necessidades aumentadas (idealmente entre 1,2 e 2,0 g/kg/dia), correspondendo a 10-15% do VCT. O valor total de calorias administradas por dia deve estar entre 20-30 kcal/kg/dia, de forma a repor o consumo basal. Salvo em indicações específicas, não se faz necessário o uso de dietas hiperproteicas (com valor de proteína acima de 2,0 g/kg/dia); tampouco está recomendado como rotina no paciente crítico o uso de dietas hipocalóricas, muito menos com a justificativa de evitar a hiperglicemia.

### Bibliografia
1. van Zanten ARH, De Waele E, Wischmeyer PE. Nutrition therapy and critical illness: practical guidance for the ICU, post-ICU, and long-term convalescence phases. Crit Care. 2019;23(1):368.

### 7. Resposta: c
Hiperglicemia, hipercalemia, hipercalcemia, hiperfosfatemia, hipomagnesemia, hipertrigliceridemia, deficiência de ácidos graxos e hiperosmolaridade podem ser consideradas complicações da terapia nutricional parenteral (ver comentários da pergunta 4), mas todas são consideradas complicações metabólicas. A síndrome de Wernicke, ou síndrome de Wernicke-Korsakoff, é uma neuropatologia associada à carência de tiamina (vitamina B1), caracterizada por olftalmoplegia, ataxia e confusão mental, podendo advir do uso prolonga-

do da terapia nutricional parenteral, quando esta não for adequadamente suplementada com vitaminas (e, consequentemente, de tiamina), sendo, nesse sentido, uma complicação metabólica. A hipervolemia também pode ser observada como complicação da NP, constatada em alguns pacientes com restrição hídrica importante. Dessa forma, a hipervolemia é uma complicação de origem não metabólica e está presente na dependência do volume de NP administrada.

### Bibliografia
1. Mehta NM, Skillman HE, Irving SY, Coss-Bu JA, Vermilyea S, Farrington EA, et al. Guidelines for the provision and assessment of nutrition support therapy in the pediatric critically ill patient: Society of Critical Care Medicine and American Society for Parenteral and Enteral Nutrition. JPEN J Parenter Enteral Nutr. 2017;41(5):706-42.
2. Stoner HB, Little RA, Gross E, Milewski P. Metabolic complications of parenteral nutrition. Acta Chir Belg. 1981;80:125-31.

### 8. Resposta: d
A nutrição parenteral (NP) poderá ser administrada por via periférica, dependendo da osmolaridade e sem incorrer em aumento da incidência de flebite, sendo preferível a administração central quando a osmolaridade for superior a 900 mOsm/L.

Grande parte das complicações decorrentes da NP está relacionada a complicações infecciosas diretamente relacionadas aos problemas de manutenção da via de acesso, que, na maioria das vezes, é central e demanda cuidados e vigilância contínuos por parte das equipes médica e de enfermagem. Embora, atualmente, seja mais comum o uso das bolsas de nutrição parenteral completa, chamadas bolsas 3 em 1, as quais contêm os três macronutrientes (lipídios, carboidratos e proteínas) na mesma embalagem, ainda é possível observar os diferentes macronutrientes sendo administrados por meio de frascos separados, embora isso esteja associado a mais eventos infecciosos e custos mais elevados que as bolsas 3 em 1. Por sua complexidade, a NP é, via de regra, mais cara que a terapia nutricional enteral.

A alternativa incorreta é, portanto, a *d*, uma vez que a oferta de formulação nutricional parenteral (por mais hiperproteica que ela seja) não determina compulsoriamente ganho de peso em 7 dias de terapia, nem é garantia de ganho de massa magra.

## Bibliografia

1. Mehta NM, Skillman HE, Irving SY, Coss-Bu JA, Vermilyea S, Farrington EA, et al. Guidelines for the provision and assessment of nutrition support therapy in the pediatric critically Ill patient: Society of Critical Care Medicine and American Society for Parenteral and Enteral Nutrition. JPEN J Parenter Enteral Nutr. 2017;41(5):706-42.

## 9. Resposta: c

Na avaliação nutricional, é necessário levar em consideração tanto a gravidade do estresse quanto as reservas do paciente, a fim de suprir de forma adequada as demandas e deficiências existentes. A albumina é comumente usada na avaliação nutricional de pacientes ambulatoriais, mas é um péssimo marcador de desnutrição no paciente criticamente enfermo, uma vez que sua queda não está necessariamente associada a desnutrição, visto que, no paciente crítico, muito da sua capacidade de síntese proteica é voltado à produção de proteínas de fase aguda, determinando uma queda dos níveis de albumina. Uma contagem de linfócitos abaixo de 4.000 células/mm$^3$ não é necessariamente associada a um estado de depressão imunológica decorrente de desnutrição. Para a população de pacientes críticos, em geral, a carga lipídica na nutrição deve corresponder a 25-30% do VCT. Quanto à carga proteica para essa população, um aporte de 1,2 a 1,5 g/kg/dia é considerado perfeitamente adequado para a maioria dos pacientes.

## Bibliografia

1. Compher C, Bingham AL, McCall M, Patel J, Rice TW, Braunschweig C, et al. Guidelines for the provision of nutrition support therapy in the adult critically ill patient: The American Society for Parenteral and Enteral Nutrition. JPEN J Parenter Enteral Nutr. 2022;46(1):12-41. Erratum in: JPEN J Parenter Enteral Nutr. 2022;46(6):1458-9.

## 10. Resposta: e

Muitos pacientes são capazes de tolerar ofertas lipídicas elevadas, superiores a 55% do VCT, conforme demonstrado pelos estudos em pacientes portadores de SARA que utilizaram dietas enriquecidas com ácidos graxos ômega-3 em formulações enterais extremamente ricas em lipídios. Medidas antropométricas não estão validadas para uso em pacientes criticamente enfermos. Adicionalmente, a ausência de consenso em algumas das assertivas oferecidas levou à anulação da questão.

## Bibliografia

1. Compher C, Bingham AL, McCall M, Patel J, Rice TW, Braunschweig C, et al. Guidelines for the provision of nutrition support therapy in the adult critically ill patient: The American Society for Parenteral and Enteral Nutrition. JPEN J Parenter Enteral Nutr. 2022;46(1):12-41. Erratum in: JPEN J Parenter Enteral Nutr. 2022;46(6):1458-9.

## 11. Resposta: d

Pode ocorrer uma associação entre o marasmo e o *kwashiorkor* em pacientes já possuidores de um processo de desnutrição crônica e que são acometidos por um processo agudo grave, tornando-se criticamente enfermos.

## Bibliografia

1. Singer P, Blaser AR, Berger MM, Alhazzani W, Calder PC, Casaer MP, et al. ESPEN guideline on clinical nutrition in the intensive care unit. Clin Nutr. 2019;38(1):48-79.

## 12. Resposta: e

A desnutrição na doença hepática crônica está diretamente relacionada ao estágio clínico da doença, e até 72,4% dos pacientes aguardando transplante são desnutridos e 28% têm desnutrição grave. Na insuficiência hepática aguda, os pacientes têm menor reserva de glicogênio hepático e observam-se acentuada perda de vitaminas hidrossolúveis, hipermetabolismo, balanço nitrogenado negativo e catabolismo. A restrição proteica não está indicada para evitar ou controlar a encefalopatia hepática. Não há comprovações de diminuição de mortalidade dos pacientes com insuficiência hepática aguda com o uso de aminoácidos de cadeia ramificada.

### Bibliografia

1. Parrillo J, Dellinger RP. Critical care medicine: principles of diagnosis and management in the adult, 5.ed. Philadelphia: Elsevier; 2019.

## 13. Resposta: c

A nutrição enteral, a princípio, é preferível como modalidade inicial de nutrição caso não haja contraindicação e incapacidade de alimentação oral habitual. As demais observações não configuram contraindicação absoluta à NE.

### Bibliografia

1. Parrillo J, Dellinger RP. Critical care medicine: principles of diagnosis and management in the adult, 5.ed. Philadelphia: Elsevier; 2019.

## 14. Resposta: b

Uma meta-análise avaliou que o uso de procinéticos está associado a uma tendência de melhor tolerância à alimentação enteral (RR 0,65, IC 0,37, 1,14, p = 0,14). Isso é significativo para eritromicina intravenosa (geralmente em doses de 100 e 250 mg 3 vezes ao dia)

(RR 0,58, CI 0,34, 0,98, p = 0,04) por dois a quatro dias, mas não para outros procinéticos como a metoclopramida (em doses usuais de 10 mg duas a três vezes ao dia). A incidência de pneumonia não foi afetada com o uso de procinéticos, mas apenas um estudo com eritromicina intravenosa relatou esse resultado. A eficácia da eritromicina ou de outros procinéticos diminui para um terço após 72 horas e deve ser descontinuada após 3 dias.

A medida do volume residual gástrico (VGV) para avaliação da disfunção gastrointestinal é comum e pode ajudar a identificar intolerância à NE durante o início e a progressão da NE. Sugerimos que a alimentação enteral seja adiada quando o VGV for > 500 mL/6 h. Nessa situação, e se o exame do abdome não sugerir uma complicação abdominal aguda, a aplicação de procinéticos deve ser considerada. ASPEN/SCCM e a iniciativa *Surviving Sepsis* recomendam o uso de metoclopramida procinética (10 mg três vezes ao dia) e eritromicina (3 e 7 mg/kg/dia) no caso de intolerância alimentar (recomendação fraca, baixa qualidade de evidências para a iniciativa de sobrevivência à sepse e para ASPEN/SCCM). Ambas as drogas também se mostraram eficazes para resíduos gástricos elevados em uma meta-análise anterior, não limitada a pacientes criticamente enfermos. Ambos os agentes foram associados à prolongação do QT e uma predisposição a arritmias cardíacas, mas grandes séries relataram apenas alguns efeitos adversos, como convulsões em pacientes neurológicos. A meta-análise baseada em seis estudos encontrou uma vantagem significativa para a eritromicina e seu uso deve ser encorajado por 24-48 horas, uma vez que promove a motilidade gástrica, e se um GRV grande (> 500 mL) ainda persistir, o uso de alimentação pós-pilórica deve ser considerado e a suspensão da NE, a menos que haja suspeita de uma nova complicação abdominal (obstrução, perfuração, distensão grave).

## Bibliografia

1. Parrillo J, Dellinger RP. Critical care medicine: principles of diagnosis and management in the adult, 5.ed. Philadelphia: Elsevier; 2019.

## 15. Resposta: d

Considerando a referência que a banca da prova de 2022 adotou (*Guideline* ASPEN 2022), a avaliação clínica é a ferramenta recomendada para avaliação nutricional, já que ainda não há evidência de que o uso de scores traga benefícios clínicos.

Com relação à alternativa *a*, é importante notar a questão da temporalidade, sendo considerados pacientes em risco nutricional aqueles que permanecem mais de 48 horas internados em UTI.

Por fim, independentemente do IMC, todos os pacientes que são admitidos na UTI devem ser submetidos à avaliação nutricional. Portanto, a alternativa *c* também está errada.

## Bibliografia

1. Compher C, Bingham AL, McCall M, Patel J, Rice TW, Braunschweig C, et al. Guidelines for the provision of nutrition support therapy in the adult critically ill patient: The American Society for Parenteral and Enteral Nutrition. JPEN J Parenter Enteral Nutr. 2022;46(1):12-41. Erratum in: JPEN J Parenter Enteral Nutr. 2022;46(6):1458-9.

## 16. Resposta: c

De acordo com a ASPEN, a dieta deve ser iniciada o mais breve possível.

Ao contrário de *guidelines* anteriores, os quais recomendavam evitar dieta enteral na fase aguda, o *guideline* atual recomenda suporte nutricional precoce, tanto por via enteral ou parenteral, pois não encontrou diferença entre os desfechos quando as duas modalidades foram comparadas.

Quando a via enteral é a opção, o acesso gástrico deve ser usado como primeira opção, ficando o acesso pós-pilórico reservado para os casos com intolerância a dieta, podendo ser considerada primeira opção para pacientes com fatores de risco para broncoaspiração (inabilidade de proteger via aérea, ventilação mecânica, idade maior que 70 anos, dentição em mau estado de conservação, posição supina, histórico de refluxo gastroesofágico, transporte para fora da UTI, baixa relação enfermagem/paciente e administração de dieta em *bolus*.

No contexto da questão, a alternativa *c* oferece a possibilidade de início de dieta mais rapidamente.

## Bibliografia

1. Compher C, Bingham AL, McCall M, Patel J, Rice TW, Braunschweig C, et al. Guidelines for the provision of nutrition support therapy in the adult critically ill patient: The American Society for Parenteral and Enteral Nutrition. JPEN J Parenter Enteral Nutr. 2022;46(1):12-41. Erratum in: JPEN J Parenter Enteral Nutr. 2022;46(6):1458-9.

## 17. Resposta: b

A forma recomendada para estimar a necessidade energética do paciente crítico em uso de ventilação mecânica é pela calorimetria indireta. Caso ela não esteja disponível é aceitável a utilização de fórmulas preditivas, sendo a mais simples delas (20-25 kcal/kg/dia) a fórmula de bolso.

Independentemente do método utilizado para estimar o gasto energético do paciente, na fase aguda da doença é recomendada a prescrição de nutrição hipocalórica (até 70% do gasto energético calculado), pois nesta fase da doença o paciente encontra-se muito catabólico e, por si só, já produz grandes quantidade de energia pela quebra de moléculas.

Após a passagem da fase aguda, é possível aumentar a dieta progressivamente até atingirmos nutrição isocalórica (80-100% do gasto calórico do paciente). Quando a calorimetria indireta está disponível, a progressão pode ser realizada de maneira mais rápida, de modo a atingir a nutrição isocalórica já no 3º dia da terapia nutricional. Por outro lado, quando utilizamos fórmulas para estimar o gasto energético do paciente, a progressão deverá ser feita de maneira mais gradual, sendo que a nutrição isocalórica só será tentada a partir do 7º dia da terapia nutricional. A razão dessa diferença se deve ao fato de que quando a calorimetria indireta é usada, por se tratar de um valor com maior precisão, o risco de hiperalimentação e suas consequências (hiperglicemia ou síndrome de realimentação) diminui, de forma que é possível progredir a dieta mais rapidamente.

No caso descrito, como não há calorimetria indireta disponível, devemos lançar mão das fórmulas preditivas. Considerando o peso de 70 kg, 100% da meta calórica seria 1. 750 kcal/dia (70 × 25) e 70%, 1.225 kcal/dia. Desse modo, a resposta correta é a *b*.

## Bibliografia

1. Parrillo J, Dellinger RP. Critical care medicine: principles of diagnosis and management in the adult, 5.ed. Philadelphia: Elsevier; 2019.

### 18. Resposta: c

A intolerância gastrointestinal é comum na introdução e na progressão da dieta enteral. O procedimento mais comum para avaliar a tolerabilidade da dieta é a mensuração do volume residual gástrico.

Sua mensuração é recomendada especialmente no início da dieta enteral, porém não é necessária naqueles pacientes que já estão com dieta enteral.

Só há a necessidade de pausa da dieta quando o VRG é maior do que 500 mL/h. Mesmo nesta situação, a dieta pode ser rei-

niciada junto com a administração de procinéticos, caso a avaliação abdominal não seja sugestiva de patologia obstrutiva.

Em situações em que haja sinais de intolerância, porém com VRG baixo, é possível manter a infusão e realizar a infusão de procinéticos. Sendo a primeira escolha a eritromicina (3 a 7 mg/kg/dia) e a segunda, a metoclopramida (10 mg 3×/dia).

É importante lembrar que o uso de procinéticos apenas melhora a tolerabilidade, porém não tem impacto em outros desfechos. E ainda, se o paciente persiste com VRG > 500 mL/6h mesmo com otimização de procinéticos, é recomendada a passagem de via de alimentação pós-pilórica.

## Bibliografia

1. Parrillo J, Dellinger RP. Critical care medicine: principles of diagnosis and management in the adult, 5.ed. Philadelphia: Elsevier; 2019.

### 19. Resposta: a

A glutamina é um aminoácido não essencial e é o aminoácido mais abundante no nosso organismo. Em condições normais os estoques são mantidos pela ingesta e pela produção endógena, porém em situações nas quais há o aumento da síntese celular (como em grandes queimados e politraumatizados), a suplementação de glutamina diminui o risco de complicações infecciosas, bem como diminui o tempo de cicatrização.

Para grandes queimados (superfície corporal acometida > 20%), a ESPEN recomenda a administração de 0,3-0,5 g/kg/dia de glutamina por 10 a 15 dias e para pacientes traumatizados a dose é de 0,2-0,3 g/kg/dia.

Em relação ao paciente do caso clínico, podemos estimar a área queimada ao redor de 27% (18% do dorso e 4,5% da posterior da coxa), portanto ele teria indicação para reposição de glutamina.

Com relação ao aporte proteico, a ASPEN recomenda a administração de 1,2 a 2 g/kg/dia de proteína para pacientes críticos, independentemente da doença. E não há indicação de dieta hipercalórica.

### Bibliografia

1. Singer P, Blaser AR, Berger MM, Alhazzani W, Calder PC, Casaer MP, et al. ESPEN guideline on clinical nutrition in the intensive care unit. Clin Nutr. 2019;38(1):48-79.
2. Compher C, Bingham AL, McCall M, Patel J, Rice TW, Braunschweig C, et al. Guidelines for the provision of nutrition support therapy in the adult critically ill patient: The American Society for Parenteral and Enteral Nutrition. JPEN J Parenter Enteral Nutr. 2022;46(1):12-41. Erratum in: JPEN J Parenter Enteral Nutr. 2022;46(6):1458-9.

### 20. Resposta: a

Para responder a questão devemos lembrar que o propofol fornece 1,1 kcal/mL. Desse modo, se considerarmos a infusão de 25 mL/h de propofol, o volume em 24 horas será de 600 mL. Portanto, o paciente receberá 660 kcal apenas do propofol.

Além disso, ele está recebendo 720 mL de dieta por dia, o que corresponde a 720 kcal. Logo a resposta é 1.380 kcal.

### 21. Resposta: b

De acordo com a ASPEN, o aporte proteico para o paciente crítico deve corresponder a 1,2 a 2 g/kg de peso/dia. Como o paciente pesa 70 kg, ela necessita de 84 a 140 g/dia de proteínas. Considerando que a paciente está recebendo 720 mL/dia de uma dieta com conteúdo proteico de 44 g/L, isso corresponde a 31 g/dia de aporte proteico. Portanto, há necessidade de suplementação de pelo menos 53 g de proteína.

### Bibliografia

1. Compher C, Bingham AL, McCall M, Patel J, Rice TW, Braunschweig C, et al. Guidelines for the provision of nutrition support therapy in the adult critically ill patient: The American Society for Parenteral and Enteral Nutrition. JPEN J Parenter Enteral Nutr. 2022;46(1):12-41. Erratum in: JPEN J Parenter Enteral Nutr. 2022;46(6):1458-9.

### 22. Resposta: c

### 23. Resposta: b

### 24. Resposta: a

A ESPEN recomenda fortemente que a dieta em pacientes obesos seja guiada por calorimetria indireta (CI), pois há uma variação muito grande da composição corporal entre os pacientes obesos. Além disso, o gasto energético do tecido adiposo é menos da metade do gasto energético do tecido muscular (4,5 kcal/kg/dia *vs.* 13 kcal/kg/dia). Caso não haja possibilidade de CI, deve-se usar a fórmula de 20 a 25 kcal/kg de peso predito por dia.

### Bibliografia

1. Singer P, Blaser AR, Berger MM, Alhazzani W, Calder PC, Casaer MP, et al. ESPEN guideline on clinical nutrition in the intensive care unit. Clin Nutr. 2019;38(1):48-79.

### 25. Resposta: c

O cálculo carga de soluto é feito conforme a tabela:

| Nutrientes | Osmolalidade (mOsm) |
|---|---|
| Proteína | 01 grama – 5,7 mOsm adultos |
| | 01 grama – 4,0 mOsm crianças |
| Sódio | 01 mEq – 01 mOsm |
| Potássio | 01 mEq – 01 mOsm |
| Cloro | 01 mEq – 01 mOsm |
| Conversão de mg para mEq | |
| mg de Na – dividir por 23 | |
| mg de K – dividir por 39 | |
| mg de Cl – dividir por 35 | |

## Bibliografia

1. Hamano T. Mineral and bone disorders in conventional hemodialysis: Challenges and solutions. Semin Dial. 2018;31(6):592-8.

## 26. Resposta: b

A quantidade de água livre na dieta depende de sua concentração, conforme podemos observar na tabela a seguir.

| Densidade calórica | % de água livre |
|---|---|
| 0,9 a 1,2 kcal / mL (densidade padrão) | 80-86% |
| 1,3 a 1,5 kcal/mL | 76-78% |
| > 1,5 kcal/mL | 69-71% |

## Bibliografia

1. Jordan EA, Moore SC. Enteral nutrition in critically ill adults: Literature review of protocols. Nurs Crit Care. 2020;25(1):24-30.

## 27. Resposta: d

As normas são estabelecidas pela Portaria n. 272/98.

Quando a NP foi introduzida, ela continha principalmente glicose, seja como meio de evitar a degradação de proteínas pela supressão da oxidação de aminoácidos seja como forma de suprir as necessidades de energia em uma época em que as emulsões lipídicas tinham efeitos colaterais graves, como calafrios, febre, náusea, vômitos, hipóxia, hipotensão e anemia hemolítica. Como resultado, a hiperglicemia tornou-se uma preocupação séria, com vários relatos de seus efeitos prejudiciais. O desenvolvimento de emulsões lipídicas mais seguras e menos inflamatórias diminuiu o teor de carboidratos das fórmulas e, portanto, a prevalência de hiperglicemia; no entanto, a hiperglicemia continua sendo a complicação mais comum da NP.

## Bibliografia

1. Brasil. Ministério da Saúde. Portaria n. 272, de 8 abril de 1998. Brasília;1998.
2. Hellerman Itzhaki M, Singer P. Advances in medical nutrition therapy: parenteral nutrition. Nutrients. 2020;12(3):717.

# 7

# ENDOCRINOLOGIA

# 7

# Endocrinologia

1. A cetoacidose diabética é uma condição aguda e grave que se desenvolve predominantemente em pacientes com *diabetes mellitus* do tipo 1 e é induzida pela deficiência ou ausência de atividade da insulina. Qual afirmativa a seguir não se relaciona à ausência de atividade insulínica?
   a) Diminuição da lipólise.
   b) Produção hepática de glicose acentuada.
   c) Diminuição da utilização de glicose nos tecidos.
   d) Diminuição da síntese proteica e aumento da proteólise.

2. Quais são os critérios para diagnóstico e classificação da cetoacidose diabética grave?
   a) Glicemia > 250; pH arterial < 7,0; bicarbonato sérico < 10.
   b) Glicemia > 250; pH arterial < 7,0; bicarbonato sérico = 10-15.
   c) Glicemia > 200; pH arterial 7,0-7,10; bicarbonato sérico = 10-15.
   d) Glicemia > 250; pH arterial 7,0-7,10; bicarbonato sérico = 10-15.
   e) Glicemia > 200; pH arterial 7,0-7,10; bicarbonato sérico < 10.

3. Qual deve ser a primeira medida a ser tomada na cetoacidose, por se entender que é a mais importante?
   a) Profilaxia da hipocalemia, com reposição precoce de potássio.
   b) Hidratação vigorosa pela administração de fluidos.
   c) Medidas de correção da acidose metabólica.
   d) Administração imediata de insulina regular.

4. Homem, 19 anos, chega à UTI com queixa de dor abdominal e vômitos há dois dias. Antecedente pessoal: *diabetes mellitus* tipo 1 há quatro anos, em uso de insulina NPH 12 UI pela manhã e 6 UI à tarde. Exame físico: regular estado geral, consciente, orientado, mucosas secas, FC = 140 bpm, FR = 30 irpm, PA = 100 x 70 mmHg, tempo de enchimento capilar = 3 segundos. Abdome: plano, flácido, ruídos hidroaéreos presentes, sem sinais de irritação peritoneal. Gasometria arterial: pH = 7,25; bicarbonato = 8 mEq/L, glicemia = 340 mg%.

Os diagnósticos e as condutas são:

a) Hiperglicemia e desidratação; reposição volêmica com cristaloides e bicarbonato.
b) Hiperglicemia e desidratação; reposição volêmica com coloides e infusão de insulina.
c) Gastroenterite e desidratação; hidratação oral e insulina simples intramuscular.
d) Cetoacidose diabética; reposição volêmica com cristaloides e infusão de insulina.

5. Na cetoacidose diabética:
a) A gliconeogênese é intensa quando a glicose atinge valores entre 300 e 500 mg/dL.
b) O glucagon desempenha o menor papel na patogênese da CAD com níveis muito diminuídos.
c) A acidose metabólica resulta basicamente do aumento do lactato e da uremia.
d) A hiponatremia, a hipocalemia, o edema cerebral e a rabdomiólise são eventos pouco prováveis na CAD.
e) Um ataque de soro fisiológico "ao meio" sempre está indicado no início do tratamento.

6. Sobre a cetoacidose diabética, assinale a alternativa incorreta:
a) Pode ser precipitada por hemorragia gastrointestinal, infecções ou antipsicóticos atípicos.
b) Pode se manifestar por dor abdominal, simulando abdome agudo.
c) Pode se manifestar por importante leucocitose com desvio à esquerda, na ausência de infecção.
d) Sua mortalidade é comparável à da síndrome hiperosmolar hiperglicêmica não cetótica, se a glicemia for > 400 mg/dL.
e) Nos casos não complicados, pode ser eficazmente tratada com insulina lispro por via subcutânea (de hora em hora ou a cada 2 horas).

7. Mulher, 19 anos, com *diabetes mellitus* tipo 1 desde os 10 anos, chega ao pronto-socorro com dor abdominal, náusea, desorientação e desidratação. Exames: glicemia = 390 mg/dL; sódio = 136 mEq/L (VR 135-145); potássio = 3,2 mEq/L (VR 3,5 a 5); leucócitos = 14.000/mm³ (VR 5.000-10.000); pH = 7,09 (VR 7,35 a 7,45); bicarbonato = 7,8 mEq/L; creatinina = 1,9 mg/dL (VR 0,6 a 1,2). Além da hidratação, qual a conduta inicial mais adequada?
a) Bicarbonato de sódio.
b) Insulina regular em *bolus*.
c) Reposição de potássio.
d) Antimicrobiano.

8. Em um paciente com quadro de cetoacidose diabética, é correto afirmar:
a) O mais importante é a rápida redução da glicemia para níveis normais nas primeiras 2 horas.
b) A reposição de potássio só pode ser iniciada depois de compensar a acidose metabólica e a cetonemia.
c) Não restaurar a volemia muito rapidamente (administrar menos de 500 mL de SF por hora) para evitar a sobrecarga ventricular esquerda.
d) O terapêutico deve incluir: hidratação com solução salina a 0,9%, insulinoterapia e controle dos eletrólitos, principalmente K.

9. Mulher de 70 anos, previamente diabética, usa metformina, é admitida na UTI

com quadro suspeito de Covid-19. Estava em ventilação mecânica há 3 dias Exame clínico: T = 38,0°C, FC = 90 bpm, FR = 30 ipm, PA = 100 x 65 mmHg (ΔPP = 19), $SpO_2$ = 93%, glicemia = 290 mg/dL. RASS – 3 em uso de propofol 100 mg/h e fentanil 20 mcg/h. Em ventilação mecânica, modo pressão controlada (PCV), FR = 25 ipm, $FIO_2$ = 50%, PEEP = 12 $cmH_2O$, ΔP = 12 $cmH_2O$, Vc = 460 mL (peso predito = 80 kg). Em uso de noradrenalina 0,05 mcg/kg/minuto. Diurese = 280 mL (24 h), balanço hídrico (24 h) = + 450 mL. Exames laboratoriais: creatinina = 2,4 mg/dL, ureia = 250 mg/dL, potássio = 5,0 mEq/L, sódio = 145 mEq/L, pH = 7,34, $PaCO_2$ = 45 mmHg, $PaO_2$ = 64 mmHg, bicarbonato = 20 mEq/L e lactato = 34 mg/dL. Em relação a glicemia assinale a alternativa correta:

a) Iniciar insulina IV para atingir glicemia capilar entre 80 e 140 mg/dL.

b) Fazer 6 UI de insulina regular subcutânea agora.

c) Fazer 6 UI de insulina regular subcutânea agora e 10 UI de insulina NPH pela manhã e à noite.

d) Começar insulina intravenosa para atingir glicemia capilar entre 140 e 180 mg/dL.

10. Menina portadora de DM tipo 1, atualmente em uso irregular de insulina, apresenta nos últimos dias quadro progressivo de polidipsia, poliúria, dispneia (com respirações rápidas e profundas), desidratação e letargia. Além dessas manifestações clínicas, são necessários os seguintes parâmetros bioquímicos para se caracterizar um quadro de cetoacidose diabética:

a) Glicemia > 500 mg/dL; pH arterial < 7,35 e/ou bicarbonato < 12 mmol/L e cetonúria positiva.

b) Glicemia > 400 mg/dL; pH arterial < 6,9 e/ou bicarbonato < 8 mmol/L e cetonemia > 3 mmol/L.

c) Glicemia > 250 mg/dL; pH < 7,3 e/ou bicarbonato < 15 mmol/L e cetonemia > 3 mmol/L.

d) Glicemia > 400 mg/dL; pH < 7,2 e/ou bicarbonato < 12 mmol/L e cetonemia > 3 mmol/L.

11. Adolescente, 15 anos, portador de DM tipo 1 é internado por cetoacidose diabética, recebendo insulina regular em bomba de infusão contínua e solução fisiológica 0,9%, seguidos da administração de cloreto de potássio 19,1% por via endovenosa. Após algumas horas, há redução notável da glicemia e normalização do pH sanguíneo, porém acentuação da cetonemia. Qual a conduta mais apropriada nesta situação?

a) Prescrever antibioticoterapia empírica.

b) Aumentar a velocidade de infusão da insulina EV.

c) Mudar o tipo de insulina que vinha sendo utilizado.

d) Administrar *bolus* EV de bicarbonato de sódio para corrigir a acidose metabólica residual.

e) Manter o planejamento terapêutico programado.

12. Adolescente de 16 anos, DM tipo 1 desde os 4 anos de idade, veio trazido ao departamento de emergência por letargia, desidratação e desconforto respiratório. Os exames laboratoriais evidenciaram: glicemia 480 mg/dL, pH = 7,15, $pCO_2$ = 22 mmHg, K = 4,8 mEq/L, $pO_2$ = 105 mmHg, $HCO_3$ = 7 mEq/L e cetonúria 4+/4+. Qual a conduta mais apropriada neste momento?

a) Tratar a acidose com bicarbonato de sódio 8,4% e iniciar reposição volêmica com soro fisiológico 0,9%, ambos por via endovenosa.

b) Tratar a acidose com bicarbonato de sódio 8,4% e uma dose em *bolus* de insulina regular (0,1 U/kg), ambos por via endovenosa.

c) Administrar uma dose de ataque de insulina regular intravenosa (0,1 U/kg) associada à hidratação oral.

d) Instituir reposição hídrica com solução cristaloide na dose de 20-30 mL/kg na primeira hora e administrar insulina regular em bomba de infusão contínua (0,1 U/kg/h), ambos por via endovenosa.

13. São complicações possíveis e bem descritas do tratamento da cetoacidose diabética:

a) Hiperglicemia, oligúria e cegueira.

b) Hipoglicemia, hipocalemia e edema cerebral.

c) Hiperglicemia, infecção e neuropatia.

d) Hipoglicemia, alcalose metabólica e hipercalcemia.

14. Os critérios diagnósticos de estado hiperglicêmico hiperosmolar são:

a) Glicemia > 600 mg/dL, osmolaridade plasmática > 320 mOsm/kg e pH > 7,3.

b) Glicemia > 600 mg/dL, osmolaridade plasmática > 320 mOsm/kg e pH < 7,3.

c) Glicemia > 400 mg/dL, osmolaridade plasmática > 320 mOsm/kg e pH > 7,3.

d) Glicemia > 400 mg/dL, sódio > 150 mEq/L e pH > 7,3.

15. Em relação ao estado hiperglicêmico hiperosmolar (EEH), uma das principais complicações agudas do *diabetes mellitus* de longa data, é incorreto afirmar:

a) As características laboratoriais mais importantes são hiperglicemia acentuada, hiperosmolaridade plasmática e azotemia pré-renal.

b) Estão presentes sintomas de náuseas, vômitos, dor abdominal e respiração de Kussmaul.

c) É mais comum em indivíduos idosos e com DM tipo 2.

d) Ao exame físico, nota-se desidratação profunda, hipotensão arterial, taquicardia e alteração do nível de consciência.

e) É frequentemente desencadeado por uma doença grave concomitante, como infarto agudo do miocárdio, acidente vascular cerebral ou infecções.

16. Um paciente de 56 anos vem ao PS com dor abdominal intensa há 1 dia e respiração em ritmo de Kusmaull. Ele é portador de *diabetes mellitus* do tipo 2 há 10 anos, mal controlado. Fora recentemente ao médico que introduzira inibidor de SGLT2, com melhora glicêmica. Glicemia capilar de entrada = 137 mg/dL. Qual a principal suspeita?

a) Abdômen agudo inflamatório por provável apendicite.

b) Infarto agudo de miocárdio.

c) Gastroenterocolite difusa aguda.

d) Suboclusão intestinal.

e) Cetoacidose diabética.

17. O inibidor de SGLT2 pode causar cetoacidose diabética tanto em portadores de DM do tipo 1 como do tipo 2. Assinale a alternativa correta:

a) O bloqueio do SGLT2 no fígado aumenta a produção de cetoácidos.

b) O bloqueio de SGLT2 no pâncreas aumenta a produção de glucagon.

c) Somente acontece quando usado em diabéticos do tipo 1.

d) Isso só acontece em pacientes com infecções agudas.

e) Trata-se de quadro grave com altos níveis de glicemia e ânion-gap aumentado

18. Um paciente de 57 anos com obesidade grau IV é admitido no hospital em coma profundo. Foi trazido pela vizinha que o encontrara desacordado e esta não sabia referir seus antecedentes mórbidos. O homem estava desidratado ++++, taquidispneico, pulso 120 rítmico, pressão arterial = 100 x 60 mmHg, $SO_2$ = 82% em ar ambiente, perfusão periférica diminuída. É feita uma glicemia capilar, cujo resultado é "*high*", acima de 600 mg/dL. Qual a causa de perda sensorial desse paciente?

a) O estado de hiperosmolalidade *per se*.

b) Hiperglicemia associada ao coma hiperosmolar.

c) Hipernatremia associada ao coma hiperosmolar.

d) Hiponatremia associada ao coma hiperosmolar.

e) Septicemia.

19. No estado hiperglicêmico hiperosmolar com coma, a rápida correção da hiperglicemia pode causar prolongamento do estado comatoso, pois causa:

a) Hipoglicemia relativa.

b) Elevação da pressão liquórica e edema cerebral.

c) Aumento do sódio, causando torpor.

d) Aumento rápido do potássio, causando edema cerebral.

e) Mucormicose rinocerebral.

20. Um grupo de pessoas chega ao hospital de uma festa com um homem de 42 anos, alcoólatra de longa data, com história de náusea e vômitos e intensa dor abdominal após alta carga de ingestão al-

coólica. Ele chega hiperventilando, desidratado, normotenso, taquicárdico. Nos exames de entrada, apresentava glicemia 110 mg/dL e cetonúria ++++. A principal suspeita é de:

a) Gastrite alcoólica.

b) Cetoacidose diabética.

c) Cetoacidose etílica.

d) Pancreatite aguda.

e) Hepatite aguda.

21. Sobre os distúrbios de hiperfunção tireoidiana no doente crítico, assinale a alternativa incorreta:

a) A tempestade tireoidiana ou crise tireotóxica é um quadro de descompensação grave do hipertireoidismo e pode ser fatal se não tratada adequadamente.

b) A crise, em geral, é precipitada por quadros infecciosos, trauma, procedimentos cirúrgicos de grande porte e uso de contraste baritado.

c) O tratamento deve ser iniciado o mais precocemente possível, mesmo antes da confirmação laboratorial de hipertireoidismo.

d) O tratamento da hiperfunção tireoidiana tem como alvo a inibição da síntese e secreção hormonais, reduzindo a conversão periférica de T3 em T4, bloqueando a ação de T4 livre, e, em casos mais graves, deve-se fazer a remoção extracorpórea desses hormônios.

e) O tratamento de suporte inclui reposição hidroeletrolítica conforme necessário, sedação, controle dos dados vitais e administração de glicocorticoides.

22. Assinale a alternativa correta com relação ao coma mixedematoso:

a) A dosagem total de T3 tem grande valor no diagnóstico do coma mixedematoso.

b) Distensão abdominal por íleo paralítico é uma condição frequente no coma mixedematoso.

c) Os valores baixos de T4 e TSH selam o diagnóstico laboratorial.

d) Nesses pacientes, há uma resistência muito grande aos sedativos, em razão das alterações do sistema nervoso central que ocorrem no hipotireoidismo.

e) O coma mixedematoso não ocorre na ausência de hipotireoidismo.

23. Assinale a alternativa correta quanto à avaliação do paciente cirúrgico portador de patologia endócrina:

a) A resistência vascular diminuída, a hipovolemia e a disfunção de barorreceptores são achados frequentes no hipotireoidismo, contribuindo para a instabilidade hemodinâmica.

b) O ACTH aumenta a produção de cortisol, que, em altas doses, tem ação pró-inflamatória pela estimulação da liberação de mediadores químicos.

c) A prazosina é uma droga alfa-1-seletiva, usada no tratamento do feocromocitoma de forma, pois nos tumores produtores de epinefrina induz mais taquicardia que as demais.

d) Deve-se pensar em síndrome inapropriada do hormônio antidiurético nos pacientes hipovolêmicos com sódio sérico baixo.

e) Há hipertrofia ventricular associada ao aumento de consumo de oxigênio no hipertireoidismo, o que predispõe a isquemia miocárdica, arritmias e insuficiência cardíaca, sendo a principal causa de mortalidade desses pacientes.

24. Assinale a alternativa incorreta com relação aos distúrbios da glândula tireoide no paciente crítico:

a) Os níveis de TSH e o T4L apresentam sensibilidade regular quando usados em *screening* nos pacientes críticos, mas com boa especificidade.

b) Há várias alterações nos hormônios tireoidianos no paciente crítico, que são inespecíficas e relacionadas à gravidade da doença.

c) Sinais clássicos de crise tireotóxica: febre, taquicardia e alteração do nível de consciência.

d) Sinais clássicos do coma mixedematoso: hipotermia, alteração do nível de consciência e depressão cardiovascular.

25. Mulher, 35 anos, apresentando bócio difuso, oftalmopatia, dermopatia infiltrativa, tremores finos de extremidades, insônia e taquicardia. Na avaliação laboratorial da função tireoidiana, espera-se encontrar:

a) TSH suprimido, T3 e T4 elevados.

b) TSH suprimido, T3 e T4 suprimidos.

c) TSH elevado, T3 e T4 elevados.

d) TSH elevado, T3 e T4 suprimidos.

26. Mulher, 29 anos, há 3 meses apresenta quadro de palpitações, insônia, aumento do número de evacuações e perda ponderal não quantificada. Ao exame físico, está descorada +/4+ e apresenta aumento difuso da tireoide, sem nodulações palpáveis. Evidencia-se também hiperemia conjuntival, edema e retração palpebral. PA = 140 x 90 mmHg, FC = 115 bpm. Tremores de extremidades presentes. Exames laboratoriais: TSH < 0,03 UI/mL (VN: 0,5 a 4,5) e T4L = 4,2 ng/dL (VR: 0,7 a 1,5). Cintilografia da tireoide com captação difusamente aumentada. Qual a hipótese diagnóstica e a conduta neste momento?

a) Bócio multinodular tóxico, metimazol e betabloqueador.

b) Bócio multinodular tóxico, radioterapia e betabloqueador.
c) Doença de Graves, radioterapia e betabloqueador.
d) Doença de Graves, metimazol e betabloqueador.

27. Paciente de 32 anos apresenta quadro de emagrecimento (3 kg em 2 semanas), palpitações e intolerância ao calor. Ao exame, mostra-se taquicárdica (FC 120 bpm), com pele quente, tireoide palpável e volumosa, mas sem nodulações evidentes. Não havia sopro à ausculta nem sinais de oftalmopatia ou lesões na pele. Os exames laboratoriais demonstram: TSH 0,06 = UI/mL (VR: 0,27 a 4,5), T4 total = 16,4 µg/dL (VR: 5,1 a 14,1), T3 total = 215 ng/dL (VR: 80-200) e captação de iodo em 24 horas < 1% (VR: 15 a 35%). Com base no quadro apresentado, considere as assertivas abaixo:

I. Não se pode avaliar adequadamente o caso sem a dosagem dos anticorpos contra o receptor do TSH (TRAb)
II. O quadro não é compatível com tireotoxicose
III. Tireoidite subaguda e ingestão de hormônios tireoidianos são hipóteses diagnósticas importantes a serem consideradas

Dentre as assertivas, estão corretas:
a) Apenas I.
b) Apenas II.
c) Apenas III.
d) Apenas I e III.

28. Homem de 75 anos é diagnosticado com hipertireoidismo. O grupo de sintomas que mais provavelmente indicou este diagnóstico foi:
a) Tremor, amnésia e fácies bovina.

b) Cansaço, apraxia e adinamia.
c) Ataxia, constipação e anemia.
d) Fibrilação atrial, confusão mental e fraqueza.

29. Uma paciente de 32 anos de idade apresenta moléstia de Basedow Graves em intensa atividade e em tratamento clínico irregular há 1 ano. Alérgica a iodo, é indicada tireoidectomia parcial para tratamento definitivo do hipertireoidismo. Assinale a alternativa correta.
a) O procedimento está correto, o problema da paciente será resolvido.
b) A cirurgia na ausência de controle do hipertireoidismo aumenta o risco de tempestade tireotóxica.
c) Se ocorrer uma tempestade tireotóxica, esperam-se níveis de tiroxina e triiodotironina muito acima dos encontrados em pacientes com hipertireoidismo não complicado.
d) Alterações mentais desde agitação até delírio ou surto psicótico podem ocorrer, porém não são essenciais para o diagnóstico de tempestade tireotóxica.
e) Outras alterações laboratoriais como hiperglicemia, hipocalcemia, aumento de enzimas hepáticas, leucocitose ou leucopenia podem ocorrer na tempestade tireotóxica.

30. O regime terapêutico proposto para tratamento da tempestade tireotóxica não inclui:
a) Tionamida.
b) Solução de iodo.
c) Glucocorticoides.
d) Amiodarona.
e) Sequestradores de ácidos biliares.

31. Quanto ao coma mixedematoso, qual a alternativa correta?

a) Alterações neurológicas variam de confusão mental, letargia e obnubilação a surto psicótico.

b) Hiponatremia pode ocorrer em 5% dos casos.

c) Hipotermia tem efeito protetor e se associa a bom prognóstico.

d) Pode ocorrer hipoventilação e alcalose respiratória, necessitando entubação orotraqueal.

e) Hipertensão sistólica é comum em pacientes com hipotireoidismo.

32. Quanto ao tratamento do paciente em coma mixedematoso, assinale a alternativa correta:

a) Deve-se iniciar a reposição com doses menores e progressivas de levotiroxina, pelo risco de descompensação cardiovascular e infarto de miocárdio.

b) O tratamento específico de hiponatremia com solução hipertônica só deve ser iniciado se os níveis de sódio forem inferiores a 130 mEq/L.

c) Como se trata com levotiroxina, não é necessário seguir com dosagens de T3.

d) A melhora clínica é evidente apenas após 15 dias de tratamento, em média.

e) Atualmente a mortalidade é baixa, inferior a 10% dos casos.

33. Sobre os distúrbios da glândula adrenal no paciente grave, assinale a alternativa correta:

a) A secreção de aldosterona na doença aguda grave tem importância, visto que o cortisol não tem efeito mineralocorticoide.

b) A hipotensão prevalente na insuficiência adrenal decorre, principalmente, da excessiva perda de sal pelos rins.

c) A hipopotassemia é frequente em casos de hipoadrenalismo, tanto primário quanto secundário.

d) A apresentação da insuficiência adrenal aguda consiste em hipotensão não responsiva a fluidos e aumento da resistência vascular sistêmica, sem qualquer relação com o uso de corticosteroides.

e) O uso prolongado de etomidato aumenta a mortalidade em decorrência de diminuição da síntese de cortisol.

34. Entre as drogas descritas a seguir, qual pode levar à insuficiência adrenal por alteração do metabolismo de cortisol hepático?

a) Midazolam.

b) Cetoconazol.

c) Anfotericina lipossomal.

d) Caspofungina.

e) Etomidato.

35. Uma paciente de 18 anos é admitida no hospital com náuseas e vômitos refratários. Cerca de três dias atrás, ela teve uma infecção do trato respiratório superior e piorou progressivamente desde então. Refere passado de amenorreia, infecções repetidas por *Candida* na cavidade oral. Ao exame, o colega do pronto-socorro refere alteração do estado mental, frequência cardíaca de 120 bpm, frequência respiratória de 20 rpm, temperatura de 38,3°C e pressão arterial sistêmica de 90/58 mmHg. Ao exame físico, observam-se hiperpigmentação dos nós dos dedos, ausência de pelos axilares e manchas brancas na cavidade oral. Solicita vaga de UTI. Qual é a prioridade no manejo desse paciente?

a) Colher amostra de ACTH e cortisol plasmáticos às 8 h da manhã.

b) Obter ressonância de glândula pituitária.

c) Obter tomografias de glândulas adrenais.

d) Iniciar dose empírica de hidrocortisona 100 mg IV.

36. Um rapaz de 27 anos de idade apresenta náuseas e vômitos intensos, juntamente com uma história de dois dias de febre e tosse. Ele é portador de diabetes *mellitus* tipo 1 e faz uso de insulina desde o diagnóstico há 14 anos. Usa insulina glargina 25 unidades via subcutânea duas vezes ao dia e também usa uma bomba de insulina. Ao exame, o paciente se apresenta com sinais de desidratação e rebaixamento do nível de consciência. Ela tem uma forte dor abdominal que é aliviada pela morfina. Dois acessos venosos são acessados, e é iniciada solução salina e de insulina em bomba de infusão. Os exames laboratoriais mostram uma glicemia de 520 mg/dL. Os laboratórios mostram sódio = 130 mEq/dL, potássio = 3 mEq/dL, cloreto = 91 mEq/dL, bicarbonato = 12 mEq/dL, nitrogênio ureico sanguíneo = 29 mg/dL e creatinina = 0,90 mg/dL. A gasometria arterial mostra pH = 6,99, $PO_2$ 91 mmHg e $PCO_2$ = 29 mmHg. Quais são as mudanças necessárias na abordagem do paciente?

a) Inicie solução de albumina para proteção renal, interrompa a insulina e a reposição de potássio e inicie antibióticos de amplo espectro.

b) Substitua a solução por Ringer lactato, inicie bicarbonato, continue a insulina, interrompa a suplementação de potássio e inicie antibióticos de amplo espectro.

c) Continue com solução salina, interrompa a insulina, continue com a suplementação de potássio e inicie antibióticos de amplo espectro.

d) Substitua a solução salina por bicarbonato, inicie reposição de sódio e interrompa a insulina, continue a suplementação de potássio e inicie antibióticos de amplo espectro.

37. Um profissional de saúde chega à emergência após uma convulsão. Sua glicemia capilar é indetectável. Duas ampolas de glicose a 50% foram administradas com a elevação de sua glicemia para 40 mg/dL. O profissional tem história de depressão. Qual dos seguintes achados seria consistente com superdosagem de insulina exógena?

a) Insulina plasmática superior a 18 pmol/L, glicose plasmática inferior a 55 mg/dL e peptídeo C superior a 1,6 ng/mL.

b) Insulina plasmática superior a 18 pmol/L, glicose plasmática inferior a 55 mg/dL e peptídeo C superior a 0,6 ng/mL

c) Insulina plasmática superior a 18 pmol/L, glicose plasmática inferior a 55 mg/dL e peptídeo C indetectável.

d) Insulina plasmática inferior a 18 pmol/L, glicose plasmática inferior a 55 mg/dL e peptídeo C indetectável.

Sobre o caso da questão 3, responda:

38. Quais distúrbios hidreletrolíticos seriam mais prováveis com a intoxicação exógena por insulina:

a) Hipercalemia e hipermagnesemia.

b) Hiponatremia, hipocalemia e hipofosfatemia.

c) Hipocalemia e hipermagnesemia.

d) Hipernatremia e hipocalemia.

39. Um adolescente de 17 anos emagrecido chega à UTI com tontura intensa, fraqueza e espasmos musculares espontâneos. Há áreas de hipopigmentação no dorso das mãos e nos antebraços. Sua pressão arterial sistêmica ao exame é de 83/43 mmHg com pulso de 98 bpm. É iniciada a reposição volêmica em seguida. TSH = 23 mIU/L, cortisol = 5 mcg/dL, albumi-

na = 2,8, K = 5,6 mEq/L, Na = 130 mEq/L, glicose 75 mg/dL, Ca = 6,4 mg/dL. Para a estabilização imediata desse paciente, qual seria o próximo melhor passo no tratamento?
a) Corrigir o sódio sérico do paciente.
b) Esteroides intravenosos.
c) Iniciar levotiroxina sódica deve estabilizar o paciente.
d) Cálcio intravenoso.

40. A manipulação do paciente diabético na UTI é frequente, e mesmo pacientes com variações de glicemia por aspectos particulares do paciente grave. Por isso o médico intensivista deve conhecer a farmacocinética da insulina, não obstante alterada no doente crítico. Assinale a afirmativa correta.
a) NPH, Detemir, lisipro e degludeca são insulinas basais.
b) Regular, Asparte, glargina são prandiais.
c) NPH, Regular e inalável Tecnosfera (Afrezza) são insulinas humanas.
d) A insulina Regular tem duração inferior a 2 horas.

41. Uma mulher de 54 anos chega ao hospital com falta de ar. Ela tem uma história médica de hipertensão, hiperlipidemia, diabetes *mellitus* tipo 2 e doença pulmonar obstrutiva crônica (DPOC). Ela também refere náuseas, mas nega vômitos, dor torácica ou dor abdominal. O exame físico mostra uma mulher com respirações profundas e prolongadas; no entanto, sem alterações na ausculta pulmonar. O abdome é indolor e não distendido. Os sinais vitais mostram frequência cardíaca de 115 bpm, frequência respiratória de 27 rpm, pressão arterial sistêmica de 118/68 mmHg, temperatura = 37,1°C e SpO$_2$ = 98% em ar ambiente. A gasometria arterial pH = 7,15, pCO$_2$ = 18 mmHg, pO$_2$ = 88 mmHg, HCO$_3$ inferior a 7 mEq/L, sódio = 131 mEq/L, potássio = 3,7 mEq/L, cloreto = 101 mEq/L, creatinina = 1,2 mg/dL, ureia = 41 mg/dL e glicose = 205 mg/dL. O exame de urina mostra 3+ cetonas. Qual dos seguintes medicamentos provavelmente causou os sintomas dessa paciente?
a) Metformina.
b) Gliburida.
c) Insulina R.
d) Canagliflozina.

 GABARITO COMENTADO

1. **Resposta: a**

Os eventos metabólicos da CAD assemelham-se a uma situação de jejum prolongado, em que a deficiência de insulina leva à alteração das três principais classes de nutrientes (lipídios, proteínas e carboidratos) e dos três principais sítios de armazenamento de energia (tecido adiposo, músculo esquelético e fígado).

Há importante elevação nos níveis de cortisol, glucagon, catecolaminas e hormônio do crescimento, resultando em uma aceleração do estabelecimento da hiperglicemia e da cetoacidose.

As manifestações decorrentes da extrema falta de insulina são:
- Excessiva produção hepática de glicose por aumento na gliconeogênese e glicogenólise.
- Hiperglicemia e hiperosmolaridade pela diminuição da utilização periférica da glicose.
- Aceleração da lipólise com liberação excessiva de ácidos graxos livres, que sofrem conversão hepática em cetoácidos.
- Aumento da proteólise e diminuição da síntese proteica, levando à transferência

- de aminoácidos, potássio, fosfato e magnésio do intra para o extracelular.
- Excessiva produção de prostaglandinas pelo tecido adiposo.

## Bibliografia

1. Dhatariya KK, Vellanki P. Treatment of diabetic ketoacidosis (DKA)/hyperglycemic hyperosmolar state (HHS): novel advances in the management of hyperglycemic crises (UK Versus USA). Curr Diab Rep. 2017;17(5):33.

## 2. Resposta: a

As diretrizes dos Estados Unidos sugerem o uso de um limite de glicose > 250 mg/dL (13,9 mmol/L), presença de cetonas positivas no soro e na urina com um ânion *gap* aumentado e pH arterial < 7,3 para fazer o diagnóstico de CAD.

As diretrizes consensuais da American Diabetes Association (ADA) recomendam a avaliação da gravidade da CAD com base no estado mental junto com os parâmetros laboratoriais. Embora as diretrizes da ADA reconheçam que aproximadamente 10% dos pacientes com CAD apresentam níveis de glicose mais baixos, eles enfatizam que a principal característica diagnóstica da CAD é a cetonemia elevada. Para o diagnóstico de cetoacidose, as diretrizes da ADA 2009 recomendam que a medição de cetonas por reação como nitroprussiato seja usada porque normalmente se encontra mais disponível.

No entanto, uma vez que o beta-hidroxibutirato é o principal produto da cetogênese e a reação do nitroprussiato não o mede, as diretrizes da ADA sugerem a medição do beta-hidroxibutirato, se possível. Além disso, nas diretrizes dos Estados Unidos, o *anion gap* é usado nos critérios de diagnóstico.

A administração agressiva de salina fisiológica 0,9% pode causar hipercloremia e diminuir o *gap* antes de um aumento do bicarbonato. Portanto, deve-se prestar atenção às concentrações de bicarbonato e não apenas ao hiato aniônico. As diretrizes da ADA também recomendam o uso do pH arterial, mas afirmam que o pH venoso também pode ser usado:

- Glicemia > 250 mg/dL pH arterial < 7,0.
- Bicarbonato sérico < 10 mEq/L.

E ainda: cetonúria e cetonemia positivas, osmolaridade efetiva (mOsm/kg) variável, *anion gap* > 12 e alteração do nível de consciência caracterizada por estupor/coma.

## Bibliografia

1. Dhatariya KK, Vellanki P. Treatment of diabetic ketoacidosis (DKA)/hyperglycemic hyperosmolar state (HHS): novel advances in the management of hyperglycemic crises (UK Versus USA). Curr Diab Rep. 2017;17(5):33.

## 3. Resposta: b

Ambos os documentos concordam que o tratamento primário deve ser a reposição de fluidos e que a reposição inicial de fluidos de escolha é uma solução de cloreto de sódio a 0,9%. Taxas de reposição de fluidos = 5-20 mL/kg/h (1-1,5 L) na primeira hora.

A taxa de infusão de insulina é 0,1 unidade/kg/h.

A terapêutica com insulina venosa é mandatória, mas pode piorar uma situação preexistente de hipocalemia, podendo causar arritmias graves, fraqueza na musculatura respiratória e até mesmo parada cardíaca com níveis iniciais de potássio abaixo de 3,3 mEq/L. Nessa situação, a infusão de insulina é contraindicada e a reposição de potássio deve ser instituída antes da insulinoterapia.

É consenso, atualmente, que o uso de esquemas de insulina ditos de baixa dosagem é mais adequado, pois são tão efetivos na redução da glicemia quanto esquemas com doses maiores e apresentam taxas menores de complicações, como a hipocalemia.

Uma reidratação adequada com correção subsequente do estado hiperosmolar resulta em uma resposta mais eficaz com baixas doses de insulina. A reposição volêmica adequada pode contribuir inicialmente para uma queda de 35 a 50 mg/dL por hora, pela hemodiluição e pelo aumento da perda urinária de glicose em razão da intensificação da perfusão renal.

Em relação à acidose metabólica, especialistas recomendam o uso de bicarbonato na CAD quando o pH for inferior a 6,9, uma vez que argumentos teóricos sugerem que a administração de bicarbonato e a reversão rápida da acidose podem prejudicar a função cardíaca, reduzir a oxigenação tecidual e promover hipocalemia.

### Bibliografia

1. Islam T, Sherani K, Surani S, Vakil A. Guidelines and controversies in the management of diabetic ketoacidosis: a mini-review. World J Diabetes. 2018;9(12):226-9.

### 4. Resposta: d

A CAD é caracterizada pela associação de hiperglicemia, acidose metabólica e cetonemia. Atualmente, tem se observado o surgimento de uma condição clínica chamada CAD euglicêmica, em que a glicemia da chegada é menor que 300 mg/dL (uso de antidiabéticos inibidores de SGLT2).

Critérios de diagnóstico:

- Glicemia capilar > 200 mg/dL (11 mmol/L).
- Cetonúria/cetonemia positivas.
- pH < 7,3 ou bicarbonato < 15 mmol/L.

Classificação da gravidade da CAD:

- Ligeira: pH venoso < 7,3 ou bicarbonato < 15 mmol/L.
- Moderada: pH venoso < 7,2 ou bicarbonato < 10 mmol/L.
- Grave: pH venoso < 7,0 ou bicarbonato < 5 mmol/L.

### Bibliografia

1. Evans K. Diabetic ketoacidosis: update on management. Clin Med (Lond). 2019;19(5):396-398.

### 5. Resposta: a

Na cetoacidose diabética, a maior produção hepática de glicose (gliconeogênese) se dá na faixa de glicemia entre 300-500 mg/dL. Os níveis de glucagon estão elevados na CAD. A acidose metabólica resulta principalmente do excesso de corpos cetônicos e da depleção de álcalis. A hiponatremia, o edema cerebral e a rabdomiólise são eventos que ocorrem com certa frequência e podem ser complicadores do quadro na CAD. Utiliza-se preferencialmente a solução fisiológica a 0,9% para a correção inicial da hiperosmolaridade, podendo-se utilizar a solução a 0,45% numa fase mais tardia do tratamento.

### Bibliografia

1. Prova de título de especialista em Endocrinologia. Sociedade Brasileira de Endocrinologia. Disponível em: http://www.endocrino.org.br/questoes-comentadas. Acesso: março, 2015.

### 6. Resposta: d

A cetoacidose diabética (CAD) é uma acidose metabólica que ocorre pelo acúmulo de cetonas devido à diminuição intensa dos níveis de insulina. A cetoacidose é clinicamente caracterizada por desidratação, respiração acidótica e alteração do sensório. A CAD pode ser confundida com abdome agudo cirúrgico, por apresentar dor abdominal intensa e a leucocitose. Laboratorialmente, ela é caracterizada por: hiperglicemia (glicemia > 250 mg/dL); acidose metabólica (pH < 7,3 ou bicarbonato sérico < 15 mEq/L); cetonemia (cetonas totais > 3 mmol/L) e cetonúria. Coma e hipotermia constituem sinais de mau prognóstico na CAD, e a mortalidade chega a 5% nos melhores centros médicos. Situação diferente ocorre na síndrome hiperosmolar hiperglicêmica, que apresenta uma mortalidade bastante elevada (20 a 50%) e o prognóstico se agrava com a concomitância de insuficiência cardíaca e/ou renal. Os principais fatores precipitantes da CAD diabética são: omissão da insulinoterapia, infecções, situações de estresse agudo (acidente vascular encefálico, infarto agudo do miocárdio, pancreatite aguda, traumatismo, choque, hipovolemia, queimaduras, hemorragia gastrointestinal), gestação, problemas na bomba de insulina, abuso de drogas (álcool, cocaína) e medicações (corticosteroides, diuréticos, agentes simpaticomiméticos, bloqueadores α e β-adrenérgicos, inibidores de protease, antipsicóticos atípicos e outros).

## Bibliografia

1. Evans K. Diabetic ketoacidosis: update on management. Clin Med (Lond). 2019;19(5):396-8.

## 7. Resposta: c

No diagnóstico, o potássio sérico pode estar elevado em 37% dos casos, secundário à acidose, normal em 58% ou baixo em 5% dos casos, dependendo das reservas prévias nos espaços intra e extracelulares, além de exigir bastante cuidado durante o tratamento, pelo risco de arritmias ou até de parada cardíaca. A insulina somente deve ser iniciada se o potássio for superior a 3,3 mEq/L, devido ao risco de arritmias associado à hipopotassemia.

A recomendação do uso de bicarbonato de sódio se reserva a casos graves de pacientes adultos com acidose com pH < 6,9. Caso seja indicado, a dose preconizada em adultos é de 50 a 100 mmol, diluídos em solução isotônica de 400 mL para reduzir o potencial risco de hipocontratilidade cardíaca e arritmias. Atenta-se para a chance de hipocalemia durante a administração do bicarbonato de sódio.

## Bibliografia

1. Diabetes (type 1 and type 2) in children and young people: diagnosis and management.

London: National Institute for Health and Care Excellence; 2020.
2. Dhatariya KK, Glaser NS, Codner E, Umpierrez GE. Diabetic ketoacidosis. Nat Rev Dis Primers. 2020;6(1):40.

## 8. Resposta: d

O tratamento básico se inicia com a prescrição de jejum na chegada à UTI. O reinício da dieta, em geral, ocorre quando glicemia < 250 mg/dL, pH > 7,3 e bicarbonato > 18 mEq/L, considerando paciente estável, sem vômitos, com ruídos hidroaéreos presentes e sem pancreatite aguda.

A hidratação deve considerar que na CAD grave o paciente possui 7-10% de desidratação. O déficit pode ser calculado. Déficit = % estimada de desidratação × peso corporal × 10 (em mL). A reposição inicial de volume nos adultos é feita tipicamente com a infusão IV rápida de 1 a 3 L de soro fisiológico a 0,9%, seguida de infusão de soro fisiológico na velocidade de 1 L/h ou mais, se necessário, para aumentar a pressão arterial, corrigir a hiperglicemia e manter o fluxo urinário adequado.

- Insulina: a hiperglicemia é corrigida pela administração de insulina regular (0,1 U/kg, IV inicialmente em *bolus*, seguida de infusão IV contínua de 0,1 U/kg/h em solução fisiológica a 0,9%). Suspender a insulina até o potássio sérico alcançar ≥ 3,3 mEq/L (≥ 3,3 mmol/L).
- Preparar solução de SF e insulina R (100 mL SF + 50 U insulina = 0,5 U/mL) e iniciar em bomba 0,1 UI/kg/h (0,2 mL/kg/h).
- Ajustar volume de infusão (dobrar ou reduzir) conforme glicemia capilar de 1 em 1 hora (objetivo: queda de 50-70 mg/dL nas glicemias capilares).
- Após correção da glicemia para níveis inferiores a 250 mg/dL (CAD), reduzir a insulina para 0,02-0,05 UI/Kg/h, objetivar e manter dextro 150-200 mg/dL (CAD) ou 200-300 mg/dL (EHH).

- Iniciar insulina SC com 10 U de insulina regular quando pH > 7,3, $HCO_3$ > 18, *anion gap* < 12, melhora clínica (CAD) ou osm < 315 e paciente alerta (EHH) – se paciente bem, com exames mantidos 1 hora depois da insulina regular suspender a EV e deixar glicemia capilar de 4 em 4 horas. É fundamental que esta medida seja feita somente após atingir os critérios de resolução anteriormente citados e boa aceitação da dieta, minimizando o risco de hipoglicemia rebote.

A prevenção da hipopotassemia requer a reposição de 20 a 30 mEq de potássio a cada litro de líquido IV para manter o potássio sérico entre 4 e 5 mEq/L (4 a 5 mmol/L). Se o potássio sérico for < 3,3 mEq/L (3,3 mmol/L), a insulina deve ser suspensa e o potássio administrado na dose de 40 mEq/h até o potássio sérico ≥ 3,3 mEq/L (3,3 mmol/L); se o potássio sérico for > 5 mEq/L (5 mmol/L), a reposição de potássio pode ser suspensa.

## Bibliografia

1. Sanz-Almazán M, Montero-Carretero T, Sánchez-Ramón S, Jorge-Bravo MT, Crespo-Soto C. Estudio descriptivo de las complicaciones agudas diabéticas atendidas en un servicio de urgencias hospitalario [Acute diabetic complications attended in a hospital emergency department: a descriptive analysis]. Emergencias. 2017;29(4):245-8.
2. Misra S, Oliver NS. Diabetic ketoacidosis in adults. BMJ. 2015;351:h5660.

9. **Resposta: d**

O controle glicêmico está baseado na manutenção da glicemia em níveis comprovadamente não prejudiciais ao tratamento do paciente crítico. Recomendações apontam manutenção da glicemia em valores menores que 180 mg/dL (< 10 mmol/L), ou ainda entre 140 e 180 mg/dL (7,8-10 mmol/L). Níveis de glicemia entre 80 e 110 mg/dL (4,4

mmol/L-6,1 mmol/L) mostram melhora na evolução clínica, porém maior frequência de eventos hipoglicêmicos. É esperado que a glicemia de internação seja mais elevada nos pacientes críticos devido ao estado clínico agudo e nenhuma intervenção aplicada a glicose sanguínea.

O maior estudo realizado até o momento para responder a pergunta dos níveis de glicemia que devem ser a meta em pacientes de UTI foi o NICE-SUGAR *trial*.

Houve a randomização de 6.104 pacientes (tanto clínicos quanto cirúrgicos) em unidade de terapia intensiva, comparando o uso intensivo da terapia com insulina (glicemia entre 81 e 108 mg/dL) e o controle convencional (< 180 mg/dL).

O resultado do estudo foi que os pacientes com controle mais intensivo, quando comparados aos de controle convencional:
- Em 90 dias, a mortalidade do grupo com controle mais intenso foi maior.
- Maior incidência de hipoglicemia grave.

Cálculo: uma unidade de insulina R, IV, reduz a glicemia em até 30 mg/dL.

## Bibliografia

1. NICE-SUGAR Study Investigators, Finfer S, Chittock DR, Su SY, Blair D, Foster D, et al. Intensive versus conventional glucose control in critically ill patients. N Engl J Med. 2009;360(13):1283-97.
2. McMahon MM, Nystrom E, Braunschweig C, Miles J, Compher C. A.S.P.E.N. clinical guidelines: nutrition support of adult patients with hyperglycemia. JPEN J Parenter Enteral Nutr. 2013;37(1): 23-36.

10. **Resposta: c**

Para darmos o diagnóstico de cetoacidose diabética (CAD), são necessários os seguintes critérios laboratoriais: hiperglicemia (glicemia > 250 mg/dL), acidose metabólica com *anion gap* elevado (pH < 7,3 e/ou bicarbonato < 15-18 mmol/L, AG > 12) e cetose moderada (cetonemia > 3 mmol/L ou cetonúria ≥ 2+/4+). É importante lembrar que nem todos os critérios precisam estar presentes, como no caso de CAD euglicêmica, desencadeada principalmente pelo uso de determinadas medicações, como os inibidores da SGLT2, antipsicóticos de 2ª geração (ex.: olanzapina, clozapina) e insulina (uso recente, irregular e indevido).

## Bibliografia
1. Diretrizes da Sociedade Brasileira de Diabetes 2019-2020. Disponíveis em: https://www.diabetes.org.br/profissionais/images/DIRETRIZES--COMPLETA-2019-2020.pdf.
2. Vilar L. Endocrinologia clínica, 7ª ed. Rio de Janeiro: Guanabara Koogan, 2021.

## 11. Resposta: e
No momento em que se inicia o tratamento da CAD com o clássico tripé terapêutico: (1) hidratação endovenosa, (2) avaliação/correção da calemia e (3) insulinoterapia, a glicemia tende a se normalizar antes do pH. Em geral, a compensação da glicemia (< 200-250 mg/dL) ocorrerá após uma média de 8 horas, enquanto a compensação da acidose ($HCO_3$ > 15-18 mmol/L, AG < 12 e pH > 7,3) só ocorre com uma média de 16 horas. Com relação à cetose, ocorre um fenômeno curioso e que pode levar à confusão. Os reagentes utilizados para detectar cetonemia e cetonúria conseguem determinar a presença de acetoacetato e acetona, mas não identificam o β-hidroxibutirato. Durante a insulinoterapia, o paciente vai melhorando seus distúrbios metabólicos (glicemia, acidose) e há conversão de β-hidroxibutirato em acetoacetato. Neste momento, os reagentes detectam maior quantidade de corpos cetônicos, o que dá a impressão equivocada de que a cetose piorou, o que não é verdade. Sendo assim, temos um conceito fundamental no tratamento da CAD: a cetonemia e a cetonúria não devem ser utilizadas como indicadores de resposta terapêutica. Portanto, no caso em questão a

melhor opção é manter o planejamento terapêutico incialmente programado.

## Bibliografia
1. Diretrizes da Sociedade Brasileira de Diabetes 2019-2020. Disponíveis em: https://www.diabetes.org.br/profissionais/images/DIRETRIZES--COMPLETA-2019-2020.pdf.
2. Vilar L. Endocrinologia clínica, 7ª ed. Rio de Janeiro: Guanabara Koogan, 2021.

## 12. Reposta: d
O quadro clínico-laboratorial trazido pela questão é compatível com cetoacidose diabética. Sendo assim, este paciente deve ser inicialmente manejado com reposição volêmica utilizando-se solução cristaloide, uma vez que este indivíduo se encontra, de maneira geral, bastante desidratado. Em seguida, pode ser iniciada infusão contínua de insulina regular (0,1 U/kg/h). A reposição de bicarbonato de sódio 8,4% não é necessária, a princípio, devendo ser indicada apenas em acidoses gravíssimas (pH < 6,9).

## Bibliografia
1. Diretrizes da Sociedade Brasileira de Diabetes 2019-2020. Disponíveis em: https://www.diabetes.org.br/profissionais/images/DIRETRIZES--COMPLETA-2019-2020.pdf.
2. Vilar L. Endocrinologia clínica, 7ª ed. Rio de Janeiro: Guanabara Koogan, 2021.

## 13. Resposta: b
Como já discutido, o tratamento da CAD se inicia com o clássico tripé terapêutico: (1) hidratação endovenosa, (2) avaliação/correção da calemia e (3) insulinoterapia. O uso de insulina endovenosa pode levar o paciente à hipoglicemia, bem como uma redução acentuada da glicemia pode alterar a osmolaridade plasmática rapidamente e induzir o surgimento de edema cerebral. Ademais, o uso da insulina reduz a calemia por causar influxo

celular de potássio; por conta disso, deve-se sempre avaliar a indicação de reposição calêmica, uma vez que estes pacientes já se encontram depletados de potássio pela diurese osmótica na cetoacidose e podem, com o tratamento, complicar com hipocalemia. Vale a pena citar duas outras complicações importantes: (1) trombose venosa profunda (visto que a CAD é uma condição pró-inflamatória e pró-trombótica) e (2) mucormicose (micose profunda invasiva, em geral acometendo os seios da face).

## Bibliografia

1. Diretrizes da Sociedade Brasileira de Diabetes 2019-2020. Disponíveis em: https://www.diabetes.org.br/profissionais/images/DIRETRIZES--COMPLETA-2019-2020.pdf.
2. Vilar L. Endocrinologia clínica, 7ª ed. Rio de Janeiro: Guanabara Koogan, 2021.

## 14. Resposta: a

Para darmos o diagnóstico de estado hiperglicêmico hiperosmolar (EHH), são necessários os seguintes critérios laboratoriais: hiperglicemia extrema (glicemia > 600 mg/dL), hiperosmolaridade plasmática (osmolaridade plasmática efetiva > 320 mOsm/L) e ausência de acidose metabólica e cetose/cetonúria (pH > 7,3, $HCO_3$ > 18 mmol/l e cetonúria < +2/4+).

## Bibliografia

1. Diretrizes da Sociedade Brasileira de Diabetes 2019-2020. Disponíveis em: https://www.diabetes.org.br/profissionais/images/DIRETRIZES--COMPLETA-2019-2020.pdf.
2. Vilar L. Endocrinologia clínica, 7ª ed. Rio de Janeiro: Guanabara Koogan, 2021.

## 15. Resposta: b

Sabe-se que os idosos são mais predispostos à ocorrência de EHH, pois desidratam com maior facilidade, muitos têm acesso limitado à água e são propensos a comorbidades graves, como IAM, AVC e infecções. Esta síndrome clínica é caracterizada por hiperglicemia, que leva à desidratação, aumento da osmolaridade plasmática e, frequentemente, achados de azotemia pré-renal. No momento em que a osmolaridade ultrapassa 320 mOsm/L, ocorre alteração no nível de consciência por desidratação neuronal, causando rebaixamento, estupor, sonolência e até coma. Por definição, não ocorre acidose metabólica ou acúmulo de cetoânions, não havendo dor abdominal nem respiração de Kussmaul.

## Bibliografia

1. Diretrizes da Sociedade Brasileira de Diabetes 2019-2020. Disponíveis em: https://www.diabetes.org.br/profissionais/images/DIRETRIZES--COMPLETA-2019-2020.pdf.
2. Vilar L. Endocrinologia clínica, 7ª ed. Rio de Janeiro: Guanabara Koogan, 2021.

## 16. Resposta: e

O inibidor de SGLT2 pode causar cetoacidose diabética em DM2e DM1, associada a níveis não tão elevados de glicemia. Os motivos podem ser por redução da necessidade de insulina a níveis muito baixos, e então não suficiente para suprimir a lipólise e cetogênese; pelo efeito bloqueador no pâncreas do SGLT2, elevando a produção de glucagon, principal contrarregulador da insulina e, por fim, ao aumentar a reabsorção renal de cetoácidos, causando a elevação precoce de seus níveis.

## Bibliografia

1. Taylor SI, Blau JE, Rother KI. SGLT2 inhibitors may predispose to ketoacidosis. J Clin Endocrinol Metab. 2015;100(8):2849.

## 17. Resposta: b

O inibidor de SGLT2 pode causar cetoacidose diabética em DM2 e DM1, associada a níveis não tão elevados de glicemia. Os motivos podem ser por redução da necessidade de insulina a níveis muito baixos, não suficiente para suprimir a lipólise e cetogênese; efeito bloqueador no pâncreas da SGLT2, elevando a produção de glucagon, principal contrarregulador da insulina e, por fim, ao aumentar a reabsorção renal de cetoácidos causando a elevação precoce de seus níveis.

Os pacientes sob maior risco são os menos obesos, insulinodependentes, com diabetes muito mal controlado e/ou sob situações de aumento importante da resistência à insulina, como estados infecciosos, grandes cirurgias, estresses intensos.

## Bibliografia

1. Taylor SI, Blau JE, Rother KI. SGLT2 inhibitors may predispose to ketoacidosis. J Clin Endocrinol Metab. 2015;100(8):2849.

## 18. Resposta: a

Em condições fisiológicas, o volume extracelular é dependente da quantidade de sódio corporal, que está praticamente restrito a esse compartimento e constitui-se no seu mais importante componente osmoticamente ativo.

No coma hiperglicêmico hiperosmolar, o sódio plasmático é diluído pela saída de água do intracelular, devido ao aumento da pressão osmótica pela hiperglicemia. Estima-se que a cada 100 mg/dL acima do normal de glicemia, a concentração do sódio caia 2 mEq/L. Pode ocorrer então uma situação de pseudo-hiponatremia, ao se "corrigir" o sódio, o paciente apresenta de fato níveis normais ou mesmo altos. Em contrapartida, com a diurese osmótica associada à glicosúria, há excreção proporcional maior de água livre. A baixa ingestão oral de água vai agravar esse processo. O equilíbrio desses fatores determinará a concentração plasmática de sódio mensurada no paciente. No entanto, nas séries de pacientes em coma hiperglicêmico hiperosmolar, não houve forte associação da presença ou intensidade do estado comatoso e os níveis de glicemia ou de sódio, mas sim com a hiperosmolalidade *per se*.

O cálculo da osmolalidade plasmática efetiva se dá pela fórmula:

$$2x \text{ (sódio)} + \text{glicose}/18$$

Usa-se o sódio medido, não o corrigido. O sódio é então o principal determinante da osmolalidade plasmática. Níveis de osmolalidade acima de 340 mOsm/kg se associam à redução importante do sensório.

## Bibliografia

1. Khardori R, Soler NG. Hyperosmolar hyperglycemic nonketotic syndrome. Report of 22 cases and brief review. Am J Med. 1984;77(5):899.
2. Kitabchi AE, Umpierrez GE, Murphy MB, et al. Management of hyperglycemic crises in patients with diabetes. Diabetes Care 2001;24:131-53.
3. Pasquel FJ, Umpierrez GE. Hyperosmolar hyperglycemic state: a historic review of the clinical presentation, diagnosis, and treatment. Diabetes Care. 2014;37(11):3124-31.

## 19. Resposta: b

No coma hiperglicêmico hiperosmolar, o sódio plasmático é diluído pela saída de água do intracelular, devido ao aumento da pressão osmótica pela hiperglicemia. Em contrapartida, com a diurese osmótica que ocorre pela glicosúria há excreção proporcional maior de água livre. O equilíbrio desses dois fatores vai determinar a concentração plasmática de sódio mensurada no paciente.

A assincronia da queda na glicose do sangue e do liquor, especialmente quando há rápida queda da glicemia nas primeiras seis horas de tratamento, que ocasiona um *gap* osmolar, com consequente fluxo de líquido para o espaço subaracnoide e células nervosas. Assim, se a correção de glicemia for muito rápida, particularmente nas primeiras 6 horas do tratamento, este desequilíbrio causará intoxicação hídrica, com aumento da pressão liquórica e edema cerebral, prolongando o quadro comatoso. Recomenda-se que os níveis de glicose sejam mantidos em aproximadamente 300 mg/dL no manejo de pacientes com síndrome hiperglicêmica hiperosmolar, a fim de prevenir edema cerebral.

A mucormicose rinocerebral ocorre em pacientes imunocomprometidos, e a condição de cetoacidose diabética é a que mais comumente se associa à mucormicose.

### Bibliografia

1. Hillier TA, Abbott RD, Barrett EJ. Hyponatremia: evaluating the correction factor for hyperglycemia. Am J Med. 1999;106(4):399.
2. Muir A. Cerebral edema in diabetic ketoacidosis: a look beyond rehydration. Clinical Endocrinolgy and Metabolism. 2000;85:509-13.
3. Maccario M, Messis CP. Cerebral edema complicating treated non-ketotic hyperglycaemia. Lancet. 1999;2(7616)352-3.
4. Xavier SD, Korn GP, Granato L. Relato de caso. Mucormicose rinocerebral: apresentação de caso com sobrevida e revisão de literatura. Rev Bras Otorrinolaringol. 2004;70(5):710-4.

### 20. Resposta: c

Pacientes com abuso crônico de álcool com história de recente e elevado consumo, culminando em náuseas, vômitos e inanição podem apresentar cetoacidose alcoólica (AKA). Em praticamente todas as séries relatadas de AKA, a elevação da concentração total de corpos cetônicos (7-10 mmol/L) é comparável à relatada em pacientes com CAD. Em estudos *in vitro*, o estado celular redox alterado da AKA causado por uma proporção aumentada de níveis de NADH para NAD leva a uma redução de piruvato e oxaloacetato, o que resulta em gliconeogênese prejudicada. Além disso, baixos níveis de malonil-CoA estimulam a cetoacidose e altos níveis de catecolaminas, resultando em diminuição da secreção de insulina e aumento da proporção de glucagon para insulina. Isso prepara o terre-

no para uma mudança na reação de equilíbrio em direção à produção de β-hidroxibutirato. Consequentemente, os pacientes com AKA geralmente apresentam níveis de glicose plasmática normais ou mesmo baixos e níveis muito mais elevados de β-hidroxibutirato do que de acetoacetato. A proporção média de β-hidroxibutirato para acetoacetato observada na AKA pode ser tão alta quanto 7-10:1, em oposição à proporção de 3:1 observada na CAD. A variável que diferencia a cetoacidose induzida por diabetes da induzida por álcool é a concentração de glicose no sangue. Enquanto a CAD é caracterizada por hiperglicemia (glicose plasmática > 250 mg/dL), a presença de cetoacidose sem hiperglicemia em um paciente alcoólatra é virtualmente diagnóstica de AKA.

### Bibliografia

1. Fulop M, Ben-Ezra J, Bock J. Alcoholic ketosis. Alcoholism. 1986;10:610-5.
2. Krebs HT. The effects of ethanol on the metabolic activities of the liver. Adv Enzyme Regul. 1968;6: 467-80.
3. Kreisberg RA. Acid-base and electrolyte disturbances in the alcoholic. Probl Crit Care. 1987; 1:66-72.

### 21. Resposta: b

A tempestade tireoidiana ou crise tireotóxica é um estado de extremo hipertireoidismo e pode levar o indivíduo ao óbito se não tratada de maneira adequada.

Uma vez levantada a suspeita diagnóstica, o tratamento deve ser iniciado prontamente, mesmo antes da confirmação laboratorial do hipertireoidismo. Contrastes iodados, infecções, trauma e cirurgias de grande porte podem desencadear o quadro.

O tratamento de suporte inclui reposição hidroeletrolítica adequada, controle da febre e dos distúrbios cardiovasculares, sedação e administração de glicocorticoides. O tratamento dirigido para a hiperfunção da glândula envolve a inibição da síntese, secreção hormonal, diminuição da conversão periférica de T4 em T3 e o bloqueio da ação dos hormônios tireoidianos, além da remoção extracorpórea desses hormônios nos casos mais graves.

## Bibliografia

1. Pokhrel B, Aiman W, Bhusal K. Thyroid Storm. Treasure Island: StatPearls Publishing; 2021.

## 22. Resposta: e

O coma mixedematoso é uma manifestação extrema de hipotireoidismo não tratado. Representa uma forma descompensada de hipotireoidismo marcada por grave comprometimento do sistema nervoso central e da função cardiovascular.

Trata-se de uma complicação rara, potencialmente fatal e difícil de ser reconhecida em razão da inespecificidade dos sintomas. Uma vez levantada a suspeita, o tratamento deve ser imediatamente instituído, mesmo antes da confirmação laboratorial de hipotireoidismo.

A presença de T4 total e livre diminuídos e TSH elevado permite confirmar o diagnóstico de hipotireoidismo, mas não de coma mixedematoso. Além disso, pacientes graves em UTI podem cursar com T3 e T4 baixos com TSH normal, condição essa conhecida como "síndrome do eutireóideo doente" ou "síndrome do T3 e T4 baixos". Como os receptores tireoidianos estão presentes em diversos tecidos, os achados clínicos podem manifestar-se por todo o organismo.

Todos os pacientes apresentam deterioração do estado mental, traduzida por depressão do sensório, sonolência, confusão mental e, raramente, coma. O quadro de narcose e hipóxia, decorrente de alterações respiratórias, contribui para agravar as alterações neurológicas e impõe muita cautela no uso de sedativos. Os efeitos cardiovasculares mais comuns incluem bradicardia, depressão da contratilidade ventricular, cardiomegalia e

hipotensão. A manifestação renal mais temível é a insuficiência renal aguda decorrente da diminuição do fluxo plasmático renal e da taxa de filtração glomerular; e não por retenção urinária.

## Bibliografia

1. Bertagnoli S, Marchandeau S. Myxomatosis. Rev Sci Tech. 2015;34(2):549-56, 539-47.

## 23. Resposta: e

A zona glomerulosa do córtex adrenal produz aldosterona, que regula o balanço de sódio, agindo no túbulo distal do néfron. Queda da volemia, sódio sérico baixo, potássio sérico alto e aumento dos níveis de estrógenos são estímulos para a liberação de aldosterona.

A regulação da síntese de aldosterona ocorre com pouca dependência de outros hormônios e está mais relacionada às concentrações dos eletrólitos dos líquidos extracelulares.

O hormônio adrenocorticotrófico (ACTH) aumenta a produção de cortisol, que, em altas doses, tem ação anti-inflamatória pela estabilização da membrana e inibição da liberação de mediadores inflamatórios.

A prazosina é uma droga alfa-1-bloqueadora seletiva e de ação curta. Por induzir menos taquicardia, é a droga de primeira opção nos tumores produtores de epinefrina. As manifestações cardiovasculares relacionadas ao hipotireoidismo são decorrentes da disfunção miocárdica, e a queda do DC ocorre por bradicardia e diminuição do volume sistólico. Nos casos de instabilidade hemodinâmica, a resistência vascular aumentada, hipovolemia, disfunção de barorreceptores e derrame pericárdico são os fatores envolvidos. Nos pacientes com hipertireoidismo, o sistema cardiovascular sofre grandes repercussões em razão do estímulo adrenérgico, com aumento do inotropismo, do cronotropismo e da resistência vascular periférica; resultando em aumento considerável do DC. O óbito nesses pacientes resulta da hipertrofia ventricular associada ao aumento do consumo de oxigênio, o que favorece a ocorrência de isquemia miocárdica, arritmias graves e insuficiência cardíaca.

## Bibliografia

1. De Leo S, Lee SY, Braverman LE. Hyperthyroidism. Lancet. 2016;388(10047):906-18.

### 24. Resposta: a

Existem duas situações críticas relacionadas aos distúrbios da glândula tireoide, que, se não tratadas adequadamente, podem levar o paciente à morte: a crise tireotóxica (ou tempestade tireoidiana) e o coma mixedematoso. Para ambas as situações, uma vez levantada a suspeita, o tratamento deve ser instituído imediatamente, mesmo antes da confirmação laboratorial do diagnóstico. O diagnóstico geralmente é estabelecido pelos achados clínicos, e os níveis dos hormônios tireoidianos na crise permitem identificar um quadro de hipo ou hipertireoidismo, não confirmando *per se* o diagnóstico de crise tireotóxica e de coma mixedematoso. São, portanto, inespecíficos para essas situações.

Os achados clínicos da crise tireotóxica são os de hipermetabolismo, com febre sem causa infecciosa aparente, pele quente com sudorese abundante, taquicardia persistente e desproporcional à febre, taquiarritmias cardíacas (fibrilação atrial é a mais comum), náuseas, vômitos, dor abdominal, diarreia, icterícia, tremores, agitação e até quadros psicóticos.

Em relação ao coma mixedematoso, os achados mais frequentes são relacionados à situação de hipotireoidismo grave de longa duração, com hipotermia, bradicardia, pele seca, fria e infiltrada (edema não depressível), significativo comprometimento do sistema nervoso central, tempo prolongado dos reflexos osteotendinosos, hipotensão refratária

e até estado de choque. Alteração do estado mental, termorregulação defectiva e um evento ou doença precipitante são os três elementos essenciais para o diagnóstico.

Em pacientes graves, após grandes cirurgias, cetoacidose diabética, há diminuição da conversão periférica de T4 para T3, e aumento de T3 reversa. Isso teoricamente ocorre como uma defesa do organismo, diminuindo o metabolismo basal, e é conhecida como "síndrome do eutireoidiano doente".

## Bibliografia

1. Synoracki S, Ting S, Schmid KW. Inflammatory diseases of the thyroid gland. Pathologe. 2016;37(3):215-23.

### 25. Resposta: a

A questão traz um quadro clássico de síndrome tireotóxica, com claros sinais e sintomas decorrentes de hiperatividade adrenérgica (ex.: tremores finos, taquicardia) além de estigmas clássicos de uma etiologia subjacente, a doença de Basedow-Graves (bócio difuso e oftalmopatia). Nessa condição, há elevação dos hormônios tireoidianos de forma primária (elevação de T3 e T4) e consequente *feedback* negativo hipofisário, reduzindo a liberação de TSH.

### 26. Resposta: d

O caso clínico traz uma paciente do sexo feminino com sintomas clássicos de tireotoxicose, além de quadro mais arrastado (em torno de 3 meses), fazendo-nos pensar sempre em doença de Graves. A suspeita se confirma com os estigmas clínicos de bócio difuso e oftalmopatia. Está taquicárdica e demonstra tremor acentuado, o que exige instituição de tratamento para controle sintomático com betabloqueadores. Além disso, numa paciente jovem e "virgem" de tratamento, a primeira escolha é a prescrição de uma tionamida como o metimazol. É importante lembrar que a paciente deve se orientada a: (1) retornar em consulta médica para avaliação de hemograma (risco de agranulocitose) e (2) não engravidar em uso desta medicação pelo risco de malformações fetais da linha média do tipo aplasia cútis.

## 27. Resposta: c

Nesta questão, temos uma paciente que apresenta quadro compatível com tireotoxicose, representada por perda ponderal involuntária, taquiarritmia e intolerância ao calor associadas a evidências laboratoriais de excesso de hormônios tireoidianos (HT) circulantes. Para resolução da questão, é fundamental conhecer as diferenças entre tireotoxicose e hipertireoidismo. O termo tireotoxicose descreve a síndrome clínica secundária ao excesso de HT circulantes, enquanto hipertireoidismo se refere a um dos mecanismos causadores de tireotoxicose – o excesso de produção de HT pela própria glândula tireoide. Lembre que a tireotoxicose pode apresentar outras causas, como as tireoidites agudas/subagudas e a própria tireoidite factícia, secundária à ingestão de HT exógeno. Em ambas as condições, há um excesso de HT circulante que reduz diretamente a secreção hipofisária de TSH por *feedback* negativo. Com a baixa de TSH, as células foliculares perdem o principal estímulo para captação de iodo e produção hormonal, e por este motivo, a captação de iodo radioativo (RAIU) encontra-se abolida. Este dado é crucial para demonstrar que não há hipertireoidismo verdadeiro neste caso, apenas tireotoxicose. Sendo assim, está descartada a possibilidade de doença de Graves, sendo desnecessária a pesquisa do TRAb.

## 28. Resposta: d

O hipertireoidismo no idoso apresenta-se de uma forma peculiar, denominada apática. Nesta faixa etária, as manifestações adrenérgicas (ex.: agitação psicomotora, nervosismo,

intolerância ao calor) não costumam estar presentes, dando lugar a alterações cardiovasculares (ex.: surgimento de fibrilação atrial e/ou insuficiência cardíaca refratárias ao tratamento) e sintomas de astenia, fraqueza muscular intensa e depressão grave, além de perda ponderal. Essa característica torna o diagnóstico clínico de hipertireoidismo bastante desafiador neste grupo de pacientes, devendo-se haver um baixo limiar para suspeita.

## Bibliografia

1. Diretrizes Sociedade Brasileira de Diabetes 2019-2020. Disponíveis em: https://www.diabetes.org.br/profissionais/images/DIRETRIZES-COMPLETA-2019-2020.pdf.
2. Vilar, L. Endocrinologia Clínica, 7ª ed. Rio de Janeiro: Guanabara Koogan, 2021.

## 29. Resposta: b

Embora a tempestade tireoidiana possa se desenvolver em pacientes com hipertireoidismo não tratado de longa data (doença de Graves, bócio multinodular tóxico, adenoma tóxico solitário), geralmente é precipitada por um evento agudo, como cirurgia tireoidiana ou não tireoidiana, trauma, infecção, carga aguda de iodo (incluindo uso de amiodarona) ou parto. Além disso, o uso irregular ou a descontinuação de medicamentos antitireoidianos e o acesso precário aos cuidados de saúde são comumente relatados como precipitantes da tempestade tireoidiana. A preparação pré-operatória apropriada de pacientes com hipertireoidismo submetidos a cirurgia não tireoidiana ou tireoidectomia para hipertireoidismo reduziu significativamente a prevalência de tempestade tireoidiana induzida cirurgicamente.

Os sintomas são principalmente cardiovasculares, como taquicardia, insuficiência cardíaca congestiva, hipotensão, arritmia cardíaca. Agitação, ansiedade, delírio, psicose, estupor ou coma também são comuns e são considerados por muitos essenciais para o diagnóstico. Outros sintomas podem incluir hiperpirexia, náusea intensa, vômito, diarreia, dor abdominal ou insuficiência hepática com icterícia. O exame físico pode revelar bócio, oftalmopatia (na presença da doença de Graves), atraso palpebral, tremor nas mãos e pele quente e úmida.

Todos os pacientes com hipertireoidismo primário evidente têm TSH baixo e altas concentrações de T4 livre e/ou T3. O grau de excesso de hormônio tireoidiano normalmente não é mais profundo do que o observado em pacientes com tireotoxicose não complicada. Outros achados laboratoriais inespecíficos podem incluir: hiperglicemia leve (secundária a uma inibição da liberação de insulina induzida por catecolaminas e aumento da glicogenólise), hipercalcemia leve (secundária à hemoconcentração e reabsorção óssea aumentada), testes de função hepática anormais, leucocitose ou leucopenia.

## Bibliografia

1. Akamizu T, Satoh T, Isozaki O, Suzuki A, Wakino S, Iburi T, et al.; Japan Thyroid Association. Diagnostic criteria, clinical features, and incidence of thyroid storm based on nationwide surveys. Thyroid. 2012;22(7):661.
2. Nayak B, Burman K. Thyrotoxicosis and thyroid storm. Endocrinol Metab Clin North Am. 2006;35(4):663.

## 30. Resposta: e

O tratamento da tempestade tireotóxica deve ocorrer em ambiente de unidade de terapia intensiva e inclui:

- Betabloqueador (se não for contraindicado) para controlar os sintomas e sinais induzidos pelo aumento do tônus adrenérgico.
- Tionamida para bloquear a síntese de novos hormônios.

- Solução de iodo para bloquear a liberação do hormônio tireoidiano; glucocorticoides para reduzir a conversão de T4 para T3, promover a estabilidade vasomotora, possivelmente reduzir o processo autoimune na doença de Graves e possivelmente tratar uma insuficiência adrenal relativa associada.
- Sequestradores de ácidos biliares também podem ser benéficos em casos graves para diminuir a reciclagem êntero-hepática dos hormônios tireoidianos.

## Bibliografia

1. Nayak B, Burman K. Thyrotoxicosis and thyroid storm. Endocrinol Metab Clin North Am. 2006;35(4):663.

## 31. Resposta: a

O coma mixedematoso é definido como hipotireoidismo grave levando à diminuição do estado mental, hipotermia e outros sintomas relacionados à lentificação da função em múltiplos órgãos. É uma emergência médica com alta taxa de mortalidade. Dentre as manifestações neurológicas, está descrita a psicose mixedematosa. Outras manifestações incluem hiponatremia em 50% dos casos, hipotermia, hipoventilação com acidose respiratória, hipoglicemia e alterações cardiovasculares como bradicardia e hipertensão arterial diastólica, eventualmente evoluindo para hipotensão. Derrame pericárdico também pode acontecer, mas raramente há disfunção ventricular.

## Bibliografia

1. Mavroson MM, Patel N, Akker E. Myxedema psychosis in a patient with undiagnosed Hashimoto thyroiditis. Am Osteopath Assoc. 2017;117(1):50.
2. Liamis G, Filippatos TD, Liontos A, Elisaf MS. Magement of endocrine disease. Hypothyroidism-associated hyponatremia: mechanisms,

implications and treatment. Eur J Endocrinol. 2017;176(1):R15

3. Bourcier S, Coutrot M, Ferré A, et al. Critically ill severe hypothyroidism: a retrospective multicenter cohort study. Ann Intensive Care. 2023; 13:15.

## 32. Resposta: b

Embora aumentar rapidamente as concentrações séricas de hormônio tireoidiano apresente algum risco de precipitar infarto do miocárdio ou arritmias atriais, esse risco deve ser aceito devido à alta mortalidade do coma mixedematoso não tratado. Uma dose inicial de "ataque" de levotiroxina 500 mcg com manutenção de 100 mcg nos dias consecutivos associa-se a melhor prognóstico.

A hiponatremia ocorre pelo hipotireoidismo e melhora espontaneamente com o tratamento deste. Assim, não se recomenda correção do sódio a não ser que esteja em níveis inferiores a 130 mEq/L.

A melhora clínica é evidente em cerca de 1 semana, porém a taxa de mortalidade é alta, de cerca de 30 a 50% dos casos.

### Bibliografia

1. Rodríguez I, Fluiters E, Pérez-Méndez LF, Luna R, Páramo C, García-Mayor RV. Factors associated with mortality of patients with myxoedema coma: prospective study in 11 cases treated in a single institution. J Endocrinol. 2004;180(2):347.

2. Liamis G, Filippatos TD, Liontos A, Elisaf MS. Management of endocrine disease. Hypothyroidism-associated hyponatremia: mechanisms, implications and treatment. Eur J Endocrinol. 2017;176(1):R15.

## 33. Resposta: e

A insuficiência adrenal absoluta em pacientes críticos é rara, ocorrendo em menos de 30% dos casos, e associa-se, geralmente, a doença de Addison prévia ou pós-retirada de glicocorticoide.

Nesse contexto, ganha corpo o conceito de insuficiência adrenal relativa, em que o nível de cortisol, embora normal ou mesmo elevado, é ainda inadequado para o estresse fisiológico do paciente e pode ser incapaz de responder a qualquer estresse adicional.

A insuficiência adrenal pode ser classificada, de acordo com o mecanismo envolvido, em:

- Primária: causada por doenças que destroem o córtex da glândula adrenal.
- Secundária: por interferência na secreção de ACTH pela hipófise.
- Terciária: por interferência na secreção de CRH pelo hipotálamo.

Na doença aguda grave ocorre um aumento da concentração de cortisol plasmático, em níveis maiores do que os observados na síndrome de Cushing e também menos supressíveis pela administração exógena de glicocorticoides, com o propósito de aumentar a capacidade do organismo de lidar com as situações de estresse.

A insuficiência adrenal aguda geralmente se manifesta com instabilidade hemodinâmica refratária à reposição de fluidos e diminuição da resistência vascular sistêmica por conta da menor resposta vascular à angiotensina e à norepinefrina.

Na insuficiência adrenal crônica primária, a deficiência de mineralocorticoide provoca avidez por sal, hiponatremia, hipovolemia e hipotensão ortostática, ao passo que a deficiência de glicocorticoides promove astenia, anorexia, perda de peso, náuseas, vômitos e hipotensão.

Na insuficiência adrenal crônica secundária, não há deficiência de mineralocorticoide, pois o sistema renina-angiotensina está intacto, podendo ocorrer hiponatremia diluicional por aumento de vasopressina e retenção hídrica. A hipercalemia é um dos principais achados do hipoadrenalismo, tanto primário quanto secundário.

Quanto ao etomidato, Moore et al. demonstraram que o seu uso induz à supressão adrenocortical, mesmo após uma única dose, estando, portanto, contraindicado como agente sedativo em UTI.

### Bibliografia

1. Pazderska A, Pearce SH. Adrenal insufficiency: recognition and management. Clin Med (Lond). 2017;17(3):258-62.

## 34. Resposta: a

Uma série de afecções adrenais pode causar diminuição de massa de tecido adrenocortical ou redução da síntese de esteroides, resultando em uma produção inadequada de cortisol, aldosterona e hormônios sexuais. Dessa forma, são produzidas as síndromes de insuficiência adrenocortical global ou, ocasionalmente, isolada. Dentre as drogas que podem levar à insuficiência adrenal, podemos destacar o etomidato e o cetoconazol.

### Bibliografia

1. Pazderska A, Pearce SH. Adrenal insufficiency – recognition and management. Clin Med (Lond). 2017;17(3):258-62.

## 35. Resposta: d

A suspeita é de crise adrenal. O ACTH e o cortisol podem ser coletados quando a paciente está sendo avaliado no departamento de emergência ou no hospital antes de receber a primeira injeção de corticosteroides em altas doses, mas, como o paciente está grave, esperar até às 8 h para administrar esteroides não é apropriado. Níveis muito altos de ACTH podem ser observados em pacientes. Com base na apresentação clínica, o paciente provavelmente tem insuficiência adrenal primária, não há necessidade de obter uma ressonância magnética da hipófise nesse momento. A imagem das adrenais nesse momento não é necessária, pois ela pode ser diagnosticada clínica e bioquimicamente primeiro.

A insuficiência adrenal pode se manifestar com fadiga, dor abdominal, náusea, vômito e tontura. A crise adrenal é tratada iniciando a dose de estresse de hidrocortisona, que resulta em melhora acentuada do estado da paciente.

### Bibliografia

1. Lentz S, Collier KC, Willis G, Long B. Diagnosis and management of adrenal insufficiency and adrenal crisis in the emergency department. J Emerg Med. 2022;63(2):212-20.

## 36. Resposta: c

Abaixo de 3,3 mEq/L, recomenda-se que a insulina seja interrompida e reiniciada assim que o potássio seja reposto. Se a insulina for mantida, existirá um *shift* de potássio intracelular com riscos de hipocalemia e arritmias graves. Não há indicação de reposição de bicarbonato acima de um pH de 6,9 e pode estar associado a danos aumentados, incluindo edema cerebral.

O avaliador não fornece a pressão, porém há sinais de rebaixamento do nível de consciência, por isso a necessidade de reposição inicial com solução salina.

### Bibliografia

1. Muneer M, Akbar I. Acute metabolic emergencies in diabetes: DKA, HHS and EDKA. Adv Exp Med Biol. 2021;1307:85-114.

## 37. Resposta: c

A insulina endógena pode ser diferenciada da exógena pela mensuração do peptídeo C (presente na secreção de insulina endógena).

As intoxicações graves por insulina exógena podem causar: confusão, convulsão e coma. A insulina R tem início de ação em 0,5-1 hora, pico de ação em 2-3 horas e duração de ação em 8-12 horas. O tempo médio de ação da insulina glargina é de aproximadamente 24 horas.

A medição dos níveis de peptídeo C e insulina é útil na diferenciação entre a administração de insulina exógena e endógena. O peptídeo C é um marcador de insulina endógena. Os níveis de peptídeo C serão baixos em pacientes com *overdose* de insulina e altos em pacientes com hipoglicemia resultante de uma *overdose* de secretagogo de insulina. Os três testes necessários são glicose plasmática, insulina plasmática e nível de peptídeo C. Níveis de peptídeo C inferiores a 0,6 ng/mL sugeririam hiperinsulinemia exógena se a medição da insulina plasmática for alta e a hipoglicemia for diagnosticada.

## 38. Resposta: b

O excesso de insulina sérica pode levar à retenção de água e sódio, levando à hiponatremia dilucional. Pode ainda haver *shift* intracelular de potássio e de fósforo e hipomagnesemia.

### Bibliografia

1. Bottinelli C, Cartiser N, Bévalot F, Fanton L, Guitton J. Is insulin intoxication still the perfect crime? Analysis and interpretation of postmortem insulin: review and perspectives in forensic toxicology. Crit Rev Toxicol. 2020;50(4):324-47.
2. StatPearls Publishing LLC; Heffner A, Murin S, Sandrock C. Critical care: board and certification review. StatPearls Publishing, LLC. p.448.

## 39. Resposta: b

O paciente parece ter insuficiência adrenal, com cortisol sérico matinal documentado de menos de 15 mEq em estado crítico, com pressão arterial baixa associada.

Apesar de possível doença poliglandular autoimune, o que vai estabilizar o paciente nesse momento é a "correção" com glicocorticoides.

## 40. Resposta: c

Veja a tabela a seguir:

| Insulinas basais | Insulinas pós-prandiais |
|---|---|
| NPH | Regular |
| Detemir | Lispro |
| Glargina | Glulisina |
| Degludeca | Asparte |
| | Faster-Aspart (Fiasp) |
| | Inalável Tecnosfera (Afrezza) |

Fonte: elaborada pelos autores.

NPH, Regular e inalável Tecnosfera (Afrezza) são humanas.

A insulina inalável é a que possui o início de ação mais precoce. A insulina Regular não possui ação restrita ao período pós-prandial. A insulina Regular pode durar até 8 horas.

## 41. Resposta: d

A canagliflozina é um inibidor do SGLT-2 que demonstrou estar associado à CAD com euglicemia. Os inibidores de SGLT-2 afetam o túbulo contorcido proximal do néfron para prevenir a reabsorção de glicose. Com o tempo, isso pode resultar em desidratação grave e acidose, mantendo a euglicemia. A metformina pode causar acidose láctica grave; no entanto, esse paciente está em CAD, que não é precipitada pela metformina. A gliburida pode causar hipoglicemia, mas é improvável que resulte em acidose grave. A insulina pode resultar em hipoglicemia, mas é improvável que cause acidose grave.

### Bibliografia

1. StatPearls Publishing LLC; Heffner A, Murin S, Sandrock C. Critical care: board and certification review. StatPearls Publishing, LLC. p.1021.
2. Wood T, Pang AJ, Hallet J, Greig P. Euglycaemic ketoacidosis in a postoperative Whipple patient using canaglifozin. BMJ Case Rep. 2016; 2016:bcr2016216607.

# 8

# NEFROLOGIA

# 8
# Nefrologia

1. Em relação à disfunção renal em pacientes submetidos à cirurgia cardíaca, qual alternativa contém fatores de risco de alto poder preditivo para a possível evolução para terapia dialítica?
   a) Creatinina sérica pré-operatória ≥ 1,2 mg/dL, sexo feminino, cirurgia cardíaca de troca valvar.
   b) Creatinina sérica pré-operatória ≥ 2,1 mg/dL, qualquer cirurgia prévia que teve necessidade de tratamento dialítico no período pós-operatório, cirurgia cardíaca de troca valvar.
   c) Creatinina sérica pré-operatória ≥ 1,2 mg/dL, sexo masculino, cirurgia cardíaca de emergência.
   d) Creatinina sérica pré-operatória ≥ 1,2 mg/dL, utilização do balão de contrapulsação aórtica no período pré-operatório, cirurgia cardíaca de revascularização miocárdica prévia.
   e) Creatinina sérica pré-operatória ≥ 2,1 mg/dL, cirurgia de revascularização miocárdica e troca valvar, no mesmo tempo cirúrgico, utilização do balão de contrapulsação aórtica no período pré-operatório.

2. São indicações de terapia renal substitutiva de urgência em unidade de terapia intensiva:
   a) Acidose metabólica refratária, síndrome de lise tumoral, anemia hemolítica.
   b) Hipervolemia, acidose metabólica refratária, hipernatremia.
   c) Encefalopatia urêmica, acidose metabólica refratária, intoxicação por betabloqueador.
   d) Acidose metabólica refratária, hiperfosfatemia, arritmias pela uremia.
   e) Encefalopatia urêmica, intoxicação por acetaminofeno, acidose metabólica refratária.

3. Qual das alterações laboratoriais abaixo está presente na injúria renal aguda pré-renal?
   a) Sódio urinário acima de 20 mEq/L.
   b) Presença de cilindros granulosos na urina.
   c) Osmolaridade na urina abaixo de 350 mOsm.
   d) Relação ureia plasmática/urinária abaixo de 60.

4. Existem alguns fatores de risco independentes para o aumento da incidência de injúria renal aguda (IRA) no pós-operatório de cirurgia cardíaca. Entre as alternativas a seguir, qual está errada sobre esse tema?
   a) A incidência de injúria renal aguda no pós-operatório de revascularização miorcárdica varia entre 1% e 7%.
   b) Paciente com cirurgia cardíaca prévia aumenta a incidência de IRA.
   c) Tempo prolongado de circulação extracorpórea aumenta a incidência de IRA.
   d) Infarto agudo do miocárdio prévio aumenta a incidência de IRA.
   e) O tempo de anoxia prolongado aumenta a incidência de IRA.

5. O diurético furosemida é muito utilizado na terapia intensiva. Assinale a alternativa correta sobre esse fármaco.
   a) A concentração tubular de furosemida é dependente da eficácia da taxa de filtração glomerular, por esse motivo não tem efeito com a injúria renal aguda.
   b) É secretado no túbulo contorcido distal para fazer seu efeito na porção espessa ascendente da alça de Henle.
   c) O aumento do débito urinário após a administração de furosemida pode ser usado para avaliar a integridade da função tubular em pacientes com IRA precoce.
   d) Furosemida aumenta o transporte luminal de cloreto, favorecendo a natriurese e o aumento da diurese.

6. Qual é o exame, utilizado em ambiente de terapia intensiva à beira de leito, que pode definir injúria renal aguda?
   a) Ultrassonografia de rins e vias urinárias.
   b) Dosagem de eletrólitos e creatinina no sangue, osmolaridade e creatinina na urina.

c) Uretrocistografia retrógrada.
d) Dosagem urinária de mioglobina e lipídios.
e) Cálculo dar elação ácido/base plasmático-urinária.

7. A IRA é uma das mais importantes complicações observadas em pacientes em unidades de terapia intensiva (UTI). Sua incidência varia de 20 a 40%. Devido à alta morbidade e mortalidade da IRA, a hemodiálise deve ser corretamente indicada. Assinale a alternativa que apresenta causas plausíveis para indicação do início de diálise:
   a) Encefalopatia urêmica, acidose refratária e intoxicação por betabloqueador.
   b) Hipovolemia, acidose e hipernatremia.
   c) Acidose, anemia hemolítica e síndrome de lise tumoral.
   d) Encefalopatia urêmica, acidose e hipermagnesemia.
   e) Hipercalemia, arritmias pela uremia e acidose metabólica sem compensação respiratória.

8. Quais são as causas mais frequentes de complicações extrarrenais nos pacientes com LRA (lesão renal aguda)?
   a) Hematológicas.
   b) Neurológicas.
   c) Pulmonares.
   d) Infecciosas.
   e) Cardiovasculares.

9. Em qual das situações abaixo pode-se constatar quadro clínico de aumento de ureia e creatinina, porém sem redução da taxa de filtração glomerular?
   a) Hipercatabolismo, uso de cefalosporinas e doença tubulointersticial.
   b) Cetoacidose diabética, uso de cimetidina, obstrução ureteral bilateral.

c) Administração de aminoácidos, hiper-catabolismo, uso de corticoide.
d) Cetoacidose diabética, doença vascular renal, uso de cimetidina.
e) Uso de cefalosporinas, uso de cimetidina e doença tubulointersticial.

10. Quais os fatores de risco para o desenvolvimento de nefropatia induzida por meio de contraste?
a) Idade > 40 anos, hiperuricemia, pequeno volume de contraste.
b) Idade > 40 anos, mieloma múltiplo, hipouricemia.
c) Idade > 40 anos, dislipidemia, mieloma múltiplo.
d) Grande volume de contraste, hipervolemia, idade > 50 anos.
e) Hipovolemia, mieloma múltiplo, falência hepática.

11. Sobre a IRA, é correto afirmar:
a) Na IRA pré-renal, o sódio urinário costuma ter níveis maiores que 40 mEq por litro.
b) Quimioterápicos causam IRA por provocar nefrite intersticial.
c) Mesmo com suspeita de doenças sistêmicas, não está indicado realizar biópsia renal precoce (1 a 5 dias).
d) Não há benefícios com o uso de diuréticos na IRA.
e) A evolução dos métodos dialíticos tem diminuído drasticamente as taxas de mortalidade.

12. Em relação à IRA pós-operatória, pode-se afirmar:
a) O primeiro passo é sempre identificar e excluir as causas reversíveis de IRA, como obstrução de vias urinárias e IRA pré-renal.

b) Normalmente, a evolução da injúria renal aguda isquêmica é de uma a duas semanas.
c) O tratamento da IRA do pós-operatório é diálise precoce.
d) A abordagem diagnóstica segue preceitos individualizados para o paciente cirúrgico.
e) O baixo débito cardíaco é uma causa importante de IRA. Nesses pacientes, a ventilação mecânica com pressão positiva melhora a oxigenação tecidual e leva a um melhor prognóstico.

13. Qual o diagnóstico provável e quais as estratégias possíveis para controlar o sangramento espontâneo de um paciente com uremia que apresenta número de plaquetas, tempo de protrombina e tempo parcial de tromboplastina normais?
a) Diminuição dos fatores de coagulação – transfusão de plaquetas, plasma e crioprecipitado.
b) Perda renal de fatores de coagulação – transfusão de crioprecipitado, plasma fresco e uso de ácido épsilon aminocaproico.
c) Trombocitopenia induzida pela heparina – transfusão de plaquetas, de crioprecipitado, ácido acetil salicílico.
d) Disfunção plaquetária – transfusão de plaquetas, uso de desmopressina e diálise.

14. Dentre as alternativas a seguir, escolha a melhor alternativa com a correspondência correta entre a etiologia e o exame complementar a ser solicitado:
I. Anemia hemolítica microangiopática
II. Mieloma múltiplo
III. Quimioterapia
IV. Rabdomiólise
V. Vasculite sistêmica

A. Cálcio sérico
B. Haptoglobina
C. Ácido úrico
D. Eosinofilia
E. Mioglobina sérica

a) 1-A, 2-B, 3-C, 4-D, 5-E.
b) 1-B, 2-A, 3-C, 4-E, 5-D.
c) 1-E, 2-C, 3-D, 4-A, 5-D.
d) 1-C, 2-A, 3-D, 4-E, 5-B.
e) 1-B, 2-A, 3-D, 4-C, 5-E.

15. Sobre a modalidade de hemodiálise *sustained low efficiency dialysis* (SLED), assinale a alternativa correta:
    a) Instabilidade hemodinâmica é o principal fator de escolha.
    b) Doses de noradrenalina maiores que 0,2 mcg/kg/minuto já sustentam a escolha.
    c) Os custos são menores do que os das terapias contínuas.
    d) O equipamento utilizado é o mesmo que as terapias intermitentes convencionais.
    e) Todas são corretas.

16. Qual é um dos sinais mais comuns que pacientes com injúria renal aguda podem apresentar?
    a) Cefaleia.
    b) Taquicardia.
    c) Hematúria macroscópica.
    d) Palpitações.
    e) Sudorese excessiva.

17. Qual é o principal conjunto de sinais em pacientes com doença renal?
    a) Hematúria macroscópica.
    b) Edema.
    c) Hipertensão.
    d) Sinais de uremia.
    e) Proteinúria.

18. Qual é a apresentação laboratorial mais comum em pacientes com doença renal?
    a) Concentração elevada de creatinina sérica.
    b) Proteinúria nefrótica.
    c) Hematúria microscópica.
    d) Imagens radiológicas anormais do trato urinário.
    e) Sintomas urêmicos.

19. Qual é a causa mais comum de Injúria renal aguda (IRA) em pacientes críticos?
    a) Hipovolemia.
    b) Nefrotoxicidade por drogas.
    c) Infecção urinária.
    d) Obstrução do trato urinário.
    e) Rabdomiólise.

20. Qual é o objetivo principal do tratamento da injúria renal aguda (IRA) em pacientes críticos?
    a) Prevenir a progressão para doença renal crônica.
    b) Restaurar a função renal normal.
    c) Prevenir a necessidade de diálise.
    d) Melhorar a sobrevida.
    e) Controlar os sintomas urêmicos.

21. Dos fatores de risco para IRA a seguir, quais são os principais que podem levar para o desenvolvimento de injúria renal aguda (IRA) em pacientes críticos?
    a) Idade avançada e sexo feminino.
    b) Hipertensão arterial e pós-operatório.
    c) *Diabetes mellitus* e hipotireoidismo.
    d) Doença renal crônica prévia e uso de anti-inflamatórios.
    e) Sepse e doença renal crônica prévia.

22. Um paciente que apresenta em seu traçado eletrocardiográfico aumento da amplitude de onda P apiculada, depressão do segmento ST, achatamento da onda

T e proeminência da onda U provavelmente tem:
a) Hipocalemia.
b) Hipocalcemia.
c) Hipercalemia.
d) Hiponatremia.

23. Assinale a alternativa correta sobre a hiponatremia:
a) A água se move sem obstáculos pela barreira hematoencefálica, fazendo com que a principal alteração da hiponatremia seja neurológica.
b) Uma das principais complicações do uso de diuréticos de alça no manejo da ICC é a hiponatremia hipertônica e hipervolêmica.
c) A fim de evitar lesões no SNC, deve-se realizar uma correção rápida do sódio, para evitar lesões desmielinizantes do sistema nervoso central.
d) Independentemente do valor do sódio sérico, a hiponatremia é considerada aguda quando se instala em período inferior a 24 horas.

24. Assinale a condição que não costuma cursar com hiperfosfatemia:
a) Síndrome inapropriada do hormônio antidiurético.
b) Hemólise.
c) Rabdomiólise.
d) Síndrome da lise tumoral.

25. Uma das principais causas de alterações do sódio é o paciente com distúrbios neurológicos graves. Nas situações em que o paciente apresenta densidade urinária de 1.015, sódio sérico de 139 mEq/L e poliúria, a principal hipótese diagnóstica é:
a) Diabetes insípido central.
b) Cerebropatia perdedora de sal.
c) Síndrome inapropriada de hormônio antidiurético.

d) Uso de diurético osmótico.
e) Hiper-hidratação.

26. Assinale a alternativa correta em relação às alterações do metabolismo do cálcio e do fósforo:
a) A hiperfosfatemia grave pode causar rabdomiólise.
b) Na hipercalcemia crônica, temos calcificação dos gânglios da base, surdez neurossensorial e psicoses.
c) Tireotoxicose e doença de Addison podem causar hipercalcemia.
d) Hipocalcemia pode resultar em assistolia.
e) Um sintoma da hipercalcemia é o espasmo de laringe.

27. Assinale a alternativa correta em relação aos distúrbios eletrolíticos:
a) Uma das causas de diabetes insípido nefrogênico é a hipocalcemia sustentada.
b) Uma das características dos estágios iniciais de pacientes portadores de síndrome de secreção inapropriada do hormônio antidiurético são os níveis elevados de ácido úrico.
c) Uma das complicações da suspensão súbita de corticoide de paciente usuário crônico é a hiponatremia e hiperpotassemia por um estado de hipocortisolismo.
d) Caso haja associação de hiponatremia com hipo-osmolaridade, é raro que a retenção de água seja fator fisiopatológico.
e) A quase totalidade dos casos de hiponatremia relacionados com uso de diuréticos é causada pelos tiazídicos.

28. Uma paciente dá entrada no PS com importante alteração do potássio sérico. Foi realizado o seguinte ECG:

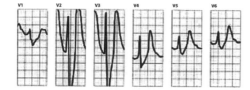

Assinale a alternativa que contém a melhor terapêutica para essa situação:
a) Reposição com KCl xarope e diurético poupador de potássio.
b) Reposição intravenosa de cloreto de potássio (KCl) 50 mEq/h.
c) Bicarbonato de sódio, sulfato de magnésio, hemodiálise e resina de troca.
d) Gluconato de cálcio, insulina com glicose, β-agonista inalatório e diurético de alça.
e) Reposição intravenosa de KCl 20 mEq/h.

29. Homem, 54 anos, submetido a hepatectomia, com sangramento aumentado no intraoperatório devido a intercorrências cirúrgicas, recebendo mais de dez unidades de concentrado de hemácias num período de seis horas. No pós-operatório imediato poderá ocorrer:
a) Hipocalcemia.
b) Hipercalemia.
c) Hipernatremia.
d) Hipocalemia.

30. Mulher de 75 anos está internada na UTI, é portadora de hipertensão arterial sistêmica e doença de Alzheimer. Faz uso diário de hidroclorotiazida, enalapril, donepezila e olanzapina. Não há relato de mudança recente na posologia dos fármacos. Exames laboratoriais coletados em avaliação inicial evidenciam: Na = 120 mEq/L (VR = 135-145); K = 3,8 mEq/L (VR 3,5-5,0) e função renal normal. Sobre a hiponatremia:

a) Dentre as etiologias possíveis de hiponatremia, para o caso supracitado, estão: medicamentosa, insuficiência cardíaca e insuficiência adrenal.
b) A correção com salina hipertônica deve ter como meta a concentração sérica de sódio de 145 mEq/L em 12 horas.
c) Tiazídicos são a única medicação prescrita que pode levar à hiponatremia.
d) Colesterol baixo, triglicérides baixos e hipoglicemia são causas de pseudo-hiponatremia.

31. Paciente de 30 anos, 47 kg, masculino, sabidamente diabético há 6 anos, foi admitido no pronto-socorro com quadro de desidratação, dor abdominal, hálito cetônico e os seguintes exames: Glicose = 450 mg/dL; Na =131 mEq/L; K = 4,2 mEq/L. Recebeu 1.500 mL de soro fisiológico (SF 0,9%) e insulina regular contínua por 6 horas. Os exames após esse período são: pH = 7,1; $pCO_2$ = 20; Bic = 13; Na = 138; C = 117; K = 3,5; glicose = 180. A provável etiologia da acidose ao final das 6 horas do tratamento inicial é:
a) Acidose por acúmulo de ácidos não mensuráveis, pois ânion *gap* é normal.
b) Acidose hiperclorêmica, pois ânion *gap* é aumentado.
c) Acidose hiperclorêmica, pois ânion *gap* é normal.
d) Acidose por acúmulo de ácidos não mensuráveis, pois, ânion *gap* é aumentado.
e) Acidose mista: hiperclorêmica + cetoacidose.

32. Homem, 20 anos, interna na UTI por apresentar há dois dias tosse, febre e vômitos. Antecedentes pessoais: comunicação interventricular, em uso de digoxina e furosemida por via oral e cinco pneumonias

anteriores, última há três meses. Exame físico: Regular estado geral, hipoativo, Temp.= 38°C, FR = 58 irpm, FC = 160 bpm, tempo de enchimento capilar= 2 segundos, saturação de oxigênio (ar ambiente) = 86%; Tórax: retração subcostal; Abdome: fígado palpável a 5 cm do rebordo costal direito, borda romba. Gasometria arterial: pH= 7,21; $pO_2$ = 65 mmHg; $pCO_2$= 55 mmHg; $HCO_3$ = 13 mEq/L. Radiografia de tórax: cardiomegalia global e opacidade difusa em bases pulmonares. As hipóteses diagnósticas são:

a) ICC descompensada, insuficiência respiratória, acidose mista.

b) ICC descompensada, insuficiência respiratória, acidose respiratória.

c) Pneumopatia crônica, cardiopatia congênita, acidose metabólica.

d) Pneumopatia crônica, cardiopatia congênita, acidose respiratória.

Responda as questões 33 e 34 considerando os dados apresentados a seguir:

Paciente idoso, portador de neoplasia de bexiga, sem outras comorbidades, no pós--operatório de ureterossigmoidostomia, apresenta acidose metabólica, na ausência de instabilidade hemodinâmica e disfunção renal.

33. Qual deve ser o tipo de acidose que o paciente, provavelmente, tem?

a) Com ânion *gap* elevado e normoclorêmica.

b) Com ânion *gap* normal e hiperclorêmica.

c) Com ânion *gap* elevado e hiperclorêmica.

d) Com ânion *gap* normal e normoclorêmica.

34. No caso apresentado anteriormente, em relação ao ânion *gap* urinário, é correto afirmar que:

a) É, provavelmente, positivo.

b) É calculado por (Na + K) – (Cl + $HCO_3$) na urina.

c) É, provavelmente, negativo.

d) Diferencia se a acidose é normo ou hiperclorêmica.

35. Homem de 55 anos foi submetido à ressecção de glioblastoma. $Na^+$ = 126 mEq/L, $K^+$ = 3,9 mEq/L, $Na^+$ urinário = 31 mEq/L, osmolalidade plasmática = 262 mosm/L. A alteração laboratorial compatível com o diagnóstico mais provável é:

a) Ácido úrico sérico = 8,1 mg/dL.

b) Ureia = 81 mg/dL.

c) Osmolalidade urinária = 590 mosm/L.

d) Magnésio = 1,7 mg/dL.

36. Homem de 60 anos apresenta sódio sérico de 120 mEq/L. Está hidratado, sem edemas, a pressão arterial é 125 x 78 mmHg e o pulso 64 bpm. A osmolaridade sérica está diminuída e o sódio urinário é de 48 mEq/L. A etiologia menos provável para esta hiponatremia é:

a) Hipotireoidismo.

b) Uso de carbamazepina.

c) Diabetes insipidus.

d) Uso de hidroclorotiazida.

37. Sobre os distúrbios eletrolíticos observados na terapia intensiva, assinale a alternativa correta:

a) A hipernatremia é usualmente um problema de déficit de água e não um excesso de sódio, por isso os pacientes são hipovolêmicos nessa condição, e a sua correção rápida com SG5% está associada à mielinólise pontina e extrapontina, que apresenta alta morbidade.

b) Mudanças no pH estão associadas ao deslocamento transcelular de $K^+$ relativamente seguro, como na acidose metabólica, em que a hiperpotassemia observada não apresenta importantes efeitos cardíacos já que o potássio intramuscular está muito baixo (deslocado) e o potássio total está normal ou baixo no corpo.

c) O fosfato é necessário nos processos anabólicos e na geração de ATP, assim, pacientes desnutridos podem apresentar importante hiperfosfatemia devido aos efeitos anabólicos da insulina quando realimentados, podendo gerar fraqueza muscular proximal, dores no corpo e rabdomiólise importante.

d) Na hipocalcemia aguda, observam-se parestesias, o clássico sinal de Chvostek e Trousseau e convulsão, e no ECG observam-se o intervalo PR curto e o intervalo QT longo, associados com hipotensão e sinais de baixo débito.

38. Homem, 49 anos, sob tratamento de dor por litíase renal há 60 minutos no pronto-socorro (PS), quando apresentou hipotensão, sendo manejado com 2.500 mL de SSI em *bolus*. Ao ser reavaliado, apresentava Glasgow 15, colaborativo, PAM = 112 x 64 mmHg, P = 112 bpm, FR = 27 ipm, $SaO_2$ = 93% com $O_2$ suplementar 5 L/minuto. Exames laboratoriais: lactato de 3,1 mmol/L. Ainda sem vaga na UTI, permaneceu no PS, sendo reavaliado novamente 4 horas após com Glasgow 11, desorientado, PAM = 108 x 68 mmHg, P = 122 bpm, FR = 21 ipm, $SaO_2$ = 91% com $O_2$ suplementar 10 L/min e lactato de 1,2 mmol/L. A gasometria arterial nesse segundo momento demonstrava pH = 7,21; $PaO_2$ = 69 mmHg; $PaCO_2$ = 60 mmHg; $HCO_3$ = 26 mEq/L e $SaO_2$ = 91%.

Qual o distúrbio gasométrico identificado e o que ele representa?

a) Acidose metabólica e provável insuficiência renal aguda.

b) Acidose respiratória e provável fadiga ventilatória.

c) Acidose metabólica e acidose respiratória e provável hipercloremia.

d) Acidose respiratória e alcalose metabólica e provável congestão pulmonar.

39. Mulher, 38 anos, obesa (peso = 100 kg), diabética, refere dor lombar à direita, febre e vômitos há 1 dia. Medicada com ceftriaxone, dipirona, ondansetrona, SF 0,9% 3.000 mL há 12 horas. Exame físico: MEG, corada, hidratada, consciente e orientada, febril (39,7 °C). Aparelho respiratório: murmúrio vesicular presente com estertores finos bibasais. FR = 28 ipm. Aparelho cardiovascular: 2BRNF, sem sopros. FC = 115 bpm. PA = 98 x 76 mmHg, sem drogas vasoativas. Abdome doloroso à palpação, sinal de Giordano positivo à direita. Diurese em 12 horas: 490 mL. Exames laboratoriais: Na = 137 mmol/L, K = 4,1 mmol/L, creatinina = 1,1 mg/dL, lactato = 1,7 mmol/L (VR < 2,0 mmol/L), glicemia = 250 mg/dL, pH = 7,33, $pO_2$ = 90 mmHg, $pCO_2$ = 33 mmHg, $HCO_2$ = 18 mmol/L, sat $O_2$ = 97%. Qual é o diagnóstico?

a) Lesão renal aguda.

b) Estado hiperglicêmico hiperosmolar.

c) Cetoacidose diabética.

d) Choque séptico.

40. Homem de 60 anos é admitido no hospital com abscesso hepático volumoso, em choque séptico, em uso de noradrenalina (0,06 mcg/kg/min) e função renal em piora. Exames laboratoriais: creatinina = 2,5 mg/dL; ureia = 150 mg/dL; pH = 7,29; $pCO_2$ = 39 mmHg; bicarbonato =

14 mEq/L; SBE = – 8,5 mEq/L; Na⁺ = 143 mEq/L; K⁺ = 4,9 mEq/L; Cl⁻ = 90 mEq/L; lactato = 15 mg/dL; albumina = 1,9 g/dL. Assinale a melhor alternativa em relação ao estado acidobásico:

a) Distúrbio misto.

b) Acidose respiratória aguda.

c) Alcalose metabólica.

d) Ânion *gap* normal.

41. Um paciente chega ao departamento de emergência e sua gasometria arterial apresenta pH = 7,60, bicarbonato= 30 mEq/L e $pCO_2$ = 30 mmHg.
Trata-se provavelmente do indivíduo com alguns dos seguintes achados:

a) Febre, hipotensão arterial e pectorilóquia.

b) Dispneia, terceira bulha e vômitos.

c) Polidipsia, cetonúria e pectorilóquia.

d) Oligúria, atrito pericárdico e vômitos.

Responda as questões 42 e 43 com o caso clínico a seguir:

Homem de 62 anos renal crônico em diálise teve falha de fístula arteriovenosa e está em uso de cateter venoso de longa permanência há três meses. Nas duas últimas sessões de hemodiálise, apresentou tremores e febre de 39,1°C. Foram coletadas hemoculturas pareadas (sangue e cateter). Na sessão seguinte de hemodiálise, apresentou hipotensão e febre, sendo então encaminhado ao pronto-socorro. Na admissão, foram checados os resultados das culturas:

- Sangue periférico (tempo de positivação = 8 horas): *Staphylococcus aureus*: oxacilina R, clindamicina R, sulfametoxazol-trimetoprim R, vancomicina S, linezolida S.

- Sangue de cateter (tempo de positivação = 5h30min): *Staphylococcus au-*

*reus*: oxacilina R, clindamicina R, sulfametoxazol-trimetoprim R, vancomicina S, linezolida S.

42. A conduta terapêutica inicial mais adequada é:

a) Retirar cateter, introduzir vancomicina intravenosa.

b) Retirar cateter, introduzir linezolida intravenoso e repetir a hemocultura em 24 horas.

c) Manter cateter, introduzir vancomicina intravenosa e lockterapia.

d) Manter cateter, introduzir linezolida intravenosa.

43. Sobre a lockterapia, assinale a alternativa correta:

a) Não estaria indicada nesse caso porque o paciente está estável hemodinamicamente.

b) Não estaria indicada em usuários de cateter para hemodiálise.

c) Só pode ser usada para infecções por Cândida ou bacilos Gram-negativos.

d) Poderia ser usada em pacientes estáveis hemodinamicamente e com infecção por *S. aureus* coagulase negativa.

44. Homem, 42 anos, previamente hígido, chega UTI queixando-se de dor lombar intensa, tipo cólica, com irradiação para membro inferior esquerdo há duas horas, sem melhora com medicação oral. Sem outras queixas. Exame físico: Regular estado geral, FC = 152 bpm, FR = 26 irpm, T = 37,5°C, Tempo de enchimento capilar < 2 segundos, PA = 140 x 108 mmHg. Abdome: Giordano presente à esquerda. Após analgesia e hidratação apresentou melhora da dor e normalização dos sinais vitais. Foram coletadas duas amostras de hemocultura que ficaram positivas após 3 horas e 50 minutos de cultivo em meio au-

tomatizado. A bacterioscopia deste material evidenciou presença de bacilos Gram-negativos. A conduta mais adequada é:
a) Amicacina por 14 dias.
b) Fosfomicina, dose única.
c) Cefazolina por 7 dias.
d) Ciprofloxacina por 14 dias.

45. Mulher, 35 anos, internada há 10 dias para tratamento de pneumonia em uso de ceftriaxona e azitromicina intravenosos. Há 2 dias apresenta diminuição da diurese e *rush* cutâneo. Exame físico: PA = 130 x 80 mmHg; FC = 78 bpm; T = 37,4°C; presença de exantema maculopapular discreto e difuso. Exames laboratoriais: Hb = 11,8 g/dL; Ht = 36%; leucócitos = 10.500/mm³; (55% segmentados, 24% linfócitos, 21% eosinófilos), plaquetas = 190.000/mm³; Na = 135 mEq/L; K = 4,0 mEq/L; Ca = 9,5 mg/dL. Creatinina = 2,3 mg/dL e ureia = 90 mg/dL. Urina: densidade = 1.010; pH = 5,6; proteína negativa; leucócitos = 19.000/mm³; hemácias = 4.000/mm³; eosinófilos presentes. Qual a melhor hipótese diagnóstica para injúria renal aguda da paciente?
a) Nefrite tubulointersticial aguda.
b) Infecção do trato urinário.
c) Necrose tubular aguda.
d) Glomerulonefrite difusa aguda.

46. Um paciente chega ao PS após ser vítima de desabamento de sua casa. Ficou retido nos escombros 14 horas e foi resgatado pelo bombeiro. Queixou-se de dor torácica e abdominal, mas com tomografias normais. Foi realizado o diagnóstico de fratura de fêmur. O paciente tinha uma urina escura e sedimentoscopia normal. Qual exame abaixo seria mais útil para esclarecimento diagnóstico?
a) Creatininofosfoquinase.
b) Gasometria arterial.

c) Bilirrubinas.
d) Porfitinas urinárias.

47. Mulher de 58 anos é admitida na UTI com quadro de hemorragia intracraniana na tomografia de crânio: sangramento núcleo-capsular direita. Antecedentes: hipertensão arterial de difícil controle, dislipidemia. Exame clínico: PA = 185 x 115 mmHg, FC = 89 bpm, FR = 17 ipm, T = 36,5°C; $SpO_2$ = 95%, glicemia capilar = 143 mg/dL. Escala de Glasgow = 11 (AO = 4; MRM = 6; MRV = 1), hemiplegia direita. Restante do exame clínico normal. A paciente evoluiu com necessidade de intubação orotraqueal e tratamento cirúrgico. Após 72 horas, em ventilação mecânica controlada e realizando medidas de primeira linha para hipertensão intracraniana (PIC = 29 mmHg), apresentava sódio = 128 mEq/L (queda de 4-5 mEq/L/dia). Balanço hídrico acumulado = + 2 L. Diurese nas últimas 24 horas = 1.200 mL. Osmolaridade urinária = 800 mOsm/L. A conduta mais adequada neste momento é:
a) NaCl 20% 40 mL em *bolus* e NaCl 0,9% em 24 horas.
b) NaCl 3% 150 mL em *bolus* e NaCl 3% em 24 horas.
c) NaCl 3% em 24 horas.
d) Manitol e NaCl 0,9% em 24 horas.

48. Mulher de 70 anos, hipertensa e diabética, é admitida na UTI com quadro suspeito de Covid-19. Exame clínico: T = 38,5°C, FC = 95 bpm, FR = 25 ipm, PA = 100 x 64 mmHg (ΔPP = 17), $SpO_2$ = 93%, glicemia = 270 mg/dL. RASS – 5 em uso de midazolam e fentanil, pupilas isocóricas e fotorreagentes. Em ventilação mecânica, modo pressão controlada (PCV), FR = 25 ipm, $FIO_2$ = 60%, PEEP = 12 $cmH_2O$, ΔP = 12 $cmH_2O$, Vc = 500 mL (Peso predito = 60 kg). Em uso de noradrenalina 0,03

mcg/kg/minuto. A paciente está em uso de cisatracúrio contínuo. Diurese = 150 mL (24h), balanço hídrico (24h) = + 550 mL. Exames laboratoriais: creatinina = 2,4 mg/dL, ureia = 292 mg/dL, potássio = 5,3 mEq/L, sódio = 145 mEq/L, pH = 7,34, $PaCO_2$ = 45 mmHg, $PaO_2$ = 60 mmHg, bicarbonato = 23 mEq/L e lactato = 38 mg/dL. Em relação à lesão renal aguda, a próxima conduta mais adequada é:
a) Introduzir furosemida 1 mg por quilograma de peso intravenoso e aguardar o resultado de 1 mL/kg de peso na primeira hora de diurese.
b) Iniciar furosemida 1 mg/kg a cada 12 horas e aguardar uma resposta de diurese de 0,5 mL/kg por hora nas primeiras 12 horas.
c) Realizar expansão volêmica e balanço hídrico positivo.
d) Iniciar hemodiálise de urgência.

49. Mulher, 40 anos, trazida a UTI em confusão mental há 4 horas e episódio de convulsão tônico-clônica há 30 minutos. Antecedentes pessoais: nega uso de medicação. Exame físico: FC = 80 bpm, FR = 15 irpm, oximetria (ar ambiente) = 97%, PA = 126 x 80 mmHg, Pescoço: cicatriz cervical anterior com pontos, Escala de Coma de Glasgow: 13, sem déficit focal. Eletrocardiograma. Observe o ECG. A conduta é:
a) Dosagem de enzimas cardíacas.

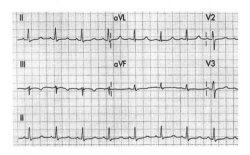

b) Tomografia computadorizada de crânio.
c) Dosagem de cálcio sérico.
d) Observação em pronto-socorro.

50. Qual dos seguintes distúrbios ácido-base é caracterizado por um pH arterial abaixo do normal e um bicarbonato sérico abaixo do normal?
a) Acidose metabólica.
b) Alcalose metabólica.
c) Acidose respiratória.
d) Alcalose respiratória.
e) Nenhuma das alternativas.

51. Qual dos seguintes distúrbios eletrolíticos pode ser causado por diurese excessiva ou uso excessivo de diuréticos de alça?
a) Hipocalemia.
b) Hipercalemia.
c) Hiponatremia.
d) Hipercalcemia.
e) Hipermagnesemia.

52. Qual dos seguintes é o distúrbio ácido-base mais comum encontrado em pacientes hospitalizados?
a) Acidose metabólica.
b) Alcalose metabólica.
c) Acidose respiratória.
d) Alcalose respiratória.
e) Nenhuma das alternativas

53. Qual é a principal causa de acidose metabólica em pacientes com *diabetes mellitus* tipo 1?
a) Hipoglicemia.
b) Hipercalcemia.
c) Cetoacidose diabética.
d) Hipocalcemia.
e) Alcalose respiratória.

54. Quais são as principais causas de distúrbios eletrolíticos em pacientes pós-operatórios?
    a) Administração de fluidos intravenosos
    e doença hospitalar subjacente.
    b) Transfusão de sangue e resposta ao
    estresse da cirurgia.
    c) Perda de sangue e fluidos corporal-
    mente e administração de medicamen-
    tos anestésicos.
    d) Administração de antibióticos e falta de
    reserva energética proteica adequada.

55. Qual a principal forma de substituição de
fluidos intravenosos em pacientes pós-
-operatórios?
    a) Soro fisiológico a 0,9%.
    b) Plasma fresco congelado.
    c) Solução de Dextran.
    d) Solução de Ringer lactato.
    e) Solução de bicarbonato de sódio.

56. Qual é o principal evento adverso associado à transfusão de sangue em pacientes pós-operatórios?
    a) Reação anafilática.
    b) Infecção viral.
    c) Reação hemolítica aguda.
    d) Aumento da pressão arterial.
    e) Alterações gastrointestinais.

57. Qual é o distúrbio eletrolítico mais comum
em pacientes pós-operatórios?
    a) Hipocalemia.
    b) Hipercalemia.
    c) Hiponatremia
    d) Hipercalcemia.
    e) Hipomagnesemia.

Texto para as questões 58, 59 e 60:

Uma paciente de 22 anos encontra-se confusa e agitada na UTI. Os sinais vitais: FC =

89 bpm, FR = 32 rpm, afebril, PA = 123 x 85
mmHg. Os eletrólitos: Na = 138 mEq/L, K =
2,4 mEq/L, $HCO_3$ = 13 mEq/L, cloro = 120
mEq/L, BUN = 16, creatinina = 0,6 mg/dL,
glicemia = 83 mg/dL, cálcio total = 9,3 mg/
dL, pH na urina = 5,5, K urinário = 46 mEq/L,
Na urinário = 39 mEq/L, cloro urinário = 21
mEq/L. Gasometria arterial: pH = 7,26, $PCO_2$
= 28, $PO_2$ ao ar ambiente = 95 mmHg. Albumina = 3,5 mg/dL.

58. Qual o ânion *gap* do paciente?
    a) 5.
    b) 7,4.
    c) 2.
    d) Não é possível realizar o cálculo.

59. Qual o ânion *gap* urinário do paciente?
    a) 64.
    b) 46.
    c) 56.
    d) Não é possível calcular com os dados
    fornecidos.

60. Qual o diagnóstico do paciente?
    a) Acidose respiratória e metabólica.
    b) Acidose tubular renal distal.
    c) Acidose lática.
    d) Acidose metabólica não compensada.

61. Um homem de 50 anos está no hospital há
3 dias em pós-operatório de neurocirurgia por aneurisma cerebral. Ele tem hiponatremia com sódio sérico de 129 mEq/L
com sinais de desidratação e hematócrito
elevado. O sódio urinário está elevado.
Seus sinais vitais não são dignos de nota,
e o cloreto está dentro da faixa de referência. O paciente está consciente, alerta
e bem orientado quanto ao tempo e ao
espaço. Qual é o passo inicial mais racional no manejo do paciente que apresenta essas características clínicas?

a) Suplementação de fluidos com solução salina isotônica.
b) Restrição de fluidos.
c) Nimodipina.
d) Solução salina hipertônica.

62. Uma mulher de 16 anos chega ao pronto-socorro com fraqueza generalizada, náusea e dor epigástrica. Ela refere uso crônico de álcool. Ao exame, parece desidratada, não há sinais de irritação peritoneal ao exame. Os sinais vitais estão estáveis. O painel metabólico básico revela bicarbonato de 9 mmol/L e glicose de 68 mg/dL, com ânion *gap* de 23. A gasometria venosa revela um pH de 6,9. A urina é positiva para cetonas. A concentração sérica de etanol é de 70 mg/dL. O paciente recebeu duas ampolas de dextrose e dois litros de solução salina normal. Uma repetição do painel metabólico básico mostrou bicarbonato de 15 mmol/L e ânion *gap* de 14. Qual é o diagnóstico mais provável?
a) Intoxicação por metanol.
b) Toxicidade do etileno glicol.
c) Toxicidade do isopropil.
d) Cetoacidose alcoólica.

63. Responda a melhor afirmativa sobre o caso:
a) Esse quadro é comum durante o pico de consumo do etanol.
b) Níveis de 70 mg/dL são compatíveis com coma profundo.
c) Durante a ingestão ativa, a geração de acetato e aceti-Coa inibem a lipólise periférica.
d) A administração de glicose aumenta a secreção de insulina e glucagon.

64. Um homem de 70 anos com história de insuficiência cardíaca congestiva chega ao pronto-socorro com sintomas de fadiga, náuseas, vômitos e confusão. Um perfil metabólico básico é feito, o que mostra baixos níveis de determinado eletrólito, e foi iniciada uma reposição imediata. No entanto, algumas horas depois, o paciente perde completamente a função de todos os seus músculos. Ele está totalmente paralisado e só consegue mover os olhos. A ressonância magnética mostrou envolvimento dos tratos piramidais. Qual das seguintes anormalidades eletrolíticas provavelmente estava originalmente presente neste paciente?
a) Hipofosfatemia.
b) Hipomagnesemia.
c) Hiponatremia.
d) Hipocalemia.

 GABARITO COMENTADO

1. **Resposta: e**
O risco de desenvolvimento de injúria renal aguda no pós-operatório de cirurgia cardíaca pode ser avaliado por um escore clínico desenvolvido pela Cleveland Clinic Foundation, no qual foram identificados 13 fatores de risco pré-operatórios como preditores de morbidade e mortalidade pós-operatória (conforme tabela a seguir). Um valor numérico é dado a cada fator, e o escore varia de 0 a 17 pontos. O risco de desenvolvimento de IRA nos pacientes de baixo risco (escore 0 a 2) é de 0,4%, enquanto no grupo de alto risco (escore 9 a 13) o risco aumenta para 21,5%. Dentre as variáveis avaliadas, as que somam maior quantidade de pontos são: creatinina sérica pré-operatória ≥ 2,1 mg/dL (5 pontos), cirurgia de revascularização miocárdica e troca valvar, no mesmo tempo cirúrgico (2 pontos), utilização do balão de contrapulsação aórtica no período pré-operatório (2 pontos) (*Cleveland Clinic Foundation Acute Renal Failure Scoring System*, 2002).

| Fatores de risco | Pontos |
|---|---|
| Sexo feminino | 1 |
| Insuficiência cardíaca congestiva | 2 |
| Fração de ejeção de VE < 35% | 1 |
| Uso de balão de contrapulsação aórtica no período pré-operatório | 2 |
| Doença pulmonar obstrutiva crônica | 1 |
| DM insulinodependente | 1 |
| Cirurgia cardíaca prévia | 1 |
| Cirurgia de emergência | 2 |
| Cirurgia valvar (unicamente) | 1 |
| Revascularização miocárdica + cirurgia valvar | 2 |
| Outras cirurgias cardíacas | 2 |
| Creatinina pré-operatória 1,2-2,1 mg/dL | 2 |
| Creatinina pré-operatória ≥ 2,1 mg/dL | 5 |

Bibliografia

1. Wang Y, Bellomo R. Cardiac surgery-associated acute kidney injury: risk factors, pathophysiology and treatment. Nat Rev Nephrol. 2017; 13(11):697-711.

## 2. Resposta: e

As principais indicações de TSR no ambiente de terapia intensiva estão listadas na tabela a seguir. É importante lembrar que a indicação deve ser precoce e frequente, com o objetivo de manter a ureia plasmática abaixo de 180 mg/dL e a creatinina menor que 8 mg/dL, para evitar complicações.

| Indicações de TRS na UTI |
|---|
| Hipervolemia refratária/edema agudo de pulmão resistente a diuréticos |
| Hipercalemia refratária às medidas clínicas |
| Acidose metabólica refratária às medidas clínicas |
| Complicações de uremia (pericardite, encefalopatia e sangramentos) |
| Intoxicação por drogas de excreção renal |

Bibliografia

1. Ronco C, Bellomo R, Kellum JA. Acute kidney injury. Lancet. 2019;394(10212):1949-64.

## 3. Resposta: c

É importante ter em mente que a injúria renal aguda denominada "pré-renal" tem como característica a função tubular intacta. Portanto, a alternativa correta é a *c*, que demonstra capacidade mantida de concentração urinária.

Bibliografia

1. Ronco C, Bellomo R, Kellum JA. Acute kidney injury. Lancet. 2019;394(10212):1949-64.

## 4. Resposta: a

Após a cirurgia cardíaca e dependente do critério utilizado, a lesão renal aguda pode ocorrer em até 41,3% dos pacientes, com necessidade de diálise em até 9,6% (principalmente em pacientes com lesão renal pré-operatória).

A deficiência de perfusão renal submetida a hipotensão sustentada no período perioperatório foi considerada a principal causa de IRA após cirurgia cardíaca.

Os fatores de risco preditivos para injúria renal grave pós-operatória incluem idade, sexo, contagem de leucócitos > 12.000/mm³, revascularização anterior, insuficiência cardíaca congestiva, doença vascular periférica, diabetes, hipertensão e balão intra-aórtico pré-operatório.

Na cirurgia cardiopulmonar, os quatro fatores de risco independentes mais importantes para IRA pós-operatória são idade avançada, injúria renal pré-operatória, tempo de circulação extracorpórea (CEC) > 140 minutos e hipotensão pós-operatória.

A mortalidade hospitalar é próxima de 1% quando não há piora na função renal, em torno de 20% com alterações moderadas da função renal e mais de 50% quando há necessidade de tratamento dialítico. Vários fatores têm sido relacionados na literatura científica com o aumento da incidência de lesão renal, e os mais importantes são a utilização e o tempo de CEC; idade; função renal pré-operatória; uso de drogas inotrópicas; uso de furosemida intraoperatória e comorbidades associadas, como diabetes, insuficiência cardíaca e doença vascular periférica. O desenvolvimento de IRA no pós-operatório de cirurgia cardíaca foi observado em pacientes com tempo de CEC superior a 90 minutos.

## Bibliografia

1. Massoth C, Zarbock A, Meersch M. Acute kidney injury in cardiac surgery. Crit Care Clin. 202137(2):267-78.

5. **Resposta: c**

A furosemida, um diurético de alça, não é filtrada com eficácia pelo glomérulo e, portanto, a concentração tubular da furosemida não depende da taxa de filtração glomerular. A furosemida é transportada para o túbulo proximal através dos capilares peritubulares e, em seguida, ganha acesso ao lúmen tubular por secreção ativa via sistema transportador aniônico orgânico humano no túbulo contorcido proximal. A furosemida então atinge a espessa alça ascendente de Henle, onde inibe o transporte luminal de cloreto, diminuindo a reabsorção de sódio, levando à natriurese e aumento do fluxo de urina. Portanto, a presença de resposta diurética rápida à furosemida indica fluxo sanguíneo renal razoavelmente intacto, capacidade secretora tubular proximal e função da porção espessa ascendente da alça de Henle e indica boa reserva funcional dos rins em pacientes com IRA. Portanto, o aumento do débito urinário após a administração de furosemida pode ser usado para avaliar a integridade da função tubular em pacientes com IRA precoce.

## Bibliografia

1. Rajasekaran KK, Venkataraman R. furosemide stress test in predicting acute kidney injury outcomes. Indian J Crit Care Med. 2020;24(Suppl 3):S100-S101.

6. **Resposta: b**

A lesão renal aguda pode ser pesquisada pelo intensivista com a solicitação de exames séricos e de urina.

Os exames complementares que avaliam a injúria renal aguda são:

- Sangue: hemograma, creatinina, ureia, sódio, potássio, cálcio, gasometria venosa.
- Urina: bioquímica e análise do sedimento urinário.
- Imagem: ultrassonografia de rins e vias urinárias.
- Biópsia renal: considerar quando não há causa identificada.
- Outros exames: de acordo com a suspeita clínica.

Tabela de exames característicos da lesão renal aguda

| Índice | IRA pré-renal | NTA |
|---|---|---|
| Osmolaridade urinária | 500 mOsm | < 350 mOsm |
| Osmolaridade urinária/ plasmática | > 1,3 | < 1,1 |
| Creatinina urinária/ plasmática | > 40 | < 20 |
| Sódio urinário | < 20 mEq/L | 40 mEq/L |
| Excreção fracional de sódio (%) | < 1 | > 3 |
| Excreção fracional de ureia (%) | < 35 | > 35 |

## Bibliografia

1. Farrar A. Acute Kidney Injury. Nurs Clin North Am. 2018;53(4):499-510.

## 7. Resposta: a

Observe o quadro a seguir:

| Indicações de TRS na UTI |
| --- |
| Hipervolemia refratária/edema agudo de pulmão resistente a diuréticos |
| Hipercalemia refratária às medidas clínicas |
| Acidose metabólica refratária às medidas clínicas |
| Complicações de uremia (pericardite, encefalopatia e sangramentos) |
| Intoxicação por drogas de excreção renal |

### Bibliografia

1. Alvarez G, Chrusch C, Hulme T, Posadas-Calleja JG. Renal replacement therapy: a practical update. Can J Anaesth. 2019;66(5):593-604.

## 8. Resposta: d

Infecções são as causas mais frequentes de complicações nos pacientes com IRA, principalmente nos casos de pós-operatório. São também as causas mais frequentes de óbito. As infecções mais comuns são as pulmonares, urinárias e sepse (80%, 60% e 30%, respectivamente). Os cateteres venosos, arteriais e vesicais, bem como os acessos vasculares para tratamento dialítico, se tornam as portas de entrada mais frequentes dos agentes infecciosos.

### Bibliografia

1. Poston JT, Koyner JL. Sepsis associated acute kidney injury. BMJ. 2019;364:k4891.

## 9. Resposta: c

O item *c* apresenta situações em que a ureia (principalmente) e a creatinina podem se elevar sem a necessária diminuição da taxa de filtração glomerular. No paciente grave, há intenso catabolismo proteico, pois seu esqueleto carbônico é utilizado para a obtenção de energia, com liberação da parte nitrogenada, levando à maior perda de nitrogênio e à síntese de ureia.

O estado de hipercatabolismo é apresentado geralmente por uma resposta à estimulação do metabolismo no qual ocorrem grande utilização de energia, maior consumo de massa corporal magra, aumento da ureagênese e perda urinária de nitrogênio. O caráter catabólico é marcado pelo aumento da oxidação de lipídios, carboidratos e proteínas. É o principal produto terminal do metabolismo proteico. Os corticoides aumentam o catabolismo proteico.

### Bibliografia

1. Poston JT, Koyner JL. Sepsis associated acute kidney injury. BMJ. 2019;364:k4891.

## 10. Resposta: e

O quadro a seguir relaciona os principais fatores de risco associados ao paciente e ao contraste para o desenvolvimento da nefropatia induzida por meio de contraste.

| Associados ao paciente |
| --- |
| Idade avançada |
| Doença renal prévia |
| *Diabetes mellitus* |
| Intolerância à glicose |
| Uso de droga nefrotóxica |
| Hipovolemia |
| Hipoxemia |
| Mieloma múltiplo |
| Insuficiência cardíaca |
| Cirrose |
| Hiperuricemia |
| Hipertensão arterial sistêmica |
| Procedimento de urgência |
| Anemia |

| Associados ao contraste |
| --- |
| Osmolaridade elevada |
| Contraste ionizado |
| Concentração elevada |
| Volume administrado elevado |
| Administração arterial |

## Bibliografia

1. Mehran R, Dangas GD, Weisbord SD. Contrast--associated acute kidney injury. N Engl J Med. 2019;380(22):2146-55.

### 11. Resposta: d

O assunto já foi discutido em texto anterior.

### 12. Resposta: a

Na suspeita de injúria renal pós-operatória, o intensivista deve sempre excluir como prioridade causas reversíveis de injúria renal aguda como as citadas na afirmativa lesão renal aguda pré-renal, quadros obstrutivos e outros.

## Bibliografia

1. Romagnoli S, Ricci Z, Ronco C. Perioperative acute kidney injury: prevention, early recognition, and supportive measures. Nephron. 2018; 140(2):105-10.

### 13. Resposta: d

Os distúrbios da coagulação dos pacientes com injúria renal, que podem se manifestar com sangramentos, habitualmente possuem a contagem de plaquetas, protrombina e tempo da tromboplastina parcial dentro dos valores normais. O mecanismo é uma disfunção plaquetária, com diminuição na produção do fator 3 de adesão plaquetária e alteração na interação das plaquetas com o endotélio dos vasos. A alternativa para a correção do distúrbio é a diálise, porém a administração de crioprecipitado poderá ser feita nos casos de urgência. A desmopressina em alta dosagem, 0,3 mcg/kg de peso corpóreo, via intravenosa ou subcutânea, leva ao aumento no plasma da atividade do fator coagulante VIII (VIII:C). Também aumenta o conteúdo do fator antígeno de Von Willebrand (vWF:Ag), e, por isso, pode ser usada nas situações clínicas de sangramento urêmico.

## Bibliografia

1. Zhi DY, Lin J, Zhuang HZ, Dong L, Ji XJ, Guo DC, et al. Acute kidney injury in critically ill patients with sepsis: clinical characteristics and outcomes. J Invest Surg. 2019;32(8):689-96.

### 14. Resposta: b

Na anemia hemolítica microangiopática há diminuição dos níveis de haptoglobina, que forma um complexo com a hemoglobina, sendo esse complexo rapidamente retirado do plasma pelo sistema reticuloendotelial. Os níveis de ácido úrico se elevam durante a quimioterapia. Algumas vasculites sistêmicas evoluem com eosinofilia (síndrome de Churg-Strauss, atualmente denominada granulomatose eosinofílica com poliangeíte). A rabdomiólise se associa a níveis elevados de mioglobulina sérica e mioglobinúria.

## Bibliografia

1. Brocklebank V, Wood KM, Kavanagh D. Thrombotic microangiopathy and the kidney. Clin J Am Soc Nephrol. 2018;13(2):300-17.

### 15. Resposta: a

O principal fator de escolha pela HE em detrimento das terapias intermitentes convencionais é a instabilidade cardiovascular. Em pacientes dependentes de doses de noradrenalina maiores que 0,2 mcg/kg/min, já se torna preferível a HE, assim como nos cardiopatas e hepatopatas descompensados, pacientes mais propensos a hipotensão intradialítica.

## Bibliografia

1. Canaud B, Chazot C, Koomans J, Collins A. Fluid and hemodynamic management in hemodialysis patients: challenges and opportunities. J Bras Nefrol. 2019;41(4):550-9.
2. Custódio FB, Lima EQ. Hemodiálise estendida em lesão renal aguda. J Bras Nefrol. 2013;35(2):142-6.

## 16. Resposta: c

A hematúria macroscópica é um sintoma comum em pacientes com doença renal. Isso ocorre quando há sangue visível na urina a olho nu. Esse sinal pode indicar uma série de condições renais, incluindo cálculos renais, infecção urinária, glomerulonefrite e câncer renal.

### Bibliografia

1. National Kidney Foundation. Hematúria; 2021. Disponível em: https://www.kidney.org/atoz/content/hematuria .

## 17. Resposta: d

A uremia é uma condição causada pelo acúmulo de substâncias tóxicas no sangue que normalmente seriam excretadas pelos rins. Isso pode levar a sintomas como náusea, vômito, fadiga, confusão mental, convulsões e até mesmo coma.

### Bibliografia

1. Jameson JL, Fauci AS, et al. Princípios de medicina interna de Harrison, 20. ed. Porto Alegre: AMGH; 2019.

## 18. Resposta: a

Muitos pacientes com doença renal são assintomáticos e apresentam uma concentração elevada de creatinina sérica incidentalmente em exames laboratoriais de rotina, a despeito da albuminúria poder apresentar-se mais precocemente, a creatinina ainda é o exame mais comum.

### Bibliografia

1. Jameson JL, Fauci AS, et al. Princípios de medicina interna de Harrison, 20. ed. Porto Alegre: AMGH; 2019.

## 19. Resposta: b

A nefrotoxicidade por drogas é a causa mais comum de LRA em pacientes críticos, responsável por até 50% dos casos.

### Bibliografia

1. Kellum JA, Lameire N. Diagnóstico, avaliação e tratamento da lesão renal aguda: um resumo KDIGO (Parte 1). Crit Care. 2013;17(1):204.

## 20. Resposta: d

O objetivo principal do tratamento da IRA em pacientes críticos é melhorar a sobrevida, especialmente em pacientes com sepse ou choque séptico. Embora a recuperação da função renal normal seja desejável, ela pode não ser o principal objetivo em pacientes críticos com risco de morte iminente.

### Bibliografia

1. Kellum JA, Lameire N. Diagnóstico, avaliação e tratamento da lesão renal aguda: um resumo KDIGO (Parte 1). Crit Care. 2013;17(1):204.

## 21. Resposta: e

A sepse é um fator de risco importante para o desenvolvimento de IRA em pacientes críticos. Além disso, a gravidade da doença e a presença de comorbidades como doença renal crônica, hipertensão arterial e *diabetes mellitus* também podem aumentar o risco de IRA.

### Bibliografia

1. Kellum JA, Lameire N. Diagnóstico, avaliação e tratamento da lesão renal aguda: um resumo KDIGO (Parte 1). Crit Care. 2013;17(1):204.

## 22. Resposta: a

Em vigência de hipocalemia, podemos encontrar alterações eletrocardiográficas: BAV, bradicardias, taquicardia atrial ectópica, *flutter* atrial, extrassístoles supraventricular e ventricular, taquicardia e fibrilação ventriculares, hipertensão arterial sistêmica e maior predisposição a intoxicação digitálica.

Nos pacientes sem cardiopatia subjacente, as arritmias são raras, mesmo quando o potássio plasmático está abaixo de 3 mmol/L, porém naqueles indivíduos com isquemia, insuficiência cardíaca e hipertrofia ventricular até mesmo hipocalemias leves a moderadas são mais prováveis de induzir alterações do ritmo cardíaco. No traçado eletrocardiográfico, pode-se observar achatamento ou inversão da onda T, aparecimento da onda U, depressão do segmento ST, aparente prolongamento do intervalo QT (na verdade QU), aumento da amplitude da onda P, prolongamento do intervalo PR e alargamento do QRS.

## Bibliografia

1. Diebold M, Kistler AD. CME: Abklärung bei Hypokaliämie CME-Fragen [CME: Evaluation of Hypokalemia]. Praxis (Bern 1994). 2019;108(3): 207-13.

## 23. Resposta: a

A principal alteração da hiponatremia é neurológica, pois a água se move livremente através da barreira hematoencefálica. Essa afirmativa está correta. As demais estão erradas. Seguem as justificativas:

A hiponatremia é considerada aguda quando se instala em período inferior a 48 horas.

A correção do sódio precisa ser lenta, para evitar lesões desmielinizantes do sistema nervoso central. A maioria dos casos descritos na literatura relata desmielinização quando a velocidade da correção ultrapassa 12 mEq/L por dia. Os autores recomendam uma velocidade de correção que não ultrapasse 8 mEq/L por dia, e a correção inicial pode ser de até 1 a 2 mEq/L por hora nos casos de hiponatremia sintomática grave, mas sempre respeitando o máximo de 8 a 10 mEq/L nas 24 horas.

Os pacientes com insuficiência cardíaca congestiva são passíveis de apresentar hiponatremia hipotônica (e não hipertônica) hipervolêmica. Isso ocorre pela própria doença de base (ICC) e não em decorrência do uso de diuréticos de alça.

## Bibliografia

1. Sterns RH. Treatment of severe hyponatremia. Clin J Am Soc Nephrol. 2018;13(4):641-9.

## 24. Resposta: a

As principais causas de hiperfosfatemia estão ilustradas na tabela a seguir.

| Aumento da absorção | Diminuição da excreção renal | Redistribuição interna |
|---|---|---|
| Uso abusivo de laxativos à base de fosfato Hipervitaminose D | Insuficiência renal Hipoparatireoidismo Hipervitaminose D Hipovolemia Acromegalia | Lise tumoral Rabdomiólise Acidemia aguda |

A síndrome de secreção inapropriada do hormônio antidiurético causa hiponatremia e não hiperfosfatemia.

## Bibliografia

1. Nawal B, Izzedine H, Haddiya I, Bentata Y. Syndrome d'antidiurèse inappropriée néphrogénique [Nephrogenic syndrome of inappropriate antidiuresis]. Pan Afr Med J. 2019;32:210.
2. Martin J, Burnier M, Lu H. Conduite à tenir face au syndrome de sécrétion inappropriée d'hormone antidiurétique (SIADH) [Approach to the syndrome of inappropriate antidiuretic hormone secretion (SIADH)]. Rev Med Suisse. 2018;14(628):2116-20.

## 25. Resposta: e

A principal hipótese é hidratação excessiva, uma vez que o paciente apresenta exames normais com poliúria. No caso de síndrome cerebral perdedora de sal e síndrome inapropriada de hormônio antidiurético, pode haver poliúria, mas ocorre hiponatremia hipo-osmolar. O diabetes insípido cursa com poliúria, hipernatremia e diminuição da densidade urinária. No uso excessivo de diurético osmótico, provavelmente haverá hipernatremia por desidratação. Portanto, nesse caso, a hidratação excessiva é a principal hipótese no caso em questão.

## Bibliografia

1. Garrahy A, Moran C, Thompson CJ. Diagnosis and management of central diabetes insipidus in adults. Clin Endocrinol (Oxf). 2019;90(1):23-30.

### 26. Resposta: c

Conforme tabela apresentada a seguir, as causas de hipercalcemia, em que se podem notar as endocrinopatias, são hipertireoidismo e insuficiência adrenal.

| Níveis de PTHI elevados |
| --- |
| Hiperparatireoidismo primário |
| Uso de lítio |
| Hipercalcemia familiar hipocalciúrica |
| **Níveis de PTHI baixos** |
| Doenças malignas |
| Produtoras de PTH-rp (tumores epiteliais de pulmão, esôfago, cabeça e pescoço, ovário e bexiga) |
| Produtoras de 1,25(OH)2D$_3$ (linfomas) |
| Metástase óssea (mieloma, carcinoma de mama) |
| Doenças granulomatosas (sarcoidose, tuberculose, paracoccidioidomicose e hanseníase) |
| Endocrinopatias (hipertireoidismo, insuficiência adrenal) |
| Medicamentos (tiazídicos, vitaminas A e D, intoxicação por alumínio na IRC) |
| **Outras causas** |
| Síndrome leite-álcali |
| Nutrição parenteral total |

Causas de hipercalcemia com base na dosagem do PTH intacto.

As demais alternativas estão erradas. Seguem as justificativas:

- A hipocalcemia (e não hipercalcemia) pode causar laringospasmo.
- A alteração eletrocardiográfica mais característica da hipocalcemia é o prolongamento do intervalo QT, que pode vir acompanhado de arritmias, como *torsades de pointes*.
- Hipocalcemia (e não hipercalcemia) crônica está associada a calcificação dos gânglios da base, formação de catarata e distúrbios de comportamento.
- Na rabdomiólise ocorre liberação de fosfato para o líquido extracelular, que, associada ao prejuízo da função renal, piora o quadro de hiperfosfatemia.

## Bibliografia

1. Schöfl C. Update – Kalziumstoffwechsel [Update – Calcium Metabolism]. Dtsch Med Wochenschr. 2019;144(16):1125-32.
2. Carfagna F, Del Vecchio L, Pontoriero G, Locatelli F. Current and potential treatment options for hyperphosphatemia. Expert Opin Drug Saf. 2018;17(6):597-607.

### 27. Resposta: c

Pode haver hiponatremia e hipercalemia no estado de hipocortisolismo, que acontece com a suspensão súbita de corticoide em pacientes que o utilizavam cronicamente

Na ocorrência de hiponatremia com hipo-osmolaridade é comum que a retenção de água seja fator fisiopatológico. Os dois principais mecanismos responsáveis pela geração da hiponatremia hipotônica são as perdas de sódio e/ ou a retenção hídrica. A hiponatremia hipotônica ou dilucional, a mais frequente das hiponatremias, é causada por retenção hídrica. Se o consumo de água ultrapassa a capacidade de excreção renal, a diluição dos solutos resultará em hipo-osmolaridade e hipotonicidade. A hiponatremia com expansão do compartimento extracelular geralmente é acompanhada de edema e pode ocorrer em estados edematosos, como insuficiência cardíaca crônica (ICC), cirrose e síndrome nefrótica.

Em relação aos níveis de ácido úrico na SIADH e na síndrome cerebral perdedora de sal, pode-se afirmar que a dosagem do ácido úrico pode ajudar na diferenciação, já que a hipouricemia está presente na síndrome perdedora de sal. Além disso, haverá sinais clínicos de hipovolemia na síndrome perdedora de sal, enquanto os pacientes com SIADH em geral são normovolêmicos.

Hipercalcemia (e não hipocalcemia) sustentada pode ser uma das causas de diabetes insípido nefrogênico.

### Bibliografia

1. Lopes RD, Vendrame LS. Sódio, hipernatremia, hiponatremia. In: Lopes RD. Equilíbrio ácido-base e hidroeletrolítico. 3. ed. São Paulo: Atheneu, 2009.
2. Adrogué HJ, Madias NE. Hyponatremia. N Engl J Med. 2000; 342(21):1581-9.
3. Rose BD, Post TW. Clinical physiology of acid-base and electrolyte disorders. 5th ed. New York: McGraw-Hill: 2001. p. 333-44, 383-96, 836-57, 863-66, 898-910, 913-19.

### 28. Resposta: d

A figura a seguir mostra a chamada onda sinusoidal, decorrente de hipercalemia grave, bastante semelhante ao ECG apresentado na questão.

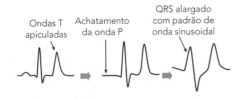

A tabela a seguir descreve as manifestações eletrocardiográficas da hipercalemia, conforme sua gravidade.

| Nível sérico de potássio | Alteração eletrocardiográfica |
|---|---|
| Hipercalemia leve | Onda T apiculada ("em tenda") |
| Hipercalemia moderada | Intervalo PR prolongado<br>Achatamento da onda P<br>Alargamento do QRS |
| Hipercalemia severa | Ausência da onda P<br>Bloqueio intraventricular<br>Onda sinusoidal<br>Fibrilação ventricular, assistolia |

Dessa forma, deve-se instituir o tratamento para hipercalemia grave, com alteração eletrocardiográfica. A alternativa *d* é a mais adequada, pois contém o gluconato de cálcio, primeira medida terapêutica a ser realizada na presença de hipercalemia com alteração eletrocardiográfica.

A tabela relembra as possibilidades terapêuticas para hipercalemia:

| Estabilizador de membranas | Cálcio |
|---|---|
| Troca de compartimento | Insulina + glicose<br>Bicarbonato de sódio<br>b2-adrenérgico |
| Remoção de potássio | Diuréticos de alça/tiazídicos<br>Resina de troca<br>Diálise |

### Bibliografia

1. Gerhardt LMS, Angermann CE. Hyperkalemia – Pathophysiology, prognostic significance and treatment options. Dtsch Med Wochenschr. 2019;144(22):1576-84.

### 29. Resposta: a

Temos de lembrar que o conservante do concentrado de hemácias é o citrato, um quelante do cálcio.

Em pacientes com perdas sanguíneas importantes, e consequente choque circulatório, há uma diminuição da perfusão hepática. Assim, ocorre um aumento na concentração plasmática do citrato, devido à queda no seu metabolismo. Sendo o citrato um quelante de cálcio, pode ocorrer hipocalcemia, ocasionando arritmias cardíacas.

## Bibliografia

1. Byerly S, Inaba K, Biswas S, Wang E, Wong MD, Shulman I, et al. Transfusion-related hypocalcemia after trauma. World J Surg. 2020;44(11):3743-50.

## 30. Resposta: a

A insuficiência adrenal primária (doença de Addison) corresponde à insuficiência do córtex da glândula adrenal em produzir os hormônios cortisol (um glicocorticoide) e aldosterona (um mineralocorticoide). O sódio em geral encontra-se baixo (hiponatremia) e o potássio pode estar elevado (hiperpotassemia), porém a presença das duas alterações nem sempre é observada. A prescrição de antipsicóticos (ex., olanzapina) para idosos requer (assim como para os antidepressivos) monitoramento dos níveis de sódio pouco tempo após o início do tratamento ou ajuste de dose, em função do risco aumentado de esses agentes exacerbarem ou induzirem, nessa faixa etária, síndrome da secreção inapropriada do hormônio antidiurético ou hiponatremia.

## Bibliografia

1. Hoorn EJ, Zietse R. Diagnosis and treatment of hyponatremia: compilation of the guidelines. J Am Soc Nephrol. 2017;28(5):1340-9.

## 31. Resposta: c

O ânion *gap* [Na] – [$HCO_3$ + Cl], do paciente é 8 mEq/L. Esse valor pode ser considerado normal. Não foram apresentados os valores de albumina para correção do ânion *gap*:

Hiato aniônico corrigido = Hiato aniônico + 2,5(albumina normal – albumina observada).

Observa-se no paciente valores elevados de cloro. Por possível sobrecarga de administração de solução salina. Acidose com intervalo de ânions normal.

As causas mais comuns de acidose com intervalo de ânions normal são:

- Perdas GI ou renais de $HCO_3^-$.
- Excreção renal de ácidos prejudicada.

A acidose tubular renal prejudica a secreção de $H^+$ (tipos 1 e 4) ou a absorção de $HCO_3^-$ (tipo 2). Excreção ácida prejudicada e intervalo de ânions normal também ocorrem em insuficiência renal inicial, doenças tubulointersticiais renais e por ingestão de inibidores da anidrase carbônica (p. ex., acetazolamida).

## Bibliografia

1. Cashen K, Petersen T. Diabetic Ketoacidosis. Pediatr Rev. 2019;40(8):412-20.

## 32. Resposta: a

O paciente tem dois componentes de acidose. Uma acidose metabólica na qual a resposta fisiológica esperada seria um $PaCO_2$ de $1,5 \times HCO_3 + 8$ (±2). No entanto o paciente tem um $PaCO_2$ de 55 mmHg. Portanto, possui uma acidose mista, metabólica e respiratória.

## Bibliografia

1. Schricker S, Schanz M, Alscher MD, Kimmel M. Metabolic acidosis : diagnosis and treatment. Med Klin Intensivmed Notfmed. 2020;115(4):275-80.

## 33. Resposta: b

Perdas gastrointestinais de $HCO_3^-$ devem ser lembradas, como as por diarreia (causa mais comum de acidose metabólica hiperclorêmica), uso de colestiramina, fístulas entéricas, biliares e pancreáticas ou urete-rossigmoidostomia (pode ocorrer absorção de cloreto em troca da secreção de $HCO_3^-$ na mucosa colônica, além de absorção de $NH_4^+$ urinário).

- Cálculo do ânion *gap*: AG = (NA + K+) – (Cl + $HCO_3^-$)
- Ânion *gap* corrigido: AGC = AG + [0,25 × (40 – albumina) – lactato]

34. Resposta: c

Ânion *gap* urinário =

([$Na^+$] + [$K^+$]) – ($Cl^-$) (–20 a 0 mEq/L)

A excreção renal de ácidos pode ser medida por meio da excreção de amônio ($NH_4^+$) e acidez titulável. Entre essas, a mais importante é a excreção de $NH_4^+$.Quando ocorre acidose metabólica, a excreção de $NH_4^+$ pode aumentar em quase dez vezes (devido à intensa geração de $NH_3$ no nível das células tubulares proximais, a partir do metabolismo de glutamina). Por ser um cátion, o amônio precisa ser excretado com um ânion, como o cloro. Quando a excreção de cloreto de amônio é elevada, a concentração urinária do ânion cloro supera a soma das concentrações dos cátions sódio e potássio, fazendo com que o ânion *gap* urinário apresente valores negativos.

O ânion *gap* urinário pode ser utilizado para auxiliar no diagnóstico diferencial das acidoses metabólicas hiperclorêmicas, distinguindo as causas renais das gastrintestinais. Quando de origem extrarrenal a excreção de ácidos está aumentada e o ânion *gap* é negativo.

### Bibliografia

1. Palmer BF, Clegg DJ. Hyperchloremic normal gap metabolic acidosis. Minerva Endocrinol. 2019; 44(4):363-77.

35. Resposta: c

Os critérios para a definição de síndrome da secreção inapropriada do hormônio anti-diurético seriam:
- Hipotonicidade e hiponatremia (osmolalidade plasmática < 280 mOsm/kg, sódio plasmático < 135 mEq/L).
- Urina inadequadamente concentrada (osmolalidade urinária > 100 mOsm/kg).
- Alta concentração de sódio na urina (> 20 mEq/L, exceto durante restrição de sódio).
- Ausência de excesso de sódio (edema) ou sinais clínicos de volume esgotamento.
- Função renal, cardíaca, hepática, adrenal e tireoidiana normais.

Os níveis de sódio e ácido úrico sofrem mais variação. A urina concentrada com hiponatremia verdadeira seria a principal característica.

Quatro mecanismos foram descritos para as ações da vasopressina durante a hipo-osmolalidade:
- Liberação não osmótica induzido por estímulos dos núcleos paraventricular ou supraópticos.
- Produção ectópica.
- Fatores que potencializam efeitos da vasopressina na função renal.
- Mutação ativadora do receptor de vasopressina.

O aumento do ADH, ou vasopressina, causa retenção de água e hipervolemia e estimula a secreção do peptídeo natriurético atrial, o que leva ao aumento da excreção renal de sódio e água. Além disso, o transporte tubular proximal fica inibido, levando a maior perda urinária de ácido úrico. A doença deve, então, ser suspeitada em pacientes com hiponatremia normovolêmica, hipo-osmolaridade sérica, hipouricemia e osmolaridade urinária acima de 100 mOsmol/kg, com aumento da natriurese, superior a 40 mEq/L.

Deve-se suspeitar que SIADH está presente em ambientes de cuidados intensivos conhecidos por aumentar o risco de liberação não osmótica ou ações de ADH, como pacientes com dor, náusea ou vômito, estado pós-anestésico ou doença pulmonar ou do SNC, como é o caso em questão.

Doenças neurológicas relacionadas a SIADH:

- Meningites e encefalites.
- Tumores.
- Traumas.
- Hidrocefalia.
- Abscesso cerebral.
- Síndrome de Guillain-Barré.
- Hematoma subdural.
- Acidente vascular cerebral.
- Trombose de seio cavernoso.

## Bibliografia

1. Jones DP. Syndrome of inappropriate secretion of antidiuretic hormone and hyponatremia. Pediatr Rev. 2018;39(1):27-35.
2. Cui H, He G, Yang S, Lv Y, Jiang Z, Gang X, Wang G. Inappropriate antidiuretic hormone secretion and cerebral salt-wasting syndromes in neurological patients. Front Neurosci. 2019;13:1170.
3. Carvalho RR, Donadel CD, Cortez AF, Valviesse VRGA, Vianna PFA, et al. Síndrome da secreção inapropriada do hormônio antidiurético induzida pelo fitoterápico Harpagophytum procumbers: relato de caso. J Bras Nefrol. 2017;39(1):79-81

## 36. Resposta: c

A osmolalidade em geral é mantida entre 275 e 295 mosm/kg e o mecanismo para manter esta relação constante é a ingesta e a conservação de água. Na questão o examinador refere diminuição de osmolalidade sérica.

A vasopressina tem papel importante na resposta renal para conservar água. O filtrado glomerular é reabsorvido nas alças de Henle e apenas 18 litros entram no duto coletor. A vasopressina age sobre receptores antidiuréticos nos dutos coletores; ao agir nestes receptores, ocorre geração de AMP cíclico e transporte dos canais de aquaporina-2, que saem do citoplasma das células do duto coletor para superfície luminal; estes canais permitem movimento livre de água. Na ausência de vasopressina, os canais de aquaporina não ficam fora da membrana apical e a água não é transferida para fora do duto coletor. Outra função da vasopressina é a síntese dos canais de aquaporina. O diabetes insípido (DI) é uma síndrome caracterizada por uma excreção anormalmente grande de urina diluída. Quando a urina é colhida em condições *ad libitum*, o volume urinário excede 50 mL/kg, com osmolalidade urinária < 300 m/osm e densidade < 1.010. Esta síndrome é causada por redução da secreção ou da ação de vasopressina (AVP). Esta urina é caracteristicamente diluída, hipotônica e, ao contrário do diabetes, é insípida.

No diabetes insípido o paciente apresentaria concentração de sódio sérico mais elevada, com aumento da osmolalidade sérica, ao contrário do demostrado na questão.

O diabetes insípido pode ser subdividido em quatro causas fundamentais:

- Diminuição da secreção de AVP: diabetes insípido central.
- Diminuição do efeito do AVP: diabetes nefrogênico (ocorre por resistência ao AVP).
- Excesso de ingestão de água: anormalidade na sede (psicose).
- Metabolismo aumentado do AVP: diabetes gestacional.

## Bibliografia

1. Weiner A, Vuguin P. Diabetes insipidus. Pediatr Rev. 2020;41(2):96-9.
2. Kavanagh C, Uy NS. Nephrogenic diabetes insipidus. Pediatr Clin North Am. 2019;66(1):227-34.

## 37. Resposta: d

A mielinólise pontinha está relacionada na realidade a rápida correção de hiponatremia.

Correções rápidas da hipernatremia podem levar a edema cerebral.

Hiperpotassemia também pode ocorrer na acidose metabólica, como na cetoacidose diabética. As manifestações clínicas costumam ser neuromusculares, resultando em fraqueza muscular e toxicidade cardíaca que, se for grave, pode evoluir para fibrilação ventricular e assistolia.

O fosfato é necessário nos processos anabólicos e, portanto, a hipofosfatemia é característica.

## Bibliografia

1. Matuszkiewicz-Rowińska J, Wojtaszek E. Hiperpotasemia [Hiperkalemia]. Wiad Lek. 2013; 66(4):294-8.
2. Adrogué HJ, Madias NE. Hypernatremia. N Engl J Med. 2000;342(20):1493-9.

## 38. Resposta: b

Na interpretação da gasometria encontramos um $PaCO_2$ elevado em vigência de um bicarbonato normal e acidemia. Analisando o quadro clínico e a hemogasometria chega-se à conclusão: acidose respiratória aguda.

Equação da acidose respiratória aguda:

$$HCO_3 \text{ esperado} = (PaCO_2 - 40)/10 + 24.$$

## 39. Resposta: a

O paciente preenche critérios para injúria renal aguda segundo critérios KDIGO (Kidney Disease Improving Global Outcomes, 2012):

- O paciente não cumpre os critérios diagnósticos de cetoacidose diabética (tabela a seguir).

Diagnóstico/classificação da cetoacidose diabética (CAD) e estado hiperglicêmico hiperosmolar (EHH)

| | CAD | | | EHH |
|---|---|---|---|---|
| | Leve | Moderada | Grave | |
| Glicemia (mg/dL) | > 250 | > 250 | > 250 | > 600 |
| pH | 7,25-7,3 | 7,0-7,24 | < 7,0 | > 7,3 |
| $HCO_3$ (mEq/L) | 15-18 | 10-14,99 | < 10 | > 18 |
| Corpos cetônicos urinários e/ou séricos | + | ++ | +++ | Raro |
| Osmolaridade* | Variável | Variável | Variável | > 320 mOsm/kg |
| Ânion gap** > 10 | > 12 | > 12 | < 12 | |
| Sensório | Alerta | Obnubilado | Torporoso | Torpor/coma |

* Osmolaridade = 2. [Na medido em mEQ/L] + (glicose em mg/dL)/18; Normal 290 ± 5. ** Ânion gap = Na – Cl – $HCO_3$ (em mEq/L); normal 9-12.

| Estágio | Creatinina sérica | Débito urinário |
|---|---|---|
| 1 | 1,5-1,9 vezes a basal em 7 dias ou > 0,3 mg/dL em 48 horas | < 0,5 mLkg/h por 6-12 horas |
| 2 | 2,0-2,9 vezes a basal | < 0,5 mL/kg/h por > 12 horas |
| 3 | 3,0 vezes a basal ou Elevação da creatinina basal para > 4 mg/dL ou Início de TRS ou Em pacientes < 18 anos, queda no RFG estimado pra < 35 mL/min por 1,73 m² | < 0,3 mL/kg/h por > 24 horas ou anúria |

Fonte: Guidelines for acute kidney injury. Nephron Clin Pract. 2012;120(4):c179-84.

- O paciente não necessitou de drogas vasoativas e não apresenta sinais de choque associado ao seu processo inflamatório-infeccioso.

### Bibliografia

1. Khwaja A. KDIGO clinical practice guidelines for acute kidney injury. Nephron Clin Pract. 2012; 120(4):c179-84.
2. Sánchez García C, Briones Castellanos M, Velasco Morales A. Acute kidney injury and diabetic ketoacidosis in pediatric patients: risk factors. Arch Argent Pediatr. 2020;118(2):135-8.

### 40. Resposta: a

O paciente tem uma acidose metabólica e uma acidose respiratória. O distúrbio é misto. O cálculo de ânion *gap* seria $[Na] - [HCO_3 + Cl^-] = 143 - 104 = 39$.

Lembre que ânion *gap* corrigido = ânion *gap* + 2,5 (albumina normal – albumina observada). Desse paciente seria em torno de 4,5.

### Bibliografia

1. Kraut JA, Nagami GT. The serum anion gap in the evaluation of acid-base disorders: what are its limitations and can its effectiveness be improved? Clin J Am Soc Nephrol. 2013;8(11):2018-24.
2. Jurado RL, del Rio C, Nassar G, Navarette J, Pimentel JL Jr. Low anion gap. South Med J. 1998;91(7): 624-9

### 41. Resposta: b

O paciente tem uma alcalose metabólica não compensada, associada a uma alcalose respiratória.

As causas mais comuns de alcalose metabólica dividem-se em:
- Perda de H: as perdas gastrointestinais de H podem ocorrer devido a vômitos ou drenagem gástrica por sonda. As perdas renais de H se relacionam ao uso de diuréticos de alça ou tiazídicos, que promovem aumento do aporte distal de sódio e água, possibilitando a indução de excreção aumentada de H; ao hiperaldostero-

nismo, no qual o excesso de mineralocorticoides estimula a bomba H-ATPase e estimula reabsorção de Na, tornando a luz tubular mais eletronegativa, minimizando a reabsorção dos íons H e aumentando a excreção final de ácido.
- Adição de bicarbonato ao líquido extracelular: pode ocorrer devido à ingestão crônica ou excessiva de antiácidos ou infusão excessiva de bicarbonato ou precursores.

O aldosteronismo secundário é causado pela redução do fluxo sanguíneo renal, que estimula o sistema renina-angiotensina-aldosterona, com resultante hipersecreção de aldosterona. Causas de diminuição do fluxo sanguíneo renal são:
- Doença obstrutiva da artéria renal (p. ex., ateroma, estenose).
- Vasoconstrição renal (como ocorre na hipertensão acelerada).
- Distúrbios edematosos (p. ex., insuficiência cardíaca, cirrose com ascite, síndrome nefrótica).

Na questão, a presença de terceira bulha pode sugerir ICC.

Na alcalose metabólica, para o cálculo do limite de compensação, utilizamos uma fórmula que segue a "regra do 0,7 mais 20", obtendo, assim, uma estimativa da $pCO_2$ esperada:

$$pCO_2 \text{ esperada} = 0,7 \times [HCO_3] + 20 \text{ (variação de } \pm 5)$$

No caso o $pCO_2$ do paciente deveria ser em torno de 41 (variação de $\pm$ 5).

### Bibliografia

1. Foy DS, de Morais HA. A quick reference on metabolic alkalosis. Vet Clin North Am Small Anim Pract. 2017;47(2):197-200.
2. Brinkman JE, Sharma S. Physiology, metabolic alkalosis. Treasure Island: StatPearls Publishing; 2020.

## 42. Resposta: a

## 43. Resposta: d

A suspeita de bacteriemia relacionada ao cateter deve existir sempre que um paciente com cateter de hemodiálise apresenta sinais e sintomas de infecção sistêmica. Como foi o caso de nosso paciente (febre, calafrios) e não haja evidências de outro sítio primário de infecção.

O diagnóstico de infecção de corrente sanguínea relacionada a cateter venoso central (ICSRC) pelos patógenos: *S. aureus, P. aeruginosa*, bacilos Gram-negativos resistentes e Cândida exigem a remoção do cateter.

Em relação à conduta: um recurso de grande utilidade para diagnosticar a infecção do cateter venoso central (CVC) é a determinação do tempo diferencial de positividade de hemoculturas, representado pelo intervalo decorrido entre a positivação de uma amostra obtida do CVC e outra colhida simultaneamente de um sítio periférico. Parte-se do pressuposto de que, se o cateter é a fonte da bacteriemia, a quantidade de bactérias presente em sua luz supera em muito a contida no sangue periférico, de modo que haverá crescimento bacteriano mais precoce na hemocultura obtida do dispositivo. Os estudos validaram um tempo de 120 minutos como corte ideal, o que significa que, se a hemocultura colhida do CVC se tornar positiva mais de duas horas antes da positivação da amostra periférica, a fonte da bacteriemia provavelmente estará no cateter. Essa informação é fundamental para a definição da conduta, uma vez que a resolução da maioria das infecções relacionadas a cateter de longa permanência depende da retirada do dispositivo. Além disso, algumas complicações possíveis – como endocardite e trombose séptica – devem ser investigadas e influenciam o tempo recomendado de terapia com antimicrobianos.

A chamada lockterapia estaria indicada em infecções de corrente sanguínea relacionadas ao cateter não complicadas:

- Estabilidade hemodinâmica.
- *S. coagulase* negativa, bacilos Gram-negativos ou enterococcus sensíveis a vancomicina.

Quanto a evolução clínica e novas hemoculturas:

- Deve ser suspensa se houver descompensação clínica e o cateter deve ser retirado.
- Cenários de hemodiálise possuem sucesso variado do tratamento 41-100% dos casos. A falha mais frequente é em *S. aureus*.
- Os pacientes devem ser monitorados.

Concentrações finais de algumas soluções de *lock* de antibióticos com heparina usadas para tratamento de infecções primárias da corrente sanguínea (IPCS)/cateter venoso central (CVC)

| Atividade | Antibióticos e suas concentrações | Heparina (U/mL) | Tempo de estabilidade |
|---|---|---|---|
| Contra Gram-positivos | Cefazolina 5 mg/mL | 5.000 | 24h |
| | Vancomicina 5 mg/mL | 5.000 | 72 h |
| Contra Gram-negativos | Ceftazidima 10 mg/mL | 5.000 | 72h |
| | Gentamicina 1 mg/mL | 2.500 | 72h |
| Combinações contra Gram-positivos e negativos | Cefazolina 10 mg/mL e gentamicina 5 mg/mL | 5.000 | 48h |
| | Vancomicina 10 mg/mL e gentamicina 5 mg/mL | 5.000 | 48h |

## Bibliografia

1. Chaves F, Garnacho-Montero J, Del Pozo JL, Bouza E, Capdevila JA, de Cueto M, et al. Diagnosis and treatment of catheter-related bloodstream infection: Clinical guidelines of the Spanish Society of Infectious Diseases and Clinical Microbiology and (SEIMC) and the Spanish Society of Spanish Society of Intensive and Critical Care Medicine and Coronary Units (SEMICYUC). Med Intensiva. 2018;42(1):5-36.
2. Ferrer C, Almirante B. Infecciones relacionadas con el uso de los catéteres vasculares [Venous catheter-related infections]. Enferm Infecc Microbiol Clin. 2014;32(2):115-24.

## 44. Resposta: d

A infecção do trato urinário (ITU) não complicada no homem adulto jovem é rara. Portanto, devem ser avaliadas presença de anormalidades anatômicas, cálculos ou obstrução urinária, história de cateterização ou instrumentação recente, cirurgia.

A pielonefrite é considerada não complicada se a infecção for causada por um patógeno, típico em paciente imunocompetente, sem malformação do trato urinário ou distúrbio renal. No gênero masculino, é quase sempre considerada complicada.

A pielonefrite aguda é uma infecção urinária que acomete o parênquima renal e o sistema coletor. Os agentes infecciosos mais comuns são bactérias Gram-negativas, incluindo *E. coli* (82% em mulheres e 73% em homens), *Klebsiella* (2,7% em mulheres e 6,2% em homens), *Proteus*, *Enterobacter* e *Pseudomonas*.

O paciente tem hemocultura positiva e é do sexo masculino, por isso a melhor resposta seria cipro por 14 dias.

## Bibliografia

1. Johnson JR, Russo TA. Acute Pyelonephritis in Adults. N Engl J Med. 2018;378(1):48-59. Erratum in: N Engl J Med. 2018;378(11):1069.

2. Hudson C, Mortimore G. The diagnosis and management of a patient with acute pyelonephritis. Br J Nurs. 2020;29(3):144-50.

## 45. Resposta: a

O diagnóstico clínico de nefrite intersticial aguda (NIA) é sugerido em pacientes com deterioração insidiosa da função renal sem fatores para necrose tubular aguda ou obstrução do trato utinário. Em caso de NIA medicamentosa são comuns outras manifestações alérgicas como febre, exantema e artralgias. Eosinofilúria é um importante achado principalmente na NIA medicamentosa. Hematúria e piúria ocorrem em cerca de 60% dos casos. A injúria renal aguda é variável e pode chegar à necessidade de terapia de substituição renal.

## Bibliografia

1. Torregrosa E, Rovira RE, Calvo C, Hernández--Jaras J, Maduell F, García H. Nefritis intersticial aguda por omeprazol [Acute interstitial nephritis associated with omeprazole therapy]. Nefrologia. 2004;24 Suppl 3:61-3.
2. Alvarez Navascués R, Bastardo Z, Fernández Díaz M, Guerediaga J, Quiñones L, Pinto J. Loratadina y nefritis intersticial aguda [Acute interstitial nephritis induced by loratadine]. Nefrologia. 2003;23(4):355-8.

## 46. Resposta: a

O diagnóstico de rabdomiólise consiste nos achados clínicos e laboratoriais de mioglobinúria e CPK elevadas (mais que 5 vezes o limite superior da normalidade). Os níveis de CPK se elevam a partir de 12 a 24 horas da injúria, com picos entre 1 e 3 dias, e declínio após 3 a 5 dias da cessação da lesão muscular. A dosagem de mioglobina ou mioglobinúria é menos sensível que a dosagem de CPK para diagnosticar a rabdomiólise, no entanto, é a primeira substância muscular a se elevar e a primeira que contribui para o dano renal. O cálcio inicialmente encontra-se em quantidade reduzida.

## Bibliografia

1. Hong JY, Nam EM, Lee J, Park JO, Lee SC, Song SY, et al. Randomized double-blinded, placebo-controlled phase II trial of simvastatin and gemcitabine in advanced pancreatic cancer patients. Cancer Chemother Pharmacol. 2014;73(1):125-30.
2. Banasik M, Kuzniar J, Kusztal M, Porazko T, Weyde W, Klingler M. Myoglobinuria caused by exertional rhabdomyolysismis diagnosed as psychiatric ilness. Med Sci Monit. 2008;14(1): CS1-4

### 47. Resposta: b

A paciente tem hipertensão intracraniana (PIC = 29), síndrome inapropriada de hormônio antidiurético em vigência de hiponatremia. A osmolalidade sérica deveria ser mantida acima de 280 mOsm/L e o melhor é mantê-la entre 295 e 305 ou até 320 mOsm/L. Hiponatremia é comum nos pacientes com hipertensão intracraniana, principalmente nos pacientes com hemorragia subaracnóidea, e deve ser evitada ou prontamente tratada. A solução salina hipertônica (SSH), em soluções a 3%, 7,5% ou 23,4%, administrada rapidamente, nos volumes de 100 a 250 mL, é usada também com efeitos similares ao manitol, mas em geral é mais potente.

## Bibliografia

1. Miller ME and Suarez JI. Cerebral edema and intracranial dynamics: monitoring and management of intracranial pressure. In: Suarez SI. Critical care neurology and neurosurgery, ed. New Jersey: Humana Press; 2004. p. 47-100.

### 48. Resposta: c

De acordo com os estudos de Michard et al., um valor de delta PP > 13% é um bom indicador de que o paciente vai responder a um desafio com volume. Observe a figura a seguir. A análise da variação na pressão de pulso pode ajudar a identificar em que fase da curva de Frank-Starling se encontra o paciente. No entanto, algumas condições precisam ser satisfeitas:

- Os pacientes precisam estar em ventilação mecânica, sedados e paralisados.
- A ventilação mecânica deve estar em modo de controle de volume, com volume corrente > 8 mL/kg.

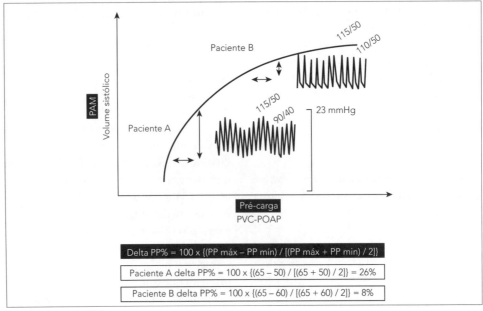

Fonte: Rocha et al., 2010.

- Não deve haver arritmia, *shunt* intracardíaco ou doença valvular significativa.
- Os traçados do pulso arterial e da ventilação mecânica precisam ser impressos em uma mesma folha, e o delta PP deve ser calculado com a fórmula mencionada anteriormente. De forma alternativa, o delta PP pode ser monitorado continuamente (*online*) por meio do uso de um dos novos monitores mencionados (PiCCO ou PulseCO).

## Bibliografia

1. Rocha PN, Menezes JAV, Suassuna JHR. Avaliação hemodinâmica em paciente criticamente enfermo. J Bras Nefrol. [internet]. 2010;32(2):201-12.

### 49. Resposta: c

A hipocalcemia aguda pode ser mortal, já que os pacientes podem apresentar tetania, convulsões ou arritmias cardíacas. No eletrocardiograma, a hipocalcemia pode causar prolongamento do segmento ST e do intervalo QT devido a um aumento na duração do *plateau* do potencial de ação. Em presença de hipocalcemia, a polaridade da onda T pode permanecer inalterada. Embora, em certas ocasiões, a onda T pode diminuir, tornar-se plana ou inverter ligeiramente a polaridade nas derivações com complexos QRS positivos.

A paciente possui uma cirurgia de cabeça e pescoço e possivelmente retirada de paratireoides.

Causas de hipocalcemia: hipoparatiroidismo, pós-cirúrgico ou pós-radiação, autoimune, congênito, pseudo-hipoparatireoidismo, hipomagnesemia ou hipermagnesemia grave, deficiência de vitamina D ou resistência à vitamina D, insuficiência renal ou doença hepática terminal causadores de deficiência de vitamina D, hiperfosfatemia, pancreatite aguda, síndrome do osso faminto pós-paratireoidectomia, quelação, choque séptico ou doenças críticas, quimioterapia, medicamentos (fenobarbital, doses intravenosas elevadas de bisfosfonatos).

## Bibliografia

1. Kelly A, Levine MA. Hypocalcemia in the critically ill patient. J Intensive Care Med. 2013; 28(3):166-77.
2. Fong J, Khan A. Hypocalcemia: updates in diagnosis and management for primary care. Can Fam Physician. 2012;58(2):158-62.

### 50. Resposta: a

O pH normal do sangue oscila entre 7,34 e 7,44. Havendo aumento das concentrações de íons $H^+$, o pH estará abaixo de 7,34, configurando a acidose. Se houver diminuição de íons H, o pH ficará acima de 7,44, caracterizando a alcalose.

O sistema tampão é constituído pelo bicarbonato ($HCO_3^-$), ossos, hemoglobina, proteínas plasmáticas e intracelulares. Estas substâncias são capazes de doar ou receber íons H minimizando alterações do pH e têm por objetivo deslocar a reação para maior produção de CO e água que podem ser eliminados pela respiração. O sistema tampão ocorre instantaneamente à alteração ácido-básica constituindo, assim, a primeira linha de defesa para variações do pH acidose metabólica: quando diminui, quando a concentração aumenta.

## Bibliografia

1. Porto CC. Semiologia médica. 5ª ed. Rio de Janeiro: Guanabara Koogan; 2005.
2. Riella MC. Princípios de nefrologia e distúrbios hidroeletrolíticos. 4ª ed. Rio de Janeiro: Guanabara Koogan; 2003.
3. Furoni RM, Pinto Neto SM, Giorgi RB, Guerra EMM. Distúrbios do equilíbrio ácido-básico. Rev Fac Ciênc Méd Sorocaba. 2010;12(1):5-12.

### 51. Resposta: a

### 52. Resposta: a

Acidose metabólica (AM) é um distúrbio fisiológico frequentemente observado em pacientes internados em unidades de terapia intensiva ou avaliados em prontos-socorros. O seu pronto reconhecimento, bem como a identificação de sua provável etiologia, são fundamentais na avaliação desses pacientes. Em geral, acidose metabólica traduz uma situação que, no mínimo, requer pronta intervenção.

## Bibliografia

1. Fencl V, Jabor A, Kazda A, Figge J. Diagnosis of metabolic acid-base disturbances in critically ill patients. Am J Respir Crit Care Med. 2000;162:2246-51.

### 53. Resposta: c
Cetoacidose.

### 54. Resposta c:
A perda de sangue e fluidos corporais, bem como a resposta ao estresse da cirurgia, são fatores que resultaram no equilíbrio eletrolítico do paciente após a cirurgia.

## Bibliografia

1. Siparsky N, Cochran A, Sterns RH, Collins KA. Overview of postoperative electrolyte abnormalities. UpToDate 2023.

### 55. Resposta : d
A solução de Ringer lactato é a mais indicada para reposição de fluidos intravenosos em pacientes pós-operatórios, já que contém eletrólitos importantes para o equilíbrio do organismo.

## Bibliografia

1. Siparsky N, Cochran A, Sterns RH, Collins KA. Overview of postoperative electrolyte abnormalities. UpToDate 2023.

### 56. Resposta: c
A melhora dos métodos de triagem sorológica dos doadores reduziu significativamente as taxas de transmissão de doenças infecciosas por meio da hemotransfusão. Com isso as reações hemolíticas transfusionais (RHT) se tornaram uma das principais complicações relacionadas à terapia transfusional.

## Bibliografia

1. Ramos PS, Amorim AVC, Ferreira CBT, Romaneli DAVR, Campos IM, Dias VL. Transfusional hemolytic reaction: diagnosis and anesthetic management. Rev Med Minas Gerais. 2017; 27(Supl4):S46-S51.

### 57. Resposta c
A hiponatremia é o distúrbio eletrolítico mais comum em pacientes pós-operatórios, devido à perda de sódio durante a cirurgia e à administração excessiva de fluidos intravenosos.

### 58. Resposta: b
Ânion *gap* plasmático (AG):

$$(Na^+ - [Cl^- + HCO_3^+])$$

- (AG): descrito em mEq/L, é utilizado para a medida de ânions não mensurados no plasma. Seus valores normais situam-se entre $12 \pm 2$ mEq/L. Valores superiores a 16 mEq/L indicam a presença de ânions não mensuráveis no plasma. Esse método sofre interferência em casos de hipoalbuminemia e alterações no fósforo. A fórmula usada para seu cálculo é:

$$AG = [Na^+ - (Cl^- + bicarbonato)]$$

- Ânion *gap* corrigido (AGc): é o cálculo do AG corrigido pela albumina e pelo lactato, que estão quase sempre alterados (hipoalbuminemia e hiperlactatemia) em pacientes criticamente enfermos.

$$AGc = AG + 0,25 \times (40 - [albumina]) - lactato.$$

Nas ATR está inalterado em virtude da hipercloremia.

### 59. Resposta: a

Ânion gap urinário (UAG):

$$(Na + U + K + U + Cl - U)$$

Valor normal: NEGATIVO. Representa um índice indireto da excreção do $NH_4^+$ (cátion não mensurável) na vigência de acidose, especialmente nas hiperclorêmicas. A excreção do $NH_4^+$ é acompanhada da excreção de $Cl^-$, de modo que quanto maior a excreção do $NH_4^+$, mais negativo é o UAG.

### 60. Resposta: b

A acidose tubular renal tipo IV é um defeito das células principais do ducto coletor. As células principais estão relacionadas à aldosterona. Lembre-se de que a aldosterona tem um receptor na membrana basolateral (virada para o sangue), ela estimula a formação do canal epitelial de sódio. Esse canal reabsorve sódio e cria um ambiente eletronegativo intraluminal para a excreção de K e H. Isso explica por que seu defeito retém H e K, criando hipercalemia e acidose.

Precisamos investigar na paciente as causas mais comuns: hipoaldosteronismo hiporreninêmico e a insuficiência adrenal primária. Outras: uropatia obstrutiva e muitos fármacos, como:

- Inibidores da enzima conversora de angiotensina.
- Bloqueadores do receptor de angiotensina II.
- Diuréticos poupadores de potássio (espironolactona ou amilorida).
- Trimetoprima (antibiótico geralmente associado ao sulfametoxazol).
- Anti-inflamatórios não esteroidais.
- Inibidores de calcineurina (tacrolimo e ciclosporina).

- Heparina, por inibir a zona glomerulosa da adrenal.

### Bibliografia

1. Giglio S, Montini G, Trepiccione F, Gambaro G, Emma F. Distal renal tubular acidosis: a systematic approach from diagnosis to treatment. J Nephrol. 2021;34(6):2073-83.

### 61. Resposta: a

A síndrome cerebral perdedora de sal é caracterizada por hiponatremia com sódio urinário elevado em um estado hipovolêmico e muito associada a neurocirurgia. A síndrome da secreção inapropriada do hormônio antidiurético (SIADH) é caracterizada por hiponatremia com sódio urinário elevado em um estado hipervolêmico a euvolêmico. A síndrome perdedora de sal cerebral pode ser diferenciada da SIADH pelo estado hídrico. Na perda de sal cerebral, o paciente é hipovolêmico. Na SIADH, o paciente é hipervolêmico a euvolêmico. A síndrome cerebral perdedora de sal é tratada com ressuscitação volêmica. A SIADH é tratada com restrição hídrica.

### Bibliografia

1. Oh H, Seo W. An integrative review of cerebral salt wasting syndrome. J Neurosci Nurs. 2020;52(6):289-94.

### 62. Resposta: d

### 63. Resposta: c

Existem três corpos cetônicos: ácido acetoacético, acetona e ácido beta-hidroxibutírico.

A geração hepática de corpos cetônicos é estimulada por baixos níveis de insulina e elevados de glucagon e, pela betaoxidação de ácidos graxos, gerando acetil-Coa que entra na via cetogênica produzindo corpos cetônicos.

Durante a ingestão de etanol, seu metabolismo gera acetil-Coa e inibe a lipólise periférica, e isso limita a entrada de ácido graxo no fígado. Porém, depois que os níveis de etanol diminuem, aumenta a lipólise. O etanol é oxidado em acetaldeído depois o ácido acético converte NAD em NADH o que suprime a neoglicogênese e aumenta o ácido beta-hidroxibutírico.

Portanto é quando o paciente para de consumir etanol por 1 dia por causa de dor abdominal, náuseas e vômitos que o quadro se dá.

O tratamento da cetoacidose alcoólica requer reposição de glicose e ressuscitação. Os pacientes respondem muito melhor à ressuscitação quando intoxicados com metanol ou etilenoglicol.

Valores elevados de etanol no sangue: 100 mg/dL incoordenação de movimentos e transtornos da fala, 200 mg/dl intoxicação evidente, 300 mg/dL sudorese, inconsciência, 400 mg/dL coma profundo.

A oferta de glicose aumenta a secreção de insulina e diminui de glucagon o que retarda a oxidação hepática de ácidos graxos e a geração de cetoácidos.

## Bibliografia

1. Paprocki S, Qassem M, Kyriacou PA. Review of ethanol intoxication sensing technologies and techniques. Sensors (Basel). 2022;22(18):6819.
2. González-Castro A, Ortiz Lasa M, Jiménez Alfonso A. Euglycemic diabetic ketoacidosis. Med Clin (Barc). 2019;152(10):416-7.

## 64. Resposta: c

A vasopressina é sintetizada nos núcleos supraóptico e paraventricular do hipotálamo anterior. Por meio do transporte axonal, o AVP é transportado para os terminais nervosos dentro do lobo posterior da glândula pituitária e então liberado na corrente sanguínea em resposta à hipertonicidade. A secreção de vasopressina é aumentada por dois estímulos diferentes: ativação de barorreceptores e diminuição do volume circulante efetivo. O subenchimento arterial do débito cardíaco reduzido, juntamente com a ativação do sistema nervoso simpático e do sistema renina-angiotensina-aldosterona (SRAA), leva ao aumento da liberação de vasopressina. Vasopressina liga-se ao receptor da vasopressina 2 (V2) nos ductos coletores do néfron e, por meio de um mecanismo mediado por guanosina monofosfato (GMP) cíclico, aumenta a expressão do canal de água aquaporina-2 no lado luminal. Isso, por sua vez, leva ao aumento da permeabilidade da água nos ductos coletores e maior retenção de água livre.

A correção rápida da hiponatremia pode provocar a síndrome de desmielinização osmótica (SDO). O sistema nervoso central se ajusta diminuindo os níveis de certos osmólitos dentro das células para que possam permanecer isotônicos com o ambiente e não absorvam muito líquido. Quando a hiponatremia é corrigida muito rapidamente, o cérebro não tem tempo suficiente para ajustar seus osmoles à nova tonicidade do sangue. Assim, a água deixará as células do cérebro levando a danos cerebrais generalizados.

## Bibliografia

1. StatPearls Publishing LLC; Heffner A, Murin S, Sandrock C. Critical Care: board and certification review. StatPearls Publishing, LLC; 2023. p.867.
2. Rodriguez M, Hernandez M, Cheungpasitporn W, Kashani KB, Riaz I, Rangaswami J, et al. Hyponatremia in heart failure: pathogenesis and management. Curr Cardiol Rev. 2019;15(4):252-61.

9

# NEUROLOGIA

# 9
# Neurologia

1. É contraindicação absoluta para trombólise no acidente vascular encefálico isquêmico (AVEI):
   a) O paciente utilizou ácido acetilsalicílico (AAS).
   b) Idade maior que 75 anos.
   c) Evidência de endocardite.
   d) AVEI há 2 anos.

2. A principal causa de hemorragia intracraniana espontânea é:
   a) Distúrbios de coagulação.
   b) Glioblastoma.
   c) Hipertensão arterial sistêmica.
   d) Doenças inflamatórias do sistema nervoso central.

3. Observe a figura a seguir e assinale a alternativa correta.

   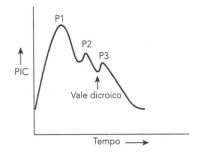

   a) O componente cardíaco é P1 e corresponde à fase de contração isovolumétrica.
   b) A amplitude de P2 pode ser interpretada como magnitude da complacência cerebral.
   c) A amplitude de P1 pode ser interpretada como magnitude do fluxo sanguíneo cerebral.
   d) A PIC não tem relação direta com a pressão de perfusão cerebral.

4. Um paciente de 59 anos, hipertenso e diabético chega ao pronto-socorro referindo diminuição de força muscular do lado direito em membros superiores e membros inferiores. Não há disponibilidade de tratamento endovascular no serviço. Esse quadro começou há exatamente 6 horas.
   a) Não há evidência para indicação de fibrinolíticos nesse paciente.
   b) Caso a estimativa de *core* do acidente vascular encefálico (AVE) for inferior a 150 mL de volume na ressonância magnética – RM (DWI e PWI), é um critério favorável à utilização de fibrinólise com alteplase.
   c) Estimativa do volume da área hipoperfundida em relação ao volume do *core*

do AVE superior a 1,2, seria um critério favorável para a utilização de alteplase.

d) Nenhuma das alternativas anteriores está correta.

5. Sobre a comparação da utilização de tenecteplase em relação à alteplase em pacientes com AVE isquêmico com início até 4,5 h, assinale a alternativa correta.

a) A tenecteplase pode ser administrada em *bolus* e tem menor meia-vida que a alteplase.

b) Os pacientes com AVEI com início inferior a 4,5 h, todos os pacientes devem receber tratamento com tenecteplase 0,4 mg/kg, em vez de alteplase, caso haja disponibilidade.

c) Os pacientes elegíveis para trombectomia mecânica e nos quais a fibrinólise é considerada antes do procedimento a tenecteplase 0,25 mg/kg pode ser recomendada no lugar da alteplase.

d) Nenhuma das anteriores é correta.

6. Um paciente chega ao hospital com história de um AVCI com início há 3 horas sem contraindicação de fibrinólise. Assinale a alternativa correta.

a) Está recomendada a dose de 0,6 mg/kg de alteplase para diminuir a probabilidade de sangramento.

b) A terapia antitrombótica adjuvante está indicada nas primeiras 24 horas da trombólise intravenosa.

c) A utilização do ultrassom de alta frequência associado à terapia fibrinolítica com alteplase está recomendada recentemente por aumento das taxas de recanalização arterial.

d) Todas as alternativas anteriores estão incorretas.

7. Um homem destro de 82 anos com história de hipertensão e diabetes chega ao pronto-socorro (SE) com hemiplegia direita e afasia de início súbito. Seu NIHSS é 17. Depois de estabelecer o último momento que estava bem e um breve histórico, assinale a alternativa correta.

a) Não há indicação de fibrinólise se a janela de tempo for superior a 3 horas pela idade do paciente ser superior a 80 anos.

b) Submeter o paciente a uma tomografia sem contraste.

c) Obter ultrassom de carótida para avaliar possível origem do AVE é prioridade.

d) Há indicação de trombectomia mecânica e não alteplase pela idade superior a 80 anos.

8. Uma mulher de 77 anos com fibrilação atrial em uso de varfarina apresenta afasia de início recente e hemiparesia direita. Seu cuidador afirma que ela estava normal há 2 horas e 30 minutos atrás. Ela tomou varfarina na noite anterior. Uma TC de crânio é realizada sem alterações dignas de nota e uma angiotomografia não mostra oclusão da artéria proximal. Qual é o melhor próximo passo na gestão?

a) Administrar IV tPA está contraindicado.

b) Solicitar INR.

c) Administrar ácido acetilsalicílico (AAS).

d) Administrar tPA intra-arterial.

9. Um homem de 56 anos com hipertensão apresenta 3 horas após o início de fraqueza do lado direito do corpo. Seu NIHSS é 5. Nega uso de medicamentos. Uma TC sem contraste de crânio e normal. A administração de tPA IV ocorre 4 horas após o início do evento. Quarenta e cinco minutos depois, ele se queixa de dor de ca-

beça, piora da fraqueza e dificuldade para pronunciar as palavras. Qual a conduta?

a) Repetir a TC de crânio sem contraste.
b) Administrar concentrado de complexo protrombínico.
c) Manter infusão de alteplase com metade da dose programada.
d) Administrar plasma fresco congelado.

10. Um paciente recebeu alteplase e decidiu-se por internação em unidade intensiva de acidente vascular encefálico (AVE). Qual a recomendação de monitorização do paciente nas próximas horas após a trombólise.

a) Monitorizar a pressão arterial a cada 15 minutos nas primeiras duas horas, a cada 30 minutos nas próximas 6 horas, a cada hora nas próximas 16 horas.
b) A pressão arterial deve ser mantida menor que 180/105 mmHg durante as 24 horas após a trombólise.
c) Uma tomografia computadorizada (TC) de crânio está indicada em até 24 horas para excluir hemorragia para início de antitrombóticos.
d) Todas as alternativas estão corretas.

11. Um homem de 45 anos com história médica de doença pulmonar obstrutiva crônica e depressão se apresenta ao pronto-socorro pelos serviços médicos de emergência após tentativa de suicídio. A esposa do paciente afirma que viu o paciente tomar "meio frasco" de comprimidos de teofilina há aproximadamente 1 hora e meia. O paciente está agitado e trêmulo. Sua frequência cardíaca é de 120 bpm e sua pressão arterial é de 150/85 mmHg. O paciente então começa a ter uma convulsão generalizada. Que medicação deve ser dada para tratar sua convulsão?

a) Fenitoína.
b) Solução salina hipertônica.

c) Midazolam.
d) Propofol.

12. O estado epiléptico convulsivo (EEC) pode ser classificado em estágios. Assinale a alternativa correta:

a) O EEC refratário é aquele em que as crises não são controladas com o uso de benzodiazepínicos.
b) O EEC super-refratário é aquele que não responde a fenitoína.
c) O EEC estabelecido é aquele que responde a diazepam.
d) O EEC estágio I pode responder a benzodiazepínicos.

13. Sobre o uso de benzodiazepínicos para o estado de mal epiléptico. Assinale a alternativa correta:

a) Diazepam é um fármaco pouco lipossolúvel, por isso tem duração de ação bastante longa.
b) Diazepam pode ser administrado de forma intravenosa, seu uso retal ou muscular é proibitivo.
c) O midazolam intramuscular é uma opção para o tratamento inicial do estado epiléptico convulsivo.
d) Nenhuma das alternativas anteriores está correta.

14. Sobre os fármacos utilizados para tratamento do estado de mal epiléptico, assinale a alternativa correta:

a) A fenitoína deve ser ajustada para o peso corpóreo ideal em idosos, e sua infusão não pode exceder 50 mg/min.
b) O propofol não requer redução das doses na doença renal ou hepática.
c) O levetiracetam é eliminado via renal e precisa de ajuste em pacientes com disfunção renal.
d) Todas as alternativas anteriores estão corretas.

15. Qual das alternativas a seguir apresenta os critérios diagnósticos de *delirium*?
    a) Distúrbios da memória, agressividade e hiponatremia.
    b) Instalação progressiva, hipercalcemia e sonolência.
    c) Desorganização do pensamento, falta de atenção, alteração aguda do estado mental.
    d) Instalação aguda, distúrbio do ciclo sono-vigília e acidose metabólica.

16. Todos são fatores de risco para ocorrência de *delirium* na UTI, exceto:
    a) Ventilação mecânica invasiva.
    b) Interrupção diária da sedação.
    c) Contenção no leito.
    d) Dificuldade auditiva.
    e) Dificuldade visual.

17. Em relação ao *delirium* e outros distúrbios comportamentais em pacientes de UTI, é correto afirmar que:
    a) A deficiência do neurotransmissor acetilcolina é a principal base fisiopatológica do *delirium* em idosos.
    b) A administração intravenosa de haloperidol está contraindicada.
    c) O *delirium* não está relacionado a mortalidade.
    d) O *delirium* não tem relação com dificuldades visuais e auditivas.
    e) Os benzodiazepínicos e opioides utilizados em UTI podem provocar alterações cognitivas em pacientes idosos por efeito neurotóxico.

18. Sobre o *delirium*, assinale a alternativa correta:
    a) As principais características do *delirium* são a agitação psicomotora e as alterações acidobásicas.

b) Independentemente do tipo de *delirium*, sua manifestação se correlaciona com maior permanência na UTI e no hospital e aumento da morbimortalidade.
    c) A prevalência de *delirium* em pacientes dentro de UTI gerais é de 80%, em média.
    d) A agressividade e alterações metabólicas são critérios obrigatórios para o diagnóstico de *delirium*.
    e) O *delirium* é mais comum em mulheres e em pacientes com pneumonia.

19. Segundo o *Manual diagnóstico e estatístico de transtornos mentais* (DSM-5) sobre *delirium*, podemos afirmar:
    a) A condição pode ser explicada por uma intoxicação ou síndrome de abstinência.
    b) A condição pode ser explicada por distúrbio neurocognitivo preexistente, estabelecido, ou em evolução.
    c) O distúrbio de atenção é uma característica obrigatória principal.
    d) Pode ser explicada como uma consequência fisiológica direta de outra condição médica.

20. Sobre a aplicação da CAM-ICU para a detecção de *delirium*, assinale a alternativa correta:
    a) Existem 4 características a serem analisadas, sendo o pensamento desorganizado elemento obrigatório para o diagnóstico.
    b) O teste de letras e as perguntas dicotômicas testam a desatenção.
    c) Se o início não for agudo e o curso não for flutuante, não há *delirium* e o teste pode ser interrompido.
    d) A escala de RASS não tem nenhuma relação com o teste de CAM-ICU.

21. Segundo recomendações do *Prevention and management of pain, agitation/sedation, delirium, immobility, and sleep disruption guidelines*, assinale a alternativa correta sobre prevenção farmacológica do *delirium*:
    a) Recomenda a utilização de haloperidol oral para prevenção de *delirium*, apenas para pacientes graves na UTI.
    b) Recomenda a utilização de dexmedetomidina para prevenção de *delirium* na UTI, por não ter efeito no intervalo QT.
    c) Recomenda a utilização de estatinas ou cetamina, mais recentemente, para prevenção de *delirium*, seja na UTI, seja na enfermaria, em doses baixas.
    d) Não há recomendação de nenhum fármaco para prevenção de *delirium* na UTI.

22. Sobre a utilização de fármacos no contexto de abordagem do *delirium*, assinale a melhor alternativa:
    a) Apenas os antipsicóticos são usados para tratamento de *delirium* na UTI.
    b) Os antipsicóticos permanecem úteis para controle a curto prazo de agitação grave ou delírio sintomático.
    c) Caso seja iniciado, é fundamental ser mantido durante todo o período do *delirium*.
    d) Apenas os antipsicóticos podem ser utilizados em pacientes com *delirium* agitados.

23. Atualmente, há uma grande preocupação nas medidas não farmacológicas relacionadas ao estado de *delirium* e sua prevenção. "Pacotes", como a proposta "A2F" de medidas, são propostas envolvendo a equipe multidisciplinar na UTI. Sobre essa ponderação, assinale a melhor afirmação:

a) O engajamento familiar faz parte do pacote de medidas não farmacológicas.
b) Mobilidade e exercícios precoces fazem parte da abordagem e o uso de opioides pode ser fator de risco para desenvolvimento de *delirium*.
c) Avaliar, prevenir e abordar a dor é um componente desse pacote de medidas; benzodiazepínicos aparecem em vários estudos como fator de risco para desenvolvimento de *delirium*
d) Todas as alternativas acima são corretas.

24. Sobre as hemorragias subaracnoides (HSA), responda a alternativa correta:
    a) A maioria das HSA é por rupturas aneurismáticas, e as não aneurismáticas, a maioria são perimesencefálicas.
    b) O pico de incidência das HSA é 55-60 anos.
    c) O ressangramento do aneurisma ocorre, geralmente, dentro das 72 horas da ruptura, sendo mais frequente nas primeiras 24 horas.
    d) Todas as alternativas são corretas.

25. Paciente pós-HSA evolui em coma com imagem de inundação ventricular com sangue. Segundo as classificações das escalas clínicas de Hunt-Hess (H-H) e Fisher, ele apresenta:
    a) H-H IV e Fischer IV.
    b) H-H V e Fisher V.
    c) H-H IV e Fisher III.
    d) H-H V e Fisher IV.

26. São medidas recomendadas antes da clipagem do aneurisma nos pacientes com HSA:
    a) os níveis dos controles pressóricos são controversos, pressões arteriais médias

abaixo de 100 mmHg podem se relacionar com isquemia cerebral tardia.

b) Os níveis de pressão de perfusão cerebral (PPC) devem ser mantidos, em geral, superiores a 90 mmHg.

c) Esmolol ou labetalol são fármacos indicados para o controle pressórico no contexto de HSA.

d) Todas as alternativas são corretas.

27. Sobre a utilização de anticonvulsivantes profiláticos nos pacientes com HSA, assinale a alternativa correta:

a) Devem ser utilizados de forma profilática em todos os pacientes já que cerca de 3-13% dos pacientes comatosos sofrem um estado de mal epiléptico não convulsivo.

b) O uso profilático desses fármacos pode ser considerado no período imediatamente pós-sangramento.

c) Caso seja iniciada a utilização profilática, deve ser mantida em longo prazo.

d) O uso profilático de rotina de fenitoína está indicado após uma HSA.

28. Quanto ao uso de nimodipino nas HSA, assinale a alternativa correta:

a) É um fármaco com efeito pleiotrópico, por exemplo, em plaquetas e endotélio, e tem potencial de melhorar o desfecho da HSA.

b) Comprovadamente diminui a incidência de vasoespasmo na HSA.

c) O uso da nimodipino na HSA deve ser endovenosa para controle mais rigoroso e previsível da pressão arterial.

d) Nenhuma das alternativas anteriores é correta.

29. Sobre os pacientes com HSA e hidrocefalia aguda, assinale a alternativa correta:

a) Pacientes com hidrocefalia na tomografia de crânio e sangramento de terceiro ou quarto ventrículo devem ser submetidos à drenagem ventricular externa.

b) Pacientes com hidrocefalia na tomografia de crânio e sangramento de quarto ventrículo devem ser submetidos à derivação ventricular peritoneal.

c) Os pacientes com hidrocefalia sempre devem ser submetidos à drenagem ventricular externa para evitar infecções peritoneais.

d) Nenhuma das alternativas anteriores é correta.

30. Sobre o tratamento da HSA pode-se dizer:

a) A melhor conduta seria manter o paciente hipervolêmico e hipertenso para se evitar o vasoespasmo.

b) A hiponatremia pode ocorrer em até 30% dos casos, mas não precisa ser corrigida porque é transitória.

c) Apesar de possíveis, as complicações cardíacas são pouco frequentes na HSA menor que 1% dos casos.

d) Queda de 2 pontos no Glasgow ou novo sinal focal deve sugerir isquemia cerebral tardia após outras causas serem afastadas (metabólico, infecção e outras).

31. Um paciente foi diagnosticado com HSA e encontra-se com cefaleia moderada e rigidez de nuca, porém não ha déficit motor ao exame. Segundo a escala de Hunt-Hess, qual seria a pontuação do paciente?

a) Grau 3.

b) Grau 2.

c) Grau 1.

d) A escala não se aplica ao paciente.

32. Em relação à doação de órgãos, pode-se dizer que:

a) A confirmação de morte encefálica não exige o uso de exames complementares.

b) O diagnóstico de morte encefálica (ME) baseia-se em um critério: comprovação de ausência de função do tronco encefálico.

c) Deve-se sempre pedir a dosagem sérica ou urinária de fármacos utilizados.

d) A doação multivisceral compreende transplante em bloco de estômago, intestino delgado, pâncreas e fígado.

33. Considerando o paciente em morte encefálica (ME), não doador, assinale a alternativa correta:

a) Com a confirmação do diagnóstico, devemos continuar o tratamento normalmente.

b) Confirmado o diagnóstico, a família deve ser comunicada. A suspensão de tratamentos considerados fúteis deverá ser retirada.

c) A decisão de suspender o suporte avançado de vida na ME depende da autorização da família e do médico assistente.

d) O paciente deve continuar recebendo drogas vasoativas.

34. Quando um paciente doador de órgãos está com hipotensão e morte encefálica, todos os diagnósticos devem ser considerados, exceto:

a) Hipernatremia.

b) Disfunção miocárdica.

c) Hipotermia.

d) Hipocalcemia.

35. Uma mulher de 90 anos com *diabetes mellitus*, hepatite C e AVC apresentou estado mental alterado, falta de ar e dor abdominal. Seu nível de ureia está elevado em 143 mcg/dL. A ultrassonografia abdominal mostrou ascite volumosa. A paciente agora está se sentindo melhor após a paracentese de grande volume. Observou-se que a proteína alfa-feto (AFP) está acima de 500 ng/mL, e a TC subsequente do abdome e da pelve mostrou provável carcinoma hepatocelular com linfadenopatia abdominal e múltiplas lesões em medula espinhal metastáticas. A filha da paciente pediu que você não compartilhasse o diagnóstico com o paciente. Qual seria sua conduta agora?

a) Discuta o diagnóstico apenas com a filha.

b) Discuta o diagnóstico com a paciente.

c) Avalie o estado mental da paciente.

d) Peça a outros membros da família que opinem sobre o pedido da filha.

36. Em relação à determinação da morte encefálica, qual alternativa está correta?

a) A presença de reflexo de Lázaro contraindica o início do protocolo de morte encefálica.

b) A presença do sinal de Babinski contraindica o início do protocolo de morte encefálica.

c) A presença de 2 reflexos de tronco encefálico preservados não contraindica o início do protocolo de morte encefálica.

d) Nenhuma das alternativas acima está correta.

37. Dentre os vários critérios para a abertura de protocolo de morte encefálica, pacientes adultos, assinale a alternativa correta:

a) É necessário um exame clínico neurológico realizado por médico especializado da equipe de captação.

b) Um exame clínico feito por médico neurologista permite a abertura do protocolo de morte encefálica.

c) A pressão arterial média deve estar acima de 60 mmHg.

d) Alguns medicamentos depressores do sistema nervoso central em doses usuais não precisam ser suspensos para iniciar o protocolo.

38. Sobre a morte encefálica, assinale a alternativa correta:

a) A hipernatremia grave inviabiliza a determinação da morte encefálica.

b) A observação de no mínimo 24 horas em hospital é pré-requisito para abertura de protocolo.

c) A temperatura esofágica deve ser superior a 36 graus para a abertura de protocolo.

d) A saturação de oxigênio deve ser maior que 94% para abertura de protocolo.

39. Qual o exame complementar preferencial para a confirmação de morte encefálica nos casos de craniectomia descompressiva?

a) Arteriografia cerebral.

b) Cintilografia cerebral.

c) Eletroencefalograma.

d) Doppler transcraniano.

40. Dentre as responsabilidades que podem ser atribuídas ao médico intensivista no processo de morte encefálica, podemos assinalar como correta:

a) Manutenção clínica do potencial doador, mas o teste de apneia deve ser feito por médico neurologista da equipe de transplante.

b) Deve preencher o atestado de óbito, mas o preenchimento do termo de declaração de morte encefálica deve ser realizada pela equipe de transplante.

c) A comunicação aos familiares das etapas do processo de morte encefálica e óbito e a solicitação de exames laboratorial e de imagem para avaliação da elegibilidade.

d) Nenhuma das alternativas acima é correta.

41. Em relação à manutenção clínica do potencial doador, assinale a alternativa correta:

a) O paciente deve ser transfundido com concentrado de hemácias com hemoglobina inferior a 6 mg/dL, caso esteja estável.

b) O paciente sempre deve receber transfusão de plaquetas, caso estejam inferiores a 100.000/microlitro.

c) Deve receber crioprecipitado, caso o fibrinogênio for inferior a 50 mg/dL.

d) Nenhuma das alternativas acima é correta.

42. Um homem de 64 anos com história de convulsões focais e acidente vascular encefálico (AVE) parietal direito sem déficits chega ao pronto-socorro após ser encontrado em seu apartamento por um período desconhecido. Um colega do pronto-socorro pergunta se você teria vaga na UTI para um AVE. Ele não tem evidência de traumatismo craniano, mas parece confuso. Ao exame físico, ele atende os comandos simples e seu exame neurológico revela diminuição de força da extremidade superior esquerda, que é de 1/5. Não há evidência de edema, dor ou trauma na extremidade. A tomografia computadorizada (TC) cerebral não mostrou evidência de hemorragia intracraniana. No dia seguinte, sua confusão parece ter resolvido, mas sua fraqueza permanece e não mudou. Após 32 horas de história, houve recuperação da força da extremidade superior esquerda. Agora 5/5. Não

há ressonância magnética (RM) no hospital que você trabalha. O quadro descrito relaciona-se a:

a) Ataque isquêmico transitório (TIA).
b) Acidente vascular encefálico.
c) Transtorno de conversão.
d) Todd paresia.

43. Um homem de 25 anos sofre um trauma de abdome fechado e é levada ao pronto-socorro queixando-se de dor abdominal intensa. Ao exame físico, o paciente apresenta PA de 100 x 70 mmHg e FC de 123 bpm, bem como rebaixamento do nível de consciência. O paciente apresenta abdome agudo, e o cirurgião geral realiza uma laparotomia exploratória imediata. O paciente tem uma lesão de fígado, uma ruptura de baço e uma perfuração do cólon transverso. O paciente recebe 20 unidades de concentrado de hemácias, 10 unidades de plasma fresco congelado, 14 L de solução cristaloide e 12 unidades de plaquetas. Após a cirurgia, ele é levada para a UTI em condição relativamente estável. Após 10 horas, ao exame físico, o intensivista de plantão percebe que o abdome do paciente parece tenso. Qual dos seguintes parâmetros listados a seguir poderia exigir uma relaparotomia exploratória imediata?

a) Elevação da pressão intracraniana.
b) Diminuição da pressão venosa jugular.
c) Diminuição da resistência vascular sistêmica.
d) Diminuição da pressão de pico nas vias aéreas.

44. Um paciente foi admitido na UTI com um acidente vascular encefálico isquêmico agudo envolvendo a artéria cerebral média direita, ele não recebeu embolectomia. Após 36 horas na UTI, começou a demonstrar padrões respiratórios anormais, taquiarritmias, com diminuição da responsividade, seguidas pelo que parecia ser atividade tônico-clônica. A paciente se encontra em ventilação mecânica e anisocoria. Assumindo que não houve hemorragia na TC de crânio, que estratégia poderia ser usada para estabilizar com rapidez, excluindo intervenções cirúrgicas, esse paciente gravemente sintomático?

a) Iniciar furosemida.
b) Utilizar dexametasona 4 mg IV a cada 8 horas.
c) Reduzir a pressão arterial com infusão de nitroprussiato.
d) Hiperventilar em curto prazo via ventilação mecânica.

45. Uma paciente adulta apresenta a pior dor de cabeça de sua vida. Esses sintomas duram, aproximadamente, 8 horas. Foi a vários médicos, e as medicações não interromperam adequadamente a dor. Uma TC sem contraste de crânio é negativa. Uma punção lombar produz quatro tubos sangrentos, cada um com contagens de hemácias superiores a 100.000/mm$^3$. Qual é o próximo passo na conduta?

a) Realize uma nova punção lombar em 24 horas.
b) Realize uma angiografia por tomografia computadorizada (TC).
c) Realize uma TC de crânio com contraste.
d) Administre manitol.

46. A paciente será encaminhada para procedimento cirúrgico. Possui plaquetas de 130 mil, não usa antiagregantes plaquetários em casa. Qual deve ser a conduta em relação ao caso?

a) Está indicada a transfusão de plaquetas.
b) É obrigatório o uso de anticonvulsivantes profiláticos.

c) É recomendado o uso de Doppler transcraniano na UTI para esses pacientes.

d) É obrigatória a monitorização da PIC nesses pacientes.

47. Um trabalhador canhoto de 48 anos é transportado para a sala de emergência com perda sensorial esquerda, afasia, agitação, leve fraqueza do lado esquerdo seguida de cefaleia de moderada intensidade. Nega doenças crônicas em sua história clínica. O paciente foi hospitalizado recentemente por problemas transitórios de fala, cefaleia e perda sensorial do lado esquerdo. A ressonância magnética (RM) de cabeça e pescoço normais. O paciente teve alta por causa do desaparecimento dos sintomas. Qual das opções a seguir é mais provável na punção lombar?

a) Pressão de abertura diminuída.

b) Proteína baixa.

c) Pleocitose com predomínio de linfócitos.

d) Nenhum das alternativas anteriores.

48. Um homem de 74 anos com uma longa história de queixa de dores lombares. Hoje, estava na piscina quando, de repente, percebeu que suas pernas estavam fracas. Ele lutou para sair da piscina e ligou para os serviços médicos de emergência. No departamento de emergência, ele relata que suas pernas de repente não tinham força e ele não conseguia movê-las. Ele nega qualquer trauma, perda de consciência ou perda visual ou da fala. Sua única outra queixa é a incapacidade de urinar. Ao exame, ele apresenta fraqueza motora significativa em ambas as pernas, com dormência desde as nádegas até as solas dos pés. Ele não tem sensibilidade na área perineal, e o tônus retal está ausente. Um cateter de Foley é colocado e é drenado 600 mL de urina. Qual das alternativas a seguir é a melhor para o manejo desse paciente?

a) Tomografia computadorizada da cabeça.

b) Repouso total na cama por 24 horas.

c) Usar corticoide endovenoso.

d) Cirurgia de emergência.

49. Uma mulher de 71 anos com história médica de epilepsia em uso de carbamazepina em casa e comprometimento cognitivo leve é testemunhado por seu filho como tendo uma convulsão tônico-clônica generalizada em casa com duração de 25 minutos. O SAMU chega ao local enquanto ele está tendo uma convulsão e administra midazolam 10 mg via intramuscular, o que interrompe a atividade convulsiva. Ela está rebaixada, mas abre os olhos ao ser chamada, diz seu nome e cidade e segue comandos simples. No pronto-socorro, ao exame ela está com temperatura de 37,1°C, frequência cardíaca (FC) de 110 batimentos/min, pressão arterial (PA) de 125/87 mmHg, frequência respiratória (FR) de 13 respirações/min, oximetria de pulso de 99% em ar ambiente e glicemia capilar de 170 mg/dL. Ela tem outra crise tônico-clônica generalizada com duração de 7 minutos. Ela tem acesso IV, portanto, administra-se diazepam 10 mg IV. Dessa vez, ela está letárgica, desorientada e não segue mais os comandos de maneira confiável. Como você descreveria o problema dessa paciente?

a) Crise convulsiva isolada.

b) Estado de mal epiléptico não convulsivo.

c) Estado de mal epiléptico estabelecido.

d) Estado de mal epiléptico refratário.

50. Diante de um paciente em estado de mal epiléptico, enquanto o diazepam está sendo administrado, qual fármaco você poderia solicitar?
    a) Levetiracetam 60 mg/kg IV ou 4.500 mg no máximo.
    b) Fosfenitoína 20 mg/kg IV ou 1.500 mg máximo.
    c) Ácido valproico 40 mg/kg IV ou 3.000 mg máximo.
    d) Qualquer um dos fármacos listados anteriormente pode ser utilizado nessa situação.

51. Um homem de 70 anos de idade inicia fraqueza no braço esquerdo e na perna esquerda. O Samu é chamado, e o paciente é transportado para um hospital nas proximidades, sem recursos de imagem neurovascular. Refere que o início dos sintomas foi há 5 horas. A TC cerebral sem contraste é negativa para hemorragia. O médico de emergência suspeita de um acidente vascular encefálico (AVE) isquêmico agudo. Não há contraindicações para o tPA intravenoso (IV), se indicado. Qual é o curso de ação mais adequado?
    a) Admitir para observação e reabilitação, pois o paciente está fora da janela de tratamento IV tPA.
    b) Iniciar terapia com tPA IV e medir pressão arterial a cada 15 minutos.
    c) Transfira o paciente para possível trombectomia mecânica sem iniciar IV tPA.
    d) Inicie o tPA IV e transfira o paciente para possível trombectomia mecânica.

52. Um homem de 70 anos com hipertensão, diabetes, hiperlipidemia e história de tabagismo de 35 anos-maço chega ao pronto-socorro porque foi encontrado na cama, incapaz de falar e mover o rosto ou as extremidades. Ele foi visto normal pela última vez 6 horas antes da apresentação. O exame mostra pressão arterial de 188/122 mmHg e pulso de 87 batimentos/min, regular. Ele está consciente e capaz de responder a comandos verbais piscando. Ele tem movimentos oculares verticais normais, mas nenhum movimento ocular horizontal. Ele tem quadriplegia sem movimento facial. Sua pontuação na escala de acidente vascular encefálico do NIH é 29. Fez uma tomografia de crânio sem contraste sem alterações. Qual das afirmativas a seguir está correta.
    a) Trombectomia está indicada em AVEi de artéria basilar até 4,5 h de janela.
    b) Agora a conduta seria uma ressonância magnética para visualizar tronco cerebral.
    c) Angiotomografia para confirmar trombose basilar.
    d) O paciente deve ser encaminhado para cuidados paliativos.

53. Qual é uma contraindicação para o teste de apneia?
    a) O uso de drogas vasoativas.
    b) Lesões cervicais baixas, abaixo de C5.
    c) Síndrome de *locked in*.
    d) Temperatura de 36,5°C.

54. Uma mulher de 60 anos foi admitida na UTI após sofrer um atropelamento. O diagnóstico de morte encefálica foi incerto pelo exame físico. A paciente tem retenção de $CO_2$. Um ultrassom Doppler transcraniano (UDT) nas artérias cerebrais médias bilateralmente não detectou nenhum traçado de fluxo. Qual a sequência para o diagnóstico de morte encefálica?
    a) Potencial evocado somatossensorial.
    b) Realizar o teste de apneia.
    c) Repetir o UDT.
    d) O paciente está em morte encefálica.

## GABARITO COMENTADO

### 1. Resposta: c

Endocardite é um critério para exclusão de fibrinólise no AVEI. Atenção: não são contraindicações de utilização de fibrinolítico o uso de AAS, o uso de heparina em dose profilática e o uso de varfarina com INR menor que a última dose de novos anticoagulantes (NOAC) maior que 48 horas com a função renal normal. Acidente vascular encefálico (AVE) é a complicação neurológica mais comum da endocardite infecciosa, afetando até 35% de todos os pacientes. Estudos histopatológicos também sugerem que infartos causados por êmbolos sépticos são particularmente propensos à transformação hemorrágica como resultado de arterite séptica com erosão da parede arterial no recipiente receptor, com ou sem formação de aneurismas micóticos. Consequentemente, há razões teóricas para esperar que trombólise intravenosa (IVT) para acidente vascular encefálico isquêmico agudo por causa de endocardite infecciosa será associado com maior risco de hemorragia intracerebral espontânea (sICH). Em um grande estudo baseado em dados administrativos, o resultado dos pacientes tratados com IVT para acidente vascular encefálico isquêmico agudo com (n = 222) e sem (n = 134.048) endocardite infecciosa foi comparado. A taxa de hipertensão intracraniana (HIC) pós-trombolítica foi significativamente maior em pacientes com endocardite infecciosa que naqueles sem (20% versus 6,5%, P = 0,006), e a proporção de pacientes com alta disposição de tratamento domiciliar/autocuidado foi significativamente menor no grupo de endocardite infecciosa (10% versus 37%, P = 0,01). Alguns estudos também mostraram que a alteplase em pacientes com endocardite infecciosa coexistente pode ser complicada com HIC multifocal.

### Bibliografia

1. Berge E, Whiteley W, Audebert H, De Marchis GM, Fonseca AC, Padiglioni C, et al. European Stroke Organisation (ESO) guidelines on intravenous thrombolysis for acute ischaemic stroke. Eur Stroke J. 2021;6(1):1-115.

### 2. Resposta: c

O principal mecanismo de hemorragia intracerebral (HI) espontânea primária é a ruptura de um vaso decorrente de lesões crônicas (espessamento e lesão da parede arteriolar) ocasionadas pela força de cisalhamento (*shear stress*) por meio da hipertensão arterial sistêmica (vasculopatia hipertensiva ou denominada *lipo-halinosis*). Outra causa primária menos frequente seria a deposição de proteínas anômalas (angiopatia amiloide). Causas secundárias de HI incluem malformações arteriovenosas (MAV), aneurismas saculares, coagulopatias, doenças infecciosas e/ou inflamatórias e tumores cerebrais.

### Bibliografia

1. Maher M, Schweizer TA, Macdonald RL. Treatment of spontaneous subarachnoid hemorrhage: guidelines and gaps. Stroke. 2020;51(4):1326-1332.

### 3. Resposta: b

Uma curva de pressão intracraniana (PIC) normal possui característica pulsátil com componentes respiratória e cardíaca. O componente respiratório reflete a compressão da caixa torácica durante a respiração e sua amplitude varia de 2 a 10 mmHg. O componente cardíaco de uma onda de PIC normalmente possui três picos, que correspondem à pressão dentro do ciclo cardíaco, com sua amplitude variando de 1 a 4 mmHg. P1 é a onda de percussão, corresponde ao pulso arterial transmitido pelo plexo coroide dentro do líquido cefalorraquidiano. P2 é a onda tidal, representando a complacência cerebral e pode ser descrita como a reflexão do pulso arterial durante a sístole rebatida no parênquima. P3 é a onda dicroica, representando o fechamento da valva aórtica.

## Bibliografia

1. Sharma S, Hashmi MF, Kumar A. Intracranial hypertension. Treasure Island: StatPearls Publishing; 2020.
2. Rehder D. Idiopathic intracranial hypertension: review of clinical syndrome, imaging findings, and treatment. Curr Probl Diagn Radiol. 2020;49(3):205-14.

### 4. Resposta: c

Na diretriz europeia publicada recentemente, a condição de janela de AVE superior a 4,5 horas até 9 horas foi construída a seguinte recomendação (forte, porém com baixo nível de evidência).

Na metanálise de dados de participantes individuais por Campbell et al., o *mismatch core*/perfusão foi avaliado com um *software* automatizado e definido da seguinte forma:

- Núcleo *core* de infarto – volume < 70 mL.
- Volume de hipoperfusão crítica/núcleo *core* de infarto volume > 1,2.
- Volume de *mismatch* > 10 mL.

## Bibliografia

1. Berge E, Whiteley W, Audebert H, De Marchis GM, Fonseca AC, Padiglioni C, et al. European Stroke Organisation (ESO) guidelines on intravenous thrombolysis for acute ischaemic stroke. Eur Stroke J. 2021;6(1):I-LXII.

### 5. Resposta: c

A tenecteplase apresenta vantagens farmacológicas sobre a alteplase. Tem maior afinidade com a fibrina, meia-vida mais longa e pode ser administrada com uma única injeção intravenosa em *bolus*.

Em recente diretriz europeia sobre o uso de fibrinolíticos no acidente vascular encefálico isquêmico, foi recomendado o seguinte: para pacientes com AVE isquêmico agudo de < 4,5 horas de duração e com oclusão de grandes vasos candidatos a trombectomia mecânica e para os quais a trombólise intravenosa é considerada antes da trombectomia, sugere-se trombólise intravenosa com tenecteplase 0,25 mg/kg em vez de trombólise intravenosa com alteplase 0,9 mg/kg. Qualidade da evidência: baixa.

Força da recomendação: "fraca".

Já os pacientes com AVE isquêmico agudo com 4,5 h de duração e não elegíveis para trombectomia, a recomendação foi trombólise intravenosa com alteplase em vez de trombólise intravenosa com tenecteplase. Qualidade da evidência: baixa.

Força da recomendação: "fraca".

Recente estudo considerou a utilização de alteplase 0,25 mg/kg, boa opção para AVCI com janela de até 4,5 horas, estudo de não inferioridade.

A tenecteplase na dose de 0,4 mg/kg apresentou pior segurança e resultados funcionais em comparação com a alteplase.

## Bibliografia

1. Berge E, Whiteley W, Audebert H, De Marchis GM, Fonseca AC, Padiglioni C, et al. European Stroke Organisation (ESO) guidelines on intravenous thrombolysis for acute ischaemic stroke. Eur Stroke J. 2021;6(1): I-LXII.
2. Menon BK, Buck BH, Singh N, Deschaintre Y, Almekhlafi MA, Coutts SB, et al.; AcT Trial Investigators. Intravenous tenecteplase compared with alteplase for acute ischaemic stroke in Canada (AcT): a pragmatic, multicentre, open-label, registry-linked, randomised, controlled, non-inferiority trial. Lancet. 2022;400(10347):161-9.

## 6. Resposta: d

O *Enhanced Control of Hypertension and Thrombolysis Stroke Study* (ENCHANTED) não foi capaz de confirmar a não inferioridade da dose mais baixa de alteplase. Portanto, para pacientes com AVE isquêmico agudo com 4,5 h de duração elegíveis para trombólise intravenosa, recomenda-se alteplase em dose-padrão (0,9 mg/kg) em vez de alteplase em dose baixa.

Qualidade da evidência: alta

Força da recomendação: "forte".

A reoclusão de uma artéria cerebral ocorre em 14 a 34% dos pacientes que alcançaram a recanalização após IVT com alteplase e está associada à deterioração clínica e mau resultado. No entanto, a utilização de alguns antitrombóticos em estudo, juntamente com a fibrinólise baseada em evidência, com eficácia e segurança ainda não é suficiente para a recomendação.

Metanálises que analisaram o uso do ultrassom com terapia adjuvante a fibrinólise com alteplase no AVEI não demonstraram bons resultados. Para pacientes com AVE isquêmico agudo com < 4,5 h de duração, não é recomendado o aumento do ultrassom em pacientes recebendo trombólise intravenosa.

Qualidade da evidência: baixa.

Força da recomendação: "forte".

### Bibliografia

1. Berge E, Whiteley W, Audebert H, De Marchis GM, Fonseca AC, Padiglioni C, et al. European Stroke Organisation (ESO) guidelines on intravenous thrombolysis for acute ischaemic stroke. Eur Stroke J. 2021 Mar;6(1):I-LXII.
2. Tsivgoulis G, Eggers J, Ribo M, Perren F, Saqqur M, Rubiera M, et al. Safety and efficacy of ultrasound-enhanced thrombolysis: a comprehensive review and meta-analysis of randomized and nonrandomized studies. Stroke. 2010;41:280-7.

## 7. Resposta: b

Na metanálise de dados de participantes individuais por Emberson et al., o OR para resultado excelente (pontuação mRS 0-1) em pacientes > 80 anos tratados com alteplase foi de 1,56 (95% CI: 1,17-2,08), comparado para 1,25 (95% CI: 1,10-1,42) em pacientes com 80 anos de idade, sem evidência de diferença na eficácia entre os grupos (P para interação = 0,53).

Para pacientes com AVE isquêmico agudo com menos de 4,5 h de duração, com mais de 80 anos de idade, recomenda-se a trombólise intravenosa com alteplase. Qualidade da evidência: alta.

Força da recomendação: "forte".

### Bibliografia

1. Lees KR, Emberson J, Blackwell L, Bluhmki E, Davis SM, Donnan GA, et al.; Stroke Thrombolysis Trialists' Collaborators Group. Effects of alteplase for acute stroke on the distribution of functional outcomes: a pooled analysis of 9 trials. Stroke. 2016;47:2373-9.
2. Berge E, Whiteley W, Audebert H, De Marchis GM, Fonseca AC, Padiglioni C, et al. European Stroke Organisation (ESO) guidelines on intravenous thrombolysis for acute ischaemic stroke. Eur Stroke J. 2021;6(1):I-LXII.

## 8. Resposta: b

Dos 45.074 pacientes do registro SITS tratados com alteplase, 768 (1,7%) faziam uso de varfarina e tinham INR ≤ 1,7.

Após o ajuste para possíveis fatores de confusão, o uso de varfarina não foi significativamente associado à hemorragia intracraniana sintomática (OR ajustado 1,26, IC 95%: 0,82-1,70) e não foi observado piora funcional ou morte em três meses. Entre 23.437 pacientes tratados com alteplase no registro US Get With The Guidelines, 1.802 (7,7%) foram tratados com varfarina com INR 1,7 (mediana 1,20; IQR 1,07-1,40). Após o ajuste para possíveis fatores de confusão, o uso de varfarina não foi significativamente associado à hemorragia intracraniana sintomática (OR ajustado 1,01, IC 95%: 0,82-1,25), hemorragia sistêmica grave ou morte hospitalar.

## Bibliografia

1. Mazya MV, Lees KR, Markus R, Roine RO, Seet RCS, Wahlgren N, et al.; Safe Implementation of Thrombolysis in Stroke Investigators. Safety of intravenous thrombolysis for ischemic stroke in patients treated with warfarin. Ann Neurol. 2013;74:266-74.
2. Xian Y, Liang L, Smith EE, Schwamm LH, Reeves MJ, Olson DM, et al. Risks of intracranial hemorrhage among patients with acute ischemic stroke receiving warfarin and treated with intravenous tissue plasminogen activator. JAMA. 2012;307:2600-8.

## 9. Resposta: a

A incidência de hemorragias intracranianas sintomáticas (HIs) após alteplase na era moderna na dose-padrão de 0,9 mg/kg administrada durante 1 hora com um bolus de 10% varia de 2 a 7% em ensaios clínicos e registros prospectivos de AVE. A classificação de HIs após a terapia trombolítica é tipicamente baseada em dois fatores principais: a aparência radiográfica da hemorragia e a presença de deterioração neurológica associada. Porém, as definições de sICH usadas são amplamente variáveis, dependendo da classificação radiológica da hemorragia e do grau de deterioração neurológica, e isso deve ser levado em consideração no relato e na interpretação das taxas de HIs.

De qualquer forma, o paciente evoluiu com piora neurológica, que pode ser avaliada por meio de quedas de pontuação na avaliação da escala do NIHSS durante a trombólise, que deve ser realizada a cada 15 minutos. O paciente evoluiu com piora da fraqueza e alteração da fala.

## Bibliografia

1. Yaghi S, Willey JZ, Cucchiara B, Goldstein JN, Gonzales NR, Khatri P, et al.; American Heart Association Stroke Council; Council on Cardiovascular and Stroke Nursing; Council on Clinical Cardiology; and Council on Quality of Care and Outcomes Research. Treatment and outcome of hemorrhagic transformation after intravenous alteplase in acute ischemic stroke: a scientific statement for healthcare professionals from the American Heart Association/American Stroke Association. Stroke. 2017;48(12):e343-e361.

## 10. Resposta: d

As diretrizes da Stroke Association recomendam monitoramento rigoroso durante e por pelo menos 24 horas após a infusão em uma unidade de terapia intensiva ou de AVE agudo. O monitoramento recomendado inclui medição da pressão arterial e exame neurológico a cada 15 minutos nas primeiras 2 horas após a infusão de alteplase, depois a cada 30 minutos nas 6 horas seguintes e, a seguir, a cada hora nas 16 horas seguintes. Como uma pressão arterial excessivamente alta pode aumentar as complicações hemorrágicas, recomenda-se uma meta de pressão arterial < 180/105 mmHg por 24 horas após a infusão. Além disso, uma tomografia computadorizada (TC) cerebral de emergência é recomendada se ocorrer dor de cabeça, náusea, vômito ou piora neurológica, porque esses sintomas podem anunciar HIC.

## Bibliografia

1. Yaghi S, Willey JZ, Cucchiara B, Goldstein JN, Gonzales NR, Khatri P, et al.; American Heart Association Stroke Council; Council on Cardiovascular and Stroke Nursing; Council on Clinical Cardiology; and Council on Quality of Care and Outcomes Research. Treatment and outcome of hemorrhagic transformation after intravenous alteplase in acute ischemic stroke: a scientific statement for healthcare professionals from the American Heart Association/American Stroke Association. Stroke. 2017;48(12):e343-e361.

## 11. Resposta: c

As convulsões induzidas por teofilina devem ser inicialmente tratadas com benzodiazepínicos, como lorazepam, midazolam ou diazepam. O fenobarbital pode ser administrado a adultos e crianças com convulsões induzidas por teofilina refratárias aos benzodiazepínicos. A teofilina ainda, apesar de todas as contraindicações, por vezes é usada como broncodilatador para tratar doença pulmonar obstrutiva crônica. A toxicidade da teofilina pode causar tremores, hipocalemia, acidose metabólica, convulsões e arritmias cardíacas.

### Bibliografia

1. Heffner A, Murin S, Sandrock C. Critical Care: board and certification review. StatPearls Publishing, LLC. p. 2.319.
2. LiverTox: Clinical and Research Information on Drug-Induced Liver Injury [Internet]. Bethesda (MD): National Institute of Diabetes and Digestive and Kidney Diseases; 2012.

## 12. Resposta: d

O estado epiléptico (EE) tem sido descrito em vários estágios: EE inicial, EE estabelecido, EE refratário e EE super-refratário. No geral, como o estado epiléptico convulsivo (EEC) persiste, é mais provável que se torne refratário ao tratamento médico. Nas diretrizes atuais, o estágio I, ou EE inicial, é a apresentação inicial de convulsões em que a convulsão se resolve automaticamente ou pode ser tratada com benzodiazepínicos. Estágio II, ou EE estabelecido, refere-se a quando os benzodiazepínicos falham em controlar a atividade convulsiva e o uso de medicamentos anticonvulsivos intravenosos (IV) é necessário. Estágio III, ou SE refratário, geralmente ocorre quando a atividade convulsiva persiste apesar de medicamentos anticonvulsivos IV de primeira e segunda linha e merece consideração para intubação endotraqueal e uso de anestesia geral. Estágio IV, ou EE super-refratário, é quando a atividade convulsiva persiste após 24 horas, apesar do tratamento com anestesia geral. Esses estágios se sobrepõem às fases do tratamento definidas pela American Epilepsy Society: 0 a 5 minutos, identificada como a fase de estabilização do paciente, 5 a 20 minutos identificados como a fase inicial da terapia, 20 a 40 minutos identificados como a segunda fase da terapia e 40 a 60 minutos identificados como a terceira fase da terapia.

### Bibliografia

1. Rai S, Drislane FW. Treatment of refractory and super-refractory status epilepticus. Neurotherapeutics. 2018;15(03):697-712.

## 13. Resposta: c

O diazepam é uma opção razoável de benzodiazepínico para tratamento, em razão de seu rápido início de ação. Pode ser administrado via retal, o que permite facilidade de uso pelos cuidadores antes da chegada dos serviços de emergência. No entanto, o diazepam é lipofílico e se distribui rapidamente nos tecidos periféricos, proporcionando assim uma duração de ação bastante curta. A aprovação recente do midazolam intranasal pode ser uma boa opção, pois tem farmacocinética favorável semelhante às formulações IM.

### Bibliografia

1. Lacy CF, Armstrong LL, Goldman MP, Lance LL. Drug information handbook. 20.ed. Hudson, OH: Lexi-Comp; 2011.
2. Meziane-Tani A, Foreman B, Mizrahi MA. Status epilepticus: work-up and management in adults. Semin Neurol. 2020;40(6):652-60.

## 14. Resposta: d

A fenitoína pode ser administrada em uma dose de ataque de 15 a 20 mg/kg até um máximo de 2.000 mg. Para pacientes obesos, a dosagem deve ser ajustada pelo peso corporal ideal. As taxas de infusão não devem exceder 50 mg/min para fenitoína ou 150 mg equivalentes de fenitoína (PE)/min no caso de fosfenitoína.

O propofol conhecido por seu uso em anestesia geral e para sedação em procedimentos, também é um dos agentes mais comumente usados naqueles com SE refratário. Mecanicamente, é conhecido por potencializar o GABA, inibir os receptores NMDA e modular o influxo de cálcio. Tem início rápido com curta duração de ação. É metabolizado via hepática e excretado via renal. Não requer redução da dose na doença hepática ou renal. Os efeitos adversos incluem sedação, amnésia, hipotensão e depressão respiratória.

O levetiracetam pode ser usado de forma contínua no estado de mal devido a seu início de ação bastante rápido, atingindo níveis máximos em 15 minutos após a infusão e uma meia-vida de 6 a 9 horas. Não apresenta interações medicamentosas significativas e não é eliminado pelo fígado. No entanto, o levetiracetam é eliminado via renal e exigiria dosagem renal se um paciente tiver doença renal comórbida ou patologia renal aguda.

## Bibliografia

1. Meziane-Tani A, Foreman B, Mizrahi MA. Status epilepticus: work-up and management in adults. Semin Neurol. 2020;40(6):652-66.

## 15. Resposta: c

Os critérios diagnósticos para *delirium* segundo DSM-IV são:

- Perturbação da consciência (ou seja, redução da clareza da consciência em relação ao ambiente), com redução da capacidade de direcionar, focalizar, manter ou deslocar a atenção.
- Uma alteração na cognição (tal como déficit de memória, desorientação, perturbação da linguagem) ou desenvolvimento de perturbação da percepção que não é mais bem explicada por demência preexistente, estabelecida ou em evolução.

- A perturbação desenvolve-se ao longo de curto período de tempo (em geral, de horas a dias), com tendência a flutuações no decorrer do dia.

Existem evidências, a partir da história, do exame físico ou de achados laboratoriais, de que a perturbação é causada por consequências fisiológicas diretas de condição médica geral.

Entretanto, podemos utilizar outro método de avaliação de *delirium* validado em terapia intensiva denominado CAM-ICU (*Confusion Assessment Method-Intensive Critical Unit*).

Devem estar presentes os seguintes fatores:
- Início agudo e flutuante do estado mental.
- Falta de atenção.
- Pensamento desorganizado ou alteração do nível de consciência.

## Bibliografia

1. Mattison MLP. Delirium. Ann Intern Med. 2020; 173(7):ITC49-ITC64.

## 16. Resposta: b

A utilização de protocolos dentro das UTI, como interrupção diária da sedação, está associada a redução do tempo de ventilação mecânica, pneumonia associada à ventilação mecânica, exames complementares adicionais, como tomografia computadorizada de crânio e, principalmente, diminuição da ocorrência de *delirium*. Sabe-se que a presença de *delirium* em UTI está associada ao aumento de morbimortalidade e fatores principiantes, como imobilidade, desidratação, dificuldade visual e ventilação, que devem ser prontamente revertidos.

## Bibliografia

1. Slooter AJ, Van De Leur RR, Zaal IJ. Delirium in critically ill patients. Handb Clin Neurol. 2017;141:449-66.

### 17. Resposta: e

A fisiopatologia do *delirium* ainda não está bem elucidada, porém existe uma série de teorias (dopaminérgica, colinérgica, inflamatória, sinalização celular e da oferta de oxigênio) a respeito. A teoria da dopamina relaciona o excesso desse neurotransmissor na disfunção cognitiva. A presença de *delirium* em terapia intensiva está associada ao aumento de morbimortalidade. A ocorrência de efeitos extrapiramidais, assim como efeitos arritmogênicos, independe da via de administração de haloperidol, mas sim de seu efeito cumulativo. Existem múltiplos fatores implicados no *delirium*, por exemplo, gravidade da doença, exposição a fármacos, ventilação mecânica e bexigoma. O simples fato de desenvolver *delirium* apresenta fator independente para disfunção cognitiva nos sobreviventes à alta hospitalar. Está comprovado desenvolvimento de *delirium* com administração de benzodiazepínicos, assim como sua associação a disfunção cognitiva em pacientes idosos.

### Bibliografia

1. Slooter AJ, Van De Leur RR, Zaal IJ. Delirium in critically ill patients. Handb Clin Neurol. 2017; 141:449-66.
2. Morandi A, Jackson JC. Delirium in the intensive care unit: a review. Neurol Clin. 2011;29(4):749-63.

### 18. Resposta: b

O *delirium* pode ser classificado como hiperativo e hipoativo. Este último apresenta um desafio no seu reconhecimento, retardando o tratamento e aumentando a morbimortalidade em ambientes de terapia intensiva. Está muito bem estabelecido o comprometimento cognitivo em médio e longo prazos de pacientes que desenvolvem *delirium* em UTI, principalmente idosos. A prevalência de *delirium* em UTI gira em torno de 20-42%, dependendo da região geográfica e da população estudada (idosos

*versus* jovens). Existem três tipos de *delirium*: hiperativo, hipoativo e misto. A maior incidência está relacionada ao *delirium* hipoativo e misto em pacientes idosos. A agressividade não é critério de diagnóstico obrigatório para *delirium*, e sim início agudo e flutuante do estado mental, falta de atenção e pensamento desorganizado.

### Bibliografia

1. Slooter AJ, Van De Leur RR, Zaal IJ. Delirium in critically ill patients. Handb Clin Neurol. 2017;141:449-66.

### 19. Resposta: c

De acordo com o *Manual diagnóstico e estatístico de transtornos mentais* – 5a edição (DSM-5), o *delirium* é definido como distúrbio de atenção (característica obrigatória principal) que se desenvolve durante um curto período de tempo, está associado a distúrbios na cognição que não são melhor explicados por outro distúrbio neurocognitivo preexistente, estabelecido ou em evolução, e não ocorre no contexto de um nível gravemente reduzido de excitação, e evidências da história, exame físico ou achados laboratoriais que indicam que o distúrbio é uma consequência fisiológica direta de outra condição médica, intoxicação por substância ou abstinência.

### Bibliografia

1. Slooter AJC, Otte WM, Devlin JW, Arora RC, Bleck TP, Claassen J, et al. Updated nomenclature of delirium and acute encephalopathy: statement of ten Societies. Intensive Care Med. 2020;46(5):1020-102.

### 20. Resposta: c
Condição 1: flutuação do estado mental basal

- Há evidência de mudança aguda do estado mental basal?
- Essa mudança tem caráter flutuante nas últimas 24 horas?

Condição 2: desatenção
- O paciente tem dificuldade de manter a atenção?

Obs.: realizar o teste das letras (a seguir). Caso necessário poderá ser realizado o teste das figuras.

Condição 3: alteração do nível de consciência
- O paciente está sonolento, comatoso ou agitado?

Obs.: realizar avaliação com escalas de sedação (RASS ou SAS).

Condição 4: Pensamento desorganizado
- O paciente tem um discurso incoerente?
- O paciente é incapaz de responder aos comandos corretamente?

Obs.: realizar sequência de perguntas dicotômicas. Caso o paciente acerte todas as perguntas, realizar o teste do comando.

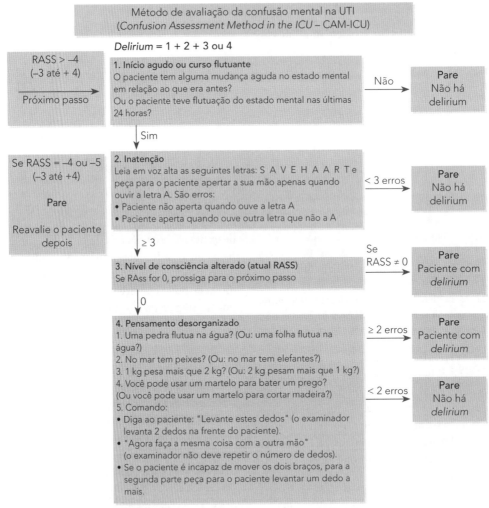

Fonte: Gusmao-Flores D, Salluh J, Dal-Pizzol F, Ritter C, Tomasi CD, Lima M, et al. The validity and reliability of the Portuguese versions of three tools used to diagnose delirium in critically ill patients. Clinics (Sao Paulo). 2011;66(11):1917-22.

*Delirium* é diagnosticado quando ambas as características 1 e 2 são positivas e as características 3 ou 4 estão presentes.

### Teste das letras

Diga ao paciente que irá falar dez letras e que ao ouvir a letra "A", ele deverá apertar a sua mão. Leia a seguinte sequência com intervalo de três segundos para cada letra:

S A V E H A A R T.

Considera-se alterada a atenção quando o paciente errar mais de duas vezes.

### Sequência de perguntas dicotômicas

Pergunte ao paciente:

- Uma pedra flutua na água? Resposta esperada: Não.
- Há peixes no mar? Resposta esperada: Sim.
- Um quilo pesa mais que dois quilos? Resposta esperada: Não.
- Você pode bater um prego com um martelo? Resposta esperada: Sim.

Considera-se pensamento desorganizado caso ele erre mais de uma resposta.

### Teste do comando

Mostre dois dedos ao paciente por alguns segundos e peça para ele repetir. Após isto, peça para que ele faça com a outra mão. Caso o paciente esteja impossibilitado de utilizar a outra mão, peça que ele adicione um dedo à mão inicialmente testada. Considera-se pensamento desorganizado, caso ele não execute os comandos corretamente.

### Bibliografia

1. Flores DG. Propriedades psicométricas de instrumentos diagnósticos para delirium no paciente grave em unidade de terapia intensiva. Instituto de Ciências de Saúde. Universidade Federal da Bahia. Tese (doutorado). Salvador, 2013.

## 21. Resposta: d

As diretrizes PADIS sugerem não usar haloperidol, antipsicóticos atípicos, dexmedetomidina, estatinas ou cetamina para prevenir *delirium* em todos os adultos gravemente doentes. O estudo *Prophylactic Haloperidol Use for Delirium in Patients at High Risk for Delirium* (REDUCE) foi um estudo randomizado, duplo-cego, controlado por placebo de 1.789 pacientes criticamente enfermos que receberam haloperidol profilático 1 mg, haloperidol 2 mg ou placebo. O grupo haloperidol de 1 mg foi interrompido prematuramente por causa da futilidade. Nenhuma diferença ocorreu na sobrevida média durante 28 dias no grupo haloperidol de 2 mg em comparação com 28 dias no grupo placebo (95% CI, 0–0; p = 0,93) com uma taxa de risco de 1,003 (95% CI, 0,78 –1,30; p = 0,82). Nenhum dos 15 resultados secundários foi estatisticamente diferente entre os três grupos. Esses resultados incluíram incidência de *delirium* (diferença média de 1,5%; IC de 95%, -3,6% a 6,7%), dias sem *delirium* e coma (diferença média de 0 dias; IC de 95%, 0–0 dias) e duração da terapia mecânica ventilação, UTI e tempo de internação hospitalar (diferença média 0 dias; IC 95%, 0–0 dias para todas as três medidas). Os eventos adversos não diferiram entre os grupos. Os outros fármacos testados em estudos ainda não possuem evidência para recomendações como profilaxia.

### Bibliografia

1. Devlin JW, Skrobik Y, Gélinas C, Needham DM, Slooter AJC, Pandharipande PP, et al. Clinical practice guidelines for the prevention and management of pain, agitation/sedation, delirium, immobility, and sleep disruption in adult patients in the ICU. Crit Care Med. 2018;46(9):e825-e873.

2. Van den Boogaard M, Slooter AJC, Bruggemann RJM, Schoonhoven L, Beishuizen A, Vermeijden JW, et al. Effect of haloperidol on survival among critically Ill adults with a high risk of delirium:

the REDUCE randomized clinical trial. JAMA. 2018; 319(7):680-90.

## 22. Resposta: b

Os antipsicóticos permanecem viáveis para o controle a curto prazo da agitação grave para prevenir o risco de autorremoção dos dispositivos da UTI pelo paciente, queda ou comportamento agressivo contra a equipe da UTI, ansiedade grave com necessidade de evitar a supressão respiratória (ex., insuficiência cardíaca, DPOC ou asma) ou características de delírio sintomático, como alucinações ou delírios. Se um antipsicótico for iniciado, doses iniciais baixas devem ser consideradas e a revisão diária das interações medicamentosas, efeitos adversos, titulação da dosagem e necessidade do antipsicótico deve ser concluída. Embora não haja recomendação para o uso de estatina, as diretrizes PADIS recomendam o uso de dexmedetomidina para pacientes com *delirium* nos quais a agitação impede a extubação ou o desmame do ventilador.

### Bibliografia

1. Stollings JL, Kotfis K, Chanques G, Pun BT, Pandharipande PP, Ely EW. Delirium in critical illness: clinical manifestations, outcomes, and management. Intensive Care Med. 2021;47(10):1089-103.

## 23. Resposta: d

Um exemplo de estratégia multifacetada é o pacote A2F (A, avaliar, prevenir e controlar a dor; B, ambos os testes de despertar espontâneo e respiração espontânea; C, escolha de analgésico e sedação; D, *delirium*: avaliar, prevenir e gerenciar; E, mobilidade precoce e exercício; e F, envolvimento da família). Este pacote fácil de memorizar é uma abordagem de 6 etapas, criada para facilitar a implementação das recomendações de várias diretrizes Este pacote demonstrou melhorar um espectro de resultados de pacientes em

um único estudo de centro, um estudo de múltiplos hospitais/sistema regional único e um grande estudo colaborativo nacional. No entanto,embora se acredite amplamente que seja eficaz, atualmente não há um único ECR demonstrando o benefício do pacote A2F, que é o padrão-ouro em termos de demonstração de eficácia terapêutica.

## 24. Resposta: d

A maioria das HSAs é oriunda de aneurismas rotos, 80 a 85% dos casos, as não aneurismáticas são perimesencefálicas, possivelmente por sangramentos venosos, cerca de 2/3 dos casos, o restante é por causas variadas: malformação vascular, cocaína, vasculites, tumores, trauma, trombose venosa cerebral, *posterior reversible encephalopathy* (PRES), dissecção de artéria intracraniana, diátese hemorrágica e outras.

## 25. Resposta: d

A classificação clínica de Hunt-Hess no caso clínico será V, e a classificação tomográfica de Fisher para hemorragia subaracnóidea com inundação ventricular é Fisher IV.

### Bibliografia

1. Xie Z, Hu X, Zan X, Lin S, Li H, You C. Predictors of shunt-dependent hydrocephalus after aneurysmal subarachnoid hemorrhage? A systematic review and meta-analysis. World Neurosurg. 2017;106:844-860.e6.

## 26. Resposta: d

Os *guidelines* americano e europeu divergem sobre os níveis pressóricos que devem ser mantidos menores que pressões sistólicas em 160 mmHg (AHA) e menores que 180 mmHg (ESO). Provavelmente, o contexto do paciente é o mais importante, presença de edema intenso com avaliações dos níveis de pressão intracraniana para manutenção de adequada pressão de perfusão cerebral.

A PA deve ser mantida perto da basal ou, se desconhecida, com uma PAM < 110 mmHg, já que o principal risco imediato é o ressangramento. Esmolol IV é uma boa escolha. O tratamento da dor (cefaleia, lombalgia) com opioides também ajuda no controle da PA.

### Bibliografia

1. Chung DY, Abdalkader M, Nguyen TN. Aneurysmal subarachnoid hemorrhage. Neurol Clin. 2021;39(2):419-42.

## 27. Resposta: b

Estados epilépticos não convulsivos nesses pacientes podem variar de 7-18% dos casos com estado de mal não epiléptico em 3-13%.

Não há ensaios clínicos randomizados sobre o uso de anticonvulsivantes profiláticos na HSA.

Nos *guidelines*, o da AHA considera IIb, B o uso no período imediato após sangramento aneurismático, já o europeu considera que não há evidência para seu uso profilático IV, C. O uso de rotina em longo prazo não está recomendado (AHA. III, B), a não ser em casos específicos: aneurisma de artéria cerebral média.

Se usado como profilático, a recomendação é suspender com 7 dias. Outra consideração é retirar o fármaco após a clipagem do aneurisma. O uso rotineiro de profilaxia anticonvulsivante com fenitoína não é recomendado após uma HSA (*low quality evidence; strong recommendation*).

### Bibliografia

1. Neifert SN, Chapman EK, Martini ML, Shuman WH, Schupper AJ, Oermann EK, et al. Aneurysmal subarachnoid hemorrhage: the last decade. Transl Stroke Res. 2021;12(3):428-46.
2. Sharma D. Perioperative management of aneurysmal subarachnoid hemorrhage. Anesthesiology. 2020;133(6):1283-305.

## 28. Resposta: a

Nimodipino, um bloqueador de canal de cálcio, também teve sua eficácia comprovada no tratamento dos pacientes com vasoespasmo, apresentando uma aparente seletividade em promover vasodilatação em artérias cerebrais. Embora não diminua a incidência do vasoespasmo, o uso do nimodipino reduz a ocorrência de infartos visíveis à TC, e 40% as evoluções desfavoráveis. Nimodipino é custo-efetivo e apresenta mínimos efeitos adversos. A administração do nimodipino deve ser realizada via enteral, uma vez que o uso endovenoso implica grande labilidade pressórica, na dose de 240 a 360 mg/dia por 14 a 21 dias.

## 29. Resposta: a

Os pacientes com hidrocefalia e sangramento de terceiro ou quarto ventrículo evidenciada na TC devem ser submetidos à drenagem ventricular externa. Classicamente, pode-se lançar mão da derivação ventricular externa (DVE) como medida temporária, uma vez que a presença de sangue dentro dos ventrículos é uma contraindicação à derivação ventricular peritoneal (DVP). Infelizmente, as taxas de obstrução desse sistema são altas, o que acaba gerando intervenções repetidas, com risco de ventriculite. Uma técnica que vem se mostrando promissora, associada à passagem de DVE, é a lavagem ventricular endoscópica.

## 30. Resposta: d

O paciente hipervolêmico não evolui com menor incidência de vasoespasmo que o normovolêmico no período pós-HSA. Euvolemia (use primariamente fluidos isotônicos) e normotermia devem ser mantidos com vigor em todos os pacientes com HSA, assim como "normoglicemia". Pacientes que desenvolvem hiperglicemia devem receber insulina IV contínua para manter a glicemia

≤ 180 mg/dL. Hiponatremia ocorre em até 30% dos pacientes e deve ser corrigida intensivamente. As causas podem ser secreção inapropriada de ADH ou síndrome perdedora de sódio. Raramente, a salina hipertônica pode ser necessária. Hipomagnesemia (Mg sérico < 2 mg/dL ou < 1,6 mEq/L) está associada com pior evolução clínica e deve ser evitada. Os casos de complicações tardias podem chegar a 30% dos casos. A isquemia cerebral tardia é o surgimento de um déficit neurológico focal (hemiparesia, afasia, apraxia) ou queda de 2 pontos na escala de coma de Glasgow a partir do quarto dia pós-HSA. O início é agudo com persistência dos sintomas (> 1 hora). Não ocorre imediatamente após a oclusão aneurismática e não pode ser atribuída a outras causas.

## Bibliografia

1. Anetsberger A, Gempt J, Blobner M, Ringel F, Bogdanski R, Heim M, et al. Impact of goal-directed therapy on delayed ischemia after aneurysmal subarachnoid hemorrhage: randomized controlled trial. Stroke. 2020;51(8):2287-96.
2. Sharma D. Perioperative management of aneurysmal subarachnoid hemorrhage. Anesthesiology. 2020;133(6):1283-305.

## 31. Resposta: b

| Grau 0 | Assintomático (sem hemorragia subaracnoide) |
|---|---|
| Grau I | Assintomático ou moderada cefaleia, moderada rigidez na nuca |
| Grau II | Cefaleia modera a grave, rigidez de nuca, sem déficit neurológico (exceto paralisia de nervos cranianos) |
| Grau III | Sonolência, confusão ou déficit focal moderado |
| Grau IV | Coma vigil, déficit focal e início de rigidez descerebração; distúrbios vegetativos |
| Grau V | Coma profundo, descerebração, moribundo |

Fonte: Hunt WE, Hess RM. Surgical risks as related to time of intervention in the repair of intracranial aneurysms. J Neurosurg. 1968;28:14-20.

## 32. Resposta: e

O diagnóstico de morte encefálica é estabelecido com base nos critérios clínicos, porém sua confirmação exige a realização de exames complementares. A dosagem sérica e a urinária de drogas sedativas e/ou psicotrópicas não necessitam ser realizadas, mas deve-se respeitar sua meia-vida plasmática em relação à última dose administrada para iniciar o protocolo de morte encefálica (12 horas ± sedação/curare, 24 a 48 horas ± barbitúricos). No exame ocular do potencial doador, podemos encontrar pupilas médias ou dilatadas (4 a 9 mm) fixas. Na realidade, doação multivisceral compreende transplante em bloco de estômago, intestino delgado, pâncreas e fígado. Até o momento, poucos centros transplantadores possuem infraestrutura para realização de tal procedimento e com casuística limitada, englobando coração, pele, córnea, fígado, rins, pâncreas e, em alguns casos, pulmão. O teste da atropina consiste na ausência de aumento da frequência cardíaca, após administração de 2 mg de atropina. Isso ocorre em virtude da ausência de tônus vagal confirmando disfunção da porção caudal do tronco. Não pode ser utilizado como critério isoladamente nem deve ser utilizado em casos de neuropatia autonômica ou em pacientes transplantados cardíacos com denervação das fibras autonômicas cardíacas.

## 33. Resposta: b

Em primeiro lugar, devemos considerar a definição de morte pelo prisma da bioética e do ponto de vista jurídico (penal e civil). A bioética define morte como ausência de atividade cerebral (lesão encefálica) e, do ponto de vista jurídico, como ausência de atividade cardiocirculatória. Existe uma divergência entre as definições, pois as condutas baseadas no prisma da bioética podem acarretar complicações jurídicas ao médico. Nesse sentido, o diagnóstico de morte encefálica em um paciente não doador pode ser considerado óbito pelo prisma da bioética e dos protocolos de doação de órgãos, porém, se não houver consentimento da família, não deveremos desligar os aparelhos, pois não existe legislação que nos ampare nesse sentido nem há cessação da atividade circulatória. Existe um parecer do Conselho Federal de Medicina (Processo-consulta CFM n. 7.311/97) sobre o assunto, declarando "Pensamos que sim, pois a verificação da morte por quaisquer critérios é um ato de competência do médico". No entanto, deverão ter os médicos a sensibilidade para que esse seu poder não venha a constituir-se em uma causa adicional de dor àqueles que já passam pelo sofrimento da perda de um ente querido e que devem encontrar no médico uma mensagem de alívio e solidariedade.

### 34. Resposta: a

Hipovolemia relativa pode estar associada ao doador em potencial em virtude de um desequilíbrio na homeostase vascular e vasodilatação sistêmica, ocasionando hipotensão. A presença de morte encefálica, dependendo da causa subjacente, como hemorragia subaracnóidea, pode desenvolver uma tempestade de neurotransmissores capazes de ocasionar a síndrome de takotsubo, que se caracteriza por disfunção ventricular esquerda súbita associada a sinais de choque, alterações do segmento ST ao eletrocardiograma e coronárias normais. A regulação do cálcio é de extrema importância no correto funcionamento celular, transmissão neural e estabilidade de membrana. A presença de hipocalcemia severa está associada a hipotensão refratária em pacientes críticos e potenciais doadores. Não há evidência de hiponatremia com hipotensão nessa situação.

### Bibliografia

1. Dictus C, Vienenkoetter B, Esmaeilzadeh M, Unterberg A, Ahmadi R. Critical care management of potential organ donors: our current standard. Clin Transplant. 2009;23(Suppl.21):2-9.

### 35. Resposta C

Avaliar o estado mental da paciente. Se ela ainda tiver estado mental alterado ou encefalopatia e não houver nenhuma indicação de que a paciente é capaz de compreender a informação ou o diagnóstico, então pode-se adiar o fornecimento dessas informações à paciente. Não obstante, invocando o princípio da autonomia, a paciente deve ser informada de seu diagnóstico, a menos que tenha declarado especificamente que não quer saber. Se a paciente estiver acordada, alerta e capaz de compreender o diagnóstico, a discussão com a paciente pode ocorrer.

### Bibliografia

1. Brasil. Conselho Federal de Medicina. Resolução CFM n. 2173, de 23 de novembro de 2017. Brasília: CFM; 2017. Disponível em https://sistemas.cfm.org.br/normas/visualizar/resolucoes/BR/2017/2173.

### 36. Resposta: d

O sinal de Lázaro representa a exacerbação e a autonomia dos reflexos espinhais sem o controle suprassegmentar. Nao interfere no resultado do diagnóstico de morte encefálica. É a flexão bilateral de membros superiores, adução dos braços, elevação dos membros superiores e entrecruzamento das mãos.

Achados clínicos que não excluem o diagnóstico de morte encefálica:

- Movimentos involuntários (reflexos espinhais).
- Reflexos tendinosos, abdominais, Babinski persistentes, movimentos ondulares dos dedos dos pés.

- Ereção peniana reflexa, arrepio, reflexo tônico cervical, reflexo de retirada dos membros inferiores ou superiores.
- Contrações faciais.

Examinar os reflexos de tronco encefálico:
- Ausência de reflexo pupilar fotomotor.
- Ausência de reflexo córneo palpebral.
- Ausência de reflexo oculocefálico bilateral.
- Ausência de reflexo oculovestibular.
- Ausência de reflexo de tosse.
- Ausência de *drive* respiratório.

## Bibliografia

1. Brasil. Conselho Federal de Medicina. Resolução CFM n. 2173, de 23 de novembro de 2017. Brasília: CFM; 2017. Disponível em https://sistemas.cfm.org.br/normas/visualizar/resolucoes/BR/2017/2173.

## 37. Resposta: d

Devem ser feitos dois exames clínicos de morte encefálica por médicos diferentes, especificamente capacitados e não participantes de equipes de transplantes, sendo um deles preferencialmente neurologista clínico, ou pediátrico, neurocirurgião, intensivista adulto e pediátrico ou emergencista, com intervalo de pelo menos 1 hora. A PAM preconizada é superior ou igual a 65 mmHg ou pressão arterial sistólica maior que 100 mmHg. Alguns medicamentos depressores do sistema nervoso central não apresentam potencial para causar coma reflexo quando usados em dose terapêutica usual (fenitoína, clonidina, morfina, dexmedetomidina), não sendo necessária sua suspensão para a abertura do protocolo

## Bibliografia

1. Brasil. Conselho Federal de Medicina. Resolução CFM n. 2173, de 23 de novembro de 2017. Brasília: CFM; 2017. Disponível em https://sistemas.cfm.org.br/normas/visualizar/resolucoes/BR/2017/2173.

## 38. Resposta: d

Sat. $O_2$ maior que 94% para abrir protocolo de ME. A hipernatremia grave refratária ao tratamento não inviabiliza a determinação de ME, exceto quando é a única causa do coma.

Tratamento e observação em hospital pelo período mínimo de 6 horas. Quando a encefalopatia hipóxico-isquêmica for a causa primária do quadro, deverá ser aguardado um período mínimo de 24 horas após a parada cardiorrespiratória ou reaquecimento na hipotermia terapêutica, para iniciar a determinação de morte encefálica.

Temperatura corporal (esofágica, vesical ou retal) superior a 35 graus Celsius.

## Bibliografia

1. Brasil. Conselho Federal de Medicina. Resolução CFM n. 2173, de 23 de novembro de 2017. Brasília: CFM; 2017. Disponível em https://sistemas.cfm.org.br/normas/visualizar/resolucoes/BR/2017/2173.

## 39. Resposta: c

O exame preferível no caso de craniectomia descompressiva é o EEG.

## Bibliografia

1. Brasil. Conselho Federal de Medicina. Resolução CFM n. 2173, de 23 de novembro de 2017. Brasília: CFM; 2017. Disponível em https://sistemas.cfm.org.br/normas/visualizar/resolucoes/BR/2017/2173.

## 40. Resposta: c
### Responsabilidades

Médico intensivista: identificação do paciente com critérios de morte encefálica, avaliação clínica, notificar a CIHDOTT, solicitação de exame de imagem, abertura da AIH, realização dos exames clínicos e teste apneia, solicitação de exames laboratorial e de imagem para avaliação da elegibilidade, manutenção clínica do potencial doador, proceder ao registro de todas as atividades, comunicação com os familiares das etapas do processo e óbito, preenchimento do termo de declaração de morte encefálica e da declaração de óbito e/ou encaminhamento do IML, quando necessário. Unidade de internação: UTI.

Neurologista: avaliação clínica e realização do exame complementar e preferencialmente realizar o segundo exame clínico, proceder ao registro de todas as atividades. Unidade de internação: UTI.

## Bibliografia

1. Brasil. Conselho Federal de Medicina. Resolução CFM n. 2173, de 23 de novembro de 2017. Brasília: CFM; 2017. Disponível em https://sistemas.cfm.org.br/normas/visualizar/resolucoes/BR/2017/2173.

## 41. Resposta: d

As orientações de transfusão são:

- Hemácias: se Hb < 7 g/dL para estáveis ou se HB < 10 para instáveis.
- Plaquetas
  - Se < 100 k com sangramento.
  - Se < 50 k no pré-operatório.
- Plasma se RNI 1,5x o valor de referência.
- Crioprecipitado se fibrinogênio < 100.

## Bibliografia

1. Brasil. Conselho Federal de Medicina. Resolução CFM n. 2173, de 23 de novembro de 2017. Brasília: CFM; 2017. Disponível em https://sistemas.cfm.org.br/normas/visualizar/resolucoes/BR/2017/2173.

## 42. Resposta: d

A paralisia de Todd é a causa mais provável de sua fraqueza transitória e um déficit neurológico transitório, geralmente no membro contralateral ao foco da convulsão. O paciente tinha uma história de convulsões focais fortemente associadas à condição. Ele tinha uma história de AVE parietal direito que pode causar cicatrizes e atuar como foco de atividade convulsiva focal. Seus sintomas desapareceram completamente em 32 horas, o que exclui TIA, pois essa é uma condição de menos de 24 horas. Os sintomas da paresia de Todd desaparecem, em média, em cerca de 15 horas, mas podem variar de 30 minutos a 36 horas antes da resolução. O distúrbio de conversão está incorreto. Embora possível, o paciente não tinha história relacionada a transtornos psiquiátricos de qualquer tipo. A miosite autoimune não está associada à fraqueza focal e transitória das extremidades.

## Bibliografia

1. Mastriana J, Pay JL, De Jesus O, Taylor RS. Todd Paresis. 2023. Treasure Island (FL): StatPearls Publishing; 2023.

## 43. Resposta: a

O aumento agudo da pressão intra-abdominal causa aumento significativo da pressão intracraniana e diminuição da pressão de perfusão cerebral. O aumento da pressão intra-abdominal parece produzir esse efeito, aumentando a pressão pleural e outras pressões intratorácicas e causando uma obstrução funcional ao fluxo venoso cerebral por meio do sistema venoso jugular com aumento de pressão venosa e interferência nas vias de saída do líquido cefalorraquidiano, além de efeitos de aumento da resistência vascular sistêmica. A hipertensão abdominal é definida como duas medidas da PIA acima de 20 mmHg em 4-6 horas. Quando existe disfunção de órgãos e medidas acima de 20 mmHg existe a síndrome compartimental abdominal. O envolvimento pulmonar pode incluir volumes torácicos diminuídos e picos de pressão elevados por causa da compressão do diafragma, diminuição da relação P/F e hipercapnia.

## Bibliografia

1. Matusov Y, Vashisht R. Critical care medicine: board and certification review. StatPearls; 2023.
2. Sadeghi M, et al. Abdominal compartment syndrome in critically ill patient. Open Access Maced J Med Sci. 2019;7(7):1097-102.

## 44. Resposta: d

Trata-se de um processo de possível hipertensão intracraniana com compressão de estruturas nobres pela evolução de um AVE de artéria cerebral média nos primeiros dias de evolução (pico entre 3º e 5º dia) ocorre o chamado edema citotóxico. A hiperventilação de um paciente intubado para uma meta de $PCO_2$ de 26 a 30 mmHg pode reduzir o fluxo sanguíneo intracraniano e, portanto, as pressões, em 3% para cada queda de 1 mmHg na $PCO_2$. As estratégias de hiperventilação não devem ser mantidas além das primeiras 24 horas para evitar o risco de vasoconstrição e piora da isquemia cerebral. As estratégias de hiperventilação devem ser usadas apenas em pacientes com monitoramento da pressão intracraniana (PIC). Deve-se ter cuidado com pacientes em ventilação mecânica para garantir que a pressão arterial adequada seja mantida para manter a pressão de perfusão cerebral adequada. Vasopressores podem ser usados se necessário, uma vez que não demonstraram aumentar a PIC, pois aumentam a pressão arterial se a pressão arterial cair como resultado da sedação usada para o paciente ventilado.

## Bibliografia

1. Changa AR, Czeisler BM, Lord AS. Management of elevated intracranial pressure: a review. Curr Neurol Neurosci Rep. 2019;19(12):99.

## 45. Resposta: b

Uma TC de crânio sem contraste no contexto de punção sanguínea não traumática será positiva na grande maioria dos pacientes com hemorragia subaracnóidea, especialmente nas primeiras 6 horas após a hemorragia. No entanto, uma TC normal não significa que uma punção com sangue possa ser ignorada. Ao contrário de uma punção traumática, a contagem de células sanguíneas não diminui do primeiro para o quarto tubo nos casos de hemorragia cerebral. A xantocromia é a aparência amarela do líquido cefalorraquidiano causada pela degradação da heme em bilirrubina, confirmando uma hemorragia. A angiografia por TC ou a ressonância magnética (RM) é necessária para detectar patologia vascular que pode explicar os achados da punção lombar de hemorragia subaracnóidea.

O manejo inicial consiste na prevenção do vasoespasmo, no controle da pressão arterial, na administração de fluidos, na terapia anticonvulsivante e no controle da dor, e muitos neurocirurgiões recomendam cirurgia precoce.

## 46. Resposta: c

A transfusão de plaquetas está indicada para trombocitopenia menor que 100.000/mcL e para usuários de antiagregantes plaquetários.

O uso de anticonvulsivantes profiláticos é controverso em pacientes com hemorragia subaracnoide (HSA). Evidência de série de casos sugerem que a utilização de fenitoína pode estar associada a pior desfecho neurológico e cognitivo pós-HSA.

O uso do Doppler transcraniano é útil para detectar e monitorizar vasoespasmo na UTI.

A dilatação dos ventrículos visibilizada na tomografia de crânio ou a pontuação superior a grau 3 na escala do World Federation of Neurological Surgeons Subarachnoid Hemorrhage indicam a monitorização intracraniana desse paciente.

## Bibliografia

1. Claassen J, Park S. Spontaneous subarachnoid haemorrhage. Lancet. 2022;400(10355):846-62.

2. Sharma D. Perioperative management of aneurysmal subarachnoid hemorrhage. Anesthesiology. 2020;133(6):1283-305.
3. StatPearls Publishing LLC, Heffner A, Murin S, Sandrock C. Critical care: board and certification review. StatPearls Publishing, LLC. p.455.

### 47. Resposta: c

O paciente pode ter uma infecção viral ou uma dor de cabeça com déficits neurológicos e linfocitose no LCR. Se a condição do paciente for resolvida, a HaNDL (*syndrome of transient headache and neurologic deficits with cerebrospinal fluid lymphocytosis*) é mais provável. Os distúrbios mais frequentes são hemiparesia, afasia e distúrbios hemissensoriais, estados de confusão aguda também são relatadas. Cefaleia que em geral dura horas, moderada a grave, geralmente segue os sintomas neurológicos. Os episódios são recorrentes em 75% dos pacientes. Os episódios duram 15 a 120 minutos, mas foram relatados cinco minutos a três dias. Liquor: pleocitose linfocítica, aumento da pressão de abertura e aumento de proteína.

### Bibliografia

1. Al-Chalabi M, Hegde P, Asghar F, Aladamat N, Delcimmuto N, Gharaibeh K, et al. Transient headache and neurological deficits with cerebrospinal fluid lymphocytosis syndrome: a comprehensive systematic review of 93 patients from 57 studies. Cephalalgia. 2023;43(4):3331024231157694.

### 48. Resposta: d

Esse paciente apresenta sintomas agudos de compressão da medula espinhal. O tônus retal ausente e a retenção urinária, juntamente com perda motora e sensorial nas extremidades, sugerem síndrome da cauda equina. Essa é uma emergência médica, e um cirurgião deve ser notificado o mais rápido possível. O paciente precisa de uma ressonância magnética rápida para localizar o local da compressão ou da fratura. A cirurgia deve seguir. Esse é um cenário comum em homens com metástases de câncer de próstata na coluna vertebral.

### Bibliografia

1. StatPearls Publishing LLC, Heffner A, Murin S, Sandrock C. Critical care: board and certification review. StatPearls Publishing, LLC. p.542.
2. Zhang Y, Al Mamun A, Yuan Y, Lu Q, Xiong J, Yang S, et al. Acute spinal cord injury: Pathophysiology and pharmacological intervention (Review). Mol Med Rep. 2021;23(6):417.

### 49. Resposta: c

Ela preenche a definição de estado de mal epiléptico convulsivo com convulsões durando mais de 5 minutos, portanto não é estado de mal epiléptico precoce, além disso, ele teve convulsões recorrentes sem retorno à linha de base neurológica. Especificamente, isso seria considerado *status epilepticus* estabelecido porque ele falhou com o benzodiazepínico de primeira linha. Ele não recebeu e falhou com um agente de segunda linha, que define o *status epilepticus* refratário.

### 50. Resposta: d

A terapia de primeira linha falhou, e um agente de segunda linha urgente é necessário. Não há nenhuma evidência forte para o uso de um sobre o outro. Levetiracetam, fosfenitoína e ácido valproico são comumente usados; lacosamida e talvez brivatacetam também são opções razoáveis. Em nosso meio, fenitoína 15-20 mg/kg. (dose de ataque). Máximo de infusão 50 mg/min.

### Bibliografia

1. Trinka E, Leitinger M. Management of status epilepticus, refractory status epilepticus, and super-refractory status epilepticus. Continuum (Minneap Minn). 2022;28(2):559-602.

### 51. Resposta: c

A American Heart Association e a American Stroke Association recomendam que o tPA IV seja administrado a todos os pacientes elegíveis o mais rápido possível dentro de 3 horas do início dos sintomas, com uma janela estendida de 4,5 horas. A American Heart Association e a American Stroke Association recomendam a trombectomia mecânica o mais rápido possível para pacientes elegíveis com oclusão de grandes vasos dentro de 6 a 16 horas do último normal conhecido. A American Heart Association e a American Stroke Association consideram a trombectomia mecânica razoável em pacientes selecionados dentro de 6 a 24 horas após o último normal conhecido.

## Bibliografia

1. Powers WJ, Rabinstein AA, Ackerson T, Adeoye OM, Bambakidis NC, Becker K, et al. Guidelines for the Early Management of Patients With Acute Ischemic Stroke: 2019 Update to the 2018 Guidelines for the Early management of acute ischemic stroke: a guideline for healthcare professionals from the American Heart Association/American Stroke Association. Stroke. 2019;50(12):e344-e418.

## 52. Resposta: c

O paciente apresentava síndrome de *lock in* com trombose basilar como causa óbvia. Ele apresentou além da janela de 4,5 horas usada para indicação de fibrinólise. Sua pontuação no NIHSS é alta, indicando também oclusão de grandes vasos. O próximo passo deve ser confirmar a trombose basilar com angiografia por TC em preparação para a trombectomia. Sua pressão arterial precisa ser reduzida para menos de 180/110 mmHg apenas se ele for candidato a TPA IV.

Em um estudo envolvendo pacientes chineses com oclusão da artéria basilar, aproximadamente um terço dos quais receberam trombólise intravenosa, a trombectomia endovascular dentro de 12 horas após o início do AVE levou a melhores resultados funcionais em 90 dias que o melhor tratamento médico, mas foi associada a complicações do procedimento e hemorragia intracerebral.

## Bibliografia

1. Tao C, Nogueira RG, Zhu Y, Sun J, Han H, Yuan G, et al.; ATTENTION Investigators. Trial of endovascular treatment of acute basilar-artery occlusion. N Engl J Med. 2022;387(15):1361-72.

## 53. Resposta: c

O teste da apneia baseia-se na observação da ausência de movimentos respiratórios, após estimulação máxima do centro respiratório pela hipercapnia ($PaCO_2 > 55$ mmHg). O teste deve ser interrompido sempre que houver:

- Movimentos respiratórios (teste de apneia negativo).
- Instabilidade hemodinâmica.
- Hipoxemia grave.

Lesões cervicais altas; síndrome de Guillain-Barré; toxicidades como organofosforado, baclofeno, lidocaína e vecurônio; e síndrome do encarceramento podem simular morte encefálica com ausência temporária ou permanente de reflexos do tronco cerebral e, eventualmente, pupilas irresponsivas.

## Bibliografia

1. Busl KM, Lewis A, Varelas PN. Apnea testing for the determination of brain death: a systematic scoping review. Neurocrit Care. 2021;34(2):608-20.

## 54. Resposta: a

O UDT pode confirmar a morte cerebral se mostrar pulsações diastólicas ausentes ou pequenas pulsações sistólicas com pico. A ausência de rastreamento de fluxo é inconclusiva de morte cerebral, pois pode ser por causa de uma janela inadequada. Os potenciais evocados somatossensoriais podem ser solicitados para determinar a morte cerebral. Outro teste auxiliar deve ser realizado. $PCO_2$ normal é um pré-requisito para realizar o teste de apneia.

## Bibliografia

1. Koenig MA, Kaplan PW. Brain death. Handb Clin Neurol. 2019;161:89-102.

# 10

# INFECTOLOGIA

# 10
# Infectologia

1. O maior determinante da capacidade de transportar oxigênio pela circulação em um paciente com sepse é:
   a) A resistência vascular sistêmica.
   b) A pressão arterial média acima de 65 mmHg.
   c) O débito cardíaco.
   d) A frequência cardíaca.

2. No choque séptico, outros fatores além da hipoperfusão podem contribuir para o acúmulo de lactato, exceto:
   a) Diminuição da atividade da piruvato desidrogenase.
   b) Disfunção mitocondrial.
   c) Diminuição da *clearance* de lactato pelos rins.
   d) Aumento do fluxo hepático de alanina a partir da musculatura esquelética.

3. Os mediadores inflamatórios têm papel crucial na fisiopatologia do choque circulatório, em particular do choque séptico. Qual dos mediadores a seguir tem atividade anti-inflamatória?
   a) Interleucina-1.
   b) Interleucina-6.
   c) Interleucina-10.

d) Interferon gama.
e) Fosfolipase A2.

4. Paciente com choque séptico, com disfunções plaquetária e renal, em uso de corticoide e em ventilação mecânica, tem indicação de:
   a) Uso de bloqueador de bomba de prótons em doses terapêuticas pelo risco elevado de úlcera de estresse.
   b) Uso de cimetidina em altas doses via sonda enteral.
   c) Profilaxia parenteral de úlcera de estresse.
   d) Infusão endovenosa de bicarbonato de sódio para alcalinização do pH gástrico.
   e) Endoscopia digestiva alta profilática, para investigação de possíveis lesões de base.

5. Uma paciente de 34 anos de idade, com antecedente de pielonefrite, deu entrada no serviço de emergência discretamente sonolenta, com perfusão lentificada, FC = 125 bpm, FR = 30 ipm, PA = 80 x 60 mmHg, Giordano positivo, lactato arterial = 4,2 mmol/L e gasometria arterial com pH = 7,2 e bicarbonato = 12,4 mEq/L.

Com base nessa situação hipotética e no *Surviving Sepsis Campaign: International Guidelines for Management of Sepsis and Septic Shock* (2021), assinale a alternativa que apresenta a conduta incorreta no manuseio da paciente:

a) Utilizar qSOFA para rastreamento da sepse.

b) Iniciar ressuscitação volêmica com cristaloide (30 mL/kg) em até três horas.

c) Iniciar hidrocortisona se a paciente evoluir para choque séptico sem atingir estabilidade hemodinâmica adequada com norepinefrina.

d) Infusão de insulina se a paciente apresentar glicemia acima de 180 mg/dL.

e) Administrar bicarbonato de sódio IV se choque séptico com persistência da acidose metabólica importante e lesão renal aguda (AKIN 2 ou 3).

6. Paciente de 65 anos de idade, do sexo masculino, foi admitido pelo SAMU com confusão mental, febre de 38,8°C, desidratado, com saturação de 90% recebendo suporte de $O_2$ a 2 L por minuto. Foram realizados exames de sangue e adicionados ao escore Quick SOFA na emergência hospitalar, denotando um valor de 3 pontos. Sua pressão arterial média na admissão era de 70 mmHg, além de apresentar lactato inferior a 2 mmol/L. Seu hemograma demonstrou importante leucocitose, com desvio à esquerda.

Em relação ao referido caso clínico e em conhecimentos médicos correlatos, julgue os itens a seguir. Responda se a afirmação é certa (C) ou é errada (E):

( ) É necessário coletar hemoculturas e aguardar os resultados para iniciar antibioticoterapia.

( ) Caso o quadro clínico do paciente evolua para hipotensão, a primeira atitude a ser tomada na sala de emergência é a infusão de noradrenalina.

( ) O escore Apache II tem se demonstrado superior ao MEWS no reconhecimento da sepse, principalmente na sala de emergência.

( ) De acordo com a nova classificação de sepse, devemos classificar a sepse em grave ou não.

( ) Não existem critérios para choque séptico.

7. Em relação à disfunção miocárdica na sepse é correto afirmar:

a) Fração de ejeção fica diminuída.

b) A noradrenalina é a medicação de escolha para tratar a disfunção miocárdica da sepse.

c) O débito cardíaco, apesar de depressão miocárdica, continua alto por vasodilatação.

d) Nesta condição a vasopressina é droga da escolha.

8. Em relação ao uso de corticoides em pacientes com sepse é correto afirmar:

a) Os corticoides reduzem a mortalidade de pacientes com choque séptico e disfunção miocárdica.

b) Os corticoides devem ser usados exclusivamente em pacientes com choque séptico com necessidade de pelo menos duas drogas vasoativas.

c) O uso de corticoides aumenta a sobrevivência dos pacientes em sepse.

d) A dose recomendada é 200 mg de hidrocortisona por dia.

9. Paciente do sexo feminino, 50 anos, no 3° PO de colecistectomia eletiva, apresentando: T = 38,7°C; FC = 125 bpm; FR = 29 irpm e leucocitose (15.800/mm³). A

sua PA = 82/53mmHg, após reposição de 2.000 mL de soro fisiológico, está confusa, oligúrica e com lactato sérico de 4,2 mMol/L (N até 1,6 mMol/L). A $SaO_2$ = 98% e a $SvO_2$ = 80%. Uma tomografia computadorizada de abdome evidenciou uma coleção subfrênica. Neste momento, o quadro sindrômico acima é mais apropriadamente designado por:

a) Choque séptico.
b) Sepse.
c) SIRS.
d) Bacteriemia.

10. No diagnóstico e na conduta em pacientes com sepse está correto dizer que:

a) A coleta para hemoculturas deve ser realizada após o início da antibioticoterapia.
b) Não se administra cristaloides no momento da hipotensão.
c) O lactato é um importante parâmetro para o diagnóstico de choque séptico.
d) Associação de antibióticos deve aguardar resultado das culturas.
e) Só iniciar uso de vasopressores quando a pressão arterial média estiver ≥ 65 mmHg.

11. Sobre a reposição volêmica no choque séptico, é correto afirmar que:

a) Deve-se aguardar o resultado de exames laboratoriais para definir a necessidade de administrar volume.
b) A ressuscitação inicial da hipoperfusão induzida pela sepse deve ser feita utilizando cristaloides em volume de pelo menos 30 mL/kg durante as primeiras três horas de atendimento.
c) O uso de parâmetros estáticos para definir fluido-responsividade deve prevalecer sobre o uso de parâmetros dinâmicos.

d) Como metas, é melhor utilizar os parâmetros de pressão venosa central (PVC) e saturação venosa central de oxigênio ($SvO_2$) em vez de níveis de lactato arterial para guiar a reposição volêmica.
e) Não é possível estabelecer um alvo inicial para pressão arterial média em pacientes com choque séptico recebendo vasopressores. Deve-se utilizar parâmetros como débito urinário, frequência cardíaca e perfusão periférica.

12. Sobre as contraindicações para doação de órgãos, é correto afirmar que:

a) A sepse é contraindicação absoluta à doação de órgãos.
b) No Brasil, potencial doador HIV positivo pode ser doador para receptor também portador de HIV.
c) O doador portador de vírus B ou C de hepatite é contraindicação absoluta para doação de fígado.
d) O doador com insuficiência renal aguda em hemodiálise não pode ser doador de rins.
e) Endocardite bacteriana não contraindica a doação, desde que o paciente tenha recebido ao menos 48 horas de antibioticoterapia adequada e a infecção esteja controlada.

13. A.L.X., 46 anos, feminina, foi admitida na UTI por choque séptico secundário a pneumonia bacteriana causada por *Streptococcus pneumoniae*. Atualmente, com PAM = 114/76 mmHg, em uso de norepinefrina 0,6 mcg/kg/min e vasopressina 0,32 UI/min, sob ventilação mecânica invasiva ($PaO_2/FiO_2$ = 212), débito urinário inferior a 0,5 mL/kg/hora e extremidades cianóticas, com áreas de necrose. Laboratório com plaquetas 98.000/$mm^3$ e lactato

arterial 1,3 mmol/L (lactato arterial na entrada era 5,4 mmol/L). Levando em consideração os dados apresentados, assinale a alternativa incorreta:

a) A paciente apresenta disfunções orgânicas cardiovascular, renal, hematológica e respiratória e se encontra em choque nesse momento.

b) A utilização da vasopressina pode ser indicada como vasopressor inicial caso haja indicação no choque séptico.

c) A nova definição de sepse enfatiza a presença de resposta potencialmente letal, não homeostática à infecção, sendo a presença de disfunção orgânica definidora da síndrome.

d) A utilização do qSOFA (em conjunto com outras ferramentas de rastreio) no atendimento pré-hospitalar, enfermarias e pronto atendimento é capaz de identificar pacientes com suspeita de infecção e elevado risco de desfecho desfavorável, tal como aumento da mortalidade hospitalar.

e) A dosagem de procalcitonina auxilia na definição de suspensão de antibioticoterapia em pacientes sépticos.

14. Mulher de 70 anos, 70 kg e 1,69 m é submetida a laparotomia por perfuração de víscera oca. Evolui no segundo dia pós-operatório com choque séptico. Apesar de reposição volêmica adequada e uso de noradrenalina em altas doses, permanece hipotensa. O ecocardiograma realizado à beira do leito mostrou ventrículo esquerdo normal e hiperdinâmico. O índice cardíaco é de 4,5 $L.min^{-1}.m^{-2}$. Qual vasopressor poderia ser combinado?

a) Levosimedan.

b) Vasopressina.

c) Dobutamina.

d) Milrinona.

e) Dopamina.

15. Mulher de 80 anos encontra-se na UTI por causa de acidente vascular cerebral isquêmico e coma com necessidade de intubação traqueal há 4 dias. Na visita beira-leito foi constatado surgimento de secreção purulenta na aspiração traqueal, febre (38,5°C) e necessidade de aumento da $FIO_2$ (de 25 para 60% para manter uma $SpO_2$ entre 94 e 96%). A radiografia de tórax do dia mostrava opacidades intersticiais e alveolares no 1/3 inferior do campo pulmonar direito tendo um exame normal à admissão. Uma amostra de secreção traqueal foi enviada para cultura de microrganismos. Além disso, a paciente apresentou hipotensão com necessidade de uso de vasopressor (noradrenalina). Quanto à tomada de decisão sobre antibioticoterapia para esta paciente, qual conduta é a mais recomendável?

a) Iniciar de imediato antibioticoterapia de amplo espectro.

b) Solicitar dosagem de procalcitonina antes de decidir pelo início de antibioticoterapia.

c) Aguardar resultado de cultura de secreção traqueal. Se positiva, iniciar esquema para germes isolados.

d) Checar valores de proteína C-reativa e leucograma em relação ao basal para decidir início de antibioticoterapia.

16. Um paciente está internado na UTI em ventilação mecânica. Seu diagnóstico é sepse de foco pulmonar. Inicia uma diarreia profusa dois dias seguidos. O diagnósico de *Clostridioides difficile* foi considerado. Com relação a este organismo, assinale a alternativa correta:

a) Em aproximadamente 50% dos casos a diarreia associada a antibiótico está associada ao *Clostridioides*.

b) Os betalactâmicos são os antibióticos da prática clínica menos associados a *Clostridioides*.

c) A diarreia pode iniciar semanas depois do término do antibiótico.

d) Portadores assintomáticos de *Clostridioides* entre pacientes hospitalizados têm prevalência baixa.

17. Um paciente de 27 anos, 72 kg de peso, foi admitido na UTI com sepse meningocócica. Na chegada ele tinha um lactato de 5 mmol/L, pulso = 160 bpm, PA = 76 x 45 mmHg. Tempo de enchimento capilar de 5 segundos. Foi intubado na emergência e introduziram um acesso central. Foram realizados 4 litros de cristaloide. Pulsos cheios e membros inferiores com temperatura preservada. Assinale a alternativa correta sobre a sequência de conduta.

a) Hidrocortisona.

b) *Bolus* com albumina 4,5%, 20 mL/kg de peso.

c) Infusão de vasopressina.

d) Infusão de noradrenalina.

e) Realizar *bolus* de cristaloide até lactato < 2 mmol/L.

18. Em relação à sepse, é incorreto afirmar:

a) Sepse é caracterizada por uma disfunção orgânica ameaçadora a vida causada por uma resposta desregulada do hospedeiro frente a uma infecção.

b) Sua fisiopatologia é complexa e depende da interação de diversos fatores, dentre estes, a virulência do microrganismo invasor, fatores genéticos, características do hospedeiro e a participação de citocinas.

c) Frente a um processo infeccioso, por meio de um desequilíbrio da resposta inflamatória sistêmica, somada à exa-

cerbação da cascata de coagulação e prejuízo da fibrinólise, ocorre má perfusão tecidual, com subsequente disfunção orgânica, que em seu pior cenário culmina em falência múltipla de órgãos e óbito.

d) Com identificação precoce e terapia adequada é possível, muitas vezes, interferir nessa cascata de eventos, revertendo o processo.

e) Apresenta elevada incidência, baixa mortalidade e impacto global.

19. Sobre a sepse, é incorreto afirmar:

a) Sepse é uma condição prevalente e de grande letalidade no contexto mundial.

b) Demanda grande parcela de recursos financeiros e operacionais.

c) Com as recentes conquistas no conhecimento de sua fisiopatologia e no desenvolvimento de novas estratégias terapêuticas, observamos uma diminuição em sua incidência, apesar dos elevados índices de mortalidade.

d) A relevância da sepse advém não só de sua gravidade, mas também da incidência elevada e alto consumo de recursos hospitalares, sendo dessa forma indispensável o domínio técnico e prático do médico assistente e de toda equipe multidisciplinar.

e) O reconhecimento precoce é peça chave no cuidado ao paciente.

20. Em relação à atual definição de sepse e choque séptico, assinale a alternativa correta:

a) Sepse é definida pela presença de infecção, além do score qSOFA maior ou igual a 3.

b) Sepse grave é definida pela presença de infecção documentada, além dos critérios de SIRS (síndrome da resposta inflamatória sistêmica) e de uma disfunção orgânica.

c) Choque séptico é definido pela presença de sepse com hipotensão.

d) Sepse é definida pela presença de disfunção orgânica ameaçadora à vida secundária a uma resposta desregulada do hospedeiro à infecção.

e) Choque séptico é definido pela presença de disfunção orgânica ameaçadora à vida secundária à infecção grave.

21. De acordo com as novas definições de sepse e choque séptico, não podemos afirmar:

a) Foi abolido o termo "sepse grave".

b) As definições diagnósticas deixam de utilizar o SIRS e agora utilizam uma infecção suspeita ou documentada associada a uma variação $\geq$ 2 pontos no *Sequential Organ Failure Assesment* (SOFA).

c) Choque séptico passa a ser definido por sepse com necessidade de terapia com vasopressores para manutenção de PAM $\geq$ 65 mmHg e lactato > 2 mmol/L (18 mg/dL) após adequada ressuscitação volêmica.

d) Sepse é definida como disfunção orgânica com risco de vida causada por uma resposta desregulada do hospedeiro à infecção. A disfunção orgânica pode ser identificada como uma alteração aguda no total SOFA escore $\geq$ 2 pontos, consequente à infecção.

e) Os critérios do qSOFA incluem frequência cardíaca, alteração no estado mental e pressão sistólica $\leq$ 100 mmHg.

22. De acordo com a última atualização, os critérios de SIRS não são mais obrigatórios para se definir sepse, a qual passa a ser definida como infecção suspeita ou documentada associada à variação aguda de 2 pontos ou mais no *Sequential Organ Failure Assesment* (SOFA). Fazem parte do escore SOFA:

a) Creatinina, bilirrubina, frequência respiratória, relação $paO_2/FiO_2$.

b) Creatinina, bilirrubina, PAM, frequência cardíaca, escala de coma de Glasgow.

c) Frequência cardíaca, PAM, plaquetas, escala de coma de Glasgow.

d) Relação $paO_2/FiO_2$, plaquetas, escala de coma de Glasgow, bilirrubina.

e) Frequência respiratória, relação $paO_2/FiO_2$, plaquetas, bilirrubina.

23. Assinale a alternativa correta:

a) A mortalidade por sepse e choque séptico no Brasil é baixa quando comparada a outros países em desenvolvimento.

b) Em relação à fisiopatologia da sepse, podemos afirmar que os principais mecanismos envolvidos são: exacerbação das cascatas inflamatória e de coagulação e aumento de fibrinólise.

c) O escore qSOFA (quickSOFA) deve ser utilizado para triagem de pacientes sépticos, uma vez que possui alta sensibilidade.

d) Sepse é uma emergência médica e seu tratamento deve ser instituído precocemente por ser tempo dependente e ter impacto na sobrevida dos pacientes.

e) O lactato e a procalcitonina são biomarcadores específicos da sepse e devem ser utilizados em todos os pacientes sépticos na sua admissão.

24. De acordo com a fisiopatologia da sepse, assinale a alternativa correta:

a) Diminuição da inflamação, aumento da coagulação e prejuízo da fibrinólise.

b) Aumento da inflamação, aumento da coagulação e prejuízo da fibrinólise.

c) Aumento da inflamação, diminuição da coagulação e prejuízo da fibrinólise.

d) Aumento da inflamação, aumento da coagulação e aumento da fibrinólise.

e) Diminuição da inflamação, diminuição da coagulação e aumento da fibrinólise.

25. Em relação à fisiopatologia da sepse, podemos afirmar, exceto:

a) Ocorrem fenômenos inflamatórios, que incluem ativação de citocinas, tais como interleucinas 1 (IL-1), 2 (IL-2), 6 (IL-6), 8 (IL-8), 12 (IL-12), TNF-α (fator de necrose tumoral alfa) e TNF-β (fator de necrose tumoral beta) associado à produção de óxido nítrico, radicais livres de oxigênio e expressão de moléculas de adesão no endotélio, além do comprometimento do processo de coagulação, com aumento dos fatores pró-coagulantes e redução dos anticoagulantes e da fibrinólise.

b) A interação entre citocinas também promove uma série de alterações hemodinâmicas encontradas na sepse, tais como aumento da permeabilidade vascular, diminuição da resistência vascular periférica e inotropismo negativo.

c) No paciente séptico ocorre exacerbação da coagulação, comprometimento dos mecanismos de anticoagulação e redução da fibrinólise, levando a trombose na microcirculação.

d) A ativação do fator XII pode acionar a via intrínseca da coagulação, resultando em coagulação intravascular disseminada.

e) A microcirculação não é o alvo da injúria promovida pela sepse.

26. Em relação às alterações ocorridas no aparelho circulatório decorrentes da sepse, podemos afirmar, exceto:

a) A característica hemodinâmica principal da sepse é uma vasodilatação arterial generalizada com queda na resistência vascular sistêmica associada.

b) Mudanças no desempenho ventricular sistólico e no diastólico são manifestações precoces na sepse.

c) Um potencial fator que contribui para a persistência de vasodilatação é a secreção compensatória diminuída de vasopressina.

d) A hipotensão é a expressão mais grave da disfunção circulatória observada na sepse. Ocorre pela redistribuição do volume intravascular, resultante da maior resistência vascular, e pela menor permeabilidade endotelial.

e) A hiporresponsividade vascular induzida pela sepse gera considerável heterogeneidade na distribuição normal do fluxo sanguíneo sistêmico aos órgãos.

27. De acordo com as disfunções ocorridas decorrentes da sepse, assinale a alternativa incorreta:

a) Nos pulmões, o dano endotelial ocasiona aumento da permeabilidade microvascular, que, associado à excessiva administração de fluidos e consequente aumento no volume intersticial, leva a edema pulmonar, alteração na relação ventilação-perfusão e hipóxia.

b) A hiperbilirrubinemia direta e a colestase, mais do que a lesão hepatocelular, são comuns na sepse.

c) A disfunção hepática pode contribuir para o funcionamento inadequado do sistema reticuloendotelial e agravar quadros de encefalopatias metabólicas e de coagulopatias.

d) As causas da insuficiência renal na sepse são multifatoriais: choque circulatório, distúrbios locais de circulação, necrose tubular aguda, síndrome compartimental abdominal e uso de substâncias nefrotóxicas.

e) A combinação de insuficiência renal aguda e sepse está associada a baixa mortalidade.

28. De acordo com as disfunções ocorridas na sepse, escolha a alternativa correta:

a) Define-se como SARA grave paciente com $PaO_2/FiO_2$ = 101 a 200 mmHg, com PEEP ≥ 5 $cmH_2O$.

b) Na disfunção respiratória decorrente da sepse, ocorre redução na complacência pulmonar, pela presença de colapso alveolar secundário a diminuição da permeabilidade vascular e diminuição de surfactante.

c) Segundo os novos conceitos e de acordo com *Acute respiratory distress syndrome: the Berlin Definition*, pode-se classificar síndrome do desconforto respiratório agudo como leve ou grave.

d) Nos pulmões, o dano endotelial ocasiona aumento da permeabilidade microvascular, que, associado à excessiva administração de fluidos e consequente aumento no volume intersticial, leva a edema pulmonar, alteração na relação ventilação-perfusão e hipóxia.

e) Define-se como SARA leve paciente com $PaO_2/FiO_2$ = 101 a 200 mmHg, com PEEP ≥ 5 $cmH_2O$.

29. A sepse é responsável por diversas disfunções em diferentes órgãos, tecidos e sistemas. Em relação às disfunções ocorridas na sepse, podemos afirmar, exceto:

a) Dentre as disfunções cardiovasculares, podem ocorrer taquicardia, hipotensão, hiperlactatemia, edema periféri-co, diminuição da perfusão periférica, livedo elevação de enzimas cardíacas e arritmias.

b) Na sepse ocorrem vasodilatação e aumento da resistência vascular sistêmica, culminando em hipotensão.

c) Dentre as disfunções endócrinas e metabólicas podem ocorrer hiperglicemia, hipertrigliceridemia, catabolismo proteico, hipoalbuminemia, hipotensão por comprometimento suprarrenal e redução dos hormônios tireoidianos.

d) Dentre as disfunções hepáticas, podem ocorrer colestase, aumento de enzimas canaliculares e elevação discreta de transaminases.

e) Dentre as disfunções hematológicas, podem ocorrer plaquetopenia, alterações do coagulograma, anemia, leucocitose, leucopenia e desvio à esquerda.

30. Em relação às disfunções encontradas na sepse, podemos afirmar, exceto:

a) A hipotensão é decorrente, principalmente, da vasodilatação (redução da resistência vascular sistêmica) e diminuição nas pressões de enchimento das câmaras cardíacas.

b) É considerado SDRA grave quando a relação $PaO_2/FiO_2$ estiver entre 101 a 200 mmHg com PEEP ≥ 5 $cmH_2O$.

c) Dentre as disfunções neurológicas, pode-se destacar o *delirium*, bastante presente, e as polineuropatias.

d) A disfunção adrenal pode contribuir para o quadro de vasodilatação e hipotensão já característicos da sepse.

e) Dentre as disfunções hematológicas, podem ocorrer disfunção plaquetária, coagulação intravascular disseminada (CIVD), plaquetopenia, alterações do coagulograma, anemia, leucocitose, leucopenia e desvio à esquerda.

31. Em relação ao diagnóstico de sepse, é correto afirmar:
   a) Em relação ao diagnóstico laboratorial, não há nenhum exame laboratorial específico, que permita o diagnóstico de sepse, no entanto algumas alterações laboratoriais podem ajudar no diagnóstico como leucocitose ou leucopenia, desvio à esquerda, trombocitopenia, hiperbilirrubinemia, alterações no coagulograma, hipoglicemia, aumento de PCR, VHS e procalcitonina, aumento de ureia e creatinina, hiperlactatemia, aumento do *base excess*, acidose metabólica, elevação da saturação venosa central de oxigênio ($SvcO_2$).
   b) A sepse se manifesta através de alterações nos sinais vitais e principalmente se revela por alterações hemodinâmicas, não tendo importância os sinais e sintomas da infecção que a desencadeou.
   c) Para o diagnóstico, deve-se levar em conta algumas alterações nos sinais vitais como taquicardia, taquipneia, dessaturação, hipotensão, alteração do estado mental, febre ou hipotermia, além de manifestações de má perfusão tecidual como livedo reticular, extremidades frias, tempo de enchimento capilar diminuído, oligúria, rebaixamento no nível de consciência, dentre outros.
   d) A sepse pode levar a uma série de disfunções orgânicas, associadas ao aumento da oferta de oxigênio e a alterações celulares.
   e) O reconhecimento precoce das disfunções orgânicas é de extrema importância na prática clínica.

32. Em relação às manifestações clínicas e laboratoriais da sepse, assinale a alternativa correta:

   a) Após o qSOFA, a confirmação de disfunção orgânica da sepse utiliza o SOFA, cujos parâmetros considerados são a relação $PaO_2/FiO_2$; frequência respiratória; plaquetopenia; bilirrubinas; PAM; escala de coma de Glasgow; creatinina e débito urinário.
   b) A hipotermia em pacientes com sepse, mantida durante sua evolução, sem apresentar febre, não tem relação com prognóstico.
   c) Taquipneia e taquicardia não são achados frequentes no início da síndrome séptica.
   d) Hipotensão é pouco encontrada na apresentação dos pacientes sépticos.
   e) Cianose periférica, palidez e livedo reticular são os achados marcantes nos pacientes com descompensação hemodinâmica, enquanto cianose central, dispneia e tiragem, associadas a estertores difusos na ausculta, são encontradas na lesão pulmonar aguda/síndrome do desconforto respiratório agudo (SDRA).

33. Dentre as principais medidas iniciais a serem tomadas no tratamento do paciente séptico estão as descritas a seguir, exceto:
   a) Reposição volêmica com 30 mL/kg de cristaloides.
   b) Uso de corticoides para todos os pacientes sépticos.
   c) Antibioticoterapia de amplo espectro endovenoso na primeira hora.
   d) Coleta de lactato e culturas antes do início dos antimicrobianos.
   e) Uso de vasopressores, se hipotensão persistir, durante ou após reposição volêmica, com intuito de manter PAM ≥ 65 mmHg.

34. Em relação à antibioticoterapia no tratamento do paciente séptico é correto afirmar:
    a) Antibióticos só podem ser iniciados após estabilização hemodinâmica.
    b) A identificação do sítio da infecção, bem como do agente etiológico, não contribui para melhora do prognóstico.
    c) Iniciar antibioticoterapia endovenosa de modo empírico na primeira hora, após colher culturas pertinentes, é determinante na melhora do prognóstico.
    d) A escolha do esquema antibiótico a ser utilizado nestes casos deve ser baseada nos resultados de culturas, devendo-se aguardar o resultado destas antes de iniciar o tratamento.
    e) Nunca utilizar associação de antibióticos, pois podem facilitar as superinfecções.

35. Quanto ao manejo do paciente séptico, é correto afirmar que:
    a) Dobutamina é útil no contexto de sepse para manter um débito cardíaco suprafisiológico no contexto de maior demanda tecidual.
    b) Vasopressina não possui efeitos adversos relacionados a dose infundida, por isso é o segundo vasopressor mais utilizado.
    c) Os vasopressores só devem ser administrados após a infusão do volume total dos cristaloides
    d) Vasopressores podem ser infundidos em acessos periféricos enquanto se providenciam acessos centrais
    e) O vasopressor de escolha é a dopamina por benefícios na função renal.

36. Quanto à administração de fluidos na sepse, é correto afirmar:

a) O volume de cristaloides que deve ser administrado para todo e qualquer paciente séptico é de 30 mL/kg na primeira hora.
b) O tipo de solução que deve ser utilizada são os coloides por maior efeito oncótico e com isso, melhor expansão volêmica e melhora na sobrevida.
c) As soluções balanceadas como Plama Lite vêm ganhando espaço na prática clínica, mas os cristaloides ainda são a primeira linha no manejo de fluidos.
d) A albumina é contraindicada no contexto de sepse.
e) Os amidos são alternativas aos cristaloides com base em estudos de não inferioridade.

37. Nos pacientes sépticos em que o suporte ventilatório é necessário, é correto afirmar que:
    a) Deve-se utilizar estratégia protetora de VM, com volume corrente menor que 6 mL/kg de peso predito, pressão de platô menor que 30 cmH$_2$O e, quando necessários, bloqueadores neuromusculares de forma intermitente em *bolus* em vez de infusão contínua.
    b) Utilizar volumes correntes maiores que 12 mL/kg, por maior necessidade de combate à acidose.
    c) Todos os pacientes sépticos devem receber O$_2$ independentemente dos níveis de saturação de oxigênio.
    d) Pacientes sépticos, quando intubados, devem sempre receber altas doses de sedativos para que possam ser melhor acoplados ao ventilador.
    e) Ventilação não invasiva deve ser realizada rotineiramente para todos os pacientes pela evidência de melhores desfechos.

38. No contexto do cuidado do paciente séptico, outras medidas que possuem relevância são:
    a) A hiperglicemia é extremamente deletéria para pacientes críticos, por isso, o controle glicêmico estrito deve ser buscado.
    b) A transfusão de hemocomponentes deve ser feita de maneira profilática para todos os pacientes a fim de otimizar a perfusão tecidual.
    c) O controle da acidose tem papel secundário, visto que de pouco influencia no que diz respeito à estabilidade cardiovascular.
    d) Vitaminas possuem forte evidência científica e seu uso deve ser rotineiro.
    e) O adequado manejo dos eletrólitos no contexto da sepse é importante pelo seu papel na homeostase dos diversos sistemas.

39. Quanto a avaliação da resposta terapêutica na sepse, é correto afirmar que:
    a) O lactato pode ser utilizado como parâmetro isolado de resposta ao tratamento.
    b) Em países com indisponibilidade de recursos os parâmetros clínicos perfusionais podem ser utilizados com esta finalidade.
    c) $SvO_2$ é uma medida confiável e não apresenta muitos fatores capazes de influenciar na sua mensuração, por isso, quando abaixo de 70% já indica uso de dobutamina.
    d) O delta PP é de fácil aplicação e por isso é amplamente realizado no contexto das emergências.
    e) As medidas de delta $PaCO_2$ são as mais fidedignas neste contexto.

40. Sobre o manejo inicial da sepse de acordo com o *Surviving Sepsis Campaing* (2021), é correto afirmar:
    a) Mesmo em pacientes com sepse ou choque séptico com baixo risco de MRSA, deve-se usar antimicrobianos empíricos com cobertura de MRSA.
    b) Para paciente com sepse sem choque séptico, é recomendado usar procalcitonina mais avaliação clínica para decidir quando iniciar antimicrobianos, em comparação com a avaliação clínica isolada.
    c) Para adultos com possível sepse sem choque, sugere-se investigar rapidamente se há uma etiologia infecciosa ou não e, se a preocupação com a infecção persistir, a administração de antibióticos deve ocorrer dentro de 3 horas da admissão hospitalar.
    d) Pacientes com sepse possível sem sinais de choque devem receber antibioticoterapia em até 1 hora da admissão hospitalar.

41. Considerando-se a fisiopatologia da sepse, qual das afirmativas a seguir está correta?
    a) A exacerbação da inflamação e da coagulação na sepse produz queda das proteínas C e S e também reduz a fibrinólise.
    b) A lesão tecidual produz redução de óxido nítrico e seus metabólitos, resultando em vasodilatação sistêmica generalizada.
    c) A elevação da pressão arterial e da oferta de oxigênio costuma melhorar a hipóxia citopática típica da sepse.
    d) A depressão miocárdica da sepse está associada ao aumento de troponina e à presença de alterações eletrocardiográficas compatíveis com isquemia.

42. De acordo com o *Guideline Surviving Sepsis Campaign* 2021, assinale a alternativa correta:

a) Estudos recentes confirmam que não há diferença de mortalidade em 90 dias entre restrição de fluidos e manejo volêmico padrão nas primeiras 24 horas, sendo assim, é permitida a restrição de fluidos mesmo em pacientes que tenham sinais de hipoperfusão e depleção de volume após a ressuscitação inicial.

b) Para pacientes com choque séptico que necessitem de vasopressores, é preferível adiar seu início até conseguir um acesso venoso central, já que na prática clínica não há cuidado adequado com acessos periféricos, mesmo que esses possam ser utilizados para tal finalidade.

c) Em pacientes com neoplasia e suspeita de sepse não há indicação de dosagem de lactato, pois este pode estar aumentado por outros motivos que não seja hipoperfusão tecidual.

d) Na sepse, a estratégia de transfusão deve ser mais restrita, considerando um corte de hemoglobina < 7 g/dL. Indicações inadequadas ou com objetivo de manter uma hemoglobina mais alta (valores em torno de 10 g/dL) não obtiveram um melhor desfecho considerando a população em geral.

43. Sobre o SOFA (*Sequential Organ Failure Assessment*), assinale a alternativa incorreta:

a) É composto da análise dos seguintes sistemas: respiratório, coagulação, hepático, cardiovascular, neurológico e renal. Tem por função determinar de forma objetiva as principais disfunções orgânicas implicadas na fisiopatologia da sepse.

b) A sepse é definida como uma disfunção orgânica devido a uma infecção com pontuação maior ou igual a 2, sendo o termo de sepse grave abolido por ser redundante.

c) O uso de vasopressores implica uma disfunção orgânica pior, pontuando mais no SOFA.

d) A plaquetose, principalmente em valores acima de 450 mil, bastante comum em pacientes inflamados e infectados também foi colocada no SOFA e pontuando semelhante à plaquetopenia.

44. Sobre o uso de antibióticos na sepse, assinale a verdadeira:

a) A cobertura de agentes microbianos Gram-negativos não deve ser realizada de rotina em casos que não se está claro o foco infeccioso, já que os Gram-positivos são os mais comuns.

b) Em pacientes com alto risco para MRSA, a cobertura empírica com antibióticos da classe dos polipeptídeos (ex.: polimixina) deve ser realizada.

c) Em pacientes com alto risco para germes multidroga resistente (Gram-negativos), apesar da evidência ser baixa, recomenda-se cobertura com dois antibióticos de classe diferentes em vez de só um antibiótico.

d) O uso de agentes antivirais está recomendado de forma empírica, caso a suspeita seja essa.

45. Paciente do sexo masculino de 38 anos, sem comorbidades prévias, interna com quadro de icterícia de início há 4 dias, associada a astenia, mialgia, náuseas e vômitos. Refere que há duas semanas

teve contato com enchente. À admissão, apresenta dosagem sérica de creatinina de 9,7 mg/dL, ureia de 289 mg/dL e potássio de 3,5 mEq/L, bilirrubina total de 8 mg/dL, creatino-quinase (CK) de 5.200 U/L, sendo iniciada hemodiálise. Considerando o diagnóstico provável de leptospirose, assinale a alternativa incorreta:

a) É uma doença infecciosa causada por espiroquetas do gênero *Leptospira*, susceptíveis a penicilinas e outros betalactâmicos, logo o tratamento de formas graves poderá ser feito com penicilina cristalina endovenosa.

b) A história natural da doença apresenta duas fases clínicas. A fase precoce (bacterêmica) corresponde à síndrome febril inespecífica, enquanto a tardia (imune) pode cursar com disfunções orgânicas.

c) No caso deste paciente, pela magnitude da injúria renal, provavelmente esta terá resolução lenta, com alta probabilidade de cronificação.

d) Este paciente apresenta rabdomiólise, cujo tratamento envolve suporte hemodinâmico e renal.

e) Pode haver insuficiência respiratória hipoxêmica por hemorragia alveolar e edema pulmonar inflamatório. Nesse caso, uma tomografia de tórax revelará opacidades bilaterais com padrão de vidro fosco, e uma das estratégias de ventilação mecânica envolve PEEP (pressão expiratória final positiva) elevada.

46. Paciente de 62 anos, internado na UTI por quadro de acidente vascular encefálico isquêmico há 19 dias. Evolui com infecção primária de corrente sanguínea relacionada a cateter venoso central. Em hemoculturas periféricas e hemoculturas coletadas pelo lúmen do cateter, recuperou-se *Enterobacter cloacae* produtora de carbapenemase do tipo KPC, resistente a meropeném. Assinale a alternativa que corresponde ao tratamento preferencial segundo a diretriz do IDSA de 2022.

a) Polimixina B em monoterapia.

b) Polimixina B + vancomicina.

c) Polimixina + meropeném.

d) Ceftazidima/avibactam em monoterapia.

e) Meropeném + amicacina.

47. Paciente de 71 anos, do sexo masculino, previamente portador de câncer de próstata com história de manipulação da via urinária, internado na UTI com quadro de choque séptico de foco urinário. Em hemoculturas periféricas e urocultura, houve crescimento de *E. coli* produtora de ESBL. Assinale a alternativa que corresponde ao tratamento preferencial segundo a diretriz da IDSA de 2022:

a) Ceftriaxona.

b) Ceftazidima.

c) Cefepima.

d) Meropeném.

e) Vancomicina.

48. Paciente de 72 anos internado com quadro de evolução de 2 dias de febre, náusea, vômito e cefaleia. Admitido na UTI com rebaixamento do nível de consciência com necessidade de intubação orotraqueal. Assinale a alternativa incorreta:

a) Este paciente tem indicação de realização de neuroimagem.

b) Entre os diagnósticos diferenciais, deve-se considerar meningite bacteriana como principal hipótese.

c) Deverão ser coletadas hemoculturas e, se não houver contraindicação, punção lombar diagnóstica o mais breve possível.

d) Deverá ser iniciada corticoterapia e antibiótico endovenoso o mais breve possível.

e) Ceftriaxona 4 g/dia em monoterapia é o tratamento de escolha empírico neste caso.

49. Paciente de 35 anos, internado com quadro de alteração de comportamento, febre e cefaleia de início há 6 dias. Evolui com rebaixamento do nível de consciência, sendo encaminhado para UTI. Assinale a alternativa incorreta:

a) No diagnóstico sindrômico de encefalite aguda, uma das etiologias mais importantes a ser considerada é a encefalite herpética, por causa da gravidade da doença e da existência de tratamento antiviral específico.

b) Deverá ser iniciado aciclovir endovenoso.

c) A ressonância magnética de encéfalo é um exame sensível para o diagnóstico de encefalite herpética, e sua sensibilidade aumenta conforme a evolução da doença.

d) Deverá ser realizada punção lombar diagnóstica. Se o resultado da análise do líquido cefalorraquidiano demonstrar celularidade e proteínas em níveis normais, em paciente imunocompetente, torna-se improvável o diagnóstico de meningoencefalite bacteriana ou herpética.

e) Entre os vírus da família Herpes, o HSV-1 geralmente cursa com meningite, e o HSV-2 com encefalite.

50. Sobre infecção de corrente sanguínea associada a cateter central, assinale a incorreta:

a) O diagnóstico definitivo se dá pela presença do mesmo agente infeccioso recuperado de cultura de ponta de cateter e uma hemocultura periférica.

b) O diagnóstico pode ser feito pelo crescimento do agente infeccioso em hemoculturas obtidas via cateter, duas horas antes do crescimento do mesmo agente em hemoculturas periféricas.

c) Geralmente está indicada a retirada do cateter em vigência de infecção. No entanto, poderá ser mantido no caso de cateteres de longa permanência com crescimento de estafilococos (*S. epidermidis*, *S. aureus*).

d) A desinfecção do *hub* do acesso venoso com álcool 70% é uma medida de controle de infecção que deve ser adotada de rotina na UTI.

e) Deve ser utilizada técnica asséptica com barreira máxima de proteção durante a técnica de inserção do cateter venoso central.

51. Paciente de 86 anos, internado na UTI por causa de quadro de pneumonia. Utilizou piperacilina-tazobactam por 7 dias. Há dois dias apresentando 6 episódios diários de evacuações líquidas. Sobre o caso, assinale a alternativa incorreta:

a) Entre os diagnósticos diferenciais está a diarreia causada por *Clostridioides difficile*.

b) A colite por *C. difficile* pode ser tratada com vancomicina endovenosa.

c) A diarreia relacionada ao uso de piperacilina-tazobactam costuma ser autolimitada.

d) Deverão ser instituídas medidas de precaução de contato para o atendimento desse paciente.

e) A higiene de mãos após o contato com o paciente deve ser realizada com água e sabão.

52. Paciente de 58 anos, internado na UTI por quadro de acidente vascular encefálico isquêmico há 9 dias, em ventilação mecânica invasiva por causa de rebaixamento de nível de consciência e ausência de proteção de via aérea. Há dois dias apresenta aumento da secreção de via aérea, de aspecto purulento, com piora dos parâmetros ventilatórios e aparecimento de opacidade em lobo inferior direito em radiografia de tórax. Assinale a incorreta:
    a) O diagnóstico de pneumonia associada à ventilação mecânica (PAVm) se dá por parâmetros clínicos, laboratoriais e de imagem. Não há padrão-ouro para esse diagnóstico.
    b) Deverá ser coletada cultura de aspirado traqueal para guiar a terapêutica.
    c) No caso de paciente sedado sob ventilação mecânica invasiva, é indicado culturas de sangue e aspirado traqueal e urina, uma vez que não se conhece o foco infeccioso.
    d) A terapêutica antimicrobiana empírica deverá cobrir os prováveis agentes infecciosos, conforme a epidemiologia local, que geralmente envolve bactérias nosocomiais com perfil de resistência desfavorável.
    e) A adesão ao *bundle* de prevenção de PAVm deve ser adotada de forma rotineira por todos os profissionais da equipe multidisciplinar da UTI.

Considere o seguinte enunciado para as questões 53 a 56.
    Paciente de 30 anos, morador de rua e usuário de drogas ilícitas, previamente portador de HIV, em abandono de tratamento, com carga viral (CV) de 250.000 cópias/mL e contagem de CD4 de 28 células/mm³, internado por quadro de evolução de 18 dias de dispneia, tosse, cefaleia, febre e diarreia, além de perda ponderal não intencional com peso

atual de 45 kg. Evolui durante internamento com rebaixamento de nível de consciência e insuficiência respiratória, sendo transferido à UTI.

53. Assinale a incorreta:
    a) A pneumocistose deve ser considerada diagnóstico diferencial, e a tomografia computadorizada de tórax com opacidades bilaterais em vidro fosco corrobora o diagnóstico.
    b) A história clínica e epidemiológica coloca a tuberculose como diagnóstico diferencial, que pode ser confirmado com teste rápido molecular em amostra respiratória.
    c) O tratamento da pneumocistose grave (com hipoxemia) envolve o uso de sulfametoxazol/trimetoprima na dose de 4.500/900 mg ao dia e prednisona inicialmente na dose de 80 mg/dia.
    d) Caso seja confirmado o diagnóstico de tuberculose pulmonar, está indicado o tratamento com terapia combinada de rifampicina, isoniazida, pirazinamida e etambutol imediatamente.
    e) O diagnóstico de pneumonia comunitária aguda bacteriana deve ser considerado. Caso seja iniciado sulfametoxazol/trimetoprima, os agentes de pneumonia bacteriana estarão cobertos com este esquema.

54. Assinale a incorreta:
    a) A possibilidade de tuberculose do sistema nervoso central (SNC) deve ser considerada. A pesquisa de bacilos ácido-álcool resistentes (BAAR) por microscopia deve ser feita em amostra de LCR, porém a ausência de microrganismos não descarta o diagnóstico de tuberculose do SNC.
    b) O diagnóstico de tuberculose do SNC pode ser feito por teste rápido mole-

cular ou cultura, em meio específico, em amostra de LCR.

c) O tratamento da tuberculose do SNC é feito com rifampicina, isoniazida, pirazinamida e etambutol, de forma semelhante à tuberculose pulmonar, com diferença do tempo total do tratamento.

d) Mesmo que haja suspeita de tuberculose do SNC, deve ser iniciada imediatamente a terapia antirretroviral, por causa da gravidade da imunossupressão (CD4 < 50 células/mm$^3$).

e) Deve ser associado corticoide ao tratamento da tuberculose do SNC.

55. Assinale a incorreta:

a) A cefaleia é um sintoma que pode significar aumento da pressão intracraniana. No contexto desse paciente, a hipótese de criptococose meningoencefálica deve ser considerada.

b) Ao realizar a punção lombar de paciente com suspeita de criptococose, deve ser aferida a pressão de abertura liquórica. Valores acima de 25 cmH$_2$O são considerados anormais.

c) O diagnóstico de criptococose meningoencefálica se dá pela identificação do fungo em exame de microscopia direta, cultura ou pesquisa de antígeno no LCR.

d) O uso de manitol é indicado para o tratamento de hipertensão intracraniana relaciona à criptococose meningoencefálica.

e) O tratamento de escolha da criptococose meningoencefálica consiste em indução com anfotericina B, associada a flucitosina ou fluconazol, seguida de consolidação e manutenção com fluconazol. O corticoide não tem papel no tratamento da infecção ativa por *Cryptococcus* sp de forma rotineira.

56. Assinale a incorreta:

a) A encefalite por *Toxoplasma gondii* é a doença oportunista do SNC mais comum em pacientes com HIV em fase aids.

b) O diagnóstico de encefalite por *Toxoplasma gondii* é, em muitos casos, presumido por história clínica e epidemiológica e achados de imagem compatíveis.

c) Os achados de neuroimagem que sugerem encefalite por *Toxoplasma gondii* envolvem lesões com realce anelar pelo contraste no SNC, frequentemente em gânglios da base.

d) Na fisiopatologia da encefalite por *Toxoplasma gondii*, geralmente há reativação do protozoário no SNC, na forma de cistos, em vigência de imunossupressão avançada, em hospedeiros com contato prévio.

e) O tratamento da encefalite por *Toxoplasma gondii* se faz com sulfadiazina, pirimetamina e ácido folínico, associado à corticoterapia, visando prevenção de SIRI.

57. Paciente de 63 anos foi submetida a laparotomia exploradora em razão de quadro de abdome agudo perfurativo associado a choque séptico. Na cirurgia, evidenciada diverticulite complicada com perfuração. Encaminhada à UTI no pós-operatório, em uso de ceftriaxona e metronidazol. Durante internamento permaneceu febril, sendo coletadas hemoculturas, que revelaram crescimento de *Candida* sp. Sobre o caso, assinale a incorreta:

a) Deve ser iniciada equinocandina endovenosa.

b) Devem ser realizadas hemoculturas de controle em 48-72 horas, e a duração total do tratamento antifúngico é de no mínimo duas semanas a partir da esterilização das hemoculturas.

c) Caso sejam detectados abcessos cerebrais como complicação desta candidemia, a equinocandina deve ter duração estendida.

d) Caso a infecção seja relacionada a cateter venoso central, este deve ser removido sempre que possível.

e) Deve ser realizada avaliação oftalmológica para pesquisa de endoftalmite.

58. Paciente feminina de 33 anos, com *diabetes mellitus* tipo 1, complicada com nefropatia diabética já em terapia substitutiva renal. Interna na UTI por causa de quadro de infecção primária de corrente sanguínea relacionada a cateter de hemodiálise e choque séptico. Hemoculturas evidenciam *Staphylococcus aureus*. Sobre o caso, assinale a incorreta:

a) A terapia pode ser iniciada com vancomicina. Em caso de antibiograma revelando sensibilidade a oxacilina, preconiza-se manter a vancomicina caso a paciente esteja em curva de melhora.

b) A vancomicina é a droga de escolha para infecções complicadas por *Staphylococcus aureus* resistente à meticilina (MRSA). Alternativas incluem daptomicina e linezolida.

c) A realização de ecocardiografia deve ser considerada para essa paciente.

d) Devem ser realizadas hemoculturas de controle em 48-72 horas para documentar esterilização. Caso venham positivas, devem ser investigados focos de disseminação.

e) O cateter venoso central de hemodiálise deverá ser retirado sempre que possível.

59. Paciente de 52 anos, em tratamento quimioterápico para câncer de mama, com última sessão há 10 dias, interna com quadro de febre. Hemograma evidencia contagem de neutrófilos de 200 células/mm³. Sobre o caso, assinale a correta:

a) A terapia antimicrobiana deve ser iniciada após resultados de hemoculturas.

b) A terapia inicial de escolha pode ser feita com cefepima ou outro betalactâmico com ação antipseudomonas, como cefuroxima endovenosa.

c) A terapia pode ser iniciada com cefepima. Caso seja recuperada bactéria com susceptibilidade a ceftriaxona (p. ex., *Klebsiella pneumoniae*) em hemocultura, não poderá ser feito descalonamento da terapia por ser quadro de neutropenia febril.

d) Em locais com alta prevalência de MRSA, a monoterapia com cefepima é suficiente, em razão da boa atividade contra essa bactéria.

e) A persistência da febre ou a deterioração clínica em vigência do tratamento requer ampliar a investigação diagnóstica e considerar ampliar o espectro antimicrobiano.

60. Paciente masculino, 62 anos, deu entrada no pronto atendimento se queixando de tosse produtiva há 5 dias e febre. Ao exame, apresentava tempo de enchimento capilar > 4 s, pressão arterial (PA): 80/40 mmHg, frequência cardíaca (FC): 120 bpm em ritmo sinusal, temperatura: 37,8°C, frequência respiratória (FR): 28 rpm, SatO$_2$: 88% em ar ambiente. Laboratoriais de entrada: lactato 4,5 mm/L, pH 7,22, bicarbonato: 10, glicemia capilar: 150 mg/dL. De acordo com as diretrizes da *Surviving Sepsis Campaign* (2021), assinale a alternativa correta:

a) É recomendado o uso do qSOFA quando comparado a outros escores de *screening* para sepse, como SIRS, NEWS ou MEWS.

b) Está recomendado o uso de bicarbonato para correção da acidose metabólica.

c) Para a decisão do início do antibiótico é recomendado o uso da procalcitonina.

d) Caso o paciente evolua com necessidade de uso de drogas vasoativas, sugere-se início de hidrocortisona 200 mg/dia.

e) Está recomendada a correção da glicemia com insulina.

61. Paciente é admitido em UTI em choque séptico após permanência de 10 dias em ambiente de enfermaria, no qual realizou tratamento de infecção de partes moles com cefalexina por 7 dias e, posteriormente, evoluiu com disfunção renal aguda e necessidade de hemodiálise. Está em uso de cateter de hemodiálise em veia jugular direita. O paciente já havia estado internado em ambiente de UTI há 60 dias, quando foi diagnosticado com colonização por patógeno MDR. De acordo com as diretrizes da *Surviving Sepsis Campaign* (2021), assinale a alternativa correta:

a) É recomendado o início de antibioticoterapia empírica com cobertura para MRSA.

b) Está recomendado o uso de antibiótico empírico com cobertura para Gram-negativos em monoterapia, quando comparado ao uso de associação de dois antibióticos com cobertura para Gram-negativos.

c) Não está indicada a remoção do cateter de hemodiálise.

d) Como o paciente apresenta-se em choque séptico, sugere-se uso prolongado de antibiótico, quando comparado a cursos mais curtos de antibioticoterapia.

e) O início do antibiótico deve ser realizado em até 3 horas.

62. Paciente com diagnóstico de síndrome do desconforto respiratório agudo (SDRA) está em ambiente de UTI, em intubação orotraqueal e apresentando necessidade progressiva de aumento dos parâmetros ventilatórios. Considerando as recomendações da *Surviving Sepsis Campaign* (2021) acerca das estratégias ventilatórias, assinale a alternativa correta:

a) Está recomendado uso de volume corrente alto, acima de 10 mL/kg.

b) É recomendado limite superior da pressão de platô em 40 cmH$_2$O.

c) Para realizar manobras de recrutamento alveolar, recomenda-se o uso de titulação da PEEP.

d) É recomendada ventilação prona por mais de 12 h/dia.

e) Sugere-se uso de bloqueadores neuromusculares em infusão contínua, em relação ao uso em *bolus* intermitentes.

63. Paciente feminina, 53 anos, admitida no pronto atendimento acompanhada de familiares, que referiram sintomas urinários e febre de início há 10 dias, sem qualquer tratamento. Ao exame, a paciente apresentava-se hiporresponsiva, desidratada, com extremidades frias e mal perfundidas, PA: 70/40 mmHg, FC: 130 bpm em ritmo sinusal, T: 38,2°C, SatO$_2$: 90% em AA, FR: 24 rpm. Conforme recomendações da *Surviving Sepsis Campaign* (2021), assinale a alternativa correta:

a) Caso haja necessidade de uso de vasopressores é preferível altas doses de noradrenalina em monoterapia em relação à associação com uma segunda droga.

b) Sugere-se infusão de pelo menos 30 mL/kg de cristaloides nas primeiras 3 horas.

c) O valor do lactato deve guiar a ressuscitação volêmica desde o início, não sendo recomendado iniciar o volume antes do resultado laboratorial.

d) Para avaliar resposta à fluidoterapia preferem-se os parâmetros estáticos em relação aos dinâmicos.

e) Por causa da gravidade do caso, deve-se iniciar a ressuscitação volêmica com albumina.

64. Em relação à pneumonia associada a ventilação mecânica (PAVM), analise as assertivas abaixo:

I. O tratamento antibiótico deve ser tão curto quanto possível e em episódios de (PAVM) documentada microbiologicamente pode ser restrito a 8 dias de duração.

II. O diagnóstico microbiológico baseado em lavado broncoalveolar é mais acurado e seu uso está associado a melhores desfechos clínicos em pacientes críticos.

III. O uso de rodízio de antibióticos como estratégia para controlar a resistência bacteriana resultou em menores taxas de PAVM e menor resistência, com maior homogeneidade na escolha de antimicrobianos.

Quais estão corretas?
a) Apenas I.
b) Apenas II e III
c) Apenas III.

d) Apenas I e II.
e) Apenas I e III.

65. Sobre as infecções relacionadas à assistência à saúde, assinale a alternativa correta:

a) Define-se infecção relacionada à assistência aquela que ocorre após 48 horas da internação e que não estava presente nem em estado de latência anteriormente à data de admissão.

b) A inserção de dispositivos protéticos operatórios não prejudica a resposta imune à infecção, pois geralmente são materiais inertes.

c) As infecções relacionadas à assistência são aquelas causadas por bactérias multirresistentes.

d) A pneumonia nosocomial é aquela que se desenvolve exclusivamente em decorrência da ventilação mecânica.

66. Caso um colega solicitasse uma vaga de UTI para um paciente com pneumonia adquirida na comunidade (PAC) quais seriam os critérios de PAC grave para internação na unidade? Assinale uma das alternativas:

a) Choque séptico, hipercapnia e comprometimento multilobar.

b) Necessidade de ventilação mecânica, $PaO_2/FiO_2 < 250$ e leucocitose.

c) Choque séptico, $PaO_2/FiO_2 < 250$ e hipercapnia.

d) Comprometimento multilobar, Choque séptico e $PaO_2/FiO_2 < 250$.

e) Necessidade de ventilação mecânica, choque séptico e leucocitose.

67. As infecções associadas à assistência a saúde são graves no ambiente de terapia intensiva, sendo mais frequentes a pneumonia associada à ventilação e a infecção associada a cateteres venosos. Os germes mais frequentes associados a PAVM são:

a) *Pseudomonas* e *Klebsiella.*
b) *Acinetobacter* e *Klebsiella.*
c) *S. aureus* e *Acinetobacter.*
d) *Pseudomonas* e *S. aureus.*

68. A patogênese da pneumonia adquirida no hospital envolve a interação entre patógeno, hospedeiro e outras variáveis epidemiológicas. O risco de pneumonia aumenta com a necessidade de ventilação mecânica. É uma medida recomendada para a prevenção de pneumonia associada à ventilação mecânica:
   a) Manter o paciente em decúbito elevado 30-45 graus.
   b) Anticoagulação terapêutica com heparina, com o objetivo de reduzir os trombos na microvasculatura pulmonar.
   c) Manter o *cuff* do tubo desinsuflado e manter o paciente em posição supina reta.
   d) Antibioticoterapia endovenosa empírica de amplo espectro nas primeiras 48 horas da intubação, visando a descolonização do paciente.

69. Um homem de 78 anos é admitido na UTI com pneumonia adquirida na comunidade CURB-65 escore 5. Seu radiograma de tórax mostra um derrame pleural. Assinale a alternativa correta:
   a) *Legionella* deve ser testada de rotina com exame de escarro.
   b) O paciente pode ter indicação de unidade de terapia intensiva para tratamento.
   c) Como o paciente não tem comorbidades devem ser iniciados antibióticos orais imediatamente.
   d) Os corticosteroides estão recomendados para todos os casos com suspeita de agentes atípicos.
   e) Se o pH do derrame pleural for > 7,2 o paciente deve ser drenado.

70. Sobre a prevenção e o diagnóstico de pneumomia associada à ventilação mecânica, assinale a alternativa correta:
   a) O escore CPIS (*Clinical Pulmonary Infection Score*) independente do valor tem alta especificidade para o diagnóstico.
   b) A pneumonia associada à ventilação mecânica pode ocorrer a qualquer momento do paciente em ventilação mecânica.
   c) Não estão incluídos nos cuidados relacionados ao ventilador: checagem de volume corrente e pressões de via aérea.
   d) O uso de tubos com a possibilidade de aspiração subglótica podem ser considerados para prevenção em relação à pneumonia associada a ventilação mecânica naqueles pacientes que irão necessitar de mais que 48-72 horas de intubação orotraqueal.
   e) A pneumonia associada à ventilação tardia, após cinco dias, tem alta correlação com *Streptococcus* e *Staphylococcus.*

71. Você recebe o resultado microbiológico solicitado para um paciente em ventilação mecânica em insuficiência respiratória aguda grave e uma área de opacificação e cavitação unilateral no radiograma de tórax. A referência é de crescimento precoce no lavado broncoalveolar de Panton-Valentine leukocidin producing *Staphylococcus aureus.* O paciente está recebendo amoxa-clavulim para pneumonia adquirida na comunidade. Frente a pioras progressivas nos níveis de oxigenação e parâmetros do choque séptico, qual seria a melhor conduta:
   a) Meropenem, clindamicina e flucloxacilina.

b) Adicionar imunoglobulina a terapia antibiótica que está sendo realizada.

c) Clindamicina, linezolida e rifampicina e considerar imunoglobulina.

d) Vancomicina de acordo com antibiograma.

e) Pentamidina em nebulização e linezolida e considerar imunoglobulina.

72. Mulher de 65 anos com história de hipertensão e diabetes é transferida da sala de cirurgia para a UTI após passar por histerectomia. O procedimento foi complicado, requerendo suporte com DVA. Além disso, a paciente necessitou de 2 unidades de concentrado de hemácias no intraoperatório. Ela está afebril e sua pressão arterial é de 100/90 mmHg. Todos os itens a seguir são recomendados para prevenir o desenvolvimento de pneumonia associada à ventilação mecânica, exceto:

a) Utilização de tubos endotraqueais revestidos de prata.

b) Elevar a cabeceira da cama de 30° a 45°

c) Interromper a sedação diariamente.

d) Trocar o circuito do ventilador se estiver visivelmente sujo ou com mau funcionamento.

73. Sobre a definição de PAV, assinale a alternativa correta:

a) Cultura positiva de aspirado traqueal é suficiente para o diagnóstico de forma isolada.

b) A radiografia de tórax ou outra imagem pulmonar com infiltrado novo não é obrigatória para o diagnóstico de PAV, podemos levar em consideração apenas a piora clínica do paciente.

c) Definimos PAV como piora clínica (principalmente respiratória) e aumento de secreção associado a infiltrado pulmonar novo em exame de imagem em paciente sob prótese ventilatória há 48 horas ou mais.

d) Manter o paciente sedado em RASS-5 é considerada medida protetora para PAV.

74. Homem de 72 anos vem ao departamento de emergência referindo febre e prostração progressiva há doze dias, que foi tratada como quadro viral em um serviço externo e hoje amanheceu confuso. Exame clínico: sonolência, obedecendo a ordens simples, desorientado no tempo e no espaço, rigidez de nuca. Fundo de olho normal. Estrabismo convergente à esquerda. Glicemia capilar: 88 mg/dL. Tomografia de crânio normal. Liquor: aspecto levemente turvo e xantocrômico; células: 430/mm³ (linfócitos: 34%; monócitos: 15%; neutrófilos: 43%; macrófagos: 4%), hemácias: 5 mm³; glicorraquia: 24; proteínas: 322 (até 40 mg/dL); lacto: 59,2 (até 20 mg/dL); bacterioscópico, PBAAR e pesquisa de fungos negativas. O tratamento específico para a etiologia mais provável do quadro deste paciente é:

a) Esquema básico para tuberculose.

b) Ampicilina.

c) Ceftriaxona.

d) Aciclovir.

75. Sobre infecção de partes moles, considere as seguintes afirmativas:

I. A gangrena necrosante sinergística clinicamente descrita como dor intensa, edema local importante, rápida progressão da lesão e resposta pobre à antibioticoterapia é causada pela associação de *Streptococcus* microaerofílicos e *Staphylococcus aureus*.

II. A presença de crepitação da área infectada é um sinal patognomômico da presença de *Clostridium* spp.

III. Alguns *Streptococcus pyogenes* e *Staphylococcus aureus* secretam potentes exotoxinas, e mesmo lesões aparentemente superficiais ou até ocultas de pele podem estar associadas à síndrome do choque tóxico, caracterizada por *rash* macular difuso, choque e disfunção precoce de múltiplos órgãos.

IV. As formas espontâneas de mionecrose por *Clostridium* spp estão geralmente relacionadas à malignidade do trato gastrointestinal ou quimioterapia com lesão de mucosas e apresentam baixa mortalidade.

Assinale a alternativa correta:
a) Somente a afirmativa IV é verdadeira.
b) Somente a afirmativa III é verdadeira.
c) Somente as afirmativas II e III são verdadeiras.
d) Somente as afirmativas I, II e IV são verdadeiras
e) As afirmativas I, II, III e IV são verdadeiras.

76. Sobre infecção fúngica, assinale a alternativa correta:
a) Em um paciente com pneumonia comunitária sob tratamento empírico com ceftriaxona e azitromicina, mas cujo aspirado traqueal, coletado antes do início dos antibióticos, demonstrou apenas crescimento de *Candida albicans*, deve-se escalonar o tratamento com fluconazol ou anfotericina B.
b) O crescimento de cândida nas hemoculturas convencionais é um aspecto de elevada preocupação, necessitando-se, na suspeita clínica, de coleta de hemoculturas específicas para fungo ou da dosagem de beta-D-glucana que apresenta elevada sensibilidade e especificidade, com poucos falsos positivos.
c) Anfotericina desoxicolato apresenta uma excelente atividade fungicida, mas seu uso está limitado à frequente toxicidade associada com aumento da mortalidade, particularmente pela disfunção renal com hiperpotassemia associada, exigindo cuidados específicos para evitar ao máximo reposição de potássio ou medicamentos com potássio na fórmula.
d) Surto de aspergilose está associado a construções e reformas físicas em hospitais; pacientes neutropênicos e transplantados são o grupo de maior risco de infecção, embora imunocompetentes em uso de corticoide inalatórios também possam ser afetados.

77. Mulher de 27 anos é admitida na unidade de terapia intensiva com choque séptico secundário à pneumonia de lobo inferior direito, com necessidade de noradrenalina (0,1 mcg/kg/min) e ventilação mecânica. Está em uso de ceftriaxona e claritromicina. Após 48 horas de internação, evoluiu com aumento da dose de noradrenalina para 0,6 mcg/kg/min, oligúria e mantém-se em ventilação mecânica. Hemocultura positiva para *Streptococcus pneumoniae*, sensível à penicilina. Lactato arterial = 45 mg/dL.
A conduta mais apropriada em relação ao tratamento anti-infeccioso é:
a) Manter esquema antimicrobiano.
b) Suspender claritromicina e realizar ultrassonografia de tórax.
c) Escalonar antimicrobianos para vancomicina e piperacilina-tazobactam.
d) Associar vancomicina e realizar tomografia de tórax.

78. Uma mulher de 59 anos com *diabetes mellitus*, esclerose múltipla e pneumonia por aspiração recorrente apresentou 10 dias atrás choque séptico devido a pneumonia por aspiração. Ela precisou de ventilação mecânica por 7 dias e foi transferida para a enfermaria ontem. Ela se queixa hoje de sensibilidade suprapúbica e fadiga, que são novas em comparação com ontem. Não está em uso de ATB.

Sua temperatura é 37,8°C, sua PA é 104/58 mmHg e sua FC é 102 batimentos/min. Ao exame, ela parece estar em desconforto leve, com leve sensibilidade suprapúbica e sonda vesical de demora crônica.

O hemograma mostra leucocitose com 84% de neutrófilos. A urinálise mostra nitritos e esterase de leucócitos, bem como bactérias muito numerosas para serem contadas, sem células epiteliais escamosas.

A revisão de culturas de urina anteriores revela *E. coli*, *P. aeruginosa* e *Klebsiella* produtora de β-lactamase de espectro estendido (ESBL). Qual das opções a seguir é a escolha mais apropriada para antibióticos empíricos?

a) Ceftazidima.
b) Imipenem.
c) Ceftriaxona.
d) Levofloxacina.

79. Com relação ao paciente da questão 78, qual das opções a seguir é o manejo do cateter de Foley mais apropriado para esse paciente?

a) O cateter deve permanecer no local e o manejo antimicrobiano não será afetado.
b) O cateter deve ser removido e o cateterismo intermitente deve ser realizado.

c) O cateter deve ser substituído ao final da terapia antimicrobiana.
d) O cateter deve ser substituído no início da terapia antimicrobiana.

80. Paciente feminina, 22 anos, com 27 semanas de gestação, internada em unidade de terapia intensiva para tratamento de sepse urinária. Evolui com parada cardiorrespiratória presenciada. Iniciadas manobras de reanimação cardiopulmonar (RCP) prontamente e de forma adequada. Após 4 minutos de RCP a paciente não apresenta retorno de circulação espontânea. Nesse momento, qual a melhor conduta a ser tomada?

a) Cessar esforços de reanimação cardiopulmonar.
b) Infundir bicarbonato de sódio 1 mEq por kg de peso corporal.
c) Realizar esvaziamento do útero gravídico com parto cesariano.
d) Posicionar a paciente em decúbito lateral esquerdo e continuar a RCP.

81. Mulher, 21 anos, refere febre, mialgia, cefaleia e náuseas há 6 dias. Exame físico: BEG, corada. Aparelho cardiovascular: 2 bulhas rítmicas e normofonéticas, sem sopros; FC = 98 bpm; PA = 94 x 60 mmHg. Aparelho respiratório: MV reduzido no 1/3 inferior do hemitórax direito; FR = 27 ipm. Abdome: RHA presentes; dor moderada à palpação profunda em mesogástrio, sem visceromegalias. Edema +/4+ depressível em MMII. Pele: petéquias em ambas as pernas. Exames laboratoriais: hemograma: Hb = 14,0 g/dL; Ht = 42%; glóbulos brancos = 2.800/mm³ (segmentados: 33%; linfócitos: 60%); plaquetas = 16.000/mm³. AST =124 (VR < 32 U/L); ALT = 64 (VR < 31 U/L). Pesqui-

sa do antígeno NS1 para dengue negativo. Ultrassonografia de abdome: ascite de moderado volume. Qual é a conduta mais adequada?
a) Esfregaço do sangue periférico e corticoide.
b) Drenagem de tórax e antibiótico.
c) Paracentese diagnóstica e diurético.
d) Sorologia para dengue e hidratação.

82. Homem, 47 anos, com infecção pelo HIV, está em tratamento para histoplasmose disseminada com anfotericina B desoxicolato há 14 dias. Foram realizados exames bioquímicos para monitorar potenciais efeitos adversos da medicação, seguidos de ECG (figura abaixo). Qual é a alteração laboratorial mais provável para o quadro?
a) Hipofosfatemia.
b) Hipomagnesemia.
c) Hipercalemia.
d) Hipocalcemia.

83. Homem, 60 anos, internado há 20 dias devido à cirurgia ortopédica. Evoluiu com febre, tosse produtiva e dispneia. Após 6 dias de antibioticoterapia apresenta mioclonias em membros superiores, afasia e rebaixamento do nível de consciência. Creatinina = 2,8 mg/dL, ureia = 80 mg/dL. EEG: descargas periódicas generalizadas, com ondas morfológicas trifásicas. Qual é o antibiótico provavelmente responsável pelo quadro neurológico?
a) Meropenem.
b) Cefepime.
c) Vancomicina.
d) Piperacilina-tazobactam.

84. Mulher, 40 anos, apresenta febre e cefaleia há 3 dias, evoluindo com confusão mental há 1 dia e rebaixamento do nível de consciência com necessidade de intubação orotraqueal. Exame físico: REG, rigidez de nuca presente. Tomografia de crânio: sem alterações. Análise do líquido cefalorraquidiano coletado em região

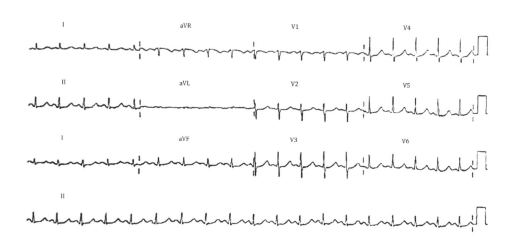

lombar: aspecto turvo; células = 550 leucócitos/mm³ (36% linfócitos, 64% neutrófilos), 4 hemácias/mm³; Gram: diplococos Gram-positivos; glicose = 5 mg/dL; proteína = 400 mg/dL; lactato = 16 mmol/L. Qual tipo de precaução deve ser instituído neste momento?

a) Por gotículas.

b) Por aerossóis.

c) De contato.

d) Padrão.

85. Homem, 22 anos, em tratamento de sarcoma de Ewing. Realizou quimioterapia há 13 dias, e recebeu filgrastima por 6 dias. Procurou atendimento médico com queda do estado geral e febre há 24 horas. Exame físico: REG, desidratado ++/4+; FC = 102 bpm; PA = 110 x 70 mmHg. Hemograma: Hb = 9,5 g/dL; glóbulos brancos = 200/µL; neutrófilos segmentados = 0/µL; plaquetas = 30.000/µL. Demais exames laboratoriais e de imagem sem alterações. Foi internado e iniciados cefepime e filgrastima. Após 2 dias mantém febre (3 picos diários), estado geral regular; FC = 115 bpm, PA = 68 x 48 mmHg. Novo hemograma: Hb = 9,5 g/dL; glóbulos brancos = 900/µL; neutrófilos segmentados = 280/µL; plaquetas = 40.000/µL. Qual a conduta quanto à antibioticoterapia neste momento?

a) Associar vancomicina.

b) Associar voriconazol.

c) Trocar por meropenem.

d) Trocar por piperacilina+ tazobactam.

86. Mulher, 32 anos, admitida no pronto-socorro trazida pelo SAMU. Antecedente pessoal: insuficiência renal crônica secundária à nefropatia diabética. Exame físico: Glasgow 11 oximetria de pulso (ar ambiente) = 90%, pressão arterial média

(PAM) = 43 mmHg, FC = 135 bpm, Temp. = 38,1°C, hiperemia e saída de secreção purulenta em local de inserção de cateter de hemodiálise. Quais as condutas a serem tomadas nas primeiras 3 horas?

a) Intubar, iniciar ventilação mecânica, colher gasometria arterial e hemograma, iniciar noradrenalina para atingir PAM de 65 mmHg.

b) Dosar lactato sérico, colher hemoculturas, iniciar antibioticoterapia venosa de amplo espectro, infundir 30 mL/kg de solução cristaloide e ofertar oxigênio.

c) Intubar, iniciar ventilação mecânica, inserir cateter de artéria pulmonar, colher hemoculturas e iniciar antibioticoterapia de amplo espectro.

d) Realizar tomografia de crânio, puncionar veia central, colher hemograma e dosar lactato, infundir 50 mL/kg de solução cristaloide e ofertar oxigênio.

87. O tratamento da pneumonia adquirida na comunidade pode ser realizado em regime ambulatorial ou hospitalar. Os escores de avaliação de gravidade auxiliam na decisão do local de tratamento. Sobre esses escores, assinale a alternativa correta:

a) Os escores de gravidade estimam o risco de complicações, mas não de mortalidade.

b) O C(U)RB-65 é um escore de difícil aplicação devido à quantidade de variáveis avaliadas.

c) O C(U)RB-65 pode subestimar a gravidade em pacientes com comorbidades graves.

d) O *Pneumonia Severity Index* é um escore de fácil aplicação em ambientes de baixa complexidade.

e) O *Pneumonia Severity Index* superestima a gravidade em pacientes jovens e sem comorbidades.

88. O uso de biomarcadores para diagnóstico ou para determinação de prognóstico é cada vez mais importante em diversas situações clínicas. Sobre biomarcadores na pneumonia adquirida na comunidade, avalie as afirmativas a seguir.

I. Os mais estudados são a proteína C-reativa e a procalcitonina.
II. A proteína C-reativa encontra-se elevada em qualquer processo inflamatório.
III. A procalcitonina está fortemente relacionada a infecções virais.
IV. Pode-se utilizar a procalcitonina no lugar de exames de imagem para o diagnóstico.
V. Pode-se utilizar proteína C-reativa e/ou procalcitonina na avaliação da resposta ao tratamento.

Estão corretas as afirmativas:
a) I, II e III.
b) I, II e V.
c) I, III e IV.
d) II, IV e V.
e) III, IV e V.

89. Mulher de 24 anos procura o PS por tosse seca há 5 dias. Nega comorbidades. Ao exame, encontra-se febril (T = 39,5 °C) e apresenta estertores finos em terço médio de hemitórax direito. O restante do exame físico é normal. Radiografia de tórax demonstra consolidação em topografia de lobo médio. Sobre o caso apresentado, assinale a alternativa correta:
a) A ausência de expectoração afasta o diagnóstico de pneumonia adquirida na comunidade.
b) Deve-se confirmar a presença de alteração radiológica com uma tomografia de tórax.

c) A paciente deve ser internada para tratamento.
d) Amoxicilina é um antibiótico adequado para o caso.
e) Há indicação de radiografia de tórax de controle.

90. Mulher de 43 anos procura o PS por tosse produtiva com expectoração hialina há 2 dias. Relata HAS, em tratamento com enalapril. Apresenta-se hipotensa (PA = 108/62 mmHg), taquicárdica (FC = 132 bpm), taquipneica (FR = 32 rpm) e febril (T = 39,4°C). O exame segmentar não revela alterações. Sobre o caso apresentado, assinale a alternativa correta:
a) O quadro é de pneumonia adquirida na comunidade, não sendo necessário solicitar exames complementares para confirmar o diagnóstico.
b) A paciente provavelmente se encontra hipotensa por uso inadequado do anti-hipertensivo.
c) Deve-se considerar tratamento hospitalar.
d) A provável infecção deve ser tratada com antibióticos de amplo espectro.
e) O uso de quinolonas respiratórias está contraindicado nesse caso.

91. Um homem de 72 anos é levado ao PS pela esposa por rebaixamento do nível de consciência. Apresenta tosse seca e febre há 4 dias. É hipertenso e dislipidêmico. Fuma desde os 40 anos, 2 cigarros/dia. Exame físico demonstra FR = 32 rpm, $SpO_2$ = 90% (em ar ambiente), fala incompreensível e MV abolido à direita. Sobre o caso apresentado, assinale a alternativa correta:
a) O quadro clínico característico permite a confirmação do diagnóstico sem outros exames.

b) A hipoxemia deve-se à doença pulmonar obstrutiva crônica presumida.

c) A coleta de hemoculturas está contraindicada nessa situação.

d) O tratamento pode ser realizado com ceftriaxona e azitromicina.

e) O uso de oxigênio suplementar deve ser evitado devido à história de tabagismo.

92. A pneumonia nosocomial é a mais frequente das infecções adquiridas no ambiente hospitalar, associada a significativo maior tempo de permanência no hospital e aumento de custos no tratamento. Dentre as opções, quais são os germes mais comumente associados a pneumonia nosocomial em adultos?

a) *S. pneumoniae, S. aureus, Chlamydia pneumoniae.*

b) *Acinetobacter, S. aureus, Legionella.*

c) *S. aureus, Acinetobacter, P. aeroginosa.*

d) *S. aureus, Mycoplasma pneumoniae, P. aeroginosa.*

93. Dentre as alternativas abaixo, qual apresenta os fatores de risco para o desenvolvimento de pneumonia nosocomial?

a) Idade avançada, doença pulmonar crônica, intubação prolongada, reintubação, aumento do pH gástrico.

b) Idade avançada. doença pulmonar crônica. uso de drogas vasoativas. uso de corticoide.

c) Idade avançada, doença pulmonar crônica, exposição prévia a antibióticos de largo espectro, redução do pH gástrico.

d) Idade avançada, doença pulmonar crônica, drenagem de secreção subglótica, exposição prévia a antibióticos de largo espectro.

94. Paciente de 25 anos, sexo feminino, com diagnóstico de linfoma não Hodgkin em tratamento de primeira linha com R-CHOP, sem outras comorbidades conhecidas, dá entrada em pronto-socorro apresentando taquidispneia, fala entrecortada, dessaturação, febre aferida e tosse não produtiva. Exames laboratoriais evidenciam: Hemoglobina = 10,3 g/dL; Leucócitos = 2.400/mm³; segmentados = 37%; bastões = 9%; linfócitos = 35%; Plaquetas = 87.000/mm³; Cr = 1.23 mg/dL; Ur = 67 mg/dL; Na = 132 mEq/L; K = 5,1 mEq/L; LDH = 979 U/L; Ca = 9,3 mg/dL; TGO = 72 U/L; TGP = 81 U/L; BT = 1,23 mg/dL; Alb = 3,8 g/dL. Radiografia de tórax evidenciando infiltrado bilateral e difuso, com presença de pneumatocele. Sobre a hipótese diagnóstica:

a) O tratamento deve ser realizado apenas após coleta de hemocultura, por se tratar de paciente neutropênico, e inicialmente com azitromicina 500 mg/dia até resultados de cultura e antibiograma.

b) A suspeita de pneumocistose é baixa, visto que a paciente não possui diagnóstico prévio de HIV.

c) A presença de pneumatocele é patognomônica de pneumonia adquirida na comunidade por *S. aureus* e o tratamento deve incluir amoxicilina-clavulanato + doxicilina.

d) O tratamento deve ser realizado com sulfametoxazol-trimetoprima na dosagem de 15 a 20 mg/kg/dia de trimetoprima, dividido em três a quatro administrações por dia, e considerar adicionar corticoide.

95. Com relação a medidas recomendadas para a prevenção de pneumonia associada a ventilação mecânica em pacientes adultos, a alternativa correta é:
    a) Manter a cabeceira do leito elevada em 45 a 90°.
    b) Intubar o paciente e iniciar ventilação mecânica assim que houver admissão em leito de terapia intensiva – visando minimizar a chance de ocorrer broncoaspiração.
    c) Nutrição parenteral iniciada em até 48 horas após admissão em leito de terapia intensiva traz benefícios em comparação com início tardio (> 8 dias).
    d) Promover higiene oral com escovação ou limpeza com gaze caso dentição ausente; utilização de limpeza sem clorexidina.

96. Paciente de 62 anos, com diagnóstico de linfoma não Hodgkin em tratamento quimioterápico, apresenta febre persistente, tosse seca e dispneia há 2 semanas. Exames de imagem revelam a presença de múltiplos nódulos pulmonares bilaterais. Com base no quadro clínico e nos achados radiológicos, qual é o diagnóstico diferencial mais provável e a conduta terapêutica adequada?
    a) Tuberculose pulmonar – tratamento com rifampicina e isoniazida.
    b) Pneumonia bacteriana – tratamento com antibióticos de amplo espectro.
    c) Infecção por *Pneumocystis jirovecii* – tratamento com trimetoprima-sulfametoxazol.
    d) Aspergilose pulmonar – tratamento com voriconazol.

97. As pneumonias representam uma parcela importante das doenças infecciosas. Dentre aqueles acometidos por pneumonias comunitárias cerca de 5% necessitam de internamento em UTI, nesses casos a mortalidade global é em média 20%. A opção por internamento em UTI pode ser clara, quando há necessidade de ventilação mecânica ou droga vasoativa. Nos momentos de dúvida, algumas ferramentas podem auxiliar o julgamento clínico. Segundo os critérios da IDSA/ATS, marque a alternativa com 1 critério maior e 3 menores:
    a) Choque séptico com necessidade de droga vasoativa, frequência respiratória ≥ 25 resp/min, confusão mental e leucopenia < 4.000 cel/microL.
    b) Choque séptico com necessidade de droga vasoativa, leucopenia < 4.000 cel/microL, confusão mental e temperatura > 38°C.
    c) Necessidade de ventilação mecânica, Frequência respiratória ≥ 30 resp/min, ureia sérica ≤ 20 mg/dL e hipotermia.
    d) Necessidade de ventilação mecânica, infiltrado multilobar, confusão mental e trombocitopenia < 100.000/ microL

98. Sobre o uso de corticosteroide no paciente com pneumonia adquirida na comunidade responda:
    a) Os pacientes com diagnóstico de pneumonia e indicação de tratamento ambulatorial devem utilizar o corticosteroide como parte do tratamento.
    b) Os casos de pneumonia com indicação de internação em enfermaria devem ser tratados com corticosteroide de maneira rotineira.
    c) Os pacientes com pneumonia e choque séptico refratário devem ser tratados com corticosteroide de maneira rotineira.
    d) Não há indicação de uso de corticosteroide em paciente com pneumonia adquirida na comunidade.

99. O término de tratamento com antibióticos é um desafio da prática clínica. A individualização da decisão, de acordo com a resposta clínica, ganha força no cenário atual. Sobre o tempo de antibioticoterapia na pneumonia adquirida na comunidade, responda:

a) A duração da terapia com antibiótico deve ser guiada pela resposta clínica, como: normalização da frequência cardíaca, da frequência respiratória, da saturação e do apetite. Nesses casos, a terapia com antibiótico pode ser suspensa após 3 dias de tratamento.

b) A duração da terapia com antibiótico deve ser estabelecida no momento do diagnóstico, mantendo sempre o tempo mínimo de 7 dias, podendo ser prolongada conforme necessidade.

c) A duração da terapia com antibiótico leva em consideração a resposta clínica do paciente, avaliando alguns fatores, como: a frequência respiratória, a frequência cardíaca e a saturação de oxigênio. Deve ser mantida pelo mínimo de 5 dias.

d) A duração da terapia com antibiótico deve ser estabelecida no momento do diagnóstico, sendo realizada por no mínimo 5 dias. Não deve ser prolongada ou escalonada, independente de evolução clínica.

100. Um paciente de 38 anos procura atendimento médico com quadro de febre há 2 dias, associado a tosse, fadiga e dor ao respirar. Não faz uso de medicação contínua. Não apresenta comorbidades. Dados vitais estáveis com FC = 98, sat = 96%, FR = 18, T = 38°C e TEC < 2 s. Ausculta pulmonar com estertores e roncos em base esquerda, restante de exame físico normal. Exames laboratoriais sem alterações significativas. Radiografia de tórax com consolidação em base E. Sobre o caso descrito:

a) Há indicação de tratamento ambulatorial, sendo o antibiótico de escolha amoxicilina 1 g de 8/8 h por 5 dias.

b) Há indicação de tratamento ambulatorial, sendo o antibiótico de escolha levo-floxacino 750 mg, 1x ao dia, por 5 dias.

c) Há indicação de tratamento internado em enfermaria, sendo o antibiótico de escolha ceftriaxona 2 g, 1x ao dia, por 7 dias.

d) Há indicação de tratamento em leito de UTI, com antibiótico de escolha levo-floxacino 750 mg, 1x ao dia, por 7 dias.

101. Um paciente de 38 anos procura atendimento médico com quadro de febre há 2 dias, associado a tosse, fadiga e dor ao respirar. Não faz uso de medicação contínua. Não apresenta comorbidades. Dados vitais estáveis com FC = 98, sat = 96%, FR = 18, T = 38°C e TEC < 2 s. Ausculta pulmonar com estertores e roncos em base esquerda, restante de exame físico normal. Exames laboratoriais sem alterações significativas. Radiografia de tórax com consolidação em base E. Apresenta boa melhora com terapia estabelecida, resolução completa dos sintomas após 2 dias. Retorna para reavaliação em consultório questionando sobre a necessidade de nova radiografia – para "ver como está o pulmão". Sobre o papel da imagem na pneumonia responda:

a) Não há necessidade de novo exame de imagem, visto que houve resolução dos sintomas com 2 dias de tratamento.

b) Há necessidade de avaliação com novo exame de imagem para verificar a necessidade de prolongar a terapia por mais alguns dias.

c) Há necessidade de exame de imagem para verificar se houve melhora, interrompendo tratamento apenas se não existe mais alteração.

d) Não há necessidade de novo exame de imagem e seria um erro solicitar mesmo se houvesse piora do quadro clínico.

102. Um homem de 53 anos, etilista e diabético, está internado há 10 dias por choque séptico devido à pneumonia broncoaspirativa. Ele necessitou de ventilação mecânica por 7 dias e foi transferido para um hospital de referência ontem. Queixa-se de dor suprapúbica. Ele não está tomando nenhum antibiótico no momento. Sua temperatura é de 38°C, PA = 100/52 mmHg e FC = 104 bpm. Ao exame, regular estado geral, com leve sensibilidade suprapúbica e dor na região da sonda vesical de demora. O hemograma evidencia leucocitose com desvio à esquerda. O sumário de urina mostra nitrito positivo, leucocitúria elevada e presença de numerosas bactérias. Urina não está com coloração turva ou fétida.

A revisão de uroculturas anteriores revela *E. coli*, *P. aeruginosa* e *Klebsiella* ESBL. Qual dos antibióticos a seguir é a escolha mais apropriada para o tratamento empírico?

a) Ceftazidima.

b) Meropenem.

c) Ceftriaxona.

d) Levofloxacino.

103. Para o paciente da questão anterior, qual das opções a seguir indica o manejo mais apropriado do cateter vesical de demora neste paciente?

a) O cateter deve permanecer no local e o manejo antimicrobiano não será afetado.

b) O cateter deve ser removido e realizado cateterismo vesical intermitente.

c) O cateter deve ser substituído ao final da terapia antimicrobiana.

d) O cateter deve ser substituído no início da terapia antimicrobiana

104. Com relação à infecção de corrente sanguínea relacionada a cateter (ICSRC), é incorreto afirmar:

a) As manifestações clínicas variam de febre e alteração do estado mental a instabilidade hemodinâmica.

b) Dentre as complicações da ICSRC podemos encontrar: tromboflebite séptica, endocardite infecciosa, artrite séptica e osteomielite.

c) Na ausência de sinais flogísticos no local de inserção do cateter inserido há mais de 48 horas, o diagnóstico de ICSRC ainda pode ser suspeitado na presença de febre ou hipotensão.

d) Podem ser atribuídas à ICSRC apenas uma cultura positiva para *S. aureus* ou enterobactérias, porém a presença de duas ou mais culturas positivas para S. coagulase negativo devem ser consideradas contaminação.

105. Não é um fator de risco para patógenos MDR (pseudomonas, outros bacilos Gram-negativos e MRSA) na pneumonia associada a ventilação mecânica:

a) Choque séptico durante o diagnóstico.

b) Terapia de substituição renal (hemodiálise) em contexto agudo antes do desenvolvimento da pneumonia associada a ventilação mecânica.

c) 5 ou mais dias de hospitalização antes do diagnóstico de pneumonia associada a ventilação mecânica.

d) Pacientes idoso (> 65 anos).

106. Sobre a antibioticoterapia na pneumonia associada e ventilação mecânica, assinale a alternativa correta:

a) Por ser uma infecção grave, tempos maiores de antibioticoterapia, geralmente mais que 14 dias, são o regime mais recomendado.

b) A cultura do aspirado traqueal tem maior sensibilidade que o lavado broncoalveolar, devido à dificuldade de inserção do broncoscópio quando o paciente está intubado.

c) A terapia oral com antibióticos não pode ser realizada em nenhum momento na pneumonia associada a ventilação mecânica, pois é um quadro grave.

d) Todos os antibióticos aumentam o risco de infecção por *Clostridioides difficile*, entre os agentes antimicrobianos usados para pneumonia associado a ventilação mecânica, as fluoroquinolonas e as cefalosporinas de amplo espetro são mais comumente implicadas.

107. Sobre as pneumonias associadas ao ventilador (PAV), responda a afirmativa correta:

a) O diagnostico é clínico e não precisa de imagem radiológica de tórax.

b) O falso-positivo nas imagens é um acontecimento raro.

c) O ultrassom à beira do leito não pode ser utilizada para o diagnóstico de pneumonia associada à ventilação mecânica.

d) Pacientes que desenvolvem pneumonia e são submetidos à ventilação mecânica não são considerados PAV.

108. Uma paciente de 17 anos foi admitida na unidade de terapia intensiva por septicemia por infecção associada a *Escherichia coli*, evoluindo para choque séptico. Após receber 30 mL/kg de peso de solução salina normal, ele ainda estava com pressão de 80 x 40 mmHg e frequência cardíaca de 123 bpm. Um acesso central na subclávia do lado esquerdo foi inserido, e a norepinefrina foi iniciada a 0,2 mcg/kg/min. A pressão arterial aumentou para 112/77 mmHg. Cerca de 15 minutos após a inserção do acesso venoso central, o paciente evoluiu com queda da pressão arterial para 70/50 mmHg e a saturação de oxigênio diminuiu de 99% em ar ambiente para 80%. Qual a conduta para o caso?

a) A drenagem de tórax não é necessária.

b) Na ecografia de tórax aparecerá o sinal da cauda de cometa.

c) Punção de tórax no segundo espaço intercostal na linha hemiclavicular.

d) Realizar um radiograma de tórax e analisar para conduta posterior.

109. Uma paciente de 64 anos com *diabetes mellitus* tipo 2 que vinha apresentando náuseas, vômitos e dor no flanco direito por 6 dias foi admitida na UTI. Ela era portadora de *diabetes mellitus* tipo 2 há 20 anos sem tratamento sistemático. Um exame físico revelou as seguintes informações: temperatura = 37,5 °C; frequência cardíaca = 90 batimentos por minuto; e pressão arterial =103/42 mmHg e alteração no estado mental. A percussão na região do flanco direito provocava dor. Estudos laboratoriais de rotina revelaram o seguinte: contagem de glóbulos brancos = 22,43 x $10^9$/L; plaquetas = 80.000/L; $K^+$ = 2,9 mmol/L; glicose = 255 mg/dL; creatini-

na sérica = 3 mg/dL; proteína C-reativa = 179,03 mmol/L. Os resultados subsequentes da TC mostraram gás no parênquima renal direito.

Sobre o caso:

a) A conduta em nosso paciente é o tratamento com antibiótico de amplo espectro isoladamente.

b) A cistite enfisematosa pode estar associada a esse quadro.

c) O agente mais frequente é *Pseudomonas aeruginosa* em paciente diabético.

d) A presença de gás é patognomônica para pielonefrite enfisematosa.

110. Um homem de 29 anos é admitido no hospital com história de 4 dias de febre e dispneia e foi internado em UTI. Ele é positivo para o vírus da imunodeficiência humana, mas pouco aderente à sua terapia antirretroviral (ART). Sua contagem recente de CD4 era de 150 células/mcL. No exame de hoje, sua frequência cardíaca é de 110 batimentos por minuto, sua frequência respiratória é de 34 respirações por minuto, sua temperatura é de 38,6°C e sua saturação de oxigênio é de 88% em ar ambiente. Ele tem crepitações grosseiras no lado direito do peito. Sua $PaO_2$ arterial é de 55 mmHg. Uma radiografia de tórax mostra infiltrados peri-hilares, e uma coloração de prata com metenamina mostra cistos. Dado o provável diagnóstico, qual é o tratamento inicial de escolha para este paciente?

a) Trimetoprima/sulfametoxazol IV.

b) Trimetoprima/sulfametoxazol oral.

c) Pentamidina.

d) Clindamicina-primaquina.

111. Uma mulher de 65 anos de idade foi submetida a uma hemicolectomia esquerda por câncer. No sétimo dia de pós-operatório, ela apresenta temperatura de 39,2°C. O exame físico mostra pulmões limpos, nenhuma evidência de feridas ou infecções de linha, e suas panturrilhas estão flácidas e indolores. A radiografia de tórax mostra atelectasia bibasal leve. Dois dias depois, as hemoculturas mostram *Bacteroides fragilis* e *Escherichia coli*, enquanto a urocultura é negativa. Qual das alternativas a seguir é a abordagem mais apropriada para esse paciente?

a) Iniciar antibióticos empiricamente.

b) Tomografia computadorizada do abdome e da pelve.

c) Repita as hemoculturas.

d) Realizar uma ressonância magnética (RM).

112. Um homem de 83 anos com história de DPOC, ICC e diabetes chega ao pronto-socorro de uma casa de repouso com febre. Ele tem uma sonda vesical de demora que está drenando urina turva e fétida. Sua cuidadora relata que ele teve uma internação recente por *Enterococcus faecium* resistente à vancomicina. Culturas anteriores mostram que o organismo tem sido resistente à ampicilina. O emergencista solicitou uma vaga na UTI. Qual das seguintes terapias forneceria cobertura empírica inicial para a infecção do trato urinário do paciente?

a) Cefuroxima.

b) Linezolida.

c) Trimetoprima/sulfametoxazol.

d) Aztreonam.

113. Um homem de 29 anos com história de uso de drogas endovenosas e terapia imunodepressora apresentou-se ao pronto-socorro com dor torácica, dispneia e febre. Seus sinais vitais revelam temperatura de 39,4°C, pulso de 119 batimen-

tos por minuto, pressão arterial de 94/64 mmHg e frequência respiratória de 27 respirações por minuto. A ausculta revela sopro holosistólico na borda esternal esquerda. Foram observadas petéquias e lesões de pele (fenômenos embólicos). Foi solicitada uma vaga de UTI. A radiografia de tórax revela infiltrados irregulares bilaterais. A ecocardiografia à beira do leito foi visualizada uma vegetação, na valva mitral, associada a regurgitação valvar moderada. A massa média 1,1 × 1,6 cm na face ventricular e 1,2 × 0,7 cm na face ventricular, prejudicando a correta dinâmica valvar. Ele inicia ressuscitação volêmica e agentes antimicrobianos de amplo espectro. As hemoculturas enviadas antes da terapia antimicrobiana permanecem negativas. O antígeno galactomanano sérico e o ensaio beta-D-glucano são positivos. Qual é o diagnóstico mais provável?

a) Endocardite por *Candida*.
b) Endocardite por *Aspergillus*.
c) Endocardite de Libman-Sachs.
d) Endocardite por *Streptococcus bovis*.

114. Qual a melhor resposta para o tratamento proposto para o paciente da questão anterior entre as alternativas a seguir?

a) Antibiótico de amplo espectro.
b) Anfotericina.
c) Voriconazol.
d) A cirurgia nunca é considerada na endocardite fúngica.

115. Um homem de 56 anos com história de doença arterial coronariana, hipertensão e diabetes é transferido da sala de cirurgia para a UTI após ser submetido à revascularização do miocárdio com três vasos. O paciente necessitou de drogas vasoativas, além disso 3 unidades de concentrado de hemácias no intraoperatório. Ele está afebril e sua pressão arterial é de 100/90 mmHg.

Todos os itens a seguir são recomendados para prevenir o desenvolvimento de pneumonia associada ao ventilador, exceto:

a) Trocar o circuito a cada 24 horas.
b) Elevar a cabeceira da cama de 30° a 45°.
c) Interromper a sedação diariamente.
d) Trocar o circuito do ventilador se estiver visivelmente sujo ou com defeito.

116. Um homem de 30 anos apresentou-se inicialmente no departamento de emergência (DE) há 3 dias com estado mental alterado por causa de *overdose* de opioides, ele era previamente hígido. Ele foi intubado no pronto-socorro e transferido para a UTI. Essa manhã, ele está febril com 38,5°C e aumento das secreções respiratórias, exigindo aspiração frequente, sua pressão arterial (PA) é de 108/66 mmHg, sua frequência cardíaca (FC) é de 112 bpm e sua frequência respiratória (FR) é de 13 respirações/min. Ao exame, ele permanece entubado e sedado. Seu exame pulmonar revela crepitações no campo médio direito.

O hemograma revela leucocitose com predominância de neutrófilos. A radiografia de tórax mostra alterações reticulonodulares. As culturas respiratórias são colhidas. Não há culturas respiratórias anteriores disponíveis.

As taxas de resistência na UTI mostram que menos de 10% dos bacilos Gram-negativos são resistentes à cefepima ou à levofloxacina. A prevalência de MRSA na UTI é de 5%. Não há relatos de uso recente de antibióticos.

Qual das opções a seguir é a escolha mais apropriada para antibióticos empíricos?

a) Não iniciar antibioticoterapia até uma broncoscopia com lavado.
b) Cefepima.
c) Cefepima e levofloxacina.
d) Cefepima, levofloxacina e vancomicina.

117. Um homem de 48 anos com história de alcoolismo deu entrada no hospital com pancreatite aguda. Ele desenvolveu síndrome do desconforto respiratório agudo (SDRA) e necessitou de ventilação mecânica e uso de vasopressores. Por causa da dificuldade de desmame, o paciente permaneceu em ventilação mecânica por 9 dias antes da extubação ontem. O uso de vasopressor caiu significativamente e ele não necessitou de nenhum vasopressor nas últimas 12 horas. Porém, o paciente apresenta calafrios e temperatura de 38,9°C. Não há nenhum sintoma de infecção, tanto a radiografia de tórax como o exame de urina não revelam uma fonte de infecção. Seu exame abdominal é normal, e seu cateter de triplo lúmen subclávio direito e IV periférico do antebraço esquerdo parecem limpos, sem drenagem visível e sem eritema ao redor. A ausculta cardíaca é normal. Pele e tegumentos não apresentam alterações. Você suspeita de infecção da corrente sanguínea relacionada ao cateter. Das alternativas a seguir, qual é o método de diagnóstico para infecção primária de corrente sanguínea relacionado ao cateter central?

a) Colheita do cateter e hemoculturas para verificar se o organismo é comum da corrente sanguínea.
b) Obter cultura qualitativa da ponta do cateter.
c) Obter cultura de sangue do cateter, caso haja crescimento trata-se de diagnóstico de ICSRC.
d) Crescimento do mesmo microrganismo em sangue coletado por meio do lúmen de acesso venoso central com crescimento ocorrendo no mínimo 120 minutos mais rápido na amostra central que na periférica.

118. Um paciente internado com um cateter venoso central há mais de 48 horas apresenta um quadro de febre e tremores. Ainda não foi coletada a hemocultura e não há evidências de outros focos de infecção, optou-se por iniciar antibioticoterapia. Como se deve nomear essa situação clínica epidemiológica:

a) Infecção de corrente sanguínea relacionada ao cateter.
b) Infecção primária de corrente sanguínea.
c) Infecção primária de corrente sanguínea associada ao cateter.
d) Sepse de origem indeterminada.

119. Para que o paciente do caso acima ser enquadrado em IPCS laboratorialmente confirmada associada ao cateter, quais seriam os critérios. Observe as afirmativas a seguir e assinale a correta:

a) Agente patogênico identificado em uma ou mais hemoculturas e o microrganismo identificado não está relacionado a outro foco.
b) Paciente apresenta febre (acima de 38°C), calafrios e o microrganismo identificado não está relacionado a outro foco infeccioso e duas ou mais hemoculturas em momentos distintos, no mesmo dia ou, no máximo, no dia seguinte para agentes contaminantes de pele.

c) Agentes patogênicos: enterobactérias, *Pseudomonas* spp, *Streptococcus pyogenes, Pneumoniae, S. aureus*, fungos.

d) Todas as alternativas anteriores estão corretas.

120. Um homem de 74 anos com *diabetes mellitus*, hipertensão e refluxo gastroesofágico e pneumonia por aspiração recorrente apresentou 9 dias atrás choque séptico por causa de pneumonia broncoaspirativa. Ele precisou de ventilação mecânica por 8 dias e foi transferida para uma enfermaria ontem. Refere dor suprapúbica e fadiga agora. Ele não está tomando nenhum antibiótico. Sua temperatura é de 38°C, sua PA é de 100/59 mmHg e sua FC é de 110 bpm. Ao exame, ele parece estar em desconforto leve, com dor suprapúbica e sonda vesical de demora. O hemograma mostra leucocitose com 82% de neutrófilos. A cultura de urina mostra nitritos e esterase de leucócitos, bem como bactérias muito numerosas para serem contadas, sem células epiteliais escamosas. A urina em sua bolsa coletora não é malcheirosa nem turva. A cultura de urina anterior revela, *P. aeruginosa* e *Klebsiella* produtora de betalactamase de espectro estendido (ESBL).

Qual das opções a seguir é a escolha mais apropriada para antibióticos empíricos?
a) Ceftazidima.
b) Imipeném.
c) Sulfametoxazol-trimetoprima.
d) Levofloxacina.

121. Qual a conduta para tratamento do paciente:
a) O cateter deve permanecer no local e o manejo antimicrobiano não será afetado.

b) O cateter deve ser removido, porém o cateterismo intermitente nunca é opção.

c) O cateter deve ser substituído ao final da terapia antimicrobiana.

d) O cateter deve ser substituído no início da terapia antimicrobiana.

122. Sobre as infecções relacionadas a assistência à saúde (IRAS), responda a alternativa correta:
a) A principal prevenção é evitar o uso de cateter vesical de demora e o menor tempo possível.

b) Cefiderocol é um novo agente para ITU complicadas.

c) Uma vez diagnosticada a infecção, o cateter deve ser trocado e a cultura deve ser colhida antes do início dos antibióticos.

d) Todas as alternativas anteriores estão corretas.

123. Um homem de 75 anos de idade na unidade de terapia intensiva (UTI) está recebendo nutrição parenteral total (NPT) e apresenta sinais de sepse. As hemoculturas solicitadas foram positivas para *Candida*. Qual intervenção deve ser considerada?
a) Iniciar antifúngico e retirar o cateter central.

b) O tratamento da candidíase é mantido por 14 dias após a última hemocultura negativa.

c) Consulta e avaliação oftalmológica.

d) Todas as afirmativas anteriores estão corretas.

124. Uma mulher de 66 anos chega ao pronto-socorro com 4 dias de diarreia aquosa, mais de 3 vezes ao dia, cólicas abdominais e febre. Tratou uma erisipela há

2 semanas na perna direita e completou um curso de clindamicina. Uma semana após o término da terapia, ela desenvolveu cólicas abdominais e 6 a 8 evacuações aquosas por dia.

Sua temperatura é de 38,6°C, sua FC é de 116 bpm e sua PA é de 95/66 mmHg. O exame físico mostra distensão abdominal e dor, mas sem defesa ou rechaço. Leucocitose de 18.000/mcL, sua albumina sérica é de 3,3 g/dL, sua creatinina é de 2,4 mg/dL e seu lactato é de 5 mmol/L. Os imunoensaios para o antígeno GDH retornam positivos. Imunoensaios para toxinas *C. difficile* A e B são enviados e retornam negativos.

Qual dos seguintes passos é o próximo passo mais apropriado?

a) Repetir imunoensaios para toxinas *C. difficile* A e B.

b) Enviar culturas de fezes para ovos e parasitas.

c) Enviar reação em cadeia da polimerase de genes *C. difficile*.

d) Enviar ensaio de citotoxicidade de *C. difficile*.

125. Qual seria o tratamento recomendado para o paciente caso houvesse confirmação de infecção por clostridioides *difficile*?

a) Vancomicina oral.

b) Vancomicina endovenosa.

c) Metronidazol oral.

d) Fidaxomicina oral.

126. Uma mulher de 53 anos com diabetes *mellitus* não controlado chega ao pronto-socorro com inchaço doloroso na parte superior do braço esquerdo. Há 4 dias o paciente completou um tratamento de 4 semanas de oxacilina por meio de um cateter central de inserção periférica inserido em seu braço esquerdo (PICC). Ao exame, ele está febril 38,4°C e há eritema localizado, sensibilidade e drenagem purulenta ao longo do trajeto do PICC. A investigação laboratorial revelou leucócitos de 14.000/mcL e plaquetas de 300.000/mcL. Culturas são enviadas a partir do sangue e da drenagem purulenta.

Qual a melhor conduta entre as listadas a seguir?

a) Consulta cirúrgica imediata para extração de veia.

b) Remoção do PICC; reiniciando oxacilina.

c) Remoção do PICC; vancomicina e ceftriaxona.

d) Remoção do PICC; vancomicina e imipeném.

127. Um homem de 40 anos com história de infecção pelo vírus da imunodeficiência humana (HIV) recentemente diagnosticada chega ao pronto-socorro com tosse nas últimas 2 semanas. Ele também observa que teve febre, calafrios e suores noturnos e admite perda de peso de 10 kg nos últimos 2 meses. Nega hemoptise. Seu exame físico apresenta murmúrios respiratórios diminuídos no ápice esquerdo, e sua radiografia de tórax mostra uma cavidade no lobo superior esquerdo. Você suspeita de tuberculose pulmonar (TB) e as precauções apropriadas são tomadas. Qual das seguintes opções seria uma indicação apropriada para descontinuar essas precauções?

a) Dois esfregaços de escarro BAAR com 6 horas de intervalo retornam negativos.

b) A tuberculose é diagnosticada; terapia antituberculose apropriada é iniciada e 3 esfregaços de escarro BAAR subsequentes são negativos.

c) Um esfregaço de BAAR de escarro é negativo seguido por um teste de amplificação de ácido nucleico negativo retorna negativo.

d) A tuberculose é diagnosticada; a terapia antituberculose apropriada é iniciada e 2 testes subsequentes de amplificação de ácido nucleico retornam negativos.

128. Uma mulher de 61 anos com diagnóstico recente de linfoma difuso de grandes células B em tratamento de quimioterapia recentemente iniciado apresenta febre no último dia. No pronto-socorro, ela está febril e hipotensa, apesar da reposição volêmica com solução salina. É iniciado o tratamento com antibióticos de amplo espectro. A infusão de norepinefrina é iniciada, e a paciente é internada na UTI. No terceiro dia de internação, ela não está mais febril, mas a enfermeira percebe que ela tem uma nova erupção cutânea. Ela está afebril, sua PA é de 95/65 mmHg e a FC é de 103 bpm. Há uma erupção vesicular em distribuição em faixa no hemitórax esquerdo e algumas pápulas eritematosas. Sua contagem de leucócitos pela manhã foi de 600/mcL (60% polimorfonucleares leucócitos, 3% de bandas).

A paciente é colocada sob as devidas precauções. As precauções podem ser descontinuadas em qual dos seguintes cenários?

a) Uma vez iniciada a terapia antiviral.

b) Após 7 dias de antivirais.

c) Depois que todas as lesões desaparecerem.

d) Após todas as lesões terem secado e formado crostas.

129. Uma mulher de 67 anos com doença renal dialítica por hipertensão apresenta febre e calafrios após receber 3 horas de diálise. Refere fadiga nos últimos dias. Sua temperatura é de 38,3°C, sua PA é de 145/73 mmHg, sua FC é de 97 bpm, sua FR é de 13 respirações/min e sua saturação de oxigênio é de 97%. Ela tem um cateter central do lado direito. Os exames laboratoriais mostram leucocitose leve e creatinina de 3,2 mg/dL com eletrólitos normais. A radiografia de tórax é normal. A infecção da corrente sanguínea associada ao cateter é considerada mais provável. É iniciado o tratamento com antibióticos sistêmicos. A *lock* terapia tem maior probabilidade de ser benéfica em qual dos seguintes cenários?

a) O cateter de diálise da paciente foi colocado há 5 dias.

b) Há eritema, sensibilidade e flutuação no local de inserção.

c) A hemocultura inicial apresenta crescimento de *Enterococcus*, e hemoculturas repetidas são negativas em 72 horas.

d) As hemoculturas desenvolvem *Candida* em 1 de 4 frascos.

130. Homem de 29 anos, comparece com queixa de febre de 38,3°C, cefaleia constante, agitado e com episódios de alucinação. Portador de HIV, sem outras comorbidades. Ao exame físico, apresentava-se com sinais vitais estáveis, exame cardiovascular sem alterações. Ao exame neurológico, foi constatada rigidez de nuca. O paciente necessitou de IOT e foi encaminhado à UTI.

Escolha uma das alternativas a seguir:

a) A punção liquórica precedida de tomografia está indicada.

b) Neoformans é um diagnóstico provável.
c) Serão vistas ao microscópio leveduras redondas ou ovais.
d) Todas as alternativas anteriores estão corretas.

131. Sobre os antibióticos, assinale a alternativa correta:
a) Todos os carbapenêmicos são ativos contra *Pseudomonas*.
b) As fluorquinolonas respiratórias penetram melhor no tecido pulmonar que as não respiratórias.
c) A tigeciclina é conhecida por seu efeito contra enterococos (incluindo enterococo resistente à vancomicina).
d) O mecanismo de resistência mais importante para os antibióticos betalactâmicos é a alteração das proteínas bacterianas-alvo dos antibióticos.

132. Mulher de 19 anos portadora de fibrose cística, asma, diabetes, tubo de gastrostomia endoscópica percutânea (PEG) e história de *Pseudomonas multidrug resistent* (MDR) deu entrada no hospital com fadiga e mal-estar, refere aumento da tosse, apresenta temperatura axilar de 38,1°C e aumento do volume do escarro que se apresenta esverdeado.
A paciente foi admitida no andar e iniciou cobertura empírica com ceftazidima 2 g IV a cada 8 horas (q8h) e ciprofloxacino 400 mg IV a cada 12 horas (q12h). Seus sinais vitais pioraram nas últimas horas: pressão arterial (PA) de 100/75 mmHg, frequência cardíaca (FC) de 110 batimentos/min, frequência respiratória (FR) de 23 respirações/min, temperatura de 38°C e saturação de $O_2$ de 93% em 2 litros via cânula nasal. Leucocitose = 20.000 x $10^3$/mcL, plaquetas = 200.000 x $10^3$/mcL,

Hb = 13 mg/dL, Ht = 40%, Na = 144 mEq/L, K = 4,5 mEq/L.
A hemocultura é negativa; no escarro foi isolada *P. aeruginosa*.

| Antibiograma do paciente – Método Kirby-Bauer | |
| --- | --- |
| Piperacilina | R |
| Aztreonam | INT |
| Cefepima | INT |
| Ceftazidima | INT |
| Gentamicina | S |
| Amicacina | S |
| Imipeném | R |
| Levofloxacina | R |
| Tobramicina | S |
| Meropeném | R |
| Ciprofloxacina | R |
| Organismo | Etest (mcg/mL) |
| Polimixina B | 0,35 |

INT: intermediário, R: resistente, S: sensível.

De acordo com as suscetibilidades relatadas, qual dos seguintes regimes provavelmente seria o mais eficaz, minimizando a toxicidade?
a) Ceftazidima 2 g IV a cada 8 horas e gentamicina 3 mg/kg IV a cada 8 horas.
b) Polimixina B 25.000 unidades/kg/dia divididas a cada 12 horas.
c) Ceftazidima 2 g IV a cada 8 h e tobramicina 300 mg inalação a cada 12 h.
d) Amicacina 15-20 mg/kg/dia IV uma vez ao dia.

133. Um homem de 40 anos com história de dor lombar crônica e diabetes se apresenta na emergência com dor lombar de forte intensidade que piorou nos últimos cinco dias. Nega trauma, febre, calafrios, incontinência urinária ou piora de dormência crônica na extremidade infe-

rior esquerda. Ele está com dificuldade para deambular em razão de dores nas costas e voltou a usar a bengala nos últimos dois dias. Sua pressão arterial é de 160/90 mmHg, frequência de pulso de 110 bpm, frequência respiratória de 15 respirações/min, temperatura de 36,8°C. O exame revela dor na palpação na região espinhal L3-L4. Suspeita-se de osteomielite. Qual estudo de imagem tem a maior sensibilidade e especificidade para a detecção de osteomielite dentro de uma semana do início dos sintomas?
a) Tomografia com contraste.
b) Ressonância magnética.
c) PET *scan*.
d) Radiografia lombar.

##  GABARITO COMENTADO

1. **Resposta: c**

A questão primordial no tratamento do choque é reconhecer se a oferta de oxigênio ($DO_2$) atende às demandas dos tecidos ($VO_2$). O débito cardíaco é o principal responsável pela oferta de oxigênio e nutrientes aos tecidos, portanto, é o principal determinante da capacidade de transportar oxigênio pela circulação. A importância do DC fica evidente ao lembrarmos das fórmulas de oferta e consumo de $O_2$:

- $DO_2$ (oferta de oxigênio) = DC × CaO × 10 (mL/min)
- $VO_2$ (consumo de oxigênio) = DC × C(a-v) × 10 (mL/min)

O débito cardíaco é parte essencial da avaliação de pacientes em choque circulatório, sendo definido como:

DC = frequência cardíaca (FC) × volume de ejeção sistólico (VS)

A FC, tanto alta quanto baixa, raramente é o principal problema durante estados de choque circulatório, mas pode se tornar importante em doenças primárias do ritmo cardíaco.

O VS possui quatro componentes principais: a pré-carga, a contratilidade, a complacência ventricular e a pós-carga.

### Bibliografia

1. Font MD, Thyagarajan B, Khanna AK. Sepsis and septic shock: basics of diagnosis, pathophysiology and clinical decision making. Med Clin North Am. 2020;104(4):573-85.

2. **Resposta: c**

Sabe-se que o maior responsável pela *clearance* de lactato é o fígado (e não os rins, como consta na alternativa *c*). As demais alternativas relatam fatores que contribuem para o acúmulo de lactato no paciente séptico: hipoperfusão tecidual, diminuição da atividade da piruvato desidrogenase e disfunção mitocondrial.

### Bibliografia

1. Liu Z, Meng Z, Li Y, Zhao J, Wu S, Gou S, Wu H. Prognostic accuracy of the serum lactate level, the SOFA score and the qSOFA score for mortality among adults with Sepsis. Scand J Trauma Resusc Emerg Med. 2019;27(1):51.

3. **Resposta: c**

A interleucina 10 (IL-10) (*human interleukin*-10) é um fator desativante de macrófago, que atua nos macrófagos a fim de produzir efeitos inibidores nas células T e *natural killer*. Ela também regula o crescimento e/ou diferenciação das células B, granulócitos, neutrófilos, células dendríticas, queratinócitos e células endoteliais. Vários parasitas, bactérias, fungos e vírus deprimem a resposta imune do hospedeiro tanto induzindo a produção de IL-10 ou codificando seu próprio IL-10 homólogo. Apesar de ser um potente imunossupressor, IL-10 é também um antipirético. Níveis circulantes de IL-10 estão aumentados em asma alérgica, esclerose sistêmica, vários tipos de câncer, pacientes pós-transplantados e na sepse. O potencial terapêutico da IL-10 inclui a artrite reumatoide, lúpus eritematoso sistêmico, esclerose múltipla e infecções por HIV.

## Bibliografia

1. Wei H, Li B, Sun A, Guo F. Interleukin-10 family cytokines immunobiology and structure. Adv Exp Med Biol. 2019;1172:79-96.

### 4. Resposta: c

Profilaxia de úlcera de estresse está recomendada em pacientes considerados de alto risco e internados em unidades de tratamento intensivo (UTI). São considerados fatores de risco para sangramento gastrointestinal alto: ventilação mecânica por mais de 48 horas e/ou coagulopatias. Outros fatores incluem: sepse, choque séptico, trauma de crânio e de coluna, insuficiência hepática, insuficiência renal, grandes queimados, altas doses de glicocorticoides e úlcera péptica prévia.

Não há recomendação para profilaxia de úlcera de estresse em pacientes internados em enfermarias. Embora os IBP (omeprazol, pantoprazol, lanzoprazol, rabeprazol, esomeprazol e tenatoprazol) sejam as drogas mais usadas, deve-se, em caso de contraindicações para o seu uso, utilizar os antagonistas do receptor H2 da histamina (cimetidina, ranitidina, nizatidina e famotidina).

Uma vez que a eficácia do IBP é a mesma, independentemente da via de administração, se o paciente tiver capacidade de deglutir, a via oral deverá ser a principal via de administração do fármaco. As indicações de uso intravenoso são restritas aos pacientes com sangramento por ulceração péptica ou com evidência endoscópica de sangramento recente, e que não podem utilizar a via oral. Pode ser também usada em condições excepcionais, como hipersecreção gástrica associada com neoplasia, Zollinger-Ellison incapazes de fazer uso oral, risco de sangramento recorrente em pacientes com sangramento prévio e na prevenção de úlcera por estresse em pacientes de alto risco internados em UTI e que não possam fazer uso da medicação por via oral.

## Bibliografia

1. Evans L, Rhodes A, Alhazzani W, et al. Surviving Sepsis Campaign: international guidelines for management of sepsis and septic shock 2021. Intensive Care Med. 2021;47:1181-247.

### 5. Resposta: a

É recomendado não usar qSOFA em comparação com SIRS, NEWS ou MEWS como única ferramenta de triagem para sepse ou choque séptico, uma vez que possui baixa sensibilidade em relação aos outros escores.

Para pacientes com hipoperfusão induzida por sepse ou choque séptico, sugere-se que pelo menos 30 mL/kg de fluido cristaloide IV seja administrado nas primeiras 3 horas após a ressuscitação.

Sugere-se não usar hidrocortisona IV para tratar pacientes com choque séptico se a ressuscitação volêmica adequada e a terapia vasopressora forem capazes de restaurar a estabilidade hemodinâmica. Se isso não for possível, é recomendado hidrocortisona IV na dose de 200 mg/dia.

Para adultos com sepse ou choque séptico, é recomendado iniciar a terapia com insulina em um nível de glicose ≥ 180mg/dL (10 mmol/L).

Para adultos com choque séptico e acidose metabólica grave (pH ≤ 7,2) e lesão renal aguda (escore AKIN 2 ou 3), é recomendado o uso de terapia com bicarbonato de sódio.

## Bibliografia

1. Evans L, Rhodes A, Alhazzani W, et al. Surviving Sepsis Campaign: international guidelines for management of sepsis and septic shock 2021. Intensive Care Med. 2021;47:1181-247.

6. **Resposta: E, E, E, E, C**

Sepse é definida como disfunção orgânica com risco de vida causada por uma resposta desregulada do hospedeiro à infecção, sendo a disfunção orgânica caracterizada por um SOFA > 2. Choque séptico é um tipo de choque distributivo que ocorre em pacientes que preenchem critério para sepse e que apesar da ressuscitação volêmica adequada, requerem vasopressores para manter uma pressão arterial média (PAM) ≥ 65 mmHg e possuem um lactato > 2 mmol/L (>18 mg/dL).

Analisando as afirmações da questão temos:

- É necessário realizar hemocultura e aguardar os resultados para iniciar antibioticoterapia – ERRADO. Não se deve esperar o resultado das culturas para iniciar antimicrobianos de amplo espectro, o que deve ser feito logo após o diagnóstico definitivo ou provável de sepse, em até 1 hora.
- Caso o quadro clínico do paciente evolua para hipotensão, a primeira atitude a ser tomada na sala de emergência é a infusão de noradrenalina – ERRADO. Deve ser iniciada reposição volêmica com cristaloides 30 mL/kg em até 3 horas, avaliando-se concomitantemente a necessidade de vasopressores.
- O escore Apache II tem se demonstrado superior ao Quick SOFA no reconhecimento da sepse, principalmente na sala de emergência – ERRADO. O Apache II é um escore prognóstico, aplicado geralmente na admissão de pacientes em unidades de terapia intensiva, nas primeiras 24 horas. Não se trata de escore específico para sepse.
- De acordo com a nova classificação de sepse, devemos classificar a sepse em grave ou não – ERRADO. O termo sepse grave foi abolido na atual classificação, sendo utilizados apenas os termos "sepse" e "choque séptico", com suas respectivas definições.
- Não existem critérios para choque séptico – CORRETO. O paciente em questão não preenche critérios para choque séptico neste momento, uma vez que não apresenta hipotensão com necessidade de vasopressores, nem hiperlactatemia.

## Bibliografia

1. Evans L, Rhodes A, Alhazzani W, et al. Surviving Sepsis Campaign: international guidelines for management of sepsis and septic shock 2021. Intensive Care Med. 2021;47:1181-247.

7. **Resposta: a**

A disfunção miocárdica da sepse caracteriza-se por dilatação ventricular, queda da fração de ejeção, diminuição do volume sistólico, aumento da frequência cardíaca, diminuição dos índices de trabalho ventricular, aumento das pressões de enchimento das câmaras cardíacas e hiporresponsividade à infusão de catecolaminas.

Hipocinesia global, diminuição da fração de ejeção para valores abaixo de 50% do valor normal, aumento no diâmetro diastólico final dos ventrículos direito e esquerdo são achados ecocardiográficos e são reversíveis nos pacientes sobreviventes; os não sobreviventes podem mostrar uma fração de ejeção menos rebaixada, sem dilatação ventricular e com disfunção diastólica grave, decorrente de infiltrado celular e edema nos miócitos.

## Bibliografia

1. Pool R, Gomez H, Kellum JA. Mechanisms of organ dysfunction in sepsis. Crit Care Clin. 2018;34(1): 63-80.

**8. Resposta: d**

A recomendação do *Surviving Sepsis Campaing* 2021 é: "Para adultos com choque séptico e necessidade contínua de terapia vasopressora, sugerimos o uso de corticosteroides IV."

A hidrocortisona é o corticoide de escolha na dose de 200 mg/dia administrada na forma de 50 mg por via intravenosa a cada 6 horas ou em infusão contínua. Sugere-se que seja iniciada com uma dose de norepinefrina ou epinefrina ≥ 0,25 mcg/kg/min pelo menos 4 horas após o início.

O uso de corticoide IV nessas condições pode acelerar a resolução do choque e reduzir o tempo de uso de vasopressores. Entretanto, não há um efeito claro sobre a mortalidade a curto ou longo prazo.

Bibliografia

1. Evans L, Rhodes A, Alhazzani W, et al. Surviving Sepsis Campaign: international guidelines for management of sepsis and septic shock 2021. Intensive Care Med. 2021;47:1181-247.

**9. Resposta: a**

O choque séptico é definido como um subconjunto da sepse em que as anormalidades subjacentes do metabolismo circulatório e celular são profundas o suficiente para aumentar substancialmente a mortalidade. As definições da força-tarefa de 2001 descreveram o choque séptico como "um estado de insuficiência circulatória aguda". As definições mais recentes favoreceram uma visão mais ampla para diferenciar o choque séptico da disfunção cardiovascular isolada e para reconhecer a importância das anormalidades celulares. Houve um acordo unânime de que o choque séptico deve refletir uma doença mais grave com uma probabilidade muito maior de morte do que a sepse isolada.

Pacientes com choque séptico podem ser identificados com uma situação clínica de sepse com hipotensão persistente exigindo vasopressores para manter a PAM de 65 mmHg e tendo um nível de lactato sérico > 2 mmol/L (18 mg/dL) apesar da ressuscitação com volume adequado. Com esses critérios, a mortalidade hospitalar é superior a 40%.

Bibliografia

1. Evans L, Rhodes A, Alhazzani W, et al. Surviving Sepsis Campaign: international guidelines for management of sepsis and septic shock 2021. Intensive Care Med. 2021;47:1181-247.

**10. Resposta: c**

Pacientes com choque séptico podem ser identificados no contexto clínico de sepse com hipotensão persistente, requerendo vasopressores para a manutenção de PAM > 65 mmHg e tendo um nível de lactato > 2 mmol/L (18 mg/dL), apresentando mortalidade hospitalar superior a 40%. Em relação às demais alternativas apresentadas temos que:

- A coleta para hemoculturas deve ser realizada idealmente antes do início da antibioticoterapia.
- Cristaloides devem ser administrados em pacientes sépticos com hipotensão arterial.
- Associação de antibióticos não deve aguardar resultado das culturas, uma vez que a antibioticoterapia deverá ser empírica, precoce e de amplo espectro (não sendo necessário aguardar resultado das culturas). A escolha do esquema antibiótico deve se basear no provável foco/sítio da infecção, levando-se em conta se esta foi adquirida em ambiente hospitalar ou domiciliar.
- O uso de vasopressores é recomendado quando a pressão arterial média estiver abaixo de 65 mmHg, podendo ser utilizado durante ou após a reposição volêmica.

Bibliografia

1. Evans L, Rhodes A, Alhazzani W, et al. Surviving Sepsis Campaign: international guidelines for

management of sepsis and septic shock 2021. Intensive Care Med. 2021;47:1181-247.

## 11. Resposta: b

A reposição volêmica deve ser iniciada imediatamente após o diagnóstico de sepse com hipotensão e/ou hiperlactatemia, e pode ser completada em até 3 horas. Os fluidos de escolha para a reposição volêmica são os cristaloides e a quantidade recomendada é de 30 mL/kg, podendo ser ajustada conforme necessidade do paciente.

Em relação às demais alternativas, seguem os comentários:

- Não há necessidade de se aguardar o resultado de exames laboratoriais para definir a necessidade de administrar volume, uma vez que a hipotensão já indica necessidade de reposição volêmica.
- O uso de parâmetros dinâmicos para se avaliar fluido-responsividade é superior aos parâmetros estáticos, devendo-se dar preferência aos primeiros (parâmetros dinâmicos são mais fidedignos).
- A terapia guiada por metas não é mais recomendada, uma vez que trabalhos multicêntricos, duplo-cegos, randomizados e meta-análises demonstraram que não havia benefício em perseguir valores padronizados de pressão venosa central (PVC) e saturação venosa central de oxigênio ($SvO_2$) para todos os pacientes.
- A pressão arterial média (PAM) recomendada em pacientes com choque séptico recebendo vasopressores é $\geq$ de 65 mmHg com adequada perfusão dos órgãos.

## Bibliografia

1. Evans L, Rhodes A, Alhazzani W, et al. Surviving Sepsis Campaign: international guidelines for management of sepsis and septic shock 2021. Intensive Care Med. 2021;47:1181-247.

## 12. Resposta: e

Sepse não inviabiliza a doação de órgãos, desde que o doador esteja com estabilidade hemodinâmica e/ou redução progressiva de drogas vasoativas.

Um órgão doador positivo para HIV não deve ser utilizado, mesmo que seja para um receptor também HIV positivo.

A alternativa e apresenta a afirmação correta. A endocardite bacteriana não contraindica a doação de órgãos para transplantes, desde que o paciente tenha recebido ao menos 48 horas de antibioticoterapia adequada e a infecção esteja controlada.

As Diretrizes para avaliação e validação do potencial doador de órgãos em morte encefálica (2016) afirmam como recomendação forte que: "doadores com anti-HBs positivo e anti-HBc positivo ou com anti-HBc positivo isolado (HBsAg e anti-HBs negativos) podem doar órgãos para receptores portadores do VHB e receptores com evidência de imunidade (anti-HBs positivo). Nestes casos deve-se realizar profilaxia pós-transplante." Com relação à infecção por VHC, recomendam: "órgão de doador com sorologia positiva para o VHC pode ser utilizado em receptores de rim ou de fígado portadores de VHC".

No caso de insuficiência renal aguda, é possível a realização de doação dos rins, exceto se a creatinina inicial do doador for maior de 2,0 mg/dL. O uso de biópsia renal pode auxiliar na definição da contraindicação absoluta em alguns casos.

A alternativa e é correta, pois quando o doador recebe pelo menos 48 horas de antibioticoterapia e apresenta melhora clínica, nos casos de endocardite infecciosa, não há contraindicação absoluta à doação.

## Bibliografia

1. Westphal GA, Garcia VD, Souza RL de, Franke CA, Vieira KD, Birckholz VRZ, et al. Diretrizes para avaliação e validação do potencial doador

de órgãos em morte encefálica. Rev Bras Ter Intensiva. 2016;28(3):220-55.

## 13. Resposta: b

O vasopressor de escolha no choque séptico é a noradrenalina. A vasopressina pode ser utilizada com vasopressor auxiliar (segunda droga) a ser associada à noradrenalina, mas não como primeira droga ou droga de escolha. Em relação às demais alternativas, estão todas corretas. A paciente em questão apresenta disfunções orgânicas cardiovascular, renal, hematológica e respiratória. A sepse é definida como disfunção orgânica ameaçadora à vida caracterizada por uma resposta desregulada do hospedeiro frente à infecção. O qSOFA possui alta especificidade em predizer mortalidade em pacientes sépticos, porém possui baixa sensibilidade, portanto pode ser usado como rastreio de sepse, mas não como única ferramenta. A dosagem de procalcitonina auxilia na definição de suspensão de antibioticoterapia em pacientes sépticos.

### Bibliografia

1. Evans L, Rhodes A, Alhazzani W, et al. Surviving Sepsis Campaign: international guidelines for management of sepsis and septic shock 2021. Intensive Care Med. 2021;47:1181-247.

## 14. Resposta: b

O ensaio VASST, um RCT que compara a norepinefrina sozinha com a norepinefrina mais a vasopressina a 0,03 U/minuto, não apresentou diferença no resultado na população de intenção de tratamento. Uma análise de subgrupos definida *a priori* demonstrou uma melhor sobrevivência entre os pacientes que receberam menos de 15 μg/minuto de norepinefrina na randomização com a adição de vasopressina; no entanto, a lógica preliminar para esta estratificação baseou-se na exploração do benefício potencial na população que requer ≥ 15 μg/minuto de norepinefrina. Maiores doses de vasopressina têm sido associadas a isquemia cardíaca, digital e esplâncnica, e devem ser reservadas para situações nas quais os vasopressores alternativos falharam.

No ensaio VANISH, 409 pacientes com choque séptico foram randomizados em um esquema fatorial (2 × 2) para receber vasopressina com placebo ou hidrocortisona, ou norepinefrina com placebo ou hidrocortisona. Não houve diferença significativa nos dias livres de falência renal ou na morte; no entanto, o grupo de vasopressina teve menos uso de TSR. Em uma meta-análise atualizada para incluir os resultados do ensaio VANISH, os dados de nove ensaios (n = 1.324 pacientes com choque séptico), comparando norepinefrina com vasopressina (ou terlipressina) não demonstraram diferença significativa na mortalidade (RR, 0,89; 95% CI, 0,79-1,00; evidência de qualidade moderada).

A vasopressina, 0,03 unidades/minuto, pode ser adicionada à norepinefrina com a intenção de aumentar a MAP ou diminuir a dose de norepinefrina. A vasopressina de baixa dose não é recomendada como vasopressor inicial único para o tratamento da hipotensão induzida por sepse, e o vasopressor para o tratamento da hipotensão induzida por sepse e as doses de vasopressina superiores a 0,03-0,04 unidades/minuto devem ser reservadas para a terapia de resgate (falha em alcançar PAM adequada com outros agentes vasopressores).

### Bibliografia

1. García-Gigorro R, Molina-Collado Z, Sáez-de la Fuente I, Sanchez-Izquierdo JÁ, Montejo González JC. Application of the new Sepsis-3 definition in a cohort of patients with severe sepsis and septic shock admitted to Intensive Care Unit from the Emergency Department. Med Clin (Barc). 2019;152(1):13-6.

## 15. Resposta: a

Uma vez que há presença de disfunção orgânica com piora clínica, neste caso representada pela hipotensão com necessidade de vasopressor (noradrenalina) e também pela queda da relação $PaO_2/FiO_2$, o mais adequado é o início imediato de antibioticoterapia. O quadro descrito é compatível com o diagnóstico de choque séptico de foco pulmonar (pneumonia associada à ventilação mecânica), sendo necessário o tratamento compatível, com a abertura do protocolo, o que inclui início da antibioticoterapia empírica, precoce e de amplo espectro.

### Bibliografia

1. Evans L, Rhodes A, Alhazzani W, et al. Surviving Sepsis Campaign: international guidelines for management of sepsis and septic shock 2021. Intensive Care Med. 2021;47:1181-247.

## 16. Resposta: c

Ao redor de 20-25% dos casos de diarreia associados ao antibiótico são por *Clostridioides*. Idosos, imunossupressores e internação hospitalar recente são fatores de risco. Desenvolvimento de diarreia após 72 horas de admissão hospitalar e início do antibiótico é um forte indício. Betalactâmicos, clindamicina e cefalosporinas são muito associados a infecção por *Clostridioides*. A prevalência de portadores assintomáticos é alta entre pacientes internados. O início da diarreia pode variar de alguns dias após o início do antibiótico até algumas semanas após sua interrupção.

### Bibliografia

1. Bartlett JG, Gerding DN. Clinical recognition and diagnosis of Clostridium difficile infection. Clin Infect Dis. 2018;46(Suppl1):S12-8.

## 17. Resposta: d

A terapia vasopressora de escolha já foi explorada por vários estudos: SOAP, VASST.

Foram observados mais efeitos indesejados com dopamina que noradrenalina e o não benefício da adição de vasopressina a vasopressores *open label*. A recomendação de primeira escolha do *Surviving Sepsis Campaign* é noradrenalina. A utilização da albumina na reposição volêmica da sepse é controversa.

### Bibliografia

1. Evans L, Rhodes A, Alhazzani W, et al. Surviving Sepsis Campaign: international guidelines for management of sepsis and septic shock 2021. Intensive Care Med. 2021;47:1181-247.

## 18. Resposta: e

Sepse é caracterizada por uma disfunção orgânica ameaçadora à vida causada por uma resposta desregulada do hospedeiro frente a uma infecção. Sua fisiopatologia é complexa e depende da interação de diversos fatores, dentre estes, a virulência do microrganismo invasor, fatores genéticos, características do hospedeiro e a participação de citocinas. Frente a um processo infeccioso, por meio de um desequilíbrio da resposta inflamatória sistêmica, somada à exacerbação da cascata de coagulação e prejuízo da fibrinólise, ocorre má perfusão tecidual, com subsequente disfunção orgânica, que em seu pior cenário culmina em falência múltipla de órgãos e óbito. Com identificação precoce e terapia adequada é possível, muitas vezes, interferir nessa cascata de eventos, revertendo o processo. É de suma importância a detecção precoce da sepse, visto que a rápida instituição da terapêutica é crucial na oportunidade de reverter a doença, salvando-se vidas. Deve, portanto, ser encarada como uma urgência médica. A despeito das recentes conquistas no conhecimento de sua fisiopatologia e no desenvolvimento de novas estratégias terapêuticas, observamos aumento progressivo em sua incidência e elevados índices de mortalidade. Ela é a principal causa de óbito em pacientes críticos nos Estados Unidos e a décima causa de óbito geral, sendo responsável por cerca de 2% de todas as internações, com 59% dos pacientes sépticos necessitando de cuidados intensivos, totalizando cerca de 10% das admissões em UTI. Este número vem aumentando progressivamente com o passar do tempo no mundo todo. Apesar dos avanços no conhecimento desta síndrome, a mortalidade continua extremamente elevada, sobretudo se houver demora no diagnóstico e se as medidas terapêuticas conhecidas não forem tomadas rapidamente.

### Bibliografia

1. Evans L, Rhodes A, Alhazzani W, et al. Surviving Sepsis Campaign: international guidelines for management of sepsis and septic shock 2021. Intensive Care Med. 2021;47:1181-247.

## 19. Resposta: c

A despeito das recentes conquistas no conhecimento de sua fisiopatologia e no desenvolvimento de novas estratégias terapêuticas, observamos aumento progressivo na incidência da sepse e elevados índices de mortalidade. Segundo o Centers for Disease Control and Prevention (CDC), anualmente, pelo menos 1,7 milhão de adultos desenvolvem sepse e cerca de 270.000 morrem em consequência desta. Outro dado apontado é que um a cada três pacientes que evoluem a óbito no hospital tem sepse.

No Brasil, segundo o estudo *Sepsis Prevalence Assessment Database* (SPREAD) a incidência de sepse no contexto de terapia intensiva foi de 36,3 casos por 1.000 pacientes/dia, com cerca de 1/3 dos leitos de UTI ocupados por pacientes sépticos, com mortalidade correspondente a 55,7% destes. Há divergências no prognóstico dos atendimentos realizados no serviço público em comparação aos hospitais particulares, refletindo a importância dos insumos para a assistência efetiva. Quanto ao impacto de recursos de saúde, segundo o estudo COSTS a mediana do custo total do tratamento da sepse foi de $US 9632, sendo ainda maior em pacientes não sobreviventes. Por meio de medidas operacionais e terapêuticas é possível reduzir esses números, como demonstrado por exemplo na Austrália e Nova Zelândia, onde a mortalidade relacionada a choque séptico reduziu de 35% em 2000 para 18,4% em 2012, representando uma queda anual média de 1,3%. Em países com recursos limitados, a exemplo do Brasil, estudos demonstraram resultados conflitantes no que diz respeito a implementação de protocolos de cuidado, inclusive com aumento da incidência e mortalidade por sepse nos últimos anos. O fato é que indiscutivelmente todos os trabalhos mostram que o principal determinante na diminuição da mortalidade é o reconhecimento precoce da sepse.

## 20. Resposta: d

Segundo a mais recente diretriz do *Surviving Sepsis Campaign,* a definição de sepse é: "presença de disfunção orgânica ameaçadora à vida secundária a uma resposta desregulada do hospedeiro à infecção". Toda sepse é grave, desta forma o termo "sepse grave" se tornou inapropriado. Na fisiopatologia da sepse existe não só a participação de fatores relacionados à infecção, mas também do hospedeiro. Choque séptico atualmente é considerado sepse com necessidade de terapia com vasopressores para manutenção de PAM ≥ 65 e lactato > 2 mmol/L (18 mg/dL) após adequada ressuscitação volêmica.

### Bibliografia

1. Evans L, Rhodes A, Alhazzani W, et al. Surviving Sepsis Campaign: international guidelines for management of sepsis and septic shock 2021. Intensive Care Med. 2021;47:1181-247.

### 21. Resposta: e

Os critérios qSOFA incluem frequência respiratória > 22 irpm, alteração no estado mental e pressão sistólica ≤ 100 mmHg.

#### Bibliografia

1. Singer M, Deutschman CS, Seymour CW, Shankar-Hari M, Annane D, Bauer M, et al. The Third International Consensus Definitions for Sepsis and Septic Shock (Sepsis-3). JAMA. 2016;315(8):801-810.

### 22. Resposta: d

Os critérios de SIRS não são mais obrigatórios para se definir sepse, a qual passa a ser definida como infecção suspeita ou documentada associada à variação aguda de 2 pontos ou mais no *Sequential Organ Failure Assesment* (SOFA) demonstrado na tabela a seguir.

#### Bibliografia

1. Singer M, Deutschman CS, Seymour CW, Shankar-Hari M, Annane D, Bauer M, et al. The Third International Consensus Definitions for Sepsis and Septic Shock (Sepsis-3). JAMA. 2016;315(8):801-810.

### 23. Resposta: d

Um dos principais determinantes na redução da mortalidade na sepse é a identificação precoce dos pacientes, antibioticoterapia e expansão volêmica, quando indicados. A mortalidade no Brasil ainda é elevada aliada às disparidades entre a assistência pública e privada. O escore qSOFA é uma ferramenta de estratificação de pacientes com maior gravidade, sendo pouco sensível. Dessa forma, não deve ser utilizado como triagem de pacientes sépticos. Não existe evidência que suporte o uso de procalcitonina de rotina para todos os pacientes. O lactato é um marcador importante, porém pouco específico e deve ser analisado criteriosamente.

#### Bibliografia

1. Evans L, Rhodes A, Alhazzani W, et al. Surviving Sepsis Campaign: international guidelines for management of sepsis and septic shock 2021. Intensive Care Med. 2021;47:1181-247.

### 24. Resposta: b

No racional fisiopatológico da sepse diversos mecanismos pró-inflamatórios estão

| SOFA (*Sequential [Sepsis-Related] Organ Failure Assessment Score*) | | | | | |
|---|---|---|---|---|---|
| Escore | 0 | 1 | 2 | 3 | 4 |
| Sistema respiratório (paO$_2$/FiO$_2$) | ≥ 400 | < 400 | < 300 | < 200 com suporte ventilatório | < 100 com suporte ventilatório |
| Coagulação (plaquetas x 10³) | ≥ 150 | < 150 | < 100 | < 50 | < 20 |
| Fígado – bilirrubina (mg/dL) | < 1,2 | 1,2-1,9 | 2,0-5,9 | 6,0-11,9 | > 12 |
| Sistema cardiovascular | PAM ≥ 70 mmHg | PAM < 70 mmHg | Dopamina < 5 ou dobutamina (qualquer dose) | Dopamina 5,1-15 ou epinefrina ≤ 0,1 ou norepinefrina ≤ 0,1 | Dopamina > 15 ou epinefrina > 0,1 ou norepinefrina > 0,1 |
| Sistema nervoso central (Escala de Coma de Glasgow) | 15 | 14-13 | 12-10 | 9-6 | < 6 |
| Renal (creatinina /diurese) | < 1,2 | 1,2-1,9 | 2,0-3,4 | 3,5-4,0 < 500 | > 5,0 < 200 |

envolvidos como interleucinas, TNF-alfa, radicais livres entre outros. Além disso, as vias da coagulação podem ser ativadas e junto com prejuízo da fibrinólise podem resultar em trombose da microcirculação e consequente inadequada oferta de oxigênio aos tecidos.

### Bibliografia

1. Font MD, Thyagarajan B, Khanna AK. Sepsis and septic shock: basics of diagnosis, pathophysiology and clinical decision making. Med Clin North Am. 2020;104(4):573-85.

## 25. Resposta: e

A sepse resulta de uma complexa interação entre o microrganismo infectante e a resposta imune, pró-inflamatória e pró-coagulante do hospedeiro. Ocorrem fenômenos inflamatórios, que incluem ativação de citocinas, tais como interleucinas 1 (IL-1), 2 (IL-2), 6 (IL-6), 8 (IL-8), 12 (IL-12), TNF-$\alpha$ (fator de necrose tumoral alfa) e TNF-$\beta$ (fator de necrose tumoral beta), associados à produção de óxido nítrico, radicais livres de oxigênio e expressão de moléculas de adesão no endotélio, além do comprometimento do processo de coagulação, com aumento dos fatores pró-coagulantes e redução dos anticoagulantes e da fibrinólise. A interação entre TNF-$\alpha$ e IL-1 propicia o desenvolvimento de um estado pró-coagulante, através da inibição da trombomodulina e do receptor endotelial da proteína C, impedindo a ativação da proteína C e aumentando a síntese do inibidor do ativador do plasminogênio 1 (PAI-1), interrompendo a fibrinólise e favorecendo tromboses na microcirculação, o que leva à redução da oferta de oxigênio aos tecidos com consequente aumento do metabolismo anaeróbio e hiperlactatemia. Além disso, os níveis de TAFI (inibidor da fibrinólise ativado pela trombina) também estão aumentados, inibindo o tPA (plasminogênio tecidual ativado). Portanto, no paciente séptico ocorre exacerbação da coagulação, comprometimento dos mecanismos de anticoagulação e redução da fibrinólise, levando a trombose na microcirculação.

A interação entre citocinas também promove uma série de alterações hemodinâmicas encontradas na sepse, tais como aumento da permeabilidade vascular, diminuição da resistência vascular periférica e inotropismo negativo.

A microcirculação é o alvo possivelmente mais importante da injúria promovida pela sepse. Ocorre uma diminuição no número de capilares funcionantes, o que prejudica a capacidade máxima de extração de oxigênio. Isto pode ser explicado por compressão extrínseca dos capilares por edema tecidual e endotelial, e pela oclusão do lúmen capilar por leucócitos e eritrócitos. Distúrbios vasculares podem ser também produzidos diretamente pelas endotoxinas, através da via alternativa do complemento, induzindo vasodilatação, aumento da permeabilidade vascular, potencialização da agregação plaquetária e ativação/agregação de neutrófilos, com consequente extravasamento capilar, além de liberação de calicreína, cininogênio e bradicinina, que contribuem para vasodilatação e hipotensão. A ativação do fator XII pode acionar a via intrínseca da coagulação, resultando em coagulação intravascular disseminada. Todas essas alterações juntas (hipovolemia, vasodilatação e trombose da microcirculação) podem levar a inadequação da oferta de oxigênio em relação a demanda do organismo. Ao mesmo tempo, o organismo contrarregula essa resposta com desencadeamento de resposta anti-inflamatória. O desequilíbrio entre essas duas respostas gera a disfunção orgânica.

### Bibliografia

1. Font MD, Thyagarajan B, Khanna AK. Sepsis and septic shock: basics of diagnosis, pathophysiology and clinical decision making. Med Clin North Am. 2020;104(4):573-85

## 26. Resposta: d

A característica hemodinâmica principal da sepse é uma vasodilatação arterial generalizada com queda na resistência vascular sistêmica associada. A vasodilatação que ocorre na sepse decorre da ação de mediadores vasoativos. O óxido nítrico (NO) e as prostaciclinas desempenham papel fundamental neste processo. Citocinas aumentam a expressão da enzima óxido nítrico sintetase induzível na vasculatura. A liberação de NO pela ação desta enzima é maior e mais prolongada quando comparada pela ação da enzima óxido nítrico sintetase endotelial constitucional. Adicionalmente, o potente efeito vasodilatador do NO produz resistência vascular à ação vasopressora da angiotensina II e da norepinefrina. Um potencial fator que contribui para a persistência de vasodilatação é a secreção compensatória diminuída de vasopressina. Mudanças no desempenho ventricular sistólico e no diastólico são manifestações precoces na sepse. Inicialmente, a função ventricular pode ser capaz de aumentar o débito cardíaco por meio do mecanismo de Frank Starling, porém este aumento pode ser insuficiente para as necessidades metabólicas e o estado hiperdinâmico do paciente. Adicionalmente, ocorre depressão miocárdica, pela ação de citocinas como TNF-alfa, disfunção diastólica e miocardite intersticial. A hiporresponsividade vascular induzida pela sepse gera considerável heterogeneidade na distribuição normal do fluxo sanguíneo sistêmico aos órgãos. Há prejuízo na habilidade normal em redistribuir fluxo sanguíneo aos órgãos nobres (coração e cérebro) quando a oferta de oxigênio está deprimida.

A microcirculação é o alvo possivelmente mais importante da injúria promovida pela sepse. Ocorre uma redução no número de capilares funcionantes, o que prejudica a capacidade máxima de extração de oxigênio. Isto pode ser explicado por compressão extrínseca dos capilares por edema tecidual e endotelial e pela oclusão do lúmen capilar por leucócitos e eritrócitos. A ativação e disfunção endotelial observada na sepse acarreta edema tecidual generalizado, rico em proteínas, prejuízo na anticoagulação e aumento nas moléculas de adesão. A hipotensão é a expressão mais grave da disfunção circulatória observada na sepse. Ocorre pela redistribuição do volume intravascular, resultante da menor resistência vascular, e pela maior permeabilidade endotelial. Outros mecanismos também contribuem para a hipotensão: vasodilatação, que diminui o retorno venoso ao coração, e liberação de substâncias depressoras do miocárdio.

### Bibliografia

1. Pool R, Gomez H, Kellum JA. Mechanisms of organ dysfunction in sepsis. Crit Care Clin. 2018;34(1): 63-80.

## 27. Resposta: e

A combinação de insuficiência renal aguda e sepse está associada a 70% de mortalidade. As demais alternativas estão corretas.

### Bibliografia

1. Edelstein CL, Schrier RW. Pathophysiology of ischemic acute renal failure. In: Schrier RW, editor. Diseases of the kidney and urinary tract 7. ed. Philadelphia: Lippincott Willians & Wilkins; 2001. v. 2, p.1041-69.

## 28. Resposta: d

A disfunção respiratória na sepse pode se manifestar por dispneia, taquipneia, cianose e hipoxemia. Ocorre redução na complacência pulmonar, pela presença de colapso alveolar secundário ao aumento da permeabilidade vascular e diminuição de surfactante. Consequentemente, esses pacientes apresentam oxigenação inadequada, com redução na relação

## Síndrome do desconforto respiratório agudo (SDRA)

| Temporalidade | Dentro de uma semana após lesão clínica conhecida ou sintomas respiratórios novos/piorando. | | |
|---|---|---|---|
| Imagem do tórax (radiografia) | Opacidades bilaterais – que não podem ser completamente explicadas por derrame pleural, atelectasias lobar/pulmonar ou nódulos. | | |
| Origem do edema | Insuficiência respiratória devido a fator de risco conhecido e não complemente explicada por insuficiência cardíaca ou sobrecarga hídrica. Necessita de avaliação objetiva da IC ou sobrecarga hídrica se não houver fator de risco. | | |
| | **SDRA leve** | **SDRA moderada** | **SDRA grave** |
| Oxigenação | $PaO_2/FiO_2$ 201 a 300 mmHg com PEEP ≥ 5 cmH$_2$O | $PaO_2/FiO_2$ 101 a 200 mmHg com PEEP ≥ 5 cmH$_2$O | $PaO_2/FiO_2$ ≤ 100 mmHg com PEEP ≥ 5 cmH$_2$O |
| Alterações fisiológicas adicionais | N/A | N/A | N/A |

Fonte: ARDS Definition Task Force et al., 2012.

$PaO_2/FiO_2$. Segundo os novos conceitos e de acordo com *Acute respiratory distress syndrome: the Berlin Definition* pode-se classificar síndrome do desconforto respiratório agudo como leve, moderada ou grave, de acordo com os valores da relação $PaO_2/FiO_2$, sendo leve > 200 mmHg e < 300 mmHg com valor de PEEP/CPAP ≥ 5 cmH$_2$O; moderada com $PaO_2/FiO_2$ entre 100 e 200 mmHg com PEEP ≥ 5 cmH$_2$O e grave quando < 100 mmHg com PEEP ≥ 5 cmH$_2$O.

## Bibliografia

1. ARDS Definition Task Force; Ranieri VM, Rubeneld GD, Thompson BT, Ferguson ND, Caldwell E, et al. Acute respiratory distress syndrome: the Berlin Definition. JAMA. 2012;307(23):2526-33.

## 29. Resposta: b

Na sepse ocorrem vasodilatação e diminuição da resistência vascular sistêmica, culminando em hipotensão.

## Bibliografia

1. Evans L, Rhodes A, Alhazzani W, et al. Surviving Sepsis Campaign: international guidelines for management of sepsis and septic shock 2021. Intensive Care Med. 2021;47:1181-247.

## 30. Resposta: b

É considerado SDRA grave quando a relação $PaO_2/FiO_2$ for ≤ a 100 mmHg com PEEP ≥ 5 cmH$_2$O. As demais afirmativas estão corretas.

## Principais manifestações clínicas da sepse

| Sistemas | Sinais, sintomas e alterações laboratoriais |
|---|---|
| Cardiovascular | Taquicardia, hipotensão, hiperlactatemia, edema periférico, diminuição da perfusão periférica, livedo, elevação de enzimas cardíacas e arritmias. |
| Respiratória | Dispneia, taquipneia, cianose e hipoxemia. |
| Neurológica | Confusão, redução do nível de consciência, *delirium*, agitação e polineuromiopatias. |
| Renal | Oligúria e elevação de escórias. |
| Hematológica | Plaquetopenia, alterações do coagulograma, anemia, leucocitose, leucopenia e desvio à esquerda. |
| Gastroenterológicas | Gastroparesia, íleo adinâmico, úlceras de estresse, hemorragias digestivas, diarreia e distensão abdominal. |

*(continua)*

## Principais manifestações clínicas da sepse (*continuação*)

| Sistemas | Sinais, sintomas e alterações laboratoriais |
|---|---|
| Hepáticas | Colestase, aumento de enzimas canaliculares e elevação discreta de transaminases. |
| Endócrinas e metabólicas | Hiperglicemia, hipertrigliceridemia, catabolismo proteico, hipoalbuminemia, hipotensão por comprometimento suprarrenal e redução dos hormônios tireoidianos. |

## Bibliografia

1. Neviere R. Pathophysiology of sepsis. In: UpToDate. Waltham: UpToDate; 2013.

## 31. Resposta: e

O Sepsis-3 em 2016 definiu sepse como a disfunção orgânica com risco de vida acusada por uma resposta desregulada do hospedeiro à infecção, sendo evidenciada por uma alteração de 2 ou mais pontos no escore SOFA (*Sequential Organ Failure Assessment*) que avalia os seguintes campos: pulmonar (relação $PaO_2/FiO_2$), coagulação (plaquetas), hepático (bilirrubinas), cardiovascular (pressão arterial /uso de drogas vasoativas), neurológico (Escala de Coma de Glasgow) e renal (creatinina /débito urinário).

Assim, não há nenhum biomarcador ou exame laboratorial específico de sepse, mas o conjunto dos dados confirma o diagnóstico.

Além disso, diversos sinais e sintomas podem estar presentes, pois o quadro clínico é variável de acordo com a infecção. Também não se deve ancorar em tais manifestações devendo a suspeita clínica sempre ser muito alta com uso de ferramentas como quick SOFA (qSOFA) e NEWS, as quais não definem sepse, mas utilizam os dados do exame clínico e sinais vitais para identificar os pacientes que têm alto risco de sepse e que devem ser avaliados com mais detalhes para identificação de disfunções orgânicas com a ferramenta SOFA, única pelo atual consenso capaz de firmar o diagnóstico, já que a alteração de sinais vitais pode fazer parte de uma resposta inflamatória, mas caso esta não seja decorrente de uma infecção e nem esteja causando disfunções orgânicas, não estamos diante de um quadro de sepse (ex.: resposta inflamatória no pós-operatório).

A sepse pode levar a uma série de disfunções orgânicas, associadas à redução da oferta de oxigênio, redução da saturação venosa central de oxigênio ($SvcO_2$) e a alterações celulares

## Bibliografia

1. Singer M, Deutschman CS, Seymour C, Shankar-Hari M, Annane D, Bauer M, et al. The third international consensus definitions for sepsis and septic shock (sepsis-3). JAMA. 2016;315(8):801-10.
2. Evans L, Rhodes A, Alhazzani W, et al. Surviving Sepsis Campaign: international guidelines for management of sepsis and septic shock 2021. Intensive Care Med. 2021;47:1181-247.

## 32. Resposta: e

Após a publicação dos critérios mais recentes de sepse, foi proposta a utilização do qSOFA (pelo menos dois alterados de FR ≥ 22, alteração de estado mental – Escala Coma de Glasgow alterada, PAS ≤ 100) para avaliação inicial do paciente séptico. Contudo, esse escore havia sido previamente validado como rastreio fora do contexto de UTI e recebeu várias críticas para seu uso na triagem, por ser pouco sensível, podendo não rastrear pacientes sépticos em fases mais precoces. Além disso, o qSOFA apresenta alta especificidade para predizer mortalidade dos pacientes, devendo ser utilizado com essa finalidade (e não para triagem). Após o qSOFA, a confirmação de disfunção orgânica da sepse utiliza o SOFA, cujos parâmetros considerados são a relação $PaO_2/FiO_2$; plaquetopenia; bilirrubinas; PAM;

escala de coma de Glasgow; creatinina ou débito urinário.

Febre, em geral acima de 38°C, é habitualmente verificada, podendo ser acompanhada de calafrios. Pode estar ausente nos extremos de idade, em idosos e recém-nascidos e nos pacientes imunodeprimidos e renais crônicos.

Hipotermia pode também ser a manifestação inicial do quadro, sendo geralmente seguida de febre, no decorrer da sepse. Pacientes que se manifestam inicialmente com hipotermia e assim se mantêm durante sua evolução, sem apresentar febre, costumam cursar com pior prognóstico.

Taquipneia e taquicardia também são achados frequentes no início da síndrome séptica. Hiperventilação é comum (traduzindo-se na gasometria com queda na $PaCO_2$), sendo habitualmente acompanhada de agitação psicomotora e ansiedade. Em idosos, quadro de *delirium*, com alteração aguda do comportamento e da sensopercepção, pode ser a primeira manifestação, sobretudo naqueles que já têm doença neurológica prévia.

Hipotensão, embora não seja critério essencial para definir sepse, é encontrada na apresentação em até um terço dos pacientes sépticos.

Classicamente, fala-se em dois padrões de sepse; um hiperdinâmico, com predomínio de taquicardia, vasodilatação periférica, pressão arterial divergente e hiperventilação, predominante nas infecções por Gram-negativos; e um hipodinâmico, com predomínio de vasoconstrição, pressão arterial convergente e oligúria, relacionado a germes Gram-positivos. Apesar de apontarem a causa, tais padrões se sobrepõem, e não se pode inferir a etiologia da sepse com base somente nesses protótipos clínicos. Icterícia pode ser um achado na sepse de foco biliar (colangite, colecistite), na lesão hepática aguda por hipofluxo e na colestase transinfecciosa. Cianose periférica, palidez

e livedo reticular são os achados marcantes nos pacientes com descompensação hemodinâmica, enquanto cianose central, dispneia e tiragem, associados a estertores difusos na ausculta, são encontrados na lesão pulmonar aguda/síndrome do desconforto respiratório agudo (SDRA).

### Bibliografia

1. Singer M, Deutschman CS, Seymour C, Shankar-Hari M, Annane D, Bauer M, et al. The third international consensus definitions for sepsis and septic shock (sepsis-3). JAMA. 2016;315(8):801-10.
2. Evans L, Rhodes A, Alhazzani W, et al. Surviving Sepsis Campaign: international guidelines for management of sepsis and septic shock 2021. Intensive Care Med. 2021;47:1181-247.

### 33. Resposta: b

O uso de corticoides na sepse é um tema que levanta muitas discussões. Segundo a literatura atual o corticoide somente é indicado no contexto de choque séptico refratário a adequada reposição volêmica e terapia vasopressora na dose de 200 mg de hidrocortisona IV por dia.

As demais alternativas estão corretas: coleta de lactato, coleta de culturas antes dos antimicrobianos, antibioticoterapia de amplo espectro endovenoso na primeira hora, reposição volêmica com cristaloides, uso de vasopressores.

### Bibliografia

1. Evans L, Rhodes A, Alhazzani W, et al. Surviving Sepsis Campaign: international guidelines for management of sepsis and septic shock 2021. Intensive Care Med. 2021;47:1181-247.

### 34. Resposta: c

As medidas terapêuticas na sepse devem ser realizadas em paralelo visto que a agilidade das medidas se relaciona com melhores desfechos. Dentre estas medidas, antibioticoterapia de amplo espectro, preferencialmente após coleta de culturas, possui forte evidência de redução na mortalidade. Caso não seja possível uma rápida coleta, não se deve atrasar a antibioticoterapia. A busca pelo sítio responsável, bem como dos patógenos envolvidos deve ser exaustiva, pois possibilitam guiar e descalonar antibioticoterapia bem como impedir a perpetuação do processo.

## Bibliografia

1.  Evans L, Rhodes A, Alhazzani W, et al. Surviving Sepsis Campaign: international guidelines for management of sepsis and septic shock 2021. Intensive Care Med. 2021;47:1181-247.

## 35. Resposta: d

A administração de vasopressores não necessariamente precisa aguardar a infusão do volume total de cristaloides, mas sim pode ser infundida paralelamente a fim de evitar hipotensão prolongada, está associada a piores desfechos. O vasopressor de escolha é a noradrenalina, com menor risco de arritmias quando comparado à dopamina. A vasopressina possui dose limite de 0,04 U/minuto, doses maiores estão associadas a isquemia mesentérica e coronariana. A infusão de vasopressores pode ser realizada em acessos periféricos, desde que calibrosos, com a correta monitorização e sobre período de tempo limitado.

## Bibliografia

1.  Evans L, Rhodes A, Alhazzani W, et al. Surviving Sepsis Campaign: international guidelines for management of sepsis and septic shock 2021. Intensive Care Med. 2021;47:1181-247.

## 36. Resposta: c

O volume recomendado de 30 mL/kg é indicado para pacientes com hipotensão ou lactato > 4 mmol/L, devendo-se ter cuidado naqueles pacientes que têm evidência clara de congestão pulmonar ou outras restrições

de infusão de volume. Os coloides como a albumina não se mostraram superiores aos cristaloides e ainda possuem valor elevado, sendo menos custo-efetivos. Segundo o *Surviving Sepsis Campaign*, a albumina pode ser considerada quando houver grande volume de infusão de cristaloides. Sabe-se que o cloreto de sódio, quando em grandes infusões, pode provocar acidose hiperclorêmica com trabalhos mostrando piores desfechos renais e inclusive em mortalidade. No entanto, o uso de soluções cristaloides balanceadas ainda consta como recomendação fraca com baixa qualidade de evidência no último *guideline* do *Surviving Sepsis Campaign*, sendo os cristaloides a primeira linha no manejo de fluidos. Os amidos sabidamente estão associados a piores desfechos renais, além de não se mostrarem custo-efetivos, dessa forma não são recomendados na expansão volêmica da sepse.

## Bibliografia

1.  Evans L, Rhodes A, Alhazzani W, et al. Surviving Sepsis Campaign: international guidelines for management of sepsis and septic shock 2021. Intensive Care Med. 2021;47:1181-247.

## 37. Resposta: a

Os pacientes devem receber oxigênio suplementar somente na existência de hipoxemia. A dose de sedativos sempre deve aliar menor dose necessária para garantir menor incidência de assincronias. A evidência para o uso de ventilação não invasiva inclui pacientes com edema agudo de pulmão e insuficiência respiratória no contexto de doença pulmonar obstrutiva crônica, o uso rotineiro em todos os pacientes não possui evidência segundo a literatura atual. A estratégia de ventilação protetora é a recomendada para pacientes sépticos. Isso inclui a utilização de volumes correntes < 6 mL/kg, pressão de platô < 30 $cmH_2O$, posição prona quando relação $PaO_2/FiO_2 < 150$ e, quando indicado, bloqueio neuromuscular de forma intermitente em *bolus* em vez de infusão contínua.

## Bibliografia

1. Evans L, Rhodes A, Alhazzani W, et al. Surviving Sepsis Campaign: international guidelines for management of sepsis and septic shock 2021. Intensive Care Med. 2021;47:1181-247.

### 38. Resposta: e

No que diz respeito ao controle glicêmico estrito *versus* controle permissivo da glicemia houve maior incidência de hipoglicemia no grupo estrito sem que houvesse desfechos positivos. A transfusão de hemocomponentes deve ser restrita, indicada quando Hb < 7 g/dL associada à decisão da equipe assistente. O controle da acidose é extremamente importante, visto que em meio ácido, vasopressores como a noradrenalina perdem eficácia, além de que a acidose está associada a piores desfechos renais e de mortalidade. O uso do bicarbonato intravenoso para controle da acidose está indicado na acidose metabólica quando pH < 7,2 e lesão renal aguda (AKIN 2 ou 3). Vitaminas não possuem evidência robusta na literatura que permita seu uso rotineiro. Os eletrólitos devem ser controlados, a exemplo do cálcio, participante ativo da contração cardíaca e do tônus vascular.

## Bibliografia

1. Evans L, Rhodes A, Alhazzani W, et al. Surviving Sepsis Campaign: international guidelines for management of sepsis and septic shock 2021. Intensive Care Med. 2021;47:1181-247.

### 39. Resposta: b

A avaliação da resposta terapêutica de pacientes sépticos deve ser multiparamétrica. Tanto parâmetros clínicos quanto laboratoriais devem ser utilizados em conjunto. Nenhum método isoladamente é capaz de predizer uma adequada resposta. O lactato é um marcador de perfusão tecidual, no entanto pode se apresentar elevado secundário ao uso de vasopressores como adrenalina, ou ainda apresentar-se elevado no contexto de disfunção hepática prévia. A $SvO_2$ pode estar falsamente elevada no contexto de hipotermia e sedação. O delta PP depende que o paciente esteja intubado, com Pai instalada, volume corrente de 8 mL/kg e em ritmo sinusal, situações que dificilmente são vistas no cenário de emergência. A medida do delta $PaCO_2$ está sujeita a vieses como disfunção mitocondrial e até mesmo erros de coleta. Por fim, em cenários de poucos recursos, trabalhos demonstraram que é possível avaliar a resposta terapêutica por meio de parâmetros clínicos, como diurese e tempo de enchimento capilar que reforçam a importância do cuidado beira-leito.

## Bibliografia

1. Evans L, Rhodes A, Alhazzani W, et al. Surviving Sepsis Campaign: international guidelines for management of sepsis and septic shock 2021. Intensive Care Med. 2021;47:1181-247.

### 40. Resposta: c

O único cenário diante de uma suspeita de sepse em que não se deve ter como meta a introdução de antibiótico na primeira hora ocorre quando não há sinais de choque e a suspeita infecciosa não é forte. Nesses casos, busca-se investigar rapidamente se há foco infeccioso que justifique o quadro clínico e, caso haja, deve-se introduzir antibiótico em até 3 horas da admissão.

Quanto às demais alternativas, só se deve cobrir empiricamente MRSA se houver fatores de risco que indiquem uma infecção pelo agente. Também não se deve aguardar a procalcitonina para determinar a administração de um antibiótico diante de um quadro séptico.

## Bibliografia

1. Evans L, Rhodes A, Alhazzani W, et al. Surviving Sepsis Campaign: international guidelines for management of sepsis and septic shock 2021. Intensive Care Med. 2021;47:1181-247.

## 41. Resposta: a

Dentre os processos fisiopatológicos da sepse, a lesão endotelial exerce um papel central na persistência de estados pró-coagulantes e inflamatórios, que resultam em última análise nas disfunções orgânicas e óbito. As células do endotélio vascular podem ser ativadas por citocinas ou por endotoxinas bacterianas, desencadeando uma sequência de efeitos como a liberação de substâncias pró-coagulantes e pró-trombóticas, a produção de mais mediadores inflamatórios e a liberação de vasodilatadores como o óxido nítrico, que acentua a hipotensão.

## Bibliografia

1. Gyawali B, Ramakrishna K, Dhamoon AS. Sepsis: The evolution in definition, pathophysiology, and management. SAGE Open Med. 2019;7:2050312119835043.

## 42. Resposta: d

Apesar de um estudo no NEJM de 2022 não ter visto diferença de mortalidade em 90 dias nas estratégias de restrição de fluidos e o manejo padrão já adotado, há muitas críticas sobre a condução do estudo e as medidas utilizadas na restrição, assim o *guideline* recomenda contra o uso dessa medida.

Em pacientes com indicação de vasopressores e possuem acessos venosos periféricos calibrosos, não há justificativa para adiar o início da droga vasoativa à espera de um acesso central, já que há estudos que demonstraram segurança no uso dessas vias.

Não há nenhuma menção no *guideline* sobre manejo diferente da sepse no paciente com neoplasia. Apesar da possibilidade de existir uma hiperlactatemia tipo B devido a alguns tumores, não há nenhuma menção sobre isso no *guideline*. A avaliação da perfusão periférica na sepse é multiparamétrica e o paciente com neoplasia deve ter as medidas iniciais de avaliação, manejo e tratamento de acordo com as recomendações do *guideline*.

Uma estratégia de transfusão mais restritiva em relação à liberal é a recomendação do *guideline*, sendo indicada quando hemoglobina < 7 g/dL nos pacientes estáveis hemodinamicamente, incluindo aqueles que estejam em estado crítico sem doença cardíaca de base.

## Bibliografia

1. Evans L, Rhodes A, Alhazzani W, et al. Surviving Sepsis Campaign: international guidelines for management of sepsis and septic shock 2021. Intensive Care Med. 2021;47:1181-247.

## 43. Resposta: d

Os componentes do SOFA são: respiratório (relação $PaO_2/FiO_2$), coagulação (plaquetas – plaquetopenia), hepático (bilirrubinas), cardiovascular (pressão arterial/vasopressores), neurológico (escala de coma de Glasgow) e renal (creatinina/débito urinário).

O termo sepse grave foi retirado das definições, pois a sepse é uma disfunção orgânica, o que por si só já representa um quadro grave. De forma objetiva, é definida como uma disfunção orgânica devido a uma infecção em que a pontuação no SOFA é maior ou igual a 2.

A hipotensão já determina uma disfunção orgânica e se há necessidade de vasopressores isso implica uma disfunção em maior grau.

A plaquetose, apesar de estar correlacionada com quadros inflamatórios, não está incluída como marcador de disfunção do sistema de coagulação pelo SOFA.

## Bibliografia

1. Singer M, Deutschman CS, Seymour C, Shankar-Hari M, Annane D, Bauer M, et al. The third

international consensus definitions for sepsis and septic shock (sepsis-3). JAMA. 2016;315(8):801-10.
2. Evans L, Rhodes A, Alhazzani W, et al. Surviving Sepsis Campaign: international guidelines for management of sepsis and septic shock 2021. Intensive Care Med. 2021;47:1181-247.

## 44. Resposta: c

Se o foco da infecção não é conhecido, a cobertura de Gram-negativos deve ser feita de forma empírica.

A classe de antibióticos polipeptídicos não tem atividade contra germes MRSA, a classe de antibióticos utilizada para esse caso geralmente são os glicopeptídeos (vancomicina, tigeciclina), oxazolidinonas (linezolida) ou lipopeptídeos (daptomicina).

Na suspeita de germes MDR, deve-se iniciar dupla cobertura antimicrobiana para germes Gram-negativos.

Não está recomendado o uso de agentes virais de forma empírica na sepse.

### Bibliografia

1. Evans L, Rhodes A, Alhazzani W, et al. Surviving Sepsis Campaign: international guidelines for management of sepsis and septic shock 2021. Intensive Care Med. 2021;47:1181-247.

## 45. Resposta: c

A injúria renal aguda na leptospirose pode ser de grande magnitude, por vezes com necessidade de terapia substitutiva renal. No entanto, geralmente ocorre recuperação rápida e completa de função renal após resolução do quadro, conforme estudo brasileiro de Andrade e cols. (2007).

### Bibliografia

1. Ministério da Saúde. Guia de vigilância em saúde. Departamento de Articulação Estratégica de Vigilância em Saúde. 5.ed. Brasília: Ministério da Saúde; 2022.
2. Andrade L, Cleto S, Seguro AC. Door-to-dialysis time and daily hemodialysis in patients with leptospirosis: impact on mortality. Clin J Am Soc Nephrol. 2007;2(4):739-44.
3. Mercat A, Richard JC, Vielle B, Jaber S, Osman D, Diehl JL, et al.; Expiratory Pressure (Express) Study Group. Positive end-expiratory pressure setting in adults with acute lung injury and acute respiratory distress syndrome: a randomized controlled trial. JAMA. 2008;299(6):646-55.

## 46. Resposta: d

Para infecções sistêmicas causadas por enterobactérias produtoras de carbapenemase do tipo KPC, as drogas preferenciais recomendadas pela IDSA são ceftazidima/avibactam, meropeném/vaborbactam e imipeném-cilastatina/relebactam. A combinação de meropeném com polimixinas ou aminoglicosídeos deixou de ser recomendada, em detrimento dos novos betalactâmicos com associação de inibidores de carbapenemase. Vancomicina não possui ação contra bactérias Gram-negativas.

### Bibliografia

1. Tamma PD, Aitken SL, Bonomo RA, Mathers AJ, van Duin D, Clancy CJ. Infectious Diseases Society of America Antimicrobial-Resistant Treatment Guidance: gram-negative bacterial infections. Infectious Diseases Society of America 2022.

## 47. Resposta: d

O tratamento de infecções complicadas por bactérias Gram-negativas produtoras de ESBL se dá preferencialmente por carbapenêmicos. Ceftriaxona, ceftazidima e cefepima são hidrolisados na presença de enzima ESBL e não são recomendados. Vancomicina não tem ação contra Gram-negativos.

### Bibliografia

1. Tamma PD, Aitken SL, Bonomo RA, Mathers AJ, van Duin D, Clancy CJ. Infectious Diseases Society of America Antimicrobial-Resistant Treatment Guidance: Gram-Negative Bacterial Infections. Infect Dis Soc Am. 2022.

## 48. Resposta: e

Para adultos imunossuprimidos, ou com idade acima de 50 anos, é recomendada terapia empírica para *Listeria monocytogenes* nos casos de meningite aguda, por causa da alta proporção de casos por este agente nessa população. Ceftriaxona não possui ação contra *Listeria*. Uma opção seria associar ampicilina endovenosa ao esquema.

### Bibliografia

1. Tunkel AR, Hartman BJ, Kaplan SL, Kaufman BA, Roos KL, Scheld WM, et al. Practice guidelines for the management of bacterial meningitis. Clin Infect Dis. 2004;39(9):1267-84.
2. van de Beek D, Cabellos C, Dzupova O, Esposito S, Klein M, Kloek AT, et al.; ESCMID Study Group for Infections of the Brain (ESGIB). ESCMID guideline: diagnosis and treatment of acute bacterial meningitis. Clin Microbiol Infect. 201;22 Suppl 3:S37-62.

## 49. Resposta: e

Geralmente, o HSV-1 cursa com encefalite, uma infecção com alta morbidade e mortalidade, e o HSV-2 cursa com meningite, geralmente de característica mais benigna.

### Bibliografia

1. Hasbun R. Acute aseptic meningitis syndrome. In: Hasbun R (ed.). Meningitis and encephalitis: management and prevention challenges. Springer; 2018. p.43.
2. Bennett JE. Mandell, Douglas, and Bennett's principles and practice of infectious diseases. 9.ed. Elsevier; 2020.

## 50. Resposta: c

Em infecções de corrente sanguínea associadas a cateter causadas por S. aureus, há indicação de retirada do dispositivo. Poderá ser considerada estratégia de manutenção do cateter apenas em casos de menor gravidade e de infecções por agentes menos patogênicos.

### Bibliografia

1. Mermel LA, Allon M, Bouza E, Craven DE, Flynn P, O'Grady NP, et al. Clinical practice guidelines for the diagnosis and management of intravascular catheter-related infection: 2009 Update by the Infectious Diseases Society of America. Clin Infect Dis. 2009;49(1):1-45.
2. O'Grady NP, Alexander M, Burns LA, Dellinger EP, Garland J, Heard SO, et al.; Healthcare Infection Control Practices Advisory Committee (HICPAC). Guidelines for the prevention of intravascular catheter-related infections. Clin Infect Dis. 2011;52(9):e162-93.

## 51. Resposta: b

A vancomicina administrada via endovenosa não atinge concentrações intraluminais no intestino suficientes para o tratamento adequado da colite por *C. difficile*, sendo preferida a via oral/enteral.

### Bibliografia

1. McDonald LC, Gerding DN, Johnson S, Bakken JS, Carroll KC, Coffin SE, et al. Clinical Practice Guidelines for Clostridium difficile Infection in Adults and Children: 2017 Update by the Infectious Diseases Society of America (IDSA) and Society for Healthcare Epidemiology of America (SHEA). Clin Infect Dis. 2018;66(7):e1-e48.

## 52. Resposta: c

A estratégia de "pan-cultura" em pacientes em ventilação mecânica invasiva aumenta o tempo de uso de antibióticos sem evidência de melhora de outros desfechos. As culturas devem ser direcionadas para o provável foco infeccioso, conforme achados clínicos, laboratoriais e de imagem.

### Bibliografia

1. Albin OR, Saravolatz L, Petrie J, Henig O, Kaye KS. Rethinking the "pan-culture": clinical impact of respiratory culturing in patients with low pretest probability of ventilator-associated pneumonia. Open Forum Infect Dis. 2022;9(6):ofac183.

2. Klompas M, Branson R, Cawcutt K, Crist M, Eichenwald E, Greene L, et al. Strategies to prevent ventilator-associated pneumonia, ventilator--associated events, and nonventilator hospital--acquired pneumonia in acute-care hospitals: 2022 Update. Infect Control Hosp Epidemiol. 2022;43(6):687-713.

### 53. Resposta: e

Deve entrar nos diagnósticos diferenciais a possibilidade de pneumonia comunitária aguda bacteriana. Porém, o sulfametoxazol-trimetoprima não é recomendado como primeira linha de tratamento, por não apresentar boa cobertura empírica para os principais agentes bacterianos causadores de pneumonia comunitária, sendo indicado nos casos graves o uso de betalactâmico em associação a macrolídeo.

#### Bibliografia

1. Panel on Guidelines for the Prevention and Treatment of Opportunistic Infections in Adults and Adolescents with HIV. Guidelines for the Prevention and Treatment of Opportunistic Infections in Adults and Adolescents with HIV. National Institutes of Health, Centers for Disease Control and Prevention, HIV Medicine Association, and Infectious Diseases Society of America. 2023.
2. Corrêa RA, Costa AN, Lundgren F, Michelin L, Figueiredo MR, Holanda M, et al. 2018 recommendations for the management of community acquired pneumonia. J Bras Pneumol. 2018;44(5):405-23.

### 54. Resposta: d

Em paciente com HIV em fase aids e epidemiologia compatível com exposição a tuberculose e sintomas neurológicos, deve ser considerada a possibilidade de tuberculose do SNC. O início imediato da terapia antirretroviral em pacientes coinfectados com tuberculose do SNC aumenta o risco de síndrome inflamatória de reconstituição imune (SIRI), com alta morbidade e mortalidade.

Sugere-se iniciar o tratamento da tuberculose e postergar o início do tratamento do HIV em até 8 semanas.

#### Bibliografia

1. Panel on Guidelines for the Prevention and Treatment of Opportunistic Infections in Adults and Adolescents with HIV. Guidelines for the Prevention and Treatment of Opportunistic Infections in Adults and Adolescents with HIV. National Institutes of Health, Centers for Disease Control and Prevention, HIV Medicine Association, and Infectious Diseases Society of America. 2023.

### 55. Resposta: d

O uso de manitol não se mostrou benéfico no tratamento da hipertensão intracraniana relacionada à meningite criptocócica. O controle da pressão intracraniana deve ser feito com punções lombares diárias, visando redução da pressão de abertura em 50% ou valores abaixo de 25 cmH$_2$O ou por meio de derivação ventricular.

#### Bibliografia

1. Panel on Guidelines for the Prevention and Treatment of Opportunistic Infections in Adults and Adolescents with HIV. Guidelines for the Prevention and Treatment of Opportunistic Infections in Adults and Adolescents with HIV. National Institutes of Health, Centers for Disease Control and Prevention, HIV Medicine Association, and Infectious Diseases Society of America. 2023.

### 56. Resposta: e

O uso do corticoide deve ser administrado para pacientes com encefalite por *Toxoplasma gondii* apenas em casos de edema cerebral ou efeito massa importante, não sendo indicado de forma rotineira. A SIRI parece ser menos comum nos casos de encefalite por *Toxoplasma gondii* em comparação com casos de criptococose ou tuberculose do SNC.

## Bibliografia

1. Panel on Guidelines for the Prevention and Treatment of Opportunistic Infections in Adults and Adolescents with HIV. Guidelines for the Prevention and Treatment of Opportunistic Infections in Adults and Adolescents with HIV. National Institutes of Health, Centers for Disease Control and Prevention, HIV Medicine Association, and Infectious Diseases Society of America. 2023.

## 57. Resposta: c

O tratamento empírico de escolha para candidíase invasiva e candidemia é realizado com equinocandinas. Porém, em caso de infecção do SNC e infecção oftálmica, a terapia de escolha será com anfotericina B e azólicos. As equinocandinas não apresentam boa penetração nesses tecidos.

## Bibliografia

1. Pappas PG, Kauffman CA, Andes DR, Clancy CJ, Marr KA, Ostrosky-Zeichner L, et al. Clinical practice guideline for the management of candidiasis: 2016 Update by the Infectious Diseases Society of America. Clin Infect Dis. 2016;62(4):e1-50.

## 58. Resposta: a

O tratamento preferencial para bacteriemia por *Staphylococcus aureus* sensível à meticilina (MSSA) deve ser feito com penicilina antiestafilocócica (p. ex., oxacilina) ou cefazolina, endovenosos. A vancomicina demonstrou-se inferior ao betalactâmico neste cenário.

## Bibliografia

1. Holland TL, Arnold C, Fowler VG Jr. Clinical management of Staphylococcus aureus bacteremia: a review. JAMA. 2014;312(13):1330-41.
2. Liu C, Bayer A, Cosgrove SE, Daum RS, Fridkin SK, Gorwitz RJ, et al.; Infectious Diseases Society of America. Clinical practice guidelines by the Infectious Diseases Society of America for the treatment of methicillin-resistant Staphylococcus aureus infections in adults and children. Clin Infect Dis. 2011;52(3):e18-55.

## 59. Resposta: e

Na neutropenia febril, o início do antibiótico deve ser feito de forma urgente (em até duas horas). A terapia inicial deve conter antibiótico com ação antipseudomonas; a cefuroxima não possui ação contra essa bactéria. Em caso de hemoculturas com bactérias com perfil de sensibilidade favorável, pode-se fazer o descalonamento da terapia guiada por antibiograma. Cefepima não possui ação contra MRSA, apesar de ter amplo espectro antibacteriano, incluindo MSSA.

## Bibliografia

1. Freifeld AG, Bow EJ, Sepkowitz KA, Boeckh MJ, Ito JI, Mullen CA, et al.; Infectious Diseases Society of America. Clinical practice guideline for the use of antimicrobial agents in neutropenic patients with cancer: 2010 update by the Infectious Diseases Society of America. Clin Infect Dis. 2011;52(4):e56-93.

## 60. Resposta: d

A. A diretriz citada não recomenda o uso do escore qSOFA quando comparado a outros escores por causa de evidências científicas fortes de sua baixa sensibilidade, apesar de alertar de que um qSOFA positivo para sepse deve ser valorizado.

B. O uso de bicarbonato só está indicado em caso de acidose metabólica grave com pH ≤ 7,2 e disfunção renal AKIN 2 ou 3.

C. O uso de procalcitonina não é recomendado como ferramenta para decisão do início do antibiótico.

D. Em pacientes em choque séptico com necessidade de uso de vasopressores está recomendado o uso de hidrocortisona 200 mg/dia, com dose fracionada de 50 mg a cada 6 horas.

E. A correção da glicemia com insulina está recomendada apenas com níveis sustentados de glicose acima de 180 mg/dL.

## Bibliografia

1. Evans L, Rhodes A, Alhazzani W, et al. Surviving Sepsis Campaign: international guidelines for management of sepsis and septic shock 2021. Intensive Care Med. 2021;47(11):1181-247.

### 61. Resposta: a

A. No caso em questão está indicada a cobertura para MRSA na antibioticoterapia empírica, pois o paciente apresenta fatores de risco para infecção por esse patógeno: possibilidade de foco infeccioso cutâneo e uso de cateter de hemodiálise.

B. Em casos com alto risco de infecção por microrganismo MDR é recomendado o uso de dois antibióticos com cobertura para Gram-negativos, em relação a um único antibiótico.

C. Em pacientes com sepse ou choque séptico é recomendada a remoção de dispositivos intravenosos que possam ser fontes de infecção.

D. Independentemente de o paciente estar em choque séptico, caso se alcance o controle da infecção, deve-se preferir cursos menores de duração do antibiótico em relação ao uso prolongado.

E. Como o paciente foi admitido em choque séptico, deve-se iniciar antibiótico em até 1 hora.

## Bibliografia

1. Evans L, Rhodes A, Alhazzani W, et al. Surviving Sepsis Campaign: international guidelines for management of sepsis and septic shock 2021. Intensive Care Med. 2021;47(11):1181-247.

### 62. Resposta: d

A. Em casos de SDRA é recomendada ventilação protetora, com volumes correntes em torno de 6 mL/kg, pois volumes maiores de 10 mL/kg foram associados a maior mortalidade. Nesses casos, a frequência respiratória pode ser aumentada até 35 incursões/min, a fim de manter o volume-minuto, e a hipercapnia deve ser permissiva.

B. Da mesma forma, para manter os parâmetros da ventilação protetora, é recomendada pressão de platô mais baixa, menor que 30 cmH$_2$O.

C. Para a realização de recrutamento alveolar são preferíveis as manobras tradicionais, como a pressão positiva contínua de 30-40 cmH$_2$O por 30-40 s em relação a titulação da PEEP.

D. Em pacientes com SDRA e relação PaO$_2$/FiO$_2$ < 200 a ventilação prona por mais de 12 h/dia conferiu redução da mortalidade.

E. O uso de bloqueadores neuromusculares em infusão contínua não demonstrou melhora na mortalidade quando comparado à sedação contínua com *bolus* de bloqueador neuromuscular conforme necessidade.

## Bibliografia

1. Surviving sepsis campaign: international guidelines for management of sepsis and septic shock 2021. Intensive Care Med. 2021;47(11):1181-247.

### 63. Resposta: b

A. Caso a meta de PAM > 65 mmHg não esteja sendo alcançada com o uso de noradrenalina em dose de 0,25-0,5 mcg/kg/min, sugere-se a associação com vasopressina, em relação a escalonar a dose da noradrenalina em monoterapia.

B. A afirmação está correta, a ressuscitação volêmica inicial em pacientes em choque séptico deve ser de 30 mL/kg de peso ideal, administrados em até 3 horas.

C. O lactato deve ser usado como parâmetro de resposta à ressuscitação volêmica, desde que se individualize as metas conforme o quadro clínico de cada paciente e se leve em consideração outras razões de elevação do lactato. Porém, não se deve aguardar o resultado do lactato para iniciar a terapia de repleção volêmica em pacientes em choque séptico.

D. Preferem-se os parâmetros dinâmicos, como a resposta à elevação passiva das pernas usando a variação da pressão de pulso ou variação do volume sistólico, em relação a parâmetros estáticos, como pressão venosa central, pressão arterial sistólica ou frequência cardíaca.

E. Por causa de seu alto custo e da ausência de evidências claras de seu benefício, a albumina só está recomendada como adjuvante em pacientes que já receberam elevados volumes de cristaloides e não deve ser usada como ressuscitação volêmica inicial.

## Bibliografia

1. Surviving sepsis campaign: international guidelines for management of sepsis and septic shock 2021. Intensive Care Med. 2021;47(11):1181-247.

## 64. Resposta: a

(I) Correto. O tratamento de PAVM com antibióticos por 7 dias é recomendado pois reduz a exposição e a consequente resistência antimicrobiana, sem aumento da recorrência da PAVM ou mortalidade.

(II) Incorreto. Recomenda-se uma coleta de amostra não invasiva (aspiração endotraqueal) com cultura semiquantitativa para o diagnóstico de PAVM, em vez de amostragem invasiva (p. ex., lavado broncoalveolar) com culturas quantitativas e em vez de amostragem não invasiva com culturas quantitativas.

(III) Incorreto. O rodízio de antibióticos aumenta a resistência bacteriana.

## Bibliografia

1. Kalil AC, Metersky ML, Klompas M, Muscedere J, Sweeney DA, Palmer LB, et al. Management of adults with hospital-acquired and ventilator-associated pneumonia: 2016 Clinical Practice Guidelines by the Infectious Diseases Society of America and the American Thoracic Society. Clin Infect Dis. 2016;63(5):e61-e111.

## 65. Resposta: a

As infecções associadas à assistência à saúde (IRAS) são infecções adquiridas nosocomialmente que normalmente não estão presentes ou podem estar em incubação no momento da internação. Essas infecções geralmente são adquiridas após a internação e se manifestam 48 horas após a internação

Pneumonia adquirida no hospital (PAH) é definida por uma infecção do parênquima pulmonar que ocorreu pelo menos 48 horas após a internação hospitalar. Pneumonia associada à ventilação mecânica (PAVM) desenvolve-se em pacientes em unidade de terapia intensiva (UTI) mecanicamente ventilados por pelo menos 48 horas.

## Bibliografia

1. Timsit JF, Esaied W, Neuville M, Boadma L, Mourvilier B. Update on ventilator-associated pneumonia. F1000Res. 2017;6:2061.
2. Monegro AF, Muppidi V, Regunath H. Hospital Acquired Infections. In: StatPearls. Treasure Island: StatPearls Publishing; 2023.

## 66. Resposta: d

A classificação do risco do paciente com PAC é primordial para a escolha do antibiótico e a via de administração mais adequados e o local do tratamento. Há diversos marcadores de gravidade que em conjunto ou isoladamente definem a gravidade da PAC e a indicação de UTI, sendo os principais: o risco de falência terapêutica, a necessidade de suporte ventilatório e circulatório

Os principais escores para definição de gravidade da PAC são:

- *Pneumonia Severity Index* (calculadora de PSI simplificada).

- CURB-65 (*Mental confusion, Urea, Respiratory rate, Blood pressure and Age* ≥ 65 *years*).
- CRB-65 (com todos os critérios do CURB-65, porém sem a dosagem de ureia).
- Diretrizes da American Thoracic Society (ATS) e Infectious Diseases Society of America (IDSA) de 2007.
- SCAP (*Severe Community-Acquired Pneumonia*).
- SMART-COP (*Systolic blood pressure, Multilobar involvement, Albumin, Respiratory rate, Tachycardia, Confusion, Oxygenation and pH*).

Cabe ressaltar a recomendação da IDSA/ATS de que o PSI é superior ao CURB-65 para identificar população de menor risco, bem como valor preditivo para mortalidade em 30 dias.

## Bibliografia

1. Corrêa RA, Costa AN, Lundgren F, Michelim L, Figueiredo MR, Holanda M, et al. Recomendações para o manejo da pneumonia adquirida na comunidade 2018. J Bras Pneumol. 2018;44(5):405-23.
2. Metlay JP, Waterer GW, Long AC, Anzueto A, Brozek J, Crothers K, et al. Diagnosis and treatment of adults with community acquired pneumonia. an official clinical practice guideline of the American Thoracic Society and Infectious Diseases Society of America. Am J Respir Crit Care Med. 2019;200(7):e45-e67

## 67. Resposta: d

Podemos encontrar diversos agentes etiológicos relacionados às pneumonias, sendo estas: bactérias, vírus, fungos, parasitas. No entanto, as pneumonias bacterianas são as que possuem maior incidência, em decorrência de sua grande resistência frente aos antimicrobianos.

As principais bactérias relacionadas à PAVM na UTI são: *Pseudomonas aeurogi-*

*nosa, Staphylococcus aureus.* Outros agentes comuns são *Acinetobacter* spp., *Escherichia coli, Klebsiella* spp., *Enterobacter* spp., *Protheus mirabilis, Klebsiella pneumoniae, Streptococcus hemolyticus* e *Staphylococcus pnemoniae.*

Observação: todos os germes citados nas alternativas constam entre os de maior prevalência no desenvolvimento de pneumonia nosocomial.

Cabe ressaltar que deve sempre ser respeitada a flora microbiana local no que concerne a maior ou menor prevalência de determinado germe, assim como a utilização desta informação no momento de iniciar terapia antimicrobiana empírica.

## Bibliografia

1. Torres A, Niederman M, Chastre J. International ERS/ESICM/ESCMID/ALAT guidelines for the management of hospital-acquired pneumonia and ventilator-associated pneumonia. Eur Respiratory J. 2017;50:1700582.

## 68. Resposta: a

Elevação da cabeceira reduz o risco de macro e microbroncoaspiração. Profilaxia de TVP/TEP reduz o tempo de ventilação mecânica invasiva e internação, mas anticoagulação terapêutica não está indicada. A higiene oral é uma tentativa de reduzir a colonização das vias aérea, mas não está indicado uso de antibióticos endovenosos somente como forma de profilaxia da pneumonia associada a ventilação mecânica, assim como o uso de antibióticos orais tópicos também não tem evidência forte.

## Bibliografia

1. Klompas M, Branson R, Cawcutt K, Crist M, Eichenwald E, Greene L, et al. Strategies to prevent ventilator-associated pneumonia, ventilator-associated events, and nonventilator hospital-acquired pneumonia in acute-care

hospitals: 2022 Update. Infection Control & Hospital Epidemiology. 2022;43(6):687-713.

## 69. Resposta: b

O CURB 65 escore é validado como preditor de mortalidade para pneumonias adquiridas na comunidade. Um ponto para cada fator de risco. É recomendado pela British Thoracic Society (BTS). Esse escore também pode ser utilizado para indicar onde o paciente deve ser conduzido.

- Confusão de início recente.
- Ureia maior que 7 mmOL/L.
- Frequência respiratória > 30 p/minuto.
- Pressão arterial sistólica < 90 mmHg ou diastólica ≤ 60 mmHg.
- Idade de 65 ou mais.

Escore e local de condução do caso:
- 4-5: precisa de hospitalização e considera-se necessidade de terapia intensiva adulto.

Para as pneumonias com suspeita de micoplasma a análise de PCR por meio de amostras do trato respiratório é diagnóstica. Antígeno urinário de legionela é o método de escolha para o diagnóstico de pneumonia por legionela.

Corticosteroides não estariam indicados para o caso. Pneumonias adquiridas na comunidade com derrames pleurais com pH < 7,2 devem ser drenados.

### Bibliografia

1. Ilg A, Moskowitz A, Konanki V, Patel PV, Chase M, Grossestreuer AV, Donnino MW. Performance of the CURB-65 Score in predicting critical care interventions in patients admitted with community-acquired pneumonia. Ann Emerg Med. 2019; 74(1):60-68.

## 70. Resposta: d

Todos os escores diagnósticos *Clinical Pulmonary Infection Score* (CPIS) e *Hospital in Europe Link for Infection Control through Surveillance* (HELICS) têm baixa especificidade e sensibilidade.

Deve-se checar diariamente a pressão de via aérea, valores de insuflação do *cuff*, assim como os parâmetros ventilatórios do paciente para busca dos adequados ajustes de acordo com o quadro clínico.

A aspiração subglótica tem moderada evidência para redução dos eventos de pneumonia associada a ventilação mecânica, sem que haja um claro impacto na redução de mortalidade. A VAP precoce normalmente é causada por flora orofaríngea, incluindo estreptococos e estafilococos. VAP tardia é normalmente associada a infecção por Gram-negativos entéricos.

A. Alternativa incorreta – "achados do exame físico (febre, secreções purulentas), radiografia de tórax, culturas de aspirado endotraqueal, culturas broncoscópicas e Escore Clínico de Infecção Pulmonar (CPIS) têm baixa precisão para diagnosticar pneumonia associada à ventilação mecânica" (Fernando et al., 2020).

B. Alternativa incorreta – pneumonia denominada a associada a ventilação mecânica ocorre após 48 horas de ventilação mecânica ou até 48 horas de extubação.

C. Alternativa incorreta – essa recomendação para prevenção de pneumonia associada a ventilação mecânica não se encontra na literatura atual.

D. Alternativa correta – esta é uma das recomendações citadas, verificando fonte utilizada.

E. Alternativa incorreta – os germes mais comumente citados entre os causadores de pneumonia associada a ventilação mecânica são *Staphylococcus aureus*; *Pseudomonas aeroginosa* e *Klebsiella* spp. Embora também citada a infecção por

*Streptococcus*, tal patógeno não se encontra sequer entre os 5 primeiros do grupo de maior prevalência.

## Bibliografia

1. Fernando SM, Tran A, Cheng W, Klompas M, Kyeremanteng K, Mehta S, et al. Diagnosis of ventilator-associated pneumonia in critically ill adult patients-a systematic review and meta-analysis. Intensive Care Med. 2020;46(6):1170-9.
2. American Thoracic Society; Infectious Diseases Society of America. Guidelines for the management of adults with hospital-acquired, ventilator--associated, and healthcare-associated pneumonia. Am J Respir Crit Care Med. 2005;171(4):388-416.
3. Klompas M, Branson R, Cawcutt K, Crist M, Eichenwald EC, Greene LR, et al. Strategies to prevent ventilator-associated pneumonia, ventilator-associated events, and nonventilator hospital-acquired pneumonia in acute-care hospitals: 2022 Update. Infect Control Hosp Epidemiol. 2022;43(6):687-713.
4. Weiner-Lastinger LM, Abner S, Edwards JR, Kallen AJ, Karlsson M, Magill SS, et al. Antimicrobial-resistant pathogens associated with adult healthcare-associated in-fections: Summary of data reported to the National Healthcare Safety Network, 2015-2017. Infect Control Hosp Epidemiol. 2020;41(1):1-18.

## 71. Resposta: c

*Panton-Valentine leukocidin* (PVL) é uma toxina extracelular produzida pelo *S. aureus*, a qual pode ser meticilina-resistente ou sensível. Embora normalmente associada com infecções de pele e tecidos moles. Pode se transformar em pneumonia necrotizante hemorrágica. A terapia é antibioticoterapia agressiva precoce. A mortalidade pode chegar a 75% dos casos.

A recomendação é o uso da combinação entre clindamicina, linezolida (para o *clearance* da toxina) e rifampicina (stafilo). Além disso, o uso de 2 g/kg imunoglobulina IV deve ser recomendado como terapia adjuvante porque neutraliza exotoxinas e superantígenos.

## Bibliografia

1. Zhou K, Li C, Chen D, Pan Y, Tao Y, Qu W, Liu Z, Wang X, Xie S. A review on nanosystems as an effective approach against infections of *Staphylococcus aureus*. Int J Nanomedicine. 2018;13:7333-47.

## 72. Resposta: a

As recomendações para a prevenção da PAV incluem: evitar a intubação quando possível; minimizar a sedação e, principalmente, evitar benzodiazepínicos; interrupções diárias da sedação (opção *c*); manter e melhorar o condicionamento físico com mobilização e exercícios precoces; e avaliar a prontidão para extubar diariamente; minimizar o acúmulo de secreções acima do manguito do tubo endotraqueal por meio de tubos endotraqueais com portas de drenagem de secreções subglóticas e elevar a cabeceira da cama de 30° a 45° (opção *b*). Os dados atuais não suportam a substituição programada do circuito do ventilador, mas suportam a mudança do circuito do ventilador se estiver visivelmente sujo ou com mau funcionamento (opção *d*). O uso de tubos endotraqueais revestidos de prata geralmente não é recomendado. Embora os tubos endotraqueais revestidos de prata possam reduzir as taxas de PAV, dados significativos sugerem que não há impacto na duração da ventilação mecânica, mortalidade ou tempo de internação (opção *a*).

## Bibliografia

1. Spalding MC, Cripps MW, Minshall CT. Ventilator-associated pneumonia: new definitions. Crit Care Clin. 2017;33(2):277-92.

## 73. Resposta: c

A definição de PAV se dá em pacientes sob prótese ventilatoria há pelo menos 48 horas com piora clínica (principalmente respiratória) e aumento de secreção associado a infiltrado pulmonar novo em exame de imagem.

Fatores como tempo de internação, sedação profunda e uso de IBP são fatores de risco para PAV.

Pacientes com cultura de aspirado traqueal positiva apenas sem o quadro clínico compatível com PAV não possuem este diagnóstico, podendo se tratar de uma colonização ou contaminação, por exemplo.

### Bibliografia

1. Spalding MC, Cripps MW, Minshall CT. Ventilator-associated pneumonia: new definitions. Crit Care Clin. 2017;33(2):277-92.

### 74. Resposta: a

Evolução subaguda, presença de paralisia de nervo craniano e achados de pleocitose linfocítica, hipoglicorraquia e hiperproteinorraquia sugerem o diagnóstico de meningite tuberculosa, mesmo com baciloscopia do liquor negativa, que tem sensibilidade de 30 a 60% apenas.

Pacientes com meningite tuberculosa geralmente se apresentam com rigidez de nuca, cefaleia, febre e vômitos, sintomas semelhantes a meningite bacteriana.

Algumas características ajudam a distinguir as duas meningites. Uma delas é o tempo entre o início dos sintomas e a apresentação clínica da meningite, em geral, dentro de uma semana, na meningite bacteriana e com mais de uma semana na tuberculosa. Exceções *Brucella* e *Listeria*.

Além disso, os sintomas neurológicos: alteração de consciência, mudança de personalidade e coma são mais comuns na tuberculosa. Paralisias dos nervos cranianos II e VI também são mais comuns na tuberculosa.

Fases da meningite tuberculosa:

- Prodrômica: 1 a 3 semanas.
- Meningítica: sintomas e sinais neurológicos.
- Paralítica: coma, hemiparesia.

Achados típicos do liquor: contagem de leucócitos entre 100-500 cle/microl. com predominância de linfócitos. No início do curso da doença uma contagem mais baixa e/ou predominância neutrofílica pode ser observada. A concentração de proteína normalmente entre 100 e 500 mg/dL, glicose < 45 mg/dL. Esfregaços e cultura de BAAR sensibilidade de 30-60%.

Pelo exposto e analisando o caso, o melhor diagnóstico seria neurotuberculose.

### Bibliografia

1. Chin JH. Neurotuberculosis: a clinical review. Semin Neurol. 2019;39(4):456-61.
2. Handattu K, Bhaskaranand N, Kini SB. Neurobrucellosis mimicking neurotuberculosis. Indian J Pediatr. 2018;85(7):574.
3. Garg RK. Tuberculous meningitis: clinical manifestations and diagno-sis. In: Bernardo, J., Edwards MS, Baron EL (ed.). UpToDate; 2023. Acesso em 11 de maio de 2023.

### 75. Resposta: b

Sobre a afirmativa I: a gangrena necrosante sinergística é, de fato, causada pela associação de bactérias aeróbias e anaeróbias, incluindo estreptococos anaeróbios facultativos, porém, o *Staphylococcus aureus* geralmente causa fasciíte necrotizante monomicrobiana.

Sobre a afirmativa II: a presença de crepitação da área infectada sugere, mas não é patognomônica da presença de *Clostridium* spp. O principal sintoma da infecção necrosante de partes moles é dor de forte intensidade. Em pacientes com sensibilidade normal, dor desproporcional aos achados clínicos pode ser um indício precoce. Entretanto, em áreas denervadas por neuropatia periférica, a dor pode ser mínima ou ausente. O tecido afetado é eritematoso, quente e edemaciado, descorando-se rapidamente. Bolhas, crepitação (resultante de gás no tecido mole) e gangrena podem se desenvolver. Os tecidos subcutâneos necrosam (incluindo a fáscia adjacente), com disseminação para o tecido adjacente. Os músculos não são afetados no início. Os pacientes estão agudamente enfermos, com febre alta, taquicardia, alteração do estado mental, variando desde confusão até embotamento, e hipotensão. Se houver bacteriemia ou sepse há necessidade de agressivo suporte hemodinâmico. Síndrome de choque tóxico estreptocócico pode se desenvolver. Não é patognomônico de *Clostridium* spp.

Sobre a afirmativa IV: a mionecrose espontânea por *Clostridium* spp. apresenta alta mortalidade (67 a 100%), em geral nas primeiras 24 horas. Casos espontâneos raramente ocorrem, geralmente causados por bacteriemia por *C. septicum* que se origina de perfuração oculta do cólon em pacientes com câncer de cólon, diverticulite ou isquemia do intestino. Como *C. septicum* tolera o oxigênio, a infecção pode se disseminar amplamente para a pele normal e tecidos moles. Neutropenia concomitante, independentemente da causa, predispõe à bacteriemia por *C. septicum*, o que resulta em prognóstico reservado; o prognóstico é pior se ocorrer hemólise intravascular.

## Bibliografia

1. Gegúndez Gómez C, Monjero Ares MI, Cao Pena J, Costa Buján JA, Conde Vales J, Arija Val JF. Mionecrosis por Clostridium como complicación de hernioplastia inguinal [Clostridium myonecrosis: a complication of inguinal hernia repair]. Cir Esp. 2007;81(2):99-101.
2. González Robledo J, Pérez Losada ME, Ballesteros Herráez JC, Rodríguez Encinas A. Shock séptico por mionecrosis primaria del psoas [Septic shock due to primary myonecrosis of psoas]. Med Intensiva. 2011;35(3):196.
3. Stevens DL. Necrotizing soft tissue infections. In: Baddour LM, Wessels MR, Edwards MS, Hall K. K (ed.). UpToDate; 2022. Acesso em 11 de maio de 2023.

4. Stevens DL. Clostridial myonecrosis. In: Baddour LM, Wessels MR, Edwards MS, Hall KK (ed.). UpToDate; 2022. Acesso em 11 de maio de 2023.

## 76. Resposta: d

Sobre a alternativa *a*: Quando há isolamento de *Candida* spp na corrente sanguínea, por estar associado frequentemente à evidência clínica de sepse e alta mortalidade, deve ser instituído rapidamente o tratamento antifúngico. Se formos seguir as recomendações do IDSA (Infectious Diseases Society of America), devemos utilizar anfotericina B ou equinocandinas endovenosos para terapia empírica de pacientes não neutropênicos com suspeita de candidíase disseminada se houver isolamento de *Candida* em mais de dois locais (aí sim secreção traqueal), além de outros fatores de risco para candidemia, como por exemplo terapia antimicrobiana, presença de cateter central e hemodiálise em pacientes que apresentam febre e não exista outra explicação. Ou seja, não é o simples fato do isolamento deste patógeno em outros locais que nos obriga a utilizar uma droga que possa ser nefrotóxica ao paciente (anfotericina B) ou uma outra droga que possa ter menos efeitos colaterais, mas induzir resistência a várias espécies de *Candida*, principalmente as não albicans.

Importante salientar que hemocultura com crescimento de *Candida* deve ser sempre valorizada, mesmo que isoladamente sem outro sítio de crescimento. O rendimento de hemocultura em frasco de aeróbios é semelhante ao frasco para fungos, portanto em suspeita de candidemia podemos solicitar hemocultura para aeróbios somente.

Os principais fatores de risco para aspergilose são neutropenia grave prolongada e imunossupressão. Pacientes com DPOC em uso de corticoides inalatórios também podem estar sob risco. Há relatos de surtos de aspergilose em hospitais em construção ou reforma.

## Bibliografia

1. Patterson TF. Epidemiology and clinical manifestations of invasive aspergillosis. In: Kauffman CA, Hall KK (ed.). UpToDate; 2022. Acesso em 11 de maio de 2023.
2. Pappas PG, Kauffman CA, Andes DR, et al. Clinical Practice Guideline for the Management of Candidiasis: 2016 Update by the Infectious Diseases Society of America. Clin Infect Dis. 2016; 62:e1

## 77. Resposta: b

Vários são os benefícios de interpretação proporcionados pela ultrassonografia (US) de tórax na beira do leito. O caso não se refere à inadequação da cobertura antibiótica. A análise do antibiograma permitiu inclusive descalonamento. Porém, a paciente piorou. Qual seria o motivo? Um derrame pleural, por exemplo. A US poderia ajudar no raciocínio diagnóstico do caso.

A questão não comentou sobre piora ventilatória nem novo infiltrado de imagem, então não podemos pensar em PAV, apesar do tempo de VM > 48 horas.

Com transdutores de alta resolução (5 a 17 MHz) o eco pleural pode ser dividido em três elementos: pleura visceral, espaço pleural e pleura parietal, sendo possível inclusive o estudo da gordura extrapleural normal. O tempo total do exame é estimado em cerca de 10 a 15 minutos. A ultrassonografia pode ser usada para esclarecer a natureza de densidades pleurais, efusões pleurais e espessamento pleural. Pode também diferenciar lesões pleurais de parenquimatosas, visualizar o parênquima doente obscurecido por efusão pleural e detectar septações pleurais e outras anormalidades pleurais. Faz o diagnóstico diferencial de doenças do parênquima pulmonar como consolidação, atelectasia e tumor. Diferencia massas tumorais císticas de sólidas, tumor ou efusão pleural grande ou persistente, esclarece um líquido subpulmonar ou subfrênico, massa tumoral da parede torácica ou

líquido pleural. A US pode detectar volumes pequenos de líquido entre os folhetos pleurais. Enquanto em uma radiografia de tórax (em incidência posteroanterior) são necessários aproximadamente 150 mL de líquido para que haja alteração significativa no exame, na US é possível detectar volumes tão pequenos quanto 5 mL.

No caso da Covid-19, em que temos uma patologia que cursa com edema pulmonar ou infiltrado intersticial, há formação de múltiplas imagens que chamamos de linhas B. Além disso, pode ser identificado espessamento pleural e broncograma aéreo, se houver.

A piora clínica em vigência de antibioticoterapia adequada sugere a presença de um foco mantido, como, por exemplo, um derrame parapneumônico. Assim, suspender o segundo antibiótico e buscar uma complicação da pneumonia é a conduta apropriada.

## Bibliografia

1. Wongwaisaywan S, Suwannanon R, Sawatmongkorngul S, Kaewlai R. Emergency Thoracic US: The Essentials. Radiographics. 2016;36(3):640-59.
2. Santos TM, Franci D, Coutinho CMG, Ribeiro DL, Schweller M, Matos-Souza JR, Carvalho-Filho MA. A simplified ultrasound-based edema score to assess lung injury and clinical severity in septic patients. Am J Emergency Med. 2013; 31:1656-60.
3. Ost D, Fein A, Feinsilver SH. Nonresolving pneumonia. In: Ramirez JA, Bond S (ed.), UpToDate; 2021. Acesso em 11 de maio de 2023.

## 78. Resposta: b

Em casos de ITU nosocomial, resultados de culturas anteriores devem ser explorados, se disponíveis. O tratamento empírico usual para patógenos urinários não será adequado neste caso em que organismos ESBL foram cultivados no passado. Nestes casos, um carbapenêmico deve ser o tratamento de primeira linha, particularmente no caso de um paciente potencialmente ou recentemente instável (opção *b*). Cefalosporinas e fluoroquinolonas não abrangem organismos ESBL (opções *a*, *c* e *d*).

### Bibliografia

1. Monegro AF, Muppidi V, Regunath H. Hospital Acquired Infections. In: StatPearls. Treasure Island: StatPearls Publishing; 2023.

### 79. Resposta: d

O cateter deve ser substituído no início da terapia antimicrobiana. Embora os antibióticos sejam eficazes na esterilização da urina na bexiga, há evidências de que o biofilme no próprio cateter não será totalmente suscetível ao tratamento. Portanto, o cateter deve ser substituído no início da terapia antimicrobiana para os antibióticos esterilizarem completamente o conteúdo da bexiga (opção *d*). Manter o cateter ou substituí-lo após o término da terapia antimicrobiana é inapropriado (opções *a* e *c*). Embora o cateterismo vesical intermitente possa ser uma alternativa ao cateterismo vesical crônico, a espasticidade grave do paciente dificultará o autocateterismo (opção *b*).

### Bibliografia

1. Monegro AF, Muppidi V, Regunath H. Hospital Acquired Infections. In: StatPearls. Treasure Island: StatPearls Publishing; 2023.
2. Fowler VG, et al. The 2023 Duke-ISCVD Criteria for infective endocarditis: updating the modified Duke criteria. Clinical Infectious Diseases. 2023. Aces-so em 11 de maio de 2023.

### 80. Resposta: c

Uma vez que os esforços iniciais para ressuscitação materna podem não ter sucesso, a preparação para *perimortem cesarean delivery* (PMCD) deve começar cedo na ressuscitação, uma vez que diminuir o tempo para a cesárea está associado a melhores resultados fetais.

Em um estudo de coorte no Reino Unido, o tempo médio desde o colapso até a cesárea foi de 3 minutos em mulheres que sobrevive-

ram, em comparação com 12 minutos em não sobreviventes. Neste estudo, 24/25 crianças sobreviveram quando a cesárea ocorreu dentro de 5 minutos após a parada cardíaca materna em comparação com 7/10 crianças quando a cesárea ocorreu mais de 5 minutos após a parada cardíaca. A sobrevivência neonatal foi documentada com PMCD realizado até 30 minutos após o início da parada cardíaca materna. A recomendação do especialista para cronometrar a cesárea em parada cardíaca em menos de 5 minutos continua sendo uma meta importante, embora raramente alcançada. Não há evidências para um limite de sobrevivência específico em 4 minutos.

Na ausência de RCE após 4 minutos de RCP, está indicada a histerotomia de emergência, ou cesária *perimortem*, que deve ser realizada até o 5º minuto da PCR.

### Bibliografia

1. Panchal AR, Bartos JA, Cabañas JG, Donnino MW, Drennan IR, Hirsch KG, et al; Adult Basic and Advanced Life Support Writing Group. Part 3: Adult Basic and Advanced Life Support: 2020 American Heart Association guidelines for cardiopulmonary resuscitation and emergency cardiovascular care. Circulation. 2020;142(16su-ppl2):S366-S468.
2. Zelop CM, Brickner B. Sudden cardiac arrest and death in pregnancy. In: Hepner DL, Berghella V, Walls RM (ed.). UpToDate; 2023. Acesso em 11 de maio de 2023.

### 81. Resposta: d

As manifestações clínicas iniciais da dengue hemorrágica são as mesmas descritas nas formas clássicas de dengue. Entre o terceiro e o sétimo dia do início da doença, quando da defervescência da febre, surgem sinais e sintomas como vômitos importantes, dor abdominal intensa, hepatomegalia dolorosa, desconforto respiratório, letargia, derrames cavitários (pleural, pericárdico, ascite), que alarmam a possibilidade de evolução do paciente para formas hemorrágicas da doença.

Após 5 dias de início dos sintomas o resultado negativo do NS1 para dengue exige a sorologia. O NS1 é uma glicoproteína altamente conservada, presente em altas concentrações no soro de pacientes infectados pelo vírus da dengue, razão pela qual pode ser identificado logo após o surgimento dos sintomas e antes do aparecimento de anticorpos específicos. Independentemente do método utilizado, porém, o pico de sensibilidade da dosagem do NS1 ocorre mesmo no terceiro dia de febre, com declínio progressivo até o quinto dia, sendo geralmente negativa a partir do sétimo dia, quando se inicia a produção de anticorpos e a neutralização do antígeno. Nesse momento, a sorologia se impõe como o exame de escolha para o diagnóstico. A dengue deve ser considerada no diagnóstico diferencial de pacientes com febre, hemoptise e infiltração pulmonar difusa. Os achados de imagem mais comuns na dengue são áreas bilaterais de opacidade em vidro fosco ou consolidação e derrames pleurais bilaterais. As manifestações hemorrágicas na dengue são causadas pela fragilidade vascular, plaquetopenia e coagulopatia de consumo, devendo ser investigadas clínica e laboratorialmente (prova do laço, TAP, TTPA, plaquetometria, coagulograma). As alterações hepáticas refletidas como hepatomegalia, aumento das enzimas hepáticas, hepatite fulminante e encefalopatia já foram descritas tanto em casos de dengue clássico como em casos de dengue hemorrágico. Observam-se alterações de enzimas hepáticas no paciente. A contagem de leucócitos é variável, podendo ocorrer desde leucopenia até leucocitose leve. A linfocitose com atipia linfocitária é um achado comum. A paciente se encontra hipotensa com Ht de 42%, devendo receber hidratação vigorosa.

O exame de escolha para diagnóstico de dengue a partir do 6º dia de sintomas é a sorologia. Como a paciente apresenta sinais de gravidade, ela deve ser internada para hidratação parenteral.

## Bibliografia

1. Guzman MG, Harris E. Dengue. Lancet. 2015; 385(9966):453-65.
2. Moi ML, Takasaki T. Dengue fever. Rinsho Byori. 2016;64(9):1033-43.
3. Brasil, Ministério da Saúde. Secretaria de Vigilância em Saúde. Diretoria Técnica de Gestão. Dengue: diagnóstico e manejo clínico – adulto e criança – 5a edição. Brasília: Ministério da Saúde, 2016.

## 82. Resposta: b

Fármacos podem causar hipomagnesemia. Exemplos são o uso regular (> 1 ano) de inibidores da bomba de prótons e uso concomitante de diuréticos. Anfotericina B pode causar hipomagnesemia, hipopotassemia e lesão renal aguda. O risco de cada uma delas aumenta com a duração da terapia com anfotericina B e o uso concomitante de outro agente nefrotóxico. É menos provável que anfotericina B lipossomal cause qualquer lesão renal ou hipomagnesemia. Hipomagnesemia geralmente desaparece com a interrupção da terapia. O paciente apresenta um intervalo QT aumentado. Essa alteração é comumente associada a hipomagnesemia.

## Bibliografia

1. Gragossian A, Bashir K, Friede R. Hypomagnesemia. Treasure Island: StatPearls Publishing; 2020.
2. Noirclerc N, Delfanne C, Dompnier A. Fibrillation atriale et allongement du QT sur hypomagnésémie secondaire à un traitement par inhibiteur de la pompe à protons [Atrial fibrillation and QT prolongation due to proton pump inhibitor-induced hypomagnesemia]. Ann Cardiol Angeiol (Paris). 2020;69(4):201-3. French.

## 83. Resposta: b

O diagnóstico de encefalopatia induzida por cefepime deve ser lembrado durante a avaliação de pacientes torporosos/comatosos, sobretudo naqueles com alteração da função renal.

A encefalopatia por cefepime se caracteriza por quadro clínico de alteração do sensório, geralmente associada a extrema agitação, associado a padrão de eletroencefalografia (EEG) peculiar, constituído por descargas generalizadas de ondas agudas periódicas a 2 Hz. O termo "periódico" é aplicado a ondas ou complexos EEG que ocorrem de forma intermitente a intervalos aproximadamente regulares.

### Bibliografia

1. Appa AA, Jain R, Rakita RM, Hakimian S, Pottinger PS. Characterizing cefepime neurotoxicity: a systematic review. Open Forum Infect Dis. 2017;4(4):ofx170.
2. Payne LE, Gagnon DJ, Riker RR, Seder DB, Glisic EK, Morris JG, Fraser GL. Cefepime-induced neurotoxicity: a systematic review. Crit Care. 2017;21(1):276.

## 84. Resposta: d

A paciente possui uma meningite possivelmente pelo *Streptococcus pneumoniae*. É um coco Gram-positivo que se dispõe dois a dois (diplococos) e em pequenas cadeias, alfa hemolítica, encapsulado. Trata-se de um caso grave com 20-30% de mortalidade mesmo se tratada.

A precaução padrão é aplicada em todas as situações de atendimento a pacientes, independentemente da suspeita de doenças transmissíveis. Previne a transmissão de microrganismos inclusive quando a fonte é desconhecida. Protege profissional e previne a transmissão cruzada entre pacientes. Higienização das mãos, luvas, avental, máscara, óculos e protetor facial, prevenção de acidentes perfurocortantes, descontaminação do ambiente.

### Precaução de contato

Indicações: infecção ou colonização por microrganismo multirresistente, varicela, infecções de pele e tecidos moles com secreções não contidas no curativo, impetigo, herpes-zóster disseminado ou em imunossuprimido etc.

Use luvas e avental durante toda a manipulação do paciente, de cateteres e sondas, do circuito e do equipamento ventilatório e de outras superfícies próximas ao leito. Coloque-os imediatamente antes do contato com o paciente ou as superfícies e retire-os logo após o uso, higienizando as mãos em seguida.

Quando não houver disponibilidade de quarto privativo, a distância mínima entre dois leitos deve ser de 1 metro. Equipamentos como termômetro, esfignomanômetro e estetoscópio devem ser de uso exclusivo do paciente.

### Precaução por gotículas

Indicações: meningites bacterianas (meningocócica), coqueluche, difteria, caxumba, influenza, rubéola etc.

Se tivéssemos uma IOT em paciente com meningite por meningococo, precisaríamos utilizar máscara N95 e toda a paramentação.

Quando não houver disponibilidade de quarto privativo, o paciente pode ser internado com outros infectados pelo mesmo microrganismo. A distância mínima entre dois leitos deve ser de 1 metro.

O transporte do paciente deve ser evitado, mas, quando necessário, ele deverá usar máscara cirúrgica durante toda sua permanência fora do quarto.

### Precaução por aerossóis (Covid-19)

Precaução padrão: higienize as mãos antes e após o contato com o paciente, use óculos, máscara cirúrgica e/ou avental quando houver risco de contato de sangue ou secreções,

descarte adequadamente os perfurocortantes.
Máscara PFF2 (N-95) (profissional)

Mantenha a porta do quarto sempre fechada e coloque a máscara antes de entrar no quarto.

Quando não houver disponibilidade de quarto privativo, o paciente pode ser internado com outros pacientes com infecção pelo mesmo microrganismo.

Pacientes com suspeita de tuberculose resistente ao tratamento não podem dividir o mesmo quarto com outros pacientes com tuberculose.

O transporte do paciente deve ser evitado, mas quando necessário o paciente deverá usar máscara cirúrgica durante toda sua permanência fora do quarto.

## Bibliografia

1. Monegro AF, Muppidi V, Regunath H. Hospital Acquired Infections. In: StatPearls. Treasure Island: StatPearls Publishing; 2023.
2. Brasil. Ministério da Saúde. Secretaria de Vigilância em Saúde. Coordenação-Geral de Desenvolvimento da Epidemiologia em Serviços.Guia de Vigilância em Saúde: volume 1/Ministério da Saúde, Secretaria de Vigilância em Saúde, Coordenação-Geral de Desenvolvimento da Epidemiologia e Serviços. – 1. ed. atual. – Brasília: Ministério da Saúde; 2017.

## 85. Resposta: a

O paciente evoluiu com neutropenia febril após a quimioterapia. A neutropenia é definida pela contagem absoluta de neutrófilos < 1.500 células/$\mu$L, sendo considerada grave quando < 500 células/$\mu$L ou quando é esperada uma diminuição para < 500 células/$\mu$L nas próximas 48 horas. A febre é definida por temperatura oral ou timpânica $\geq$ 38,3°C (equivalente a temperatura axilar > 37,8°C) ou temperatura $\geq$ 38°C sustentada por 1 hora.

Associação de vancomicina 1 g, 12/12h, se: consolidação pulmonar, cateter venoso

central, instabilidade hemodinâmica, colonização por *Staphylococcus* Oxa-R ou pneumococo resistente a penicilina, hemocultura em andamento com crescimento de coco Gram-positivo e mucosite grave.

O paciente evolui com instabilidade hemodinâmica na questão e piora do quadro, além de manutenção de febre mesmo após 48 horas de antibioticoterapia, portanto com indicação de associação de vancomicina.

Sobre uso dos fatores de crescimento de colônias de granulócitos, o G-CSF humano é uma glicoproteína que regula a produção e liberação de neutrófilos funcionais da medula óssea. Granulokine contendo r-metHuG-CSF (filgrastim) causa aumentos acentuados nas contagens de neutrófilos do sangue periférico dentro de 24 horas, com aumentos menores nos monócitos. Os neutrófilos produzidos em resposta ao filgrastim mostram função normal ou melhorada conforme demonstrado por testes de função quimiotática e fagocítica.

Uma metanálise publicada em 2005 demonstrou que o G-CSF foi associado com diminuição do tempo de hospitalizações e do tempo para recuperação do número de neutrófilos. Um efeito no limite da significância estatística (0,26-1,00) ocorreu quanto a mortalidade relacionada com infecção, mas não ocorreu diferença quanto à mortalidade geral. O *guideline* da IDSA, por exemplo, não recomenda o uso de G-CSF para tratamento dos pacientes com neutropenia febril.

## Bibliografia

1. Monegro AF, Muppidi V, Regunath H. Hospital Acquired Infections. In: StatPearls. Treasure Island: StatPearls Publishing; 2023.

## 86. Resposta: b

A paciente parece estar em quadro de sepse, possivelmente relacionado ao cateter venoso central. A paciente deve receber oxigenioterapia, colheita de hemoculturas, hidratação vigorosa e início da utilização precoce de antibióticos.

A coleta de hemoculturas deve ser realizada em sítio periférico e de cateter, e como a paciente está séptica, devemos retirar o cateter o quanto antes.

Devemos cobrir MRSA empiricamente, além de Gram-negativos como pseudomonas, até que as culturas sejam elucidadas, com esquemas como vancomicina + ceftazidima, ou vancomicina e meropenem, dentre outros possíveis a depender do perfil microbiológico local da sua instituição.

## Bibliografia

1. Latif A, Halim MS, Pronovost PJ. Eliminating Infections in the ICU: CLABSI. Curr Infect Dis Rep. 2015;17(7):491.
2. Ling ML, Apisarnthanarak A, Jaggi N, Harrington G, Morikane K, Thule TA, et al. APSIC guide for prevention of Central Line Associated Bloodstream Infections (CLABSI). Antimicrob Resist Infect Control. 2016;5:16.
3. Evans L, Rhodes A, Alhazzani W et al. Surviving Sepsis Campaign: international guidelines for management of sepsis and septic shock 2021. Intensive Care Med. 2021;47:1181-247.

## 87. Resposta: c

O C(U)RB-65 é um escore simples, de fácil aplicação em ambientes de baixa complexidade, mas que pode subestimar a gravidade em pacientes com comorbidades.

## Bibliografia

1. Corrêa RA, et al. Recomendações para o manejo da pneumonia adquirida na comunidade 2018. J Bras Pneumol. 2018;44(5):405-23.

## 88. Resposta: b

Os biomarcadores mais utilizados na PAC são a proteína C-reativa (PCR) e a procalcitonina. A PCR encontra-se elevada em qualquer processo inflamatório, o que a torna pouco específica. A procalcitonina está fortemente relacionada a infecções bacterianas.

## Bibliografia

1. Corrêa RA, et al. Recomendações para o manejo da pneumonia adquirida na comunidade 2018. J Bras Pneumol. 2018;44(5):405-23.

## 89. Resposta: d

O tratamento de escolha para pacientes sem comorbidades e sem fatores de risco para resistência é monoterapia com um betalactâmico, como a amoxicilina, ou um macrolídeo.

## Bibliografia

1. Corrêa RA, et al. Recomendações para o manejo da pneumonia adquirida na comunidade 2018. J Bras Pneumol. 2018;44(5):405-23.

## 90. Resposta: c

A paciente apresenta-se hipotensa e taquipneica, pontuando 2 no escore CRB-65, de modo que se deve avaliar tratamento hospitalar.

## Bibliografia

1. Corrêa RA, et al. Recomendações para o manejo da pneumonia adquirida na comunidade 2018. J Bras Pneumol. 2018;44(5):405-23.

## 91. Resposta: d

O paciente tem mais de 65 anos e apresenta-se taquipneico, pontuando 2 no escore CRB-65, além de estar hipoxêmico e com MV abolido à direita, de modo que tem indicação de tratamento em regime hospitalar, com associação de uma cefalosporina de terceira geração, como a ceftriaxona, e um macrolídeo, como a azitromicina.

## Bibliografia

1. Corrêa RA, et al. Recomendações para o manejo da pneumonia adquirida na comunidade 2018. J Bras Pneumol. 2018;44(5):405-23.

## 92. Resposta: c

Dentre as alternativas citadas, a que melhor representa o perfil microbiológico associado a pneumonias nosocomiais é a *c* – *S. aureus* (MSSA e MRSA), *Acinetobacter* e *Pseudomonas*.

### Bibliografia

1. Zilberberg MD, Nathanson BH, Puzniak LA, Shorr AF. Microbiology, empiric therapy and its impact on the outcomes of nonventilated hospital-acquired, ventilated hospital-acquired, and ventilator-associated bacterial pneumonia in the United States, 2014-2019. Infect Control Hosp Epidemiol. 2022;43(3):277-83.

## 93. Resposta: a

Fatores de risco para o desenvolvimento de pneumonia nosocomial são amplamente estudados atualmente em diversas análises multivariadas, estando entre os mais citados idade avançada, doença pulmonar crônica, intubação prolongada e/ou reintubação e aumento do pH gástrico por meio do uso de inibidores de bomba de prótons, bloqueadores H2 ou antiácidos.

O uso de droga vasoativa não é citado como fator de risco direto para o desenvolvimento de pneumonia nosocomial e a drenagem de secreção subglótica é um fator de proteção.

### Bibliografia

1. Alhazzani W, Alshamsi F, Belley-Cote E, Heels-Ansdell D, Brignardello-Petersen R, Alquraini M, et al. Efficacy and safety of stress ulcer prophylaxis in critically ill patients: a network meta-analysis of randomized trials. Intensive Care Med. 2018; 44(1):1-11.
2. Klompas M, Branson R, Cawcutt K, Crist M, Eichenwald EC, Greene LR, et al. Strategies to prevent ventilator-associated pneumonia, ventilator-associated events, and nonventilator hospital-acquired pneumonia in acute-care hospitals: 2022 Update. Infect Control Hosp Epidemiol. 2022;43(6):687-713.

## 94. Resposta: d

No caso em questão temos uma paciente jovem, com diagnóstico de neoplasia hematológica e em tratamento com anticorpo monoclonal anti CD20 (rituximab), ciclofosfamida e corticoide em alta dose; além disso radiografia com padrão sugestivo para pneumocistose. Tal etiologia deve ser considerada neste caso, em virtude de múltiplos fatores de risco e o tratamento envolve o uso de SMX-TMP e corticoides.

Não se deve aguardar resultado de cultura para iniciar terapia antimicrobiana em suspeita de pneumonia; o achado de pneumatocele não é exclusivo de infecção de *S. aureus* e pode ser encontrado também em casos de infecção por *P. jirovecii*.

### Bibliografia

1. Limper AH, Knox KS, Sarosi GA, Ampel NM, Bennett JE, Catanzaro A, et al.; American Thoracic Society Fungal Working Group. An official American Thoracic Society statement: Treatment of fungal infections in adult pulmonary and critical care patients. Am J Respir Crit Care Med. 2011;183(1):96-128.

## 95. Resposta: d

Para prevenção de pneumonia associada a ventilação mecânica, é recomendada a manutenção da cabeceira do leito elevada a 30-45º, assim como evitar intubação e reintubação se possível, por meio do uso de ventilação não invasiva com oxigênio nasal em alto fluxo ou ventilação nasal por pressão positiva (NIPPV). Da mesma forma, não é recomendada nutrição parenteral precoce, sendo que esta, se viável, deve ser iniciada após 8 dias de internação em leito de terapia intensiva.

O uso de clorexidina para higiene oral é controverso: alguns estudos sugerem associação do uso com maiores índices de mortalidade; além de poucos benefícios comprovados. Por esse motivo, de acordo com a referência, até estudos mais elucidativos, não é recomendado o uso de higiene oral com clorexidina. Importante ressaltar que a higiene oral é de fundamental importância e é considerada uma prática essencial.

### Bibliografia

1. Klompas M, Branson R, Cawcutt K, Crist M, Eichenwald EC, Greene LR, et al. Strategies to prevent ventilator-associated pneumonia, ventilator-associated events, and nonventilator hospital-acquired pneumonia in acute-care hospitals: 2022 Update. Infect Control Hosp Epidemiol. 2022;43(6):687-713.

### 96. Resposta: d

Aspergilose pulmonar é uma infecção fúngica invasiva que pode ocorrer em pacientes imunossuprimidos, especialmente aqueles em tratamento quimioterápico para neoplasias hematológicas. A presença de múltiplos nódulos pulmonares bilaterais é um achado típico da aspergilose pulmonar invasiva. O tratamento de escolha para a aspergilose pulmonar é o uso de agentes antifúngicos, como o voriconazol, que possui atividade específica contra *Aspergillus* spp.

A presença de múltiplos nódulos pulmonares bilaterais não é um achado típico da *Pneumocystis jirovecii*, assim como na pneumonia bacteriana, tornando-as alternativas menos prováveis. O quadro mais agudo também fala contra o diagnóstico de tuberculose pulmonar.

### Bibliografia

1. Patterson TF, Thompson GR III, Denning DW. Invasive Aspergillosis. In: Kauffman CA, Pappas PG, Sobel JD (eds). Essentials of clinical mycology. Philadelphia: Springer; 2016.

### 97. Resposta: d

Alternativa *a* incorreta: FR ≥ 25 não representa um critério menor.

Alternativa *b* incorreta: temperatura > 38° não representa um critério menor.

Alternativa *c* incorreta: ureia sérica ≤ 20 não representa um critério menor.

### Bibliografia

1. Metlay JP, Waterer GW, Long AC, Anzueto A. Diagnosis and treatment of adults with community-acquired pneumonia. Am J Respir Crit Care Med. 2019;200(7):e45-e67.
2. Martin-Loeches I, Torres A, Nagavci B, Aliberti S. ERS/ESICM/ESCMID/ALAT guidelines for the management of severe community-acquired pneumonia. Intensive Care Med. 2023:1–18.

### 98. Resposta: c

O uso de corticosteroide é recomendado de maneira rotineira para casos em que há choque séptico associado a pneumonia adquirida na comunidade.

### Bibliografia

1. Metlay JP, Waterer GW, Long AC, Anzueto A. Diagnosis and treatment of adults with community-acquired pneumonia. Am J Respir Crit Care Med. 2019;200(7):e45-e67.

### 99. Resposta: c

A terapia antimicrobiana para pneumonia comunitária deve ser prescrita por pelo menos 5 dias. A evolução clínica do paciente é que define a possibilidade de suspensão em 5 dias, nos casos de boa resposta clínica.

### Bibliografia

1. Metlay JP, Waterer GW, Long AC, Anzueto A. Diagnosis and treatment of adults with community-acquired pneumonia. Am J Respir Crit Care Med. 2019;200(7):e45-e67.

### 100. Resposta: a

O paciente descrito não apresenta critérios clínicos ou pelo CURB ou PSI para tratamento internado, sendo o tratamento ideal ambulatorial. Por não apresentar critérios para resistência antimicrobiana o tratamento ideal deve ser realizado com amoxicilina 1 g ao dia, 8/8 h, por tempo mínimo de 5 dias.

### Bibliografia

1. Metlay JP, Waterer GW, Long AC, Anzueto A. Diagnosis and treatment of adults with community-acquired pneumonia. Am J Respir Crit Care Med. 2019;200(7):e45-e67.

### 101. Resposta: a

O exame de imagem deve funcionar de maneira complementar naqueles pacientes sem boa resposta clínica ao tratamento. Não deve ser solicitada de maneira rotineira.

### Bibliografia

1. Metlay JP, Waterer GW, Long AC, Anzueto A. Diagnosis and treatment of adults with community-acquired pneumonia. Am J Respir Crit Care Med. 2019;200(7):e45-e67.

### 102. Resposta: b

Em casos de infecção urinária associada a cateter, resultados de culturas anteriores devem ser explorados, se disponíveis. Diante de uma bactéria com mecanismo de resistência ESBL, o tratamento de primeira linha seria o uso de carbapenêmicos (p. ex., meropenem). Os demais antibióticos listados não possuem cobertura adequada.

### Bibliografia

1. Monegro AF, Muppidi V, Regunath H. Hospital Acquired Infections. In: StatPearls. Treasure Island: StatPearls Publishing; 2023.

### 103. Resposta: d

Embora os antibióticos sejam eficazes na esterilização da urina na bexiga, há evidências de que o biofilme no próprio cateter não será totalmente suscetível ao tratamento.

Portanto, o cateter deve ser substituído no início de terapia antimicrobiana para permitir que os antibióticos esterilizem completamente o conteúdo da bexiga. Manter o cateter ou substitui-lo após a administração do término da antibioticoterapia é inadequado.

Embora o cateterismo vesical intermitente possa ser uma alternativa para cateterismo vesical de demora, a espasticidade grave do paciente dificultará o autocateterismo.

### Bibliografia

1. Monegro AF, Muppidi V, Regunath H. Hospital Acquired Infections. In: StatPearls. Treasure Island: StatPearls Publishing; 2023.

### 104. Resposta: d

*Staphylococcus* coagulase-negativo é o contaminante mais comum da hemocultura, assim como uma das causas mais frequentes de ICSRC. A presença de duas ou mais hemoculturas positivas para S. coagulase-negativo devem ser atribuídas à ICSRC diante da suspeita clínica. Uma alta proporção de hemoculturas positivas realizadas em amostras coletadas de vários locais (perifericamente e através do cateter suspeito) é o melhor indicador de ICSRC verdadeira devido a esse organismo.

No cenário de uma única hemocultura obtida por cateter positiva para S. coagulase-negativo, com hemocultura periférica negativa concomitante, os achados podem ser atribuídos à colonização do cateter, em vez de ICSRC.

### Bibliografia

1. Shah H, Bosch W, Thompson KM, Hellinger WC. Intravascular catheter-related bloodstream infection. Neurohospitalist. 2013;3(3):144-51.

### 105. Resposta: d

A presença de choque séptico durante o diagnóstico aumenta a suspeita de germes MDR que estão relacionados a maior virulência.

Indivíduos que tenham sido submetidos agudamente à terapia de substituição renal provavelmente tiveram inserção de um dispositivo recente (cateter) que aumenta a predisposição à infecção por germes MDR.

Nos diversos estudos epidemiológicos o tempo de 5 ou mais dias de internação foi mais relacionado a infecções por MDR, pois o paciente após esse período fica mais exposto às diversas intervenções da assistência à saúde.

A idade de forma isolada não está relacionada com infecções por MDR.

### Bibliografia

1. Kalil AC, Metersky ML, Klompas M, Muscedere J, Sweeney DA, Palmer LB, et al. Management of adults with hospital-acquired and ventilator--associated pneumonia: 2016 Clinical Practice Guidelines by the Infectious Diseases Society of America and the American Thoracic Society. Clin Infect Dis. 2016;63(5):e61-e111. Erratum in: Clin Infect Dis. 2017;64(9):1298. Erratum in: Clin Infect Dis. 2017;65(8):1435. Erratum in: Clin Infect Dis. 2017;65(12):2161.

### 106. Resposta: d

O curso de 7 dias é tão efetivo quanto regime mais longos na maioria das circunstâncias e pode reduzir a seleção de cepas resistentes.

As culturas com análise quantitativa são melhores que a análise qualitativa, dentre essas a análise do aspirado traqueal é a com menos sensibilidade.

A conversão para antibiótico orais é permitida desde que o paciente esteja hemodinamicamente estável, em melhora clínica e tolerando medicações orais.

O item *d* está correto e o uso dos próprios antibióticos está entre os principais fatores de risco para desenvolver infecção por *C. difficile*.

### Bibliografia

1. Kalil AC, Metersky ML, Klompas M, Muscedere J, Sweeney DA, Palmer LB, et al. Management of adults with hospital-acquired and ventilator--associated pneumonia: 2016 Clinical Practice

Guidelines by the Infectious Diseases Society of America and the American Thoracic Society. Clin Infect Dis. 2016;63(5):e61-e111. Erratum in: Clin Infect Dis. 2017;64(9):1298. Erratum in: Clin Infect Dis. 2017;65(8):1435. Erratum in: Clin Infect Dis. 2017;65(12):2161.

2. Arulkumaran N, Routledge M, Schlebusch S, Lipman J, Conway Morris A. Antimicrobial-associated harm in critical care: a narrative review. Intensive Care Med. 2020;46(2):225-35.

3. Chastre J, Fagon JY, Bornet-Lecso M, Calvat S, Dombret MC, al Khani R, et al. Evaluation of bronchoscopic techniques for the diagnosis of nosocomial pneumonia. Am J Respir Crit Care Med. 1995;152(1):231-40.

### 107. Resposta: d

Imagem do tórax: se ainda não tiver sido obtida, uma radiografia de tórax deve ser realizada em todos os pacientes com suspeita de PAV.

Um estudo observacional mostrou que apenas 43% dos pacientes com características clínica e radiológicas de PAV tinham realmente PAV na necropsia.

### Bibliografia

1. Kalil AC, Metersky ML, Klompas M, Muscedere J, Sweeney D, Palmer LB, et al. Management of adults with hospital-acquired and ventilator--associated pneumonia: 2016 Clinical Practice Guidelines by the Infectious Diseases Society of America and the American Thoracic Society. Clin Infect Dis. 2016;63:e61.

2. Staub LJ. Acuuracy and applications of lung ultrasound to diagnose ventilator-associated pneumonia: a sistematic review. J Intensive Care Med. 2018;33:447.

### 108. Resposta: c

O pneumotórax hipertensivo é uma emergência médica. O tratamento do pneumotórax hipertensivo consiste na descompressão imediata com inserção de uma agulha de grosso calibre (p. ex., calibre 14 ou 16) no 2º espaço intercostal na linha hemiclavicular. O ar normalmente será expelido. Como a agulha de descompressão provoca um pneumotórax simples, o dreno de tórax deve então ser feito imediatamente depois.

A ecografia de tórax é realizada com frequência em setores de emergência para descartar ou diagnosticar pneumotórax ou hemotórax. O sinal da "cauda de cometa" é um dos achados que indicam a ausência de pneumotórax.

### Bibliografia

1. Tran J, Haussner W, Shah K. Traumatic pneumothorax: a review of current diagnostic practices and evolving management. J Emerg Med. 2021;61(5):517-28.

### 109. **Resposta: b**

A pielonefrite enfisematosa é uma infecção parenquimatosa renal com necrose extensa tecidual e formação de gás dentro e ao redor do rim. A cistite enfisematosa está muitas vezes associada.

Para o diagnóstico da pielonefrite enfisematosa, a TC de abdome permite o adequado diagnóstico, além da adequada classificação conforme a gravidade, o prognóstico e os possíveis cálculos e deformidades anatômicas urinárias.

O agente mais frequente é a *Escherichia coli* (50-70% dos casos).

O uso de antibioticoterapia isolada está relacionado a maior risco de mortalidade quando comparado com o uso de intervenções adicionais, como a drenagem percutânea do abscesso. Esse paciente está com disfunção renal, plaquetopenia, alteração do estado mental e sinais de choque. A presença de gás na cavidade renal não e patognomônica para pielonefrite enfisematosa. Outras situações: embolização de tumor renal, traumas, fístulas urodigestivas.

### 110. **Resposta: a**

A pneumonia por *Pneumocystis jiroveci* (PJP) causa infiltrados intersticiais na radiografia de tórax. Os pacientes com PJP geralmente apresentam piora da dispneia aos esforços, tosse não produtiva e febre. A visualização de cistos com coloração de prata metenamina de uma amostra de escarro é diagnóstica. Trimetoprima/sulfametoxazol (TMP-SMX) é o medicamento recomendado para pacientes com doença grave. Os indivíduos devem receber terapia intravenosa até que estejam clinicamente estáveis (por exemplo, $PaO_2$ = 60 mmHg, frequência respiratória inferior a 25) e possam fazer a transição para o tratamento oral. Clindamicina-primaquina ou pentamidina podem ser administradas via intravenosa em pacientes com doença grave e alergia à sulfonamida.

### Bibliografia

1. Bateman M, Oladele R, Kolls JK. Diagnosing Pneumocystis jirovecii pneumonia: a review of current methods and novel approaches. Med Mycol. 2020;58(8):1015-28.
2. StatPearls Publishing LLC, Heffner A, Murin S, Sandrock C. Critical care: board and certification review. StatPearls Publishing, LLC; 2023. p.551.
3. Weyant RB, Kabbani D, Doucette K, Lau C, Cervera C. Pneumocystis jirovecii: a review with a focus on prevention and treatment. Expert Opin Pharmacother. 2021;22(12):1579-92.

### 111. **Resposta: b**

A evidência de bacteriemia polimicrobiana indica que o paciente provavelmente tem um abscesso intra-abdominal. A imagem do abscesso intra-abdominal pós-operatório é melhor após o sétimo dia de pós-operatório, porque o edema tecidual é reduzido e os fluidos não supurativos são reabsorvidos. Se presente e acessível, a drenagem percutânea guiada por TC é indicada. Às vezes, a ultrassonografia pode revelar abscessos intra-abdominais, mas os exames podem ser limitados por obesidade, curativos, feridas abertas, estomas e vísceras intervenientes.

A associação piperacilina-tazobactam parece ser a antibioticoterapia empírica mais adequada.

### Bibliografia

1. StatPearls Publishing LLC, Heffner A, Murin S, Sandrock C. Critical care: board and certification review. StatPearls Publishing, LLC; 2023. p.551.
2. Mehta NY, Lotfollahzadeh S, Copelin II EL. Abdominal abscess. 2022. In: StatPearls. Treasure Island (FL): StatPearls Publishing; 2023.
3. Méchaï F, Kolakowska A, Carbonnelle E, Bouchaud O, Tresallet C, Jaureguy F. Intra-abdominal abscesses: microbiological epidemiology and empirical antibiotherapy. Infect Dis Now. 2023;53(1):104604.

### 112. Resposta: b

A linezolida está indicada para infecções enterocócicas, incluindo aquelas causadas por cepas de *Enterococcus faecium* e *Enterococcus faecalis* resistentes à vancomicina. Esse medicamento é ativo somente contra bactérias Gram-positiva. Efeitos indesejados: trombocitopenia, anemia e neuropatia periférica. A linezolida deve ser usada com cautela em pacientes que tomam outros medicamentos serotoninérgicos, pois tem sido associada à síndrome serotoninérgica.

### Bibliografia

1. Lee BJ, Vu BN, Seddon AN, Hodgson HA, Wang SK. Treatment considerations for CNS infections caused by vancomycin-resistant Enterococcus faecium: a focused review of linezolid and daptomycin. Ann Pharmacother. 2020;54(12):1243-51.

### 113. Resposta: b

### Bibliografia

1. Valerio M, Camici M, Machado M, Galar A, Olmedo M, Sousa D, et al.; GAMES Study Group.

Aspergillus endocarditis in the recent years, report of cases of a multicentric national cohort and literature review. Mycoses. 2022;65(3):362-73.

### 114. Resposta: c

Endocardite fúngica é responsável por menos de 2% dos casos de endocardite, contudo sua prevalência vem aumentando com os avanços das terapias médicas, sobretudo com o uso de agentes imunes. Existem relatos de aspergilomas cardíacos tanto em valvas nativas como em próteses valvares, sendo as valvas aórtica e mitral mais comumente afetadas. É considerada uma infecção oportunista (20-25% dos casos de endocardite), ocorrendo mais frequentemente em pacientes imunossuprimidos e tem um prognóstico reservado, com taxas de mortalidade, chegando a aproximadamente 80%. A abordagem cirúrgica é fundamental para evitar eventos embólicos novos ou recorrentes e permite a análise histopatológica da massa. O tratamento, contudo, requer o uso de agentes antifúngicos intravenosos (voriconazol, anfotericina lipossomal) seguido de terapia oral antifúngica de forma contínua e por tempo indeterminado. Embora as espécies de *Candida* sejam a causa mais comum de endocardite fúngica, elas geralmente são isoladas em hemoculturas. Já o *Aspergillus* raramente tem hemocultura positiva. Um ensaio clínico controlado randomizado mostrou que o voriconazol, quando comparado à anfotericina B, apresenta melhor resposta terapêutica, melhor sobrevida e maior segurança. O voriconazol é indicado como tratamento de primeira escolha. A formulação endovenosa é recomendada para pacientes graves.

O voriconazol é também indicado como tratamento de primeira escolha em casos de manifestações incomuns da aspergilose invasiva, como osteomielite e endocardite.

## Bibliografia

1. StatPearls Publishing LLC, Heffner A, Murin S, Sandrock C. Critical care: board and certification review. StatPearls Publishing, LLC; 2023. p.608.
2. Valerio M, Camici M, Machado M, Galar A, Olmedo M, Sousa D, et al.; GAMES Study Group. Aspergillus endocarditis in the recent years, report of cases of a multicentric national cohort and literature review. Mycoses. 2022;65(3):362-73.

### 115. Resposta: a

As recomendações para a prevenção da PAV incluem evitar a intubação quando possível; minimizar a sedação e, principalmente, evitar benzodiazepínicos; interrupções diárias da sedação; manter e melhorar o condicionamento físico com mobilização e exercícios precoces; e avaliar a prontidão para extubar diariamente; minimizar o acúmulo de secreções acima do manguito do tubo endotraqueal por meio de tubos endotraqueais com portas de drenagem de secreções subglóticas e elevar a cabeceira da cama de 30º a 45º. Os dados atuais não apoiam a substituição programada do circuito do ventilador, mas a mudança do circuito do ventilador se estiver visivelmente sujo ou com mau funcionamento. O uso de tubos endotraqueais revestidos de prata geralmente não é recomendado. Embora os tubos endotraqueais revestidos de prata possam diminuir as taxas de PAV, dados significativos sugerem que não há impacto na duração da ventilação mecânica, na mortalidade ou no tempo de internação.

### 116. Resposta: b

As diretrizes atuais recomendam a terapia empírica da PAV com antimicrobianos, fornecendo cobertura para *S. aureus*, *P. aeruginosa* e outros bacilos Gram-negativos. O MRSA deve ser coberto com vancomicina ou linezolida se houver fatores de risco de MRSA, principalmente em pacientes que receberam antibióticos nos últimos 90 dias ou em unidades com alta prevalência (> 10%) de MRSA. Da mesma forma, a dupla cobertura empírica para *Pseudomonas* deve ser considerada com fatores de risco *multidrugs resistance* (MDR) ou em unidades de alta prevalência, evitando aminoglicosídeos quando possível. O tratamento deve ser escalonado assim que os resultados da cultura estiverem disponíveis. Dados recentes sugerem que o tratamento pode ser limitado com segurança a 7 dias, independentemente do patógeno.

Esse paciente que não tem fatores de risco MDR pode ser tratado adequadamente com terapia de agente único com cefepima (opção *b*). As opções c e d são o tratamento para PAV em pacientes com fatores de risco MDR ou se as taxas de resistência na UTI forem maiores.

### Bibliografia

1. Klompas M, Branson R, Cawcutt K, Crist M, Eichenwald EC, Greene LR, et al. Strategies to prevent ventilator-associated pneumonia, ventilator-associated events, and nonventilator hospital-acquired pneumonia in acute-care hospitals: 2022 Update. Infect Control Hosp Epidemiol. 2022;43(6):687-713.

### 117. Resposta: d

A infecção primária de corrente sanguínea relacionada a cateter central tem de possuir os seguintes critérios:

1. Crescimento de microrganismo em pelo menos uma hemocultura coletada por venopunção periférica.
2. Crescimento desse microrganismo em sangue coletado por meio do lúmen de acesso venoso central com crescimento ocorrendo no mínimo 120 minutos mais rápido na amostra central que na periférica.

Outros critérios:

1. Crescimento em ponta de cateter ≥ 15 UFC em método de rolagem ou > 100 UFC para técnicas quantitativas

## 10 INFECTOLOGIA

2. Crescimento de patógeno verdadeiro em uma ou mais hemocultura coletada em venopunção periférica ou crescimento de comensal de pele em duas ou mais hemoculturas coletadas por venopunções periféricas distintas da mesma espécie e perfil de antibiograma do isolado em ponta do cateter.

### 118. Resposta: c

| Critério de IPCS clínica | |
| --- | --- |
| Critério 1 | Pelo menos de um dos seguintes: febre (> 38°C), tremores, oligúria (volume urinário < 20 mL/h), hipotensão (pressão sistólica arterial < 90 mmHg) ou não relacionados com infecção em outro sítio<br>E<br>Todos os seguintes:<br>■ Hemocultura negativa ou não realizada<br>■ Nenhuma infecção aparente em outro sítio<br>■ Médico institui terapia antimicrobiana para sepse |
| Critério 2 | Para crianças > 28 dias e < 1 ano Pelo menos um dos seguintes sinais ou sintomas: febre (> 38°C), hipotermia (< 36°C), bradicardia ou taquicardia não relacionados com infecção em outro sítio)<br>E<br>Todos os seguintes:<br>■ Hemocultura negativa ou não realizada<br>■ Nenhuma infecção aparente em outro sítio<br>■ Médico institui terapia antimicrobiana para sepse |

Fonte: Anvisa. Disponível em: https://bvsms.saude. gov.br/bvs/publicacoes/criterios_diagnosticos_infec-coes_assistencia_saude.pdf. Acesso em: 31 maio 2023.

### 119. Resposta: d

### 120. Resposta: b

Em casos de infecção de trato urinário associada ao cateter vesical de demora, resultados de culturas anteriores devem ser ob-

servados, se disponíveis. O tratamento usual para patógenos urinários não será adequado nesse caso, em que organismos ESBL foram cultivados no passado. Nesses casos, um carbapeném deve ser o tratamento de primeira linha, particularmente no caso de um paciente potencial ou recentemente instável. Cefalosporinas e fluoroquinolonas não abrangem organismos ESBL.

### 121. Resposta: d

O problema de permanecer com o cateter nesse caso é a evidência que a presença do biofilme do cateter não ser totalmente sensível aos antibióticos. Portanto, o cateter deve ser substituído no início da terapia antimicrobiana para permitir que os antibióticos esterilizem completamente o conteúdo da bexiga. Manter o cateter ou substituí-lo após o término da terapia antimicrobiana é inapropriado. O cateterismo vesical intermitente possa ser uma alternativa ao cateterismo vesical de demora.

### Bibliografia

1. Werneburg GT. Catheter-associated urinary tract infections: current challenges and future prospects. Res Rep Urol. 2022;14:109-33.

### 122. Resposta: d

Infecção relacionada à assistência à saúde (IRAS) é qualquer infecção adquirida após a admissão do paciente no hospital.

A possibilidade de evitar a sondagem vesical de demora e diminuir o tempo de uso da sonda são fatores importantes na prevenção dessas infecções.

Cefiderocol (Fetroja, Shionogi, Florham Park, NJ, EUA), uma nova cefalosporina, demonstrou ter ampla atividade contra *Enterobacteriaceae* e bactérias não fermentadoras, incluindo *Pseudomonas aeruginosa* e *Acinetobacter baumannii in vitro*. O cefiderocol demonstrou ser seguro e eficaz em ensaios clínicos de fase 2 (*versus* imipeném-cilastatina) e fase 3 (*versus* a melhor terapia disponível) em pacientes com infecção complicada do trato urinário com risco de infecções Gram-negativas multirresistentes. Teve eficácia significativamente maior (resposta clínica e erradicação microbiológica 7 dias após a terapia) do que imipeném/cilastatina em altas doses. Foi aprovado pela Food and Drug Administration (FDA) em novembro de 2019 para adultos com ITU complicadas causadas por organismos Gram-negativos suscetíveis que têm opções de tratamento limitadas ou inexistentes.

O paradigma de tratamento CAUTI inclui a remoção ou troca do cateter juntamente com antibióticos. O cateter deve ser removido se não for mais necessário ou trocado antes de iniciar a antibioticoterapia (uma cultura de urina também deve ser obtida antes do início dos antibióticos, conforme discutido na seção de diagnóstico), principalmente se estiver no local por mais de duas semanas. Um ensaio clínico randomizado e controlado incluiu 54 participantes idosos que viviam em asilos com cateteres de longa permanência e CAUTI. Os grupos foram randomizados para substituição do cateter ou nenhuma substituição antes de um curso de antibióticos fluoroquinolonas. O grupo de substituição apresentou taxas significativamente mais baixas de bacteriúria polimicrobiana no dia 28, um tempo mais curto para estado afebril e melhora clínica e taxa mais baixa de CAUTI em 28 dias após o tratamento. As potenciais desvantagens da substituição incluem risco de trauma da mucosa e aumento do custo, que podem ser mitigados com lubrificação adequada para inserção e técnica atraumática.

## Bibliografia

1. Werneburg GT. Catheter-associated urinary tract infections: current challenges and future prospects. Res Rep Urol. 2022;14:109-33.

### 123. Resposta: d

Todos os pacientes com candidemia devem ser submetidos à avaliação oftalmológica para descartar endoftalmite. A duração recomendada da terapia é de 2 semanas após a eliminação documentada da infecção e da resolução dos sintomas. Quando a candidemia for confirmada por hemoculturas, o tratamento com fluconazol (se os pacientes estiverem clinicamente estáveis ou se houver suspeita de *C. albicans* ou *C. parapsilosis*), a dose de ataque é de 800 mg (12 mg/kg) via oral ou IV uma vez, a seguir 400 mg (6 mg/kg) uma vez ao dia ou equinocandinas para pacientes moderada ou criticamente enfermos [(a maioria dos pacientes neutropênicos) ou se houver suspeita de *C. glabrata*, *C. auris* ou *C. krusei*. Se houver intolerância, disponibilidade limitada ou resistência a outros antifúngicos, pode-se usar uma formulação lipídica de anfotericina B na dose de 3 a 5 mg/kg IV uma vez ao dia e a remoção do cateter venoso central devem ser os primeiros passos a serem tomados.

## Bibliografia

1. McCarty TP, White CM, Pappas PG. Candidemia and invasive candidiasis. Infect Dis Clin North Am. 2021;35(2):389-413.

### 124. Resposta: c

### 125. Resposta: d

Glutamato desidrogenase (GDH) é uma enzima produzida por todas as cepas de *C. difficile*, sendo um antígeno altamente sensível à presença dessas bactérias. A determinação de GDH é recomendada como método de triagem preliminar na maioria dos algoritmos diagnósticos. Seu alto valor preditivo negativo (NPV) torna-a uma ferramenta ideal para a triagem de amostras negativas. Embora o ensaio de citotoxicidade de *C. difficile* seja o padrão-ouro para o diagnóstico, é impraticável para uso laboratorial generalizado.

Testes de amplificação de ácido nucleico para genes de toxina *C. difficile* são superiores a enzimaimunoensaio, EIA ou imunocromatografia para a detecção de toxinas A e B livres nas fezes, mas uma abordagem escalonada utilizando o teste de triagem de antígeno GDH com EIA subsequentes de toxina A e B pode ser uma estratégia econômica. Resultados discordantes são então julgados com testes de amplificação de ácido nucleico (NAAT).

A apresentação desse paciente é fortemente sugestiva de infecção por *C. difficile*; portanto, o envio de coproculturas para ovos e parasitas é inadequado.

Os critérios propostos para gravidade da doença:

- Não existe uma definição consensual de ICD grave.
- Infecção por *clostridium* grave: contagem de leucócitos ≥ 15.000 células/mL e/ou creatinina sérica ≥ 1,5 mg/dL.
- Colite fulminante: hipotensão ou choque, íleo ou megacólon. O paciente do caso será enquadrado como ICD grave.

Para pacientes com um episódio inicial de infecção grave por *clostridium difficile* a Infectious Diseases Society of America – IDSA (2021) recomenda o uso de fidaxomicina em vez de vancomicina oral (moderada evidência). Essa orientação depende dos recursos disponíveis. A vancomicina continua sendo uma alternativa aceitável.

## Bibliografia

1. Mounsey A, Lacy Smith K, Reddy VC, Nickolich S. Clostridioides difficile infection: update on management. Am Fam Physician. 2020;101(3):168-75.
2. Johnson S, Lavergne V, Skinner AM, Gonzales-Luna AJ, Garey KW, Kelly CP, et al. Clinical Practice Guideline by the Infectious Diseases Society of America (IDSA) and Society for Healthcare Epidemiology of America (SHEA): 2021 Focused Update Guidelines on Management of Clostridioides difficile Infection in Adults. Clin Infect Dis. 2021;73(5):e1029-e1044.

## 126. Resposta: c

A tromboflebite supurativa é definida como trombose venosa com inflamação no cenário de bacteriemia. O diagnóstico deve ser considerado em indivíduos com bacteriemia persistente após 72 horas de terapia antimicrobiana adequada, particularmente no cenário de cateter intravascular. O manejo da tromboflebite supurativa envolve a remoção do foco da infecção (a linha do PICC, nesse caso) e a administração de antibióticos. Antibióticos direcionados a estafilococos (como vancomicina) e enterobactérias (como ceftriaxona) devem ser prontamente administrados (opção *c*). A oxacilina cobriria MSSA, mas não cobriria MRSA e também não forneceria cobertura para *Enterobacteriaceae* (opção *b*). *Klebsiela pneumoniae* e *Staphylococcus* sp. foram os agentes mais comuns isolados (Sundriyal et al.).

*Pseudomonas* não está frequentemente associada a tromboflebite supurativa, e carbapenêmico não é necessário (opção *d*). Embora o manejo da tromboflebite supurativa possa eventualmente incluir intervenção cirúrgica, antibióticos e controle do foco com remoção do PICC são mais apropriados para esse paciente (opção *a*).

## Bibliografia

1. Bing S, Smotherman C, Rodriguez RG, Skarupa DJ, Ra JH, Crandall ML. PICC versus midlines: Comparison of peripherally inserted central catheters and midline catheters with respect to incidence of thromboembolic and infectious complications. Am J Surg. 2022;223(5):983-7.
2. Sundriyal D, Shirsi N, Kapoor R, et al. Peripherally inserted central catheters: our experience from a cancer research centre. Indian J Surg Oncol. 2014;5(4):274-7.

## 127. Resposta: b

A tuberculose é diagnosticada; terapia antituberculose apropriada é iniciada e 3 esfregaços de BAAR subsequentes são negativos. A tuberculose micobacteriana pulmonar deve sempre ser considerada em pacientes que apresentam tosse e febre prolongada, sudorese noturna e ganho de peso, particularmente na presença de fatores de risco como infecção por HIV e emigração recente de um país endêmico. Os pacientes devem ser colocados em precauções para aerossóis e colocados em uma sala de isolamento de infecções por aerossóis, quando disponível. Os profissionais de saúde devem usar máscaras N95 ao interagir com o paciente. Essas precauções podem ser descontinuadas se a TB clinicamente infecciosa for considerada improvável e um dos seguintes critérios for atendido:

- Três esfregaços consecutivos de BAAR de escarro em intervalos de 8 a 24 horas são negativos (opção a).
- Um diagnóstico alternativo é confirmado.
- Demonstração de 2 testes negativos de amplificação de ácido nucleico de escarro (NAA). (Nota: uma terceira amostra de escarro ainda deve ser enviada para esfregaço e cultura.)

O isolamento também pode ser interrompido em pacientes com tuberculose infecciosa confirmada que receberam terapia antituberculose se houver melhora clínica e 3 esfregaços de BAAR de escarro subsequentes forem negativos.

Vários testes de NAA foram desenvolvidos para auxiliar na determinação da necessidade de isolamento de infecções transmitidas pelo ar. Em 2015, o ensaio Cepheid Xpert MTB/RIF (Xpert) foi aprovado pela FDA. Ele não deve ser usado sozinho para descartar TB, mas deve ser analisado no contexto do quadro clínico e dos BAAR no escarro. O ensaio Xpert não deve ser usado para liberar um paciente com TB confirmada das precauções de isolamento aéreo (opção d). A opção c está incorreta porque não é uma amostra suficiente.

### Bibliografia

1. Koenig SP, Furin J. Update in tuberculosis/pulmonary infections 2015. Am J Respir Crit Care Med. 2016;194(2):142-6.

## 128. Resposta: d

Após todas as lesões terem secado e formado crostas.

A infecção por varicela-zóster (VZV) causa duas síndromes clínicas diferentes. Herpes-zóster resulta da reativação da infecção latente por varicela-zóster (VZV), que permanece dormente nos gânglios da raiz dorsal. Indivíduos imunocomprometidos são mais propensos à reativação do VZV.

Pacientes imunocomprometidos requerem precauções-padrão, bem como precauções de contato e aerotransportadas, independentemente de a doença ser localizada ou disseminada. Para esses pacientes, as precauções de contato e aerossóis só devem ser descontinuadas quando as lesões estiverem secas e com crostas.

A terapia antiviral não deve influenciar a decisão de continuar as precauções. Não é necessário esperar que todas as lesões desapareçam completamente para descontinuar as precauções por via aérea e de contato se as lesões estiverem secas e com crostas.

### Bibliografia

1. Cohen EJ, Jeng BH. Herpes zoster: a brief definitive review. Cornea. 2021;40(8):943-9.

## 129. Resposta: c

*Lock* terapia é uma estratégia terapêutica para manutenção ou tratamento de infecções de corrente sanguínea relacionadas ao uso de cateter venoso central (CVC), com o propósito de eliminar o agente infeccioso, minimizar as complicações associadas e evitar a remoção do cateter. É recomendada para pacientes adultos ou pediátricos que utilizam cateter venoso central (CVC) de longa permanência, tratamento com duração de 7 a 14 dias. O *lock* deve ser associado à infusão sistêmica de antibióticos pelo próprio cateter ou por veia periférica. Uma vez que sejam controlados os sinais sistêmicos de infecção, poderá ser utilizado em conjunto com um antibiótico VO que seja bem absorvido e que a bactéria isolada seja sensível a ele.

A concentração do antimicrobiano é de 100 a 1.000 vezes mais elevado que a dose usual, por esse motivo merece cuidados e monitoramento. A ideia é de que associado a um anticoagulante, o antibiótico alcance altas concentrações intraluminais para erradicar os microrganismos formados em biofilme no cateter. É importante observar que a terapia de resgate não é recomendada em pacientes com instabilidade hemodinâmica; cateteres de curta permanência; cateteres colocados recentemente (opção *a*); infecções por *S. aureus*, *P. aeruginosa*, fungos ou micobactérias ou infecções do túnel, infecções do local de saída ou abscessos. A terapia de bloqueio com antibióticos tem maior probabilidade de ser eficaz em pacientes com infecções causadas por bastonetes Gram-negativos, enterococos sensíveis à vancomicina ou estafilococos coagulase-negativos.

## Bibliografia

1. Arechabala MC, Catoni MI, Claro JC, Rojas NP, Rubio ME, Calvo MA, et al. Antimicrobial lock solutions for preventing catheter-related infections in haemodialysis. Cochrane Database Syst Rev. 2018;4(4).

## 130. Resposta: c

Os agentes da criptococose são encontrados predominantemente no meio urbano, em excrementos de pombos, no solo e em troncos de árvores. No ser humano, é encontrado infectando pulmões, sistema nervoso central (SNC), sangue e pele. Estudos demonstraram que a próstata se comporta como reservatório desse fungo, o que explica os casos de recidiva da doença e dificuldade na cura de alguns pacientes. Na infecção do SNC, a forma clínica mais comum de apresentação da criptococose, os sintomas relatados são febre, mal-estar, cefaleia constante, rigidez da nuca e vômitos, além de alterações visuais e mentais como fotofobia, delírio, alucinação e agitação, que são sintomas característicos de infecção avançada. Na técnica do exame direto, é realizada uma preparação em lâmina com o material biológico e tinta nanquim ou tinta da China que, ao microscópio ótico, coloca em evidência a cápsula polissacarídica da levedura. Também pode ser acrescentado o KOH a 10% para reduzir elementos interferentes que possam induzir a erro. A visualização microscópica é de leveduras redondas ou ovais, com brotamentos únicos ligados por finas conexões ou sem brotamentos. Amostras refrigeradas podem atenuar a cápsula de polissacarídeos, por isso devem-se preferir amostras recentes. Esse método apresenta sensibilidade a 94,1% e especificidade de 100%.

O diagnóstico é complementado por testes laboratoriais com o LCR e sangue. Ambos os materiais devem ser enviados ao laboratório para os exames com tinta nanquim, cultivo em ágar Sabouraud e imunocromatografia para a detecção de antígeno capsular criptocócico. As culturas de sítios extraneurais devem ser realizadas a fim de diagnosticar a doença criptocócica e também de avaliar a extensão do acometimento.

## 131. Resposta: c

Os carbapenêmicos, que representam a classe de espectro mais amplo, têm atividade contra a maioria dos organismos Gram-negativos, Gram-positivos e anaeróbicos. A exceção é o ertapeném, que é inativo contra espécies de *Pseudomonas*, de *Enterococcus* e de *Acinetobacter*.

As fluorquinolonas podem ser categorizadas como "respiratórias" (isto é, levofloxacino e moxifloxacino) ou "não respiratórias" (isto é, ciprofloxacino). É importante ressaltar que essas categorias não se referem à penetração das fluoroquinolonas nos pulmões, pois essas drogas são capazes de se concentrar nos tecidos (como pulmões, rins e próstata) em níveis que excedem às concentrações séricas. As fluoroquinolonas respiratórias são assim denominadas porque têm atividade contra *S. pneumoniae* (incluindo cepas resistentes à penicilina).

A tigeciclina, um derivado da tetraciclina, pode escapar de muitos dos mecanismos de resistência à tetraciclina e tem um espectro de atividade semelhante à classe mencionada anteriormente. Além disso, a tigeciclina possui atividade contra enterococos (incluindo VRE), organismos Gram-negativos (com exceção de *Pseudomonas* spp, *Proteus* spp e *Providencia* spp) e anaeróbios.

Para antibióticos betalactâmicos, o mecanismo de resistência mais comum é pela hidrólise por enzimas como betalactamases, acilases e esterases. As betalactamases, codificadas em cromossomos bacterianos ou plasmídeos, são os mecanismos de resistência mais importantes. Essa enzima, predominantemente secretada por bactérias Gram-negativas, catalisa o anel betalactâmico para uma posição aberta, removendo assim as propriedades antibacterianas da droga.

## Bibliografia

1. Morrison L, Zembower TR. Antimicrobial resistance. Gastrointest Endosc Clin N Am. 2020;30(4):619-35.
2. Kollef MH, Torres A, Shorr AF, Martin-Loeches I, Micek ST. Nosocomial Infection. Crit Care Med. 2021;49(2):169-87.

3. Evans L, Rhodes A, Alhazzani W, Antonelli M, Coopersmith CM, French C, et al. Surviving Sepsis Campaign: International Guidelines for Management of Sepsis and Septic Shock 2021. Crit Care Med. 2021;49(11):e1063-e1143.

### 132. Resposta: c

A paciente parece ter uma exacerbação pulmonar aguda sobre uma colonização por *P. aeruginosa*.

Embora a *Pseudomonas* seja suscetível a todos os aminoglicosídeos e à polimixina B, a monoterapia com esses agentes (opções b e d) não é recomendada por causa do aumento da probabilidade de desenvolvimento de resistência durante o tratamento. A combinação de um aminoglicosídeo ou polimixina B com outro antibiótico, mesmo que o segundo antibiótico seja resistente, pode prevenir o desenvolvimento de resistência. A terapia combinada para *Pseudomonas* também é indicada no cenário de sepse. Como a *Pseudomonas* tem suscetibilidade intermediária à ceftazidima, ela é um segundo agente aceitável. A opção *a* não é a ideal por causa da baixa penetração dos aminoglicosídeos no pulmão. A concentração de aminoglicosídeo no líquido de revestimento epitelial do pulmão é de aproximadamente 30% daquela do plasma. A relação Cmáx.:MIC é um importante preditor da eficácia dos aminoglicosídeos. Foi demonstrado que os aminoglicosídeos erradicam as bactérias com mais eficácia quando Cmáx:MIC é de pelo menos 8 a 10. Assumindo que a MIC de *Pseudomonas* para gentamicina era de 1 mcg/mL, uma concentração plasmática máxima de 8 a 10 mcg/mL daria apenas uma concentração ELF teórica de 2,4 a 3 mcg/mL, que é ineficaz. Para atingir uma concentração de ELF de 8 a 10 mcg/mL, é preciso atingir uma concentração plasmática de 26,7 a 33,3 mcg/mL, que está bem acima da faixa em que a ototoxicidade e a nefrotoxicidade podem ocorrer (12-14 mg/mL). Portanto, a administração do aminoglicosídeo diretamente no local da infecção via inalação (opção *c*) é uma opção eficaz, uma vez que pode atingir concentrações exponencialmente mais altas, bem acima da MIC do organismo e minimizar a toxicidade sistêmica.

## Bibliografia

1. Go Collo R. Critical care examination and board review. New York: McGraw-Hill Education; 2019.
2. Morrison L, Zembower TR. Antimicrobial resistance. Gastrointest Endosc Clin N Am. 2020;30(4):619-35.

## 133. Resposta: b

A dor nas costas é um motivo frequente de consulta. Embora comum na maioria das vezes, a dor nas costas às vezes pode ser o único sintoma da osteomielite vertebral, uma infecção que geralmente afeta um disco intervertebral e as duas vértebras adjacentes. A microbiologia varia de acordo com os fatores de risco do hospedeiro e a epidemiologia local. A ressonância magnética é a modalidade radiológica preferida. No entanto, o diagnóstico definitivo é baseado em elementos microbiológicos e histopatológicos. A antibioticoterapia isolada pode em alguns casos levar à cura, enquanto em outros casos o uso de cirurgia é necessário. Se não for diagnosticada a tempo, a osteomielite vertebral pode ter consequências graves. Como exame de imagem inicial, orienta-se a radiografia simples para a avaliação de suspeita de osteomielite. Sinais radiográficos de osteomielite incluem osteólise, reação periostal e destruição óssea. A ressonância magnética é o padrão-ouro para detectar a osteomielite (sensibilidade de 78-90%, especificidade de 60-90%). O primeiro achado da osteomielite aguda na RM é o edema da medula óssea, que é capaz de ser visualizado 1 a 2 dias após o início da infecção. Todavia, por causa de sua alta sensibilidade, pode superestimar a gravidade da infecção.

## Bibliografia

1. Bury DC, Rogers TS, Dickman MM. Osteomyelitis: diagnosis and treatment. Am Fam Physician. 2021;104(4):395-402.
2. Roth A, Chuard C. Vertebral osteomyelitis in adults. Rev Med Suisse. 2019;15(666):1818-22.

# 11
# TRAUMA

# 11
# Trauma

1. Sobre as fraturas traumáticas de pelve em sua fase aguda (24-48 horas), qual das complicações citadas a seguir não está correta?
   a) Choque hipovolêmico.
   b) Lesão renal aguda por rabdomiólise.
   c) Síndrome de Ogilvie.
   d) Embolia gordurosa.

2. Considere um paciente vítima de trauma abdominal fechado há cerca de 8 horas, apresentando choque hipovolêmico refratário com necessidade de politransfusão. Após abordagem pela equipe da cirurgia geral, ele apresenta evidências de ruptura esplênica e lesão vascular de difícil controle em retroperitônio à laparotomia. Qual seria, em sequência, a abordagem ideal?
   a) Esplenectomia, com ligadura minuciosa dos vasos sangrantes; transfusão de plasma fresco congelado 8 mL/kg no intraoperatório.
   b) Cirurgia de controle de danos; transferência no pós-operatório imediato para unidade pós-anestésica para desmame ventilatório.
   c) Cirurgia de controle de danos; correção de hipotermia, acidose metabólica

   e coagulopatia; retorno para controle de danos definitivos 48 a 72 horas após a cirurgia inicial.
   d) Cirurgia de controle de danos; arteriografia no pós-operatório imediato; se não houver sangramento ativo, programação de fechamento de cavidade 24 horas após arteriografia.

3. A mioglobinúria é um achado frequente nos casos graves de síndrome do esmagamento, pela rabdomiólise. Sobre esse assunto, assinale a alternativa incorreta:
   a) Em casos de síndrome do esmagamento, a mioglobinúria, associada à hipoperfusão, é a principal causa de lesão renal aguda.
   b) A presença de mioglobina na urina só pode ser confirmada por meio de testes bioquímicos, espectrofotométricos ou imunológicos.
   c) É possível diferenciar clinicamente a mioglobinúria da hemoglobinúria pela avaliação da coloração do plasma, que se encontrará escuro.
   d) A lesão renal aguda induzida por rabdomiólise por liberação de pigmento heme não proteico ocorre pela soma dos mecanismos de obstrução tubu-

lar, lesão celular direta em túbulo proximal e vasoconstrição renal.

4. Qual dos testes a seguir é o mais específico para avaliar o paciente com suspeita de lesão abdominal após o trauma?
   a) Tomografia computadorizada.
   b) Ultrassonografia de abdome.
   c) Lavagem peritoneal diagnóstica.
   d) Exame físico frequente do abdome.

5. Uma menina de 10 anos, hemodinamicamente normal, foi internada para observação na unidade de terapia intensiva pediátrica. A tomografia de abdome confirmou uma lesão esplênica grau III (moderada a grave). Qual dos achados a seguir obriga a laparotomia imediata?
   a) Amilase sérica de 200.
   b) 14.000 leucócitos.
   c) Ruptura extraperitoneal de bexiga.
   d) Pneumoperitônio em tomografia de controle.

6. Um homem de 60 anos levou uma facada no flanco direito, posteriormente. Testemunhas afirmam que a arma era uma faca pequena. Frequência cardíaca: 90 batimentos por minuto; pressão arterial: 128/72 mmHg; frequência respiratória: 24 incursões por minuto. Conduta mais apropriada neste momento:
   a) Tomografia computadorizada de abdome com triplo contraste.
   b) Laparotomia exploradora.
   c) Exame físico seriado.
   d) Sutura do ferimento e seguimento ambulatorial.

7. A conduta mais frequentemente adotada diante de um paciente vítima de trauma abdominal penetrante por arma de fogo na face anterior do abdome é:
   a) Lavado peritoneal.

b) Laparotomia exploradora.
c) Pesquisa de pneumoperitônio.
d) Observação e decisão, na dependência da evolução.

8. No paciente vítima de trauma abdominal com hemorragia aguda, é correto afirmar:
   a) O hemograma é um bom guia para orientar a reposição volêmica.
   b) O sangue total constitui o principal líquido a ser infundido.
   c) Alterações da pressão arterial ocorrem precocemente, antes da taquicardia.
   d) Usualmente, é necessário repor inicialmente 1 litro de soro fisiológico e avaliar a resposta.

9. Coloque na sequência correta respondendo os itens a seguir, sobre os métodos diagnósticos no trauma abdominal fechado:
   I. Método mais sensível para diagnóstico de hemoperitônio.
   II. Método mais específico para diagnóstico de lesão órgão-específica.
   III. Não invasivo e facilmente repetido.

   a) TC / LPD / US.
   b) TC / LPD / LPD.
   c) LPD / TC / US.
   d) LPD / US / TC.

10. Paciente masculino de 30 anos, vítima de ferimento por arma branca em região de transição toracoabdominal esquerda, encontra-se com PA = 120 x 80 mmHg, P = 100 ppm e abdome indolor à palpação profunda. Toque retal com sangue em dedo de luva. Qual é a melhor conduta?
    a) Tomografia triplo contraste.
    b) Videolaparoscopia.
    c) Laparotomia exploradora.
    d) Observação e exame físico seriado.

11. Paciente chega à UTI com história de acidente de moto há 48 horas. Refere um episódio de febre e dor abdominal difusa. Ao exame físico, encontra-se corado, taquicárdico, taquipneico e hipotenso. Apresenta sinais de irritação peritoneal difusa. Provavelmente trata-se de:
    a) Choque hemorrágico.
    b) Choque séptico.
    c) Choque neurogênico.
    d) Choque medular.

12. Todas as afirmativas a seguir são indicações formais de laparotomia exploradora no traumatizado:
    a) Irritação peritoneal difusa após trauma abdominal contuso.
    b) Evisceração após ferimento penetrante.
    c) Ferimento abdominal por arma de fogo.
    d) Trauma abdominal contuso com hematúria.

13. Quais procedimentos realizados no politraumatizado podem indicar possíveis contraindicações para a cateterização vesical?
    a) Exame do períneo e toque retal.
    b) Oximetria de pulso e ultrassonografia.
    c) Ultrassonografia e toque retal.
    d) Exame do períneo e oximetria de pulso.

14. Quais sintomas indicam lesão na uretra?
    a) Taquicardia inexplicada, uretrorragia e desvios de posição da próstata.
    b) Uretrorragia, hematomas e equimoses perineais e desvios de posição da próstata.
    c) Desvios de posição da próstata, hematomas e equimoses perineais e taquicardia inexplicada.
    d) Hematomas e equimoses perineais, uretrorragia e taquicardia inexplicada.

15. Paciente 17 anos, masculino, dá entrada na UTI após acidente motociclístico. Apresenta PA 110 x 70 mmHg, FC 100 bpm, FR 22 irpm, SAT 97% a.a. Paciente com trauma fechado em região abdominal. Entre as alternativas a seguir, qual a incorreta referente à indicação de laparotomia:
    a) FAST positivo ou evidência clínica de sangramento intraperitoneal.
    b) Pneumoperitônio, ar retroperitoneal ou ruptura do diafragma.
    c) Sinais de peritonite.
    d) Leucocitose e elevação de amilase.

16. Paciente de 24 anos com trauma torácico fechado por acidente automobilístico apresentou taquicardia paroxística nas primeiras 24 horas de internação na UTI. Assinale a melhor hipótese diagnóstica dentre as alternativas a seguir:
    a) Tamponamento cardíaco.
    b) Contusão miocárdica.
    c) Pneumotórax hipertensivo.
    d) Ruptura diafragmática.

17. Assinale a alternativa que não representa uma vantagem da traqueostomia do paciente internado na UTI:
    a) Pode facilitar desmame.
    b) Facilita higiene brônquica.
    c) Realimentação precoce.
    d) Aumenta a necessidade de opioides por causa da dor.

18. Assinale a alternativa correta com relação à drenagem em selo d'água para os casos de pneumotórax:
    a) Deve ser realizada independentemente do tamanho do pneumotórax .
    b) Os sintomas e a gravidade serão dependentes do volume e da rapidez com que o ar se acumule.

c) Na suspeita de pneumotórax hipertensivo é preciso chamar o cirurgião para realizar o procedimento.

d) O dreno deve ser inserido no 6° espaço intercostal posterior.

19. Assinale a alternativa correta com relação ao trauma cardíaco:

a) Apresentação clínica com arritmias graves é incomum.

b) A oclusão da artéria coronária é uma lesão incomum.

c) O derrame pericárdico de 100 a 200 mL raramente causa repercussões hemodinâmicas.

d) Atraso diagnóstico não é fator prognóstico desfavorável.

20. Considere uma drenagem torácica em selo d'água em paciente com traumatismo torácico, na qual o aspecto morfológico da secreção é leitoso.

Assinale a alternativa correta:

a) Um dos diagnósticos diferenciais é o de fístula traqueoesofágica.

b) Devem ser solicitadas as dosagens de triglicerídeos e linfócitos no líquido pleural.

c) A principal hipótese diagnóstica é a de empiema não tratado.

d) Institui-se antibioticoterapia de amplo espectro.

21. Sobre o trauma de tórax, marque a alternativa incorreta:

a) A realização de uma radiografia de tórax deve ser considerada parte da avaliação primária.

b) Pacientes vítimas de trauma torácico e asfixia traumática apresentam bom prognóstico.

c) A reposição volêmica vigorosa deve ser guiada por monitorização hemodinâmica invasiva.

d) Independentemente da causa, a maior parte dos traumas torácicos não necessita de intervenção cirúrgica de emergência.

22. Considere um paciente vítima de trauma torácico fechado, apresentando radiografia de tórax com evidência de pneumomediastino 12 horas após a admissão hospitalar. Foi solicitada endoscopia digestiva de emergência, que confirma o diagnóstico de laceração esofágica. Qual deve ser a abordagem terapêutica nesses casos?

a) Debridamento local, drenagem cervical, início de NPT, antibioticoterapia profilática.

b) Debridamento local, esofagostomia cervical, antibioticoterapia profilática, sondagem nasoenteral intraoperatória para nutrição enteral precoce.

c) Esofagectomia, drenagem cervical, início de NPT, antibioticoterapia profilática.

d) Esofagectomia, jejum, antibioticoterapia profilática, avaliação de início de dieta por via oral após 4 a 5 dias da intervenção cirúrgica.

23. Sobre a toracocentese e suas possíveis complicações, assinale a alternativa que não corresponde a uma complicação comum desse procedimento:

a) Fístula broncopleural.

b) Laceração de vasos intercostais.

c) Hipoalbuminemia.

d) Síncope vasovagal.

24. A síndrome de descompressão pós-mergulho corresponde ao efeito da volta de

um mergulhador à superfície de forma rápida, após passar um longo período a uma grande profundidade. A respeito das medidas a serem tomadas nessa síndrome, todas as alternativas estão corretas, exceto:

a) Caso haja proposta de câmara hiperbárica, realizar drenagem precoce de pneumotórax.
b) Reposição volêmica com fins de manter normovolemia, evitando edema adicional de sistema nervoso central.
c) Colocar o paciente em posição de Trendelemburg.
d) Oxigenoterapia em altas concentrações de oxigênio.

25. Pacientes vítimas de trauma cardíaco morrem, na maioria das vezes, antes de receberem atendimento médico, em virtude da sua gravidade. Sobre esse agravo, é correto afirmar:

a) O trauma cardíaco fechado frequentemente leva a trombose e dissecção das artérias coronárias.
b) A maioria das lesões cardíacas por arma branca evolui com choque hipovolêmico.
c) Na suspeita de tamponamento por trauma penetrante cardíaco, deve-se proceder imediatamente a uma pericardiocentese, para afastar esse diagnóstico.
d) No trauma cardíaco fechado, a câmara mais frequentemente envolvida é o ventrículo direito.

26. Um paciente de 32 anos, politraumatizado grave, chega à sala de trauma após acidente automobilístico. O paciente é prontamente atendido e passa pelas seguintes avaliações: avaliação das vias aéreas; avaliação da circulação. Exclusão de lesão intracraniana fatal. Qual outra le-

são com alto potencial de mortalidade que deve ser prontamente excluída nesse momento?

a) Lesão de víscera maciça.
b) Lesão de mesentério.
c) Lesão de aorta torácica.
d) Contusão miocárdica.

27. Um adolescente cai de sua bicicleta e é atropelado por um caminhão. Ao chegar ao pronto-socorro, ele está consciente, alerta e com a fisionomia assustada, mas não em sofrimento. A radiografia do tórax apresenta um nível hidroaéreo na base do pulmão esquerdo, onde a sonda nasogástrica parece enrolar-se de maneira a ascender para dentro da cavidade torácica à esquerda. O próximo passo da conduta é:

a) Toracotomia imediata.
b) Laparotomia imediata.
c) Esofagogastroscopia.
d) Remoção e recolação da sonda nasogástrica e realização de lavagem peritoneal diagnóstica.

28. Paciente de 22 anos foi vítima de ferimento por arma branca em hemitórax direito há 30 minutos, foi trazido pelo SAMU e na emergência tem PA= 80 x 60 mmHg, P = 120 bpm, FR = 36 ipm. No exame físico: BRNF sem sopros em 2T, murmúrio vesicular (MV) presente em hemitórax esquerdo e ausente em hemitórax direito com hipertimpanismo. Qual a melhor hipótese diagnóstica para este paciente?

a) Tamponamento cardíaco.
b) Hemotórax maciço.
c) Pneumotórax hipertensivo.
d) Hérnia diafragmática e D.

29. Paciente é vítima de trauma por arma de fogo ao nível do 4º EICD na face anterior do tórax, após drenagem do tórax em selo

d'água que dá saída de 500 mL de sangue + ar apresenta melhora transitória, seguida de franca insuficiência respiratória. Qual deve ser a conduta mais correta?

a) Entubação orotraqueal.
b) Toracotomia direita.
c) TC de tórax.
d) Reavaliar o funcionamento do sistema de drenagem.

30. Com relação ao trauma torácico, é incorreto dizer que:

a) A maioria dos pacientes portadores de hemotórax deverá ser submetido à toracotomia.
b) Deve-se afastar lesão de esôfago, nas feridas por arma de fogo, com transfixação do mediastino.
c) A tomografia computadorizada é um bom método para avaliar a presença e a extensão da contusão pulmonar.
d) A drenagem profilática do espaço pleural deve ser avaliada nos pacientes com enfisema subcutâneo, que vão ser submetidos à ventilação mecânica ou anestesia geral.

31. Um homem de meia idade sofre múltiplas lesões numa colisão de carros e é levado para um hospital comunitário. Está hemodinamicamente normal, mas apresenta fraturas e lacerações evidentes na face. O murmúrio vesicular está discretamente diminuído no hemitórax direito, mas o paciente não tem dispneia. O abdome é flácido e os ruídos hidroaéreos são normais. Seu escore na Escala de Coma de Glasgow é 9. A radiografia de tórax mostra um pequeno pneumotórax à direita e um possível alargamento de mediastino. Este hospital não tem especialidades cirúrgicas e o centro de trauma mais próximo fica a 64 km por

transporte terrestre. Antes do transporte, devem ser feitos todos os procedimentos a seguir, exceto:

a) Arteriografia de tórax.
b) Intubação traqueal.
c) Drenagem de tórax.
d) Oferta de $O_2$ suplementar.

32. Um homem de 23 anos levou quatro facadas no hemitórax direito durante uma discussão, e foi levado de ambulância para UTI de um hospital comunitário que tem condições de realizar qualquer cirurgia. Feita a intubação traqueal e a drenagem de tórax, é infundido um litro de solução cristaloide. A pressão arterial agora é 60/0 mmHg, a frequência cardíaca 160 batimentos por minuto e a respiratória 34 incursões por minuto (com $O_2$ a 100%). O próximo passo mais adequado na abordagem deste paciente é:

a) Fazer um E FAST (avaliação ultrassonográfica direcionada para trauma).
b) Fazer arteriografia.
c) Transferência imediata para o centro cirúrgico.
d) Transferência imediata para um centro de trauma.

33. Uma mulher de 33 anos foi vítima de colisão automobilística com impacto frontal. Demorou 30 minutos para retirá-la do carro. Na chegada ao pronto-socorro, tem frequência cardíaca de 120 batimentos por minuto, pressão arterial de 90/70 mmHg, frequência respiratória de 16 incursões por minuto e Glasgow de 15. O exame físico mostra murmúrio vesicular presente bilateralmente e simétrico, equimose na parede anterior do tórax. O abdome é discretamente distendido e doloroso à palpação mas sem dor à descompressão. A bacia é estável. Os pul-

sos distais são palpáveis nos 4 membros sendo levada a UTI do seu hospital. Dos diagnósticos a seguir, o mais provável é:
a) Choque hemorrágico.
b) Tamponamento cardíaco.
c) Hemotórax maciço.
d) Pneumotórax hipertensivo.

34. Uma atleta de 22 anos foi esfaqueada no terceiro espaço intercostal esquerdo, na linha axilar anterior. Na chegada a UTI, 30 minutos após o incidente, ela está acordada, alerta. Frequência cardíaca: 140 batimentos por minuto; pressão arterial: 80/60 mmHg; frequência respiratória: 28 incursões por minuto. O raio X mostra um grande hemotórax à esquerda. Drenado o tórax, há saída imediata de 1.600 mL de sangue. Próximo passo no tratamento desta paciente:
a) Toracoscopia.
b) Colocar um segundo dreno de tórax.
c) Preparar para toracotomia exploradora.
d) Arteriografia para embolizar os vasos intercostais.

35. Um jovem de 20 anos, vítima de acidente de trânsito há 15 minutos, chega à emergência com queixa de dispneia, dor torácica e ausculta respiratória diminuída à direita e hipertimpanismo. Sua saturação de oxigênio é de 97%. A conduta inicial neste paciente deve ser:
a) Punção torácica à direita.
b) Drenagem torácica à direita.
c) Máscara de oxigênio – 10 litros/minuto.
d) Radiografia torácica.

36. Assinale a alternativa correta relacionada ao trauma torácico:
a) A conduta inicial para o paciente com contusão pulmonar é drenagem torácica.

b) A característica mais específica do hemotórax maciço é a presença de estase jugular.
c) O diagnóstico de pneumotórax hipertensivo se faz normalmente na avaliação primária.
d) Fraturas de terço superior dos arcos costais apresentam como complicação mais letal hemopneumotórax.

37. Um homem de 60 anos é vítima de ferimento por arma branca na face anterior do tórax, à esquerda, numa tentativa de assalto. Na chegada à UTI ele está ansioso e apresenta sudorese profusa. Indique o achado que pode significar que a causa do choque pode não ser hipovolemia:
a) Taquicardia.
b) Distensão das veias do pescoço.
c) Pele fria.
d) Pressão venosa central baixa.

38. Com relação à contusão cardíaca, assinale a alternativa incorreta:
a) Os mecanismos mais comuns são os acidentes automobilísticos e a queda de grandes alturas.
b) Um eletrocardiograma pode ser realizado, porém mesmo se normal não exclui a possibilidade de lesão.
c) A ecocardiografia pode ser solicitada para avaliação de lesão morfológica na suspeita de choque cardiogênico.
d) É relatada em até 10% dos traumas, porém está associada a baixa mortalidade.

39. Com relação aos cuidados com o dreno de tórax, assinale a alternativa incorreta:
a) Não deve haver dobras no dreno ou no sistema.
b) Deve permanecer em posição reta, sempre no mesmo nível do paciente.

c) O nível de água no selo d'água deve ser checado e mantido constante.

d) Oscilação do dreno demosntra seu posicionamento em cavidade pleural.

40. Um paciente vítima de acidente automobilístico há 24 horas chega ao PS com Glasgow 6/10 (AO 1, RV – IOT, RM 5 esquerda/2 direita). A realização da TC de crânio, entretanto, não demonstrou nenhuma lesão. A causa mais provável, segundo a classificação tomográfica de Marshall, e a taxa de mortalidade atribuída são, respectivamente:

a) Lesão axonal difusa moderada, lesão cerebral difusa – II/ Mortalidade de 14%.

b) Lesão axonal difusa grave, lesão cerebral difusa – I/ Mortalidade de 10%.

c) Concussão cerebral. Lesão cerebral difusa – IV/ Mortalidade de 10%.

d) Hemorragia subaracnóidea traumática, lesão cerebral difusa – IV/ Mortalidade de 34%.

e) Hematoma epidural laminar, lesão cerebral difusa – IV/ Mortalidade de 34%.

41. De acordo com a classificação tomográfica de Marshall para o traumatismo cranioencefálico, classifique a seguinte descrição radiológica: "Edema cerebral difuso, com apagamento de sulcos e cisternas e ausência de desvio de linha média > 5 mm."

a) II.

b) I.

c) V.

d) III.

e) IV.

42. Qual dos sinais abaixo não é indicativo de fratura de base de crânio?

a) Hematoma periorbitário bilateral (fácies de guaxinim).

b) Hematoma na região da mastoide (sinal de Battle).

c) Otoliquorragia.

d) Anisocoria.

43. Uma jovem sofre traumatismo cranioencefálico grave em decorrência de colisão de carros. Apresenta escore de 6 na Escala de Coma de Glasgow, pressão arterial de 140/90 mmHg e frequência cardíaca de 80 batimentos por minuto. Está intubada e em ventilação mecânica. As pupilas têm 3 mm de diâmetro e reagem à luz de forma simétrica. Aparentemente não há outras lesões. Princípio mais importante a ser seguido no tratamento inicial do traumatismo cranioencefálico desta paciente:

a) Administrar diurético osmótico.

b) Evitar lesão cerebral secundária.

c) Tratar agressivamente a hipertensão sistêmica.

d) Distinguir entre hematoma intracraniano e edema cerebral.

44. Adolescente, 15 anos, caiu do telhado após ser baleado em região abdominal. Exame físico: corado, anisocórico, Glasgow = 10, PA = 120 x 80 mmHg, orifício de entrada do projétil em região epigástrica e saída em região dorsal esquerda. A conduta é:

a) Laparotomia exploradora e avaliação neurológica na sala de cirurgia.

b) Tomografia computadorizada de crânio, com tratamento cirúrgico a seguir.

c) Laparotomia exploradora com avaliação do neurologista na recuperação anestésica.

d) Laparotomia exploradora e craniotomia sem exames prévios.

45. A conduta inicial para o paciente com trauma craniano após acidente motociclístico, com Glasgow de 8 é:
a) Entubação orotraqueal.
b) Máscara de oxigênio.
c) Tomografia computadorizada.
d) Manitol.

46. Todos os sinais clínicos a seguir são sugestivos de hipertensão intracraniana, exceto:
a) Anisocoria.
b) Queda da Escala de Glasgow em mais de 2 pontos.
c) Bradicardia.
d) Hipotensão arterial.

47. Todas as condutas a seguir podem ser realizadas em pacientes com fratura de base de crânio, exceto:
a) Sondagem vesical.
b) Sondagem nasogástrica.
c) Monitorização hemodinâmica.
d) Tomografia computadorizada.

48. A tomografia computadorizada de crânio deve ser realizada nas seguintes situações, exceto:
a) Trauma craniano leve com perda de consciência.
b) Trauma craniano moderado.
c) Vômitos incoercíveis com perda de consciência.
d) Trauma craniano leve sem perda de consciência.

49. A tríade de Cushing no trauma craniano corresponde a:
a) Hipertensão arterial, taquicardia e taquipneia.
b) Hipotensão arterial, taquicardia e taquipneia.

c) Hipotensão arterial, taquipneia e bradicardia.
d) Hipertensão arterial, bradicardia e alterações do ritmo respiratório.

50. No paciente traumatizado com edema cerebral, a hipercarbia deve ser evitada para prevenir:
a) Insuficiência respiratória.
b) Alcalose metabólica.
c) Vasodilatação arterial cerebral.
d) Edema pulmonar neurogênico.

51. Um homem de 25 anos, vítima de colisão automobilística, foi levado a UTI. Suas pupilas reagem lentamente à luz e ele abre os olhos a estímulos dolorosos. Não obedece a ordens simples, mas geme periodicamente. O braço direito tem uma deformidade e não responde a estímulo doloroso; no entanto, a mão esquerda movimenta-se em direção ao estímulo. Ambas as pernas estão rigidamente estendidas. Seu escore na Escala de Coma de Glasgow é:
a) 4.
b) 6.
c) 9.
d) 12.

52. Para proteção neurofisiológica na fase aguda do atendimento ao paciente com traumatismo cranioencefálico moderado a grave deve-se tomar as seguintes medidas, exceto:
a) Manter a cabeceira elevada 30 ou 45 graus.
b) Manter a saturação arterial de oxigênio acima de 92%.
c) Manter a hipertermia e a hiponatremia.
d) Manter glicemia entre 100 e 180.

53. O diagnóstico de morte encefálica implica que não há possibilidade de recuperação da função encefálica. Dentre os critérios abaixo qual não se encaixa nas diretrizes para o diagnóstico de morte encefálica?
a) Pupilas não reativas.
b) Ausência de reflexos no tronco cerebral.
c) Escore na Escala de Coma de Glasgow = 3.
d) Teste formal de apneia com pequeno esforço ventilatório espontâneo.

54. Um homem de 45 anos é trazido pelo serviço de emergência médica (EMS) após sofrer um ferimento a bala. Ele tem história médica de doença arterial coronariana, tabagismo e doença pulmonar obstrutiva crônica. Ele é submetido a uma laparotomia exploratória, durante a qual recebeu 7 L de soro fisiológico IV durante a cirurgia. Logo após a extubação, ele desenvolve desconforto respiratório agudo. Ele está taquicárdico. A ausculta pulmonar revela estertores bibasais. A gasometria arterial em ar ambiente revela $PaO_2$ de 60, pH 7,47, $PaCO_2$ de 37 e bicarbonato de 20. Sua gasometria arterial não melhora com a administração de oxigênio a 100%. Qual é a causa mais provável de sua dificuldade respiratória?
a) Anestesia excessiva.
b) Edema pulmonar.
c) Pneumonia.
d) Exacerbação da asma brônquica.

55. Um homem de 21 anos vem recebendo ventilação mecânica com um tubo de traqueostomia com balonete há 3 semanas após sofrer uma lesão laríngea contusa grave. Em duas ocasiões, em 24 horas, cerca de 30 mL de sangue foram aspirados do tubo de traqueostomia. Qual é a fonte potencialmente mais grave do sangramento?
a) Patologia pulmonar.
b) Lesão por hemostasia inadequada.
c) Erosão na veia jugular interna.
d) Fístula traqueoinonimada pós-traqueostomia.

56. Em pacientes com queimadura de 3° grau, acometendo mais de 70% da superfície corporal, a abordagem inicial inclui:
a) Passagem de cateter de artéria pulmonar.
b) Assegurar a proteção da via aérea.
c) O suporte nutricional consiste em dietas hipoproteica e hipercalórica.
d) Passagem de pressão arterial invasiva.
e) Albumina endovenosa.

57. Na suspeita de intoxicação por monóxido de carbono, assinale a alternativa correta:
a) Reposição agressiva de cristaloides, ventilação mecânica não invasiva, bicarbonato de sódio para correção de acidose metabólica.
b) VNI em todos os pacientes na UTI.
c) As medidas do oxímetro de pulso são confiáveis.
d) Reposição volêmica com albumina e máscara de Venturi em todos os pacientes.
e) Níveis elevados de CO podem evoluir com coma (40-60%). Deve-se monitorar distúrbios metabólicos e hidroeletrolíticos e assegurar a via aérea e oxigenoterapia hiperbárica.

58. Assinale a alternativa incorreta acerca da embolia gasosa venosa:
a) O gás pode causar obstrução microvascular.
b) A inserção de cateteres venosos é uma causa possível, mas não frequente.

c) Hemodiálise é outra causa possível.

d) As causas menos frequentes são os procedimentos cirúrgicos e traumas.

59. O tratamento inicial para um paciente com 70% de superfície corporal queimada por água quente inclui:

a) Expansão volêmica com coloide nas primeiras 24 horas.

b) Há perda da proteção epidérmica, e, assim, para o diagnóstico de infecção de pele, tornam-se necessárias biópsia e cultura do material.

c) A dieta hipercalórica deve ser feita de forma precoce.

d) Procedimentos invasivos devem sempre ser evitados.

e) A profilaxia com heparina está indicada.

60. Marque a alternativa incorreta sobre a insuficiência respiratória no grande queimado:

a) A lesão inalatória cursa com broncospasmo, edema de vias aéreas superiores, obstrução de vias aéreas inferiores e *shunt* pulmonar.

b) O diagnóstico deve ter auxílio de exame complementar, geralmente tomografia computadorizada de tórax.

c) Intoxicação por monóxido de carbono deve ser tratada com oxigenoterapia a 100% e, em casos de carboxiemoglobina acima de 25%, lança-se mão de oxigenoterapia hiperbárica.

d) Os sinais clínicos da intoxicação por monóxido de carbono são subjetivos e podem passar despercebidos, como cefaleia, náuseas, falta de atenção ou até mesmo confusão, dependendo dos níveis do gás.

61. Assinale a alternativa errada sobre as alterações causadas por choques elétricos e raios:

a) A lesão miocárdica tem como causa básica o vasospasmo coronariano e a hipotensão secundária às arritmias.

b) As arritmias cardíacas mais frequentes são a taquicardia sinusal e extrassístoles ventriculares, porém a gravidade destas depende da voltagem e da intensidade da corrente elétrica.

c) A alcalose metabólica é o principal distúrbio metabólico relacionado ao choque elétrico.

d) A parada respiratória pós-choque elétrico é sempre secundária à parada cardíaca, não havendo comprometimento da função do centro respiratório induzido pela corrente elétrica.

62. Em relação aos pacientes vítimas de queimaduras, assinale a alternativa correta:

a) As lesões que põem em risco a vida do paciente com queimaduras devem ser identificadas na avaliação secundária e tratadas.

b) Os cuidados locais com curativos e analgesia deverão ter prioridade após a avaliação primária ter sido completada.

c) Todo paciente queimado deve ser atendido inicialmente como um traumatizado em potencial.

d) O médico deve identificar fatores que definem gravidade do paciente queimado, que são apenas a profundidade e a localização da queimadura.

63. Sobre o paciente vítima de queimadura, assinale a alternativa correta:

a) É critério de queimadura grave queimaduras de segundo grau com extensão de mais de 5% da superfície corporal no adulto.

b) Caso o paciente possa usar o trato gastrointestinal, toda medicação deve ser feita por via oral.
c) Todos os pacientes devem receber acesso venoso central, transfusão de concentrado de hemácias e albumina.
d) Usar preferencialmente soluções cristaloides aquecidas (fórmula de Parkland).

64. O método de acesso mais aceito para a nutrição em um paciente queimado em estado crítico é:
a) Gastrostomia percutânea.
b) Nasogástrica.
c) Parenteral.
d) Nasoenteral.

65. Paciente masculino, 60 anos, vítima de queimadura em extremidade inferior encontra-se com MSD muito edemaciado com dor intensa associada à diminuição de pulso radial. Neste caso, está indicado:
a) Embolectomia arterial.
b) Escarotomia e colocação de enxerto de pele.
c) Fasciotomia.
d) Amputação de membro.

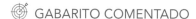

## GABARITO COMENTADO

1. **Resposta: d**

Existem poucas lesões que apresentam um espectro clínico tão amplo e um desafio tão significativo como as fraturas pélvicas. Alguns pacientes podem apresentar lesões mínimas, sem a necessidade de intervenção cirúrgica, enquanto outros podem necessitar de tratamento cirúrgico, reposição de hemoderivados, arteriografia e embolização. A pelve é formada por um anel extremamente resistente e sustentada por ligamentos, sendo necessária uma força de grande intensidade para ocasionar fraturas. São conhecidos três mecanismos básicos de fratura: a compressão lateral, a compressão anterossuperior e as lesões lineares verticais de cisalhamento, decorrentes das quedas de alturas.

A diferenciação de sangramento intra-abdominal e do sangramento da fratura, por vezes, pode se tornar uma tarefa difícil. O exame físico e o lavado peritoneal diagnóstico não são muito confiáveis. O ultrassom direcionado ao trauma (FAST) e a tomografia podem ser úteis para diagnosticar a lesão. Em razão do mecanismo de trauma violento, com grande lesão muscular envolvida, o paciente poderá apresentar níveis elevados de CPK e consequente rabdomiólise. Complicações pulmonares podem se associar a grandes traumas pélvicos secundários à contusão pulmonar, à insuficiência pós-traumática relacionada com a embolia ou ao distúrbio respiratório relacionado à infusão de líquidos. A síndrome de Ogilvie é condição clínica com sinais, sintomas e aparência radiológica de dilatação acentuada de cólon sem causa mecânica e pode complicar com o rompimento do cólon e sepse abdominal, e não se relaciona à fase inicial de fratura de bacia.

Bibliografia
1. Coccolini F, Stahel PF, Montori G, Biffl W, Horer TM, Catena F, et al. Pelvic trauma: WSES classification and guidelines. World J Emerg Surg. 2017;12:5.

2. **Resposta: c**

É preocupante o potencial desenvolvimento do chamado "ciclo vicioso do sangramento". Esse ciclo de coagulopatia, após exsanguinação, ocorre por vários mecanismos e pode levar à hipotermia e à acidose. Isso gera mais sangramento e uma espiral progressiva, podendo levar o paciente à morte. O controle de danos advoga a abreviação da laparotomia e outros procedimentos cirúrgicos, após o controle inicial do sangramento e da contaminação ter sido feito. A reoperação programada também faz parte da estratégia cirúrgica. O tratamento envolve três tempos:

- Laparotomia abreviada com controle rápido da hemorragia e da contaminação, as hemorragias provenientes das lesões esplênicas podem ser controladas por sutura do parênquima, e os hematomas retroperitoneais podem exigir embolização e tamponamento por compressas.
- Reanimação em UTI com a reposição de fluidos e hemoderivados, corrigindo-se a coagulopatia, a acidose e a hipotermia. Assim que houver estabilização do quadro, o próximo tempo será realizado.
- Reoperação programada com tratamento de todas as lesões, retirada de compressas e síntese da parede.

Duas situações merecem destaque em relação às reoperações não programadas: o sangramento persistente (principal causa), provavelmente decorrente da falha de identificação de foco hemorrágico ativo durante a laparotomia abreviada, e a síndrome compartimental abdominal.

## Bibliografia

1. Cohen MJ, Christie SA. Coagulopathy of trauma. Crit Care Clin. 2017;33(1):101-18.

### 3. Resposta: c

A síndrome do esmagamento é descrita como um conjunto de manifestações sistêmicas resultantes da lesão à célula muscular em decorrência da pressão ou do esmagamento. Após algumas horas de liberação de fluxo arterial, instala-se a oligúria e a urina apresenta-se com coloração acastanhada, em virtude da presença de mioglobina livre no plasma. A presença de mioglobina na urina só pode ser confirmada por meio de testes bio-

químicos, espectrofotométricos e imunológicos. Clinicamente, diferencia-se a mioglobinúria da hemoglobinúria levando-se em conta a coloração do plasma. A urina escura em presença de plasma claro ocorre na mioglobinúria, ao passo que nas hemólises a coloração do plasma se altera. A mioglobinúria associada à hipovolemia é a principal causa de insuficiência renal aguda.

## Bibliografia

1. Li N, Wang X, Wang P, Fan H, Hou S, Gong Y. Emerging medical therapies in crush syndrome – progress report from basic sciences and potential future avenues. Ren Fail. 2020;42(1):656-66.

### 4. Resposta: a

O exame mais específico para avaliar o paciente com suspeita de lesão abdominal após trauma é a tomografia computadorizada do abdome, que além de identificar a presença de líquido na cavidade abdominal define o órgão ou os órgãos acometidos e o grau de lesão orgânica.

## Bibliografia

1. ATLS: Advanced Trauma Life Support, 10.ed, 2019.
2. Tallo FS, Lopes AC. Tratado de medicina de urgência e emergência, 2 v. São Paulo: Atheneu; 2018.

### 5. Resposta: d

Das alternativas apresentadas, a que define a necessidade de laparotomia é a presença do pneumoperitônio que indica uma lesão de víscera oca, as outras alternativas não necessariamente necessitam de laparotomia.

## Bibliografia

1. ATLS, Advanced Trauma Life Support, 10.ed. 2019.
2. Tallo FS, Lopes RD, Lopes AC, Baitello AL. Atendimento ao paciente vítima de trauma: abordagem para o clínico. Série Emergências Clínicas Brasileiras. São Paulo: Atheneu; 2016.

6. Resposta: a

As lesões penetrantes por arma branca na região do flanco e do dorso do abdome em pacientes estáveis podem ser tratadas conservadoramente desde que esteja disponível tomografia computadorizada do abdome com contraste e condições de seguimento intensivo do paciente e não sendo obrigatoriamente indicada a laparotomia exploradora.

Bibliografia

1. ATLS, Advanced Trauma Life Support, 10.ed. 2019.
2. Tallo FS, Lopes AC. Tratado de medicina de urgência e emergência, 2 v. São Paulo: Atheneu; 2018.

7. Resposta: b

As alternativas a, c e d estão incorretas, pois os casos de trauma penetrante por arma de fogo, nos quais há estabilidade hemodinâmica e alto potencial de destruição, atingindo qualquer região do abdome, devem ser submetidos à laparotomia na grande maioria das vezes. Entre as indicações de tratamento cirúrgico do trauma abdominal penetrante, o ferimento por arma de fogo (FAF) com trajeto transperitoneal é uma delas.

Bibliografia

1. Tallo FS, Lopes RD, Lopes AC, Baitello AL. Atendimento ao paciente vítima de trauma: abordagem para o clínico. Série Emergências Clínicas Brasileiras. São Paulo: Atheneu; 2016.
2. Tallo FS, Lopes AC. Tratado de medicina de urgência e emergência, 2 v. São Paulo: Atheneu; 2018.

8. Resposta: d

Um paciente com trauma abdominal apresentando hemorragia aguda inicialmente é tratado com reposição de 1 L de soro fisiológico e é avaliada a resposta após a infusão de cristaloide nos pacientes com choque grau 3 ou 4, após inicia-se a infusão de hemoderivado. O hemograma nos momentos iniciais não é um bom guia para orientar a reposição de volume ou a transfusão.

Bibliografia

1. ATLS, Advanced Trauma Life Support, 10.ed. 2019.
2. Tallo FS, Lopes AC. Tratado de medicina de urgência e emergência, 2 v. São Paulo: Atheneu; 2018.

9. Resposta: c

O método mais sensível para o diagnóstico de hemoperitônio é o lavado peritoneal diagnóstico com uma sensibilidade de 98%; método mais específico para o diagnóstico de lesão órgão-específica é a tomografia computadorizada de abdome, e o exame que pode ser inicialmente utilizado é não invasivo e facilmente repetido é o ultrassom de abdome.

Bibliografia

1. Tallo FS, Lopes RD, Lopes AC, Baitello AL. Atendimento ao paciente vítima de trauma: abordagem para o clínico. Série Emergências Clínicas Brasileiras. São Paulo: Atheneu; 2016.
2. Tallo FS, Lopes AC. Tratado de medicina de urgência e emergência, 2 v. São Paulo: Atheneu; 2018.

10. Resposta: c

O paciente com ferimento na transição toracoabdominal esquerda por arma branca sem instabilidade hemodinâmica e sem irritação peritoneal, porém que apresenta no toque retal sangue no dedo de luva que é indicativo de perfuração de víscera oca é indicação de laparotomia exploradora imediata.

Bibliografia

1. Tallo FS, Lopes RD, Lopes AC, Baitello AL. Atendimento ao paciente vítima de trauma: abordagem para o clínico. Série Emergências Clínicas Brasileiras. São Paulo: Atheneu; 2016.
2. Tallo FS, Lopes AC. Tratado de medicina de urgência e emergência, 2 v. São Paulo: Atheneu; 2018.

11. Resposta: b

No caso de paciente com choque e sinais de irritação peritoneal difusa que se apresenta com mais de 48 horas após o evento traumático, o mais provável é choque séptico.

## Bibliografia

1. ATLS, Advanced Trauma Life Support, 10.ed. 2019.
2. Tallo FS, Lopes AC. Tratado de medicina de urgência e emergência, 2 v. São Paulo: Atheneu; 2018.

### 12. Resposta: d

As indicações de laparotomia no trauma abdominal são: sinais de irritação peritoneal, choque e distensão abdominal e instabilidade hemodinâmica com exame positivo (ultrassom ou TC de abdome); nos ferimentos por arma de fogo, existe indicação formal de laparotomia na grande maioria dos casos; em ferimentos penetrantes por arma branca, a presença de evisceração ou choque é indicação de laparotomia .Outras indicações são a presença de pneumoperitônio ou toque retal positivo para sangue em pacientes com ferimento penetrante na cavidade abdominal.

## Bibliografia

1. ATLS, Advanced Trauma Life Support, 10.ed. 2019.
2. Tallo FS, Lopes RD, Lopes AC, Baitello AL. Atendimento ao paciente vítima de trauma: abordagem para o clínico. Série Emergências Clínicas Brasileiras. São Paulo: Atheneu; 2016.

### 13. Resposta: a

As alternativas b, c e d estão incorretas, pois as lesões uretrais contraindicam a cateterização vesical. A introdução do cateter deve ser precedida de exame do períneo e toque retal.

## Bibliografia

1. ATLS, Advanced Trauma Life Support, 10.ed. 2019.
2. Tallo FS, Lopes RD, Lopes AC, Baitello AL. Atendimento ao paciente vítima de trauma: abordagem para o clínico. Série Emergências Clínicas Brasileiras. São Paulo: Atheneu; 2016.

### 14. Resposta: b

As alternativas *a, c* e *d* estão incorretas, pois a uretrorragia, os hematomas, as equi-

moses perineais e os desvios de posição da próstata sugerem lesão de uretra.

## Bibliografia

1. ATLS, Advanced Trauma Life Support, 10.ed. 2019.
2. Tallo FS, Lopes RD, Lopes AC, Baitello AL. Atendimento ao paciente vítima de trauma: abordagem para o clínico. Série Emergências Clínicas Brasileiras. São Paulo: Atheneu; 2016.

### 15. Resposta: d

Das alternativas apresentadas, a, b e c são indicações de laparotomia. Já a elevação de leucócitos e amilase não necessariamente é indicação de laparotomia.

## Bibliografia

1. ATLS, Advanced Trauma Life Support, 10.ed. 2019.
2. Tallo FS, Lopes RD, Lopes AC, Baitello AL. Atendimento ao paciente vítima de trauma: abordagem para o clínico. Série Emergências Clínicas Brasileiras. São Paulo: Atheneu; 2016.

### 16. Resposta: b

O trauma torácico é uma causa importante de morte. Uma grande parte destes pacientes morre logo após chegar ao hospital, e muitos desses óbitos poderiam ser evitados por meio de medidas diagnósticas e terapêuticas imediatas. A toracotomia se faz necessária em menos de 10% dos traumas contusos, e em 15% a 30% das lesões torácicas penetrantes. As principais prioridades de manejo de pacientes com trauma de parede torácica são assegurar a permeabilidade das vias aéreas, iniciar suporte de ventilação adequados e administrar oxigênio e o tratamento do choque. Para estabelecermos um diagnóstico, é importante conhecer o mecanismo de trauma, início e progressão dos sintomas e a história médica pregressa. Na entrada do paciente, na sala de emergência, ele deverá ser monitorizado com cardioscopia e oximetria. O exame físico deve incluir inspeção do tórax com verificação de expansibilidade, simetria, presença de hematomas, equimose, lacerações, abrasões, ferimentos abertos; palpação em busca de crepitação, enfisema subcutâneo, dor localizada; percussão: se hipertimpanismo ou macicez, pensar em pneumo e hemotórax; e ausculta do murmúrio vesicular: se ausente, descartar a presença de hemotórax e pneumotórax. Na avaliação primária deve ser solicitada radiografia (Rx) de tórax e gasometria arterial.

O tamponamento cardíaco resulta mais comumente de ferimentos penetrantes, embora os traumas contusos também possam causar derrame pericárdico. O saco pericárdico é uma membrana inelástica, e apenas uma pequena quantidade de sangue é suficiente para restringir a atividade cardíaca, interferindo no enchimento cardíaco. O diagnóstico pode ser difícil, e tríade do tamponamento-tríade de Beck consiste em elevação da pressão venosa, hipotensão e abafamento de bulhas. O tratamento inclui o esvaziamento do saco pericárdico pela pericardiocentese.

O trauma cardíaco contuso pode resultar em contusão do músculo miocárdico, ruptura de câmaras cardíacas ou laceração valvular. Os doentes podem se queixar de desconforto torácico, que pode ser confundido em virtude dos traumatismos de parede torácica. As sequelas importantes são a hipotensão, anormalidades de condução diagnosticadas ao ECG e anormalidades de motilidade da parede do miocárdio. No ECG, podemos observar extrassistolia ventricular, taquicardia sinusal, fibrilação atrial, bloqueio de ramo e alterações do ST. A monitorização cardíaca contínua deve ser realizada nas primeiras 24 h, em que o risco de desenvolvimento de arritmias súbitas é mais elevado.

No pneumotórax hipertensivo, o politraumatizado apresenta sinais de instabilidade hemodinâmica, expansibilidade e murmúrio vesicular ausentes no local da lesão e hipertimpanismo à percussão. Tardiamente observamos o desvio de traqueia e cianose. O tratamento inclui a descompressão torácica no segundo espaço intercostal na linha hemiclavicular, seguido da drenagem torácica em selo d'água.

A ruptura traumática do diafragma é mais facilmente diagnosticada do lado esquerdo, provavelmente, porque o fígado possa diminuir as lesões à direita. O trauma contuso produz lesões radiais no músculo que podem levar a herniações. A avaliação radiológica inicial pode ser erroneamente interpretada como elevação da cúpula diafragmática, dilatação gástrica aguda, hemopneumotórax loculado e contusão pulmonar. Na suspeita de lesão diafragmática à esquerda, deve-se passar uma sonda nasogástrica e observá-la ao Rx. Procedimentos contrastados e endoscópicos também são utilizados para confirmação diagnóstica. Raramente é realizado o diagnóstico de hérnia diafragmática direita no período pós-traumático imediato, em razão do bloqueio do fígado a herniações da cavidade torácica. Imagem sugestiva de elevação de hemicúpula direita pode ser útil para o diagnóstico.

A ruptura traumática de aorta é uma causa comum de morte súbita, após colisões de automóveis ou queda de grande altura. Os doentes potencialmente tratáveis costumam ter uma ruptura incompleta perto do ligamento arterioso da aorta, e a manutenção da integridade da camada adventícia ou o hematoma contido previnem a morte imediata. Sinais e sintomas específicos estão frequentemente ausentes. Alguns sinais radiológicos podem estar presentes, como alargamento do mediastino, apagamento do botão aórtico, desvio da traqueia para a direita, apagamento da janela da artéria pulmonar, rebaixamento do brônquio-fonte esquerdo, desvio do esôfago, alargamento da faixa paratraqueal, alargamento das interfaces para espinhais, derrame extrapleural apical, hemotórax e fratura do primeiro e segundo arcos intercostais ou escápula. A tomografia helicoidal de tórax tem se mostrado um método acurado para triagem de doentes com suspeita de lesão de aorta torácica. A ecografia transesofagiana também pode ser utilizada, com a vantagem de ser menos invasiva. O método padrão é a arteriografia. O tratamento pode incluir a sutura primária da aorta, até a ressecção da área traumatizada com interposição de um enxerto.

## Bibliografia

1. Schulz-Drost S. Thoraxtrauma: Aktuelles zum interdisziplinären Management von Thoraxwand – und Organverletzungen [Thoracic trauma: Current aspects on interdisciplinary management of thoracic wall and organ injuries]. Unfallchirurg. 2018;121(8):594-5.

## 17. Resposta: d

A traqueostomia constitui uma incisão ou abertura efetuada na traqueia que leva à formação de um orifício, o traqueostoma, e permite uma exteriorização da luz traqueal. A manutenção dessa abertura por meio de uma cânula no interior da traqueia constitui a chamada traqueostomia. As vantagens da traqueostomia incluem a possibilidade de realimentação oral precocemente, desmame com maior segurança da ventilação mecânica, facilidade na higiene brônquica e maior mobilidade ao paciente no leito.

## Bibliografia

1. Bontempo LJ, Manning SL. Tracheostomy Emergencies. Emerg Med Clin North Am. 2019;37(1):109-19.

## 18. Resposta: b

A toracostomia por drenagem é um procedimento comum na prática clínica, doloroso, que pode ser realizado por qualquer médico, com treinamento prévio, apesar de ser um procedimento que não está isento de riscos e complicações. O objetivo é evacuar ar e líquidos pela inserção de um dreno estéril dentro do espaço pleural. A presença de fluidos e ar no espaço pleural pode levar a alterações na ventilação e consequente piora das trocas gasosas. Os sintomas e a gravidade serão dependentes do volume e da rapidez com que os fluidos e o ar se acumulem. A drenagem torácica é realizada no 4º ou 5º espaço intercostal na linha axilar anterior. Não se recomenda a antibioticoterapia profilática. O pneumotórax hipertensivo se caracteriza por instabilidade hemodinâmica, assimetria torácica, estase jugular e hipertimpanismo à percussão. Tardiamente podem surgir cianose e desvio da traqueia. De acordo com o novo protocolo ATLS pode ser feita a descompressão torácica no 2º espaço intercostal assim como já pode ser realizada entre o 4º e 5º espaço seguido da drenagem torácica em selo d'água no mesmo local. O diagnóstico é clínico, não sendo necessária a realização de radiografia antes do procedimento.

## Bibliografia

1. Hess DR. Inhaled carbon monoxide: from toxin to therapy. Respir Care. 2017;62(10):1333-42.
2. ATLS, Advanced Trauma Life Support, 10ª ed, 2019.

## 19. Resposta: b

O trauma cardíaco fechado pode resultar em contusões do músculo cardíaco, ruptura de câmaras cardíacas, dissecção e/ou trombose de artérias coronárias ou laceração valvular. O diagnóstico de contusão cardíaca é confirmado pelo início súbito de anormalidades do ECG da admissão ou hipotensão que não é explicada pelas lesões. Os achados de autópsia em pacientes que morreram de lesões cardíacas incluem lacerações do coração, ruptura de válvulas, hematoma miocárdico transmural ou raramente oclusão de artéria coronariana principal induzida traumaticamente. A presença de lesões significativas associadas, ferimentos por arma de fogo, laceração de vasos coronarianos, lesões de múltiplas câmaras bem como atraso do diagnóstico e tratamento são fatores prognósticos desfavoráveis. No trauma, apenas 100 a 200 mL de líquido podem causar tamponamento se houver um acúmulo rápido e o pericárdio não tiver tido tempo suficiente de se distender. Em contrapartida, em pacientes clínicos, os derrames que se acumulam lentamente podem alcançar tamanhos volumosos sem sintomas.

## Bibliografia

1. Ketai L, Primack SL. Thoracic trauma. In: Hodler J, Kubik-Huch RA, von Schulthess GK, editors. Diseases of the chest, breast, heart and vessels 2019-22: Diagnostic and Interventional Imaging. Cham: Springer; 2019. Chapter 12.

## 20. Resposta: b

O paciente apresentou um quilotórax secundário ao trauma torácico, que constitui a segunda maior causa de quilotórax. O trauma penetrante fechado ou aberto e os procedimentos cirúrgicos correspondem à maior incidência de casos de quilotórax. O diagnóstico é sugerido pela presença de líquido de aspecto leitoso, obtido na toracocentese. A dosagem de triglicerídeos no líquido pleural acima de 110 mg/dL confirma a presença de quilotórax. A terapia mais conservadora inicia-se com dieta hipogordurosa com triglicerídeos de cadeia média e drenagem torácica em selo d'água. A expansão pulmonar nesses casos é essencial, pois a aposição da pleura sobre a fístula acelera o seu fechamento. A drenagem ainda permite o controle do débito diário da fístula do ducto torácico, facilitando o controle das perdas hidroeletrolíticas. A nutrição parenteral total com jejum oral é utilizada, uma vez que tanto as dietas pobres em TG quanto as que possuem TG de cadeia

média podem aumentar o débito do quilo. Após a redução do débito da fístula, pode-se optar pela pleurodese.

## Bibliografia

1. Rodríguez-Hidalgo LA, Concepción-Urteaga LA, Cornejo-Portella JL, Alquizar-Horna ON, Aguilar-Villanueva DA, Concepción-Zavaleta MJ, et al. A case report of tuberculous chylothorax. Medwave. 2019;19(5):e7655.

## 21. Resposta: c

O trauma de tórax é uma importante causa de morte, sendo que muitas dessas mortes poderiam ser evitadas com medidas diagnósticas e terapêuticas imediatas. Podemos observar que dos pacientes que apresentam trauma torácico fechado apenas 10% necessitarão de toracotomia de emergência, e, dos traumas penetrantes, 15% a 30%. Fazem parte do tratamento desses pacientes medidas relativamente simples, como intubação orotraqueal, ventilação mecânica, drenagem torácica e reanimação com líquidos. Faz parte dos exames subsidiários da avaliação primária a radiografia de tórax na incidência AP. Uma grande parte dos doentes que foram vítimas de trauma torácico, bem como aqueles que sofreram asfixia traumática, apresenta bom prognóstico. A causa mais comum de hemotórax é a laceração pulmonar ou ruptura de um vaso intercostal ou da artéria mamária interna em decorrência do trauma penetrante ou fechado. Lembrando que o manejo de fluidos deve ser criterioso. Excesso de fluidos leva à diluição de fatores de coagulação com pior hemostasia, além de piores desfechos na contusão pulmonar.

## Bibliografia

1. Schreyer C, Schwab R. Management of thoracic trauma and intrathoracic injuries. Chirurg. 2020;91(6):517-30.

2. Azevedo LCP, Taniguchi LU, Ladeira JP, Besen BAMP. Medicina intensiva: abordagem prática, 5.ed. Santana de Parnaíba: Manole; 2022. p. 928.

## 22. Resposta: c

A lesão do esôfago, embora relativamente rara, é um desafio em virtude da complexidade de suas apresentações, seu manejo e suas várias opções de tratamento. Apesar do avanço das técnicas, a morbidade e mortalidade das lesões continuam altas. Alguns aspectos devem ser destacados, como a falta de proteção da traqueia e do esôfago, a falta de uma cobertura serosa, a irrigação sanguínea segmentar com pouca circulação colateral, a proximidade com a traqueia e os planos dos espaços paraesofágicos e pré-vertebrais se comunicarem livremente como mediastino. Uma das opções de tratamento para correção da lesão descrita é a realização de debridamento, exteriorização do esôfago, utilização de antibioticoterapia profilática contra germes da pele e da flora oral e passagem de sonda nasoentérica para realizar a nutrição enteral precoce. Lembrando que quando o tratamento cirúrgico é realizado nas primeiras horas após o trauma o prognóstico é mais satisfatório.

## 23. Resposta: c

A toracocentese consiste na manutenção de um cateter no espaço pleural para coleta de amostras (diagnóstico) ou drenagem (terapêutica) de coleções líquidas pleurais. A punção pode ser realizada com segurança na ausência de transtornos de hemostasia, nos derrames que se estendem por mais de 10 mm da parede torácica interna na radiografia em decúbito lateral. Na presença de derrames loculados, torna-se necessário o auxílio da punção guiada por US ou CT. As complicações mais comuns da toarcocentese incluem pneumotórax, hemotórax, laceração de vasos in-

tercostais, sangramento da parede torácica e formação de hematoma e a formação de fístula broncopleural.

## Bibliografia

1. Godfrey MS, Bramley KT, Detterbeck F. Medical and surgical management of empyema. Semin Respir Crit Care Med. 2019;40(3):361-74

## 24. Resposta: c

A entrada de gás no sistema vascular é um risco em diversas práticas clínicas e é associada a mortalidade e morbidade importantes. Independentemente da causa, atenção e cuidado em diversos procedimentos podem evitá-la. O tratamento envolve, inicialmente, cuidados básicos de ressuscitação e manutenção de condições respiratórias, cardiovasculares e neurológicas. Podemos considerar medidas fundamentais: administração de oxigênio em altas concentrações, expansão volêmica e oxigenoterapia hiperbárica. No passado se recomendava a utilização da posição de Trendelemburg, com a cabeça em nível mais baixo que as pernas, a fim de evitar que bolhas de gás ainda presentes na circulação e nas câmaras cardíacas atingissem o cérebro. Evidências recentes revelam que essa posição pode agravar o edema cerebral que se desenvolve nesses pacientes. A recomendação atual é a manutenção do decúbito horizontal simples.

## Bibliografia

1. Malik N, Claus PL, Illman JE, Kligerman SJ, Moynagh MR, Levin DL, et al. Air embolism: diagnosis and management. Future Cardiol. 2017;13(4):365-78.

## 25. Resposta: d

A lesão cardíaca pode variar desde a contusão cardíaca até a ruptura de câmaras cardíacas e lesões valvulares. A câmara mais acometida é o ventrículo direito, em virtude de sua posição anatômica anterior, próxima ao esterno. Nos traumas penetrantes, a hemorragia pode levar ao tamponamento cardíaco ou a vultosas perdas volêmicas. A abordagem inicial desses doentes deve seguir sistematicamente as indicações preconizadas para o atendimento inicial do politraumatizado. Nos doentes com trauma penetrante que se apresentam instáveis, além da abordagem inicial ao politraumatizado, poderá ser realizada uma toracotomia de emergência. Os doentes estáveis devem ser submetidos a avaliação radiológica para verificação da trajetória e para descartar outras prováveis lesões. No trauma fechado pode ocorrer a dissecção das artérias coronárias; entretanto, essa situação não é tão frequente.

### Bibliografia

1. Morley EJ, English B, Cohen DB, Paolo WF. Blunt cardiac injury: emergency department diagnosis and management. Emerg Med Pract. 2019;21(3):1-20.
2. ATLS, Advanced Trauma Life Support, 10ª ed, 2019.

### 26. Resposta: c

A ruptura aórtica traumática é uma causa comum de morte súbita após colisões de automóveis ou quedas de grandes alturas. Se o doente sobrevive ao evento inicial, a recuperação costuma ser possível desde que a ruptura aórtica seja identificada e tratada precocemente. Sinais e sintomas específicos de ruptura de aorta estão frequentemente ausentes. Deve haver alto índice de suspeição pelo mecanismo de trauma, e alguns achados radiológicos podem auxiliar no diagnóstico, como alargamento do mediastino, obliteração do cajado aórtico, desvio da traqueia para a direita, rebaixamento do brônquio fonte esquerdo, elevação do brônquio fonte direito, desvio do esôfago, hemotórax à esquerda e fratura de primeiro e segundo arcos costais.

### Bibliografia

1. Ben Hammamia M, Ben Mrad M, Ziadi J, Derbel B, Miri R, Ben Abdelaziz E, et al. Endovascular repair of traumatic aortic isthmic rupture: early and mid-term results. J Med Vasc. 2020;45(5):254-9.

### 27. Resposta: b

O achado apresentado na radiografia de sinais hidroaéreos no tórax e a presença da sonda nasogástrica no tórax, após traumatismo toracoabdominal é indicativo de uma hérnia diafragmática do lado esquerdo e a conduta imediata mais frequentemente adotada é a laparotomia exploradora.

### Bibliografia

1. ATLS, Advanced Trauma Life Support, 10ª ed, 2019.
2. Tallo FS, Lopes AC. Tratado de medicina de urgência e emergência, 2 vols, 1. ed. São Paulo: Atheneu; 2018.

### 28. Resposta: c

O paciente, após ferimento por arma branca no hemitórax direito, apresenta instabilidade respiratória e hemodinâmica pelos dados clínicos apresentados e a lesão está localizada no hemitórax direito, diante destes achados e da presença do hipertimpanismo no hemitórax direito. A hipótese mais adequada é pneumotórax hipertensivo.

### Bibliografia

1. ATLS, Advanced Trauma Life Support, 10ª ed, 2019.
2. Tallo FS, Lopes AC. Tratado de medicina de urgência e emergência, 2 vols, 1. ed. São Paulo: Atheneu; 2018.

### 29. Resposta: d

A primeira medida após realização de procedimento de emergência deve ser checar se o procedimento foi adequado e se o sistema está em funcionamento. No caso da drenagem de tórax a primeira medida após a realização do procedimento é reavaliar o sistema de drenagem de tórax.

### Bibliografia

1. ATLS, Advanced Trauma Life Support, 10ª ed, 2019.
2. Tallo FS, Lopes AC. Tratado de medicina de urgência e emergência, 2 vols, 1. ed. São Paulo: Atheneu; 2018.

## 30. Resposta: a

A maioria dos portadores de hemotórax é tratado com a simples drenagem de tórax em cerca de 80%; nas lesões transfixantes do mediastino é fundamental afastar lesões das vias aéreas e digestivas, então traqueia e esôfago devem ser avaliados. O melhor método para avaliar o diagnóstico e a gravidade da contusão pulmonar é a tomografia computadorizada. Em situações de transporte do paciente traumatizado ou outros procedimentos que necessitem de anestesia geral deve ser considerada a drenagem profilática do espaço pleural.

### Bibliografia

1. ATLS, Advanced Trauma Life Support, 10ª ed, 2019.
2. Tallo FS, Lopes RD, Lopes AC, Baitello AL. Atendimento ao paciente vítima de trauma: abordagem para o clínico. Série Emergências Clínicas Brasileiras. São Paulo: Atheneu; 2016.

## 31. Resposta: a

As alternativas b, c e d estão corretas, pois antes do encaminhamento, o paciente deve ser completamente examinado, e todos os procedimentos médicos necessários para a estabilização devem ser realizados. A transferência somente será processada após a identificação e o tratamento inicial das condições que impliquem risco de morte. É obrigatória a comunicação prévia entre o médico que encaminha e aquele que vai receber o paciente diretamente e/ou via Central de Regulação Médica. Todos os dados relacionados à história do trauma e às avaliações primária e secundária devem ser informados ao médico que receberá o traumatizado. Durante o transporte, o paciente grave ou potencialmente grave deverá ser preferencialmente acompanhado por médico, tendo suas condições clínicas continuamente controladas. Quando o paciente requerer tratamento que ultrapassa os recursos humanos, materiais e tecnológicos da instituição, ele deve ser transferido sem perda de tempo para um centro de maior complexidade. A necessidade de transferência deve ser estabelecida precocemente. Procedimentos ou exames que não vão ser tratados no local de origem devem ser evitados.

### Bibliografia

1. Mackersie RC. Pitfalls in the evaluation and resuscitation of the trauma patient. Emerg Med Clin North Am. 2010;28(1):1-27.
2. PHTLS: Atendimento pré-hospitalar ao traumatizado-básico e avançado, 9ª ed. Rio de Janeiro: Elsevier; 2018.
3. Tallo FS, Lopes AC. Tratado de medicina de urgência e emergência, 2 vols, 1. ed. São Paulo: Atheneu; 2018.

## 32. Resposta: a

O paciente se apresenta com sinais evidentes de choque, após ferimento penetrante no hemitórax direito; as medidas iniciais da avaliação primária (ABC) estão sendo realizadas. A principal causa de choque no paciente traumatizado é a hemorragia nas cavidades corporais (tórax e abdome) e deve se afastar as causas não hemorrágicas de choque. Em pacientes adultos traumatizados, as causas de choque não hemorrágico incluem tamponamento cardíaco e pneumotórax hipertensivo. Essas lesões são mais bem detectadas pelo exame físico e pela avaliação ultrassonográfica (E-FAST).

### Bibliografia
1. ATLS, Advanced Trauma Life Support, 10ª ed, 2019.
2. Tallo FS, Lopes AC. Tratado de medicina de urgência e emergência, 2 vols, 1. ed. São Paulo: Atheneu; 2018.

### 33. Resposta: a
Diante de um paciente com sinais de choque em que o exame físico não evidencia sinais de sangramento no tórax e na pelve e ausência de sinais de tamponamento cardíaco e pneumotórax hipertensivo a hipótese mais provável é choque hemorrágico.

### Bibliografia
1. ATLS, Advanced Trauma Life Support, 10ª ed, 2019.
2. Tallo FS, Lopes AC. Tratado de medicina de urgência e emergência, 2 vols, 1. ed. São Paulo: Atheneu; 2018.

### 34. Resposta: c
O tratamento inicial do hemotórax maciço consiste na drenagem torácica e reposição volêmica vigorosa. O sangue coletado da cavidade pleural pode ser infundido por via venosa (autotransfusão). A drenagem de volume sanguíneo superior a 2 a 3 mL/kg por hora, nas horas subsequentes à drenagem, indica a necessidade de toracotomia exploradora.

### Bibliografia
1. ATLS, Advanced Trauma Life Support, 10ª ed, 2019.
2. Tallo FS, Lopes AC. Tratado de medicina de urgência e emergência, 2 vols, 1. ed. São Paulo: Atheneu; 2018.

### 35. Resposta: d
No paciente estável, com suspeita de pneumotórax, antes da drenagem de tórax em selo d'agua que é o tratamento específico recomendado, deve ser realizada a radiografia de tórax para definição diagnóstica.

### Bibliografia
1. ATLS, Advanced Trauma Life Support, 10ª ed, 2019.
2. Tallo FS, Lopes AC. Tratado de medicina de urgência e emergência, 2 vols, 1. ed. São Paulo: Atheneu; 2018.

### 36. Resposta: c
A contusão pulmonar é a lesão torácica potencialmente letal, localizada no parênquima pulmonar, mais frequentemente observada no trauma contuso. Para os casos mais leves, a observação rigorosa, o controle da dor e a infusão criteriosa de líquidos e fisioterapia respiratória são medidas terapêuticas eficazes. Nos casos graves, que evoluem com hipoxemia refratária e insuficiência respiratória, a ventilação mecânica invasiva ou não invasiva é necessária. A drenagem torácica não tem indicação.

A presença de 1.500 mL de sangue ou mais de sangue na cavidade pleural é definida como hemotórax maciço. O paciente apresenta-se em estado grave, com hipotensão arterial e dificuldade respiratória com murmúrio vesicular abolido no hemitórax afetado. As veias do pescoço podem estar ingurgitadas ou em colapso.

A avaliação primária e a reanimação têm por função minimizar os riscos à vida do paciente traumatizado, e o pneumotórax hipertensivo pode evoluir em poucos minutos após o trauma, sendo então fundamental o seu reconhecimento e tratamento precoce.

As fraturas de primeiros arcos costais (primeiro a terceiro) são indicativas de trauma de alta energia cinética, uma vez que elas estão protegidas pela escápula, clavícula e membro superior, podendo associar-se a lesões pulmonares graves e trauma de aorta e grandes vasos.

## Bibliografia
1. ATLS, Advanced Trauma Life Support, 10ª ed, 2019.
2. Tallo FS, Lopes AC. Tratado de medicina de urgência e emergência, 2 vols, 1. ed. São Paulo: Atheneu; 2018.

## 37. Resposta: b
Na avaliação do ferimento penetrante do trauma de tórax, a distensão das veias do pescoço, isoladamente, não é compatível com o choque hipovolêmico.

## Bibliografia
1. ATLS, Advanced Trauma Life Support, 10ª ed, 2019.
2. Tallo FS, Lopes RD, Lopes AC, Baitello AL. Atendimento ao paciente vítima de trauma: abordagem para o clínico. Série Emergências Clínicas Brasileiras. São Paulo: Atheneu; 2016.

## 38. Resposta: b
A contusão cardíaca é relatada em até 10% dos traumas, porém está relacionada com alta mortalidade. Lembrando que o tratamento é direcionado para a anormalidade encontrada. Arritmias e distúrbios da condução devem ser manejados da mesma forma que fora do contexto de trauma. Lesões valvares podem demandar correção cirúrgica. Inotrópicos podem ser necessários nos casos de baixo débito.

## Bibliografia
1. ATLS, Advanced Trauma Life Support, 10ª ed, 2019.
2. Medicina intensiva : abordagem prática / editores Luciano César Pontes de Azevedo. [et al]. – 5. Ed., ver. E atual. – Santana de Parnaíba [SP]: Manole, 2022 pg 926

## 39. Resposta: d
O dreno de tórax deve sempre permanecer em posição reta porém abaixo do nível do paciente para que o sistema seja eficaz. As demais alternativas estão corretas.

## Bibliografia
1. ATLS, Advanced Trauma Life Support, 10ª ed, 2019.
2. Azevedo LCP, Taniguchi LU, Ladeira JP, Besen BAMP. Medicina intensiva: abordagem prática, 5.ed. Santana de Parnaíba: Manole; 2022. p. 929.

## 40. Resposta: a
As lesões difusas ou inerciais são decorrentes do mecanismo de aceleração e desaceleração e se associam a traumas de alta velocidade, como quedas de moto e acidentes com automóveis, quedas e esporte. Normalmente, ocorrem sem que haja impacto direto no crânio e, dessa forma, não são encontrados sinais externos de trauma. O substrato das lesões difusas é produzido pelo dano axonal, que pode ser apenas funcional ou anatômico. O politraumatizado pode se encontrar assintomático ou apresentar lesões mais severas, que podem incluir alterações de memória, coma e morte. Do ponto de vista anatômico, são três os principais elementos determinantes das lesões inerciais: a velocidade, a magnitude e a direção do movimento.

A concussão cerebral leve é a forma mais benigna das lesões difusas, e não há perda da consciência. O paciente se apresenta confuso e desorientado, podendo ser encontrada amnésia retrógrada.

Na concussão cerebral clássica ocorre perda de consciência com duração de alguns minutos até algumas horas. O politraumatizado pode acordar confuso, desorientado e com amnésia.

A lesão axonal difusa (LAD) é a forma mais grave das lesões difusas, com perda de consciência maior que 6 horas. Pode ser classificada em leve, moderada e grave. Na forma leve, a perda de consciência se prolonga por um período de 6 a 24 horas, sendo pouco frequente, representando 19% dos casos de LAD. A forma moderada do coma é mais prolongada, sendo maior que 24 horas, mas não há comprometimento do tronco cerebral. É a forma mais frequente de LAD (45% dos casos), e os pacientes podem permanecer em coma por dias a semanas antes de sua recuperação. Alguns pacientes terão uma recuperação parcial, com sequelas de memória, personalidade, cognitivas e intelectuais. Cerca de 28% dos doentes podem morrer em razão de complicações do coma prolongado. A forma grave pode estar associada à ruptura de um número variável de axônios em ambos os hemisférios, e a lesão pode se estender para o tronco e diencéfalo. Os doentes podem permanecer em coma por muitos meses. Sinais de sofrimento de diencéfalo e tronco podem ser observados, como postura de descerebração, hipertensão, sudorese, hipertermia e alteração do padrão ventilatório. As sequelas e as deficiências serão numerosas e acentuadas. Cerca de 50% das vítimas de LAD morrem na fase aguda ou em virtude de complicações do coma prolongado.

As lesões focais decorrem por contato direto e se relacionam a traumas de baixa velocidade e englobam fraturas de crânio, hematomas extradurais, subdurais, intracerebrais e contusões cerebrais.

Segue a tabela de Marshal com a classificação tomográfica das lesões difusas.

## Bibliografia

1. Khellaf A, Khan DZ, Helmy A. Recent advances in traumatic brain injury. J Neurol. 2019;266(11): 2878-89.

## Classificação tomográfica de Marshall

| Lesão tipo I | Nenhuma patologia visível na TC. |
|---|---|
| Lesão tipo II | Cisternas visíveis com desvio da linha média de 0-5 mm e/ou lesões de densidade presentes. Lesão mista maior que 25 mL pode incluir fragmentos ósseos ou corpos estranhos. |
| Lesão tipo III | Cisternas basais comprimidas ou ausentes, com desvio de linha média de 0-5 mm (*swelling*) sem lesões de densidade alta ou mistas maiores que 25 mL. |
| Lesão tipo IV | Desvio de linha média maior que 5 mm, ausência de lesões de densidade alta ou mista maiores que 25 mL. |
| Lesão tipo V | Qualquer lesão cirurgicamente evacuada, porém subdividimos entre HSD e HIC. |
| Lesão tipo VI | Lesão de densidade alta ou mista maior de 25 mL não cirurgicamente evacuada. |
| Lesão tipo VII | Lesão de tronco cerebral. |

Fonte: Revista Brasileira Terapia Intensiva, 2003;15(1).

## 41. Resposta: d

A TC de crânio revelou edema cerebral difuso e ausência de desvio de linha média, sem lesões de alta densidade ou mista, o que confere a classificação tipo III (ver tabela da classificação tomográfica de Marshall no comentário da questão 1).

## Bibliografia

1. Koenig MA. Cerebral edema and elevated intracranial pressure. Continuum (Minneap Minn). 2018; 24(6):1588-602.

## 42. Resposta: d

A afirmativa *d* está incorreta, pois os sinais de fratura de base de crânio são equimose periorbital (sinal do guaxinim), sangramento e saída de liquor pelo conduto auditivo ou pelo nariz, hemotímpano e o sinal de Battle (hematoma na região da mastoide).

## Bibliografia

1. ATLS, Advanced Trauma Life Support, 10ª ed, 2019.
2. Tallo FS, Lopes AC. Tratado de medicina de urgência e emergência, 2 vols, 1. ed. São Paulo: Atheneu; 2018.

### 43. Resposta: b

As alternativas *a*, *c* e d estão incorretas, pois o princípio fundamental a ser seguido no atendimento inicial do portador de traumatismo cranioencefálico deve ser evitar a lesão cerebral secundária (hipóxia e hipotensão) que agrava consideravelmente a lesão cerebral traumática e aumenta as taxas de mortalidade.

## Bibliografia

1. ATLS, Advanced Trauma Life Support, 10ª ed, 2019.
2. Tallo FS, Lopes AC. Tratado de medicina de urgência e emergência, 2 vols, 1. ed. São Paulo: Atheneu; 2018.

### 44. Resposta: b

Paciente com ferimento por arma de fogo e transfixante no abdome tem indicação de laparotomia, porém como apresenta trauma de crânio com sinal localizatório, está estável hemodinamicamente. A melhor conduta é realizar a tomografia computadorizada de crânio com tratamento cirúrgico/laparotomia a seguir.

## Bibliografia

1. ATLS, Advanced Trauma Life Support, 10ª ed, 2019.
2. Tallo FS, Lopes AC. Tratado de medicina de urgência e emergência, 2 vols, 1. ed. São Paulo: Atheneu; 2018.

### 45. Resposta: a

A conduta inicial para paciente com traumatismo cranioencefálico menor ou igual a oito e a entubação traqueal na avaliação primária.

## Bibliografia

1. ATLS, Advanced Trauma Life Support, 10ª ed, 2019.
2. Tallo FS, Lopes AC. Tratado de medicina de urgência e emergência, 2 vols, 1. ed. São Paulo: Atheneu; 2018.

### 46. Resposta: d

Os sinais clínicos de hipertensão intracraniana são bradicardia, hipertensão e podem ser acompanhados de sinais de herniação como anisocoria e rebaixamento do nível de consciência. Hipotensão arterial não é sinal de hipertensão intracraniana.

## Bibliografia

1. PHTLS. Atendimento pré-hospitalar ao traumatizado-básico e avançado, 9ª ed. Rio de Janeiro: Elsevier; 2018.
2. Tallo FS, Lopes AC. Tratado de medicina de urgência e emergência, 2 vols, 1. ed. São Paulo: Atheneu; 2018.

### 47. Resposta: b

Nos pacientes com suspeita de fratura de base de crânio não se deve passar sonda nasogástrica pelo risco de inserção da sonda no sistema nervoso central.

## Bibliografia

1. PHTLS. Atendimento pré-hospitalar ao traumatizado-básico e avançado, 9ª ed. Rio de Janeiro: Elsevier; 2018.
2. Tallo FS, Lopes AC. Tratado de medicina de urgência e emergência, 2 vols, 1. ed. São Paulo: Atheneu; 2018.

### 48. Resposta: d

A tomografia computadorizada de crânio é o principal exame para avaliação das vítimas com TCE e está indicada no trauma craniano grave e moderado (baseado na escala de Glasgow). Nos pacientes com trauma craniano leve existem indicações como perda de consciência, vômitos, anisocoria, fratura de base de crânio e outras, porém o trauma craniano leve sem perda de consciência não apresenta indicação de realização de tomografia de crânio.

## Bibliografia

1. ATLS, Advanced Trauma Life Support, 10ª ed, 2019.
2. Tallo FS, Lopes RD, Lopes AC, Baitello AL. Atendimento ao paciente vítima de trauma: abordagem para o clínico. Série Emergências Clínicas Brasileiras. São Paulo: Atheneu; 2016.

## 49. Resposta: d

A tríade de Cushing no trauma craniano corresponde a um mecanismo de defesa para compensação da hipertensão intracraniana. Os sinais evidenciados são: hipertensão arterial, bradicardia e bradipneia.

## Bibliografia

1. ATLS, Advanced Trauma Life Support, 10ª ed, 2019.

2. PHTLS, Atendimento pré-hospitalar ao traumatizado-básico e avançado, 9ª ed. Rio de Janeiro: Elsevier; 2018.

## 50. Resposta: c

No paciente traumatizado a hipercarbia deve ser evitada para prevenir a vasodilatação arterial cerebral que promove o aumento da pressão intracraniana.

## Bibliografia

1. ATLS, Advanced Trauma Life Support, 10ª ed, 2019.
2. Tallo FS, Lopes AC. Tratado de medicina de urgência e emergência, 2 vols, 1. ed. São Paulo: Atheneu; 2018.

## 51. Resposta: c

Avaliação da escala de Coma de Glasgow, apresentada na tabela a seguir, é fundamental para avaliar a gravidade dos pacientes com traumatismo cranioencefálico. Ela avalia três indicadores que são a melhor resposta verbal, melhor resposta motora e abertura ocular.

| | Resposta | | Pontuação |
|---|---|---|---|
| Ocular | Abertura | Espontânea | 4 |
| | | Após comando verbal | 3 |
| | | Após estímulo | 2 |
| | Ausência de resposta | | 1 |
| Melhor resposta motora | Após comando verbal | Correta | 6 |
| | Após estímulo doloroso | Localiza a dor | 5 |
| | | Movimento sem localização da dor | 4 |
| | | Postura decorticada | 3 |
| | | Postura descerebrada | 2 |
| | | Ausência de resposta | 1 |
| Melhor resposta verbal | | Orientado e comunicativo | 5 |
| | | Desorientado e comunicativo | 4 |
| | | Palavras inapropriadas | 3 |
| | | Sons inapropriados | 2 |
| | | Ausência de resposta | 1 |
| Pontuação final (3-15): | | | |

## Bibliografia

1. ATLS, Advanced Trauma Life Support, 10ª ed, 2019.
2. Tallo FS, Lopes RD, Lopes AC, Baitello AL. Atendimento ao paciente vítima de trauma: abordagem para o clínico. Série Emergências Clínicas Brasileiras. São Paulo: Atheneu; 2016.

## 52. Resposta: c

A hiponatremia deve ser sempre evitada para proteção neurológica, bem como a hipertermia. A mensuração de temperatura central é recomendada em casos em que há suspeita ou documentação de hipertermia.

## Bibliografia

1. ATLS, Advanced Trauma Life Support, 10ª ed, 2019.
2. Azevedo LCP, Taniguchi LU, Ladeira JP, Besen BAMP. Medicina intensiva: abordagem prática, 5.ed. Santana de Parnaíba: Manole; 2022. p. 921.

## 53. Resposta: d

Não pode haver nenhum esforço ventilatório durante o teste formal de apneia. Lembrando também que devem estar ausentes os fatores de confusão como intoxicação por álcool ou drogas ou hipotermia. Além desses itens citados podem ser utilizados estudos complementares como eletroencefalograma, estudos de FSC e angiografia cerebral.

## Bibliografia

1. ATLS, Advanced Trauma Life Support, 10ª ed, 2019.

## 54. Resposta: b

Este paciente tem hipoxemia e, como ele tem um gradiente A-a elevado, o aumento da concentração de oxigênio não está alterando o $PaO_2$. O que explicaria sua hipoxemia.

Edema pulmonar, pneumonia e *shunt* vascular são causas frequentes de *shunt*. Seus muitos fatores de risco tornam o edema pul-

monar a explicação mais provável para suas anormalidades gasométricas arteriais e estertores no exame pulmonar do paciente.

Lembrando a equação do ar alveolar:

$$PAO_2 = (Pb - PH_2O) \times FiO_2 - PaCO_2/R$$

Gradiente alvéolo-arterial de oxigênio:

$$G(A\text{-}a)O_2 = PAO_2 - PaO_2 = \text{para } FiO_2 \text{ de}$$
21% é aproximadamente 10 mmHg

## Bibliografia

1. Hantzidiamantis PJ, Amaro E. Physiology, alveolar to arterial oxygen gradient. Treasure Island: StatPearls Publishing; 2023.

## 55. Resposta: d

O tronco braquiocefálico ou artéria braquiocefálica ou ainda "artéria inominada" é o primeiro ramo do arco da aorta.

A fístula traqueoinominada (TIF) é incomum (0,6-0,7% ou 1:150 traqueostomias em adultos), mas apresenta mortalidade muito elevada. A pressão de um balão constantemente inflado, especialmente em altas pressões, ou o contato constante com a ponta da cânula causam o problema. Necrose, inflamação crônica, tecido de granulação e cicatrizes são as marcas da doença. Qualquer paciente com sangramento traqueal superior ou sinais de sangue no aspirado traqueal, 48 horas ou mais após a traqueostomia, deve ser diagnosticado com erosão traqueal na artéria inominada até prova em contrário. Episódios dessa perda mínima de sangue tendem a preceder ou anunciar o desenvolvimento de uma hemorragia maciça e frequentemente fatal. Pacientes com sangramento grave devem ser imediatamente reintubados, e a cirurgia corretiva deve ser realizada se o diagnóstico for confirmado. O sangramento maciço do local da traqueostomia invariavelmente vem da erosão da artéria inominada e geralmente é fatal, a menos que seja rapidamente controlado. Na maioria dos casos, o sangramento para temporariamente com a insuflação adicional do manguito do balão até que o paciente seja levado para a sala de cirurgia. Às vezes, a artéria inominada pode ser comprimida contra a parte posterior do esterno com um dedo introduzido através da incisão da traqueostomia entre a traqueia e a artéria.

### Bibliografia

1. Jesus LE, Silva EWGMD, Balieiro M, Feldman K, Dekermacher S. Post-tracheostomy tracheoinnominate fistula: endovascular treatment. Rev Paul Pediatr. 2021;40:e2020229.

## 56. Resposta: b

O atendimento inicia-se com a avaliação primária, que visa identificar as lesões potencialmente fatais e tratá-las. A preocupação inicial é manter a permeabilidade das vias aéreas (A), já que a via aérea supraglótica é extremamente suscetível à obstrução na presença de calor. O alto índice de suspeição e conhecimento do mecanismo de trauma (locais confinados, explosões...), aliados ao exame físico com observação de escarro carbonáceo, queimaduras de cílios e vibrissas nasais, estridores laríngeos, rouquidão, traduz a necessidade de mecanismos de permeabilização das vias aéreas, devendo ser considerada a obtenção precoce de uma via aérea definitiva. Na avaliação da respiração (B), deve-se realizar a inspeção de todo o tórax, considerar a necessidade de realização de escarotomias, descartar a presença de pneumotórax e hemotórax. Na circulação (C) são necessários dois acessos calibrosos periféricos com a infusão de solução cristaloide aquecida a 39 °C de acordo com a regra de Parkland: 2 a 4 mL/kg de peso/área corpórea acometida, sendo que 50% do volume total deve ser administrado nas primeiras 8 h e o restante, nas 16 h pós-trauma. A avaliação neurológica (D) deve incluir a Escala de Coma de Glasgow e a avaliação pupilar. Por último, realizamos a exposição da vítima em busca de outras lesões, sem esquecermos da prevenção da hipotermia.

Os antibióticos profiláticos não estão indicados na fase inicial, devendo ser utilizados apenas na vigência de infecção.

Nos pacientes queimados, a nutrição enteral segue como a primeira opção e deve ter início o mais precocemente possível, com o aumento gradativo da oferta nutricional, observando-se sempre a estabilidade hemodinâmica e a tolerância do paciente. As dietas utilizadas são hiperproteicas e hipercalóricas.

A monitorização hemodinâmica dos pacientes queimados, inicialmente, deve incluir a sondagem vesical de demora, com o objetivo de manter o débito urinário entre 0,5 e 1,0 mL/kg/hora e a observação de frequência cardíaca.

A tromboprofilaxia deve ser realizada em todos os pacientes.

### Bibliografia

1. Stiles K. Emergency management of burns: part 2. Emerg Nurse. 2018;26(2):36-41.
2. ATLS, Advanced Trauma Life Support, 10ª ed, 2019.

## 57. Resposta: e

De acordo com a história, deve ser considerada a possibilidade de exposição ao monóxido de carbono (CO) em doentes queimados em ambientes fechados. O diagnóstico da intoxicação por CO é realizado primariamente, pelo mecanismo de trauma (história de exposição). Os sinais clínicos da intoxicação, muitas vezes, passam despercebidos, uma vez que os pacientes podem se apresentar fortemente hipóxicos sem a presença de cianose, apenas com a presença de palidez cutânea e labial. Doentes com níveis de CO inferiores a 20% não costumam apresentar sinais nem sintomas. Níveis mais elevados de CO podem resultar em: cefaleia e náuseas (20%-30%), confusão (30%-40%), coma (40%-60%) e morte (> 60%).

A grande afinidade do CO pela hemoglobina (240 vezes a do oxigênio) faz com que ele desloque o oxigênio da molécula de hemoglobina e desvie a curva de dissociação da oxiemoglobina para a esquerda. Esses pacientes devem ser tratados com oxigenoterapia a 100%, e naqueles com níveis de carboxiemoglobina > 25% pode ser instituída oxigenoterapia hiperbárica o mais precocemente possível.

A meia-vida da carboxiemoglobina é de 250 minutos em ar ambiente e de 40 a 60 minutos, em uma pessoa respirando oxigênio a 100%.

| Condição clínica do paciente | Tratamento |
| --- | --- |
| Vítimas de incêndio | Oxigênio a 100% |
| Perda da consciência, cianose, dificuldade de manter a ventilação. | Intubação orotraqueal e oxigênio a 100%. |
| Carboxiemoglobina > 25% ou cefaleia, fraqueza, vertigem, visão obscura, náusea, vômito, síncope, taquipneia, coma e convulsão. | Oxigenoterapia hiperbárica a 3 atm, repetir caso os sintomas não desapareçam. |

### Bibliografia

1. Hess DR. Inhaled carbon monoxide: from toxin to therapy. Respir Care. 2017;62(10):1333-42.
2. ATLS, Advanced Trauma Life Support, 10ª ed, 2019.

## 58. Resposta: d

Na embolia gasosa venosa há a entrada de gás na circulação venosa sistêmica, fazendo com que o gás seja transportado às artérias pulmonares. Ao chegar na circulação pulmonar, o gás pode causar alterações nas trocas gasosas por obstrução microvascular e por obstrução da via de saída do ventrículo direito, hipertensão pulmonar com sobrecarga de VD e arritmias. A interface de bolhas e sangue

ativa mediadores inflamatórios e a cascata de coagulação, agregação de neutrófilos e plaquetas, com consequente lesão endotelial. Entre as causas, podemos citar a inserção/remoção e manutenção de cateteres venosos centrais, hemodiálise, injeção inadvertida de ar por cateter venoso, neurocirurgias (principalmente na posição sentada), barotraumas, procedimentos cirúrgicos e diagnósticos ginecológicos, procedimentos cirúrgicos na laringe e faringe, embolia de gás carbônico nas laparoscopias e toracoscopias e procedimentos endoscópicos diversos que necessitem de insuflação de ar. As causas mais frequentes são os procedimentos cirúrgicos e os traumas. A utilização de cateteres venosos centrais acrescenta um risco potencial de desenvolvimento de embolia gasosa, entretanto, não são frequentes. Podemos observar um aumento do espaço morto e diminuição da $EtCO_2$ em > 5 mmHg.

### Bibliografia

1. Asah D, Raju S, Ghosh S, Mukhopadhyay S, Mehta AC. Nonthrombotic pulmonary embolism from inorganic particulate matter and foreign bodies. Chest. 2018;153(5):1249-65.

## 59. Resposta: a

O atendimento inicial ao grande queimado no ambiente hospitalar segue a sequência do "ABC", com priorização da permeabilização das vias aéreas, oxigenação adequada, observação do padrão ventilatório, ressuscitação volêmica agressiva com cristaloides em acessos venosos periféricos calibrosos, conforme a regra de Parkland (2 a 4 mL/kg/área corpórea – metade da infusão nas primeiras 8 horas do trauma e o restante nas 16 horas subsequentes).

### Bibliografia

1. ISBI Practice Guidelines Committee; Advisory Subcommittee; Steering Subcommittee. ISBI

Practice Guidelines for Burn Care, Part 2. Burns. 2018;44(7):1617-706.
2. ATLS, Advanced Trauma Life Support, 10ª ed, 2019.

## 60. Resposta: b

O diagnóstico da intoxicação por CO é realizado, primariamente, pelo mecanismo de trauma (história de exposição). Os sinais clínicos da intoxicação, muitas vezes, passam despercebidos, uma vez que os pacientes podem se apresentar fortemente hipóxicos sem a presença de cianose, apenas com a presença de palidez cutânea e labial. Doentes com níveis de CO inferiores a 20% não costumam apresentar sinais nem sintomas. Níveis mais elevados de CO podem resultar em: cefaleia e náuseas (20-30%), confusão (30-40%), coma (40-60%) e morte (> 60%).

A maior afinidade do CO pela hemoglobina (240 vezes a do oxigênio) faz com que ele desloque o oxigênio da molécula de hemoglobina e desvie a curva de dissociação da oximoglobina para a esquerda. Esses pacientes devem ser tratados com oxigenoterapia a 100%, e naqueles com níveis de carboxiemoglobina > 25% pode ser instituída oxigenoterapia hiperbárica o mais precocemente possível.

A meia-vida da carboxiemoglobina é de 250 minutos em ar ambiente e de 40 a 60 minutos em uma pessoa respirando oxigênio a 100%.

| Condição clínica do paciente | Tratamento |
| --- | --- |
| Vítimas de incêndio | Oxigênio a 100% |
| Perda da consciência, cianose, dificuldade de manter a ventilação. | Intubação orotraqueal e oxigênio a 100%. |
| Carboxiemoglobina > 25% ou cefaleia, fraqueza, vertigem, visão obscura, náusea, vômito, síncope, taquipneia, coma e convulsão. | Oxigenoterapia hiperbárica a 3 atm, repetir caso os sintomas não desapareçam. |

A lesão inalatória cursa com edema das vias aéreas superiores, causado pela lesão térmica direta, seguida por broncospasmo e obstrução das vias aéreas inferiores. Esta pode ser causada pela presença de debris e perda do mecanismo ciliar, levando a um aumento do espaço morto e *shunt* pulmonar. O diagnóstico é clínico, e podemos nos basear nos seguintes dados: história de confinamento, queimaduras de face, vibrissas nasais, escarro carbonáceo, edema de via aérea superior e dispneia.

### Bibliografia

1. Foncerrada G, Culnan DM, Capek KD, González-Trejo S, Cambiaso-Daniel J, Woodson LC, et al. Inhalation injury in the burned patient. Ann Plast Surg. 2018;80(3 Suppl 2):S98-S105.

## 61. Resposta: b

As lesões decorrentes de choque elétrico são resultantes da ação direta da corrente elétrica e da conversão da energia elétrica em energia térmica, durante sua passagem pelo corpo, podendo deixar, ainda, pontos de entrada e de saída.

O atendimento imediato da queimadura em razão do choque elétrico se baseia nos princípios do ABC, e a preocupação inicial é com a permeabilidade das vias aéreas; ventilação; circulação, através de acessos periféricos calibrosos em membros superiores e infusão de solução salina aquecida (lembrar a possibilidade de desenvolvimento de rabdomiólise), avaliação do estado neurológico e exposição com prevenção de hipotermia. As vítimas de choque elétrico podem apresentar outras lesões em decorrência de quedas, contrações musculares e fraturas vertebrais.

As arritmias cardíacas mais frequentes são a taquicardia sinusal e a extrassistolia ventricular, podendo se prolongar por mais de 12 h após o evento inicial. A lesão miocárdica pode ser causada diretamente pela passagem da corrente elétrica, por alterações da função celular e pela conversão de energia elétrica na célula. Causas indiretas relacionam-se ao vasospasmo coronariano e à hipotensão secundária às arritmias, causando isquemia miocárdica. A parada respiratória pode ocorrer imediatamente após o choque elétrico, em consequência da passagem de corrente pelo cérebro, gerando a inibição do centro respiratório da medula, contração tetânica do diafragma e da musculatura respiratória e, por fim, parada respiratória concomitante à parada cardíaca. Acidose metabólica e hipovolemia podem ocorrer posteriormente às lesões de pele com destruição tecidual.

## Bibliografia

1. Gemelli NA, Carboni Bisso I, Crusat F, Las Heras M, Sinner J, San Roman E. Lung injury due to electric burn. Rev Fac Cien Med Univ Nac Cordoba. 2020;77(3):214-7.

## 62. Resposta: c

As lesões que põem em risco a vida do paciente com queimaduras devem ser identificadas já na avaliação primária e tratadas. Os cuidados locais com curativos e analgesia deverão ter prioridade após a avaliação primária e secundária ter sido completada. O médico deve identificar fatores que definem a gravidade do paciente queimado, como a profundidade, a extensão e a localização da queimadura.

## Bibliografia

1. Hermans MHE. An introduction to burn care. Adv Skin Wound Care. 2019;32(1):9-18.

## 63. Resposta: d

São critérios de queimaduras graves:

- Insuficiência respiratória instalada ou potencial (face e pescoço).

- Queimaduras de segundo ou terceiro graus superiores a 10% SCQ (crianças) e 15% SCQ (adultos).

A parte fundamental do atendimento, nesse momento, após a avaliação inicial, é a reposição volêmica, que deve ser controlada. Essa hidratação é regida pela fórmula de Parkland.

Fórmula de Parkland:

$$2 \text{ a } 4 \text{ mL} \times \% \text{ SCQ} \times \text{peso (kg)}$$

Em que SCQ é a superfície corporal queimada.

Usar preferencialmente soluções cristaloides aquecidas (Ringer lactato). Realizar a infusão de 50% do volume calculado nas primeiras 8 horas e 50% R nas 16 horas seguintes, considerando esse tempo a partir do momento da queimadura.

## Bibliografia

1. Hermans MHE. An introduction to burn care. Adv Skin Wound Care. 2019;32(1):9-18.

## 64. Resposta: d

A via de indicação recomendada é a passagem de sonda nasoenteral.

## Bibliografia

1. Azevedo LCP, Taniguchi LU, Ladeira JP, Besen BAMP. Medicina intensiva: abordagem prática, 5.ed. Santana de Parnaíba: Manole; 2022 p. 966.

## 65. Resposta: c

O edema do músculo ocasiona a síndrome compartimental, a qual pode causar necrose do músculo. Nesses casos a fasciotomia é indicada.

## Bibliografia

1. ATLS, Advanced Trauma Life Support, 10ª ed, 2019.

# 12
# SEDOANALGESIA

# 12
# Sedoanalgesia

1. Qual fármaco a seguir interage com receptores opioides, com efeito direto no receptor opioide delta e ações para aumentar a função do receptor opioide mu?
   a) Cetamina.
   b) Etomidato.
   c) Dexmedetomidina.
   d) Midazolam.

2. Qual fármaco a seguir é considerado um hipnótico e é relacionado com supressão da glândula adrenal?
   a) Etomidato.
   b) Meperidina.
   c) Dexmedetomidina.
   d) Midazolam.

3. Fármacos com interação antagônica com receptores monoaminérgicos, muscarínicos e nicotínicos poderiam favorecer pacientes com complicações em vias aéreas, qual seria o fármaco com essa propriedade dos listados abaixo?
   a) Haloperidol.
   b) Midazolam.
   c) Cetamina.
   d) Dexmedetomidina.

4. Em relação aos bloqueadores neuromusculares (BNM), é correto:
   a) A pseudocolinesterase metaboliza a succinilcolina, exclusivamente, na placa motora.
   b) São eventos adversos potenciais relacionados à succinilcolina: bradicardia e hiperpotassemia.
   c) O rocurônio não deve ser utilizado no paciente com estômago cheio.
   d) A neostigmina é utilizada na reversão do bloqueio neuromuscular com efeito parassimpatolítico.

5. Dos agentes hipnóticos conhecidos, pode-se afirmar que:
   a) Midazolam não pode ser utilizado como fármaco amnésico.
   b) Propofol tem efeito analgésico.
   c) Cetamina pode ser utilizada em pacientes com TCE grave.
   d) Etomidato é contraindicado no choque circulatório.

6. Em relação a pacientes internados na UTI com infecção diagnosticada ou suspeita e necessidade de ventilação mecânica e sedação contínua, assinale a alternativa correta.

a) Dexmedetomidina é a primeira escolha como fármaco sedativo.
b) Propofol é a primeira escolha como fármaco sedativo.
c) A incidência de *delirium* em pacientes sedados com dexmedetomidina ou propofol não possui diferença significativa.
d) As propriedades analgésicas e efeitos na depressão respiratória observada com dexmedetomidina em comparação com sedativos GABAérgicos nessa população são semelhantes.

7. Assinale a alternativa incorreta sobre a utilização dos benzodiazepínicos em infusão contínua na UTI:
a) Diazepam está associado a tromboflebites.
b) Nos pacientes com insuficiência renal e hepática podem causar efeito sedativo prolongado.
c) A toxicidade a propilenoglicol está principalmente associada a infusão de midazolam.
d) As manifestações clínicas da toxicidade por propilenoglicol são: convulsões, arritmias, hipotensão, hemólise, necrose de pele e coma.

8. Um paciente de 34 anos na UTI em ventilação mecânica usa uma infusão contínua de propofol 25 microgramas/kg/min. O paciente sofreu uma cirurgia abdominal de grande porte e está no primeiro pós-operatório. O paciente se encontra agitado e em dissincronia com o ventilador. A frequência cardíaca é 105 bpm e a pressão arterial é de 143 x 87 mmHg. O residente de plantão optou por um *bolus* de vecurônio. Você é o plantonista e preceptor da residência. Qual seria sua orientação para o residente dentre as alternativas abaixo e por qual razão?
a) A orientação seria a infusão contínua de um bloqueador neuromuscular para evitar hipotensão no paciente.
b) A orientação seria aumentar a dose da infusão contínua do propofol porque a sedação está muito superficial.
c) A orientação seria associar midazolam para aprofundar a sedação sem a necessidade de aumentar a dose de propofol.
d) A orientação seria a utilização de um opioide promovendo analgesia para o paciente.

9. Na via aérea difícil, o teste de Mallampati modificado é utilizado para avaliar o grau de dificuldade que possa haver durante a intubação traqueal. Um paciente que tenha apenas o palato duro visível, de acordo com o teste de Mallampati modificado, é:
a) Classe I.
b) Classe II.
c) Classe III.
d) Classe IV.

10. Faz parte da avaliação das vias aéreas:
a) Reflexo da tosse, saturação arterial de oxigênio.
b) Estímulo respiratório, reflexos de proteção, integridade da caixa torácica, concentração inspirada de oxigênio.
c) Abertura da boca, distância tireomentoniana, flexão e extensão do pescoço.
d) Concentração inspirada de oxigênio e integridade da caixa torácica.

11. A pressão do *cuff* do tubo orotraqueal está com 45 cmH$_2$O. Qual a interpretação deste dado?

a) Essa pressão do *cuff* pode estar associada a isquemia e necrose da mucosa traqueal, resultando em traqueomalacia e/ou estenose traqueal.

b) A pressão do *cuff* está adequada.

c) A pressão do *cuff* está baixa.

d) A pressão do *cuff* ideal deve ser ajustada para 5 cmH$_2$O.

12. Quanto à cricotireoidostomia percutânea, pode-se afirmar:

a) Deve ser feita uma incisão na membrana cricotireóidea, imediatamente supraglótica.

b) Distúrbios de deglutição e estenose subglóticas são complicações precoces frequentes.

c) Atelectasia por tubo inapropriado é uma complicação precoce.

d) A cricotireoidostomia é um acesso à via aérea definitivo.

13. Em relação aos bloqueadores neuromusculares, assinale a alternativa correta:

a) Devemos utilizar somente bloqueadores neuromusculares despolarizantes na UTI.

b) A tireotoxicose apresenta resposta aumentada à succinilcolina.

c) O vecurônio não é um bloqueador neuromuscular considerado cardioestável.

d) O atracúrio é metabolizado no rim.

14. Qual fármaco a seguir age nos receptores alfa 2 e possui efeitos analgésicos com baixo efeito em depressão respiratória?

a) Fentanil.

b) Propofol.

c) Tiopental.

d) Dexmedetomidina.

15. Quanto ao uso dos bloqueadores neuromusculares na UTI para acessar a via aérea, assinale a alternativa correta:

a) A succinilcolina está contraindicada no paciente grave.

b) Caso haja necessidade de acesso rápido, o rocurônio é uma boa alternativa.

c) O vecurônio é o BNM preferido para a indução e intubação em sequência rápida.

d) O cisatracúrio é o BNM preferido para indução e intubação em sequência rápida.

16. Paciente na UTI sob ventilação mecânica invasiva, recebendo sedoanalgesia com propofol. Na aplicação da escala de dor BPS, observam-se sobrancelhas franzidas, membros superiores parcialmente fletidos e apresenta tosse, mas tolera a maior parte do tempo o ventilador. Na avaliação da escala de dor BPS, qual seria a condição do paciente e qual seria a conduta em relação a sedoanalgesia?

a) BPS = 6; iniciar midazolam.

b) BPS = 6; adequar o fentanil.

c) BPS não pode ser medido quando paciente recebe sedação.

d) BPS = 4; aumentar a dose de propofol.

17. O propofol é uma das principais drogas utilizadas para sedação de pacientes criticamente enfermos. Sobre essa droga, assinale a alternativa incorreta:

a) O propofol é uma droga de rápido início de ação e meia-vida curta e deve ser preferida em situações em que o paciente necessita de avaliação frequente do nível de consciência.

b) Hipotensão arterial e depressão miocárdica podem ser efeitos indesejados do propofol.

c) Deve ser a droga de escolha em sedações prolongadas (> 72 h) em pacientes sob ventilação mecânica, pois é uma droga segura mesmo em altas doses.
d) Doses altas e por tempo prolongado estão associadas a acidose lática e arritmias cardíacas.

18. Sobre a sedação e analgesia em UTI, assinale a alternativa incorreta:
a) Haloperidol em infusão contínua foi associada a retardo na condução atrioventricular com consequente prolongamento do intervalo Q-T.
b) A sedação realizada com dexmedetomidina, em pacientes adultos internados em UTI e submetidos à ventilação mecânica está associada a uma menor prevalência de *delirium* em comparação com infusão de benzodiazepínico.
c) Os pacientes devem, preferencialmente, permanecer com nível superficial de sedação (RASS – 1 a 0).
d) A sedação profunda deve ser preferida nos pacientes em ventilação mecânica pelos efeitos adversos da dor no paciente grave

19. Sobre os medicamentos utilizados para sedação e analgesia, no ambiente de terapia intensiva, podemos afirmar que:
a) Propofol é um agonista GABA e tem metabolização renal. Pode estar associado a efeitos colaterais graves como a síndrome de infusão do propofol, de forma independente da dose utilizada e do tempo de uso.
b) Remifentanil é um agonista opioide de início de ação por via venosa rápida (1-2 minutos), não sofre acúmulo com infusões prolongadas e é metabolizado por esterases plasmáticas.

c) A dexmedetomidina sofre acúmulo com infusões prolongadas, sendo taquicardia seu efeito colateral mais comum.
d) Gabapentina e carbamazepina podem ser usadas para controle de dor crônica não neuropática na UTI.

20. Os bloqueadores neuromusculares podem ser úteis para facilitar a sincronia ventilatória, reduzir o risco de barotrauma e diminuir o consumo de oxigênio. Qual das afirmativas abaixo, sobre esses medicamentos, está incorreta?
a) Succinilcolina pode evoluir para hipercalemia fatal, podendo ocorrer em pacientes com queimaduras, distrofias musculares e paraplegia.
b) O atracúrio possui metabolismo por meio de degradação de Hoffmann e hidrólise por esterases plasmáticas, portanto, sua duração de ação é independente de função renal ou hepática.
c) Está proscrita a utilização da succinilcolina para intubação do paciente queimado nas primeiras horas após a queimadura pela hipercalemia potencialmente fatal.
d) O cisatracúrio não causa liberação de histamina e não se acumula na insuficiência renal.

Texto para as questões 21 e 22:

Paciente do sexo masculino, 14 anos, portador da síndrome de Down, foi submetido a procedimento no centro cirúrgico, pela necessidade de sedação e assistência ventilatória artificial. Durante o procedimento, começou a apresentar febre alta (42°C), taquicardia, instabilidade pressórica, aumento do $CO_2$ exalado e rigidez muscular.

21. Quais dos medicamentos abaixo podem estar relacionados com esse problema?
    a) Rocurônio e cetamina.
    b) Succinilcolina e halotano.
    c) Remifentanil e etomidato.
    d) Propofol e pancurônio.

22. Nesse caso, qual seria a primeira opção terapêutica?
    a) Dantrolene.
    b) Baclofeno.
    c) Bromocriptina.
    d) Halotano.

23. Um paciente, com 29 anos de idade, foi internado na UTI por insuficiência respiratória aguda em consequência de broncoespasmo. O quadro clínico mostrou-se complicado devido a desenvolvimento de pneumonia com evolução para choque séptico. O paciente foi submetido à sedação com midazolam, fentanil e vecurônio. Recebeu ceftriaxona e azitromicina como terapia antibiótica, metilprednisolona como broncodilatador, além de fenoterol, heparina, ranitidina. Após quinze dias de internação e apesar do controle da infecção e do broncoespasmo, além da interrupção da administração de midazolam, fentanil e vecurônio, não foi possível fazer o desmame da ventilação mecânica. Notou-se que o paciente apresentava tetraparesia flácida com preservação do nível de consciência. Assinale a opção que relaciona os fatores que podem ter provocado a fraqueza muscular no paciente.
    a) Vecurônio, metilprednisolona, sepse e sexo feminino.
    b) Fentanil, heparina, aminofilina e hiperfosfatemia.
    c) Midazolam, heparina, ranitidina, azitromicina.
    d) Vecurônio, metilprednisolona, sepse, sexo masculino.

24. Paciente internado na unidade de terapia intensiva está em uso de fentanil 5 mL/hora e não responde ao som da voz, mas movimenta ou abre os olhos aos estímulos dolorosos. Esse paciente pode ser classificado na Escala de Agitação-sedação de Richmond como:
    a) 6.
    b) 0.
    c) −1.
    d) −4.

25. FAST HUG é um mnemônico que corresponde a uma forma de identificação e verificação de alguns dos aspectos mais importantes da assistência intensiva, representado por:
    a) Feridas, alimentação, sedação, tromboembolismo venoso, hemoglicoteste, úlcera por pressão e gasto energético.
    b) Fome, ansiedade, estresse, tristeza, higiene, ulceração e gemência.
    c) Ventilação, oxigenação, perfusão, débito cardíaco, índice cardíaco, pressão de pulso e pressão arterial média.
    d) Alimentação, analgesia, sedação, prevenção de tromboembolismo venoso, cabeceira elevada, profilaxia de úlcera por pressão e controle glicêmico.

26. Sobre a analgesia e sedação em pacientes em IOT e diagnóstico de síndrome do desconforto respiratório agudo, assinale a alternativa correta:
    a) Os pacientes com ventilação mecânica e SDRA devem receber sedação profunda para que não sejam produzidas dissincronias com o ventilador durante a estratégia de ventilação.
    b) O nível de sedação nos pacientes com SDRA depende da gravidade da síndrome, ou seja, deve ser sempre um nível de sedação profunda na SDRA grave.

c) Agentes de curta duração e sem metabólitos ativos (dexemedetomidina, propofol, midazolam) podem reduzir o efeito de acúmulo de medicamentos e minimiza a sedação desses pacientes.

d) Os opioides com suas propriedades de rápido início de ação, efeitos dependentes da dose e capacidade de diminuição do *drive* respiratório excessivo continuam a base analgésica da SDRA em ventilação mecânica.

27. A única ferramenta validada para avaliação das vias aéreas no paciente crítico é a "MACOCHA". Sobre essa ferramenta, assinale a alternativa correta.

a) A ausência de um operador intensivista é um preditor de dificuldade de acesso à via aérea.

b) O estado do paciente, coma ou não, não se relaciona como preditor de dificuldade de intubação.

c) É necessária uma pontuação de MACOCHA maior que 6 para que a ferramenta seja preditora de dificuldade de intubação endotraqueal na UTI.

d) Nenhuma das alternativas acima estão corretas.

28. Em relação à utilização da videolaringoscopia no ambiente de terapia intensiva, assinale a alternativa correta:

a) Reduz o tempo da intubação endotraqueal no paciente crítico.

b) Reduz o número de tentativas para intubação endotraqueal no paciente crítico.

c) O benefício no procedimento (menor número de tentativas e menores complicações) só foi observado quando a via aérea difícil era prevista.

d) Nenhuma das alternativas acima estão corretas.

29. Um homem de 58 anos diabético e com doença pulmonar obstrutiva crônica (DPOC) é internado por insuficiência respiratória aguda secundária a pneumonia adquirida na comunidade. A tentativa de VNI falha. É tomada a decisão de colocar o paciente em ventilação mecânica invasiva. Propofol e rocurônio foram administrados. Após 3 tentativas com lâmina Mackintosh, a intubação não teve sucesso. Não há visualização das pregas vocais. Os sinais vitais do paciente são os seguintes: saturação de $O_2$ de 91%, FC de 95 batimentos/min, PA de 128/88 mmHg. O operador é considerado experiente. As tentativas de laringoscopia foram consideradas otimizadas. Dentre as alternativas propostas abaixo, o que poderia ser feito?

a) Tentativa de traqueostomia.

b) Tentativa de intubação retrógrada.

c) Acesso à via aérea com um dispositivo supraglótico.

d) Nenhuma das afirmações acima é adequada para o caso.

30. Quando acontece a hiperventilação, qual a consequência na capnografia?

a) A saturação de $O_2$ é normal, o $ETCO_2$ diminui e a amplitude e a largura da forma de onda diminuem.

b) A saturação de $O_2$ está normal ou diminuída, o $ETCO_2$ aumenta e a amplitude e a largura da forma de onda aumentam.

c) A saturação de $O_2$ é diminuída, o $ETCO_2$ é normal e a amplitude e a largura da forma de onda variam.

d) A saturação de $O_2$ está diminuída, o $ETCO_2$ está ausente e a amplitude e a largura da forma de onda estão ausentes.

31. Qual das seguintes afirmações não é verdadeira em relação ao uso de infusões de benzodiazepínicos para sedação na UTI?

a) Os benzodiazepínicos se acumulam em pacientes com insuficiência renal e insuficiência hepática e causam efeito sedativo prolongado.

b) A infusão contínua de lorazepam e diazepam pode causar hemólise, hipotensão, necrose dos tecidos moles, convulsão e coma.

c) A sedação com propofol comparada ao midazolam está associada a melhores resultados clínicos na UTI, com redução do tempo de extubação em pacientes graves.

d) Todas as alternativas são verdadeiras.

32. Um homem de 55 anos com doença pulmonar obstrutiva crônica (DPOC) é admitido e intubado por insuficiência respiratória aguda hipóxica e hipercápnica decorrente de exacerbação de DPOC. Ele permanece hemodinamicamente estável. Encontra-se no terceiro dia de ventilação mecânica (VM). Segundo a equipe, não há condições de iniciar o desmame nesse momento. Apesar de estar em uso de fentanila e propofol, mantém movimentos sem ser estimulado frequentemente e não se encontra em sincronia com o ventilador. Qual é a pontuação RASS dela?

a) 0.

b) +1.

c) +2.

d) −3.

33. Considerando o paciente da questão anterior, qual seria a conduta adequada do intensivista?

a) Aprofundar a sedoanalgesia do paciente.

b) Devem ser praticados a estratégia da sedação leve e o despertar diário.

c) Responder a pelo menos três dos comandos do despertar diário (definido como o despertar pleno e a capacidade de resposta aos comandos): mostrar a língua, apertar a mão do examinador, abrir os olhos sob comando oral e, a seguir, acompanhar com os olhos instruções do examinador.

d) Todas as alternativas anteriores são corretas.

34. Nas recomendações de cuidados multidisciplinares em UTI, o pacote ABCDEF serve de gerenciamento nas ações no paciente grave. A preocupação avaliar, prevenir e gerenciar a dor estaria em qual letra?

a) A.

b) C.

c) D.

d) Não faz parte de preocupação diretamente relacionada com a mortalidade.

35. Mulher de 38 anos, diabética e hipertensa, possui doença renal terminal em hemodiálise, é diagnosticada com pneumonia por broncoaspiração e foi intubada por hipoxemia grave. Foi iniciado tratamento com antibióticos apropriados e propofol para sedação. Foram constatadas dessincronias com o ventilador, então optou-se por associação com midazolam. Após dois dias, uma pausa de sedação foi tentada, mas o paciente não acordou mesmo após 10 horas da interrupção de todos os sedativos. Assinale a afirmativa correta sobre os sedativos do paciente:

a) O propofol permanece por mais tempo que o midazolam em pacientes com insuficiência renal.

b) O propofol e o midazolam possuem tempo de despertar semelhantes.

c) O midazolam é metabolizado pelo rim.
d) O metabólito do midazolam é excretado via renal e, portanto, pode ser responsável por aumento do tempo de despertar.

##  GABARITO COMENTADO

1. **Resposta: a**

O mecanismo de ação da cetamina é principalmente por antagonismo não competitivo do receptor do ácido N-metil D-aspartato (NMDA). Entretanto, a analgesia também pode ser mediada pela ativação da serotonina e da norepinefrina. Ela também interage com receptores opioides, com efeito direto no receptor opioide delta com ações para aumentar a função do receptor opioide mu.

### Bibliografia

1. Midega TD, Chaves RCF, Ashihara C, Alencar RM, Queiroz VNF, Zelezoglo GR, et al. Ketamine use in critically ill patients: a narrative review. Rev Bras Ter Intensiva. 2022;34(2):287-94.

2. **Resposta: a**

O etomidato é um hipnótico de curta duração. Induz hipnose em poucos segundos (10-20 s) e dura cerca de 5 minutos nas doses intravenosas de 0,2 a 0,3 mg/kg. Tem efeitos mínimos sobre a função cardiovascular. O etomidato parece ser um inibidor da 11-beta hidroxilase que participa do processo de síntese de esteroides suprarrenais. Depois de seu uso, há queda dos níveis de cortisol e aldosterona plasmática. Há controvérsias sobre o uso de etomidato na sepse grave e choque séptico. Uma metanálise demonstrou aumento de mortalidade na utilização do etomidato na indução em sequência rápida na sepse.

### Bibliografia

1. Williams LM, Boyd KL, Fitzgerald BM. Etomidate. 2020. Treasure Island: StatPearls Publishing; 2021.

3. **Resposta: c**

A cetamina também tem uma interação antagônica com receptores monoaminérgicos, muscarínicos e nicotínicos, produzindo sintomas anticolinérgicos, como broncodilatação, salivação e aumento do tônus muscular das vias aéreas.

A cetamina tem sido utilizada empiricamente em estado grave de asma resistente à terapia convencional. O papel da cetamina em pacientes com espasmo brônquico ou exacerbação da asma é promissor, porém controverso. A cetamina foi associada à redução da resistência das vias aéreas e ao relaxamento do músculo liso das vias aéreas, redução do pico médio de pressão nas vias aéreas, diminuição da pressão parcial de dióxido de carbono no sangue arterial ($PaCO_2$), aumento da pressão parcial de oxigênio no sangue arterial ($PaO_2$) e aumento da complacência pulmonar em pacientes com asma e espasmo brônquico.

### Bibliografia

1. Midega TD, Chaves RCF, Ashihara C, Alencar RM, Queiroz VNF, Zelezoglo GR, et al. Ketamine use in critically ill patients: a narrative review. Rev Bras Ter Intensiva. 2022;34(2):287-94.

4. **Resposta: b**

A pseudocolinesterase está presente no plasma e não na placa motora. A neostigmina e a piridostigmina são parassimpatomiméticos de ação indireta que inibem reversivelmente a enzima acetilcolinesterase, aumentando a disposição da acetilcolina.

### Bibliografia

1. Aoyama H, Doura T. Selective acetylcholinesterase inhibitors derived from muscle relaxant dantrolene. Bioorg Med Chem Lett. 2020;30(4):126888.

## 5. Resposta: c

Em pacientes com TCE grave, a combinação de cetamina com midazolam não foi associada ao aumento da PIC e nem à diminuição da circulação cerebrovascular. Em estudo com pacientes com PIC elevada submetidos à ventilação mecânica, a cetamina reduziu com sucesso a PIC e evitou elevações desfavoráveis dela durante intervenções, sem baixar a pressão arterial e a circulação cerebrovascular. Além disso como a condutância de cálcio do receptor NMDA poderia ser um mediador para uma cascata deletéria, terminando em excitotoxicidade a partir do aumento do glutamato extracelular, a cetamina, ao antagonizar os receptores NMDA e inibir a transmissão glutamatérgica, pode oferecer proteção contra mecanismos celulares de morte neuronal.

### Bibliografia

1. Midega TD, Chaves RCF, Ashihara C, Alencar RM, Queiroz VNF, Zelezoglo GR, et al. Ketamine use in critically ill patients: a narrative review. Rev Bras Ter Intensiva. 2022;34(2):287-94.

## 6. Resposta: c

Um estudo importante foi publicado em 2021 sobre o assunto. Estudo multicêntrico, duplo-cego, randomizado com 422 pacientes com sepse e necessidade de ventilação mecânica. Um grupo dexmedetomidina (0,2 a 1,5 µg por quilograma de peso corporal por hora) e outro com propofol (5 a 50 µg por quilograma por minuto), com doses ajustadas por enfermeiras à beira do leito para atingir as metas de sedação definidas pelos médicos de acordo com a Escala de Agitação-Sedação de Richmond (RASS). O desfecho primário foi dias com ausência de *delirium* ou coma durante o período de intervenção de 14 dias. Os desfechos secundários foram dias sem ventilação em 28 dias, morte em 90 dias e pontuação total ajustada por idade no questionário *Telephone Interview for Cognitive Status* (TICS-T; pontuações variam de 0 a 100, com média de 50±10 e escores mais baixos indicando pior cognição) aos 6 meses.

A duração mediana da sedação foi de 3,0 dias e o escore RASS mediano foi de –2,0. Não houve diferença entre dexmedetomidina e propofol nos dias contabilizados sem *delirium* ou coma (mediana ajustada, 10,7 *vs.* 10,8 dias; OR, 0,96; [IC] de 95%, 0,74 a 1,26), tempo de ventilação (mediana ajustada, 23,7 *vs.* 24,0 dias; OR, 0,98; IC 95%, 0,63 a 1,51), morte em 90 dias (38% *vs.* 39%; RR, 1,06; IC 95%, 0,74 a 1,52), ou escore TICS-T em 6 meses (pontuação mediana ajustada, 40,9 *vs.* 41,4; odds ratio, 0,94; IC 95%, 0,66 a 1,33).

O estudo também refere o efeito de maior excitabilidade, propriedades analgésicas e ausência de depressão respiratória observada com dexmedetomidina em comparação com sedativos GABAérgicos nessa população.

### Bibliografia

1. Hughes CG, Mailloux PT, Devlin JW, Swan JT, Sanders RD, Anzueto A, et al.; MENDS2 Study Investigators. Dexmedetomidine or propofol for sedation in mechanically ventilated adults with sepsis. N Engl J Med. 2021;384(15):1424-36.

## 7. Resposta: c

O lorazepam e diazepam em infusão contínua estão relacionados com risco de intoxicação por propilenoglicol. As manifestações clínicas incluem hemólise, necrose de pele, arritmias, convulsões, hipotensão e coma.

## 8. Resposta: d

Sempre a orientação é promover a sedoanalgesia nos pacientes da UTI que necessitam de fármacos em infusão contínua como no caso do paciente em ventilação mecânica. O paciente não possui um fármaco de analgesia já que o propofol não possui essa propriedade e nem tão pouco o midazolam a teria. O uso de bloqueador neuromuscular possui indicações restritas no paciente de UTI. E antes dessa possibilidade também é necessária a convicção de uma boa sedoanalgesia, que pode ser auxiliada por escalas de dor e sedação.

## Bibliografia

1. Larsson P, Anderson BJ, Goobie SM. Dosing clonidine for sedation in intensive care. Paediatr Anaesth. 2019;29(10):983-4.

9. **Resposta: d**

Acompanhe na tabela a seguir como deve ser realizada uma avaliação completa das vias aéreas para reconhecimento de uma via aérea potencialmente difícil.

| Distância interincisivos | Maior que 3 cm |
| --- | --- |
| Classificação de Mallampati | Vide a seguir |
| Conformação do palato | Não estrito ou ogival |
| Distância tireomentoniana | Maior que 5 cm |
| Comprimento dos incisivos superiores | Incisivos curtos |
| Flexão do pescoço e extensão da cabeça | 35° e 80°, respectivamente |
| Protrusão voluntária da mandíbula | Dentes mandibulares ultrapassam a linha dos maxilares |
| Comprimento e largura do pescoço | Análise subjetiva |

## Avaliação da via aérea classificação de Mallampati

Modificada por Samsoon e Young, em 1987, estes autores dividiram em quatro classes para o teste de Mallampati:

- Classe I – palato mole, fauce, úvula e pilares amigdalianos visíveis.
- Classe II – palato mole, fauce e úvula visíveis.
- Classe III – palato mole e base da úvula visível.

- Classe IV – palato mole totalmente não visível.

## Bibliografia

1. Mallampati RS, Gatt SP, Gugino LD, Desai SP, Waraksa B, Freiberger D, et al. A clinical sign to predict difficult tracheal intubation: a prospective study. Can Anaesth Soc J. 1985;32:429.

10. **Resposta: c**

A resposta nos remete à importância de verificarmos se a via aérea encontra-se permeável como prioridade, se o paciente possui capacidade de proteção das vias aéreas ou não. Qual a concentração inspirada de oxigênio necessária para o paciente na situação clínica vivenciada e se o paciente possui estímulo respiratório ou não tudo isso nos fará decidir a melhor forma de assistência respiratória caso ela seja necessária.

## Bibliografia

1. Kollmeier BR, Boyette LC, Beecham GB, Desai NM, Khetarpal S. Difficult sirway. Treasure Island: StatPearls Publishing; 2021.
2. Umobong EU, Mayo PH. Critical care airway management. Crit Care Clin. 2018;34(3):313-24.

11. **Resposta: a**

A pressão de perfusão sanguínea da mucosa traqueal situa-se entre 25 e 35 mmHg. Quando é feita a medida em $cmH_2O$, esses valores não devem ultrapassar 20 e 30 $cmH_2O$. Pressões superiores a 30 $cmH_2O$ podem gerar lesões na parede da traqueia e pressões menores que 20 $cmH_2O$ podem levar à broncoaspiração.

## Bibliografia

1. Jahshan F, Ertracht O, Eisenbach N, Daoud A, Sela E, Atar S, et al. A novel rat model for tracheal mucosal damage assessment of following long term intubation. Int J Pediatr Otorhinolaryngol. 2020;128:109738.

## 12. Resposta: c

A incisão atravessa a pele, o tecido celular subcutâneo, o ligamento médio da membrana cricotiróidea e a mucosa da laringe subglótica.

Algumas estruturas estão próximas à membrana cricotireóidea e podem ser lesadas: veia jugular anterior, artéria tireóidea superior, nervo laríngeo superior, artéria carótida comum, músculo cricotireóideo e a faringe.

### Complicações

| Precoces | Tardias |
|---|---|
| Sangramento por HAS, tosse | Estenose subglótica (3%-30%) |
| Obstrução por sangue e secreção | Distúrbio de deglutição |
| Infeccção | Granuloma com efeito de válvula |
| Deslocamento do tubo com falso trajeto | |
| Enfisema subcutâneo | |
| Atelectasia por tubo inapropriado | |

Em geral, caso haja necessidade de manutenção de acesso à via aérea por mais de 72 horas, a crico deve ser substituída pela traqueostomia.

### Bibliografia

1. McCracken GC. Statistical significance comparing cricothyroidotomy techniques. Anaesthesia. 2019;74(2):249-50.
2. Braude DA, McLaughlin S. Cricothyroidotomy. N Engl J Med. 2008;359(10):1074.

## 13. Resposta: b

Os pacientes com tireotoxicose possuem um aumento dos seus níveis plasmáticos de pseudocolinesterase, o que eleva a metabolização da succinilcolina, diminuindo, portanto, sua ação. Os pacientes portadores de miastenia grave possuem aumento da atividade de agentes não despolarizantes e resistência aos despolarizantes.

### Bibliografia

1. Hager HH, Burns B. Succinylcholine chloride. Treasure Island: StatPearls Publishing; 2021.

## 14. Resposta: d

A dexmedetomidina promove diminuição da atividade motora, estabilidade mental, pouca depressão respiratória, possibilitando facilidade no cuidado do paciente pela equipe multiprofissional. As doses para sedação e analgesia variam de *bolus* de 1 μg/kg seguido de infusão de 0,1-0,7 μg/kg/h.

### Bibliografia

1. Shehabi Y, Howe BD, Bellomo R, Arabi YM, Bailey M, Bass FE, et al.; ANZICS Clinical Trials Group and the SPICE III Investigators. Early sedation with dexmedetomidine in critically ill patients. N Engl J Med. 2019;380(26):2506-17.

## 15. Resposta: b

O rocurônio, por sua latência curta e por conferir boas condições de intubação juntamente com hipnóticos como o propofol, pode ser utilizado na necessidade de técnica de sequência rápida. Devido ao seu rápido início de ação, a intubação traqueal com rocurônio pode ser realizada em 60-90 segundos, sendo o tempo de latência diminuído pela administração de doses maiores. Um início de ação mais rápido também na musculatura laríngea, indicando que o rocurônio apresenta um curto período de instalação tanto no adutor do polegar como nos demais músculos.

### Bibliografia

1. Guihard B, Chollet-Xémard C, Lakhnati P, Vivien B, Broche C, Savary D, et al. Effect of rocuronium vs succinylcholine on endotracheal intubation success rate among patients undergoing out-of-hospital rapid sequence intubation: a randomized clinical trial. JAMA. 2019;322(23):2303-12.

### 16. Resposta: b

De acordo com a escala de dor *Behavioral Pain Scale*, o paciente teria um BPS de 6.

| Indicador | Item | Pontuação |
|---|---|---|
| Expressão facial | Relaxada | 1 |
| | Parcialmente contraída = sobrancelhas franzidas | 2 |
| | Completamente contraída = pálpebras fechadas | 3 |
| | Careta = esgar facial | 4 |
| Movimentos dos membros superiores | Sem movimentos | 1 |
| | Parcialmente fletidos | 2 |
| | Muito fletidos com flexão dos dedos | 3 |
| | Retraído, resistência aos cuidados | 4 |
| Adaptação ao ventilador | Tolera a ventilação | 1 |
| | Tosse, mas tolera a ventilação a maior parte do tempo | 2 |
| | Luta contra o ventilador, mas a ventilação ainda é possível algumas vezes | 3 |
| | Incapaz de controlar a ventilação | 4 |

Fonte : Rev Bras Ter Intensiva. 2019;31(4).

Os escores variam de 1 a 4 em cada um desses parâmetros, sendo que o resultado total varia de 3 (sem dor) a 12 (dor máxima) e uma pontuação maior ou igual a 6 é inaceitável para o paciente crítico. Seria necessário adequar a analgesia do paciente.

#### Bibliografia

1. Kotfis K, Zegan-Baranska M, Szydlowski L, Zukowski M, Ely EW. Methods of pain assessment in adult intensive care unit patients - Polish version of the CPOT (Critical Care Pain Observation Tool) and BPS (Behavioral Pain Scale). Anaesthesiol Intensive Ther. 2017;49(1):66-72.

### 17. Resposta: c

A síndrome da infusão de propofol ocorre em pacientes gravemente doentes que recebem infusões de propofol tipicamente em altas doses (> 5 mg/kg/h) ou por tempo prolongado (> 48 horas), e é caracterizada por um ou mais dos seguintes: acidose metabólica sem causa conhecida, rabdomiólise ou alterações no ECG com ou sem lesão renal aguda (IRA), hipercalemia, lipidemia, insuficiência cardíaca, febre, enzimas hepáticas elevadas ou lactato elevado.

Portanto, não se deve administrar propofol por mais de 48 horas ou em dose superior a 4 mg/kg/hora (ou 67 mcg/kg/minuto) de acordo com evidências fornecidas por relatos de casos e estudos. A dosagem por períodos mais longos do que isso provou ser fatal e não é recomendada. É melhor mudar para medicamentos alternativos para sedação em vez de propofol, se necessário.

#### Bibliografia

1. Singh A, Anjankar AP. Propofol-Related Infusion Syndrome: A Clinical Review. Cureus. 2022 Oct 17;14(10):e30383.

### 18. Resposta: d

A sedação profunda no ambiente de terapia intensiva está associada a aumento do tempo de ventilação mecânica, aumento do tempo de internação em unidade de terapia intensiva (UTI) e internação hospitalar e aumento da mortalidade.

#### Bibliografia

1. Olsen HT, Nedergaard HK, Strøm T, Oxlund J, Wian KA, Ytrebø LM, et al. Nonsedation or light sedation in critically ill, mechanically ventilated patients. N Engl J Med. 2020;382(12):1103-11.
2. Reel B, Maani CV. Dexmedetomidine. Treasure Island: StatPearls Publishing; 2020.

### 19. Resposta: b

Sobre o remifentanil: o início da ação após administração por via venosa é rápido (1 a 2 minutos), pois o equilíbrio entre o plasma e o local de ação no sistema nervoso central (biofase) ocorre rapidamente. O remifentanil não libera histamina. Apresenta uma cadeia lateral metiléster que permite metabolização por esterases inespecíficas do sangue e dos tecidos (carboxiesterase).

Sobre a dexmedetomidina: foi relatada uma breve resposta cardiovascular bifásica dependente da dose após administração inicial de dexmedetomidina. A dose em *bolus* de 1 µg.kg$^{-1}$ acarreta um aumento inicial na pressão sanguínea e uma queda de reflexo na frequência cardíaca. Essa resposta é vista com mais frequência em pacientes jovens e saudáveis. Supõe-se que a estimulação dos receptores α-2b no músculo vascular liso seja a causa do aumento da pressão sanguínea. O aumento da pressão sanguínea pode ser atenuado por uma infusão lenta e evitando a administração de *bolus* da droga.

### Bibliografia

1. Afonso J, Reis F. Dexmedetomidina: papel atual em anestesia e cuidados intensivos. Rev Bras Anestesiol. 2012;62:1:118-33.
2. Bevans-Warren TS, Clegg DO Jr, Sakata DJ, Reilly CA. Remifentanil stability. Anesth Analg. 2018;127(3):e51-e52.

### 20. Resposta: c

Pacientes com hipercalemia preexistente estão sob risco de arritmias cardíacas e morte. Hipercalemia fatal pode ocorrer em pacientes com queimaduras, distrofias musculares e paraplegia. Isso pode ser devido à proliferação de receptores extrajuncionais nesses pacientes. O risco máximo de hipercalemia em pacientes queimados ocorre do 9° ao 60° dia pós-queimadura

Atracúrio: é uma mistura racêmica de 10 estereoisômeros e isômeros geométricos. Tem início e duração de ação intermediários. Causa liberação de histamina, porém não causa efeitos cardiovasculares diretos. Seu metabolismo é por meio de degradação de Hoffmann e hidrólise por esterases plasmáticas, portanto, sua duração de ação é independente de função renal ou hepática.

Cisatracúrio: trata-se do isômero R-cis R'-cis do atracúrio. É constituído por 15% do composto precursor e é quatro vezes mais potente, com maior duração de ação. Diferentemente do atracúrio, o cisatracúrio não causa liberação de histamina. É metabolizado pela degradação de Hoffmann e não se acumula na insuficiência renal.

### Bibliografia

1. Murray MJ, DeBlock H, Erstad B, Gray A, Jacobi J, Jordan C, et al. Clinical practice guidelines for sustained neuromuscular blockade in the adult critically ill patient. Crit Care Med. 2016;44(11):2079-2103.

### 21. Resposta: b

A hipertermia maligna (HM) é uma desordem farmacogenética, os anestésicos inalatórios, os relaxantes musculares despolarizantes (succinilcolina) são os gatilhos para desencadear um imenso acúmulo de cálcio ($Ca^{2+}$) no mioplasma, o que leva a uma aceleração do metabolismo e atividade contrátil do músculo esquelético. Esse estado hipermetabólico gera calor e leva à hipoxemia, acidose metabólica, rabdomiólise e um rápido aumento da temperatura corporal, que pode ser fatal se não reconhecida e tratada precocemente.

Essa liberação do $Ca^{2+}$ no mioplasma ocorre por causa de uma despolarização da membrana que induz mudanças conformacionais nos canais de cálcio do tipo-L (CaV-L) (ou receptores diidropiridínicos, DHPRs) que levam à ativação dos canais de liberação de $Ca^{2+}$ do retículo sarcoplasmático (ou receptores de rianodina do músculo esquelético subtipo 1, RyR1). Essa interação funcional entre DHPRs e RyRs, de transformar o impulso elétrico em químico, é comumente referida como acoplamento excitação-contração (E-C).

## 22. Resposta: a

O dantroleno bloqueia os RyRs, atua diretamente sobre as isoformas RyR1 e RyR3, reduz a ativação do canal pela calmodulina e diminui a sensibilidade do canal ao $Ca^{2+}$. O RyR2 não é bloqueado pelo dantroleno, o que explica o fato do medicamento não ter efeito ionotrópico negativo sobre o coração. O dantroleno está disponível para uso intravenoso em frascos contendo 20 mg de dantroleno sódico liofilizado adicionados a 3 g de manitol para melhorar a solubilidade em água. O conteúdo dos frascos deve ser dissolvido em 60 mL de água, o que produz uma concentração final de dantroleno de 0,33 $mg.mL^{-1}$ em pH 9,5. A solução alcalina resultante é altamente irritante para as veias periféricas e deve ser injetada em uma veia de grande calibre ou ser infundida rapidamente.

### Bibliografia

1. Correia CCA, Silva PCB, Silva BA. Hipertermia maligna: aspectos moleculares e clínicos. Rev Bras Anestesiol. 2012;62;6:820-37.
2. Krause T, Gerbershagen MU, Fiege M, Weisshorn R, Wappler F. Dantroleno: a review of its pharmacology, therapeutic use, and new developments. Anaesth. 2004;59:364-73.

## 23. Resposta: a

A polineuropatia do paciente crítico é uma polineuropatia axonal sensitivomotora aguda, que se dá principalmente em membros com degeneração axonal, sem evidências de desmielinização e inflamação.

Pacientes com uma síndrome de resposta inflamatória sistêmica grave (secundária a politraumatismos, choque séptico ou outras condições), frequentemente, necessitam de longo tempo de suporte ventilatório, de terapia renal substitutiva, utiliza medicações potencialmente neuromiotóxicas (estatinas, aminoglicosídeos, bloqueadores neuromusculares, glicocorticoides, etc.). Além do quadro clínico grave existe a imobilidade e fatores neurônio-estressantes. A neuromiopatia do doente crítico costuma ocorrer em cerca de 25-70% dos pacientes. Essa condição é multifatorial e parece estar relacionada a alterações microvasculares e hipoperfusão nervosa e muscular, distúrbios da excitabilidade elétrica (mau funcionamento de canais de sódio e cálcio) e aumento do estresse oxidativo levando à disfunção mitocondrial e catabolismo. Todos esses fatores juntos levam à lesão nervosa e muscular.

Os principais fatores de risco associados à polineuropatia do doente crítico são:

- Síndrome de resposta inflamatória sistêmica/sepse.
- Falência de múltiplos órgãos.
- Hiperglicemia.
- Diálise.
- Administração de drogas vasoativas, como catecolaminas.
- Sexo feminino.
- Tempo de ventilação mecânica (quanto maior, maior o risco).
- Uso de corticoesteroides.
- Bloqueadores neuromusculares.

O diagnóstico é feito pelo exame de eletroneuromiografia, determinando o padrão da polineuropatia axonal, descartando a possibilidade de lesão medular em pacientes que apresentem fraqueza muscular.

### Bibliografia

1. Senger D, Erbguth F. Critical-illness-myopathie und – polyneuropathie [Critical illness myopathy and polyneuropathy]. Med Klin Intensivmed Notfmed. 2017;112(7):589-96.
2. Kramer CL. Intensive care unit-acquired weakness. Neurol Clin. 2017;35(4):723-36.

## 24. Resposta: d

A escala de agitação e sedação de Richmond (RASS, do inglês *Richmond Agitation-Sedation Scale*) é uma escala utilizada para avaliar o grau de sedação e agitação de um paciente que necessite de cuidados críticos ou esteja sob agitação psicomotora. Consiste em um método de avaliar a agitação ou sedação de pacientes usando três passos claramente definidos que determinam uma pontuação que vai de – 5 a +4.

## 25. Resposta: d

O mnemônico FAST HUG foi proposto pelo intensivista Jean Louis Vincent. A ideia é ser utilizado para apoio nas visitas de terapia intensiva.

| FAST HUG |
| --- |
| *Feeding* (nutrição) |
| Analgesia |
| Sedação |
| Tromboprofilaxia |
| *Head of the bed* (cabeceira elevada) |
| *Ulcer prevention* (prevenção de úlcera) |
| *Glycemic control* (controle glicêmico) |

## Bibliografia

1. Vincent JL. Give your patient a fast hug (at least) once a day. Crit Care Med. 2005;33(6):1225-9.
2. Monares Zepeda E, Galindo Martín CA. Giving a nutritional fast hug in the intensive care unit. Nutr Hosp. 2015;31(5):2212-9.

## 26. Resposta: d

Nos pacientes com SDRA em ventilação mecânica e sedação contínua devem ser submetidos a intervalos curtos de sedação moderada (RASS – 2/– 3) para superar a assincronia do ventilador ou desconforto após a otimização do controle da dor e configurações do ventilador.

Recomenda-se que se monitore o nível de sedação regularmente com uma ferramenta validada e reavalie o nível de sedação alvo pelo menos duas vezes ao dia. Monitore rotineiramente a dor e o *delirium* com ferramentas validadas. Titule todos os agentes para atingir um alvo de sedação definido. Um algoritmo escrito pode ser útil, dependendo do treinamento da equipe de enfermagem.

Ocasionalmente, pode ser necessária sedação profunda (RASS – 4/– 5). Nesse caso, os

### Escala de agitação e sedação de Richmond (RASS)

| Ponto | Classificação | Descrição |
| --- | --- | --- |
| 4 | Combativo | Combativo, violento, representando risco para a equipe |
| 3 | Muito agitado | Puxa ou remove tubos ou cateteres, agressivo verbalmente |
| 2 | Agitado | Movimentos despropositados frequentes, briga com o ventilador |
| 1 | Inquieto | Apresenta movimentos, mas que não são agressivos ou vigorosos |
| 0 | Alerta e calmo | |
| –1 | Sonolento | Adormecido, mas acorda ao ser chamado (estímulo verbal) e mantém os olhos abertos por mais de 10 segundos |
| –2 | Sedação leve | Despertar precoce ao estímulo verbal, mantém contato visual por menos de 10 segundos |
| –3 | Sedação moderada | Movimentação ou abertura ocular ao estímulo verbal, mas sem contato visual |
| –4 | Sedação intensa | Sem resposta ao ser chamado pelo nome, mas apresenta movimentação ou abertura ocular ao toque (estímulo físico) |
| –5 | Não desperta | Sem resposta a estímulo verbal ou físico |

sedativos devem ser escolhidos com base na idade do paciente, função do órgão e comorbidade. A estratégia de profundidade de sedação de três níveis proposta não deve ser aplicada estritamente pela gravidade da SDRA (ou seja, leve, moderada e grave), pois alguns pacientes com SDRA grave toleram sedação leve sem assincronia paciente/ventilador significativa.

Estratégias eficazes visam a minimização da sedação e reduzem o acúmulo de medicamentos. O uso de drogas de ação curta com nenhum ou mínimos metabólitos ativos (por exemplo, propofol, dexmedetomidina, fentanil, sufentanil, remifentanil) pode estar associado a melhores resultados. Midazolam não esta incluído nessa classe de medicamentos.

Os opioides com início rápido, efeitos dependentes da dose e capacidade de reduzir o impulso respiratório excessivo continuam a ser a base analgésica na SDRA. No entanto, eles não são isentos de efeitos adversos: (1) imunossupressão, (2) acúmulo da droga resultando em sedação prolongada e depressão respiratória que pode afetar a liberação do ventilador, (3) tolerância em 48 horas, (4) sinais de abstinência após a descontinuação.

## Bibliografia

1. Chanques G, Constantin JM, Devlin JW, Ely EW, Fraser GL, Gélinas C, et al. Analgesia and sedation in patients with ARDS. Intensive Care Med. 2020;46(12):2342-56.
2. Riker RR, Shehabi Y, Bokesch PM, Ceraso D, Wisemandle W, Koura F, et al.; SEDCOM (Safety and Efficacy of Dexmedetomidine Compared With Midazolam) Study Group. Dexmedetomidine vs midazolam for sedation of critically ill patients: a randomized trial. JAMA. 2009;301(5):489-99.

## 27. Resposta d

Observe os itens da ferramenta para responder a questão.

Valores maiores ou igual a 3 já determinaram valor preditivo para dificuldade de IOT na UTI.

| Relacionado ao paciente | |
|---|---|
| Mallampati classe III ou IV | 5 |
| Síndrome da apneia obstrutiva do sono | 2 |
| Mobilidade reduzida da coluna cervical | 1 |
| Abertura bucal limitada < 3 cm | 1 |
| Coma | 1 |
| Hipoxemia grave ($SpO_2$ < 80%) | 1 |
| **Fator relacionado ao operador** | |
| Não Anestesista | 1 |
| TOTAL | 12 |

Fonte: Am J Respir Crit Care Med. 2013;187(8):832-9.

## Bibliografia

1. De Jong A, Molinari N, Terzi N, Mongardon N, Arnal JM, Guitton C, et al.; AzuRéa Network for the Frida-Réa Study Group. Early identification of patients at risk for difficult intubation in the intensive care unit: development and validation of the MACOCHA score in a multicenter cohort study. Am J Respir Crit Care Med. 2013;187(8):832-9.

## 28. Resposta: d

Uma metanálise de 2018 reuniu vários estudos no ambiente de UTI e compararam diferentes modelos de videolaringoscopia com laringoscopia direta tradicional em diferentes condições e configurações. O tempo até a intubação e a taxa de sucesso na primeira tentativa foram os desfechos relatados mais relevantes. A videolaringoscopia não diminuiu o tempo de intubação , nem a taxa de sucesso na primeira passagem, mesmo avaliando os estudos de acordo com a maior ou menor experiência dos operadores, ou de acordo com a configuração (UTI *versus* ED) ou o modelo usado (hiperangulado *vs.* não hiperangulado). Alguns estudos analisaram os subgrupos com via aérea difícil prevista: nenhum estudo encontrou diferença nos resultados. Os dois maiores estudos encontraram um aumento na incidência de complicações graves em análises *post-hoc* quando a videolaringoscopia foi empregada: Yeatts et al. relataram maior duração do procedimento de intubação, maior incidência de episódios graves de dessaturação e maior taxa de mortalidade no grupo com traumatismo cranioencefálico grave, enquanto Lascarrou et al. relataram um aumento na incidência de complicações fatais.

Uma outra importante e mais recente metanálise foi conduzida pela Cochrane. Observe o perfil de pacientes: "Incluímos 222 estudos (219 RCTs, três quase-RCTs) com 26.149 participantes submetidos à intubação traqueal. A maioria dos estudos recrutou adultos submetidos a cirurgias eletivas que requerem intubação traqueal". Os de todos os projetos provavelmente reduzem as taxas de falha na intubação e resultam em taxas mais altas de intubação bem-sucedida na primeira tentativa com visualizações glóticas aprimoradas. A videolaringoscopia nesse contexto provavelmente reduz as taxas de eventos hipoxêmicos, e as taxas de intubação esofágica. Concluímos que a videolaringoscopia provavelmente fornece um perfil de risco mais seguro em comparação com a laringoscopia direta para todos os adultos submetidos à intubação traqueal.

## Bibliografia
1. Cabrini L, Landoni G, Baiardo RM, Saleh O, Votta CD, Fominskiy E, et al. Tracheal intubation in critically ill patients: a comprehensive systematic review of randomized trials. Crit Care. 2018;22(1):6.
2. Hansel J, Rogers AM, Lewis SR, Cook TM, Smith AF. Videolaryngoscopy versus direct laryngoscopy for adults undergoing tracheal intubation. Cochrane Database Syst Rev. 2022;4(4):CD011136.

## 29. Resposta: c
O paciente mantém uma ventilação manual com saturação de 91% e três tentativas de intubação não foram bem-sucedidas. A utilização do dispositivo supraglótico para assegurar a via aérea pode ser considerado nesse caso.

## Bibliografia
1. Apfelbaum JL, Hagberg CA, Connis RT, Abdelmalak BB, Agarkar M, Dutton RP, et al. 2022 American Society of Anesthesiologists Practice Guidelines for Management of the Difficult Airway. Anesthesiology. 2022;136(1):31-81.

## 30. Resposta: a
Na hiperventilação, a saturação de $O_2$ é normal, $ETCO_2$ diminui e a amplitude e a largura da forma de onda diminuem.

Na hipoventilação, a saturação de $O_2$ pode ser normal ou diminuída, e o $ETCO_2$, amplitude e largura da forma de onda aumentam.

## 31. Resposta: d
A infusão contínua de lorazepam ou diazepam apresenta risco de toxicidade do propilenoglicol. As manifestações clínicas incluem hemólise, necrose cutânea, arritmias, convulsões, hipotensão e coma. Em pacientes com deterioração clínica por causa da toxicidade do propilenoglicol, foram encontrados níveis variando de 55 a 144 mg/dL, resultando em anormalidades metabólicas, e à toxicidade renal associada com colapso cardiovascular. Os benzodiazepínicos demonstraram prolongar a sedação na UTI, levando, portanto, a prolongar os dias de ventilação e aumentar o tempo de internação na UTI, em parte secundário ao acúmulo de depuração hepática e renal deficiente. Embora os benzodiazepínicos continuem sendo a droga de escolha para o tratamento de convulsões, a seleção do paciente, a dosagem apropriada e a titulação cuidadosa são necessárias para otimizar o benefício clínico e, ao mesmo tempo, reduzir os efeitos adversos indesejados da droga. A sedação com propofol comparada ao midazolam está associada a melhores resultados clínicos na UTI, com redução do tempo de ventilação mecânica (VM) e extubação na UTI em pacientes cirúrgicos agudos e redução

do tempo de extubação em pacientes gravemente enfermos.

## Bibliografia

1. Olkkola KT, Ahonen J. Midazolam and other benzodiazepines. Handb Exp Pharmacol. 2008;(182):335-60.
2. Garcia R, Salluh JIF, Andrade TR, Farah D, da Silva PSL, Bastos DF, et al. A systematic review and meta-analysis of propofol versus midazolam sedation in adult intensive care (ICU) patients. J Crit Care. 2021;64:91-9.

## 32. Resposta: c

A escala de Richmond Agitation-Sedation Scale (RASS) deve se conhecida pelo intensivista. De acordo com diretrizes internacionais recentes sobre sedação para ventilação mecânica, uma pontuação RASS de –2 a +1 é definida como sedação leve. Vários estudos demonstraram que uma sedação mais leve resulta em menor tempo de ventilação mecânica e menor tempo de internação na UTI ou no hospital.

| Pontos | Termo | Descrição |
| --- | --- | --- |
| +4 | Combativo | Claramente combativo, violento, representando risco para a equipe |
| +3 | Muito agitado | Puxa ou remove tubos ou cateteres, agressivo verbalmente |
| +2 | Agitado | Movimentos despropositados frequentes, briga com o ventilador |
| +1 | Inquieto | Apresenta movimentos, mas que não são agressivos ou vigorosos |
| 0 | Alerta e calmo | |
| –1 | Sonolento | Adormecido, mas acorda ao ser chamado (estímulo verbal) e mantém os olhos abertos por mais de 10 segundos |

*(continua)*

| Pontos | Termo | Descrição |
| --- | --- | --- |
| –2 | Sedação leve | Despertar precoce ao estímulo verbal, mantém contato visual por menos de 10 segundos |
| –3 | Sedação moderada | Movimentação ou abertura ocular ao estímulo verbal (mas sem contato visual) |
| –4 | Sedação intensa | Sem resposta ao ser chamado pelo nome, mas apresenta movimentação ou abertura ocular ao toque (estímulo físico) |
| –5 | Não desperta | Sem resposta ao estímulo verbal ou físico |

Fonte: JAMA.2023;289(22):2893-91.

## Bibliografia

1. Ely EW, Truman B, Shintani A, Thomason JW, Wheeler AP, Gordon S, et al. Monitoring sedation status over time in ICU patients: reliability and validity of the Richmond Agitation-Sedation Scale (RASS). JAMA. 2003;289(22):2983-91.
2. Nassar Junior AP, Pires Neto RC, de Figueiredo WB, Park M. Validity, reliability and applicability of Portuguese versions of sedation-agitation scales among critically ill patients. Sao Paulo Med J. 2008;126(4):215-9.

## 33. Resposta: d

## 34. Resposta: a

A sobrevivência na UTI tornou-se uma das principais preocupações, e os métodos para otimizar a recuperação e os resultados do paciente são objetivos importantes para o profissional de saúde, famílias e pesquisadores. Em 2013, o American College of Critical Care Medicine, em colaboração com a Society of Critical Care Medicine e a American Society of Health-System Pharmacists, atualizou as *Diretrizes de prática clínica para o manejo da dor, agitação e delirium em pacientes adultos em unidade de terapia intensiva* para fornecer recomendações aos médicos para melhor gerenciar pacientes graves. Muitos elementos da diretriz baseada em sintomas podem ser implementados usando um guia interdependente, multicomponente e baseado em evidências para a coordenação de cuidados multidisciplinares na UTI – o pacote ABCDEF. O pacote ABCDEF inclui:

(A) Avaliar, Prevenir e Gerenciar a Dor (A).
(B) Testes de Despertar Espontâneo (SAT) e Testes de Respiração Espontânea (SBT).
(C) Escolha de analgesia e sedação.
(D) *Delirium*: Avaliar, Prevenir e Gerenciar.
(E) Mobilidade precoce e Exercício.
(F) Envolvimento e empoderamento da família.

Em inglês: *Assess, Prevent, and Manage Pain* (**A**), *Both Spontaneous Awakening Trials* (SAT) *and Spontaneous Breathing Trials* (SBT) (**B**), *Choice of analgesia and sedation* (**C**), *Delirium: Assess, Prevent, and Manage* (**D**), *Early mobility and Exercise* (**E**), *Family engagement and empowerment* (**F**).

### 35. Resposta: d

Nenhum sedativo é considerado superior em eficácia ou mortalidade. As diretrizes da Society of Critical Care Medicine recomendam evitar benzodiazepínicos por causa de evidência de maior duração da intubação, especialmente em pacientes com insuficiência renal. Enquanto o midazolam é metabolizado pelo fígado, seu principal metabólito, o alfa-hidroximidazolam, é excretado pelos rins. A escolha de qual sedativo é o melhor está na avaliação clínica do médico de cenários individuais do paciente, pesando o perfil de risco/benefício do medicamento para cada paciente.

O propofol é um agente sedativo e hipnótico que pode induzir amnésia semelhante aos benzodiazepínicos, mas oferece um início de ação mais rápido, permitindo uma titulação muito mais rápida. Embora geralmente considerada bem tolerada, a hipotensão por causa da vasodilatação sistêmica é um efeito colateral comum, e a hipertrigliceridemia deve ser monitorada por causa de sua formulação em emulsão lipídica.

Ensaios clínicos comparando propofol com benzodiazepínicos em pacientes em estado crítico ventilados mecanicamente mostraram consistentemente que o propofol resulta em tempos de despertar mais rápidos e menos dias em ventilação mecânica.

### Bibliografia

1. StatPearls Publishing LLC; Heffner A, Murin S, Sandrock C. Critical care: board and certification review. StatPearls Publishing, LLC. p.721.
2. Pearson SD, Patel BK. Evolving targets for sedation during mechanical ventilation. Curr Opin Crit Care. 2020;26(1):47-52.

# 13
# HEMATOLOGIA

# 13
# Hematologia

1. Durante uma transfusão de hemocomponentes, o paciente pode apresentar TRALI (*transfusion related acute lung injury*) ou reação aguda pulmonar relacionada à transfusão. Qual a característica fisiopatológica básica dessa reação?
   a) Anticorpos contra antígenos eritrocitários.
   b) Incompatibilidade de antígenos eritrocitários.
   c) Anticorpos anti-HLA ou antígenos dos neutrófilos do receptor.
   d) Anticorpos anti-IgM de mastócitos.

2. Assinale a alternativa que contém a indicação do uso de plasma fresco congelado em pacientes críticos:
   a) Transfusão de mais de 10 unidades de concentrado de hemácias (peso médio de 60 a 80 kg) ou reposição de uma ou mais volemias do paciente.
   b) Deficiência de produção plaquetária.
   c) Hemorragia vigente em pacientes com contagem de plaquetas < 20.000/μL e sangramento ativo.
   d) Reposição de todos os fatores de coagulação.
   e) Correção de coagulograma em pacientes em programação cirúrgica sem sinais de sangramento.

3. Assinale a alternativa correta com relação aos produtos de degradação da fibrina:
   a) São os melhores indicadores de atividade fibrinolítica, resultando da ação da plasmina no fibrinogênio ou fibrina.
   b) O diagnóstico de coagulação intravascular disseminada pode ser feito com esse exame em conjunto com a contagem de plaquetas e a análise do esfregaço de sangue, sem necessidade de exames adicionais.
   c) Um exame que deve ser interpretado com cautela é o teste do dímero D, que sofre influência da fibrinogenólise na amostra do plasma citratado.
   d) Os fragmentos D e E podem sofrer interferência no método de coleta, e, assim, sua presença não significa, necessariamente, presença de fibrinólise.

4. Durante a realização de cirurgias extracorpóreas, é utilizada heparina em altas doses. Esse excesso pode causar as seguintes alterações laboratoriais:
   a) TP ↑, TTPA ↑, contagem de plaquetas elevada, PDF normal.
   b) TP ↓, TTPA ↓, contagem de plaquetas normal, PDF normal.

c) TP ↑, TTPA ↑, contagem de plaquetas normal, PDF normal.

d) TP normal, TTPA ↑, contagem de plaquetas elevada, PDF elevado.

5. Marque a alternativa a seguir que apresenta a causa correta relacionada ao surgimento de coagulação intravascular disseminada:

a) Doença pulmonar obstrutiva crônica.

b) Pós-operatório de gastrectomia.

c) Infarto agudo do miocárdio.

d) Púrpura trombocitopênica trombótica.

e) Descolamento prematuro de placenta.

6. Um paciente apresenta rubor, hipotensão, febre, taquicardia, dispneia e dor torácica, após infusão da primeira bolsa de concentrado de hemácias. Assinale a alternativa que apresenta a principal hipótese diagnóstica desse paciente:

a) Sepse, pois reação transfusional é mais comum com plasma e plaquetas.

b) Púrpura trombocitopênica trombótica com coagulação intravascular disseminada.

c) Reação enxerto *versus* hospedeiro.

d) A reação hemolítica aguda ou intravascular que se desenvolve em razão da incompatibilidade do grupo ABO.

e) Bolsa com sangue contaminado por citomegalovírus.

7. A heparina é uma droga com ação antitrombótica amplamente utilizada desde a década de 1930. Há vários efeitos adversos relacionados ao seu uso: hemorragias, osteoporose, eosinofilia, reações cutâneas, alopecia, alteração dos testes de função hepática e hipercalemia ocasional.

Entretanto, um dos mais importantes efeitos adversos da heparina é a trombocitopenia. Devemos suspeitar de plaquetope-

nia induzida pela heparina nos pacientes que:

a) Apresentam contagem de plaquetas > 100.000 µL.

b) Foram expostos à heparina há 1 semana.

c) Apresentaram eventos hemorrágicos venosos e arteriais novos.

d) Apresentam ausência de reações anafiláticas relacionadas à heparina.

e) Apresentam contagem de plaquetas < 70% do valor basal.

8. Sobre a transfusão de hemocomponentes em pacientes críticos, podemos afirmar que:

a) Durante o processo de armazenamento de hemácias, usualmente ocorrem liberação de $CO_2$ e redução do pH, o que teoricamente diminui a liberação de oxigênio na periferia.

b) Pacientes jovens e sem doença cardiovascular beneficiam-se quando o gatilho para transfusão de hemácias tem níveis de hemoglobina menores que 10 g/L.

c) A administração de eritropoetina deve ser considerada em todos os pacientes graves (APACHE 25) e com anemia, já que sua utilização está associada a menor necessidade de transfusão de concentrados de hemácias.

d) É indicada a transfusão de plaquetas antes de procedimentos invasivos quando seus níveis séricos forem menores que 150.000/mm$^3$.

e) É baixo o risco de hemólise ocasionada por transfusão de sangue tipo O negativo, mesmo sem realização de prova cruzada.

9. Identifique os elementos da cascata de coagulação representados pelos números 1 e 2:

a) 1 – fator VIII, 2 – t-PA.
b) 1 – fator VII, 2 – fator II.
c) 1 – fator VII, 2 – t-PA.
d) 1 – fator II, 2 – fator X.
e) 1 – cálcio, 2 – fator III(a).

10. Entre os diagnósticos listados a seguir, qual seria o mais provável para um paciente apresentando: plaquetas 200.000/mm³ de sangue, tempo de sangramento 4,5 minutos, TAP 35 segundos, INR 1,12, TTPA 70 segundos, tempo de trombina de 67 segundos, fibrinogênio 267 mg/dL, D-dímero normal?
a) Doença de Von Willebrand.
b) Coagulação intravascular disseminada.
c) Administração de heparina não fracionada.
d) Intoxicação por cumarínicos.
e) Deficiência de fator XIII.

11. Paciente portador de leucemia mieloide aguda de diagnóstico recente, interna-se para colocação de cateter venoso central de longa permanência para quimioterapia, programada para amanhã pela manhã. No hemograma coletado na admissão, apresenta contagem plaquetária de 12.000/mm³, sem evidências de sangramento. Qual deverá ser a sua conduta quanto à transfusão de plaquetas?
a) Transfusão imediata para atingir número total de plaquetas acima de 20.000/mm³ e nova transfusão antes do procedimento para atingir contagem plaquetária mínima de 50.000/mL.
b) Transfusão imediata para atingir número total de plaquetas acima de 50.000/mm³ e nova transfusão antes do procedimento para atingir contagem plaquetária mínima de 100.000/mL.
c) Transfusão imediata para atingir número total de plaquetas acima de 50.000/m³, sem necessidade de nova transfusão antes do procedimento.
d) Não realizar transfusão de plaquetas imediata; realizar somente transfusão profilática, logo antes do procedimento, para atingir contagem plaquetária superior a 50.000/mL.
e) Não realizar transfusão de plaquetas imediata; realizar somente transfusão profilática, logo antes do procedimento, para atingir contagem plaquetária superior a 100.000/mL.

12. Considerando as evidências atuais sobre a transfusão de concentrado de hemácias em UTI, assinale a alternativa correta:
a) Há evidências sólidas sobre a necessidade de manutenção de níveis de hemoglobina superiores a 11 g/dL em todos os pacientes.
b) Há evidências sólidas sobre a necessidade de manutenção de níveis de hemoglobina superiores a 10 g/dL em todos os pacientes.
c) Não há evidências de que estratégias de transfusão mais restritivas e a manutenção de pacientes com níveis de hemoglobina superiores a 7,0 g/dL aumentam a mortalidade nos pacientes graves sem doenças cardiovasculares graves (insuficiência cardíaca de origem isquêmica).
d) Todos os pacientes de terapia intensiva com sepse grave devem ser transfundidos nas primeiras 24 horas.
e) Todas as alternativas são incorretas.

Texto para as questões 13, 14 e 15:

Mulher de 65 anos, branca, adenocarcinoma de cólon, submetida a colectomia há 2 anos e a quimioterapia. Evolui em 2 anos com metástase pulmonar.

Reiniciada quimioterapia 4 dias após última sessão, evolui com quadro de náuseas, vômitos e diarreia intensa. Chega à UTI encaminhada da emergência com sinais e sintomas de desidratação, oligoanúria 160 mL/24h, exames laboratoriais: Cr = 6,0 mg/dL, ureia 280 mg/dL, $Na^+$ 150 mEq/L, $K^+$ = 3,0 mEq/L, PO = 6,2 mg/dL, ácido úrico 17,4 mg/dL, DHL = 800 UI/dL. Gasometria pH: 7,25, $pCO$ : 30,2 mmHg, $HCO^-$: 15,2 mEq/L, lactato: 10 mEq/L.

13. Sobre o caso clínico anterior:
    a) A paciente não preenche critérios para a síndrome da lise tumoral.
    b) A hipercalemia nunca está presente.
    c) A hipocalemia presente pode estar relacionada à diarreia.
    d) O ácido úrico na síndrome nunca é maior que 15 mg/dL (exclui a síndrome).
    e) Todas as alternativas são incorretas.

14. Sobre a IRA descrita no caso, assinale a afirmativa correta:
    a) A injúria renal aguda pode estar associada à precipitação de cristais de ácido úrico e/ou fosfato de cálcio nos túbulos e/ou precipitação de xantinas e hipoxantinas com o uso de alopurinol.
    b) A nefrotoxicidade direta da quimioterapia é outro fator possível de injúria renal aguda.
    c) Na patogênese do SLT há alterações hemodinâmicas com diminuição do fluxo sanguíneo glomerular devido a mediadores inflamatórios.
    d) A rasburicase é uma urato-oxidase recombinante que converte o ácido úrico em alantoína, metabólito que é 5 a 10 vezes mais hidrossolúvel que o ácido úrico.
    e) Todas as alternativas são corretas.

15. Sobre a conduta terapêutica para o caso, assinale a alternativa correta:
    a) Solicitar ultrassom de rim e vias urinárias, iniciar SF 0,9% 4000 mL/dia, furosemida 40 mg IV e rasburicase 0,2 mg/kg IV.
    b) O objetivo é uma infusão contínua de volumes de 4 a 6 litros por dia (3 L/m² de superfície corpórea) e débito urinário de 3 L/dia, a menos que haja impedimento clínico de reposição volêmica dessa ordem.
    c) Apesar de poder se relacionar a aumento da excreção de urato, a alcalinização da urina reduz a solubilidade do fosfato de cálcio, e não há essa recomendação formal na SLT.
    d) Não há recomendação para utilização de alopurinol e rasburicase nos pacientes com SLT.
    e) Todas as alternativas são corretas.

16. Mulher de 16 anos é operada de emergência após o diagnóstico de colecistite aguda calculosa. No 3° pós-operatório, apresenta dores intensas difusas em membros e abdome. Ao exame clínico, observa-se piora da icterícia, que já havia melhorado, descoramento intenso e o exame do abdome não mostra irritação peritoneal. O exame pulmonar é normal. Ureia e creatinina são normais. Hemoglobina = 8,9 g/dL, bilirrubina total = 5,1 mg/dL, bilirrubina indireta = 4,1 mg/dL. Qual exame você solicitaria para o diagnóstico?
    a) Teste de antiglobulina direto.
    b) Eletroforese de hemoglobina.
    c) Colangiografia retrógrada.
    d) Tomografia de abdome total.

17. Homem de 16 anos, com diagnóstico de betatalassemia maior, durante transfusão

de concentrado de hemácias filtrado e fe-
notipado, evolui com quadro de febre de
38,1°C após uma hora e meia do início
da transfusão, sem outras queixas e com
exame clínico inalterado.

O diagnóstico mais provável é:

a) Contaminação bacteriana.
b) Incompatibilidade ABO.
c) Reação anafilática.
d) Reação febril não hemolítica.

18. Mulher, 64 anos, submetida a cirurgia de
grande porte, com sangramento aumentado no intraoperatório devido a intercorrências cirúrgicas, recebendo mais de dez
unidades de concentrado de hemácias
num período de seis horas. No pós-operatório imediato poderá ocorrer:

a) Hipocalcemia.
b) Hipercalemia.
c) Hipernatremia.
d) Hipocalemia.

19. Mulher, 18 anos, em um pós-operatório de
rinoplastia evidenciou-se tempo de tromboplastina parcial ativado (TTPa) prolongado não observado no pré-operatório.
Refere epistaxes frequentes e equimoses espontâneas desde a infância, e sangramento uterino anormal (ciclos menstruais com duração de mais de 10 dias,
com coágulos e necessidade de absor-
vente noturno contínuo). Mãe com sintomas menstruais semelhantes. Nega outros
familiares com história de sangramentos.
Nega hemartroses. Nega procedimentos
cirúrgicos prévios.

Exame físico sem alterações. Exames la-
boratoriais: Hb = 11,9 g/dL; VCM = 79 fL;
GB = 6.100/µL; plaquetas = 280.000/µL;
TTPa = 54 segundos (VN < 44,6); TP (tem-
po de protrombina) = 12,5 segundos
(VN < 17,3).

Qual elemento do sistema hemostático
da paciente mais provavelmente está
disfuncionante?

a) Plaquetas.
b) Fator VIII da coagulação.
c) Fator de von Willebrand.
d) Fibrinogênio.

20. Homem, 50 anos, faz uso cronicamente
de varfarina 10 mg/dia, antecedente de
trombose venosa profunda. Chega a UTI
com sangramento gengival e urinário volumoso. Bom estado geral, FC = 100 bpm,
PA = 112 x 82 mmHg, Hb = 12,6 g/dL,
Ht = 39% RNI = 10.

Qual seria sua conduta?

a) Transfundir plasma fresco congelado.
b) Administrar imunoglobulina intravenosa.
c) Administrar vitamina K.
d) Suspender a varfarina e observar.

21. Mulher de 55 anos é admitida na UTI com
suspeita de Covid-19. Por três dias, fez uso
de ceftriaxone, azitromicina, metilprednisolona 2 mg/kg e enoxaparina 1 mg/
kg 12/12 h. Exame clínico: T = 38,3°C,
FC = 84 bpm, FR = 29 ipm, PA = 114 x
79 mmHg. RASS = – 5, em uso de fentanil e midazolam, relação $PaO_2/FIO_2$ =
118, em ventilação mecânica controlada, sem drogas vasoativas. Secreção traqueal hialina à aspiração. Exame de PCR
para SARS-CoV-2 positivo em secreção
traqueal. Tomografia de tórax: áreas de
vidro fosco bilateral. Apresenta: creatinina = 1,2 mg/dL, ureia = 60 mg/dL, leucócitos = 2.400/mm$^3$, linfócitos = 860/mm$^3$,
plaquetas = 230.000/mm$^3$, D – dímero =
5.500 mcg/L. Assinale a alternativa que
a prescrição deve contemplar.

a) Enoxaparina profilática.
b) Enoxaparina profilática e azitromicina.

## 13 HEMATOLOGIA 581

c) Enoxaparina terapêutica e azitromicina.

d) Enoxaparina terapêutica.

22. Homem, 54 anos, submetido a hepatectomia, com sangramento aumentado no intraoperatório devido a intercorrências cirúrgicas, recebendo mais de dez unidades de concentrado de hemácias num período de seis horas. No pós-operatório imediato poderá ocorrer:

a) Hipocalcemia.

b) Hipercalemia.

c) Hipernatremia.

d) Hipocalemia.

23. Quando o equilíbrio acidobásico é alterado, o corpo ativa uma série de mecanismos de compensação. Os tampões orgânicos geralmente são capazes de manter o pH normal através da doação ou aceitação de íons $H^+$. A compensação respiratória acontece pela maior ou menor eliminação de $CO_2$, enquanto a compensação renal é mais lenta, pela excreção de íons $H^+$ ou reabsorção de $HCO_3$. $HCO_3^- = 15$ mEq/L, o $pCO_2$ esperado seria aproximadamente:

a) 38 mmHg.

b) 40 mmHg.

c) 22 mmHg.

d) 36 mmHg.

e) 30 mmHg.

24. Um homem de 29 anos é admitido no hospital por gastroenterite. No segundo dia após a admissão, ela desenvolveu petéquias nas pernas. O exame de sangue revela hemoglobina de 7,9 mg/dL, plaquetas de 51.000/mcL. Sua creatinina é 1,4 mg/dL, a basal era de 0,7 mg/dL. Ela parece sonolenta, bem como desenvolveu febre de 39°C. A contagem de leucócitos é de 7.000/mcL, o mesmo que a admissão. Um teste de gravidez é negativo. Ela nega qualquer diarreia. Qual das alternativas a seguir é o próximo melhor passo no manejo desse paciente?

a) Reposição imediata de plaquetas e concentrado de hemácias.

b) Plasmaférese e metilprednisolona.

c) Metilprednisolona IV e imunoglobulinas.

d) Tomografia de rim e vias urinárias.

25. Paciente do sexo masculino, 72 anos, que se apresentou confuso e com estado mental alterado em casa foi trazido à UTI com suspeita de pielonefrite e sepse. Por causa da baixa hemoglobina de 5,5 g/dL, foram solicitados dois concentrados de hemácias e iniciada imediatamente, 6 horas pós-transfusão, a saturação de oxigênio caiu e exigiu uma máscara facial de oxigênio para manter a saturação em até 91%. A pressão arterial caiu de 132/87 mmHg para 87/62 mmHg. A ausculta torácica revelou sons respiratórios grosseiros da região anterior do tórax com crepitações bilaterais. O hemograma pré-transfusional apresentava leucócitos de 10,2 e plaquetas de 180. O hemograma repetido mostrou leucócitos de 2,1 e plaquetas de 78. Furosemida intravenosa 40 mg foi administrada sem efeito. Qual é o diagnóstico mais provável?

a) Edema pulmonar instantâneo.

b) Lesão pulmonar aguda relacionada à transfusão (TRALI).

c) Síndrome do desconforto respiratório agudo (SDRA).

d) Sobrecarga circulatória associada à transfusão (TACO).

26. Um homem de 77 anos chega à UTI em confusão mental. Há um mês, ele apresentou fraqueza aguda do lado direito e fibrilação atrial de início recente. Ele foi diagnosticado com um acidente vascular

encefálico e começou a tomar varfarina. A TC de cabeça obtida na sala de emergência hoje mostra hemorragia intracraniana. INR é 4,0. Qual das alternativas a seguir é o próximo melhor passo no gerenciamento?

a) Administrar fator VII recombinante ativado.

b) Administrar plasma fresco congelado (PFC) e vitamina K.

c) Administre apenas vitamina K e concentrado de hemácias.

d) Administrar plasma fresco congelado (PFC) sozinho.

27. Uma mulher de 60 anos com cirrose hepática alcoólica chega ao pronto-socorro após 3 dias de hematêmese. Ela atualmente não está tomando nenhum medicamento. Ela é portadora de varizes esofágicas. O hemograma de hoje mostra hemoglobina de 6 g/dL e hematócrito de 18,8%. O tempo de protrombina e INR são 22,7 e 1,8, respectivamente. Uma unidade de concentrado de hemácias e uma unidade de plasma fresco congelado são solicitadas para transfusão. Dentro de 2 horas após o início da transfusão, o paciente fica dispneico e tem sinais e sintomas de congestão pulmonar. Sua pressão arterial é 92/60 mmHg, frequência cardíaca = 120 bpm, FR = 27 ipm, SatO$_2$ = 93% ao ambiente. Sobre o caso, responda a alternativa correta.

a) Iniciar diuréticos para o quadro de congestão.

b) Continuar com cautela a transfusão na ausência de febre.

c) Interromper a transfusão e comunicar o banco de sangue sobre possível TRALI.

d) Indicar a endoscopia na emergência.

28. Uma mulher de 28 anos com placenta percreta é encaminhada para uma cesariana eletiva e histerectomia obstétrica. Durante o procedimento, houve perda maciça de sangue e foi iniciado um protocolo de transfusão de sangue de acordo com as diretrizes institucionais. O relatório do tromboelastograma mostrou aumento do tempo K e do tempo R e amplitude máxima normal. O que deve ser administrado ao paciente para auxiliar na hemostasia?

a) Glóbulos vermelhos e plaquetas embalados.

b) Plasma fresco congelado e crioprecipitado.

c) Plasma fresco congelado e plaquetas.

d) Apenas plaquetas.

29. Qual a variável do tromboelastograma mais sensível à plaquetopenia?

a) O tempo R.

b) A amplitude máxima.

c) O tempo K.

d) O ângulo alfa.

30. Um jovem de 18 anos, portador de hemoglobinopatia SC, apresenta febre e calafrios que não cederam com acetaminofeno. Segundo os pais, a febre de 39,5°C começou há dois dias, quando o paciente voltava da escola. Ele sentia-se bem antes da febre. Um dos amigos do paciente teve infecção do trato respiratório superior no dia em que desenvolveu febre. Exames cardíaco, pulmonar e abdominal sem alterações. Após dois dias de internação, o paciente evoluiu com alteração do estado mental e insuficiência respiratória. O paciente foi internado na UTI e foi imediatamente intubado, e foram iniciados a ventilação mecânica e os antibióticos IV. O paciente faleceu 48 horas depois por insuficiência cardiorres-

piratória. Responda as questões a seguir. O que o sangue periférico desse paciente mostraria?
a) *Bite cells*.
b) Corpos de Howell-Jolley e células falciformes.
c) Células pilosas e células falciformes.
d) Células falciformes e *bite cells*.

31. Responda a afirmativa correta a seguir:
a) Os pacientes com doença falciforme raramente cursam com febre, a não ser quando há infecção.
b) O paciente deve ter tido uma infecção de vias aéreas por *Streptococcus pneumoniae*, *Haemophilus influenza* B, *Klebsiella* spp.
c) *Mycoplasma* e *Chlamydia* são raros na doença falciforme.
d) A falcização não ocorre no pulmão porque é um órgão rico em oxigênio.

32. Uma mulher de 63 anos com história médica pregressa de cirrose hepática complicada por ascite, hipertensão e diabetes tipo 2 chega ao pronto-socorro com história de 3 dias de dor abdominal. Ela descreve a dor como 7/10, limitada ao quadrante superior direito e associada a algumas náuseas, mas sem episódios de vômito. A seguir radiografia de tórax do paciente. Uma TC abdominal mostra distensão do intestino direito, mas sem ar livre. O residente veio solicitar uma vaga de UTI. Depois o cirurgião sênior passou na UTI e disse que a vaga não seria necessária. Qual das alternativas a seguir seria a conduta no manejo desse paciente?

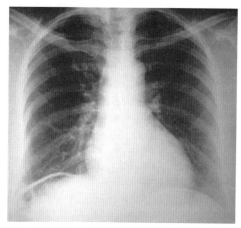

Fonte: Radiol Bras. 2011;44(5):333.

a) Laparotomia exploradora imediata por pneumoperitônio.
b) Descompressão por sonda nasogástrica.
c) Endoscopia digestiva alta.
d) Colonoscopia.

33. Uma mulher de 35 anos com uma válvula aórtica mecânica está em uso de varfarina. Ela chega à emergência com sangramento ativo gastrointestinal. Sua pressão arterial está na casa dos 88 x 44 mmHg e sua frequência cardíaca é de 128 bpm. Seu INR é 5,4 e ele já perdeu cerca de 600 mL após uma hemorragia digestiva baixa. Seu hematócrito é 18, e a hemoglobina é 5,4. Além da reposição, qual é a melhor abordagem para reverter o sangramento?
a) Vitamina K intravenosa imediata de 10 mg.
b) 7 unidades de plasma fresco congelado intravenoso.
c) Concentrado de complexo de protrombina.
d) Crioprecipitado e plasma fresco congelado.

34. Um paciente de 72 anos com história de fibrilação atrial, em uso de apixabana para anticoagulação, chega ao hospital com fraqueza e descrição de hematoquezia. Sua frequência cardíaca é de 120 bpm e sua pressão arterial é de 82/50 mmHg. O trabalho de laboratório mostra uma hemoglobina de 5 g/dL. Qual das alternativas a seguir é a melhor conduta?
   a) Iniciar cristaloides e plasma fresco congelado (PFC).
   b) Administrar PFC.
   c) Glóbulos vermelhos embalados para transfusão (PRBC) e vitamina K.
   d) Transfundir concentrado de hemácias e andrexanet alfa.

 GABARITO COMENTADO

1. **Resposta: c**
   A injúria pulmonar relacionada à transfusão (TRALI) é definida como um edema pulmonar não cardiogênico, relacionado temporalmente com a transfusão. É uma das complicações não infecciosas mais graves das transfusões e ocorre dentro das primeiras 4 horas após a transfusão. Sua fisiopatologia envolve os anticorpos anti-HLA ou os antígenos dos neutrófilos do receptor. A TRALI é caracterizada por dispneia e hipóxia, em virtude do edema pulmonar não cardiogênico. Estima-se frequência de aproximadamente 1 para 5.000 transfusões. A terapia é somente suporte clínico.

Bibliografia
1. Semple JW, Rebetz J, Kapur R. Transfusion-associated circulatory overload and transfusion-related acute lung injury. Blood. 2019;133(17):1840-53.

2. **Resposta: a**
   Transfusão de mais de 10 unidades de concentrado de hemácias (peso médio de 60 a 80 kg) ou reposição de uma ou mais volemias do paciente estão relacionadas à necessidade de transfusão de PFC. Extensos sangramentos, motivados por alteração dos fatores e coagulação, por exemplo, hepatopatias, CIVD (coagulação intravascular disseminada) ou uso de dicumarínicos, são indicações da transfusão de plasma fresco congelado. Uma unidade de plasma fresco congelado tem entre 200 e 250 mL de volume e é obtida a partir de 1 unidade de sangue total. O principal objetivo é repor todos os fatores de coagulação, inclusive o V e o VIII, que não estão presentes no plasma estocado. Deve-se utilizar como índice terapêutico o tempo de protrombina (TP) ou TTPA. Assim, a normalização desse índice, abaixo de 1,5, e a interrupção do sangramento significam que não há mais necessidade de transfusão de plasma.

Bibliografia
1. Levi M, Sivapalaratnam S. Disseminated intravascular coagulation: an update on pathogenesis and diagnosis. Expert Rev Hematol. 2018; 11(8):663-72.

3. **Resposta: a**
   Os chamados produtos de degradação da fibrina são os melhores indicadores de atividade fibrinolítica, resultando da ação da plasmina no fibrinogênio ou fibrina. PDFs são formados quando a plasmina quebra a fibrina e/ou o fibrinogênio. Os níveis de PDFs estão elevados em 80% a 100% dos pacientes com CIVD. Entretanto, muitas outras condições, como trauma, cirurgia recente, inflamação ou tromboembolismo venoso, podem causar aumento nos níveis desses produtos. Além disso, PDFs são metabolizados pelo fígado e excretados pelo rim, logo, os níveis plasmáticos são dependentes das funções hepática e renal. Testes para detectar especificamente PDFs são mais úteis porque indicam que tan-

to a coagulação quanto a fibrinólise ocorreram. Os PDFs D-dímeros são derivados da plasmina degradada da fibrina.

## Bibliografia

1. Levi M, Sivapalaratnam S. Disseminated intravascular coagulation: an update on pathogenesis and diagnosis. Expert Rev Hematol. 2018;11(8):663-72.

### 4. Resposta: c

O excesso de heparina como causa de sangramento em pós-operatório de cirurgias com circulação extracorpórea tem como características TP ↑, TTPA ↑, contagem de plaquetas normal, PDF normal. A heparina altera a conformação espacial da antitrombina III, tendo impacto direto nos fatores de coagulação dependentes da mesma. Portanto, os fatores mais importantes inibidos são o fator X e o fator II, o que causará alteração principalmente do TTPA. A contagem de plaquetas e os produtos de degradação da fibrina não se alteram nessa situação.

## Bibliografia

1. Hao C, Xu H, Yu L, Zhang L. Heparin: an essential drug for modern medicine. Prog Mol Biol Transl Sci. 2019;163:1-19.

### 5. Resposta: e

Uma das causas de CIVD é o descolamento prematuro de placenta. Coagulação intravascular disseminada (CIVD) é um processo sistêmico hemorrágico e/ ou trombótico desencadeado por diversas patologias (infecciosa, inflamatória, obstétrica, neoplásica, traumática e vasculares). Deve ser tratada como uma emergência clínica e apresenta alta taxa de mortalidade. A CIVD é secundária a uma desordem de base que causa ativação da coagulação.

| Infecção bacteriana | Veneno de animais peçonhentos |
| --- | --- |
| Traumas | Hepatopatias |
| Aneurisma de aorta abdominal | Queimaduras |
| Síndrome de Kasabach-Merritt | Reação transfusional |
| Complicações obstétricas | Neoplasias |

## Bibliografia

1. Levi M, Sivapalaratnam S. Disseminated intravascular coagulation: an update on pathogenesis and diagnosis. Expert Rev Hematol. 2018;11(8):663-72.
2. Iba T, Levy JH, Warkentin TE, Thachil J, van der Poll T, Levi M; Scientific and Standardization Committee on DIC, and the Scientific and Standardization Committee on Perioperative and Critical Care of the International Society on Thrombosis and Haemostasis. Diagnosis and management of sepsis-induced coagulopathy and disseminated intravascular coagulation. J Thromb Haemost. 2019;17(11):1989-94.

### 6. Resposta: d

No caso clínico descrito anteriormente, a hipótese que melhor explica os sintomas comentados é a reação hemolítica aguda por incompatibilidade ABO, que pode ocorrer durante a transfusão de concentrado de hemácias. As complicações decorrentes da transfusão podem ser divididas em infecciosas e não infecciosas. Riscos infecciosos associados a transfusão incluem os virais (como HIV, hepatites, HTLV) e os bacterianos (principalmente por bactérias Gram-negativas). Entre as complicações não infecciosas constam as relacionadas a imunomodulação, que pode aumentar o risco de infecção, relacionadas a lesão pulmonar aguda e a erros humanos, com identificação incorreta de bolsas-pacientes ou erros na identificação do tipo de sangue, que podem causar reações hemolíticas.

## Bibliografia

1. Guarente J, Harach M, Gould J, Karp JK, Peedin AR. Dilution is not the solution: acute hemolytic transfusion reaction after ABO-incompatible pooled platelet transfusion. Immunohematology. 2019;35(3):91-4.

## 7. Resposta: b

Deve-se suspeitar de plaquetopenia induzida por heparina nos pacientes expostos a heparina há uma semana. A trombocitopenia induzida pela heparina (TIH) é uma complicação bem conhecida da terapia com heparina. Ocorre, geralmente, dentro de 5 a 10 dias após o início do tratamento. Se houver exposição prévia (entre 1 e 3 meses), a TIH pode surgir mais precocemente (em 10 horas da aplicação). A incidência é variável e depende do tipo de heparina utilizada e do motivo de sua indicação. O risco de TIH é menor com uso de heparina de baixo peso molecular. O quadro de trombocitopenia se caracteriza por valores < 150.000 mm³, ou queda da contagem plaquetária > 50% do valor basal, após terapia com heparina.

Apresenta dois tipos clínicos:

- TIH tipo I – forma mais comum, não é imunomediada. Apresentação mais branda, com plaquetas em torno de mm³, sem associação a eventos hemorrágicos ou trombóticos. Não há necessidade de suspensão medicamentosa, pois o tratamento é baseado na observação clínica.
- TIH tipo II – forma mais grave, imunomediada. Caracterizada pela queda acentuada da contagem plaquetária. Está associada a eventos hemorrágicos e trombóticos. Necessita de tratamento específico, com a suspensão da droga.

## Bibliografia

1. Arepally GM, Cines DB. Pathogenesis of heparin-induced thrombocytopenia. Transl Res. 2020; 225:131-40.

## 8. Resposta: e

A alternativa correta diz que o risco de hemólise ocasionada por transfusão de sangue tipo O negativo é pequeno, mesmo sem realização de prova cruzada. As demais alternativas estão erradas. Os fatores que modificam a afinidade da hemoglobina incluem o conteúdo do 2,3 difosfoglicerato (2,3 DPG), a concentração de dióxido de carbono no sangue, o pH e a temperatura corporal. O aumento do dióxido de carbono no sangue reduz a afinidade da Hb ao $O_2$, conhecido como efeito Bohr. Já o aumento do pH sanguíneo aumenta a afinidade da Hb pelo $O_2$. A anemia é comum em pacientes críticos e resulta em numerosas transfusões sanguíneas. Há poucas evidências de que as transfusões sanguíneas são benéficas a pacientes críticos. Para pacientes críticos que não possuem sangramento ativo ou doença cardiovascular, hemoglobina de 7 g/dL é bem tolerável.

## Bibliografia

1. Panch SR, Montemayor-Garcia C, Klein HG. Hemolytic transfusion reactions. N Engl J Med. 2019;381(2):150-62.

## 9. Resposta: c

O fator VII é ativado pela via extrínseca e pelo fator tecidual. O t-PA e o precursor do plasminogênio são inibidos pelo PAI-1. Portanto, a resposta correta é a alternativa *c*. A figura seguinte traz a cascata da coagulação atualizada.

## Bibliografia

1. Furie B, Furie BC. Mechanisms of thrombus formation. N Engl J Med. 2008;359(9):938-49.

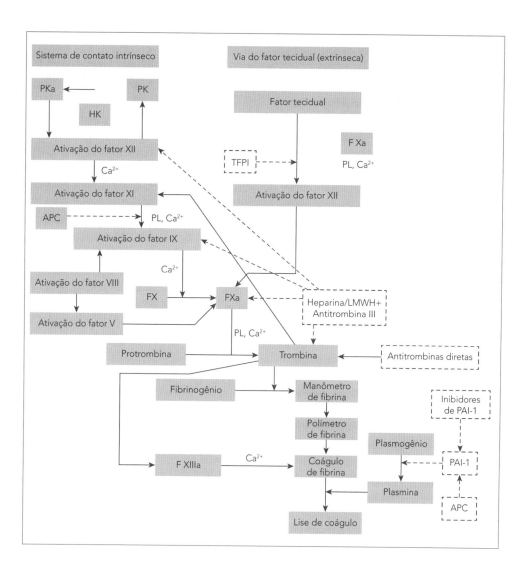

10. **Resposta: c**

No caso descrito anteriormente, o paciente recebeu heparina não fracionada, pois houve alteração do TTPA (que está alargado). A heparina altera a conformação espacial da antitrombina III, tendo impacto direto nos fatores de coagulação dependentes dela. Portanto, os fatores mais importantes inibidos são o fator X e o II, o que causará alteração, principalmente, do TTPA. Vale a pena comentar que na intoxicação cumarínica há alargamento do RNI, em razão da inibição dos fatores dependentes de vitamina K (fatores II, VII, IX e X). O quadro descrito não é compatível com CIVD, pois nessa síndrome, apesar de não haver um teste específico, o diagnóstico de CIVD é sugerido pela história clínica associada a alguns achados laboratoriais, ilustrados no quadro a seguir.

| Exames laboratoriais para confirmar a suspeita de CIVD | |
|---|---|
| Plaquetas | < 100.000/mm³ ou redução > 50% dos valores basais nas primeiras 24h |
| Testes de coagulação (TP, TTPa) | Aumentados |
| Fibrinogênio | Muito consumido |
| D-dímero | Muito aumentados |
| Sangue periférico | Esquizócitos |
| PDF (produtos da degradação de fibrina) | Muito aumentados |
| Fibrina | Consumida |

Fonte: Adaptada Ho et al., 2005.

## Bibliografia

1. Levi M, Sivapalaratnam S. Disseminated intravascular coagulation: an update on pathogenesis and diagnosis. Expert Rev Hematol. 2018;11(8):663-72.
2. Iba T, Levy JH, Warkentin TE, Thachil J, van der Poll T, Levi M; Scientific and Standardization Committee on DIC, and the Scientific and Standardization Committee on Perioperative and Critical Care of the International Society on Thrombosis and Haemostasis. Diagnosis and management of sepsis-induced coagulopathy and disseminated intravascular coagulation. J Thromb Haemost. 2019;17(11):1989-94.

## 11. Resposta: d

Não há necessidade de realizar transfusão de plaquetas muito antes do procedimento e o adequado é transfundir profilaticamente antes do procedimento, para elevar o número total de plaquetas acima de 50.000/mL.

## Bibliografia

1. Mones JV, Soff G. Management of thrombocytopenia in cancer patients. Cancer Treat Res. 2019; 179:139-50.

## 12. Resposta: c

A recomendação é restringir as transfusões a um limite de transfusão (7 g/dL) vs. um limite de transfusão liberal (9 g/dL) em uma população geral de UTI, com ou sem SDRA. Embora a evidência de uma estratégia restritiva seja potencialmente limitada pela validade externa dos dados dos ensaios TRICC mais antigos, esses resultados são consistentes com estudos mais recentes, como TRISS. Nas estimativas, o resultado mais crítico, mortalidade a longo prazo, provavelmente não aumenta com uma estratégia de transfusão restritiva e a maioria dos outros fatores críticos e importantes os desfechos (exceto infecção) podem ser reduzidos ou inalterados com uma abordagem restritiva. No entanto, a evidência é geralmente limitada pela imprecisão. Transfusão restritiva resulta em menor uso de hemoderivados (MD -2,82 unidades, IC 95% -3,13 a -2,51, alta certeza). Além disso, uma estratégia restritiva tornou-se o padrão de cuidado em uma população geral de UTI, com uma variação dessa prática vista principalmente em subgrupos específicos (por exemplo, síndrome coronária). Na prática atual, uma estratégia de transfusão liberal não seria aceitável para a maioria dos médicos da UTI na ausência de outras evidências demonstrando benefício substancial. Na ausência de evidências claras sugerindo um efeito diferente de restritiva transfusão em pacientes de UTI com SDRA, estendemos esta recomendação para pacientes com SDRA.

## Bibliografia

1. Kor DJ, Juffermans NP. Transfusion in critical care. Transfus Med Rev. 2017;31(4):203-4.
2. Vlaar AP, Oczkowski S, de Bruin S, Wijnberge M, Antonelli M, Aubron C, et al. Transfusion strategies in non-bleeding critically ill adults: a clinical practice guideline from the European Society of Intensive Care Medicine. Intensive Care Med. 2020;46(4):673-96.

## 13. Resposta: c

A hiperuricemia é geralmente superior a 15 mg/dL. As alterações bioquímicas que ocorrem no SLT, designadamente hipercalemia, hiperfosfatemia, hiperuricemia e hipocalcemia, refletem a libertação de produtos intracelulares resultantes da destruição celular maciça e que excedem a capacidade depurativa renal.

No caso, a hipocalemia deve estar relacionada a diarreia intensa do paciente, que pode estar relacionada ao quimioterápico utilizado.

### Bibliografia

1. Gupta A, Moore JA. Tumor lysis syndrome. JAMA Oncol. 2018;4(6):895.

## 14. Resposta: e

## 15. Resposta: e

A rasburicase é uma urato-oxidase recombinante que converte o ácido úrico em alantoína, metabólito que é 5 a 10 vezes mais hidrossolúvel que o ácido úrico. Desse modo, 4 horas após a administração de rasburicase verifica-se uma diminuição significativa da uricemia. Demonstrou-se que a administração de rasburicase nos doentes com IRA não oligúrica é mais eficaz que o alopurinol na correção da hiperuricemia e recuperação da função renal. A rasburicase não induz nem inibe o citocromo P 450, não tem interações farmacológicas conhecidas e apresenta baixa incidência de reações de hipersensibilidade. Está contraindicada, somente, na gravidez e no déficit da desidrogenase da glucose-6-fosfato.

### Bibliografia

1. Tallo FS, Vendrame LS, Lopes RD, Lopes AC. Tumor lysis syndrome: a review for the clinician. Rev Bras Clin Med. 2013;11(2):150-4.
2. Gupta A, Moore JA. Tumor lysis syndrome. JAMA Oncol. 2018;4(6):895.

## 16. Resposta: b

A questão sugere uma hemólise pós-operatória. O diagnóstico poderia ser auxiliado por uma eletroforese de proteína.

A esplenectomia e a colecistectomia são as cirurgias mais frequentemente realizadas nos pacientes com doença falciforme. A colelitíase secundária à anemia hemolítica crônica é a principal indicação de colecistectomia, que deve ser feita preferivelmente de forma eletiva, uma vez que pacientes com colecistite aguda nem sempre podem ser submetidos à rotina pré-operatória adequada. A colecistectomia laparoscópica, embora diminua o tempo de hospitalização, não reduz a incidência de síndrome torácica aguda pós-operatória. No caso não há suspeita de síndrome torácica.

O quadro pós-operatório (dor, hipóxia e hipovolemia) poderia desencadear uma crise de falcização da paciente. Já que não parece ter havido uma complicação pós-operatória abdominal.

Aqui também nos cabe lembrar da esferocitose hereditária, uma anemia hemolítica não imune. A anemia e a litíase vesicular constituem as duas componentes principais da morbilidade da doença. Uma complicação comum da EH é o desenvolvimento de cálculos biliares de bilirrubina. A probabilidade de colelitíase está diretamente relacionada com a idade do paciente; é incomum antes dos 10 anos, mas está presente em pelo menos metade dos adultos, particularmente aqueles com doença hemolítica mais grave. A incidência de cálculos biliares é aumentada nos pacientes com atividade reduzida da enzima de conjugação da bilirrubina, que é a uridina difosfato-glucuronil (síndrome Gilbert). O teste de Coombs é negativo.

Faz diagnóstico diferencial com as anemias autoimunes.

## Bibliografia

1. Comité Nacional de Hematología, Donato H, Crisp RL, Rapetti MC, García E, Attie M. Esferocitosis hereditaria: revisión. Parte I. Historia, demografía, etiopatogenia y diagnóstico. Arch Argent Pediatr. 2015;113(1):69-80.
2. Khurmi N, Gorlin A, Misra L. Perioperative considerations for patients with sickle cell disease: a narrative review. Can J Anaesth. 2017; 64(8):860-9.

## 17. Resposta: d

Na questão, observa-se um caso de reação transfusional. A reação febril não hemolítica é a mais frequente. Está relacionada com a presença de anticorpos contra antígenos leucocitários, principalmente HLA da classe igG. Desenvolvidos por aloimunização prévia (parto, etc.). O paciente pela natureza de sua doença já teve transfusões anteriores. Os sinais e sintomas mais comuns são de calafrios, tremores, frio e febre. A febre aparece durante ou após a transfusão. Outros sintomas como cefaleia, náuseas, vômitos, hipertensão, hipotensão e dor abdominal junto com o aparecimento de febre devem ser considerados a RFNH.

### Concentrado de hemácias leucorreduzido (CHF)

É o CH submetido à filtração e remoção dos leucócitos. A filtração é capaz de remover 99,9% do conteúdo original de leucócitos presentes na bolsa. Para ser considerado leucorreduzido o produto final deve conter um número inferior a 5 x $10^6$ de leucócitos. A leucorredução pode ocorrer durante a coleta, no momento do processamento da bolsa de sangue total ou à beira do leito no ato transfusional. CH fenotipadas: concentrado com hemácias com antígenos eritrocitários negativos para determinados grupos sanguíneos. A transfusão de hemocomponente leucodepletado não afasta a possibilidade de ocorrer reação febril não hemolítica.

Na reação anafilática – caso grave da reação alérgica – os sinais e sintomas ocorrem rapidamente, em poucos segundos ou minutos após o início da transfusão. A grande maioria dos pacientes tem envolvimento de pele (90%).

## Bibliografia

1. Delaney M, Wendel S, Bercovitz RS, Cid J, Cohn C, Dunbar NM, et al.; Biomedical Excellence for Safer Transfusion (BEST) Collaborative. Transfusion reactions: prevention, diagnosis, and treatment. Lancet. 2016;388(10061):2825-36.
2. Frazier SK, Higgins J, Bugajski A, Jones AR, Brown MR. Adverse reactions to transfusion of blood products and best practices for prevention. Crit Care Nurs Clin North Am. 2017; 29(3):271-90.

## 18. Resposta: a

### Os efeitos do citrato

Em pacientes com perdas sanguíneas importantes, e consequente choque circulatório, há uma diminuição da perfusão hepática. Assim, ocorre um aumento na concentração plasmática do citrato, devido à queda no seu metabolismo. Sendo o citrato um quelante de cálcio, pode ocorrer hipocalcemia, ocasionando arritmias cardíacas.

Quando se fizer necessária a reposição de cálcio, é importante lembrar que não se deve administrar cálcio pela mesma via de administração do sangue, pois pode ocorrer formação de microêmbolos (isto ocorre pela anulação do efeito quelante do citrato).

## Bibliografia

1. Rijnhout TWH, Noorman F, Bek A, Zoodsma M, Hoencamp R. Massive transfusion in The Netherlands. Emerg Med J. 2020;37(2):65-72.
2. Sharma S, Sharma P, Tyler LN. Transfusion of blood and blood products: indications and complications. Am Fam Physician. 2011;83(6):719-24.

### 19. Resposta: c

O diagnóstico da doença de von Willebrand (DVW) baseia-se na presença de três condições: a) história pessoal de sangramentos cutâneos e mucosos; b) história familiar de manifestações hemorrágicas; e c) exames laboratoriais que demonstrem um defeito quantitativo e/ou qualitativo do FVW (fator de von Willebrand).

As manifestações hemorrágicas típicas da DVW são equimoses aos menores traumatismos, epistaxe, gengivorragia e, no sexo feminino, menorragia. Este último pode ser o único sintoma nas mulheres, iniciando mais comumente na menarca e podendo ser incapacitante. Este fato justifica a coleta de uma história detalhada do período menstrual, uma vez que a menorragia pode estar presente em até 93% das mulheres com DVW, segundo alguns autores. A contagem plaquetária geralmente é normal nos pacientes com DVW, exceto no subtipo 2B, que pode apresentar plaquetopenia leve. O TTPA pode ser normal ou prolongado, na dependência dos valores do FVIII.

### 20. Resposta: c

A meia-vida da varfarina é de 36 a 42 horas.

A primeira conduta é avaliar a gravidade do sangramento do paciente.

Sangramentos em sistema nervoso central, tamponamento cardíaco, via área, incluindo epistaxe posterior, hemotórax, intra-abdominal: inclui hematoma retroperitoneal, mas não inclui sangramento do lúmen gastrointestinal, intramuscular, intra-articular.

Presença de instabilidade hemodinâmica: a melhor definição é PAM ≤ 65 mmHg, mas como o método ideal é por monitorização contínua (PAM), ou PA sistólica < 90 mmHg e/ou queda > 40 mmHg em relação ao basal. Taquicardia com hipotensão postural. Queda

hemoglobina ≥ 2 g/dL e/ou necessidade de transfusão, concentrado de hemácias ≥ 2 unidades.

O exame TAP é o teste de escolha no paciente em uso de varfarina. Nos demais, não tem utilidade.

A regra geral é suspendê-los temporariamente. O anticoagulante será mantido em casos excepcionais, com muito alto risco para trombose e com sangramento não grave que não necessite de internação nem transfusão.

No caso, o paciente não tem um sangramento grave. A opção é suspensão e utilização de vitamina K. RNI > 8,0: suspensão varfarina 2-4 dias, + vitamina K.

### Bibliografia

1. Drugs and Lactation Database (LactMed) [Internet]. Bethesda: National Library of Medicine; 2006.
2. Penka M, Buliková A, Gumulec J, Matýsková M, Smejkal P, Kissová J, et al. Príprava nemocných na dlouhodobé antikoagulacní lécbě kumariny k invazivním zákrokům [The preparation of a patient with long-term anticoagulant cumarin treatment for invasive surgery]. Vnitr Lek. 2006;52(Suppl1):35-40.

### 21. Resposta: a

Um estudo com três centros médicos na Holanda analisou 184 pacientes com forma grave de doença e relataram uma incidência de 31% de tromboembolismo venoso (TEV), podendo esse número estar subestimado devido à dificuldade de comprovação do diagnóstico. Níveis elevados de D-dímero são um achado comum em pacientes com infecção pelo SARS-CoV-2, e atualmente não garantem investigação de rotina para TEV agudo, na ausência de manifestações clínicas sugestivas desta patologia. O índice de suspeita de TEV deve ser alto no caso de sintomas típicos de trombose venosa profunda (TVP), hipoxemia desproporcional às patologias respiratórias conhecidas ou disfunção ventricular direita aguda inexplicável. A investigação de pacientes graves por meio de exames de imagem habituais pode ser dificultada devido a instabilidade clínica do paciente, necessidade de posição prona e risco de contaminação dos profissionais de saúde. O tratamento anticoagulante empírico sem diagnóstico de TEV não é recomendado pela maioria dos autores do estudo.

O estudo Coalizão II, um ensaio clínico randomizado, aberto, comparou o uso de azitromicina, com o atendimento padrão (hidroxicloroquina) em pacientes graves com Covid-19. Os pacientes precisariam utilizar suplementação de oxigênio em mais de 4 L/min, cânula nasal de alto fluxo ou ventilação mecânica não invasiva ou invasiva para serem incluídos.

No ensaio, 447 participantes adultos foram avaliados. O desfecho primário era o seu estado clínico em 15 dias, avaliado usando uma escala ordinal de seis níveis variando de não hospitalizado a morte. Os participantes foram acompanhados por 29 dias para avaliar a mortalidade neste ponto.

Não encontraram nenhum benefício no uso da azitromicina em resultados clínicos ou mortalidade quando comparado aos cuidados padrão e nenhuma evidência de um aumento nas reações adversas com a adição de azitromicina.

### Bibliografia

1. Bikdeli B, Madhavan MV, Jimenez D, Chuich T, Dreyfus I, Driggin E, et al. Covid-19 and thrombotic or thromboembolic disease: implications for prevention, antithrombotic therapy, and follow-up: JACC state-of-the-art review. J Am Coll Cardiol. 2020;75(23):2950-73.
2. Furtado RHM, Berwanger O, Fonseca HA, Corrêa TD, Ferraz LR, Lapa MG, et al. Azithromycin in addition to standard of care versus standard of care alone in the treatment of patients admitted to the hospital with severe Covid-19 in Brazil (COALITION II): a randomised clinical trial. Lancet. 2020.

## 22. Resposta: a

Os riscos de transfusão maciça são constituídos por:

- Riscos metabólicos: durante a transfusão, em geral, não se observa hipercalemia, entretanto, poderá acometer pacientes com insuficiência renal, com extensa necrose muscular ou em casos de rápida infusão de concentrados de hemácias. Anticoagulante citrato nas bolsas de hemocomponentes poderá, eventualmente, levar à hipocalcemia, principalmente em pacientes hepatopatas e hipotérmicos. Neste caso, deve-se realizar a injeção de gluconato de cálcio 10% (1 mL/100 mL de sangue), em via diferente daquela que está correndo a transfusão. A hipercalemia pode ser decorrente de alta concentração de potássio no CH estocado.
- Alterações do equilíbrio acidobásico: quando ocorrem alterações do equilíbrio acidobásico na transfusão maciça, elas geralmente estão ligadas à doença anterior do paciente, à acidose nos casos de insuficiência renal ou insuficiência circulatória ou choque e à alcalose em casos em que haja hiperventilação.

### Bibliografia

1. Goyal A, Singh S. Hypocalcemia. Treasure Island: StatPearls Publishing; 2021.

## 23. Resposta: e

A resposta fisiológica à acidose metabólica corresponde a: $1,5 \times HCO_3 + 8 \ (\pm 2)$.

### Bibliografia

1. Raphael KL. Metabolic acidosis and subclinical metabolic acidosis in CKD. J Am Soc Nephrol. 2018;29(2):376-82.

## 24. Resposta: b

A paciente tem uma suspeita de uma anemia microangiopática trombótica. Não há suspeita de gravidez (fenômenos microangiopáticos associados à gestação, HELLP etc.), síndrome hemolítica urêmica também não parece ser a principal suspeita pela ausência de diarreia e faixa etária da história. Uma boa hipótese é a púrpura trombótica trombocitopênica (PTT). O tratamento imediato seria a plasmaférese com associação de metilprednisolona.

## 25. Resposta: b

A lesão pulmonar aguda relacionada à transfusão (TRALI) é uma reação transfusional caracterizada por uma síndrome respiratória, causada por edema pulmonar de origem não cardiogênica, que se inicia em até 6 horas após a transfusão. A forma imune é responsável por 80% dos casos, em que ocorre a transfusão passiva de anticorpos contra antígenos leucocitários humanos (HLA) ou antígenos de neutrófilos (HNA) TRALI não responde ao diurético, pois é um edema pulmonar não cardiogênico em oposição ao edema agudo de pulmão e à TACO. Outras opções de resposta são possibilidades, mas isso aconteceu após a transfusão. Leucopenia e trombocitopenia acontecem com TRALI como TACO, edema pulmonar instantâneo e SDRA não alteram os valores de leucócitos e plaquetas.

### Bibliografia

1. Tung JP, Chiaretti S, Dean MM, Sultana AJ, Reade MC, Fung YL. Transfusion-related acute lung injury (TRALI): potential pathways of development, strategies for prevention and treatment, and future research directions. Blood Rev. 2022;53:100926.

## 26. Resposta: b

Este paciente com hemorragia intracraniana associada à varfarina necessita da reversão da anticoagulação. Os concentrados de complexo protrombínico (CCP) contêm fatores de coagulação dependentes da vitamina K em uma concentração 25 vezes maior que a do plasma e são classificados em compostos de 3 ou 4 fatores, de acordo com a presença do fator VII (FVII). Plasma fresco congelado com vitamina K é uma alternativa satisfatória se o CCP não estiver disponível. O fator VII recombinante ativado é usado para pacientes com hemofilia, mas também demonstrou reverter a coagulopatia por varfarina. Existem preocupações sobre esse uso *off-label*, pois foram relatados eventos trombóticos. A vitamina K deve ser coadministrada para sustentar a reversão da anticoagulação.

### Bibliografia

1. Tanaka KA, Shettar S, Vandyck K, Shea SM, Abuelkasem E. Roles of four-factor prothrombin complex concentrate in the management of critical bleeding. Transfus Med Rev. 2021;35(4):96-103.
2. Matusov Y, Vashisht R. Critical care medicine: board and certification review. StatPearls; 2023.

## 27. Resposta: c

O melhor tratamento para lesão pulmonar aguda relacionada à transfusão, *transfusion-related acute lung injury* (TRALI), é interromper a transfusão. A transfusão de sangue piorará a condição do paciente. A TRALI geralmente está associada a componentes do plasma, como plaquetas e plasma fresco congelado. O tratamento de suporte é a base do tratamento contra a TRALI. A suplementação de oxigênio é necessária. Além disso, fluidos IV e vasopressores são necessários para suporte da pressão arterial. O sangue não utilizado deve ser devolvido ao banco de sangue. Intubar o paciente e proteger as vias aéreas é o próximo passo se o estado respiratório do paciente piorar. Os diuréticos devem ser evitados no tratamento contra TRALI.

### Bibliografia
1. Matusov Y, Vashisht R. Critical care medicine: board and certification review. StatPearls; 2023.

28. **Resposta: b**

29. **Resposta: b**

O tromboelastograma é um exame rápido e prático para contextos intraoperatórios e pacientes graves. TP e TTPA são exames mais demorados e que não podem analisar motivos de sangramento intraoperatórios associados a hipotermia, acidose ou plaquetopenias diluicionais (porque a amostra para a análise é aquecida, centrifugada e tamponada).

O tempo R (tempo de reação) é o tempo de latência desde o início do teste até a formação inicial da trombina. É dependente de fatores de coagulação (hemofilia, anticoagulação plena, inibidores de vitamina K, dilucional). A paciente tem o tempo R aumentado.

O tempo K passa de 2 para 20 mm de altura, a qualidade do coágulo depende do fibrinogênio, plaquetas, fator XIII (a paciente tem o tempo K aumentado).

A paciente necessita de fatores de coagulação e fibrinogênio. O crioprecipitado e o concentrado de fibrinogênio são boas fontes de fibrinogênio. O ângulo alfa (graus) mede a taxa na qual a fibrina se acumula, e a inclinação avalia, por sua vez, a taxa de formação do coágulo. A função também depende dos níveis de fibrinogênio. A amplitude máxima (mm) representa a força do coágulo que é resultado da função das plaquetas (80%) e da fibrina (20%), ela é a variável mais sensível à plaquetopenia. A paciente tem a amplitude máxima normal.

### Bibliografia
1. Burton AG, Jandrey KE. Use of thromboelastography in clinical practice. Vet Clin North Am Small Anim Pract. 2020;50(6):1397-409.

30. **Resposta: b**

Os corpúsculos de Howell-Jolly são fragmentos remanescentes de material nuclear derivados da desintegração do núcleo dos eritroblastos. Esses corpúsculos são arredondados, pequenos e basofílicos e estão presentes no interior das hemácias (geralmente um corpúsculo por hemácia).

Normalmente esses corpúsculos são removidos pelos macrófagos no baço, por isso

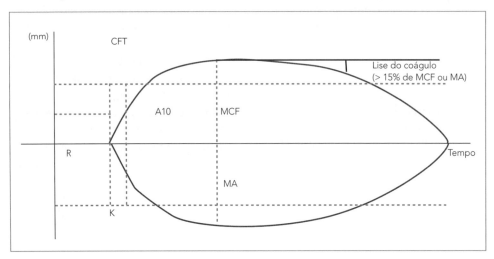

a presença dessas inclusões é comum em pacientes esplenectomizados (ou seja, que tiveram o baço removido). Além disso, os corpúsculos de Howell-Jolly podem também ser encontrados nas hemácias de pacientes com anemia falciforme, bem como nas anemias hemolíticas e megaloblástica. Amostra positiva no sangue para *bite cells* são indicadores de anemia hemolítica.

### 31. Resposta: b

A febre é uma manifestação frequente na doença falciforme e acompanha crises dolorosas. Porém, em função da disfunção esplênica (asplenia funcional), é fundamental a avaliação sistemática para confirmar ou descartar infecção.

A síndrome torácica aguda pode ser desencadeada por infecções virais ou bacterianas, e os antibióticos devem incluir cobertura para *Mycoplasma* e *Chlamydia pneumoniae*.

O pulmão é particularmente suscetível à falcização. Nos capilares pulmonares, o fluxo sanguíneo das hemácias é turbilhonado e não laminar. A trombose pulmonar é um evento de grande prevalência, de 17%, associada à síndrome torácica aguda.

#### Bibliografia

1. Pinto VM, Balocco M, Quintino S, Forni GL. Sickle cell disease: a review for the internist. Intern Emerg Med. 2019;14(7):1051-64.

### 32. Resposta: b

Interposição hepatodiafragmática de víscera oca, cólon ou intestino, descrita em 1910 por Chilaiditi, é entidade rara, normalmente achado fortuito de exames de imagem. Sua incidência chega a 0,3% em radiografias simples de tórax e a 2,4% em tomografias computadorizadas de tórax/abdome. Quando

associada com sintomas (dor, náuseas, dispepsia e vômitos), é chamada síndrome de Chilaiditi.

O tratamento da síndrome de Chilaiditi é normalmente conservador, incluindo perda de peso, controle de aerofagia e ascite e mudança de decúbito.

#### Bibliografia

1. Nagen RG, Freitas HL. Radiol Bras. 2011; 44(5):333-5.

### 33. Resposta: c

O sangramento da paciente é ameaçador à vida, e apenas a infusão de vitamina K não seria suficiente, porque seu uso é recomendado nas doses entre 1 e 10 mg IV diluídas em 50 mL de soro fisiológico e administradas durante 30 minutos; geralmente, vão fazer efeito em 4 a 6 horas.

O complexo contém fatores de coagulação 2, 9 e 10, e algumas versões também contêm fator 7. O sangramento menor deve ser tratado com vitamina K. Além disso a concentração de fatores dependentes de vitamina K no PCC é cerca de 25 vezes aquela presente no plasma, o que aumenta sua eficácia e reduz o volume necessário, além de permitir infusão mais rápida.

Para os inibidores de vitamina K, a dose dos fatores contidos 4F-PCC varia de acordo com o nível de TAP/RNI: 25 unidades (U)/kg para RNI 2-4, 35 U/kg para RNI 4-6 e 50 U/kg para RNI > 6 (limite de 5.000 U para pacientes adultos, mesmo em pesos acima de 100 kg). Os níveis máximos de componente ocorreram dentro do intervalo de tempo de 3 horas. Em um estudo, a redução rápida de INR (INR ≤ 1,3 em 0,5 hora após o final da infusão) foi alcançada em 61 pacientes (62,2% [95% CI, 52,6 a 71,8]) no grupo 4F-PCC.

Regimes posológicos do andexanet alfa

| | *Bolus* intravenoso inicial | Perfusão intravenosa contínua | Número total de frascos para injetáveis de 200 mg necessários |
|---|---|---|---|
| Dose baixa | 400 mg com o débito-alvo de 30 mg/min | 4 mg durante 120 minutos (480 mg) | 5 |
| Dose alta | 800 mg com o débito-alvo de 30 mg/min | 8 mg durante 120 minutos 960 mg) | 9 |

Fonte: https://www.ema.europa.eu/en/documents/product-information/ondexxya-epar-product-information_pt.pdf

Composição do complexo protrombínico

| | |
|---|---|
| Fator II de coagulação | 280-760 UI |
| Fator VII de coagulação | 180-480 UI |
| Fator IX complexo humano | 500 UI |
| Fator X de coagulação | 360-600 UI |
| Proteína C | 260-620 UI |
| Proteína S | 240-640 UI |
| Proteína total | 260-820 mg |

Fonte: Octapharma Brasil. Octaplex: fator II de coagulação/fator VII de coagulação/fator IX de coagulação/fator X. Disponível em: https://buladeremedio.net/pdfs/octaplex_25657022016_4069477-repaired.pdf. Acesso em: 5 jun. 2023.

## Bibliografia

1. Sarode R, Milling TJ Jr, Refaai MA, Mangione A, Schneider A, Durn BL, et al. Efficacy and safety of a 4-factor prothrombin complex concentrate in patients on vitamin K antagonists presenting with major bleeding: a randomized, plasma-controlled, phase IIIb study. Circulation. 2013;128(11):1234-43.

## 34. Resposta: d

A apixabana é um inibidor potente, reversível, oral, direto e altamente seletivo e ativo no sítio de inibição do fator Xa. A apixabana inibe o fator Xa livre e ligado ao coágulo e à atividade da protrombinase.

O andexanet alfa é um agente de reversão específico para inibidores do FXa. O mecanismo de ação predominante é a ligação e a fixação do inibidor do FXa. Além disso, verificou-se que o andexanet alfa liga-se ao inibidor da via do fator tecidual (TFPI), inibindo-o. A inibição da atividade do TFPI pode aumentar a produção de trombina iniciada pelo fator tecidual induzindo um efeito pró-coagulante.

## Bibliografia

1. Yajima T, Higashimori M, Takata C, Sasabe T. Andexanet alfa (ONDEXXYA® for Intravenous Injection 200 mg), a reversal agent for direct factor Xa inhibitors: pharmacological characteristics and clinical evidence. Nihon Yakurigaku Zasshi. 2023;158(1):89-100.

# 14
# ONCOLOGIA

# 14
# Oncologia

1. Com relação à síndrome da lise tumoral, assinale a alternativa correta.
   a) A SLT é uma emergência oncológica causada por alterações metabólicas que ocorrem apenas após o início do tratamento de neoplasias de alto índice de proliferação celular.
   b) Rasburicase não pode ser usada no paciente que apresenta deficiência congênita de G6PD.
   c) A classificação de Cairo Bishop estabelece como critério laboratorial para o diagnóstico dessa síndrome níveis séricos de ácido úrico igual ou superior a 8 mg/dL e de potássio igual ou superior a 6,5 mg/dL.
   d) A necessidade de hemodiálise na SLT relacionada ao linfoma de Burkitt não diminui com o uso de rasburicase, que converte ácido úrico em alantoína de 5 a 10 vezes mais hidrossolúvel do que o ácido úrico e pode ser excretado pelo rim.

2. Assinale a alternativa correta em relação aos bloqueadores neuromusculares (BNM).
   a) A hipercalcemia, a hipomagnesemia e a hipercalemia reduzem a ação dos BNM.
   b) Os BNM bloqueiam a ligação da serotonina à placa motora.
   c) O atracúrio está entre os BNM de escolha em casos de disfunções renal e hepática devido à inativação pela eliminação de Hofmann.
   d) A succinilcolina é um BNM não despolarizante que devido à meia vida muito curta é frequentemente utilizada para facilitar a intubação orotraqueal.

3. Mulher, 32 anos, negra, vem encaminhada do médico da família para avaliação da cirurgia torácica. Sem nenhum sintoma prévio, é realizada tomografia de tórax que mostra lesão de 4,0 cm de diâmetro, sólida, com limites bem definidos, localizada no mediastino posterior junto com a goteira paravertebral esquerda ao nível do 5° arco costal. Qual a principal suspeita?
   a) Carcinoma brônquico.
   b) Timoma.
   c) Bócio intratorácico.
   d) Tumor neurogênico.

4. Homem, 29 anos, tabagista 15a/maço, vem encaminhado do clínico geral para

avaliação da cirurgia torácica. Sem nenhum sintoma prévio, há 4 meses passou a apresentar disfagia. Radiografia de tórax normal. Desconfiado, o colega pediu uma tomografia de tórax que apresentou lesão de 3,0 x 2,1 cm no mediastino anterior, sem infiltração de estruturas adjacentes. Assinale qual hipótese se encaixa mais no quadro do paciente e qual a próxima etapa para o diagnóstico.

a) Tumor neurogênico – biópsia percutânea.

b) Neoplasia de esôfago – endoscopia com biópsia.

c) Bócio intratorácico – dosagem de TSH.

d) Timoma – biópsia percutânea.

5. Paciente de 53 anos, sexo feminino, boliviana, trabalha como costureira. Teve um desmaio durante o trabalho, quando foi socorrida pelo SAMU e atendida em pronto atendimento de hospital terciário. Refere febre diária há 8 meses, acompanhada de perda ponderal, perda do apetite. Nega tabagismo e etilismo. Negava dispneia, hemoptise, tosse.

Durante o atendimento de emergência, foram descartados infarto agudo do miocárdio e tromboembolismo pulmonar, porém a tomografia de tórax continha alterações.

Presença de linfonodos aumentados em tamanho e número em regiões para-traqueal, subcarinal bilaterais e subaórtica. Sem alterações em parênquima pulmonar. Solicitada avaliação da cirurgia torácica.

Qual associação entre a principal suspeita e o próximo passo a ser tomado está correta?

a) Tuberculose ganglionar – biópsia percutânea.

b) Adenocarcinoma de pulmão – broncoscopia.

c) Linfoma – mediastinoscopia/videotoracoscopia.

d) Sarcoidose – biópsia percutânea.

6. Homem, 44 anos, pedreiro. Fuma 2 maços de cigarro por dia há 25 anos. Apresenta há 2 meses febre diariamente, perdeu 8 kg no período. Refere fraqueza e muita indisposição para o trabalho. Nega tosse, dispneia ou dor torácica. O médico plantonista do PA solicitou uma radiografia de tórax, mostrando alargamento de mediastino.

Encaminhado para serviço de referência de cirurgia torácica, foi submetido a tomografia de tórax que confirmou a presença de múltiplos linfonodos mediastinais aumentados, nas cadeias paraórtica, paratraqueais bilaterais e infracarinal. Não se observam nódulos ou massas pulmonares.

Qual associação entre possível diagnóstico e o próximo passo na investigação é a mais correta?

a) Linfoma – biópsia por videotoracoscopia.

b) Linfoma – biópsia percutânea guiada por tomografia.

c) Tuberculose ganglionar – colher 3 amostras de escarro.

d) Carcinoma espinocelular de pulmão – broncoscopia.

7. Paciente de 58 anos, tabagista, assintomático respiratório, realizou radiografia de tórax durante exame admissional que identificou nódulo de 2,0 cm, não calcificado e periférico. Diante desta situação, qual seria sua conduta?

a) Solicitar tomografia de tórax para melhor avaliação radiológica do nódulo, visto que o paciente tem fatores de risco para câncer de pulmão.

b) Solicitar broncoscopia para biópsia do nódulo, pois a broncoscopia é indicada para nódulos periféricos.

c) Repetir radiografia em 6 meses para avaliar crescimento do nódulo.

d) Repetir radiografia de tórax em 15 dias e se o nódulo persistir, realizar tomografia.

8. Paciente de 74 anos, pós-operatório de lobectomia inferior direita. Ainda em uso de dreno torácico, no segundo dia após a cirurgia evolui com piora da dispneia. Solicitada angiotomografia de tórax na qual se observa opacidade em lobo médio. Qual complicação comum das ressecções pulmonares é a principal hipótese diagnóstica?

a) Obstrução por coágulo ou secreção.

b) Progressão da neoplasia.

c) Corpo estranho.

d) Secção inadvertida do brônquio lobar médio.

9. Qual a complicação mais comum ocorrida no pós-operatório das ressecções pulmonares?

a) Tromboembolismo pulmonar.

b) Fibrilação atrial.

c) Fístula aérea.

d) Pneumonia lobar.

10. Paciente de sessenta anos com dispneia progressiva há três meses, perda de peso e tabagista há quarenta anos. O exame físico mostrava diminuição do murmúrio vesicular em hemitórax direito, associado a diminuição da expansibilidade pulmonar ipsilateral. A radiografia mostrou extenso derrame pleural à direita. Após a investigação, foi confirmado tratar-se de derrame pleural neoplásico. Neste caso, podemos esperar que:

a) A análise do líquido pleural deve ser um exsudato linfocítico com adenosina deaminase (ada) menor que 40 mg/dL.

b) A citologia do líquido pleural negativa exclui sempre a possibilidade de neoplasia, não sendo necessária a biópsia pleural.

c) Os principais tipos de câncer que levam a metástase pleural e consequentemente derrame pleural são próstata e mama.

d) Pacientes com derrame pleural neoplásico não são candidatos a pleurodese.

11. Homem de 72 anos, previamente hígido, procura atendimento no consultório de cardiologia. Refere dor em queimação em região retroesternal e em rebordo costal direito. Nega febre. Refere perda de 7 kg em dois meses sem dieta. Solicitada radiografia de tórax que mostrou velamento de seio costofrênico direito. Tomografia de tórax mostrava espessamento da pleura parietal e derrame moderado à direita. Realizada toracocentese diagnóstica que mostrou exsudato com predomínio de células linfocíticas. Qual alternativa melhor associa a hipótese diagnóstica e a próxima conduta?

a) Mesotelioma pleural – biópsia de pleura.

b) Mesotelioma pleural – broncoscopia.

c) Derrame secundário a insuficiência cardíaca – ecocardiograma.

d) Tuberculose pleural – pesquisa de BK em escarro.

12. Paciente de 48 anos admitido no pronto-socorro com quadro de hemoptise quantificada durante anamnese em 400 mL há 2 horas. Paciente também refere perda de peso e dispneia há 3 meses e relata estar em uso de quimioterapia para trata-

mento de câncer de pulmão. Ao exame, paciente encontra-se com pressão arterial de 120 x 80 mmHg, frequência respiratória de 16 ipm, saturação de oxigênio de 97%. Após introduzir antitussígeno e realizar radiografia de tórax a beira leito, qual a melhor conduta?
a) Realizar broncoscopia de emergência no pronto-socorro.
b) Realizar arteriografia de emergência devido ao volume de sangue expectorado.
c) Realizar tomografia de tórax para localizar lesão alvo e então definir se o tratamento deve ser por embolização ou broncoscopia.
d) Realizar tomografia de tórax após intubação orotraqueal para proteger via aérea.

13. Para o mesmo paciente acima, caso ele fosse admitido com pressão arterial de 80 x 40 mmHg, saturacão de oxigênio de 78% e com rebaixamento do nível de consciência, qual seria sua conduta?
a) Realizar intubação orotraqueal de emergência e suporte hemodinâmico, com posterior broncoscopia.
b) Realizar arteriografia de emergência devido ao volume de sangue expectorado.
c) Realizar tomografia de tórax para localizar lesão alvo e então definir se o tratamento deve ser por embolização ou broncoscopia.
d) Chamar equipe de broncoscopia para realizar intubação orotraqueal.

14. Paciente de 32 anos com dor torácica há 3 meses, perda de peso, sem febre ou sudorese noturna. Há 3 dias evoluindo com dispneia aos mínimos de repouso sendo trazido ao hospital em cadeira de rodas. Ao exame, encontra-se com FR = 32 ipm, saturação de oxigênio de 81%, pressão arterial de 110 x 70 mmHg, estridor laríngeo e tiragem intercostal, além de murmúrios vesiculares diminuídos globalmente e sem edema periférico. Paciente com pouca melhora após uso de ventilação não invasiva. Tomografia de tórax evidencia a lesão a seguir.

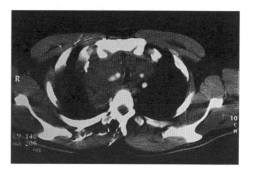

Diante deste quadro clínico e radiológico, o motivo da emergência médica deste paciente provavelmente é:
a) Embolia pulmonar.
b) Síndrome de veia cava superior.
c) Obstrução de via aérea.
d) Derrame pleural loculado.

15. Em relação ao caso anterior, a melhor conduta é:
a) Intubação orotraqueal com tubo fino, suporte respiratório e posterior biópsia da lesão guiada por tomografia.
b) Realizar cricotireoidostomia de emergência.
c) Arteriografia com embolização para descomprimir a traqueia.
d) Videotoracoscopia de emergência para tratamento de derrame pleural loculado.

16. Paciente J.P.L., feminina, 35 anos, proveniente de Pouso Alegre (MG), casada, mãe de 2 filhos, trabalhadora doméstica. Deu entrada no ambulatório de clí-

nica médica com quadro de dor torácica há 2 meses. Refere que há cerca de 2 meses vem apresentando dor torácica em peso, com piora progressiva. Informa que a dor é retroesternal e acompanha sensação de opressão. Nega perda ponderal, nega disfagia, nega dispepsia. Refere que no último mês tem apresentado diplopia ao final da tarde diariamente com duração aproximada de 2 horas e melhora espontânea. Vem apresentando dispneia aos moderados esforços na última semana.

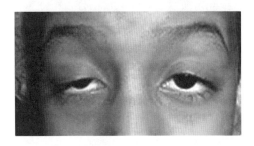

Ao exame físico:
Inspeção facial com o achado acima, hemodinamicamente normal, afebril, eupneica em ar ambiente, anictérica, acianótica.
AP: MV+ sra.
AC: BCRN com sopro sistólico em foco pulmonar.
Radiografia de tórax:

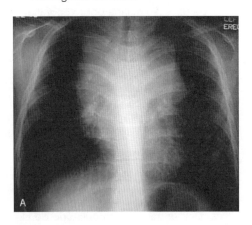

O diagnóstico mais provável é:
a) Timoma.
b) Neoplasia pulmonar estádio 3B.
c) Tuberculose ganglionar.
d) Sarcoidose.

17. Ainda em relação ao caso descrito, a paciente apresenta uma doença paraneoplásica:
a) Síndrome de Horner.
b) Síndrome de Vogt-Koyanagi-Harada.
c) Miastenia gravis.
d) Síndrome de Eaton-Lambert.

18. A síndrome de lise tumoral (SLT) é uma emergência oncológica frequente entre as neoplasias hematológicas (leucemias, linfomas). Considere as observações abaixo com relação à SLT.
   I. A SLT é caracterizada pela tríade: hiperuricemia, hiperpotassemia e hiperfosfatemia.
   II. A SLT é frequentemente deflagrada com o início do tratamento oncológico.
   III. O fluxo sanguíneo alto e a alcalose metabólica reduzem a excreção de ácido úrico.
   IV. A correção da hiponatremia assintomática está indicada no tratamento da LST.
   V. Pacientes com a taxa de desidrogenase lática (DHL) duas vezes maior que o valor superior da normalidade são de maior risco para SLT.

Quais alternativas estão corretas?
a) I, II e V, apenas.
b) I, II e III, apenas.
c) II, III e IV, apenas.
d) I, IV e V, apenas.
e) I, II, IV e V, apenas.

19. Um homem de 31 anos com história de leucemia mieloide aguda (LMA) é internado após recorrência de LMA após tratamento inicial com quimioterapia. Durante sua admissão, ele desenvolveu dor perianal intensa. Um exame de toque retal é feito e há dor à palpação na borda anal sem identificar fecaloma, sem sangramentos. Qual exame poderia ser proposto no momento?
    a) Tomografia computadorizada (TC).
    b) Ultrassom endorretal.
    c) Pode ser iniciado o tratamento, não há necessidade de exames.
    d) Ressonância magnética (RM) da pelve.

20. Um homem de 27 anos com leucemia mieloide aguda terminou a quimioterapia de indução. Agora, ele tem trombocitopenia persistente. Ele foi previamente transfundido com glóbulos vermelhos e plaquetas antes da quimioterapia de indução. Agora, sua contagem de plaquetas é de 2 × 10³/μL. Uma hora após a transfusão de 6 unidades de plaquetas de doador único, sua contagem de plaquetas é de 6 × 10³/μL. Uma triagem de anticorpos plaquetários mostra presença de anticorpos HLA. Uma transfusão de plaquetas compatível com HLA está planejada. Qual processamento será necessária para a transfusão?
    a) Lavagem.
    b) Leucorredução.
    c) Irradiação.
    d) Não há necessidade de nenhum processamento especial nesse caso.

21. Uma mulher de 61 anos com história de hipertensão e diabetes foi recentemente diagnosticada com carcinoma pulmonar de pequenas células. Seu exame físico mostra PA de 130/80 mmHg, FC de 86 batimentos/min e temperatura de 36,8°C.

Ela iniciou cisplatina 80 mg/m2 IV, etoposido 100 mg/m2 IV, fluidos IV e metoclopramida 10 mg IV a cada 6 horas. Ela desenvolve tontura, náusea e vômito, apesar dos antieméticos. Seus laboratórios são os seguintes:
- Creatinina = 2,5 mg/dL, ureia = 380 mg/dL.
- Fosfato = 8,8 mg/dL, [2,5-4,5 mg/dL (0,8-1,4 mmol/L)], K = 6,2, DHL = 850 UI/L, Hb = 10 mg/dL, HT 18%.
- Albumina 3,1 mg/dL, plaquetas = 190.000, leucócitos = 9.000 mcL, cálcio total = 6,5 mg/dL [8,5-10,2 mg/dL (2,1-2,5 mmol/L].

A gasometria arterial foi avaliada como acidose metabólica (pH, = 7,21; $HCO_3-$ = 12 mEq/L; $PCO_2$ = 28 mmHg e $PO_2$ = 95 mmHg). Qual seria uma conduta entre as alternativas a seguir?
    a) Alopurinol.
    b) Rasburicase.
    c) Reposição de albumina.
    d) Alcalinização da urina.

 GABARITO COMENTADO

1. **Resposta: b**
    A SLT pode ocorrer espontaneamente em casos de neoplasias com grandes massas tumorais, na deficiência de G6PD a rasburicase está contraindicada pelo risco de meta-hemoglobinemia e anemia hemolítica. A rasburicase é considerada tratamento de primeira linha quando a hiperuricemia já está instalada e diminui a necessidade de diálise.

Bibliografia
1. Khan M, Paul S, Farooq S, Oo TH, Ramshesh P, Jain N. Rasburicase-induced methemoglobinemia in a patient with glucose-6-phosphate dehydrogenase deficiency. Curr Drug Saf. 2017;12(1):13-8.
2. Gupta A, Moore JA. Tumor lysis syndrome. JAMA Oncol. 2018;4(6):895.

## 2. Resposta: c
### Propriedades farmacocinéticas do besilato de atracúrio

É inativado pela eliminação de Hoffmann, um processo não enzimático que ocorre em pH e temperatura fisiológicos por meio da hidrólise de éster, catalisada por esterases não específicas. A reversão do bloqueio neuromuscular não depende do metabolismo e da excreção hepática ou renal. A duração do bloqueio neuromuscular não é afetada por disfunções hepáticas, renais ou circulatórias.

A succinilcolina faz parte dos bloqueadores neuromusculares despolarizantes e competem com a acetilcolina pelos receptores colinérgicos da placa motora terminal e se ligam a esses receptores para produzir a despolarização. Entretanto, devido à sua alta afinidade pelos receptores colinérgicos e sua resistência à acetilcolinesterase, eles produzem uma despolarização mais prolongada do que a acetilcolina. Isso resulta, inicialmente, em contrações musculares transitórias, seguidas da inibição da transmissão neuromuscular. Este tipo de bloqueio não é antagonizado e pode ser acentuado por agentes anticolinesterase. Com o uso prolongado ou repetido dos bloqueadores neuromusculares despolarizantes, um bloqueio neuromuscular semelhante à não despolarização pode ser produzido, resultando em depressão respiratória ou apneia prolongadas.

### Bibliografia
1. Gulenay M, Mathai JK. Depolarizing neuromuscular blocking drugs. 2020. Treasure Island: StatPearls Publishing; 2020.
2. Kim YB, Sung TY, Yang HS. Factors that affect the onset of action of non-depolarizing neuromuscular blocking agents. Korean J Anesthesiol. 2017;70(5):500-10. Erratum in: Korean J Anesthesiol. 2017;70(6):656.

## 3. Resposta: d

Tumores neurogênicos podem se originar em diversas regiões, inclusive no mediastino, sendo mais comumente encontrados no mediastino posterior. Podem ser malignos ou benignos e em sua maioria são passíveis de tratamento cirúrgico.

### Bibliografia
1. Duwe BV, Sterman DH, Musani AI. Tumors of the mediastinum. Chest. 2005;128(4):2893-909.
2. Reeder LB. Neurogenic tumors of the mediastinum. Semin Thorac Cardiovasc Surg. 2000; 12(4):261-7.

## 4. Resposta: d

Os tumores mais comuns do mediastino anterior são timoma, linfoma e tumores de células germinativas. Os timomas correspondem a 20% de todos os tumores mediastinais e 50% dos tumores de mediastino anterior em adultos. 90% são localizados no mediastino anterior.

### Bibliografia
1. Singh G, Rumende CM, Amin Z. Thymoma: diagnosis and treatment. Acta Med Indones. 2011;43(1):74-8.
2. Duwe BV, Sterman DH, Musani AI. Tumors of the mediastinum. Chest. 2005;128(4):2893-909.

## 5. Resposta: c

O acesso ao mediastino para a realização de biópsias de massas localizadas nessa região pode ser feito por várias técnicas. A mediastinoscopia clássica pode ser útil na avaliação do mediastino superior, espaço pré e paratraqueal e linfonodos subcarinais. A mediastinotomia anterior permite acesso ao mediastino anterior, aos linfonodos periaórticos e subaórticos e à janela aortopulmonar. Lesões múltiplas ou aquelas inacessíveis a estes métodos podem ser abordadas pela videotoracoscopia.

## Bibliografia

1. Campos JRM, Cirino LMI, Fernandez A, Samano MN, Fernandez PP, Filomeno LTB, et al. Diagnóstico e tratamento dos tumores mediastinais por toracoscopia. J. Pneumologia. 2000;26(4):169-74.
2. Rendina EA. Comparative merits of thoracoscopy, mediastinoscopy and mediastinostomy for the medistinal biopsy. Ann Thorac Surg. 1994;57:992-5.

6. **Resposta: a**

O acesso ao mediastino para a realização de biópsias de massas localizadas nessa região pode ser feito por meio de várias técnicas. A mediastinoscopia clássica pode ser útil na avaliação do mediastino superior, espaço pré e paratraqueal e linfonodos subcarinais. A mediastinotomia anterior permite acesso ao mediastino anterior, aos linfonodos periaórticos e subaórticos e à janela aortopulmonar. Lesões múltiplas ou aquelas inacessíveis a estes métodos podem ser abordadas pela videotoracoscopia.

Na tuberculose ganglionar, o diagnóstico não pode ser feito pelo exame do escarro, pois pode não haver comprometimento pulmonar.

## Bibliografia

1. Campos JRM, Cirino LMI, Fernandez A, Samano MN, Fernandez PP, Filomeno LTB, et al. Diagnóstico e tratamento dos tumores mediastinais por toracoscopia. J. Pneumologia. 2000;26(4):169-74.
2. Rendina EA. Comparative merits of thoracoscopy, mediastinoscopy and mediastinostomy for the medistinal biopsy. Ann Thorac Surg. 1994;57:992-5.

7. **Resposta: a**

Nódulos pulmonares são melhor avaliados por tomografia de tórax. Por ela, é possível se observar as principais características que podem indicar a presença de malignidade. Em decorrência do baixo custo e amplo acesso, a recomendação das principais sociedades médicas internacionais é pela realização da tomografia computadorizada de baixa dose, inclusive em programas de rastreamento em populações de risco. A broncoscopia não é indicada como meio de biópsia para lesões periféricas.

## Bibliografia

1. MacMahon H, Austin JHM, Gamsu G, et al. Guidelines for management of small pulmonary nodules detected on CT scans: a statement from the Fleischner Society. Radiology. 2005; 237(2):395-400.
2. Brawley OW, Flenaugh EL. Low-dose spiral CT screening and evaluation of the solitary pulmonary nodule. Oncology. 2014;28(5):441.

8. **Resposta: a**

Pacientes submetidos a ressecções pulmonares têm risco aumentado para o desenvolvimento de atelectasia e subsequente evolução para pneumonia, com incidência chegando a 6% em alguns estudos. O principal mecanismo é a dificuldade de realização da chamada higiene brônquica, podendo levar à formação de tampões de secreção e atelectasia. Fatores que aumentam o risco de atelectasia são a presença de tosse produtiva, mau controle da dor, função pulmonar limítrofe e fatores anatômicos (coto brônquico longo, alterações da parede torácica e diafragmática). Fatores como fisioterapia respiratória, deambulação precoce, broncoscopia higiênica em pacientes muito secretivos, bom controle da dor e cessação do tabagismo podem contribuir na prevenção desta complicação.

## Bibliografia

1. Deslauriers J, Ginsberg RJ, Piantadosi S, Fournier B. Prospective assessment of 30-day operative morbidity for surgical resections in lung cancer. Chest. 1994;106:329S-330S.

2. Ziarnik E, Grogan EL. Postlobectomy early complications. Thorac Surg Clin. 2015;25(3):355-64.

## 9. Resposta: c

Todas são complicações frequentemente associadas, mas fístula aérea é a principal complicação pós-operatória das ressecções pulmonares, com incidência que varia entre 15 e 18%. Fatores que podem contribuir para a formação e persistência das fístulas são a presença de enfisema, grandes ressecções de parênquima, dificuldade de reexpansão pulmonar e mau funcionamento do sistema de drenagem.

### Bibliografia
1. Ziarnik E, Grogan EL. Postlobectomy early complications. Thorac Surg Clin. 2015;25(3):355-64.
2. Rice TW, Kirby TJ. Prolonged air leak. Chest Surg Clin North Am. 1992;2:802-11.

## 10. Resposta: a

Exsudatos linfocíticos são mais comumente observados nas neoplasias e na tuberculose pleural, sendo que nesta última espera-se que o ADA esteja elevado. Cerca de dois terços dos derrames pleurais malignos são secundários a tumores de pulmão, mama e linfomas. Um dos principais tratamentos para o derrame pleural maligno é a realização da pleurodese. O diagnóstico definitivo de metástase pleural se dá pela biópsia pleural, em alguns casos células neoplásicas podem ser encontradas no líquido pleural.

### Bibliografia
1. Teixeira LR, Pinto JAF, Marchi E. Derrame pleural neoplásico. J Bras Pneumol. [internet]. 2006;32(Suppl4):S182-S189.
2. Dixit R, Agarwal KC, Gokhroo A, Patil CB, Meena M, Shah NS, et al. Diagnosis and management options in malignant pleural effusions. Lung India. 2017;34(2):160-6.

## 11. Resposta: a

O mesotelioma pleural é a principal neoplasia maligna primária da pleura. É considerada uma patologia relativamente rara. É um tumor proveniente das células mesoteliais da pleura e peritônio, com alto grau de malignidade, geralmente com crescimento rápido e difuso e invasão de partes moles no tórax. As metástases mais comuns ocorrem em pulmões, fígado, pâncreas, rins, suprarrenais e medula óssea. Seu diagnóstico se dá por meio de anatomopatológico, obtido principalmente por meio de biópsia com agulha, pleuroscopia ou videotoracoscopia. Nos derrames secundários a insuficiência cardíaca, espera-se a ocorrência de transudato; na tuberculose pleural o diagnóstico também é anatomopatológico (ou pela dosagem elevada de ADA), sendo que na maioria dos casos não há comprometimento pulmonar para ocasionar presença do bacilo no escarro.

### Bibliografia
1. Terra RM, Teixeira LR, Beyruti R, Takagaki Y, Vargas FS, Jatene FB. Mesotelioma pleural maligno: experiência multidisciplinar em hospital público terciário. J Bras Pneumol. 2008; 34(1):13-20.
2. Pistolesi M, Rusthoven J. Malignant pleural mesothelioma: update, current management, and newer therapeutic strategies. Chest. 2004; 126(4):1318-29.

## 12. Resposta: c

Hemoptise em pacientes estáveis deve ser manejada sem intubação orotraqueal. O primeiro exame deve ser a tomografia para detectar o local de lesão sangrante. Nas lesões sangrantes periféricas em pacientes estáveis, devemos optar por tratamento por arteriografia com embolização. Nas lesões centrais, o tratamento deve ser feito por broncoscopia.

## Bibliografia

1. Ittrich H, Bockhorn M, Klose H, Simon M. The diagnosis and treatment of hemoptysis. Dtsch Arztebl Int. 2017;114(21):371-81.
2. Jin F, Li Q, Bai C, Wang H, Li S, Song Y, et al. Chinese expert recommendation for diagnosis and treatment of massive hemoptysis. Respiration. 2020;99:83-92.

## 13. Resposta: a

Nos pacientes com hemoptise associada a instabilidade hemodinâmica, a via aérea deve ser protegida associada ao suporte hemodinâmico e, na sequência, a broncoscopia deve ser realizada para aspiração de coágulos e localização da lesão sangrante.

## Bibliografia

1. Kathuria H, Hollingsworth HM, Vilvendhan R, Reardon C. Management of life-threatening hemoptysis. J Intensive Care. 2020;8:23.
2. Radchenko C, Alraiyes AH, Shojaee S. A systematic approach to the management of massive hemoptysis. J Thorac Dis. 2017;9(Suppl 10):S1069-S1086.

## 14. Resposta: c

O quadro clínico de insuficiência respiratória associada a estridor laríngeo é altamente sugestivo de obstrução de via aérea. A tomografia confirma a obstrução e mostra a etiologia compressiva. Outras causas de obstrução são estendes traqueais, tumores endoluminais e corpos estranhos.

## Bibliografia

1. Li WW, van Boven WJ, Annema JT, Eberl S, Klomp HM, de Mol BA. Management of large mediastinal masses: surgical and anesthesiological considerations. J Thorac Dis. 2016;8(3):E175-E184.
2. Béchard P, Létourneau L, Lacasse Y, Côté D, Bussières JS. Perioperative cardiorespiratory complications in adults with mediastinal mass: incidence and risk factors. Anesthesiology. 2004;100:826-34.

## 15. Resposta: a

Como se trata de um quadro de insuficiência respiratória grave, com pouco potencial de reversão a curto prazo, a melhor conduta é a estabilização com ventilação mecânica para posterior biópsia da lesão guiada por tomografia.

## Bibliografia

1. Murgu SD, Egressy K, Laxmanan B, Doblare G, Ortiz-Comino R, Hogarth DK. Central airway obstruction: benign strictures, tracheobronchomalacia, and malignancy-related obstruction. Chest. 2016;150(2):426-41.
2. Yildirim E. Principles of urgent management of acute airway obstruction. Thorac Surg Clin. 2018; 28(3):415-28.

## 16. Resposta: a

Alargamento mediastinal na radiografia de tórax deve levantar a suspeita de aneurisma de aorta ou tumores de mediastino. Lembrando que os tumores de mediastino anterior são mais comuns e os principais são linfoma, teratoma, timoma e bócio mergulhante de tireoide.

## Bibliografia

1. Almeida PT, Heller D. Anterior mediastinal mass. Treasure Island: StatPearls Publishing; 2020.
2. Shahrzad M, Le TSM, Silva M, Bankier AA, Eisenberg RL. Anterior mediastinal mass. Am J Roentgenol. 2014;203(2):W128-38.

## 17. Resposta: c

De 30 a 65% das pessoas com timomas também têm miastenia gravis, que é a doença autoimune mais comum associada ao timoma. Nesta enfermidade, o sistema imunológico produz anticorpos que bloqueiam os sinais químicos que fazem os músculos se moverem, provocando fraqueza muscular severa.

## Bibliografia

1. Gilhus NE. Myasthenia gravis. N Engl J Med. 2016;375:2570-81.
2. Bernstock JD, Totten AH, Elkahloun AG, Johnson KR, Hurst AC, Goldman F, et al. Recurrent microdeletions at chromosome 2p11.2 are associated with thymic hypoplasia and features resembling DiGeorge syndrome. J Allergy Clin Immunol. 2019;145:358-367.e2.

## 18. Resposta: a

Os fatores de risco da síndrome da lise tumoral são:

- Neoplasias hematológicas, particularmente linfomas de alto grau e leucemia com alta celularidade.
- Neoplasias sólidas muito quimiossensíveis (tumores germinativos, neoplasias de pequenas células).
- Alta carga tumoral, presenças de massas bulky.
- Desidratação.
- Doença renal crônica preexistente.
- Presença de hiperuricemia ou hiperfosfatemia antes do tratamento oncológico.

### Classificação de Cairo-Bishop

SLT laboratorial: principais alterações eletrolíticas:

- Hiperuricemia: $\geq 8$ mg/dL ou aumento de 25% do valor basal.
- Hipocalcemia: $\leq 7$ mg/dL ou redução de 25% do valor basal.
- Hipercalemia: $\geq 6$ mg/dL ou aumento de 25% do valor basal.
- Hiperfosfatemia: $\geq 4,5$ mg/dL ou aumento de 25% do valor basal.

## Bibliografia

1. Rahmani B, Patel S, Seyam O, Gandhi J, Reid I, Smith N, et al. Current understanding of tumor lysis syndrome. Hematol Oncol. 2019;37(5):537-47.

## 19. Resposta: d

Pacientes imunocomprometidos com abscesso perianal podem apresentar apenas dor anal. Esses pacientes precisarão de avaliação e tratamento de quaisquer abscessos perianais identificados na RM antes de iniciar seu regime imunossupressor. A RM deve ser utilizada, pois essa modalidade de imagem pode detectar quantidades muito pequenas de líquido no espaço perianal, o que pode estar causando desconforto nesse paciente.

A ultrassonografia anorretal é extremamente dolorosa e muitas vezes desnecessária em pacientes com abscessos perianais.

A TC não é a melhor técnica de imagem disponível em um paciente imunocomprometido com suspeita de abscesso perianal. A TC pode não detectar pequenos abscessos.

## Bibliografia

1. Sahnan K, Adegbola SO, Tozer PJ, Watfah J, Phillips RK. Perianal abscess. BMJ. 2017;356:j475.

## 20. Resposta: c

Todos os produtos sanguíneos compatíveis com HLA requerem irradiação para prevenir a doença do enxerto contra o hospedeiro associada à transfusão. A irradiação destrói linfócitos para impedir proliferação no receptor. A doença do enxerto contra o hospedeiro associada à transfusão também ocorre com qualquer tipo de transfusão em receptores imunossuprimidos, como pacientes em pós-transplante, leucemia, linfoma (Hodgkin e não Hodgkin) e imunodeficiências congênitas (mas não AIDS). A lavagem diminui o risco de anafilaxia em receptores com deficiência de IgA com anticorpos anti-IgA, alergias graves, sensibilidade à hipercalemia e hemoglobinúria paroxística noturna A redução de leucócitos reduz a incidência de reações transfusionais hemolíticas não febris, transmissão de citomegalovírus, gravidez, HIV, receptores de transplante de órgãos e outros pacientes imunocomprometidos e fetos, recebendo transfusões intrauterinas, aloimunização HLA e imunomodulação relacionada à transfusão.

## Bibliografia

1. Hosseini E, Kianinodeh F, Ghasemzadeh M. Irradiation of platelets in transfusion medicine: risk and benefit judgments. Platelets. 2022;33(5):666-78.

## 21. Resposta: b

Tratamentos para a síndrome da lise tumoral:

A hidratação é importante no tratamento e na prevenção. Infusões de cristaloides (evitar cristaloides com potássio) devem ser administradas para manter um débito urinário de 80 a 100 mL/m2/h. Diuréticos também podem ser administrados em pacientes hipervolêmicos, mas esse paciente é hipovolêmico, conforme sugerido pela variação respiratória e pelo diâmetro da veia cava inferior. Alopurinol (dose de 100 mg/m2 a cada 8 horas para uma dose oral com máximo de 800 mg/dia ou uma dose de 200-400 mg/m2 em 1-3 doses IV, com máximo de 600 mg/dia) é administrado 12 a 24 horas antes da quimioterapia e continuado até que o ácido úrico, os leucócitos e outros parâmetros laboratoriais retornem aos níveis de baixo risco. Se o paciente tiver níveis elevados de ácido úrico preexistentes, como nesse

paciente, o alopurinol não é recomendado. Acredita-se que o alopurinol aumente a xantina e a hipoxantina, que podem precipitar e causar uropatia obstrutiva. A alcalinização pode aumentar a solubilidade do ácido úrico, mas diminui a solubilidade do fosfato de cálcio e diminui a solubilidade da xantina e da hipoxantina. Esses podem causar uropatias obstrutivas.

Um estudo mostrou que apenas a rasburicase foi a maneira mais rápida e eficaz de diminuir o nível de ácido úrico em comparação com a rasburicase com alopurinol e alopurinol. A redução plasmática do ácido úrico foi de 87% com rasburicase em 4 horas, 78% com rasburicase e alopurinol em 4 horas e 66% com alopurinol em 27 horas. Rasburicase 0,15 a 2 mg/kg IV por 5 dias para remover o ácido úrico é contraindicado na deficiência de G6PD, pois pode precipitar metemoglobinemia. Níveis seriados de ácido úrico devem ser usados para monitorar a resposta e a duração do tratamento.

## Bibliografia

1. Cortes J, Moore JO, Maziarz RT, Wetzler M, Craig M, Matous J. Control of plasma uric acid in adults at risk for tumor Lysis syndrome: efficacy and safety of rasburicase alone and rasburicase followed by allopurinol compared with allopurinol alone – results of a multicenter phase III study. J Clin Oncol. 2010;28(27):4207-13.

# 15
# REUMATOLOGIA

# 15
# Reumatologia

1. Mulher de 28 anos iniciou há cinco semanas dor de garganta, febre de até 39,8°C diária e poliartrite aditiva. Durante a febre, apresenta exantema maculopapular em tronco e membros, evanescente, que poupa palmas e plantas. Usou amoxicilina por oito dias, sem melhora. Exame clínico: oroscopia normal, linfonodomegalias de cerca de 1,5 cm em cadeia anterior cervical bilateral, móveis e dolorosos, fígado e baço não palpáveis. Artrite em punhos e joelhos. Exames laboratoriais: creatinina = 0,9 mg/dL, VHS = 95 mm/h, PCR = 92 mg/L, HB = 10,3 g/dL, leucócitos = 22.000/mm³, neutrófilos = 20.000/mm³, linfócitos = 2.400/mm³, plaquetas = 500.000/mm³, ferro = 50 mcg/dL, ferritina = 6.500 mg/mL, colesterol total = 210 mg/dL, triglicérides = 99, FAN Hep2 1/360 pontilhado fino denso, FR negativo, anti-CCP negativo, ecocardiograma e biópsia de medula normais.

   O diagnóstico mais provável é:
   a) Febre familiar do mediterrâneo.
   b) Artrite reumatoide.
   c) Doença de Still do adulto.
   d) Lúpus eritematoso sistêmico.

2. Mulher de 22 anos refere manchas vermelhas e dores articulares sem sinais inflamatórios em membros inferiores há 18 dias, após quadro gripal ocorrido há um mês e dois dias. Exame clínico: petéquias confluentes em membros inferiores e parede abdominal. Exames complementares: Hb = 12,3 g/dL; leucócitos = 10.200/mm³, plaquetas = 200.000/mm³, PCR = 5,20 mg/dL, creatinina = 1,6 mg/dL, ureia = 45 mg/dL, FAN = 1/160 pontilhado fino, C3 e C4 normais; Urina I: proteínas +++, leucócitos = 12.000/mL, eritrócitos = 160.000/mL, com dismorfismo ++; proteinúria de 24 h = 2,25 g. Biópsia de pele: vasculite leucocitoclástica. Biópsia renal: Glomerulonefrite proliferativa mesangial com 10% de crescentes epiteliais; imunoflourescência do tecido renal: depósitos mesangiais de IgG+ IgA++. Depósitos negativos de C3 e fibrinogênio.

   O diagnóstico mais provável é:
   a) Púrpura de Henoch-Schönlein.
   b) Arterite de células gigantes
   c) Lúpus eritematoso sistêmico.
   d) Glomerulonefrite pós-infecciosa (GNDA).

3. Mulher, 26 anos, há 3 semanas e 3 dias apresenta edema progressivo, inicialmente perimaleolar, com evolução para todos os membros, associado a urina espumosa. Não possui comorbidades e uso recente de medicações. Exame físico: BEG, hipocorada 3+/4+, eupneica, FC = 89 bpm. PA = 150 x 102 mmHg, edema em membros de 3+/4+. Exames: CR = 2,3 mg/dL, urina I = hemácias 220/campo, proteína 4+ e cilindros hemáticos. Proteinúria = 3300 mg/24 horas. Dosagem de complemento C3 = 0,3 g/L (VR 0,9-1,8) e C4 = 0,04 g/L (VR = 0,1 – 0,4). Qual exame é específico para a hipótese diagnóstica mais provável?
   a) ASLO.
   b) Anti-DNA nativo.
   c) Dosagem sérica de IgA.
   d) p-ANCA.

4. Paciente do sexo feminino, 30 anos foi encaminhada ao pronto-socorro com queixa de perda súbita da visão unilateral e queixas de "feridas" dolorosas em cavidade oral e em região vaginal há 3 meses. Associado a esse sintoma a paciente iniciou com a presença de lesões arroxeadas arredondadas dolorosas em membros inferiores e hiperemia ocular. Internou para investigação. Com base no quadro clínico descrito, assinale a assertiva correta:
   a) A hipótese diagnóstica é síndrome de Goodpasture e as manifestações dermatológicas dos membros inferiores e oculares são respectivamente eritema nodoso e ceratoconjuntivite seca.
   b) A hipótese diagnóstica é doença de Behçet e as manifestações dermatológicas dos membros inferiores e oculares são respectivamente eritema nodoso e uveíte.
   c) A hipótese diagnóstica é doença de Kawasaki e as manifestações derma-

tológicas dos membros inferiores e oculares são respectivamente eritema nodoso e hipópio.
   d) A hipótese diagnóstica é síndrome de Sjögren e as manifestações dermatológicas dos membros inferiores e oculares são respectivamente eritema nodoso e ceratoconjuntivite seca.

5. Paciente com diagnóstico de espondilite anquilosante há 12 anos foi internado na unidade de terapia intensiva com diagnóstico de insuficiência cardíaca aguda. Não tem antecedentes de doença cardiovascular prévia. Qual a melhor hipótese para explicar o quadro clínico deste paciente?
   a) Insuficiência aórtica.
   b) Insuficiência mitral.
   c) Aneurisma dissecante de aorta.
   d) Aortite sifilítica.

6. Mulher 28 anos de idade tem diagnóstico de LES há 2 anos. O quadro inicial apresentou-se com equimoses em membros superiores e inferiores, artrite de mãos e joelhos, leucopenia e FAN + 1/640 padrão homogêneo. Antecedente de trombose venosa em membro inferior direito aos 22 anos de idade e abortamento espontâneo com 20 semanas de gestação aos 25 anos de idade. Atualmente, em uso regular de prednisona 20 mg/dia, hidroxicloroquina 400 mg/dia e azatioprina 100 mg/dia. Vem ao pronto-socorro referindo há 15 dias um abortamento espontâneo (estava gestante 16 semanas) e dor em panturrilha esquerda há 10 dias. Ao exame clínico: hematomas em membros inferiores e petéquias em membros superiores, sinal da bandeira e Homans positivo em membro inferior esquerdo. Os exames iniciais mostravam: hemograma com plaquetopenia de 65.000, linfopenia relativa, anemia normocítica e normocrômi-

ca, VHS = 72, PCR = 5,6, creatinina = 0,9 mg/dL, urina 1 sem alterações. Qual a hipótese diagnóstica para a intercorrência desta paciente?
a) Síndrome antifosfolípide secundária ao LES.
b) Purpura trombocitopênica idiopática.
c) Síndrome antifosfolípide primária.
d) Vasculite hipocomplementêmica secundária ao LES.

7. Paciente de 45 anos, feminina, procura reumatologista com queixa de dores articulares, dispneia intensa e progressiva e fenômeno de Raynaud. Também observou que a pele dos braços e das mãos parece mais espessa, mais dura e com menos pelos. Também observou diminuição das rugas ao redor da boca. Nega outros sintomas. O exame físico confirma as observações da paciente. Realizou prova de função pulmonar que evidenciou padrão restritivo e a tomografia de pulmão mostrava aspecto de vidro fosco bibasal. Qual a hipótese diagnóstica mais provável?
a) Covid-19.
b) Poliangeíte microscópica.
c) Artrite reumatoide.
d) Esclerose sistêmica.

8. Em relação à dermatomiosite, marque a alternativa correta.
a) Diabete é uma associação frequente.
b) O quadro muscular é leve; predominam as manifestações cutâneas.
c) Fenômeno de Raynaud é característico desta doença.
d) A investigação de neoplasia se impõe quando diante de uma dermatomiosite.

9. Sobre a doença coronariana no lúpus eritematoso sistêmico, pode-se afirmar:
a) A inflamação tem participação na formação da placa aterosclerótica.

b) O infarto agudo do miocárdio (IAM) ocorre mais comumente durante a atividade da doença.
c) A presença de anticorpos antifosfolípide não aumenta o risco de aterosclerose coronariana.
d) Infecções recorrentes contribuem com a doença coronariana.

10. Paciente ABS, 25 anos de idade, feminina, negra, natural e procedente de São Paulo, católica, chega ao pronto-socorro com queixa de dispneia, dor torácica ventilatório-dependente e febre há 15 dias. Notou ainda fraqueza generalizada. Refere que há 3 dias notou o aparecimento de dor e inchaço das articulações das mãos e dos joehos. Nega fenômeno de Raynaud.
Ao exame clínico: paciente descorada, hidratada e acianótica. Linfonodo palpável em região cervical lateral, artrite de mãos e joelhos. PA = 130/80 mmHg; FC = 84; FR = 16. Solicitado hemograma que evidenciou anemia normocítica e normocrômica, VHS = 93; CPK = 1470; Creatinina: 0,6; urina 1 sem alterações. Radiografia de tórax= normal. Radiografia de mãos e joelhos = edema de partes moles sem sinais de erosão.
Trouxe exames realizados em outro serviço: FAN + 1/1280 padrão pontilhado fino, Anti-RNP positivo; CPK = 1.200, biópsia muscular evidenciando miopatia tipo inflamatória. Paciente foi internada e lhe foi prescrito prednisona 1 mg/kg/peso. Evoluiu com piora do estado geral, aumento da creatinina (1,8) e aumento da área do derrame pleural.
Em relação ao caso clínico descrito, assinale a assertiva correta:
a) O diagnóstico é LES.
b) Neste momento o diagnóstico é doença indiferenciada do tecido conjuntivo.

c) O diagnóstico é doença mista do tecido conjuntivo.

d) O diagnóstico é síndrome *"overlap"*.

11. Paciente AAA, 60 anos de idade, masculino, branco, casado, natural e procedente de São Paulo e católico. Chegou ao pronto-socorro (PS) com queixas de dor, inchaço e vermelhidão no membro inferior direito há 15 dias. Refere há 3 dias o aparecimento de febre (SIC) e emagrecimento (não soube precisar quantos kg). Após exames clínico e complementar foi feito no PS o diagnóstico de Erisipela. Prescrita antibioticoterapia e cuidados locais com boa melhora do quadro. Durante a internação notou-se o aparecimento de artrite de cotovelo esquerdo com intensos sinais flogísticos. O paciente referia em seus antecedentes pessoais dislipidemia e hiperuricemia, inclusive com episódio anterior de podagra (artrite da primeira metatarsofalangeana). Qual a principal hipótese diagnóstica para o quadro articular atual?

a) Artropatia microcristalina.

b) Artrite reativa.

c) Artrite séptica.

d) Osteoartrite.

12. Mulher, 40 anos, auxiliar de serviços gerais, chegou ao pronto-socorro com dor intensa em região lombar há 4 dias, de aparecimento súbito, desencadeada após levantar peso, irradiada para nádega e face anterolateral da coxa esquerda. Ao exame físico, Lasègue positivo a 15°, dificuldade à extensão do pé esquerdo e hiporreflexia patelar esquerda. Usando AINE desde então e sem melhora. Refere que há 6 meses teve o diagnóstico de hérnia discal e foi tratada na ocasião com restrição para esforço físico e analgésico. Obteve melhora e cessou o tratamento. Há 2 dias realizou ressonância nuclear magnética que evidenciava deslocamento do núcleo pulposo além dos limites do anel fibroso entre L4-L5. Recebeu alta do pronto-socorro com restrição ao esforço, AINE, 1 ampola EV de betametasona. Após 3 meses, retornou ao pronto-socorro com piora da dor, agora com irradiação bilateral, arreflexia patelar bilateral e incontinência urinária. Para esse caso qual a conduta mais adequada?

a) Persistir com tratamento conservador por mais duas semanas.

b) Corticoterapia em altas doses associada a analgésicos simples.

c) Discectomia cirúrgica urgente.

d) Pulsoterapia com corticoesteroide e miorrelaxante de ação central.

13. Paciente com forma grave da artrite reumatoide, inclusive com vasculite, nódulos reumatoides e fator reumatoide em altos títulos, vem ao pronto-socorro e é internado para investigar um quadro de linfadenopatia generalizada, esplenomegalia, úlceras em membros inferiores e leucopenia no hemograma. A principal hipótese diagnóstica para esse caso é:

a) Síndrome *overlap* poliarterite nodosa e artrite reumatoide.

b) Síndrome de Felty.

c) Síndrome *overlap* artrite reumatoide e Sjögren.

d) Síndrome de Caplan.

14. Mulher, 35 anos, com antecedentes de hipertensão arterial sistêmica, refere ter diagnóstico de lúpus eritematoso sistêmico (LES) há 5 anos e atualmente em uso de prednisona 7,5 mg/dia e hidroxicloroquina 400 mg/dia. Chega ao pronto-socorro com quadro de artrite de mãos e tornozelos, edema periorbital e de membros inferiores e *rash* malar. Ao exame, muco-

sas descoradas (4/+++++), linfonodomegalia cervical e inguinal e semiologia pulmonar compatível com derrame pleural bilateral. Os exames complementares iniciais mostram VHS = 85; anemia normocítica e normocrômica; creatinina = 2,7 mg/dL. Nesse momento, a melhor conduta para essa paciente é:
a) Internação e aumentar a prednisona para 1-2 mg/kg/dia e programar biópsia renal.
b) Internação e pulsoterapia com metilprednisolona e manutenção com micofenolato de mofetila; programar biópsia renal. Caso não haja resposta à pulsoterapia, programar pulso mensal com ciclofosfamida.
c) Recomendar gamaglobulina EV e plasmaferese pelo quadro de anemia crônica.
d) Manter as medicações usuais e introduzir rituximabe.

15. Homem de 72 anos chega ao pronto-socorro com quadro de lesões cutâneas bolhosas com conteúdo purulento em face anterior da perna esquerda que apareceram há 15 dias. Refere também há dois dias o início de dor e inchaço em joelho esquerdo. Ao exame físico, paciente astênico, temperatura axilar 38,2°C, artrite exuberante de joelho e com sinal da tecla positivo. A análise do líquido sinovial evidenciou aspecto turvo com baixa viscosidade, 160 mil células com 80% de polimorfonucleares, glicose 45 mg/dL. Qual o diagnóstico e qual a conduta mais adequada para o quadro articular?
a) Artrite reativa e AINE.
b) Artrite reativa e iniciar antibioticoterapia após resultado da cultura.
c) Artrite séptica, iniciar antibioticoterapia de amplo espectro e fazer ajuste do antibiótico após o resultado da cultura.
d) Artrite séptica, antibioticoterapia após resultado da cultura e AINE.

 **GABARITO COMENTADO**

1. **Resposta: c**
O diagnóstico de doença de Still em um paciente com sintomas compatíveis, geralmente é feito por exclusão de infecções, neoplasias (hematológicos e alguns tumores sólidos), doenças autoimunes sistêmicas (lúpus eritematoso sistêmico, dermatomiosite, poliarterite nodosa), doença de Castleman, síndromes autoinflamatórias e reação a drogas/síndrome DRESS. O avaliador refere FR negativo, anti-CCP negativo, tratamento antibiótico sem sucesso.

Útil na investigação de doenças autoimunes, a pesquisa de autoanticorpos anticélula (fator antinúcleo ou FAN) é um teste muito sensível, com especificidade clínica restrita. Dessa forma, frequentemente mostra-se positiva fora do contexto de autoimunidade. A taxa de FAN reagente em pessoas aparentemente sadias varia entre 10 e 15%. O padrão nuclear pontilhado fino denso (PFd), associado a autoanticorpos anti-DFS70, responde por boa parte da positividade em pacientes não autoimunes, pois ocorre sobretudo em indivíduos hígidos e raramente em portadores de doenças autoimunes sistêmicas.

Sobre a artrite reumatoide e anti-CCP uma análise global de 8 estudos com pacientes europeus e norte-americanos evidenciou sensibilidade de 78% e especificidade de 96% para os anticorpos anti-CCP contra sensibilidade de 74% e especificidade de 65% para o FR IgM. Ademais, vários estudos têm demonstrado que os anticorpos anti-CCP ocorrem precocemente no curso da doença, podendo até mesmo preceder a eclosão clínica dela.

Há vários critérios para o diagnóstico. Os critérios de Fautrel et al. incluem critérios maiores (picos de febre ≥ 39°C, artralgia, erupção cutânea transitória, odinofagia, uma porcentagem de células polimorfonucleares > 80% e ferritina glicosilada ≤ 20%) e menores (erupção maculopapular e leucocitose > 10.000/mm³). Para o diagnóstico são necessários 4 ou mais dos critérios maiores ou 3 maiores + 2 menores.

Em indivíduos saudáveis, os valores da fração glicosilada da ferritina situam-se entre 50 e 80%. Na maioria das doenças inflamatórias, estão entre 20 e 50%, e nos pacientes com DSA, menores que 20%. Valores de fração de ferritina glicosilada inferiores a 20% associado com uma ferritina total cinco vezes maior que o limite superior do normal tem uma sensibilidade de 43% e uma especificidade de 93% para o diagnóstico de Still.

## Bibliografia

1. Narváez J. Adult onset Still's disease. Med Clin (Barc). 2018;150(9):348-53.
2. Atzeni F, Talotta R, Masala IF, Bongiovanni S, Boccassini L, Sarzi-Puttini P. Biomarkers in rheumatoid arthritis. Isr Med Assoc J. 2017; 19(8):512-6.
3. Dellavance A, Leser PG, Andrade LEC. Importância do padrão de fluorescência na interpretação do teste do FAN: o caso do padrão pontilhado fino denso. Rev Assoc Med Bras. 2007;53(5):439-45.

2. **Resposta: a**

Na púrpura de Henoch-Schoenlein (PHS) a biópsia cutânea demonstra tipicamente a presença de vasculite leucocitoclástica e na imunofluorescência direta (IFD) observam-se os depósitos de IgA. A vasculite leucocitoclástica recebe esse nome por ser uma vasculite de pequenos vasos em que os neutrófilos depois da degranulação têm fragmentos nucleares depositados nas paredes vasculares (leucocitoclase). A paciente do caso preenche critérios diagnósticos sugeridos para PHS.

### Critérios de diagnóstico PHS (EULAR/PRINTO/PRES)

| Critério mandatório | |
| --- | --- |
| Púrpura | Púrpura (habitualmente palpável) ou petéquias, com predomínio nos membros inferiores*, não relacionada com trombocitopenia. |

| Associado a pelo menos 1 dos seguintes critérios | |
| --- | --- |
| 1. Dor abdominal | Dor abdominal difusa tipo cólica de início agudo (avaliada por história e exame físico). Pode incluir hemorragia gastrointestinal. |
| 2. Histopatologia | Vasculite leucocitoclástica com depósitos de IgA ou glomerulonefrite proliferativa com predomínio de depósitos de IgA. |
| 3. Artrite ou artralgias | Artrite de início agudo definido por edema ou dor das articulações com limitação funcioanl. Artralgia de início agudo definido por dor articular sem edema ou limitação funcional. |
| 4. Envolvimento renal | Proteinúria > 03, g/24 h ou albumina/creatinina na urina > 30 mmol/mg numa amostra de urina matinal. Hematúria ou cilindros eritrocitários (CE): > 5 CE/campo de grande aumento ou CE no sedimento urinário ou ≥ 2+ na tira-teste urinária. |

\* Se púrpura com distribuição atípica, é necessário demonstração histológica de depósitos de IgA.
EULAR: European League Against Rheumatism; PRES: Paediatric Rheumatology European Society; PRINTO: Paediatric Rheumatology International Trials Organisation.

As manifestações clínicas dependem da extensão do acometimento vascular e se manifestam na pele em 100% dos casos, nas articulações em 61%, no tubo digestivo em 58% e rins em 15%. É na emergência que geralmente ocorre o primeiro atendimento, com muita confusão diagnóstica com estrófulo, farmacodermia, reação alérgica, verminose, quadro inicial de gastroenterite e artrite a esclarecer.

## Bibliografia

1. Hetland LE, Susrud KS, Lindahl KH, Bygum A. Henoch-Schönlein purpura: a literature review. Acta Derm Venereol. 2017;97(10):1160-6.
2. Maritati F, Canzian A, Fenaroli P, Vaglio A. Adult-onset IgA vasculitis (Henoch-Schönlein): update on therapy. Presse Med. 2020;49(3):104035.

3. **Resposta: b**

A paciente preenche critérios para a glomerulonefrite (GN) lúpica pelo achado de proteinúria maior que 500 mg em 24 horas ou maior que 3 no EAS; ou ainda cilindros celulares no sedimento urinário. Os primeiros sintomas clínicos percebidos pelo paciente com glomerulonefrite lúpica (NL) são edema de membros inferiores (63%), edema de face (43%) e hipertensão arterial (40%). Na quase totalidade dos casos há presença de anticorpo antinúcleo positivo. No decorrer da evolução da doença há elevação de creatinina e o estágio final é a insuficiência renal.

O p-ANCA geralmente corresponde à presença de MPO e são encontrados na poliartrite nodosa microangiopática, na poliangeíte microscópica, na glomerulonefrite necrotizante microscópica e na síndrome de Churg-Strauss. A glomerulonefrite rapidamente progressiva (GNRP) associada ao ANCA (anticorpo anti-citoplasma de neutrófilo) é uma das causas de GNRP. A GNRP é definida por rápida perda de função renal com achado histopatológico na biópsia renal de formação de crescentes em mais de 50% dos glomérulos. Não é a evolução do caso da questão. Outras hipóteses, nefropatia por IgA e glomerulonefrite pós-estreptocócica, não correspondem ao caso.

## Bibliografia

1. Parikh SV, Almaani S, Brodsky S, Rovin BH. Update on lupus nephritis: core curriculum 2020. Am J Kidney Dis. 2020;76(2):265-81.

2. Musa R, Brent LH, Qurie A. Lupus nephritis. Treasure Island: StatPearls Publishing; 2020.

4. **Resposta: b**

A doença de Behçet é uma vasculite sistêmica que acomete vasos de qualquer calibre e é caracterizada pelo aparecimento de úlceras bipolares recorrentes (orais e genitais), eritema nodoso em até 75% dos casos principalmente no sexo feminino e acometimento ocular, principalmente uveíte, sendo mais comum acometer o trato uveal posterior. Em boa parte dos casos pode levar à cegueira. A síndrome de Goodpasture é uma síndrome pulmão-rim em decorrência da deposição de imunoglobulinas em membrana basal glomerular e alveolar, sendo raras as manifestações cutâneas e oculares. A doença de Kawasaki ou síndrome do linfonodo mucocutâneo é doença da infância, geralmente precedida de quadro infeccioso. A síndrome de Sjögren, cujo envolvimento ocular principal é a certaconjuntivite seca, não se correlaciona a úlceras orais e genitais e a ocorrência de eritema nodoso é rara.

## Bibliografia

1. Adil A, Goyal A, Bansal P, Quint JM. Behcet disease. Treasure Island: StatPearls Publishing; 2020.
2. Nakamura K, Iwata Y, Asai J, Kawakami T, Tsunemi Y, Takeuchi M, et al.; Members of the Consensus Conference on Treatment of Skin and Mucosal Lesions (Committee of Guideline for the Diagnosis and Treatment of Mucocutaneous Lesions of Behçet's disease). Guidelines for the treatment of skin and mucosal lesions in Behçet's disease: a secondary publication. J Dermatol. 2020;47(3):223-35.

5. **Resposta: a**

De 20 a 40% dos pacientes com espondilite anquilosante de longa data podem apresentar quadro clínico de insuficiência aórtica em decorrência de calcificações dos folhetos valvares. Quando não diagnosticada pode levar a um quadro de descompensação súbita com sinais e sintomas de insuficiência cardíaca aguda.

## Bibliografia

1. Reyes-Cordero G, Enríquez-Sosa F, Gomez-Ruiz C, Gonzalez-Diaz V, Castillo-Ortiz JD, Duran-Barragán S, et al. Recommendations of the Mexican College of Rheumatology for the management of spondyloarthritis. Reumatol Clin. 2021;17(1):37-45.
2. Conesa-Nicolás E, García-Lagunar MH, Núñez-Bracamonte S, García-Simón MS, Mira-Sirvent MC. Persistence of secukinumab in patients with psoriasis, psoriatic arthritis, and ankylosing spondylitis. Farm Hosp. 2020;45(1):16-21.

### 6. Resposta: a

Esta paciente com LES apresenta critérios de definição para síndrome antifosfolípide (SAFO), como eventos tromboembólicos, plaquetopenia e abortamentos espontâneos entre 2º e 3º trimestres da gestação. A definição de SAFO primária se dá quando não se tem doença subjacente associada ao quadro clínico.

### Bibliografia

1. Sammaritano LR. Antiphospholipid syndrome. Best Pract Res Clin Rheumatol. 2020;34(1):101463.
2. Petri M. Antiphospholipid syndrome. Transl Res. 2020;225:70-81.

### 7. Resposta: d

Os achados de pele endurecida e sem pregueamento; ausência de pelos, microstomia, fenômeno de Raynaud e fibrose intersticial pulmonar são pertinentes ao diagnóstico de esclerose sistêmica. O quadro cutâneo clássico afasta as outras hipóteses apresentadas.

### 8. Resposta: d

A dermatomiosite é caracterizada pelo acometimento cutâneo e muscular com quadro clássico apresentando sinais como he-

liótropo, "v" do decote. O quadro muscular geralmente é intenso. O fenômeno de Raynaud pode aparecer mas não é característico e nem tão prevalente como na esclerose sistêmica. É rara a associação com diabetes. A dermatomiosite aumenta em 3-6 vezes o risco de desenvolver neoplasia, principalmente nos primeiros 3 anos de doença.

### Bibliografia

1. García-Gil MF, de Escalante Yangüela B, Lezcano Biosca V. Paraneoplastic dermatomiositis: skin lesions and capillaroscopy. Rev Clin Esp. 2020;220(6):384-5.

### 9. Resposta: a

A inflamação dos vasos, inclusive coronarianos, tem papel fundamental na formação da placa aterosclerótica nos pacientes lúpicos, contribuindo decisivamente para instalação de doença coronariana. A ocorrência do IAM não tem correlação com atividade da doença. Sabe-se que a presença do anticorpo antifosfolípide aumenta o risco de aterosclerose nestes pacientes.

### Bibliografia

1. Yuan SM. Coronary artery bypass grafting in patients with systemic lupus erythematosus. J Coll Physicians Surg Pak. 2020;30(9):961-5.
2. Butt S, Kiran S, Qadir N, Menghani D, Tanzeem H. Cardiac conduction defects in systemic lupus erythematosus. Cureus. 2020;12(10):e10882.

### 10. Resposta: b

Neste momento, o diagnóstico é doença indiferenciada do tecido conjuntivo, pois a paciente não preenche critérios para nenhuma delas. Tanto pelos critérios antigos (2012) quanto pelos novos critérios (2019) a paciente não preenche critérios para LES. A ausência do fenômeno de Raynaud descaracteriza a hipótese de doença mista apesar do anti-RNP positivo. Apesar da elevação dos níveis de CPK e biópsia compatível com quadro inflamatório, a ausência da fraqueza muscular proximal inviabiliza a hipótese de polimiosite. O conceito de síndrome *"overlap"* é quando temos critérios diagnósticos definidos para duas ou mais doenças do tecido conjuntivo, portanto não se aplica.

## Bibliografia

1. Kiriakidou M, Ching CL. Systemic lupus erythematosus. Ann Intern Med. 2020;172(11):ITC81-ITC96.
2. Loo RJ, Nocton JJ, Harmelink MM, Chiu YE. Anti-Ku antibody-positive systemic sclerosis--polymyositis overlap syndrome in an adolescent. Pediatr Dermatol. 2020;37(5):960-1.

## 11. Resposta: a

Artropatia microcristalina – pela história de podagra, provavelmente gota. Além disso, quadro de monoartrite de cotovelo, histórico de hiperuricemia. Artrite séptica de cotovelo sem lesões de continuidade ou contiguidade é rara. A osteoartrite primária em cotovelo é extremamente rara e a intensidade dos sinais flogísticos são contrários ao que se vê nas artropatias degenerativas. Em relação à artrite reativa o tempo de instalação muito curto, pós-infecção, não é habitual.

## Bibliografia

1. Kolasinski SL, Neogi T, Hochberg MC, Oatis C, Guyatt G, Block J, et al. 2019 American College of Rheumatology/Arthritis Foundation guideline for the management of osteoarthritis of the hand, hip, and knee. Arthritis Care Res (Hoboken). 2020;72(2):149-62.
2. Abramoff B, Caldera FE. Osteoarthritis: pathology, diagnosis, and treatment options. Med Clin North Am. 2020;104(2):293-311.

## 12. Resposta: c

A hérnia discal pode ser definida como o deslocamento do núcleo pulposo além dos limites do anel fibroso. O diagnóstico é baseado na história clínica e no exame físico em que há contratura muscular, piora da dor à flexão

lombar e sinais de envolvimento radicular. A ressonância magnética é útil apenas na correlação dos achados clínicos com os anatômicos. O tratamento inicial é conservador e inclui repouso nos primeiros 7 dias. Deve-se evitar esforços maiores por até 8 semanas. O tratamento medicamentoso inclui corticosteroides, analgésicos simples ou opioides e AINE em dose plena. Para casos não responsivos, ou seja, cronificação ou piora da dor e evolução do déficit motor, a cirurgia deve ser indicada. Na ocorrência de síndrome da cauda equina – na paciente arreflexia bilateral e incontinência urinária – é indicada cirurgia de urgência. A discectomia leva à melhora precoce dos sintomas.

## Bibliografia

1. Halpern ASR. Lombalgias. In: Vasconcelos JTS, Marques Neto JF, Shinjo SK, Radominski SC (eds.). Livro da Sociedade Brasileira de Reumatologia, 2.ed. Barueri: Manole; 2020.

## 13. Resposta: b

A síndrome de Felty é encontrada em pacientes com artrite reumatoide (AR) grave. Ocorre associação entre AR e esplenomegalia, leucopenia e úlceras em membros inferiores. Em alguns casos, pode se observar também plaquetopenia e linfadenopatia.

## Bibliografia

1. Mota LMH, Kakehasi AM, Gomides APM, Duarte ALBP, Pinheiro GRC, et al. Artrite reumatoide. In: Vasconcelos JTS, Marques Neto JF, Shinjo SK, Radominski SC (eds.). Livro da Sociedade Brasileira de Reumatologia, 2.ed. Barueri: Manole; 2020.

## 14. Resposta: b

Paciente com LES em franca atividade de doença, deve-se lançar mão de todo o arsenal terapêutico disponível. Recomenda-se internação imediata e iniciar pulsoterapia com metilprednisolona. A etapa de apenas aumentar a prednisona nesse caso será provavelmente insuficiente por causa do acometimento visceral importante apresentado pela paciente (nefrite, serosite e adenopatia, além dos acometimentos cutâneo, articular e hematológico). Deve-se programar biópsia renal assim que possível para classificar a glomerulonefrite e posteriormente programar imunossupressão em pulso e manutenção.

## Bibliografia

1. Borba Neto EF, Lanna CCD, Albuquerque EMN, Bonfá ESDO, Sato EI, et al. Lúpus eritematoso sistêmico. In: Vasconcelos JTS, Marques Neto JF, Shinjo SK, Radominski SC (eds.). Livro da Sociedade Brasileira de Reumatologia, 2.ed. Barueri: Manole; 2020.

## 15. Resposta: c

O caso se refere à artrite séptica cuja contaminação ocorreu por contiguidade possivelmente pela erisipela bolhosa em face anterior da perna. As evidências clínicas e da análise do líquido sinovial corroboram essa hipótese. Nesse caso, o paciente deve ser internado e o tratamento deve ser iniciado com antibioticoterapia de amplo espectro até o resultado da cultura para ajuste do antibiótico. O período mínimo de tratamento é de 2 a 4 semanas, podendo chegar até 8 semanas e via parenteral. Quando a artrocentese não for suficiente para drenar o conteúdo purulento, opta-se pela drenagem cirúrgica.

## Bibliografia

1. Fernandez RN, Borba Neto FA. Artrite séptica bacteriana não gonocócica e osteomielite. In: Vasconcelos JTS, Marques Neto JF, Shinjo SK, Radominski SC (eds.). Livro da Sociedade Brasileira de Reumatologia, 2.ed. Barueri: Manole; 2020.

# 16

# ULTRASSOM *POINT-OF-CARE* NA TERAPIA INTENSIVA

# 16

# Ultrassom *point-of-care* na terapia intensiva

Paciente J.S., masculino, 55 anos, sabidamente hipertenso, tabagista de longa data e cardiopata grave já revascularizado previamente, deu entrada admitido na unidade de terapia intensiva proveniente do pronto atendimento com história de dispneia intensa iniciada há 5 dias associada a tosse produtiva com expectoração amarelo-amarronzada e dor torácica do tipo pleurítica, assim como febre não aferida nos últimos 3 dias.

Medicações em uso: captopril 25 mg 3x ao dia, carvediol 12,5 mg 2x ao dia, espironolactona 25 mg 1x ao dia, furosemida 40 mg 1x ao dia, Bamifix 300 mg 2x ao dia e esporadicamente corticoide inalatório pelo alto custo deste.

Ao exame físico encontrava-se pálido ++/4+, taquidispneico (FR = 26 irpm/FC = 120 bpm), PA = 80 x 60 mmHg, fáscies de dor, consciente e orientado, Glasgow 15 e sem déficit motor focal.

Ausculta cardíaca com bulhas normofonéticas e normorítmicas com sopro holossistólico em foco mitral ++/4+, turgência jugular +/4+. Sem presença de B3.

Ausculta pulmonar apresentando murmúrio vesicular presente associado a crepitação em hemitórax direito em segmento médio e inferior e mínima na base esquerda. Avaliação abdominal sem alterações. Extremidades sem edema, porém com pulsos levemente lentificados.

O eletrocardiograma revela ritmo sinusal e taquicárdico com alteração da repolarização ventricular.

Os exames laboratoriais apresentaram-se com leucocitose de 23.000 com desvio à esquerda e PCR: 230.

Sódio = 135; potássio = 4,0; cálcio ionizado = 1,2; magnésio = 2,0; ureia = 120; creatinina = 1,5; lactato arterial = 4,0.

Gasometria arterial (ar ambiente): pH = 7,20; $PCO_2$ = 25; $pO_2$ = 77; $HCO_3$ = 13; BE = – 10; $SatO_2$ = 80%.

Rx de tórax a beira-leito revelando consolidação pulmonar direita associada a mínimo derrame pleural.

Com base no caso clínico exposto, responda as questões a seguir:

1. Qual o diagnóstico mais provável?
   a) Sepse grave com provável foco pulmonar.
   b) Choque cardiogênico.
   c) Choque hipovolêmico.
   d) Nenhuma das anteriores.

2. Após as medidas clínicas seguindo os protocolos de sepse o médico plantonista estava na dúvida em realizar expansão volêmica pois o paciente era sabidamente cardiopata grave, apresentava crepitação nas bases pulmonares e discreta turgência jugular. Como o médico intensivista tinha experiência em FOCUS (ultrassom cardíaco focado), realizou rapidamente avaliação da volemia através da veia cava inferior (VCI) conforme as figuras a seguir:

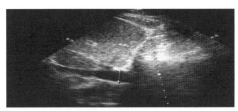

Diâmetro da VCI = 19 mm

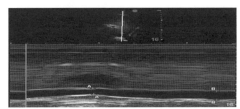

VCI (Dmáx: 29 mm e Dmín: 14 mm)

A avaliação do volume intravascular através do FOCUS demonstrou:
a) Veia cava inferior dilatada e variabilidade < 50%.
b) Veia cava inferior dilatada e variabilidade > 50%.
c) Veia cava inferior com diâmetro normal e com variabilidade < 50%.
d) Veia cava inferior com diâmetro normal e variabilidade > 50%.

3. Diante do exame da questão 2, o médico intensivista de plantão ficou mais seguro em realizar qual conduta?
a) Iniciar noradrenalina.
b) Iniciar dobutamina.
c) Iniciar volume.
d) Fazer 2 ampolas de furosemida.

4. Correlacione os achados de FOCUS com as possíveis etiologias de choque:
I. Choque obstrutivo por tamponamento cardíaco
II. Choque obstrutivo por TEP
III. Choque hipovolêmico
IV. Choque cardiogênico
V. Choque distributivo – séptico

( ) Distensão do VD e sinal do "D"
( ) PCP elevada e DC baixo
( ) VCI colabada e DC baixo
( ) VCI normal e VE hiperdinâmico
( ) Derrame pericárdico e colapso do AD e VD

5. Em relação aos achados de choque obstrutivo secundário a derrame pericárdico importante avaliados pelo FOCUS, qual a alternativa correta?
a) Colapso sistólico do AD e diastólico do VD.
b) Variação respiratória acentuada nas velocidades de fluxo através das valvas tricúspide e mitral.
c) Dilatação da VCI.
d) Todas as anteriores.

Com relação ao caso a seguir, responda as questões 6 e 7:

Paciente M.S., 65 anos, sexo masculino, obeso mórbido, hipertenso e diabético foi submetido a cirurgia ortopédica com fixação de prótese de cabeça de fêmur sem intercorrências, sendo encaminhado à unidade de terapia intensiva para cuidados imediatos. Na madrugada evoluiu com episódio de dispneia súbita associado a dor torácica de forte intensidade ventilatório-dependente e seguido de síncope presenciada pelo plantonista.

Ao exame físico apresentava fáscies de dor, pouco sonolento, cianótico ++/+4, hipocorado ++++/+4 e com extremidades frias. PA = 80 x 60 mmHg; FC = 108 bpm; saturação de $O_2$ = 75% em ar ambiente.

Ausculta pulmonar com murmúrio vesicular presente e sem alterações.

Ausculta cardíaca com bulhas com hiperfonese de B2, normorítmicas sem sopros.

Eletrocardiograma com ritmo sinusal e taquicárdico apresentando padrão S1Q3T3 e inversão da onda T em derivações precordiais (V1-V4).

Pela gravidade do quadro o intensivista procedeu com entubação orotraqueal, iniciou ventilação mecânica, além de demais procedimentos de suporte.

6. Dentre as hipóteses diagnósticas qual é a mais compatível com o quadro clínico?
   a) Infarto agudo do miocárdio.
   b) Dissecção aguda de aorta ascendente.
   c) Choque séptico.
   d) Tromboembolismo pulmonar maciço.

7. Prontamente, o médico plantonista realizou FOCUS sendo evidenciadas as alterações nas figuras a seguir. Além dos achados nas imagens, quais são as principais alterações encontradas pelo FOCUS neste tipo de cenário?

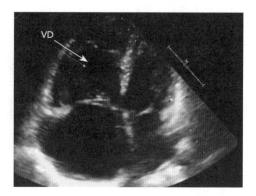

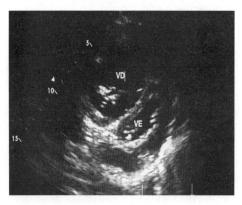

a) Dilatação do VD; dilatação do VE; cálculo do débito cardíaco através da VSVE normal.
b) Dilatação do VD; contratilidade reduzida do VD através da medida de TAPSE; movimento paradoxal do septo interventricular reduzindo volume do VE; débito cardíaco reduzido através da VSVE.
c) Dilatação do VD; contratilidade reduzida do VD através da medida de TAPSE; movimento paradoxal do septo interventricular reduzindo volume do VE; débito cardíaco aumentado através da VSVE.
d) Dilatação do VD; contratilidade reduzida do VD através da medida de TAPSE; movimento paradoxal do septo interventricular aumentando volume do VE; débito cardíaco reduzido através da VSVE.

8. Qual a melhor definição para movimento paradoxal do septo interventricular ao ecocardiograma?
   a) Movimento septal sincrônico em relação às demais paredes ventriculares.
   b) Movimento septal que acontece na sístole, deslocando-se em direção à cavidade do ventrículo esquerdo, reduzindo seu volume final.

c) Movimento septal que acontece na diástole, deslocando-se em direção à cavidade do ventrículo esquerdo, reduzindo seu volume final.
d) Movimento septal hiperdinâmico.

9. Qual medida anatômica realizada no FOCUS é fundamental para se obter o cálculo de débito cardíaco?
a) Diâmetro da via de entrada do ventrículo esquerdo.
b) Diâmetro do anel da valva aórtica.
c) Diâmetro da via de saída do ventrículo esquerdo.
d) Diâmetro do anel da valva mitral.

10. A sigla VTI corresponde a qual aspecto ecocardiográfico, importante na estimativa do débito cardíaco?
a) Integral velocidade-tempo do fluxo sistólico na via de saída do ventrículo esquerdo, ao Doppler contínuo.
b) Integral velocidade-tempo do fluxo sistólico na via de saída do ventrículo direito, ao Doppler contínuo.
c) Integral velocidade-tempo do fluxo diastólico na via de entrada do ventrículo esquerdo, ao Doppler pulsátil.
d) Integral velocidade-tempo do fluxo sistólico na via de saída do ventrículo esquerdo, ao Doppler pulsátil.

11. Escolha a opção que melhor define os aspectos ecocardiográficos qualitativos para estimar uma miocardiopatia dilatada do VE:
a) Espessura reduzida das paredes (miocárdio) do VE; bordos endocárdicos com movimento sistólico reduzido; ecogenicidade aumentada do miocárdio.
b) Espessura aumentada das paredes (miocárdio) do VE; bordos endocárdicos com movimento sistólico reduzido; ecogenicidade aumentada do miocárdio.
c) Espessura reduzida das paredes (miocárdio) do VE; bordos endocárdicos com movimento sistólico aumentado; ecogenicidade reduzida do miocárdio.
d) Espessura reduzida das paredes (miocárdio) do VE; bordos endocárdicos com movimento sistólico aumentado; ecogenicidade aumentada do miocárdio.

12. Dentre as principais indicações da POCUS durante a parada cardiorrespiratória, assinale a alternativa correta:
a) Diferenciar AESP de pseudo-AESP.
b) Avaliação de derrame pericárdico.
c) Avaliar dimensão dos ventrículos esquerdo e direito (suspeita de TEP, disfunção ventricular).
d) Avaliação do volume intravascular para diferenciar hipovolemia como causa.
e) Todas alternativas.

Com relação ao caso a seguir, responda as questões 13 e 14.

Homem, 61 anos, dá entrada na unidade de terapia intensiva por IRpA. Tem relato de estar evoluindo com dispneia progressiva há 2 dias, sem febre ou outras queixas. De antecedentes, é tabagista de longa data, dislipidêmico e hipertenso.

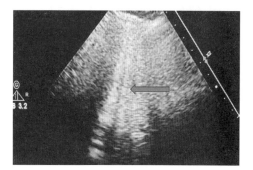

Ao exame físico: hipocorado ++/+4, taquidispneico, (FC = 123 bpm/FR = 36 mrpm); Sat = 83% com Venturi 50%, PA = 160 x 98 mmHg; uso de musculatura acessória, MV reduzido globalmente.

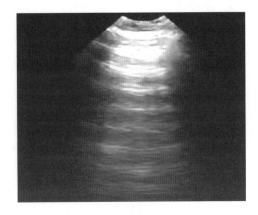

13. Qual o padrão dos achados no ultrassom pulmonar focado (LUS)?
    a) Perfil A.
    b) Perfil B.
    c) Perfil AB.
    d) Nenhuma das alternativas.

14. Após ter realizado LUS para complementar a avaliação, qual o provável diagnóstico etiológico do quadro?
    a) DPOC.
    b) TEP.
    c) Pneumotórax.
    d) Edema agudo de pulmão.

15. Entre as vantagens da utilização do ultrassom para guiar a passagem de acesso venoso central podemos citar:
    a) Redução do risco de hemorragias.
    b) Redução do risco de pneumotórax.
    c) Redução do risco de punção arterial e formação de hematomas.
    d) Todas as alternativas.

16. Paciente admitido na UTI com quadro de insuficiência respiratória. Seu exame físico é inconclusivo, então opta-se pela realização de um exame de ultrassonografia *point-of-care* e obtém-se a imagem a seguir. Ao realizar o exame, você encontra o seguinte achado em todos os campos pulmonares. Assinale a alterativa que contém o nome do achado e uma condição clínica em que ele poderia ser obtido.
    a) Perfil "A" – broncoespasmo.
    b) Perfil "B" – embolia pulmonar.
    c) Perfil "B" – pneumonia bacteriana.
    d) Perfil "A" – edema agudo de pulmão.
    e) Perfil"B" – edema agudo de pulmão.

17. Paciente, masculino, 62 anos, admitido na UTI com quadro de dispneia e dor torácica, que se iniciaram há 2 meses e vêm evoluindo com piora progressiva. Ao exame clínico, o paciente apresentava diminuição do murmúrio vesicular bilateralmente e estase jugular a 45°. Exame radiológico apresentado.

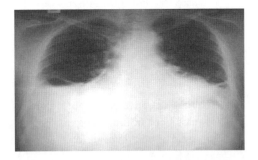

Optou-se por punção torácica a qual demonstrou presença de líquido exudativo com predomínio de outras células, provavelmente neoplásicas. Durante atendimento, o paciente apresentou piora da dispneia e queda de

PA = 80 x 40 mmHg. Ultrassonografia cardíaca à beira do leito apresentada:

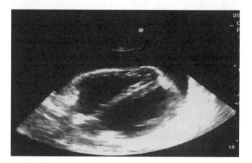

Qual é a conduta imediata?
a) Trombólise.
b) Drenagem torácica.
c) Cineangiocoronariografia.
d) Pericardiocentese

18. Paciente admitido na UTI com quadro de dispneia de início recente. Ao realizar um exame de ultrassom *point-of-care* (POCUS) pulmonar foi encontrado o achado mostrado na figura a seguir. Além disso, o sinal de *lung sliding* estava presente.

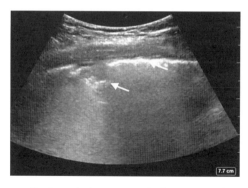

O diagnóstico compatível com os achados no exame de imagem é:
a) Tromboembolismo pulmonar.
b) Insuficiência cardíaca.
c) Covid-19.
d) Pneumotórax.

19. Paciente masculino, 55 anos de idade, hipertenso, admitido na UTI com hipótese diagnóstica de sepse de foco pulmonar. Encontra-se confuso, hipotenso com PA = 80 x 42 mmHg (pressão arterial média = 55 mmHg), extremidades frias e tempo de enchimento capilar lentificado. Iniciada antibioticoterapia empírica com ceftriaxone e azitromicina endovenosos. Realizada prova volêmica com 500 mL de ringer lactato, sem reversão do quadro. A POCUS pulmonar demonstrou linhas B bilaterais, sem outras alterações. POCUS cardíaco: VTI (integral velocidade tempo) de 18 e veia cava inferior sem variabilidade e distendida.

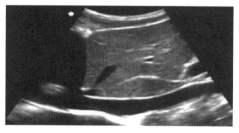

A conduta terapêutica nesse momento é:
a) Realizar nova prova volêmica devido a sinais claros de baixo débito cardíaco e hipovolemia.
b) Nova etapa de ringer lactato 500 mL e iniciar noradrenalina.
c) A veia cava inferior encontra-se distendida e, no contexto clínico, deve-se evitar nova prova volêmica e iniciar imediatamente noradrenalina.
d) Instalar monitorização hemodinâmica minimamente invasiva e posteriormente avaliar a necessidade de iniciar noradrenalina.

20. Paciente, masculino, 62 anos, hipertenso, da entrada na UTI com quadro de sepse de foco urinário. Evoluiu para choque séptico já em uso de noradrenalina 1 mcg/kg/min infundida em cateter venoso cen-

tral (CVC) pela veia jugular interna esquerda (VJI). Foi intubado na urgência devido a rebaixamento de nível de consciência seguido por broncoaspiração. Colocado em modo assistido-controlado a pressão (PCV) com pressão inspiratória (PI) de 22 mmHg resultando em VC = 769 mL, $FiO_2$ = 60%, PEEP = 14 mmHg e FR = 20 IRPM. Evolui com $SaO_2$ = 89%, FC = 130 bpm e PA = 80 x 50 mmHg, sendo aumentada a $FiO_2$ e a vazão de drogas vasoativas. O ultrassom *point-of-care* (POCUS) realizado revela:

- Coração com sinais de hipertrofia e hiperdinamismo.
- Veia cava inferior distendida e sem oscilação.
- Pulmão direito com padrão A', ponto pulmonar+, PLAPS.
- Pulmão esquerdo com padrão A, sem ponto pulmonar, PLAPS.
- Sistema venoso de membros inferiores (MMII) compressíveis.

O diagnóstico provável é:

a) Tamponamento cardíaco.
b) Pneumotórax à direita.
c) Tromboembolia pulmonar.
d) Edema agudo de pulmão.

21. Durante a sua passagem no plantão na UTI, um paciente evoluiu em parada cardiorrespiratória. Você juntamente com o colega e a equipe do plantão iniciam o atendimento da PCR. Seu colega assume a condução da RCP e te pede para auxiliá-lo com o ultrassom. Como o ritmo da PCR era AESP, para tentar elucidar os 5H's e 5T's, nos intervalos das compressões, você começa a realizar as janelas ultrassonográficas e se deparou com as imagens abaixo, tendo a informação de que o paciente não tinha cardiopatia prévia. Qual seria sua provável conduta em relação à possível causa da PCR?

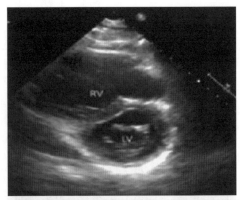

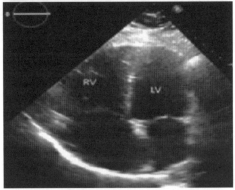

a) Alteplase EV.
b) Toracotomia de reanimação.
c) Toracocentese de alívio.
d) Pericardiocentese de alívio.

22. Realizada a avaliação ultrassonográfica de um paciente com choque circulatório, obtiveram-se os achados:
- Ultrassom cardíaco focado: ventrículo esquerdo dilatado e hipocontrátil.
- Ultrassom pulmonar focado: presença de linhas B em ambos os campos pulmonares em mais de dois espaços intercostais (perfil B).
- Modo M de veia cava inferior com sobreposição das curvas de pressão das vias aéreas do ventilador demonstrando-se túrgida sem variabilidade respiratória.

Diante desses achados, qual seria a intervenção terapêutica com maior probabilidade de aumentar a oferta de oxigênio aos tecidos?

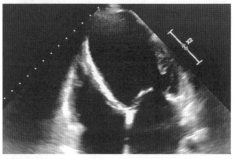

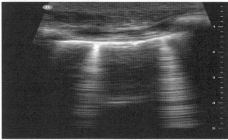

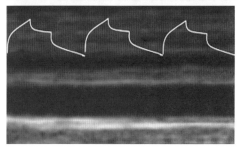

a) Drenagem pericárdica.
b) Infusão rápida de cristaloide.
c) Trombólise química.
d) Infusão de inotrópico.

23. Analise a ultrassonografia de pulmão demonstrada na imagem a seguir.

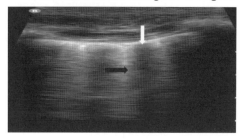

Sobre a imagem, assinale a melhor alternativa:
a) A seta na vertical representa a reverberação da costela.
b) A seta na horizontal representa as linhas A típicas de um pulmão normal.
c) O artefato apontado pela seta na horizontal auxilia na exclusão do diagnóstico de pneumotórax.
d) O artefato apontado pela seta na vertical tem diagnóstico diferencial de pneumonia.

24. Uma paciente com história de neoplasia de mama e dispneia é internada na UTI com sinais de hipoperfusão periférica. Você realizou um ecocardiograma *point-of-care* obtendo as imagens abaixo.

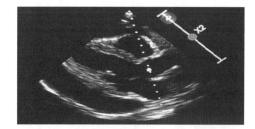

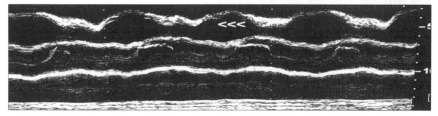

Frente a esses dados assinale a melhor alternativa terapêutica.
a) Trombólise endovenosa.
b) Intubação orotraqueal.
c) Dobutamina – 10 mcg/kg/min.
d) Drenagem pericárdica.

25. Você realiza um FAST em uma paciente vítima de trauma automobilístico. Qual a correlação correta?

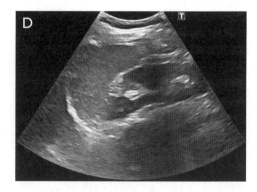

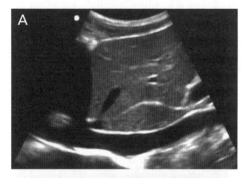

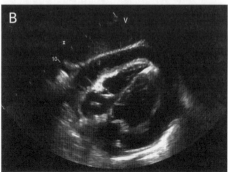

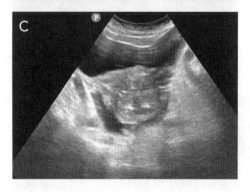

a) Na imagem A há líquido livre no abdome.
b) Na imagem B há disfunção ventricular.
c) Na imagem C há sinais de hemoperitônio.
d) Na imagem D há pneumoperitônio.

## GABARITO COMENTADO

1. **Resposta: a**
O paciente apresenta sepse grave por provável foco pulmonar (sinais evidentes de disfunção orgânica nos achados acima).

2. **Resposta: d**
Veia cava < 21 mm (diâmetro normal e com variabilidade > 50%).

3. **Resposta: c**
Uma vez que o paciente encontra-se em choque séptico e a avaliação de volemia através da veia cava inferior demonstrou *status* volêmico passível de resgate por fluidos.

4. **Resposta: II, IV, III, V, I.**
O protocolo RUSH (*rapid ultrasound in shock*) considera o sistema cardiovascular semelhante a um sistema hidráulico composto por uma bomba de ejeção (coração), os tubos (vasos sanguíneos) e o reservatório ou volume intravascular efetivo. O FOCUS permite de

forma rápida e sistematizada avaliar parâmetros hemodinâmicos que traduzem estes três sistemas comunicantes e que consequentemente permitem avaliar o tipo de choque em questão.

## Bibliografia

1. Perera P, Mailhot T, Riley D, Mandavia D. The RUSH exam: rapid ultrasound in shock in the evaluation of the critically Ill. Emerg Med Clin N Am. 2010;28:29-56.

### 5. Resposta: d

O colapso sistólico do AD é o achado mais sensível e o diastólico do VD, o mais específico. Hemodinamicamente em pacientes com restrição aos enchimentos das câmaras cardíacas se observa uma exacerbação da variabilidade respiratória dos fluxos pelas valvas atrioventriculares e por último a VCI encontra-se na maioria das vezes distendida, pois há um aumento extrínseco das pressões nas câmaras direitas, represando o sangue retrogradamente na VCI.

### 6. Resposta: d

Tromboembolismo pulmonar provavelmente maciço. Paciente com história recente de cirurgia ortopédica apresentando dispneia súbita seguida de síncope dando entrada na sala de emergência em franca instabilidade clínico-hemodinâmica com necessidade de suporte ventilatório invasivo.

### 7. Resposta: b

Com a elevação abrupta das pressões no leito vascular arterial pulmonar, secundária a TEP maciço, o VD sofre as consequências por não tolerar altas pressões. O aumento de seus volumes pode ser acentuado, chegando a sobrepujar os volumes do VE. A parede muscular do VD, normalmente fina, reduz seu espessamento sistólico, ocasionando re-

dução do movimento do anel tricuspídeo (TAPSE). O septo interventricular sofre influência maior das pressões elevadas no VD, projetando-se em direção à cavidade do VE (movimento paradoxal do septo interventricular), reduzindo seu volume de enchimento e consequentemente reduzindo o fluxo através da via de saída (débito cardíaco reduzido).

### 8. Resposta: c

No TEP maciço o colapso circulatório acontece quando as pressões no VD estão muito elevadas, ocasionando "achatamento" do septo interventricular, ou movimento paradoxal, que empurra o septo na diástole em direção ao VE, reduzindo seu volume diastólico final.

### 9. Resposta: c

A fórmula utilizada para cálculo do débito utiliza um valor que corresponderia à área seccional de um orifício cilíndrico. Neste caso, a via de saída do VE que é obtida a 1 cm abaixo do plano de coaptação dos folhetos da valva aórtica (anel valvar).

### 10. Resposta: d

A fórmula utilizada para cálculo do débito utiliza um valor obtido ao Doppler pulsátil, na via de saída do VE. É importante lembrar que o Doppler contínuo não é apropriado nesse caso, pois avalia todos os vetores de fluxo sanguíneo antes e após a valva aórtica.

### 11. Resposta: a

No choque ocasionado por falência ventricular esquerda os aspectos ecocardiográficos mais comuns são:
- Redução global do movimento sistólico das bordas endocárdicas (deficiência de "bomba").

- Espessura reduzida (paredes finas) secundária à dilatação ventricular e estiramento das fibras miocárdicas.
- Ecogenicidade aumentada decorrente de alterações morfológicas, por exemplo: apoptose, fibrose intersticial.

Lembrando que este tipo de avaliação precisa de um amplo treinamento por parte do médico emergencista e na grande maioria das vezes necessita da avaliação do ecocardiograma completo realizado pelo ecocardiografista.

### 12. Resposta: e

Durante a parada cardiorrespiratória o FOCUS pode ser de grande valia na avaliação das possíveis causas de PCR, principalmente na AESP e assistolia.

Neste contexto podemos citar: diferenciar AESP (ausência de pulso e atividade mecânica miocárdica) de pseudo-AESP (ausência de pulso, porém com atividade ventricular mecânica); presença de derrame pericárdico e das dimensões dos ventrículos, além do *status* volêmico na suspeita de hipovolemia como causa da PCR.

### 13. Resposta: b

Estamos diante de um perfil B, ou seja há a presença de artefatos verticais em formato de "rabo de cometa" e neste contexto clínico traduzem infiltrado intersticial alveolar que se traduz em congestão pulmonar de origem cardiogênica. Notem que o padrão B (mais que 3 linhas B por espaço intercostal) é encontrado nos dois hemotórax.

### 14. Resposta: d

O perfil B é definido como padrão B predominante. Este perfil sugere edema pulmonar de origem cardiogênica e praticamente descartos DPOC, embolia pulmonar e pneumotórax.

### 15. Resposta: d

Todas as alternativas. A utilização da ultrassonografia na monitorização da passagem de acesso venoso central reduz drasticamente os riscos de complicações como: hematomas, hemorragias e pneumotórax.

### 16. Resposta: a

A questão traz a aplicabilidade do protocolo BLUE na avaliação e no diagnóstico diferencial de insuficiência respiratória aguda. Publicado no *Chest* em 2008 pelo professor e médico francês Daniel Lichteinstein, esse protocolo preconiza iniciar a avaliação pela movimentação da linha pleural, seguida da avaliação dos perfis ou padrões pulmonares (A, B, AB, C) pelos dois pontos Blue avaliados anteriormente e um mais posterior, o ponto PLAPS (traduzindo: síndrome pleuroalveolar posterolateral). Neste caso, aparentemente a pleura não apresenta irregularidades e abaixo dela evidencia-se a presença de artefatos horizontais provenientes da linha pleural ou as linhas A. Dentre os diagnósticos etiológicos diferenciais que cursam com esse padrão exclui-se edema pulmonar por não apresentar linhas B. Seguindo o protocolo BLUE, quando existe deslizamento pleural e perfil A deve-se realizar avaliação dos membros inferiores na procura de sinais de TVP. Se a mesma for negativa, avaliar a janela PLAPS para diferenciar se há presença de pneumonia e derrame pleural. Se o ponto PLAPS for negativo, deve-se suspeitar de DPOC exacerbado ou asma. No outro extremo, se não houver presença de deslizamento pleural e o perfil pulmonar for A, deve-se procurar o ponto pulmonar ou *lung point*, que é a transição entre a parte da pleura que apresenta deslizamento e a parte sem sua evidência. Na vigência clínica de um paciente em insuficiência respiratória aguda deve-se pensar em pneumotórax. Neste caso a resposta mais adequada seria perfil A – broncoespasmo.

### 17. Resposta: d.

O caso demonstrado está relacionado com a presença de derrame pericárdico volumoso de etiologia provavelmente neoplásica que evoluiu com choque obstrutivo secundário a um tamponamento cardíaco.

Dentre os achados de repercussão hemodinâmica identificados pelo ecocardiograma bidimensional estão o colapso sistólico do átrio direito (+ sensível), o colapso diastólico do ventrículo direito (+ específico), presença de uma veia cava em "pletora" ou sem variabilidade respiratória durante um ciclo e em casos mais avançados a presença do "*swinging heart*". Na questão, pode-se observar um aumento importante da área cardíaca pela radiografia de tórax com infiltrados em ambas as bases e o ecocardiograma *point-of-care* demonstrando um volumoso derrame pericárdico. Na vigência de turgência jugular, abafamento de bulhas e hipotensão (tríade de Beck), deve-se pensar em choque obstrutivo por tamponamento cardíaco e a conduta mais apropriada neste caso é a pericardiocentese ou punção de Marfan.

### 18. Resposta: c

Esta questão traz novamente a interpretação do algoritmo do protocolo Blue. O enunciado já refere que foi evidenciada a presença de *lung sliding* ou deslizamento pleural. Sendo assim, deve-se imaginar no contexto clínico deste paciente quais as possíveis etiologias da dispneia. Na imagem foi demonstrada presença de irregularidades da linha pleural além de seu espessamento e evidente consolidação subpleural (*shred sign* ou sinal do retalho). Esses achados corroboram quadros infecciosos e, neste caso, Covid-19. Os achados no ultrassom pulmonar mais comuns em pacientes acometidos pela Covid-19 são: linha pleural espessada e irregular, presença de linhas B multifocais e, em casos mais graves confluentes, consolidação subpleural e raramente cursando com derrame pleural.

### 19. Resposta: c

Trata-se de um paciente admitido na UTI por quadro de choque séptico já submetido a tentativa de resgate volêmico com cristaloide, mas que ainda se manteve hipotenso. Predizer qual o *status* volêmico e se o paciente é um fluido-respondedor é de extrema importância no ambiente de terapia intensiva neste tipo de cenário e a POCUS é uma excelente ferramenta para este tipo de avaliação.

Pode-se estimar a pressão venosa central (PVC) ou pressão do átrio direito (PAD) por meio da verificação do diâmetro da veia cava inferior (VCI) e sua variabilidade respiratória em pacientes em ventilação espontânea, ou melhor, extubados. Naqueles em ventilação mecânica, em decorrência da pressão positiva proveniente do ventilador opta-se em realizar a avaliação da variabilidade da veia cava inferior durante um ciclo respiratório utilizando-se o índice de distensibilidade da veia cava inferior (idVCI). Variações acima de 18% (Barbier et al.) predizem que provavelmente o paciente é um fluido-respondedor. Neste caso, a veia cava encontra-se turgida e sem variabilidade respiratória e, além disso, o caso já descreve evidência de linhas B em ambos os campos pulmonares traduzindo um *status* de provável hipervolemia e presença de edema dos septos interlobulares pulmonares que pode ser de origem infamatória-infecciosa ou cardiogênico. A VTI (integral-tempo-velocidade) mostra-se normal (valor de normalidade: entre 18 e 22 cm), ou seja, não há sinais de falência de bomba e aqui deve-se pensar em ausência de comprometimento miocárdico pela sepse. Como a tensão arterial é secundária ao produto do débito cardíaco pela resistência vascular sistêmica e sabendo-se que o débito cardíaco é normal, deve-se pensar em melhorar a resistência vascular sistêmica e para isso aumentar noradrenalina ou associar, a depender da dose, vasopressina.

## 20. Resposta: b

Questão abrangente envolvendo os conceitos da POCUS na avaliação cardíaca, pulmonar e na aplicabilidade do protocolo Blue para avaliação da insuficiência respiratória aguda. Neste caso, o paciente mesmo em uso de altas doses de noradrenalina e assistência ventilatória apresentou piora clínico-hemodinâmica necessitando de ajustes de droga vasoativa e dos parâmetros ventilatórios. A avaliação cardíaca focada mostra um ventrículo esquerdo com hipertrofia e hiperdinâmico; ou seja, não existe neste caso falência de bomba e sim um provável *status* de hiperdinamismo. A VCI encontra-se distendida e sem variabilidade, chamando a atenção para a possibilidade de haver alguma alteração da pressão no interior das câmaras direitas, ou seja, sobrecarga delas.

Quando se aplica o protocolo Blue percebe-se que do lado direito existe a presença de padrão A' (ausência ou redução importante do deslizamento pleural na vigência de padrão pulmonar A) com ponto pulmonar positivo e neste cenário provável pneumotórax. A descrição dos parâmetros da POCUS obtidos na avaliação pulmonar esquerda é condizente com a normalidade e uma vez detectada compressibilidade das veias de membros inferiores exclui-se trombose venosa profunda e consequentemente tromboembolismo pulmonar como causa da piora do colapso.

## 21. Resposta: a

Desde 2015 as diretrizes do ACLS pela American Heart Association (AHA) já incorporaram como classe II, nível de evidência B, o uso da POCUS na avaliação de ritmos não chocáveis para avaliar possíveis causas da PCR, entretanto, desde que feita por médico

experiente em ultrassom e jamais postergando o reestabelecimento da RCP.

A imagem à esquerda é relacionada à janela cardíaca paraesternal transversal ou eixo curto e mostra que a câmara mais anterior (ventrículo direito – VD) encontra-se dilatado e com o septo interventricular retificado formando o sinal do "D" que traduz uma sobrecarga ventricular direita. A imagem à direita é relacionada com a janela cardíaca apical 4 câmaras e demonstra que as câmaras direitas estão dilatadas. Reparem que o ventrículo direito é bem maior que o esquerdo. Em situações normais, o VD é 2/3 ou 60% do tamanho do VE. Então, tratava-se de um caso de tromboembolismo pulmonar maciço como causa da PCR e, sendo assim, a melhor alternativa seria trombólise farmacológica.

## 22. Resposta: d

Trata-se de um caso de colapso circulatório na qual foi utilizada a POCUS como ferramenta para auxiliar no diagnóstico diferencial da causa do choque. A primeira imagem demonstra a janela ecocardiográfica apical 4 câmaras já descrevendo no próprio enunciado que o ventrículo esquerdo encontrava-se dilatado e hipocinético, sugerindo que o débito cardíaco pudesse estar reduzido. Já o ultrassom pulmonar demonstrou um padrão ou perfil B, ou seja, ambos os campos pulmonares em mais de dois espaços apresentavam linhas B e neste caso sugerem edema de origem cardiogênico. A terceira e última imagem mostra uma VCI dilatada e sem variabilidade respiratória durante um ciclo, o que sugere um estado de hipervolemia. Após interpretar as imagens, deve-se verificar na questão o que estava sendo solicitado nas alternativas. Neste caso, trata-se de um choque de origem cardiogênica e uma vez feito esse diagnóstico, a melhor proposta terapêutica é inotrópico.

Um dos protocolos mais difundidos quando o assunto é POCUS na avaliação de hipotensão e choque é o protocolo RUSH (*Rapid Ultrasound in Assessment for Shock and Hypotension*), publicado em 2010. Este protocolo considera o sistema cardiovascular como um sistema de vaso comunicante e como tal avalia parâmetros de bomba, tanque e tubos. Usando um mnemônico chamado HIMAP (em que H = *heart*, I = IVC ou VCI, M = espaço de Morison, A = aorta abdominal e P = pulmão) é possível realizar diversos diagnósticos diferenciais de estado de choque como hipovolêmico, distributivo, cardiogênico e obstrutivo.

### 23. Resposta: c

O caso em questão vem trazer os conceitos básicos da ultrassonografia aplicada à avaliação pulmonar (LUS). Um dos achados de normalidade na LUS inclui o "sinal do morcego", que nada mais é do que a representação fictícia da imagem de um morcego formada pelas costelas superior e inferior e suas sombras acústicas posteriores, musculatura intercostal e a linha pleural. O espaço formado a partir desta imagem chama-se espaço de Merlin e é neste local que deve-se avaliar e interpretar os artefatos provenientes da pleura. Na questão, a seta branca (vertical) representa a linha pleural e abaixo dela a seta preta, uma linha B. A partir daí, deve-se avaliar as alternativas do enunciado da questão. A presença de linhas B no parênquima pulmonar tem alto valor preditivo negativo para exclusão de pneumotórax e, sendo assim, é a melhor alternativa para a questão.

### 24. Resposta: d

Outra questão abordando a avaliação de paciente em colapso circulatório utilizando a POCUS como ferramenta, porém agora de forma mais conceitual. Neste caso, tratava-se de um paciente com neoplasia de base que evoluiu com dispneia e colapso circulatório. A imagem do ecocardiograma *point-of-care* demonstrou janela paraesternal eixo longo (PLAX) e pelo modo M (movimento) revelando presença de efusão pericárdica significativa relacionado ao VD e VE com sinais de colapso diastólico do VD (sinal mais específico). Reparem no abaulamento do VD demonstrado pela seta durante a diástole. Aqui se tratava de um tamponamento cardíaco e a conduta mais assertiva é realizar drenagem pericárdica e de preferência guiada pela POCUS.

### 25. Resposta: c

A questão traz conceitos da aplicabilidade do protocolo FAST (*Focused Assessment With Sonography in Trauma*) criado no século passado e extremamente difundido, principalmente em ambientes que lidam com pacientes politraumatizados. Neste caso, deve-se avaliar cada uma das 4 imagens procurando evidenciar a presença de líquido livre. A imagem A demonstra a VCI, veia supra-hepática e vesícula biliar com FAST negativo. Já a imagem B refere-se à janela subxifoide, sendo nítido que existe presença de efusão pericárdica significativa. A imagem C demonstra na janela suprapúbica um FAST positivo com grande quantidade de líquido livre no fundo do saco de Douglas. A letra D refere-se à janela esplenorrenal e não demonstrou líquido livre.

### Bibliografia

1. Labovitz AJ, Noble VE, Bierig M, Goldstein SA, Jones R, Kort S, et al. Focused cardiac ultrasound in the emergent setting: a consensus statement of the American Society of Echocardiography and American College of Emergency Physicians. J Am Soc Echocardiography. 2010;23(12):1225-30.
2. Lichtenstein DA. Lung ultrasound in the critically ill. Ann Intensive Care. 2014;4(1):1.
3. Volpicelli G et al. International evidence-based recommendations for point-of-care lung ultrasound. Intensive Care Med. 2012;38:577-91.

4. Gaspar A, Azevedo P, Roncon-Albuquerque Jr R. Avaliação hemodinâmica não invasiva por ecocardiograma Doppler. Rev Bras Ter Intensiva. 2018;30(3):385-93.
5. Flato UA, Campos AL, Trindade MR, Guimarães HP, Vieira MLC, Brunori F. Ecocardiografia à beira do leito em terapia intensiva. Rev Bras Ter Intensiva. 2009;21(4):437-45.
6. McGahan JP, et al. Focused assessment with sonography in trauma (FAST) in 2017: what radiologists can learn? Radiology. 2017;283(1).
7. Perera P, Mailhot T, Riley D, Mandavia D. The RUSH exam: rapid ultrasound in shock in the evaluation of the critically lll. Emerg Med Clin North Am. 2010;28(1):29-vii.
8. Hussain et al. Multi-organ point-of-care ultrasound for COVID-19 (PoCUS4COVID): international expert consensus. Crit Care. 2020;24:702.
9. Gardner KF, Clattenburg EJ, Wroe P, Singh A, Mantuani D, Nagdev A. The cardiac arrest sonographic assessment (CASA) exam: a standardized approach to the use of ultrasound in PEA. Am J Emerg Med. 2018;36(4):729-31.
10. Assunção MSC (ed.). Ecocardiografia em terapia intensiva e na medicina de urgência, 1. ed. Rio de Janeiro: Atheneu, 2019.

# 17
# TOXICOLOGIA

# 17
# Toxicologia

1. Mulher de 29 anos praticava ginástica na academia quando apresentou eritema generalizado com intenso prurido cutâneo, rouquidão, dispneia progressiva e hipotensão arterial. Foi encaminhada ao pronto atendimento onde foi diagnosticada anafilaxia. Nega alergias. Histórico das quatro horas que antecederam o episódio: ingestão de um copo de leite, salada de frutas e diclofenaco antes do início da prática esportiva.
A causa mais provável para a anafilaxia deste paciente é:
   a) Síndrome látex-fruta.
   b) Alergia à proteína do leite.
   c) Uso de diclofenaco.
   d) Idiopática.

2. Homem, 19 anos de idade, com diagnóstico de psoríase, apresentou infecção de vias aéreas superiores. Foram administrados hidrocortisona, amoxicilina e diclofenaco. Quatorze dias depois, apresentou piora do quadro cutâneo, com lesões eritematodescamativas acometendo mais de 85-90% da superfície corpórea. Qual o diagnóstico mais provável:

   a) Síndrome de Stevens-Johnson, por reação à droga.
   b) Eritrodermia esfoliativa, por exacerbação da doença.
   c) Síndrome da pele escaldada, por toxina bacteriana.
   d) Necrólise epidérmica tóxica, por reação à droga.

3. Homem, 24 anos, marceneiro, queixa de dor intensa (10/10) em mão direita após sentir picada de animal não identificado, acompanhada por vômitos profusos, tremores, diaforese e piloereção. Exame físico: REG, agitação psicomotora, PA = 190 x 110 mmHg, presença de estertores crepitantes bilateralmente. Qual é o acidente mais provável?
   a) Botrópico.
   b) Escorpiônico.
   c) Loxoscélico.
   d) Laquético.

4. Em um paciente com intoxicação aguda grave por antidepressivo tricíclico, assinale a alternativa incorreta:

a) Uma onda R dominante> 3 mm é frequentemente observada na derivação aVR.
b) O prolongamento do QRS representa um fator prognóstico útil e deve ser medido rotineiramente.
c) O tratamento de primeira linha para arritmia aguda deve incluir uma dose de 2-4 g bolus de sulfato de magnésio.
d) O Intralipid® pode ser usado como medida de resgate.

5. Paciente com suspeita de overdose de ferro. Assinale a alternativa correta:
a) O raio-X abdominal é uma investigação que não está indicada.
b) O carvão ativado deve ser oferecido se o paciente se apresentar dentro de 1 hora após a sobredosagem.
c) A recuperação endoscópica é recomendada como uma opção terapêutica no caso de uma grande sobredosagem e apresentação precoce.
d) A terapia de quelação com desferrioxamina deve ser iniciada imediatamente para pacientes com características sistêmicas de toxicidade.

6. Uma mulher de 17 anos é levada para a emergência pelo SAMU. Ela foi encontrada em casa por seus pais e admitiu tomar 15 g de paracetamol 10 horas antes. Carvão ativado foi administrado, uma infusão de N-acetilcisteína iniciada e 2 L de cristaloide infundido. Vinte e quatro horas após a admissão, seu GCS cai para 14 e o sangue mostrou: pH = 7,30, INR = 5,7, potássio sérico = 4,4 mmol/L, creatinina sérica = 2,9 g/dL e lactato = 2,8 mmol/L. Ela não está sangrando ativamente. Nas próximas, a etapa de gerenciamento deve ser:
a) Infusão de bicarbonato.
b) Plasma fresco congelado.

c) Colocação imediata no esquema de transplante de fígado super-urgente.
d) Terapia de substituição renal.
e) Administração de vitamina K.

7. Em relação à rabdomiólise:
a) Pode ser causado por envenenamento por monóxido de carbono.
b) O manitol reduz o risco de insuficiência renal.
c) A alcanização da urina aumenta a formação de gesso.
d) A hipocalcemia deve ser corrigida agressivamente.

8. Uma mulher de 54 anos deu entrada no hospital após ingestão de uma substância desconhecida 14 horas antes. Ela está agindo de forma estranha e reclamando de distúrbios visuais, náuseas e dores abdominais. No exame, suas observações foram as seguintes: GCS = 14, FC = 118 bpm, PA = 89/54 mmHg, frequência respiratória = 30/min. A toxicologia da urina é negativa para anfetaminas, barbitúricos, benzodiazepínicos e opiáceos. Resultados de sangue: soro $Na^+$ = 139 mmol/L, soro $K^+$ = 4,3 mmol/L, soro ureia = 6,5 mmol/L, creatinina sérica = 105 µmol/L, $Cl^-$ = 106 mmol/L, glicose no sangue = 5,8 mmol/L, osmolaridade sérica = 312 mOsm/L. Níveis de paracetamol e salicilato são aguardados. Gasometria arterial (no ar): pH = 7,15, $pO_2$ = 13,1 kPa, $pCO_2$ = 2,1 kPa, $HCO_3^-$ = 7 mmol/L. Nenhuma anormalidade é observada na radiografia de tórax. ECG mostra taquicardia sinusal, duração QRS de 100 ms. Qual é o agente tóxico mais provável?
a) Etilenoglicol.
b) Salicilatos.
c) Antidepressivos tricíclicos.
d) Cianeto.
e) Paraquat.

9. Quais das seguintes são características comuns da toxicidade de 3,4-metileno-dioximetanfetamina (MDMA ou ecstasy)?
   a) Hepatotoxicidade.
   b) Hipernatremia.
   c) Hipotermia.
   d) Hipotensão postural.

10. Quais das seguintes opções são esperadas após uma overdose significativa de amitriptilina?
    a) Acidose metabólica.
    b) O bicarbonato sempre deve ser utilizado apenas na presença de acidose metabólica grave.
    c) Hipertermia.
    d) Hipocapnia.

11. Homem, 55 anos de idade, chegou ao PS com quadro de rebaixamento do nível de consciência, ataxia e evoluiu com lesão renal aguda. Refere que este quadro iniciou após tomar cerveja de fabricação caseira. Em relação a este quadro clínico, é correto afirmar que:
    a) Esta intoxicação responde a hemodiálise.
    b) Ocorre acidose metabólica com ânion gap normal.
    c) O antídoto deste quadro é álcool associado a vitamina C e ácido fólico.
    d) O choque refratário é comum desta intoxicação.

12. Paciente de 20 anos é atendida na emergência inconsciente (ECG: 6), com pupilas mióticas, FR = 8 mrm, FC = 92 bpm, PA = 90/50 mmHg, SatO$_2$ = 86% (ar ambiente) e ausculta pulmonar com creptos em base direita. Um familiar refere que a viu há 3 horas e que estava muito triste por causa do término de relacionamento amoroso. Quando retornou ao domicílio a encontrou já inconsciente e não

responsiva a estímulos verbais. Informa que a paciente é portadora de epilepsia e faz uso de fenobarbital diariamente, mas não sabe se a mesma ingeriu grande quantidade da medicação pois não encontrou as caixas que mantinha guardada. A paciente foi prontamente entubada para proteção da via aérea e encaminhada para a UTI.
Frente a esse quadro, assinale a alternativa errada:
   a) A paciente provavelmente apresenta overdose por fenobarbital, e está indicada hemodiálise.
   b) Intoxicação por fenobarbital não está descartada, e naloxone deve ser imediatamente administrado.
   c) Pelo fato de ter sido encontrada com nível de consciência bastante rebaixado e com creptos na base do pulmão direito à ausculta, é possível que a paciente apresente pneumonia aspirativa.
   d) O uso de carvão ativado em múltiplas doses está bem indicado nesses casos, principalmente se não houver hemodiálise disponível.

13. Um homem de 48 anos foi atendido no serviço de emergência encaminhado pelo SAMU com história de ter sido encontrado pela esposa no domicílio com alteração do nível de consciência. Apresentava agitação alternada com inconsciência e tremores musculares, salivava muito, não conseguia responder aos chamados e respirava com dificuldade e ruidosamente. Quando o SAMU chegou ao local, o paciente apresentava franca dispneia e evoluiu com convulsão tônico clônica, sendo administrado diazepam 10 mg EV com interrupção da crise. Foi prontamente intubado e levado ao hospital e logo após para a UTI. Ao exame clínico apresentava PA = 120/60 mmHg, FC = 60 bpm, esta-

va sedado com midazolam e sob ventilação mecânica, mas apresentava sialorreia e sudorese importante, suas pupilas estavam acentuadamente mióticas, fasciculações musculares generalizadas e estertores disseminados em ambos os pulmões, além de saída de grande quantidade de secreção clara pelo TOT. Apresentava diarreia com liberação esfincteriana.

Frente a esse quadro, assinale a alternativa errada:

a) É uma síndrome colinérgica, ocasionada por pesticidas inibidores da colinesterase, sendo que em ambiente urbano o aldicarb, pesticida carbamato utilizado como raticida ilegal de nome "chumbinho", é o principal agente.

b) O uso de atropina em altas doses (2 mg EV a cada 15 minutos inicialmente) é o pilar principal do tratamento desse tipo de envenenamento.

c) O uso de pralidoxima, um regenerador de colinesterase, é o principal antídoto a ser administrado, já que reverte os efeitos muscarínicos desses agentes tóxicos.

d) No caso de pesticidas carbamatos como o aldicarb, espera-se que a acetilcolinesterase se desligue espontaneamente da molécula tóxica em até 24 horas.

14. Quanto ao uso de métodos dialíticos para tratamento de intoxicações, avalie as afirmações abaixo e depois assinale a alternativa correta.

I. Para uma substância ser dialisável, precisa ter um pequeno volume de distribuição (< 1 L/kg).

II. Uma droga hidrofóbica e lipofílica é passível de ter sua meia-vida reduzida com o uso de hemodiálise.

III. Substâncias com maiores pesos moleculares e com alta ligação proteica não são retiradas adequadamente do plasma através de métodos dialíticos.

a) Somente a I está correta.
b) II e III estão erradas.
c) I e III corretas.
d) Todas estão corretas.

15. Um homem de 60 anos é encontrado com estado mental alterado por sua esposa. Sua história está associada a dores nas costas por metástases ósseas, para as quais ele toma analgésicos opioides. Nenhuma evidência de trauma. Ele é levado ao pronto-socorro e descobre que tem pupilas mióticas, FR = 9 ipm, FC = 47 bpm e PA = 100 x 65 mmHg. Sua glicemia capilar e de 138 mg/dL. Além de obter acesso periférico, todos os exames laboratoriais pertinentes, no local de atendimento e na manutenção das vias aéreas. Responda as questões a seguir sobre o caso.

Assinale os sinais e os sintomas que estão mais comumente presentes na intoxicação por opioides (intoxicação aguda e sobredosagem) entre as apontadas a seguir:

a) Euforia inicial, seguida de apatia e disforia.
b) Poliúria e edema pulmonar hipervolêmico.
c) Diarreia.
d) Taquicardia e midríase.

16. Quais seriam as condutas para a intoxicação por opioides entre as listadas a seguir?

a) O uso de naloxona é reservado aos diagnósticos confirmados de intoxicação por opioides.

b) Estão indicados os diuréticos na emergência.

c) Na presença de febre, investigar infecções.

d) As convulsões de meperidina não se revertem com naloxona.

17. Um jovem de 27 anos chega na UTI com sinais de desidratação grave, com sintomas de vômito, diarreia, cólicas abdominais, broncoespasmo, miose, bradicardia, salivação excessiva e sudorese. Ele também exibe fasciculações musculares e fraqueza e tem dificuldade para respirar. Sobre esse caso, responda as questões seguintes. A suspeita pela história é de intoxicação aguda por inseticidas organofosforados.

a) Os efeitos muscarínicos são causados nas junções neuromusculares no músculo esquelético.

b) Os efeitos nicotínicos causam fraqueza muscular tremores e fasciculações.

c) A meia-vida da maioria dos anticolinesterásicos é longa.

d) As pupilas sempre estarão mióticas nessa intoxicação.

18. Os princípios do tratamento são melhores representados por qual alternativa?

a) A dose máxima de atropina e de 3 mg endovenoso em *bolus*.

b) A atropina reverte os efeitos muscarínicos e nicotínicos.

c) Pode ser utilizado carvão ativado.

d) A pralidoxima é o tratamento mais eficaz.

19. Um homem de 60 anos chega à UTI após ser exposto a um acidente com inalação de fumaça após um incêndio em sua casa há 1 hora. Ele foi intubado por dispneia com estridor e atualmente está em um ventilador com 100% de $FiO_2$. Ele tem secreções abundantes. Seu nível de carbo-

xi-hemoglobina é de 26%, e a gasometria arterial mostra pH 6,9. A respeito do tratamento para o paciente:

a) A oxigenoterapia diminui a meia-vida do CO.

b) Metilprednisolona intravenosa deve ser administrada.

c) Oxigenoterapia hiperbárica possui evidência IA para todos os pacientes intoxicados por CO.

d) Antibióticos empíricos de amplo espectro são recomendados.

20. Uma mulher de 24 anos com síndrome de dor crônica é hospitalizada com dispneia e déficit geral de crescimento. Sinais vitais: PA = 104/63 mmHg, FR = 15 rpm, FC = 112 bpm, temperatura = 36,3°C, peso = 43 kg. Parece ansiosa e desconfortável. Pulmões limpos à ausculta, bulhas rítmicas, sem sopros, sem abdome flácido, indolor.

Qual é a causa provável da alcalose metabólica desse paciente?

a) Uso de diuréticos.

b) Uso de laxantes.

c) Diarreia e vômitos incoercíveis.

d) Todas as alternativas anteriores estão corretas.

## GABARITO COMENTADO

1. **Resposta: c**

A paciente preenche critérios para a hipótese de anafilaxia. Qualquer um dos três abaixo:

- Doença de início agudo (minutos a várias horas) com envolvimento da pele, tecido mucoso ou ambos (ex.: urticária generalizada, prurido ou rubor facial, edema de lábios, língua e úvula) e pelo menos um dos seguintes:

  - Comprometimento respiratório (ex.: dispneia, sibilância, broncoespasmo,

estridor, redução do pico de fluxo expiratório [PFE], hipoxemia).
- Redução da pressão arterial ou sintomas associados de disfunção terminal de órgão (ex.: hipotonia [colapso], síncope, incontinência).
- Dois ou mais dos seguintes que ocorrem rapidamente após a exposição a provável alérgeno para um determinado paciente (minutos ou várias horas):
  - Envolvimento de pele-mucosa (urticária generalizada, prurido e rubor, edema de lábio-língua-úvula).
  - Comprometimento respiratório (dispneia, sibilância-broncoespasmo, estridor, redução do PFE, hipoxemia).
  - Redução da pressão sanguínea ou sintomas associados (ex.: hipotonia [colapso], síncope, incontinência).
  - Sintomas gastrintestinais persistentes (ex.: cólicas abdominais, vômitos).
- Redução da pressão sanguínea após exposição a alérgeno conhecido para determinado paciente (minutos ou várias horas):
  - Lactentes e crianças: pressão sistólica baixa (idade específica) ou maior do que 30% de queda na pressão sistólica.
  - Adultos: pressão sistólica abaixo de 90 mmHg ou queda maior do que 30% do seu basal.

Em crianças, a pressão sistólica baixa é definida como inferior a 70 mmHg para a idade de 1 mês a 1 ano, menor do que (70 mmHg + [2 × idade]) para os de 1 a 10 anos e abaixo de 90 mmHg para os entre 11 e 17 anos.

## Mediada por IgE

A produção de anticorpos IgE e consequente sensibilização de mastócitos e basófilos é o mecanismo clássico da anafilaxia. Antígenos completos e haptenos ligados a proteínas atuam por este mecanismo. Desta forma, a formação de IgE para alimentos (como leite, clara de ovo, crustáceos, legumes, nozes, frutas), látex e certas drogas fornece a base imunológica para reações a estes agentes.

Outro mecanismo da anafilaxia é através dos moduladores do ácido araquidônico.

A interferência no metabolismo do ácido araquidônico é o mecanismo responsável pelas reações associadas a analgésicos e aos antiinflamatórios não hormonais, como ácido acetilsalicílico, dipirona, diclofenaco, nimesulida, naproxeno, etc. Em nosso meio, representam a causa mais frequente de reações alérgicas agudas graves e anafiláticas em pacientes ambulatoriais.

A alergia à proteína do leite de vaca (APLV) é o tipo de alergia alimentar mais comum nas crianças até 24 meses e é caracterizada pela reação do sistema imunológico às proteínas do leite, principalmente à caseína (proteína do coalho) e às proteínas do soro (alfa-lactoalbumina e betalactoglobulina). É muito raro o seu diagnóstico em indivíduos acima dessa idade, visto que há tolerância oral progressiva à proteína do leite de vaca.

A anafilaxia idiopática (IA) é definida como anafilaxia sem qualquer agente precipitante ou evento identificável. As manifestações clínicas da IA são as mesmas da anafilaxia associada a alérgenos (imunológica) e incluem urticária, angioedema, hipotensão, taquicardia, sibilância, estridor, prurido, náusea, vômito, rubor, diarreia, disfagia, tontura e perda de consciência .

## Bibliografia

1. Reber LL, Hernandez JD, Galli SJ. The pathophysiology of anaphylaxis. J Allergy Clin Immunol. 2017;140(2):335-48.
2. Watts MM, Marie Ditto A. Anaphylaxis. Allergy Asthma Proc. 2019;40(6):453-6.

## 2. Resposta: b

No caso, o paciente se encaixa mais no quadro compatível com eritrodermia esfoliativa. Eritrodermia é um termo usado para descrever uma variedade de diagnósticos dermatológicos que se apresentam como uma dermatite eritematosa, com descamação, que envolvem mais de 80% da área de superfície corporal. A principal causa de eritrodermia é uma dermatose preexistente (60% dos casos), sendo as principais envolvidas psoríase e eczema.

O padrão observado são manchas eritematosas, que aumentam em tamanho e coalescem para formar extensas áreas de eritema, envolvendo a maior parte da superfície da pele. No grupo das dermatites esfoliativas desencadeadas por reações a drogas, os medicamentos mais relatados são alopurinol, carbamazepina, penicilina, ouro e isoniazida, porém várias classes de medicamentos podem ser responsáveis pelo quadro.

### Bibliografia

1. PINOL AGUADE. Eritrodermia psoriásica en psoríasis, artropático [Psoriatic erythroderma in psoriatic, arthropathic]. Actas Dermosifiliogr. 1946;38(3):297.
2. Arellano J, Yagnam M, Vidal M, Corredoira Y. Eritrodermia psoriática en un hombre joven: sospechar infección por VIH [Erythrodermic psoriasis in young man: suspect HIV infection]. Rev Chilena Infectol. 2017;34(6):603-6.

## 3. Resposta: b

O veneno escorpiônico, ao estimular terminações nervosas sensitivas, motoras e do sistema nervoso autônomo, pode provocar efeitos que surgem na região da picada e/ou a distância. Caracteriza-se por dor de intensidade variável, com sinais inflamatórios pouco evidentes, sendo incomum a visualização da marca do ferrão. De evolução benigna na maioria dos casos, tem duração de algumas horas e não requer soroterapia. Representa a grande parte dos acidentes escorpiônicos, principalmente em adultos. Por outro lado, é o desbalanço entre os sistemas nervosos simpático e parassimpático ó responsável pelas formas graves do escorpionismo que se manifestam inicialmente com sudorese profusa, agitação psicomotora, hipertensão e taquicardia. Podem se seguir alternadamente com manifestações de excitação vagal ou colinérgica, nos quais sonolência, náuseas e vômitos constituem sinais premonitórios de evolução para gravidade e consequente indicação de soroterapia. Os óbitos, quando ocorrem, têm rápida evolução e estão associados à hipotensão ou choque, disfunção e lesão cardíaca, bem como edema pulmonar agudo. Esse é o quadro clínico do paciente da questão.

Nos pacientes com acidentes por serpentes do gênero Bothrops (botrópico) o quadro clínico local predomina, com edema, dor, calor local, observação dos pontos de inoculação com sangramento, sangramentos distantes do local da picada, principalmente de pele e mucosas. O quadro é semelhante ao do acidente por serpentes do gênero Laquesis (laquético – surucucu), que pode ser diferenciado pela região geográfica do local onde o acidente ocorreu (se na região amazônica ou mata atlântica nordestina ou não) e por quadro associado de manifestações vagais, como bradicardia, diarreia, hipotensão.

No acidente laquético (surucucu): o veneno laquético tem ação proteolítica, coagulante, hemorrágica e neurológica (vagal) e os acidentes (pequeno número de acidentes realmente documentados) podem ser classificados em:

- Acidentes leves: edema discreto (peripicada) ou ausente e manifestações hemorrágicas leves ou ausentes. Ausência de manifestações vagais. TC normal ou alterado.
- Acidentes moderados: edema evidente e manifestações hemorrágicas discretas a

distância (gengivorragia, epistaxe). Ausência de manifestações vagais. TC normal ou alterado.

- Acidentes graves: edema intenso e manifestações sistêmicas como hemorragia franca. Presença de manifestações vagais (diarreia, bradicardia, hipotensão ou choque). TC normal ou alterado.

## Acidentes com aranhas

Loxoscelismo cutâneo:

A mordida da Loxosceles inicialmente é relativamente indolor e o paciente muitas vezes não percebe que foi mordido. Após 2-8 horas, há a presença de dor em queimação, variando de leve a intensa, podendo estar associada a eritema localizado, com prurido, edema e sensibilidade leve a grave. Isto é seguido pelo aparecimento de uma vesícula ou bolha (12-24 horas) que pode tornar-se hemorrágica, circundada por um halo de tecido isquêmico, por efeito da vasoconstrição induzida pelo veneno.

Pode evoluir com febres leves e artralgias, sinais ocasionalmente observados na forma cutânea da mordida. No entanto, a doença sistêmica logo avança, com diarreia, vômitos, coagulopatias, coagulação intravascular disseminada, hemólise, petéquias, trombocitopenia e urticária. Costuma ocorrer de 48 a 72 horas após a picada, embora possa ocorrer com apenas 24 horas de evolução. Oligúria e urina escura são sugestivos de hemólise intravascular e rabdomiólise, que podem causar profunda anemia e insuficiência renal aguda.

## Bibliografia

1. Reis MB, Zoccal KF, Gardinassi LG, Faccioli LH. Scorpion envenomation and inflammation: Beyond neurotoxic effects. Toxicon. 2019;167: 174-9.
2. Mamede CCN, de Sousa Simamoto BB, da Cunha Pereira DF, de Oliveira Costa J, Ribeiro MSM, et al. Edema, hyperalgesia and myonecrosis induced by Brazilian bothropic venoms: overview of the last decade. Toxicon. 2020;187:10-18.

4. Resposta: c

Uma duração de QRS > 120 ms está associada a uma maior probabilidade de convulsões, enquanto um QRS > 160 ms é preditivo de arritmias agudas. Como tal, qualquer prolongamento deve ser administrado agressivamente. O bicarbonato é a base do tratamento, embora o sentimento atual sugira que pode ser o sódio contido que é realmente vantajoso e, portanto, a solução salina hipertônica pode ter o mesmo benefício. Isso ainda não foi comprovado em estudos humanos.

O Intralipid® tem uma base de evidências emergente e pode ser considerado caso a caso. A normalização do pH é mais bem tentada por meio de tratamentos metabólicos, em vez do ventilador, devido ao efeito adicional do sódio na estabilidade dos canais de condução.

## Bibliografia

1. Campion GH, Wang JJ, Hoffman RS, Cormier M, Lavergne V, Mowry JB, et al. Extracorporeal treatments in poisonings from four non-traditionally dialysed toxins (acetaminophen, digoxin, opioids and tricyclic antidepressants): a combined single-centre and national study. Basic Clin Pharmacol Toxicol. 2019;124(3):341-7.

5. Resposta: d

A overdose de ferro costuma ser fatal e requer tratamento precoce agressivo. Os comprimidos são radiopacos e, portanto, no caso de overdose de polifarmácia ou uma história duvidosa, uma radiografia torácica e abdominal pode confirmar a ingestão. O ferro não se liga ao carvão ativado e, portanto, a administração é inútil.

A transição através do trato gástrico e a absorção da corrente sanguínea podem ser retardadas, entretanto, e como tal a apresentação precoce às vezes pode ser tratada por meios mecânicos. Atualmente, o National Venons Information Service (NPIS) recomenda a consideração da irrigação de todo o intestino como um meio primário de reduzir a absorção do comprimido, em vez da recuperação endoscópica direta.

A terapia de quelação é recomendada para todos aqueles com sintomas de toxicidade grave, independentemente do nível de ferro sérico. Após uma fase inicial de gastroenterite grave, os pacientes com ingestão significativa podem desenvolver acidose metabólica, instabilidade cardiovascular, sintomas do sistema nervoso central, como coma e disfunção hepática. Em outros pacientes, o tratamento com desferrioxamina deve ser adiado, dependendo das medições do nível de ferro sérico em 4-6 horas. Um nível de 90 μmol/L deve levar à consideração do tratamento, assim como uma deterioração do estado clínico ou um nível mais baixo aumentando em ensaios seriados. O cuidado é devido aos efeitos colaterais da desferrioxamina, que incluem hipotensão, SDRA e trombocitopenia. Os inibidores da bomba de prótons não são uma característica da maioria das diretrizes de tratamento, embora, em geral, os medicamentos que aumentam o pH do estômago reduzam a absorção de ferro.

## Bibliografia

1. Bateman DN, Victoria E, Sandilands EA, Jackson G, Bradberry SM, Thompson JP, et al. Iron overdose: response. Clin Toxicol (Phila). 2019;57(1):72-3.

### 6. Resposta: e

Este paciente tomou uma quantidade significativa de paracetamol com apresentação tardia ao hospital. Apesar do tratamento inicial correto, ela desenvolveu insuficiência hepática. Não há indicação de terapia de substituição renal ou bicarbonato neste estágio. O INR deve ser monitorado para avaliar a pro-

gressão da insuficiência hepática; O FFP não é necessário, a menos que haja sangramento ativo ou uma intervenção cirúrgica seja planejada. A vitamina K deve, entretanto, ser administrada para garantir que a deficiência de vitamina K não seja a causa de sua coagulopatia. Ela não atende aos critérios para o esquema de transplante de fígado superurgente pós-envenenamento por paracetamol, mas como ela está se deteriorando clinicamente, seu caso deve ser discutido com uma unidade de fígado.

## Bibliografia

1. Fisher ES, Curry SC. Evaluation and treatment of acetaminophen toxicity. Adv Pharmacol. 2019;85:263-72.

### 7. Resposta: a

O envenenamento por monóxido de carbono pode levar à produção insuficiente de energia muscular, causando rabdomiólise. Conforme os músculos são quebrados, a mioglobina é liberada. Estes podem formar cilindros e causar obstrução nos glomérulos. Isso pode ser reduzido pela alcalinização da urina para manter o pH acima de 7. Os níveis de cálcio podem cair na fase aguda, mas depois podem ser sequestrados nos músculos, portanto, os níveis baixos idealmente não devem ser substituídos, a menos que o paciente seja sintomático. Embora o manitol às vezes seja recomendado para promover a diurese e eliminar a mioglobina precipitada dos rins, não há evidências de alta qualidade de que ele reduza a incidência de insuficiência renal devido à rabdomiólise.

## Bibliografia

1. Cabral BMI, Edding SN, Portocarrero JP, Lerma EV. Rhabdomyolysis. Dis Mon. 2020;66(8):101015.

8. Resposta: a

O etilenoglicol é um líquido límpido e inodoro com um sabor adocicado. É usado comercialmente como anticongelante e descongelante. Quando ingerido, é rapidamente absorvido e os metabólitos tóxicos causam toxicidade ocular, acidose metabólica e insuficiência renal. As características da intoxicação incluem tontura, sonolência, náusea e vômito, e dor abdominal até acidose metabólica, coma e convulsões. A intoxicação com etilenoglicol produz uma elevada acidose metabólica de *anion gap* e hiperosmolalidade. O tratamento específico da intoxicação por etilenoglicol envolve a administração de fomepizol e, se não estiver disponível, etanol para prevenir a continuação do metabolismo do etilenoglicol em metabólitos tóxicos. Pode ser necessária a administração de bicarbonato e terapia de substituição renal.

### Bibliografia

1. Krasowski MD. Educational case: ethylene glycol poisoning. Acad Pathol. 2020;7: 2374289519900330.

9. Resposta: a

O MDMA é uma anfetamina que pode causar toxicidade devido à estimulação excessiva do sistema nervoso central. A hepatotoxicidade secundária ao MDMA pode variar de hepatite aguda a insuficiência hepática fulminante. Isso pode ocorrer como resultado de isquemia hepática aguda; no entanto, os efeitos diretos do MDMA também podem contribuir. Pode ocorrer hiponatremia devido à liberação de hormônio antidiurético, intoxicação por água e perda de sódio por suor excessivo. Hipernatremia e edema pulmonar não cardiogênico são raros. A hipertensão é comum como efeito colateral simpatomimético e pode resultar em hemorragia intracerebral em casos raros. O AVC, seja isquêmico ou hemorrágico, também é uma complicação rara. A toxicidade do MDMA também está associada à hipertermia com evidências de que é dependente da temperatura ambiente, com risco aumentado de toxicidade quanto mais quente a temperatura ambiente. A associação entre hipertermia e rabdomiólise, como resultado da atividade muscular excessiva em eventos sociais combinada com a ingestão inadequada de líquidos, pode levar à disfunção de múltiplos órgãos.

### Bibliografia

1. Davies N, English W, Grundlingh J. MDMA toxicity: management of acute and life-threatening presentations. Br J Nurs. 2018;27(11):616-22.

10. Resposta: a

Os efeitos da sobredosagem com amitriptilina são principalmente decorrentes de efeitos anticolinérgicos (semelhantes à atropina) nas terminações nervosas autonômicas e no cérebro. Os sintomas periféricos, portanto, incluem taquicardia sinusal, pele seca e quente, boca e língua secas, pupilas dilatadas e retenção urinária. A característica eletrocardiográfica (ECG) mais importante de toxicidade é o prolongamento do intervalo QRS, que indica alto risco de progressão para taquicardia ventricular e outras arritmias malignas, incluindo *torsades de pointes*.

As taquiarritmias são tratadas mais apropriadamente pela correção da hipóxia e acidose. Pacientes com prolongamento do complexo QRS, hipotensão ou taquiarritmias devem ser tratados com bicarbonato de sódio intravenoso, mesmo na ausência de acidose. A alcalinização promove a dissociação do fármaco tricíclico dos canais de sódio do miocárdio e, portanto, reduz seus efeitos cardiotóxicos.

## Bibliografia

1. Wu PF, Zhou TY, Zhang JS. Severe amitriptyline poisoning treated successfully with combined hemoperfusion and hemodialysis. Rev Assoc Med Bras. 2020;66(3):248-9.

### 11. Resposta: a

Etilenoglicol pode ser consumido intencionalmente por etilistas crônicos como um substituto do álcool, ou acidentalmente por crianças, devido tanto à sua cor chamativa como ao seu sabor adocicado.

### Manifestações clínicas

Inicialmente, os pacientes apresentam sinais de intoxicação alcoólica comuns, como ataxia, sedação, desinibição e náuseas;

- Após um período de 4 a12 horas da exposição, ocorre acidose metabólica com ânion gap aumentado (> 12), hiperventilação, convulsões, coma e arritmias cardíacas.
- Pode ocorrer também edema agudo pulmonar e edema cerebral.
- A insuficiência renal é comum, porém habitualmente reversível.
- As alterações visuais que podem estar presentes na intoxicação por metanol aqui estão ausentes e o exame de fundo de olho é normal.
- A urina encontra-se fluorescente e é possível encontrar cristais de oxalato de cálcio. A paralisia de nervos cranianos pode ocorrer de 5 a 20 dias após a ingestão.

O *gap* osmolar (GO) e o ânion *gap* (AG) são úteis na intoxicação por álcoois tóxicos. Diagnóstico da ingestão de álcool tóxico: GO > 10 mOsm com AG > 12 sugerem a ingesta de álcool tóxico.

Fórmulas:

- $AG = (Na + K) - (HCO_3 + Cl)$
- $GO = OM - OC$

(GO = osmolaridade medida – osmolaridade calculada).

- $OC = 1,86 \times Na\ (mEq/L) + Glicose\ (mg/dL)/18 + Ureia\ (mg/dL)/2,8$ (osmolaridade calculada)

### Medidas de eliminação

A hemodiálise está indicada em pacientes com:

- Suspeita de intoxicação por etilenoglicol com acidose metabólica grave que não responde à terapia; Intoxicação por etilenoglicol acompanhada por insuficiência renal.
- Concentração sérica de etilenoglicol superior a 50 mg/dL.

Deve-se manter o uso do antídoto – etanol ou fomepizol – e a tiamina e piridoxina durante a hemodiálise.

### Bibliografia

1. Prefeitura de São Paulo. Manual de toxicologia clínica: orientações para assistência e vigilância das intoxicações agudas. São Paulo: Secretaria Municipal da Saúde; 2017. Disponível em: http://www.cvs.saude.sp.gov.br/up/MANUAL%20DE%20TOXICOLOGIA%20CL%C3%8DNICA%20-%20COVISA%202017.pdf.

### 12. Resposta: b

O quadro clínico apresentado, com inconsciência importante e o fato da paciente ter acesso a esse medicamento praticamente fecha o diagnóstico de intoxicação por fenobarbital, sendo que nos casos de necessidade de suporte ventilatório a hemodiálise está plenamente justificada. O naloxone é antídoto de opioides, não havendo indicação em caso de intoxicação por barbitúricos. Pelo fato do paciente ter sido encontrado inconsciente (ECG = 6), associado à ausculta de creptos no pulmão, a suspeita de pneumonia aspirativa é grande. O carvão ativado em múltiplas doses aumenta significativamente o *clearance* de fenobarbital (7 a 8 vezes), portanto sua indicação na intoxicação por essa substância está correta.

## Bibliografia

1. Mactier R, Laliberte M, Mardini J, Ghannoum M, Lavergne V, Gosselin S, et al. Extracorporeal treatment for barbiturate poisoning: recommendations from the EXTRIP Workgroup. Am J Kidney Dis. 2014;64(3):347-58.

### 13. Resposta: c

O quadro clínico é típico da síndrome colinérgica (miose, fasciculação muscular, tremores musculares, alteração do nível de consciência, convulsões, hipersalivação, hipersecreção brônquica, cólicas abdominais, diarreia, liberação esfincteriana e outros), e os inseticidas organofosforados (OF) e carbamatos são os principais agentes que provocam essas manifestações clínicas sendo o aldicarb, um carbamato de alto potencial tóxico, o principal agente no meio urbano, uma vez que é comumente encontrado nos domicílios sendo utilizado como raticida ilegal.

O tratamento tanto para OF quanto para carbamatos é o uso de atropina, que vai bloquear as manifestações muscarínicas. As oximas, entre elas a pralidoxima, é indicada somente para intoxicações por OF, porém não tem se observado benefício no seu uso a despeito de reverter a ligação do OF à molécula de acetilcolinesterase, e pode reverter as manifestações de hiperestímulo tanto dos receptores muscarínicos quanto nicotínicos, diferente da atropina que inibe somente as manifestações provenientes do estímulo de receptores muscarínicos. Os carbamatos, diferente dos OF desligam-se espontaneamente da acetilcolinesterase após algumas horas, no máximo 24 horas.

## Bibliografia

1. Blumenberg A, Benabbas R, Souza IS, Conigliaro A, Paladino L, Warman E, et al. Utility of 2-pyridine aldoxime methyl chloride (2-PAM) for acute organophosphate poisoning: a systematic review and meta-analysis. J. Med. Toxicol. 2018;14:91-8.
2. Hulse EJ, Davies JOJ, Simpson AJ, Sciuto AM, Eddleston M. Respiratory complications of organophosphorus nerve agent and insecticide poisoning implications for respiratory and critical care. AJRCCM. 2014;190(12).
3. King AM, Aaron CK. Organophosphate and carbamate poisoning. Emerg Med Clin N Am. 2015; 33:133-51.

### 14. Resposta: a

Para uma droga ser dialisável, são necessárias algumas propriedades: baixo volume de distribuição (< 1-2 litro/kg), que seja hidrossolúvel, com baixo peso molecular (< 1.000 daltons) e baixa ligação proteica.

## Bibliografia

1. King JD, Kern MH, Bernard, Jaar BG. Extracorporeal removal of poisons and toxins. CJASN. 2019;14:1408-15.

### 15. Resposta: a

| Sinais na overdose |
| --- |
| Pupilas puntiformes ou midríase em razão de anóxia |
| Depressão respiratória, lábios e corpo azulados, edema pulmonar, arreflexia |
| Rigidez muscular |
| Coma |
| Hipotermia |
| Hipotensão |
| Bradicardia |
| Choque |
| Aumento da pressão intracraniana |
| Arritmia cardíaca |
| Convulsões |
| Morte (depressão respiratória, edema pulmonar, cardiogênico) |

| Sinais na intoxicação aguda |
| --- |
| Uso recente de opioide |
| Humor alterado (euforia inicial, seguida de apatia e disforia) |
| Sensação de calor |
| Rubor |
| Prurido |
| Miose |
| Depressão respiratória |
| Agitação ou retardo psicomotor |
| Fala arrastada |
| Julgamento prejudicado |
| Prejuízo no funcionamento social ou ocupacional |
| Torpor ou coma |
| Prejuízo na atenção ou memória |
| Retenção urinária |

## 16. Resposta: c

O coma e a depressão respiratória são achados comuns nesses casos. O uso de naloxona é proposto em todos os casos em que exista a suspeita de *overdose* de opioides, e se não houver resposta, por exemplo, midríase, agitação, melhora no nível de consciência e no padrão respiratório, é imperativo revisar imediatamente o diagnóstico de intoxicação por opioides. Correção da hipotensão e manejo do edema pulmonar, que está relacionado ao vazamento nos capilares pulmonares e não à sobrecarga de fluido, e, portanto, as drogas diuréticas são contraindicadas; avaliação da temperatura corporal (se estiver febril, investigue a existência de infecções, inclusive pneumonia de aspiração, endocardite, celulite, meningite, HIV e hepatite; convulsões induzidas por meperidina são revertidas com o uso de naloxona.

## Bibliografia

1. Associação Brasileira de Psiquiatria, Sociedade Brasileira de Patologia Clínica e Medicina Laboratorial, Sociedade Brasileira de Medicina de Família e Comunidade. Abuso e dependência dos opioides e opiáceos. Projeto Diretrizes. AMB; 2012
2. Pichini S, Solimini R, Berretta P, Pacifici R, Busardò FP. Acute intoxications and fatalities from illicit fentanyl and analogues: an update. Ther Drug Monit. 2018;40(1):38-51.

## 17. Resposta: b

Os compostos organofosforados inibem duas enzimas: acetilcolinesterase (AChE) e a pseudocolinesterase (PChE).

Os receptores nicotínicos estão localizados sobre as junções neuromusculares esqueléticas e gânglios autonômicos. Os receptores muscarínicos estão localizados nas células secretoras colinérgicas. Um código útil para a intoxicação muscarínica: DUMBBELSS (sigla em inglês): diarreia, incontinência urinária, miose, broncoespasmo, broncorreia, êmese, lacrimejamento, salivação e sudorese. A meia-vida da maioria dos anticolinesterásicos geralmente é curta, desde minutos a várias horas. A eliminação da maioria dos compostos se dá pela urina e pelas fezes, com excreção de 70-80% da dose absorvida em 48 horas. As pupilas podem estar normais, dilatadas ou anisocóricas, porém é comum encontrar miose.

## 18. Resposta: c

O tratamento específico é realizado com sulfato de atropina. O uso da oxima pralidoxima (controverso) em relação a sua eficácia de reativar a acetilcolinesterase. Iniciar com 2-4 mg IV e dobrar a dose iniciada a cada 5 minutos até que seja observado o desaparecimento da hipersecreção pulmonar. Depois manter 1-4 mg/h. Poder ser necessário o uso de doses maciças de atropina, 100 mg ou mais, nos casos graves. A atropina reverte apenas os efeitos muscarínicos. Embora relatos de que a minimização da absorção pelo sistema digestório não seja muito eficaz, como adsorvente pode ser utilizado o carvão ativado

(1 a 2 g/kg VO) juntamente com catártico caso não haja diarreia, como sulfato de sódio.

## 19. Resposta: a

Há mais evidências para diminuição de sequelas neurológicas com o uso da oxigenoterapia hiperbárica que diminuição de mortalidade. A indicação é de evidência IB para a ECCHM (*European Consensus Conference on Hiperbaric Medicine*).

A meia-vida do monóxido de carbono é diminuído para 40-80 minutos com o uso de $O_2$ 100% normobárico. A meia-vida respirando ar ambiente seria entre 4 e 5 horas. Dificilmente a terapia hiperbárica seria disponível durante um tempo menor que 2 horas (dificulta seu uso na emergência). Porém a oxigenoterapia hiperbárica (OHB) tem o potencial de agir diminuindo a cascata de mediadores inflamatórios. O intervalo para a intoxicação por monóxido de carbono parece durar de 6-8 horas após o evento agudo.

Outro problema para o uso da OHB é que não há uma forma consagrada e definida de dose, duração e periodicidade de uso para essa intoxicação ou mesmo para queimaduras.

Os níveis de carboxi-hemoglobina são, geralmente, inferiores a 2 e 5% em fumantes e não fumantes, respectivamente. Um nível superior a 9% é certamente por causa da exposição exógena ao monóxido de carbono, independentemente da história anterior de tabagismo. Os agonistas beta-2-adrenérgicos nebulizados e os antagonistas dos receptores muscarínicos demonstraram em modelos animais melhorar a função respiratória após lesão por inalação. Os corticosteroides não demonstraram ser benéficos em pacientes com lesões por inalação. A OHB é indicada para níveis de carboxi-hemoglobina superiores a 25%, pacientes inconscientes, com alterações neurológicas ou em casos de acidose metabólica grave, pH inferior a 7,1. Foi demonstrado que o tratamento com oxigênio hiperbárico (HBO) aumenta a taxa de depuração de CO do sangue, mas sua disponibilidade limitada restringe seu uso. Antibióticos devem ser iniciados em pacientes com lesão por inalação que tenham complicações de pneumonia. A pneumonia é uma complicação comum de curto prazo da lesão inalatória grave e geralmente se apresenta 4 a 5 dias após a lesão inicial.

### Bibliografia

1. StatPearls Publishing LLC; Heffner A, Murin S, Sandrock C. Critical care: board and certification review. StatPearls Publishing, LLC. p.530.
2. Weitgasser L, Ihra G, Schäfer B, Markstaller K, Radtke C. Update on hyperbaric oxygen therapy in burn treatment. Wien Klin Wochenschr. 2021;133(3-4):137-43.

## 20. Resposta: a

Para pacientes que apresentam sintomas inespecíficos, é importante avaliar uma história cuidadosa e exame físico (com partes importantes, incluindo sinais vitais, índice de massa corporal – IMC e edema da glândula parótida). Nesse caso, o IMC e o exame físico desse paciente são consistentes com um distúrbio alimentar com desidratação/anormalidades eletrolíticas associadas. A química de sua urina, no entanto, sugere que sua alcalose se deve ao abuso de diuréticos e não ao vômito. O cloreto na urina dela é superior a 40, o que sugere uma alcalose metabólica resistente ao cloreto. Nessa paciente, que provavelmente sofre de um distúrbio alimentar, deve-se suspeitar do uso de diuréticos. Os diuréticos (tanto os diuréticos tiazídicos como os de ansa) bloqueiam a capacidade dos rins de reabsorver adequadamente o cloreto de sódio, o que resulta em um aumento da concentração de cloreto na urina. Além disso, o aumento da entrega de sódio ao túbulo distal leva à reabsorção de sódio no túbulo contorcido (ativado pela aldosterona) e excreção de potássio em troca, o que explica parcialmente a profunda hipocalemia desse paciente.

O vômito geralmente se apresenta com uma hipovolemia concomitante e estimula a atividade da renina e da aldosterona. Como resultado, os rins reabsorvem ativamente Na, $HCO_3^-$ e Cl, reduzindo assim a quantidade de Cl na urina para menos de 25 mEq/L (opção c).

Em contraste, o uso de laxantes depende do mecanismo da droga de escolha, mas geralmente causa perda de bicarbonato na diarreia e causa acidose metabólica sem intervalo com hipocalemia (opção b).

## Bibliografia

1. Emmett M. Metabolic alkalosis: a brief pathophysiologic review. Clin J Am Soc Nephrol. 2020;15(12):1848-56.

18

# GESTANTE NA UTI

# 18

# Gestante na UTI

1. Primigesta, na 33ª semana de gestação chega em unidade de pronto atendimento referindo "dor de cabeça" há 2 dias, alega estar vendo "pontinhos brilhantes" há um dia e forte "dor de estômago" há algumas horas. Refere ainda que sua pressão sempre esteve normal até há duas semanas, quando foi na consulta do pré-natal e a pressão tinha aumentado. O exame físico revela: regular estado geral, mucosas coradas, edema de mãos e tornozelos. Pressão arterial de 140 x 90 mmHg. Altura uterina compatível com a idade gestacional, feto único, cefálico, BCF de 136 bpm, dinâmica ausente e relação proteinúria/creatinúria igual a 0,9 mg/dL. A hipótese diagnóstica é:
   a) Hipertensão gestacional sem sinais de gravidade.
   b) Hipertensão gestacional com sinais de gravidade.
   c) Pré-eclâmpsia sem sinais de gravidade.
   d) Pré-eclâmpsia com sinais de gravidade.

2. Após 6 horas do parto normal, uma puérpera de 28 anos apresenta cefaleia holocraniana e turvação visual. A enfermagem informa que desde a admissão há 12 horas, a PAS oscila entre 160 e 170 mmHg,

e que o colega que o antecedeu atribuiu à reação a dor do trabalho de parto. No momento a paciente se encontrava estável, eupneica, afebril e com PA = 170 x 110 mmHg. Repentinamente apresenta três convulsões tônico-clônicas generalizadas, com intervalo de aproximadamente 10 minutos. Assinale o diagnóstico correto:
   a) Pré-eclâmpsia grave.
   b) Eclâmpsia.
   c) Hipertensão crônica com pré-eclâmpsia.
   d) Epilepsia.

3. Ainda sobre o caso clínico da questão anterior, assinale a alternativa que contempla a sequência mais correta na assistência emergencial:
   a) Transferência para UTI, benzodiazepínico como anticonvulsivante, hidralazina como hipotensor de ação rápida.
   b) Hipotensor de ação rápida, sulfato de magnésio como anticonvulsivante, medidas gerais como acesso calibroso, cânula de Guedel e oxigenioterapia.
   c) Medidas gerais como acesso calibroso, cânula de Guedel e oxigenioterapia, sulfato de magnésio como anticon-

vulsivante, hidralazina como hipotensor de ação rápida, transferência para UTI

d) Sulfato de magnésio como anticonvulsivante, nitroprussiato de sódio como hipotensor de ação rápida, transferência para UTI.

4. Paciente trazida à emergência obstétrica de hospital terciário, apresentando quadro de febre, taquicardia, hipotensão, dispneia, oligúria e confusão mental. Acompanhante refere abortamento provocado em ambiente não hospitalar com manipulação uterina. Qual a conduta inicial correta?

a) Coleta de lactato sérico e homocultura, antibióticos de largo espectro, reposição volêmica e agressiva e curetagem uterina.

b) Vasopressores, antibioticoterapia, reavaliação da volemia e perfusão tecidual, coleta de lactato sérico e curetagem uterina.

c) Misoprostol 800 mcg, via vaginal, antibioticoterapia, curetagem uterina e confirmar esvaziamento uterino por ultrassom.

d) Acesso venoso, solicitar: ABO/Rh, VDRL, anti-HIV, hemograma completo e curetagem uterina 6 horas após misoprostol 400 mcg.

5. Uma jovem de 28 anos apresenta 30 semanas de sua segunda gravidez sentindo-se mal, com dores nas costas, febre e calafrios. Ela tem uma temperatura de 39,5°C. O exame de urina mostra leucócitos ++ e proteína +++. Pressão arterial é 80/50 mmHg, a frequência cardíaca é 110 batimentos por minuto e seu ECG mostra taquicardia sinusal. Qual ação é mais apropriada?

a) Admitir em cuidados intensivos e administrar intravenoso de amplo espectro de antibióticos imediatamente.

b) Providenciar ultrassom urgente do trato renal.

c) Antibióticos orais e admissão na unidade de pré-natal.

d) Seção cesariana urgente.

e) Enviar uma amostra de urina para avaliação microbiológica e iniciar antibióticos com base na contagem de leucócitos e bacteriologia.

6. Uma senhora de 23 anos está grávida de 32 semanas com vômitos intensos. No sangue dela a pressão é 168/110 mmHg. Ela não tem dor de cabeça nem distúrbios visuais. Testes de função hepática revelam bilirrubina = 165 μmol/L, aspartato aminotransferase = 700 IU/L, fibrinogênio = 0,5 g/L e um tempo de protrombina = 29 segundos. Sua glicose plasmática é 2,3 mmol/L. Qual dos seguintes é o diagnóstico mais provável?

a) Esteatose hepática aguda da gravidez.

b) Hematoma de fígado.

c) Doença veno-oclusiva.

d) Colestase da gravidez.

e) Hepatite viral.

7. Uma mulher de 41 anos apresenta dor abdominal, náuseas e vômitos e diarreia. O exame físico mostra que ela está levemente ictérica, em fibrilação atrial, e agitada, com estertores crepitantes à ausculta torácica e edema periférico. As observações incluem: frequência cardíaca = 134 bpm, PA = 76/45 mmHg, frequência respiratória = 28, $SaO_2$ = 93% no ar, temperatura 39,6°C. Ela tem testes de função hepática levemente alterados, contagem normal de leucócitos e proteína C-reativa (PCR).

Um teste β-HCG sugere que ela está grávida. Qual é o diagnóstico mais provável?

a) Tempestade tireoidiana.
b) Doença hepática alcoólica descompensada.
c) Sepse.
d) Malária.
e) Gravidez ectópica.

8. Mulher, 23 anos, grávida de 21 semanas, vem ao pronto-socorro queixando-se de dor em quadrante inferior direito há 3 dias acompanhada de febre (38,5°C), refere diarreia e vômitos após o início do quadro doloroso. Sua urina I mostra 32.000 leucócitos por mm³. Tem leucograma de 13.000 cel/mm³ sem desvio à esquerda. Seu score de Alvarado é de 6 pontos. A conduta mais indicada a seguir é:

a) Ultrassonografia de abdome.
b) Exploração cirúrgica com incisão de McBurney.
c) Laparoscopia diagnóstica.
d) Colher cultura de urina, administrar quinolona e observar.

9. Paciente, 20 anos, dá entrada no pronto-socorro com quadro de hemorragia vaginal, referindo parto domiciliar há 3 horas. Ao exame físico paciente confusa, dispneica, descorada 3+, pulso: 120, PA = 80 x 60 mmHg. Qual o diagnóstico provável?

a) Atonia uterina.
b) Restos placentários
c) Laceração de colo uterino e/ou paredes vaginais.
d) Coagulopatia.
e) Todas as alternativas.

10. Uma mulher de 30 anos com 29 semanas de idade gestacional queixava-se de náuseas, vômitos e dor abdominal. Seus sinais vitais incluem pressão arterial (PA) de 162/102 mmHg, frequência cardíaca (FC) de 118 batimentos/min, frequência respiratória (FR) de 21 respirações/min, saturação de $O_2$ de 94% em ar ambiente e temperatura de 36,6°C. Ao exame apresenta icterícia. Aparelho respiratório e cardiovascular sem alterações. Seu abdome está distendido e doloroso no quadrante superior direito. Os sons cardíacos fetais estão presentes em 150 batimentos/min. Nota-se edema de membros inferiores. O exame neurológico mostra que a paciente está acordada e alerta, e tremores são observados em suas extremidades superiores. Exames laboratoriais: Hb = 7,8 mg/dL, Ht = 27%; plaquetas 80.000, AST = 900, ALT 900, Bil. total 3,7; BI = 2,7, albumina = 2,8 mg/dL, creatinina 1,1 mg/dL. No esfregaço de sangue periférico, foram encontrados esquizócitos. Sobre a síndrome HELLP, assinale a melhor afirmativa:

a) É uma anemia hemolítica microangiopática, e o principal e mais precoce marcador laboratorial é a presença de trombocitopenia.
b) Pode haver sangramentos e petéquias.
c) São complicações graves da síndrome: cegueira cortical, edema cerebral, hemorragia subaracnóidea sendo mais prevalente o acidente vascular encefálico hemorrágico.
d) Todas as alternativas anteriores são corretas.

11. Sobre as medidas terapêuticas para a síndrome HELLP, assinale a(s) alternativa(s) correta(s).

a) O tratamento definitivo é o parto com remoção da placenta.
b) Prevenção de convulsões com sulfato de magnésio.
c) Plasmaférese pode ser uma opção.
d) Todas as alternativas anteriores são corretas.

12. Paciente internada em UTI, 36 anos, raça negra, parto cesária há 37 dias, evolui com dispneia progressiva, agora aos mínimos esforços, refere dispneia paroxística noturna. Ao exame, edema de membros inferiores 3+/4+, frequência respiratória de 30 ipm, crepitação até o terço médio bilateral e a terceira bulha. Ecocardiograma: ventrículo esquerdo (VE) com aumento importante do diâmetro sistólico e moderado do diastólico, acompanhado de hipocinesia difusa, acarretando déficit sistólico importante (fração de ejeção de 22%). PA = 105 x 74 mmHg, FC = 100 bpm, afebril. TSH, T4 livre glicemias normais. Hb 12,8, Ht 32%. Não refere hipertensão, diabetes ou qualquer doença crônica antes do parto. Nega uso de medicações. Assinale a alternativa correta:
   a) O diagnóstico provável é cardiomiopatia periparto.
   b) O diagnóstico provável é cardiomiopatia hipertensiva.
   c) O diagnóstico provável cardiomiopatia isquêmica.
   d) Betabloqueadores são contraindicados durante a gestação por seus efeitos teratogênicos.

 GABARITO COMENTADO

1. **Resposta: d**

   Considera-se hipertensão gestacional a identificação de hipertensão arterial em gestante previamente normotensa, porém sem proteinúria ou manifestação de outros sinais/sintomas relacionados a pré-eclâmpsia. Essa forma de hipertensão deve desaparecer até 12 semanas após o parto. Assim, diante da persistência dos níveis pressóricos elevados, deve ser reclassificada como hipertensão arterial crônica, que provavelmente teve suas manifestações pormenorizadas em decorrência dos efeitos das modificações fisiológicas da primeira metade da gestação.

   Já a pré-eclâmpsia é identificada pela elevação dos níveis pressóricos após a 20ª semana de gestação, associada a proteinúria significativa. Ainda que essa apresentação seja classicamente considerada, a presença de proteinúria não é mandatória para o diagnóstico de pré-eclâmpsia. Assim, deve se admitir o diagnóstico da doença se a manifestação de hipertensão após a 20ª semana estiver acompanhada de comprometimento sistêmico ou disfunção de órgãos-alvo (trombocitopenia, disfunção hepática, insuficiência renal, edema pulmonar, iminência de eclâmpsia ou eclâmpsia), mesmo na ausência de proteinúria. Além disso, a associação de hipertensão arterial com sinais de disfunção placentária, como restrição de crescimento fetal e/ou alterações de dopplervelocimetria, também deve chamar atenção para o diagnóstico de pré-eclâmpsia, mesmo na ausência de proteinúria.

### Bibliografia

1. Brown MA, Magee LA, Kenny LC, Karumanchi SA, McCarthy FP, Saito S, et al.; International Society for the Study of Hypertension in Pregnancy (ISSHP). Hypertensive disorders of regnancy: ISSHP classification, diagnosis, and management recommendations for international practice [Review]. Hypertension. 2018;72(1):24-43.
2. Peraçoli JC, Ramos JGL, Sass N, Martins-Costa SH, de Oliveira LG, Costa ML, et al. Pré-eclâmpsia/eclâmpsia – Protocolo no. 01 - Rede Brasileira de Estudos sobre Hipertensão e Gravidez (RBEHG), 2020. https://congressorbehg.webnode.com.

2. **Resposta: b**

   A eclâmpsia deve ser sempre a primeira hipótese de convulsão durante a gestação após a 20ª semana até 10 dias pós-parto. A classificação mais difundida estabelece a possibilidade de quatro formas de síndromes hipertensivas na gestação: hipertensão arterial crônica, hipertensão gestacional, pré-eclâmpsia/eclâmpsia e hipertensão arterial crônica sobreposta por pré-eclâmpsia. Assim, as características individuais de cada uma são:

- Hipertensão arterial crônica: presença de hipertensão reportada pela gestante ou identificada antes de 20 semanas de gestação.
- Pré-eclâmpsia/eclâmpsia: manifestação de hipertensão arterial identificada após a 20ª semana de gestação, associada a proteinúria significativa. Ainda que essa apresentação seja classicamente considerada, a presença de proteinúria não é mandatória para o diagnóstico de pré-eclâmpsia. Assim, deve-se admitir o diagnóstico da doença se a manifestação de hipertensão após a 20ª semana estiver acompanhada de comprometimento sistêmico ou disfunção de órgãos-alvo (trombocitopenia, disfunção hepática, insuficiência renal, edema pulmonar, iminência de eclâmpsia ou eclâmpsia), mesmo na ausência de proteinúria. Além disso, a associação de hipertensão arterial com sinais de disfunção placentária, como restrição de crescimento fetal e/ou alterações de dopplervelocimetria, também deve chamar atenção para o diagnóstico de pré-eclâmpsia, mesmo na ausência de proteinúria.
- Pré-eclâmpsia sobreposta a hipertensão arterial crônica: esse diagnóstico deve ser estabelecido em algumas situações específicas: 1) quando, após 20 semanas de gestação, ocorre o aparecimento ou piora da proteinúria já detectada na primeira metade da gravidez (sugere-se atenção se o aumento for superior a três vezes o valor inicial); 2) quando gestantes portadoras de hipertensão arterial crônica necessitam de incremento das doses terapêuticas iniciais ou associação de anti-hipertensivos; 3) na ocorrência de disfunção de órgãos-alvo.

- Hipertensão gestacional: refere-se a identificação de hipertensão arterial, em gestante previamente normotensa, porém sem proteinúria ou manifestação de outros sinais/sintomas relacionados a pré-eclâmpsia. Essa forma de hipertensão deve desaparecer até 12 semanas após o parto. Assim, diante da persistência dos níveis pressóricos elevados, deve ser reclassificada como hipertensão arterial crônica, que provavelmente teve suas manifestações pormenorizadas em decorrência dos efeitos das modificações fisiológicas da primeira metade da gestação. Diante dos conceitos atuais sobre o diagnóstico de pré-eclâmpsia, mesmo na ausência de proteinúria, é preciso estar sempre atento à possibilidade de evolução desfavorável de casos inicialmente diagnosticados como hipertensão gestacional, pois até 25% dessas pacientes apresentarão sinais e/ou sintomas relacionados a pré-eclâmpsia, alterando-se, portanto, o seu diagnóstico.

## Bibliografia

1. Brown MA, Magee LA, Kenny LC, Karumanchi SA, McCarthy FP, Saito S, et al.; International Society for the Study of Hypertension in Pregnancy (ISSHP). Hypertensive disorders of regnancy: ISSHP classification, diagnosis, and management recommendations for international practice [Review]. Hypertension. 2018;72(1):24-43.
2. Peraçoli JC, Ramos JGL, Sass N, Martins-Costa SH, de Oliveira LG, Costa ML, et al. Pré-eclâmpsia/eclâmpsia – Protocolo no. 01 - Rede Brasileira de Estudos sobre Hipertensão e Gravidez (RBEHG), 2020. https://congressorbehg.webnode.com.

3. Resposta: c

Frente a uma paciente gestante ou puérpera com diagnóstico de eclâmpsia, os primeiros cuidados devem estar relacionados às medidas gerais iniciais dentro do que for possível, seguidas da proteção do sistema ner-

## Esquemas de sulfato de magnésio (MgSO$_4$) para prevenção e tratamento da eclâmpsia

| Esquema de sulfato de magnésio | Dose inicial | Dose de manutenção |
| --- | --- | --- |
| "Esquema de Pritchard" Intravenoso e intramuscular | 4 g por via intravenosa (*bolus*), administrados lentamente* + 10 g intramuscular (5 g em cada nádega)** | 5 g por via intramuscular profunda a cada 4 horas** |
| "Esquema de Zuspan" Intravenoso exclusivo | 4 g por via intravenosa (*bolus*), administrados lentamente* | 1 g por via intravenosa por hora em bomba de infusão contínua (BIC)*** |

\* Preparação da dose de ataque intravenosa: MgSO$_4$ 50% – 1 ampola contém 10 mL com 5 g de MgSO$_4$. Diluir 8 mL de MgSO$_4$ 50% (4 g) em 12 mL de água destilada ou soro fisiológico. A concentração final terá 4 g/20 mL. Infundir a solução por via intravenosa lentamente (15-20 minutos). Outra possibilidade: diluir 8 mL em 100 de soro fisiológico a 0,9%. Infundir em bomba de infusão contínua a 300 mL/h. Assim, o volume total será infundido em torno de 20 minutos.

\*\* Preparação da dose de manutenção no esquema de Pritchard: utilizar 10 mL da ampola de MgSO$_4$ 50%. Outras apresentações não devem ser utilizadas para esse esquema devido ao volume excessivo delas.

\*\*\* Preparação da dose de manutenção no esquema de Zuspan: diluir 10 mL de MgSO$_4$ 50% (1 ampola) em 490 mL de soro fisiológico a 0,9%. A concentração final terá 1 g/100 mL. Infundir a solução por via intravenosa na velocidade de 100 mL por hora. Esta infusão pode ser aumentada para 2 g/hora para os casos de pacientes que permanecem sintomáticas após o início da dose de manutenção. Para tanto, prepara-se uma solução com 20 mL de MgSO$_4$ 50% (2 ampolas) em 480 mL de soro fisiológico a 0,9% e mantém-se a infusão de 100 mL por hora.

voso central através da administração de sulfato de magnésio e, em seguida, o uso de drogas para o controle da crise hipertensiva. Não há necessidade de transferir a paciente para UTI como prioridade e, sim, após os cuidados acima citados.

Entre as medidas gerais iniciais destacamos a cateterização de dois acessos calibrosos (Jelco 14 ou 16), a proteção das vias aéreas com cânula de Guedel ou compressas, o deslocamento lateral da cabeça para evitar aspiração, oxigenioterapia em máscara facial (8-10 L/minuto), monitorização materna contínua, coleta de exames laboratoriais como plaquetas, enzimas hepáticas, bilirrubinas, relação proteína/creatinina urinária em amostra isolada e, por fim, sondagem vesical de demora para monitorização da diurese.

Em relação à prevenção e ao tratamento da eclâmpsia, a droga de eleição é o sulfato de magnésio (MgSO$_4$) e a equipe assistencial não deve ter receio quanto ao uso do sulfato de magnésio, uma vez que as chances de complicações relacionadas a essa medicação são

raras e deixar de administrá-la é mais temerário do que a ocorrência de qualquer risco. Na tabela a seguir estão os esquemas de MgSO$_4$ utilizados na prevenção e no tratamento de eclâmpsia.

A dose inicial, adequadamente administrada, não oferece riscos de intoxicação, sendo necessário durante a administração das doses de manutenção (intravenosa ou intramuscular) a monitorização dos seguintes parâmetros: reflexo patelar presente, frequência respiratória $\geq$ 16 irpm e diurese $\geq$ 25 mL/h. Diante de alterações nesses parâmetros, recomenda-se a redução ou parada da infusão intravenosa ou a não realização da dose intramuscular. Procede-se, então, à avaliação dos níveis de MgSO$_4$ e da função renal. Diante de valores dentro dos limites de normalidade, deve-se reiniciar o tratamento. O gluconato de cálcio (1 g por via endovenosa – 10 mL a 10% – administrado lentamente) deve ser utilizado nos casos de sinais de intoxicação pelo magnésio.

## Agentes hipotensores para o tratamento da crise hipertensiva

| Agente | Dose | Dose máxima |
|---|---|---|
| Hidralazina*<br>Ampola de 20 mg/mL | 5 mg, via intravenosa<br>Repetir a cada 20 minutos, se necessário | 30 mg |
| Nifedipina<br>Comprimido de 10 mg | 10 mg via oral<br>Repetir a cada 20-30 minutos, se necessário | 30 mg |
| Hidralazina em infusão contínua | 5 mg/hora<br>Diluir 80 mg (4 mL de hidralazina) em 500 mL de soro fisiológico e manter infusão de 30 mL/hora | – |
| Nitroprussiato de sódio**<br>Ampola 50 mg/2 mL | 0,5 a 10 mcg/kg/min infusão intravenosa contínua | – |

\* Ampola de hidralazina contém 1 mL, na concentração de 20 mg/mL. Diluir uma ampola (1 mL) em 19 mL de água destilada, assim, obtém-se a concentração de 1 mg/mL.
\*\* Ampola de nitroprussiato de sódio contém 2 mL, na concentração de 50 mg/2 mL. Diluir uma ampola (2 mL) em 248 mL de soro glicosado 5%, assim teremos a concentração de 200 mcg/mL.

O tratamento da crise hipertensiva objetiva a redução da pressão arterial em 15 a 25%, atingindo-se valores da PA sistólica entre 140 e 150 mmHg e da PA diastólica entre 90 e 100 mmHg. Qualquer que seja o anti-hipertensivo utilizado deve-se evitar quedas bruscas da PA, pelos riscos maternos (acidente vascular cerebral, infarto) e de se reduzir em demasia a perfusão uteroplacentária, potencializando-se, assim, os efeitos negativos sobre o bem estar fetal. Uma vez obtidas as reduções desejadas nas pressões sistólica e diastólica, inicia-se ou otimiza-se rapidamente a utilização dos anti-hipertensivos de manutenção por via oral. Na tabela acima, são descritos os medicamentos mais utilizados.

## Bibliografia

1. Magee LA, Pels A, Helewa M, Rey E, von Dadelszen P, Magee LA, et al.; Canadian Hypertensive Disorders of Pregnancy Working Group. Diagnosis, evaluation, and management of the hypertensive disorders of pregnancy: executive summary. J Obstet Gynaecol Can. 2014;36(5):416-41.
2. Peraçoli JC, Ramos JGL, Sass N, Martins-Costa SH, de Oliveira LG, Costa ML, et al. Pré-eclâmpsia/eclâmpsia – Protocolo no. 01 - Rede Brasileira de Estudos sobre Hipertensão e Gravidez (RBEHG), 2020. https://congressorbehg.webnode.com.

4. **Resposta: a**

Aborto infectado: situação em que há restos intrauterinos e infecção. Na maioria das vezes é resultado de abortamentos provocados de forma ilegal. A paciente apresenta quadro clínico de aborto incompleto associado a sinais de infecção, como dor local importante, útero amolecido, eliminação de material com odor fétido, comprometimento do estado geral, febre e taquicardia.

Nos casos não complicados a infecção está restrita ao útero. Nos casos complicados, a infecção pode se estender aos anexos, peritônio ou se generalizar e evoluir para septicemia. Geralmente são infecções polimicrobianas a partir da ascensão de germes que fazem parte da flora vaginal e intestinal, como cocos anaeróbios, Gram-negativos, bacterioides e *Clostriduim perfringens* (ou *welchii*). Neste último caso, a paciente evolui rapidamente com quadro de icterícia cianótica e hemoglobinúria. Os índices de mortalidade são altos.

O tratamento deve ser iniciado pela internação da paciente, tentativa de isolar o agente etiológico pela coleta de material cervical e hemocultura, correção do estado hemodinâmico, administração de ocitocina e antibioticoterapia endovenosa. Os esquemas propostos são: (1) ampicilina + gentamicina

+ clindamicina ou penicilina cristalina + gentamicina + metronidazol. Após a instituição da antibioticoterapia, deve-se proceder ao esvaziamento uterino, sempre com administração de ocitocina antes e durante o procedimento, para diminuir o risco de perfuração. Caso haja abcessos, estes devem ser drenados.

Em casos graves sem melhora após 48 horas e com comprometimento dos tecidos uterinos, pode ser necessária a histerectomia.

### Bibliografia

1. Dempsey A. Serious infection associated with induced abortion in the United States. Clin Obstet Gynecol. 2012;55(4):888-92.
2. Shannon C, Brothers LP, Philip NM, Winikoff B. Infection after medical abortion: a review of the literature. Contraception. 2004;70(3):183-90.

### 5. Resposta: a

Os sinais e sintomas de sepse em mulheres grávidas podem ser menos distintos do que na população não grávida e não estão necessariamente presentes em todos os casos; portanto, um alto índice de suspeita é necessário. Todos os profissionais de saúde devem estar cientes dos sintomas e sinais de sepse materna e doença crítica, e do curso rápido e potencialmente letal da sepse grave e choque séptico. Os sinais clínicos de sepse incluem um ou mais dos seguintes: pirexia, hipotermia, taquicardia, taquipneia, hipóxia, hipotensão, oligúria, consciência prejudicada e falha em responder ao tratamento. Esses sinais, incluindo febre, podem nem sempre estar presentes e não estão necessariamente relacionados à gravidade da sepse. As observações regulares de todos os sinais vitais (incluindo temperatura, frequência cardíaca, pressão arterial e frequência respiratória) devem ser registradas em um gráfico de Pontuação de Alerta Obstétrico Precoce Modificado (MEOWS) ou similar. Um gráfico MEOWS deve ser usado para todas as pacientes internadas na mater-

nidade para identificar mulheres gravemente doentes e encaminhá-las a colegas de cuidados intensivos e anestesistas obstétricos de acordo com as diretrizes locais.

### Bibliografia

1. Bridwell RE, Carius BM, Long B, Oliver JJ, Schmitz G. Sepsis in pregnancy: recognition and resuscitation. West J Emerg Med. 2019;20(5):822-32.

### 6. Resposta: a

Esteatose hepática aguda da gravidez (AFLP) é um diagnóstico relativamente raro, mas está associada a uma alta mortalidade. A mortalidade materna estimada é de cerca de 10-20% e uma mortalidade perinatal de 20-30%. Esses números melhoraram muito em relação a quase 20 anos atrás, à medida que o reconhecimento e a gestão iniciais melhoraram. Tende a ocorrer no terceiro trimestre. AFLP é histológica e clinicamente semelhante à síndrome de Reye, ambas doenças de infiltração gordurosa microvesicular. Acredita-se que seja causada pela oxidação anormal dos ácidos graxos mitocondriais, embora a fisiopatologia exata permaneça obscura. Pode coexistir com a pré-eclâmpsia. É caracterizada por um início insidioso de icterícia, distúrbio de coagulação (predominantemente aumento do tempo de protrombina e diminuição do nível de fibrinogênio) e uma transaminite (geralmente não excedendo 1000 UI/L). Em decorrência do comprometimento do armazenamento de glicogênio hepático ou problemas com glicogenólise, a hipoglicemia é comumente observada e pode haver encefalopatia hepática.

### Bibliografia

1. Mikolasevic I, Filipec-Kanizaj T, Jakopcic I, Majurec I, Brncic-Fischer A, Sobocan N, et al. Liver disease during pregnancy: a challenging clinical issue. Med Sci Monit. 2018;24:4080-90.

## 7. Resposta: a

A combinação de sintomas observada nesta paciente é altamente sugestiva de tempestade tireoidiana. A febre geralmente não é uma característica da doença hepática alcoólica descompensada e a sepse é improvável por causa da contagem normal de leucócitos e marcadores inflamatórios. Pacientes com malária geralmente apresentam febre, dor de cabeça e mal-estar, e podem ser vistos sintomas gastrointestinais, icterícia e respiratórios; entretanto, taquiarritmias e insuficiência cardíaca normalmente não estão presentes. A tempestade tireoidiana representa o extremo no espectro da tireotoxicose, em que pode ocorrer a descompensação das funções orgânicas. A transição para o estado de tempestade tireoidiana geralmente requer um segundo insulto sobreposto: mais comumente infecção, embora trauma, cirurgia, infarto do miocárdio, cetoacidose diabética, gravidez e parto também possam precipitar a condição. Qualquer um dos sinais e sintomas clássicos do estado tireotóxico podem ser vistos. A pirexia é quase universal (> 39°C) e, quando presente em um paciente com tireotoxicose conhecida, deve levar à consideração imediata de tempestade tireoidiana.

### Bibliografia

1. Ylli D, Klubo-Gwiezdzinska J, Wartofsky L. Thyroid emergencies. Pol Arch Intern Med. 2019;129(7-8):526-34. Erratum in: Pol Arch Intern Med. 2019;129(9):653.

## 8. Resposta: a

O escore de Alvarado é um procedimento pouco invasivo, simples, rápido, validado no Brasil, que, tomando o ponto de corte maior ou igual a 5, tem sensibilidade de 92,6%, especificidade de 63,6%, valor preditivo positivo de 86,2% e valor preditivo negativo de 77,8% para o diagnóstico de apendicite aguda na criança e no adulto jovem imunocompetente.

### Escore de Alvarado modificado

| Sintomas | Migração da dor | 1 |
|---|---|---|
| | Anorexia | 1 |
| | Náuseas e/ou vômito | 1 |
| Sinais | Defesa de parede no quadrante inferior do abdome | 2 |
| | Dor a descompressão | 1 |
| | Elevação de temperatura | 1 |
| Laboratório | Leucocitose | 2 |
| | Desvio à esquerda | 1 |
| Total | | 10 |

No caso de escore acima de 7, a intervenção cirúrgica já estaria indicada.

Frente a um quadro clínico sugestivo na gestante, o exame a ser solicitado deve ser a ultrassonografia de abdome, pelo fato de não emitir radiação e não ser invasivo.

O próximo exame deve ser a ressonância magnética (RM). A RM não apenas pode mostrar o apêndice normal, mas também pode reconhecer um apêndice aumentado, líquido periapendicular e inflamação local.

### Bibliografia

1. Tinoco-González J, Rubio-Manzanares-Dorado M, Senent-Boza A, Durán-Muñoz-Cruzado V, Tallón-Aguilar L, Pareja-Ciuró F, et al. Acute appendicitis during pregnancy: differences in clinical presentation, management, and outcome. Emergencias. 2018;30(4):261-4.

## 9. Resposta: e

As causas de hemorragia pós-parto incluem atonia uterina, presença de restos placentários, lacerações do canal de parto (colo uterino, vagina) e distúrbios de coagulação. Além de solicitar ajuda ao médico obstetra, a sequência do atendimento da hemorragia pós-parto deve priorizar:

- Medidas gerais iniciais: cateterização de dois acessos calibrosos, iniciar a infusão de soro fisiológico 0,9%, oxigenioterapia em máscara facial, elevação dos membros inferiores, monitorização materna contínua, avaliar a necessidade de antibioticoterapia e solicitação de exames: hemograma, ionograma, coagulograma, fibrinogênio, prova cruzada e, nos casos mais graves, lactato e gasometria.

- Controle da volemia e reposição volêmica: estimar a gravidade da perda sanguínea (IC ≥ a 0,9 – avaliar a necessidade de transfusão e reavaliar clinicamente a cada 500 mL de cristaloide infundido.
- Determinar a etiologia: tônus (palpação uterina), revisão da cavidade (restos placentários), trajeto de parto (lesão, hematoma) e coagulação.
- Tratamento da causa específica do sangramento e, como coadjuvante, ácido tranexâmico 1 g, EV, lento, em 10 minutos.

### Bibliografia

1. Organização Pan-americana da Saúde. Manual de orientação para o curso de prevenção de manejo obstétrico da hemorragia: Zero morte materna por hemorragia. Brasília: OPAS; 2018.

## 10. Resposta: d

A síndrome HELLP é uma microangiopatia trombótica caracterizada pela presença de hemólise, enzimas hepáticas elevadas e síndrome da baixa contagem de plaquetas. Sendo considerada uma complicação grave da gravidez, relaciona-se com 70 a 80% dos casos de pré-eclâmpsia. Na síndrome HELLP, os sintomas podem ser inespecíficos, sendo semelhantes aos de outras diversas patologias. Pode-se considerar possíveis manifestações clínicas iniciais dor epigástrica, vômitos e náuseas. Por causa do caráter trombocitopênico da síndrome, também pode ocorrer sangramento de mucosas, hematúria, hemorragia petequial ou equimose. Há inúmeras complicações severas relacionadas à síndrome de HELLP, entre elas cegueira cortical, edema cerebral e hemorragia subaracnóidea, sendo mais prevalente o acidente vascular encefálico hemorrágico.

## 11. Resposta: d

Inicialmente é importante considerar condutas terapêuticas, como a prevenção de convulsões com o sulfato de magnésio, manejo de fluiidos e eletrólitos já que a combinação de vasoespasmos e dano endotelial pode levar a deficiências intravasculares e controle dos valores pressóricos (a pressão arterial deve ser reduzida para a prevenção de complicações maternas e possíveis riscos de desgarro de placenta ou alterações de perfusão).

A plasmaférese (PPEX) é outra maneira de se tentar resolver a síndrome HELLP em pacientes nas quais há persistência ou piora do quadro em até 48 horas após o parto. Essas mulheres podem apresentar características da síndrome hemolítico-urêmica, recebendo a denominação síndrome microangiopática trombótica pós-parto (PTMS), de modo que essa modalidade terapêutica pode ser utilizada como parte do tratamento.

### Bibliografia

1. Wallace K, Harris S, Addison A, Bean C. HELLP syndrome: pathophysiology and current therapies. Curr Pharm Biotechnol. 2018;19(10):816-26.
2. Khalid F, Mahendraker N, Tonismae T. HELLP syndrome. Treasure Island: StatPearls Publishing; 2023.

## 12. Resposta: a

Cardiomiopatia periparto é uma condição relativamente rara de etiologia desconhecida e que ocorre no último mês de gravidez ou até cinco meses após o parto. São características clássicas: insuficiência cardíaca congestiva em virtude de disfunção ventricular esquerda sem antecedente de doença cardíaca, idade materna avançada, ascendência africana, multiparidade, gemelaridade e tocólise prolongada. A etiologia precisa da doença permanece incerta, mas evidências têm sugerido como possíveis causas da MCP processos de miocardite, infecção viral, resposta imune anormal durante a gestação com formação de autoanticorpos contra proteínas do tecido miocárdio, má adaptação ao estresse hemodinâmico da gravidez e resposta inflamatória com elevação dos níveis de marcadores com IL6, interferona-gama e proteína C-reativa. Os fatores identificados como de maior risco para seu desenvolvimento incluem idade materna avançada, multiparidade, raça negra, pré-eclâmpsia, hipertensão gestacional, gestação gemelar, terapia tocolítica prolongada com beta-agonistas e história familiar de cardiomiopatias. A inibição da liberação da prolactina com bromocriptina pode representar uma nova alternativa terapêutica. Estudos de pequena casuística mostraram efeito benéfico do tratamento com bromocriptina na MCP de início recente. Na fisiopatologia, aceita-se uma combinação de predisposição e o desbalanço sistêmico na angiogênese/endotélio, particularmente o estresse oxidativo da clivagem do hormônio prolactina em fragmentos pequenos (16-KDa) que é antiangiogênica e causa dano ao endotélio e aos miócitos. Betabloqueadores não apresentam efeito teratogênico, portanto não são contraindicados na gestação, mas existe associação de sua utilização com baixo peso ao nascimento.

## Bibliografia

1. Davis MB, Arany Z, McNamara DM, Goland S, Elkayam U. Peripartum cardiomyopathy: JACC State-of-the-Art Review. J Am Coll Cardiol. 2020;75(2):207-21.
2. Farrell AS, Kuller JA, Goldstein SA, Dotters-Katz SK. Peripartum cardiomyopathy. Obstet Gynecol Surv. 2021;76(8):485-92.

19

# CUIDADOS PALIATIVOS

# 19

# Cuidados paliativos

1. Sobre os princípios fundamentais dos cuidados paliativos na UTI, assinale a alternativa correta:
   a) Devem-se realizar exames de rotina da unidade, mesmo para os pacientes terminais e a decisão é exclusivamente médica.
   b) Deve-se garantir o conceito de que a manutenção da vida é o objetivo maior do cuidado dos pacientes internados na UTI.
   c) Deve-se avaliar o custo-benefício de cada atitude médica assumida.
   d) Podem-se utilizar métodos que encurtem a vida ou que prolonguem o processo de morte, dependendo da autonomia do paciente ou de seu representante legal.

2. Assinale a alternativa correta quanto aos cuidados paliativos oferecidos nas unidades de terapia intensiva:
   a) Avaliações sobre o prognóstico do paciente não devem ser registradas em prontuário.
   b) O paciente só pode ser informado do seu prognóstico se a família assim o permitir.
   c) A sedação paliativa não deve ser oferecida a pacientes que não recebem suporte ventilatório devido ao risco de apneia.
   d) Podem ser oferecidos a todos os pacientes críticos e os objetivos incluem controle de sintomas, acolhimento familiar e planejamento de final de vida.

3. Sobre os aspectos éticos em medicina intensiva no Brasil, pode-se dizer que:
   a) É vedada a suspensão de tratamentos já iniciados, responsáveis por manter a vida de um doente terminal. Exemplo: noradrenalina.
   b) É permitida a suspensão de procedimentos já iniciados, responsáveis por manter a vida de um doente terminal. Exemplo: ventilação pulmonar artificial.
   c) A decisão da limitação de tratamentos ou de procedimentos é do médico e tem de ser fundamentada e registrada em prontuário junto do consentimento informado por escrito do paciente ou de seu representante legal.
   d) Ao paciente ou seu representante legal deve ser garantido o direito de uma segunda opinião médica, exceto nos casos de morte encefálica.
   e) Um paciente terminal não deve ser tratado fora do hospital, sendo preferencialmente monitorado na UTI para si-

nais de desconforto, garantindo, assim, assistência integral.

4. Homem de 75 anos, com *diabetes mellitus* e hipertensão arterial, é internado por quadro de icterícia há uma semana. Apresenta perda de 9 kg nos últimos cinco meses (peso atual de 46 kg). Exame clínico: descorado 3+/4+, ictérico 4+/4+, emagrecido, fígado doloroso e palpável a 5 cm do rebordo costal direito. ECOG 4 (precisa de ajuda para se alimentar e só consegue tomar banho no leito). Exames laboratoriais: creatinina = 2,6 mg/dL; Hb = 8,0 g/dL; CA 19-9 = 11.300 u/mL; bilirrubina total = 14,8 mg/dL (bilirrubina direta = 15,5 mg/dL). Tomografia computadorizada de abdome mostrou uma neoplasia maligna em cabeça de pâncreas de 2,8 cm e dilatação da via biliar à montante, biópsia de um dos nódulos hepáticos foi compatível com adenocarcinoma metastático com sítio primário em pâncreas. A conduta mais adequada é:
   a) Drenagem biliar endoscópica.
   b) Cuidados paliativos exclusivos.
   c) Quimioterapia paliativa.
   d) Drenagem biliar transparieto-hepática.

Texto para as questões 5 e 6:

Homem de 88 anos com demência avançada encontra-se institucionalizado. Ele não contactua e tem incontinência fecal e urinária. O paciente apresenta emagrecimento progressivo nos últimos três anos. Faz uso regular de captopril para hipertensão arterial. Exame clínico: pressão arterial = 120 × 80 mmHg; FC = 72 ipm, T = 36,5°C. Caquético, desorientado no tempo e no espaço. Hidratado, corado, acianótico, anictérico e eupneico. Ele não parece ter nenhuma dor. Há contraturas em seus tornozelos e nos membros superiores.

5. A melhor abordagem para prevenção de úlcera de pressão nesse paciente é:
   a) Colchão de ar.
   b) Nutrição enteral.
   c) Reposicionamento frequente.
   d) Fisioterapia motora.

6. Em relação ao reposicionamento do paciente para prevenção de úlcera de pressão:
   a) Incentivar o indivíduo a dormir em posição lateral a 90 graus, desde que haja elevação da cabeceira.
   b) Utilizar uma inclinação de 30° para posições laterais (alternadamente para o lado direito, para o lado dorsal e para o lado esquerdo).
   c) A frequência de reposicionamento é a mesma para todos os indivíduos acamados.
   d) Sempre arrastar o paciente para reposicioná-lo a cada duas horas.

7. Sobre suporte paliativo em pacientes críticos, assinale a alternativa correta:
   a) O opioide é útil no manejo de vários sintomas clínicos, mas está associado a maior risco de depressão respiratória, entretanto em pacientes terminais optamos por iniciar com doses elevadas, reduzindo posteriormente essa dose se necessário, mesmo que isso possa gerar apneia, a qual será justificada devido ao duplo efeito da droga.
   b) Náusea, vômitos e constipação são queixas frequentes, mas, no contexto de paliatividade, justifica-se manter o paciente em jejum já que "se sente pior após comer"; ajuste da dose do opioide não é uma alternativa e, se necessário, pequenas doses de sedativos podem ser úteis.
   c) No manejo do *delirium*, opta-se, como primeira estratégia, pelo uso de neuro-

lépticos como Haldol® IM até o paciente não apresentar mais agitação psicomotora, associado com propofol ou midazolam para controle e tratamento do *delirium* nos pacientes paliativos.

d) A retirada de um suporte avançado de vida apresenta a mesma responsabilidade ética do que não iniciar o suporte avançado de vida, assim, quando não está claro o estado terminal na assistência inicial de um paciente, pode-se iniciar o suporte, o qual poderá ser retirado novamente se o paciente for avaliado como terminal, posteriormente.

8. Homem, 78 anos, portador de neoplasia de cólon avançada em fase terminal, com metástases para fígado e pulmão, em cuidado paliativo exclusivo. Interna devido a dor abdominal difusa associada a náuseas e vômitos persistentes e parada de eliminação de flatos e fezes pela bolsa de colostomia. Exame físico: MEG, consciente e orientado, emagrecido, desidratado 2+/4+. Abdome hipertimpânico, RHA aumentados, distendido e doloroso à palpação difusa, ausência de ar ou fezes na bolsa de colostomia.
Para controle das náuseas e vômitos, qual é a conduta inicial mais adequada?
a) Haloperidol.
b) Metoclopramida.
c) Bromoprida.
d) Midazolam.

9. Mulher, 48 anos, dá entrada em sala de emergência com dispneia. Acompanhada por osteossarcoma com metástases pulmonares há 4 anos, realizou 4 linhas de quimioterapia, suspensa há 3 meses por progressão de doença. Refere dispneia e tosse progressivas há alguns meses, com piora importante há 4 semanas.

ECOG atual = 3. Exame físico: REG, taquidispneica, afebril, sonolenta, saturação $O_2$ = 84% (com $O_2$ nasal), FR = 28 ipm, PA = 78 x 48 mmHg. Ausculta respiratória: murmúrio vesicular reduzido globalmente e abolido em base direita.
Qual a conduta mais adequada neste momento?
a) Toracocentese de alívio.
b) Administração de opioide.
c) Antibioticoterapia.
d) Intubação orotraqueal.

10. Sobre os cuidados paliativos e o Sistema Único de Saúde:
a) Ainda não há diretrizes de organização dos cuidados paliativos no âmbito do SUS.
b) Não há a organização prevista em nível domiciliar, o que dificulta muito o atendimento de pacientes e familiares.
c) Atenção hospitalar: voltada para o controle de sintomas que não sejam passíveis de controle em outro nível de assistência.
d) Não é permitida a realização de qualquer tipo de assistência de especialistas, a distância, por meio de tecnologias.

11. Um homem de 87 anos em cuidados paliativos exclusivos evolui com hipersecreção de vias aéreas. O tratamento mais adequado inicialmente é:
a) Aspirações frequentes de vias aéreas; atropina.
b) Posicionamento do paciente em decúbito lateral; hioscina.
c) Aspirações frequentes de vias aéreas; furosemida.
d) Posicionamento do paciente em decúbito lateral; N-acetilcisteína.

12. Um dos princípios do cuidado paliativo é o modelo integrado de cuidados curativos e paliativos para doenças crônicas progressivas. Observe a figura a seguir e assinale a alternativa correta:

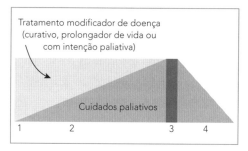

a) 1 – Diagnóstico, 2 – tratamento, 3 – adoecimento, 4 – morte.
b) 1 – Adoecimento, 2 – tratamento, 3 – morte, 4 – luto.
c) 1 – Diagnóstico, 2 – adoecimento, 3 – morte, 4 – cuidado do enlutado.
d) 1 – Adoecimento, 2 – tratamento, 3 – morte, 4 – cuidado do enlutado.

13. Em relação aos cuidados paliativos e à profissão médica, assinale a alternativa correta:
a) Mesmo em condições terminais e irreversíveis, o médico poderá realizar procedimentos diagnósticos e terapêuticos segundo sua consciência.
b) O médico pode abreviar a vida do paciente apenas se o paciente solicitar autorização de familiares.
c) Segundo o princípio do duplo efeito, a utilização de drogas para aliviar sintomas podem provocar efeitos indesejados, isso deve ser ponderado com o paciente e/ou seu representante legal.
d) O paciente só poderá ser abandonado pelo médico em condições de recusa do tratamento.

14. Nos pacientes com neoplasia maligna, a funcionalidade está diretamente relacionada ao prognóstico. Quanto pior a funcionalidade, maior a chance de toxicidade com o tratamento e menor a sobrevida provável. Sobre as escalas de avaliação de funcionalidade em oncologia assinale a alternativa correta:
a) O *Palliative Prognostic Index* (PPI) pode ser utilizado em pacientes com câncer avançado (tumores sólidos) em cuidados paliativos exclusivos.
b) *Karnofsky Performance Status* menor que 50 é associado a uma sobrevida inferior a 8 semanas.
c) O paciente apenas capaz de um autocuidado limitado fica na cama ou na cadeira mais da metade do tempo acordado é um ECOG = 3.
d) Todas as alternativas anteriores estão corretas.

15. A busca do cuidado adequado ao paciente, evitando-se o "*underuse*" ou o "*overuse*", é motivo de grande debate. Com o objetivo de racionalizar o uso dos recursos de terapia intensiva, foi proposto um guideline de priorização de admissão em UTI da Society of Critical Care Medicine. Assinale a alternativa correta sobre essa proposição e as afirmações a seguir:
I. Os pacientes da prioridade 1 seriam pacientes em estado crítico que necessitam de suporte de vida por falência de órgãos, monitoramento intensivo e terapias fornecidas apenas no ambiente da UTI.
II. Os pacientes de prioridade 2 seriam aqueles com probabilidade significativamente menor de recuperação e que gostariam de receber terapia intensiva, incluindo ressuscitação cardiopulmonar em caso de parada cardíaca.

III. Essa priorização não prevê a existência de uma semi-intensiva.

IV. Pacientes terminais ou moribundos sem possibilidade de recuperação; em geral, esses pacientes não são adequados para a admissão na UTI (a menos que sejam potenciais doadores de órgãos).

a) As afirmações I e IV são verdadeiras.
b) Apenas a afirmação IV é verdadeira.
c) Apenas a afirmação III é verdadeira.
d) Nenhuma afirmação é verdadeira.

16. Sobre a metadona assinale a alternativa correta:
a) Seu metabolito ativo desencoraja seu uso em pacientes com insuficiência renal.
b) Sua meia-vida é curta o que diminui a possibilidade de toxicidade.
c) Por alargar o QT, é sugerido o acompanhamento com ECG.
d) Não é um fármaco que seja disponibilizado no SUS.

17. Em relação aos efeitos colaterais dos opioides. Assinale a alternativa correta:
a) Na constipação por opioides, preconiza-se o uso de laxantes irritativos, por exemplo, bisacodil, picossulfato ou senna.
b) A sedação está relacionada com o efeito anti-histamínico do opioide
c) O prurido é mais raro pela via espinhal de administração do fármaco.
d) Tratar náuseas e vômitos com antieméticos que têm sua ação fora da zona do gatilho.

18. Para o adequado tratamento de náuseas e vômitos do paciente, é de fundamental importância o entendimento de sua fisiopatologia. Sobre esse assunto assinale a alternativa correta:
a) A zona quimiorreceptora possui como principais mediadores químicos a histamina e a acetilcolina.
b) Os vômitos associados a estímulos vestibulares respondem bem a haloperidol.
c) Estímulos para o vômito associados ao nervo vago respondem bem a ondansetrona.
d) O córtex cerebral não possui relação com a produção de náuseas e vômitos.

19. Em relação aos princípios gerais para ajuste da prescrição em fase final de vida, "últimos dias de vida, assinale a alternativa correta:
a) O aporte calórico adequado é obrigatório para os pacientes com SNE ou gastrostomia.
b) As medicações profiláticas devem ser mantidas na prescrição para prevenir fenômenos tromboembólicos.
c) Ao menos os exames de rotina e glicemia capilar estão recomendados para a manutenção.
d) Os anticonvulsivantes de uso prévio devem ser mantidos.

20. Sobre a técnica, cuidados e medicações compatíveis com a hipodermóclise, assinale a alternativa correta:
a) Um local de punção seria a região anterolateral da coxa.
b) Antibiótico não pode ser administrado por essa via.
c) O valor máximo permitido de soro fisiológico seria 1.000 mL em 24 horas.
d) Nenhuma das alternativas é correta.

21. Uma paciente de 44 anos interna por náuseas e vômitos. Ela é portadora de câncer cervical IIIa, em tratamento com quimioterapia (cisplatina), terceira dose há dois dias. Ela vomitou uma única vez, mas possui náuseas intensas e boca seca e não consegue se alimentar por enjoo.
    a) Ondansetrona.
    b) Metoclopramida.
    c) Meclizina.
    d) Proclorperazina.

 GABARITO COMENTADO

1. **Resposta: c**

   Exames de rotina são considerados fúteis nessa situação. Obviamente preservar a vida é um grande objetivo do médico intensivista. No entanto, o que parece implícito na afirmação é que essa deve ser preservada a qualquer custo, inclusive com a obstinação terapêutica. Não é permitido ao médico realizar nem a eutanásia, nem a distanásia (afirmação d). A discussão deve ser ampliada no aspecto multidisciplinar da equipe de cuidados paliativos.

Bibliografia
1. Metaxa V, Anagnostou D, Vlachos S, Arulkumaran N, van Dusseldorp I, Bensemmane S, et al. Palliative care interventions in intensive care unit patients: a systematic review protocol. Syst Rev. 2019;8(1):148.

2. **Resposta: d**

   Utilizando o conceito de cuidado paliativo, segundo a definição da Organização Mundial da Saúde (OMS), "cuidado paliativo é uma abordagem que promove a qualidade de vida de pacientes e seus familiares, que enfrentam doenças que ameacem a continuidade da vida, através da prevenção e alívio do sofrimento. Requer a identificação precoce, avaliação e tratamento da dor e outros problemas de natureza física, psicossocial e espiritual".

Bibliografia
1. Evangelista CB, Lopes ME, Costa SF, Batista PS, Batista JB, Oliveira AM. Palliative care and spirituality: an integrative literature review. Rev Bras Enferm. 2016;69(3):591-601.
2. Metaxa V, Anagnostou D, Vlachos S, Arulkumaran N, van Dusseldorp I, Bensemmane S, et al. Palliative care interventions in intensive care unit patients: a systematic review protocol. Syst Rev. 2019;8(1):148.

3. **Resposta: b**

   A norma da Resolução n. 1.805/2006 do Conselho Federal de Medicina (CFM) prevê a suspensão de tratamentos desde que estes sejam considerados fúteis. Ou seja, caso o tratamento esteja promovendo o sofrimento do paciente, prolongando sua vida e não trazendo nenhum benefício em relação à terminalidade determinada, a suspensão deve ser amplamente debatida com equipes e família ou com o próprio paciente e devidamente registrada em prontuário médico sem a necessidade de testemunhas desse ato.

   Um dos objetivos dos cuidados paliativos é, sempre que possível e sendo respeitada a vontade do doente e familiares, evitar as frequentes internações dos pacientes terminais sem benefício direto ao seu tratamento.

   Pela Resolução n. 1.995/2012 do CFM, o registro da diretiva antecipada de vontade pode ser feito pelo médico assistente em sua ficha médica ou no prontuário do paciente, desde que expressamente autorizado por ele. Não são exigidas testemunhas ou assinaturas, pois o médico – pela sua profissão – possui fé pública e seus atos têm efeito legal e jurídico. O registro em prontuário não poderá ser cobrado, fazendo parte do atendimento.

   No texto, o objetivo deverá ser mencionado pelo médico de forma minuciosa e que o paciente está lúcido, plenamente consciente de seus atos e que compreende a decisão tomada. Também dará o limite da ação terapêutica estabelecido pelo paciente. Neste registro, se considerar necessário, o paciente poderá nomear um representante legal para garantir o cumprimento de seu desejo.

Caso o paciente manifeste interesse, ele poderá registrar sua diretiva antecipada de vontade também em cartório. Contudo, este documento não será exigido pelo médico de sua confiança para cumprir sua vontade, visto que o registro no prontuário será suficiente. Independentemente da forma – se em cartório ou no prontuário –, essa vontade não poderá ser contestada por familiares. O único que pode alterá-la é o próprio paciente.

## Bibliografia

1. Conselho Federal de Medicina. Resolução CFM 1995/2012. Dispõe sobre as diretivas antecipadas de vontade dos pacientes. D.O.U. 31 ago. 2012; Seção I, p. 269-70.

### 4. Resposta: b

A questão se refere a um paciente que necessita de cuidados paliativos exclusivos. Podemos dividir a assistência ao paciente em cuidados paliativos em: cuidado paliativo precoce, cuidado paliativo complementar, cuidado paliativo predominante e cuidados paliativos exclusivos.

Cuidado paliativo exclusivo (cuidados de fim de vida): são critérios de elegibilidade quando um paciente é portador de doença que ameaça a vida, com baixo *status* funcional (KPS ou PPS < 40%) e declínio rápido e irreversível do estado geral. Esta piora acentuada pode ser evidenciada pelo comprometimento do nível da consciência e instabilidade cardiopulmonar. Suspender todas as terapias fúteis, focando exclusivamente no controle de sintomas. Não deve ser encaminhado para UTI, respeitando o desejo do paciente ou de seus representantes legais. Prognóstico estimado em horas a poucos dias. Em todas as fases, deve ser prestado apoio aos pacientes e familiares, abordando os diagnósticos, condutas e prognóstico, além do controle rígido da dor e outros sintomas desconfortáveis e assistência psicossocial e espiritual.

Existem várias escalas de performance utilizadas pela oncologia e cuidados paliativos para avaliar o paciente.

## Bibliografia

1. Lee S, Smith A. Survival estimates in advanced terminal câncer. Morrison RS, Savarese DMF (eds.). UpToDate. Waltham: UpToDate, 2019. Acesso em: 6 abr. 2021.

### 5. Resposta c

### 6. Resposta b

Algumas intervenções para prevenção de úlcera de pressão devem ser realizadas no paciente. Uma avaliação nutricional deve ser realizada já que há relatos de perda de peso e caquexia. O rastreio da condição nutricional está indicado:

- No momento de admissão numa instituição de saúde.
- Em cada alteração significativa da condição clínica.
- E/ou quando não se verificam progressos em termos de cicatrização da úlcera por pressão.

A avaliação do estado nutricional deve conter:

- O peso de cada indivíduo para determinar o respectivo historial de peso e as perdas de peso relevantes (≥ 5% em 30 dias ou ≥ 10% em 180 dias). Nível de evidência = C; força da recomendação = X. Não está claro na questão como foi essa perda.
- Avaliar a capacidade de o indivíduo comer de forma independente. Nível de evidência = C; força da recomendação= provavelmente fazer. O paciente parece ter capacidade própria de alimentação. Não há menção dessa impossibilidade.

- Avaliar a adequação da ingestão total de nutrientes (ou seja, alimentos, líquidos, suplementos orais e nutrição entérica/parentérica). Nível de evidência = C; força da recomendação = provavelmente fazer.

Em relação ao planejamento de ingestão energética:
- Fornecer uma ingestão energética individualizada com base na condição médica e no nível de atividade subjacentes. Nível de evidência = B; força da recomendação = provavelmente fazer.
- Fornecer 30 a 35 quilocalorias por quilo de peso corporal a adultos em risco de desenvolver úlceras por pressão avaliados como estando em risco de desnutrição. Nível de evidência = C; força da recomendação = provavelmente fazer.

Outra questão muito importante para a prevenção da úlcera de pressão é o reposicionamento geral para todos os indivíduos:
- Reposicionar todos os indivíduos que estejam em risco de desenvolver ou que já tenham desenvolvido úlceras por pressão, a menos que contraindicado (nível de evidência = A; força da recomendação = definitivamente fazer). O reposicionamento visa reduzir a duração e a magnitude da pressão exercida sobre áreas vulneráveis do corpo e contribuir para o conforto, a higiene, a dignidade e a capacidade funcional do indivíduo.
- Ter em conta a condição clínica do indivíduo e a superfície de apoio de redistribuição da pressão em uso no momento de decidir se o reposicionamento deve ser implementado como estratégia de prevenção. Nível de evidência = C; força da recomendação = provavelmente fazer.
- Alguns indivíduos não podem ser reposicionados com regularidade devido à sua condição clínica. Nesses casos, deve ser considerada uma estratégia de prevenção alternativa, como a disponibilização de um colchão ou de uma cama de alta especificidade.

Sobre a frequência de reposicionamento:
- Determinar a frequência do reposicionamento tendo em conta os seguintes aspectos do indivíduo: tolerância tecidular, nível de atividade e mobilidade, condição clínica geral, objetivos gerais do tratamento, condição da pele, conforto. Nível de evidência = C; força da recomendação = definitivamente fazer.

Sobre a técnica de reposicionamento:
- Utilizar ajudas de transferência manual para reduzir a fricção e o cisalhamento. Levante – não arraste – o indivíduo enquanto o reposiciona. Nível de evidência = C; força da recomendação = definitivamente fazer.
- Incentivar os indivíduos capazes de se reposicionar a dormirem deitados de lado entre 30° e 40° ou na horizontal se tal não for contraindicado. Nível de evidência = C; força da recomendação = provavelmente fazer.
- Utilizar uma inclinação de 30° para posições laterais (alternadamente para o lado direito, para o lado dorsal e para o lado esquerdo) ou para a posição de pronação se o indivíduo assim o tolerar e a condição clínica o permitir. Nível de evidência = C; força da recomendação = provavelmente fazer.

## Bibliografia

1. Kottner J, Cuddigan J, Carville K, Balzer K, Berlowitz D, Law S, et al. Prevention and treatment of pressure ulcers/injuries: the protocol for the second update of the International Clinical Practice Guideline 2019. J Tissue Viability. 2019; 28(2):51-58.

2. Mervis JS, Phillips TJ. Pressure ulcers: pathophysiology, epidemiology, risk factors, and presentation. J Am Acad Dermatol. 2019;81(4):881-90.

## 7. Resposta: d

Embora seja correta a suposição de que a dor em pacientes críticos é bastante prevalente e intensa, a titulação do opioide escolhido deve ser cuidadosa, assim como em qualquer outro contexto, especialmente em pacientes virgens de opioides, idosos e portadores de disfunções orgânicas. O uso de doses desnecessariamente elevadas de opioides, especialmente fentanil, aumentam o risco de seus efeitos colaterais, incluindo sedação excessiva e prolongada, prolongamento do desmame ventilatório, efeitos hemodinâmicos indesejáveis, íleo paralítico, estase gástrica, toxicidade (incluindo convulsões e *delirium*) e síndrome de abstinência após sua suspensão.

Nos cuidados paliativos o jejum não se justifica, porém um aconselhamento nutricional: fracionar as dietas; respeitar a vontade, os gostos alimentares e os horários do paciente; preferir alimentos frios e livres de condimentos. Realizar refeições em pequenas quantidades e aumentar o intervalo entre elas, oferecer alimentos que sejam da preferência do paciente, manter ambiente tranquilo e sentar o paciente à mesa durante as refeições sempre que possível, dar as medicações após as refeições (exceto os antieméticos), manter higiene oral adequada, evitar frituras, alimentos gordurosos e com odor forte.

Sobre o manejo do *delirium*, a primeira etapa é o tratamento não farmacológico, que deve ser aplicado a todo paciente acometido por *delirium*. Nessa fase podem ser usadas estratégias de reorientação e intervenção comportamental como permitir a presença de familiares como acompanhantes, orientações ao paciente e transferência de paciente para quarto privado, mais calmo ou mais próximo à equipe de enfermagem para melhor supervisão e suporte. Contato pessoal e comunicação são fundamentais, utilizando-se instruções verbais simples, orientações e contato ocular. Uso de acessórios para audição e visão deve ser encorajado. Estimular a mobilidade, o autocuidado e a independência para atividades são importantes.

### Bibliografia

1. Boesch JM. Advances in pain management: palliative care applications. Vet Clin North Am Small Anim Pract. 2019;49(3):445-61.

## 8. Resposta: a

Obstrução intestinal:

- Situação na qual o trânsito através do trato gastrointestinal é retardado ou obstruído.
- A maior causa é carcinomatose peritoneal.
- É mais frequente no tumor de ovário (40%), seguido de tumor de cólon e retal (20%) e pâncreas, estômago e colo de útero. 30% dos pacientes têm patologia obstrutiva benigna.
- Sintomas: vômitos; dor; distensão abdominal; peristalse aumentada; parada de eliminação de gases e fezes.
- Conduta sintomática: observar indicação do haloperidol 0,5 mg, 3x dia.

A bromoprida aumenta o tônus e a amplitude das concentrações gástricas e relaxa o esfíncter pilórico, resultando no esvaziamento gástrico e aumento do trânsito intestinal; bloqueia os receptores da dopamina-2 (D2) no sistema nervoso central e no trato gastrointestinal; estimula o TGI mediado, pelo menos em parte, por sua atividade colinérgica indireta parcialmente dependente de suas propriedades anticolinesterásicas. Não estaria indicada para esse paciente.

A metoclopramida aumenta o tônus e a amplitude das contrações gástricas (especialmente antral), relaxa o esfíncter pilórico, duodeno e jejuno, resultando no esvaziamento gástrico e no trânsito intestinal acelerados. Aumenta o tônus de repouso do esfíncter esofágico inferior. Também não estaria indicada no paciente.

## Bibliografia

1. Simon ST, Pralong A, Radbruch L, Bausewein C, Voltz R. The palliative care of patients with incurable cancer. Dtsch Arztebl Int. 2020;116(7):108-15.
2. Dahal A, Neupane R, Boddu SH, Renukuntla J, Khupse R, Dudley R. Percutaneous absorption of lorazepam, diphenhydramine hydrochloride, and haloperidol from ABH Gel. Int J Pharm Compd. 2020;24(2):168-75.

## 9. Resposta: b

Trata-se de uma condição de cuidado paliativo exclusivo (cuidados de fim de vida). A paciente é portadora de doença que ameaça a vida, com baixo *status* funcional (KPS ou PPS < 40%) e declínio rápido e irreversível do estado geral.

Esta piora acentuada pode ser evidenciada pelo comprometimento do nível da consciência e instabilidade cardiopulmonar. Suspender todas as terapias fúteis, focando exclusivamente no controle de sintomas. Não deve ser encaminhada para UTI, respeitando o desejo da paciente ou de seus representantes legais. Prognóstico estimado em horas a poucos dias. Em todas as fases, deve ser prestado apoio aos pacientes e familiares, abordando os diagnósticos, condutas e prognóstico, além do controle rígido da dor e outros sintomas desconfortáveis e assistência psicossocial e espiritual. No caso poderia ser utilizada medicação para alívio da sensação de dispneia do paciente.

Para o controle da dispneia, afastadas as possíveis causas reversíveis (derrames pleurais, infecções respiratórias ou desconforto causado por ascite, por exemplo), o medicamento de escolha é a morfina em baixas doses (10 mg, EV ou SC/24 horas), associada ou não a benzodiazepínicos, como o midazolam (iniciar com 0,5 a 1 mg/hora), ambos em infusão contínua parenteral (via venosa ou subcutânea).

## Bibliografia

1. Ferrell BR, Temel JS, Temin S, Alesi ER, Balboni TA, Basch EM, et al. Integration of palliative care into standard oncology care: American Society of Clinical Oncology Clinical Practice Guideline Update. J Clin Oncol. 2017;35(1):96-112.

## 10. Resposta: c

A Resolução n. 41, de 31 de outubro de 2018, dispõe sobre as diretrizes dos cuidados paliativos no SUS.

Atenção domiciliar: as equipes de atenção domiciliar, cuja modalidade será definida a partir da intensidade do cuidado, observando-se o plano terapêutico singular, deverão contribuir para que o domicílio esteja preparado e seja o principal *locus* de cuidado no período de terminalidade de vida, sempre que desejado e possível. Será indicada para pessoas que necessitarem de cuidados paliativos em situação de restrição ao leito ou ao domicílio, sempre que esta for considerada a oferta de cuidado mais oportuna.

Art. 5º Os cuidados paliativos deverão ser ofertados em qualquer ponto da rede de atenção à saúde, notadamente:

[...] V – Atenção hospitalar: voltada para o controle de sintomas que não sejam passíveis de controle em outro nível de assistência.

Art. 6º Os especialistas em cuidados paliativos atuantes na RAS poderão ser referência e potenciais matriciadores dos demais serviços da rede, podendo isso ser feito in loco ou por tecnologias de comunicação à distância.

## Bibliografia

1. Brasil. Ministério da Saúde/Comissão Intergestores Tripartite (CIT). Resolução n. 41, de 31 de outubro de 2018. Dispõe sobre as diretrizes para a organização dos cuidados paliativos, à luz dos

cuidados continuados integrados, no âmbito do Sistema Único de Saúde (SUS). 2018.

## 11. Resposta: b

A hioscina age bloqueando os receptores muscarínicos da acetilcolina (antagonista muscarínico) da musculatura lisa, impedindo a sua contração, diminuindo dor e desconforto gástrico. Por possuir efeito semelhante à atropina (beladona), apresenta efeitos antidismenorreico, antiarrítmico (parenteral), antiemético e antivertiginoso.

A hioscina se diferencia da atropina por deprimir o SNC mesmo em doses terapêuticas, sem, contudo, estimular os centros medulares, não interferindo na frequência respiratória e pressão arterial. O efeito da hioscina sobre os músculos ciliares do cristalino, esfíncter do olho, glândulas salivares, bronquiais e sudoríparas é mais intenso em relação à atropina. Sua eliminação é renal.

### Bibliografia

1. Grzeskowiak T, Zgola-Grzesskowiak A, Rusinska-Roszak D, Zaporowska-Stachowiak I, Jeszka-Skowron M. Fragmentation studies of selected drugs utilized in palliative care. Eur J Mass Spectrom (Chichester). 2018;24(6):420-36.

## 12. Resposta: c

Os cuidados paliativos não devem substituir os cuidados curativos apropriados. O preconizado é uma melhor e mais precoce integração dos cuidados paliativos com o tratamento ativo.

### Bibliografia

2. D'Alessandro MPS, Pires CT, Forte DN et al. (coord.). Manual de cuidados paliativos. São Paulo: Hospital Sírio-Libanês e Ministério da Saúde; 2020.

## 13. Resposta: c

Trechos do Código de Ética Médica ajudam a responder à questão:

> Capítulo I – Princípios Fundamentais
> [...] XXII – Nas situações clínicas irreversíveis e terminais, o médico evitará a realização de procedimentos diagnósticos e terapêuticos desnecessários e propiciará aos pacientes sob sua atenção todos os cuidados paliativos apropriados (grifo nosso).
> [...] Capítulo V – Relação com pacientes e familiares
> [...] Art. 41. [É vedado ao médico] abreviar a vida do paciente, ainda que a pedido deste ou de seu representante legal.

Sobre os princípios dos cuidados paliativos:
- Princípio do duplo efeito: sintomas desconfortáveis e de difícil controle podem aparecer em pacientes com doenças avançadas, sendo necessária a utilização de drogas que potencialmente podem produzir um efeito colateral negativo. A questão é proporcionalizar o desejável alívio do sintoma e o possível efeito colateral. Essa situação deve ser partilhada com o paciente e seu representante legal.
- Princípio do não abandono – mesmo em situação de recusa o paciente não pode ser abandonado. O paciente pode recusar alguma terapêutica específica, e o médico deve permanecer a seu lado fornecendo o conforto necessário e auxiliando no esclarecimento da decisão tomada. Mesmo

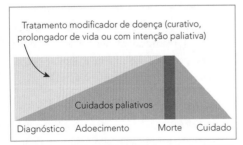

Fonte: adaptada de World Health Organization (WHO). Knowledge into action palliative care. Cancer Control. 2007;1-42.

que não seja possível curar, é possível prover cuidados, não sendo assim uma opção o abandono.

## 14. Resposta: d

As duas escalas mais utilizadas:

| ECOG (Eastern Cooperative Oncology Group) *Performance Status* | *Karnofsky Performance Status (KPS)* |
|---|---|
| 0 – Totalmente ativo, capaz de realizar todo o desempenho pré-doença sem restrição | 100 – Normal, sem queixas; nenhuma evidência de doença<br>90 – Capaz de exercer atividade normal; sinais ou sintomas menores de doença |
| 1 – Ambulatorial, restrito em atividades fisicamente extenuantes, mas capaz de realizar trabalhos de natureza leve em casa ou no escritório | 80 – Atividade normal com esforço, alguns sinais ou sintomas de doença<br>70 – Cuida de si mesmo, mas incapaz de realizar um trabalho ativo |
| 2 – Ambulatorial e capaz de todo o autocuidado, mas incapaz de realizar atividades de trabalho; fica mais de 50% do tempo ativo | 60 – Requer assistência ocasional, mas é capaz de atender à maioria das necessidades pessoais<br>50 – Requer assistência considerável e cuidados médicos frequentes |
| 3 – Capaz apenas de autocuidado limitado; fica na cama ou na cadeira mais da metade do tempo acordado | 40 – Desabilitado, requer cuidados e assistência especiais<br>30 – Severamente incapacitado, a hospitalização é indicada, embora a morte não seja iminente |
| 4 – Completamente inativo; dependente para todo o autocuidado; totalmente confinado à cama ou à cadeira | 20 – Muito doente, hospitalização e cuidados de suportes ativos necessários<br>10 – Moribundo |
| 5 – Morto | 0 – Morto |

Fonte: adaptada de Lee S, Smith A. Survival estimates in advanced terminal cancer. In: Morrison RS, Savarese DMF. UpToDate. Waltham, MA: UpToDate Inc., 2019. Disponível em: https://www.uptodate.com/contents/survival-estimates-in-advanced-terminal-cancer#subscribeMessage. Acesso em: 6 abr. 2020.

O *Palliative Prognostic Index* (PPI), escala abaixo, pode ser utilizada em pacientes com câncer avançado (tumores sólidos) em cuidados paliativos exclusivos, isto é, que não têm mais programação de quimioterapia, radioterapia, hormonioterapia, imunoterapia ou outras drogas específicas para tratamento da neoplasia. Ele permite estimar sobrevida em 90, 61 e 12 dias com sensibilidade e especificidade de 79 e 77%, respectivamente. Essa é uma escala interessante, pois utiliza informações clínicas sem necessidade de exames complementares de alta complexidade.

| Parâmetro | Valor parcial da pontuação |
|---|---|
| KPS<br>10 a 20<br>30 a 50<br>≥ 60 | <br>4,0<br>2,5<br>0 |
| Ingestão oral<br>Bastante reduzida<br>Moderadamente reduzida<br>Preservada/normal | <br>2,5<br>1,0<br>0 |
| Presença de edema (pontua se presente) | 1,0 |
| Dispneia em repouso (pontua se presente) | 3,5 |
| *Delirium* (pontua se presente) | 4,0 |
| **Interpretação:** | |
| Pontuação total | Sobrevida mediana estimada |
| 0-2,0 | 90 dias |
| 2,1-4,0 | 61 dias |
| > 4,0 | 12 dias |

Fonte: adaptada de Lee S, Smith A. Survival estimates in advanced terminal cancer. In: Morrison RS, Savarese DMF. UpToDate. Waltham, MA: UpToDate Inc., 2019. Disponível em: https://www.uptodate.com/contents/survival-estimates-in-advanced-terminal-cancer#subscribeMessage. Acesso em: 6 abr. 2020.

## Bibliografia

1. Hui D, Paiva CE, Del Fabbro EG, Steer C, Naberhuis J, van de Wetering M, et al. Prognostication in advanced cancer: update and directions for future research. Support Care Cancer. 2019;27(6):1973-84.

## 15. Resposta: a

| Nível de atendimento | Prioridades | Tipo de paciente |
| --- | --- | --- |
| UTI | Prioridade 1 | Pacientes em estado crítico que necessitam de suporte de vida por falência de órgãos, monitoramento intensivo e terapias fornecidas apenas no ambiente da UTI. O suporte à vida inclui ventilação invasiva, terapias de substituição renal contínuas, monitoramento hemodinâmico invasivo para direcionar intervenções hemodinâmicas agressivas, balão intra-aórtico, oxigenação por membrana extracorpórea e outras situações que requerem cuidados críticos (por exemplo, pacientes com hipoxemia grave ou choque) |
| | Prioridade 2 | Pacientes, como descrito acima, com probabilidade significativamente menor de recuperação e que gostariam de receber terapia intensiva, mas não ressuscitação cardiopulmonar em caso de parada cardíaca (por exemplo, pacientes com câncer metastático e insuficiência respiratória secundária à pneumonia ou ao choque séptico que requer vasopressores) |
| Unidade semi-intensiva | Prioridade 3 | Pacientes com disfunção de órgãos que necessitam de monitoramento intensivo e/ou terapias (por exemplo, ventilação não invasiva) ou que, na opinião clínica do médico responsável pela triagem, possam ser tratados em um nível de atendimento mais baixo que a UTI (por exemplo, pacientes em pós-operatório que requerem monitoramento próximo por risco de deterioração ou por exigirem cuidados intensivos no pós-operatório, pacientes com insuficiência respiratória, tolerando ventilação não invasiva intermitente). Esses pacientes podem precisar ser internados na UTI se o gerenciamento precoce falhar para evitar a deterioração ou se não houver capacidade de semi-intensiva no hospital |
| | Prioridade 4 | Pacientes, como dito acima, mas com menor probabilidade de recuperação/sobrevivência (por exemplo, pacientes com doença metastática de base) que não desejam ser intubados ou ressuscitados. Como acima, se o hospital não tiver capacidade de semi-intensiva, esses pacientes poderiam ser considerados para UTI em circunstâncias especiais |
| Cuidado paliativo | Prioridade 5 | Pacientes terminais ou moribundos sem possibilidade de recuperação; em geral, esses pacientes não são adequados para a admissão na UTI (a menos que sejam potenciais doadores de órgãos). Nos casos em que os indivíduos tenham recusado terapia intensiva de modo individual ou tenham processos irreversíveis, como câncer metastático, sem quimioterapia adicional ou opções de radioterapia, os cuidados paliativos devem ser oferecidos inicialmente |

Fonte: Nates JL et al. ICU admission, discharge, and triage guidelines: a framework to enhance clinical operations, development of institutional policies, and further research. Crit Care Med. 2016;44(8):1553-602.

## Bibliografia

1. Nates JL, Nunnally M, Kleinpell R, Blosser S, Goldner J, Birriel B, et al. ICU admission, discharge, and triage guidelines: a framework to enhance clinical operations, development of institutional policies, and further research. Crit Care Med. 2016;44(8):1553-602.

## 16. Resposta: c

### Metadona

Estudos sugerem melhor ação na dor neuropática. Produz menos euforia e dependência que outros opioides. Por não ter metabólito ativo, é uma opção para pacientes com insuficiência renal.

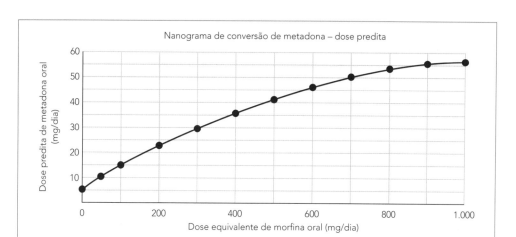

Fonte: Toombs JD. Oral methadone dosing for chronic pain. A practitioner's guide. Pain treatment topics, 2008. Disponível em: http://paincommunity.org/ blog/wp-content/uploads/OralMethadoneDosing.pdf.

### Farmacologia

Sua meia-vida longa é imprevisível e exige cautela na titulação de doses, sendo recomendável aguardar 3 a 5 dias para estabilização de nível sérico antes de considerar aumentar a dose. Embora tenha início de ação rápido, não se recomenda utilizar metadona como resgate (pela sua meia-vida longa).

A relação de posologia com a morfina não é linear.

Disponibilidade no SUS: consta na RENAME como componente especializado – comprimido de 5 e 10 mg, solução injetável de 10 mg/mL.

### Bibliografia

1. Ferrari A, Coccia CP, Bertolini A, Sternieri E. Methadone – metabolism, pharmacokinetics and interactions. Pharmacol Res. 2004;50(6):551-9.

### 17. Resposta: a

A sedação está relacionada com seu efeito anticolinérgico, normalmente é autolimitada. Costuma aparecer no início da terapia com opioide ou quando há aumento da dose. Na constipação por opioides, preconiza-se o uso de laxantes irritativos, por exemplo, bisacodil, picossulfato ou senna. Na RENAME de 2020, o laxante irritativo disponível é o Rhamnus purshiana. O prurido e a retenção urinária normalmente ocorrem quando a administração do opioide é via espinal, mas também pode ocorrer em outras vias. Os antieméticos que atuam na zona de gatilho (haloperidol, metoclopramida, ondansetrona) e no peristaltismo (metoclopramida) são as medicações de escolha para tratamento de náusea e vômito provocados pelos opioides.

### Bibliografia

1. Oldham JM. Opioids. J Psychiatr Pract. 2020; 26(1):1-2.
2. Bruera E, Paice JA. Cancer pain management: safe and effective use of opioids. Am Soc Clin Oncol Educ Book. 2015:e593-9.

### 18. Resposta: c

Zona quimiorreceptora: os estímulos químicos compreendem opioides, quimioterápicos, anti-inflamatórios, antidepressivos tricíclicos e inibidores da recaptação da serotonina, infecções, insuficiência renal e hepática, fatores tumorais, hipercalcemia e hiponatremia. Os principais mediadores químicos são dopamina e serotonina. Logo, os medicamentos com ação antidopaminérgica, como metoclopramida, haloperidol e clorpromazina e os antisserotoninérgicos (p. ex., ondansetrona), são indicados nesses casos:

- Sistema vestibular: associado ao vômito pela discinesia e outras alterações do vestíbulo. Os principais mediadores são histamina e acetilcolina muscarínica; logo, o dimenidrinato é a medicação de escolha para essas situações.
- Córtex cerebral: modulado pelo sistema límbico, é influenciado por ansiedade, medo e outros sentimentos. Também está relacionado com o vômito aprendido após a associação negativa (como alimentos e odor). Nesse caso, usar benzodiazepínicos e psicoterapia.
- Trato gastrointestinal:
  - Via nervo vago: por estímulo na orofaringe, por obstrução intestinal ou carcinomatose peritoneal. Principais mediadores envolvem serotonina, dopamina, histamina, acetilcolina muscarínica, histamina. Nesse caso, a ondansetrona é indicada
  - Motilidade gastrointestinal: quando por medicações ou por condições mecânicas a motilidade fica reduzida. Principais mediadores são a dopamina e a serotonina; logo, neste caso, estão indicadas a metoclopramida e a domperidona.
- O próprio centro do vômito também pode ser estimulado. Os principais mediadores são acetilcolina muscarínica e histamina. Escopolamina, atropina e anti-histamínicos bloqueiam esses mediadores.

## Bibliografia

1. Maciel MGS, Bettega R. Náusea e vômito. In: Carvalho RT, Parsons HA (org.). Manual de cuidados paliativos ANCP. 2.ed. Porto Alegre: Sulina; 2012. p.168-75.

## 19. Resposta: d

Nos últimos dias de vida, a dieta é indicada apenas se for desejo do paciente de comer, desde que esteja com nível de consciência adequado. Não há benefício clínico em insistir em manter aporte calórico e não se acelera o processo de morte ao manter o paciente em jejum nesse contexto. Não há benefício de passagem de SNE para introdução de dieta enteral nos últimos dias de vida. Mesmo aqueles pacientes que já possuem SNE ou gastrostomia, considera-se reduzir ou suspender a dieta por causa do risco de haver gastroparesia, que pode gerar sintomas como náusea e desconforto abdominal e até mesmo possibilita broncoaspiração. Anticonvulsivantes de uso prévio devem ser mantidos (quando a via oral não for mais possível considerar o uso de fenitoína EV ou fenobarbital EV/HDC para evitar recorrência de crises); suspender medicações "profiláticas", pois essas deixam de ter sentido nessa fase, visto o prognóstico de curto prazo (p. ex., heparinas, AAS, estatinas, entre outras).

## Bibliografia

1. Bruera E, Hui D, Dalal S, Torres-Vigil I, Trumble J, Roosth J, et al. Parenteral hydration in patients with advanced cancer: a multicenter, double-blind, placebo-controlled randomized trial. J Clin Oncol. 2013;31(1):111-8.
2. Cherny NI; ESMO Guidelines Working Group. ESMO Clinical Practice Guidelines for the management of refractory symptoms at the end of life and the use of palliative sedation. Ann Oncol. 2014;25 Suppl 3:iii143-52.

## 20. Resposta: a

| Medicamentos | Dose | Diluição | Tempo de infusão | Comentários |
|---|---|---|---|---|
| Ampicilina | 1 g/dia | SF 0,9% 100 mL | 40 minutos | |
| Cefepima | 1 g a cada 12 ou 8 h | Reconstituir 1 g em 10 mL de água destilada e diluir em SF 0,9% 100 mL | 40 minutos | |
| Ceftriaxona | 1 g a cada 12 h | Reconstituir 1 g em 10 mL de água destilada e diluir em SF 0,9% 100 mL | 40 minutos | Não é recomendada a posologia de 2 g 1 x/dia por causa do risco de complicação local |
| Cefotaxima | 500 mg/dia | SF 0,9% 100 mL | 40 minutos | |
| Ceftazidima | 500 mg/dia | SF 0,9% 100 mL | 40 minutos | |
| Tramadol | 100-600 mg/24 h | SF 0,9% 10 mL | Em *bolus*, lentamente | |
| Soro fisiológico 0,9% | Máximo 1.500 mL/ 24 h por sítio | | Máximo 1.500 mL/24 h por sítio | Volume máximo de 1.500 mL/24 h (se a punção for em coxa – respeitar o volume máximo permitido de acordo com o local da punção) |
| Soro glicofisiológico (2/3 SG 5% + 1/3 SF 0,9%) | Máximo 1.500 mL/ 24 h por sítio | | Máximo 1.500 mL/24 h por sítio | Volume máximo de 1.500 mL/24 h (se a punção for em coxa – respeitar o volume máximo permitido de acordo com o local da punção) |
| Soro glicosado 5% | Máximo 1.500 mL/ 24 h por sítio | | Máximo 1.500 mL/24 h por sítio | Volume máximo de 1.500 mL/24 h (se a punção for em coxa – respeitar o volume máximo permitido de acordo com o local da punção) |

Fonte: D'Alessandro MPS, Pires CT, Forte DN et al. (coord.). Manual de cuidados paliativos. São Paulo: Hospital Sírio-Libanês e Ministério da Saúde; 2020.

Observe na figura a seguir os locais de punção preconizados.

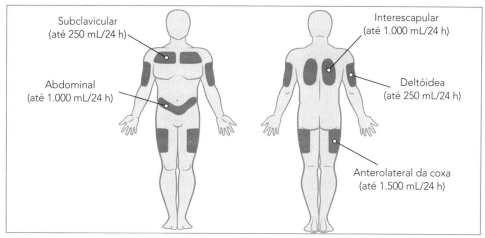

Fonte: Azevedo FL (org.). O uso da via subcutânea em geriatria e cuidados paliativos. 2.ed. Rio de Janeiro: SBGG; 2017.

21. **Resposta: b**

A paciente tem seu principal mecanismo de náuseas e vômitos associado aos mediadores dopamina e serotonina.

A metoclopramida é principalmente antagonista do receptor D2 -> zona de gatilho quimiorreceptora. Outras ações: ação procinética no estômago e no intestino delgado. Efeitos colaterais: prolonga QT, efeitos extrapiramidais.

Também pode ser utilizada estase gástrica, desequilíbrio químico, por exemplo, drogas, citocinas, metabólicas e pseudo-obstrução.
- Dose: 10 mg VO, 3 x/dia. Injetável: 30 a 60 mg em 24 horas.
- Para efeitos mais "tardios" da quimioterapia seria preferível em relação à ondansetrona.

Ondansetrona é uma antagonista do receptor 5-HT3 (serotonina), age no córtex cerebral, no trato gastrointestinal e na zona de gatilho quimiorreceptora. Outras ações: retarda o trânsito colônico. Efeitos colaterais: constipação, prolongamento do intervalo QT. Boa ação para náuseas e vômitos relacionados a quimioterapia/radioterapia imediata, irritação intestinal.
- Dose: 4-8 mg via oral BD ou TDS, 8-24 mg durante 24 h SC

A ciclizina é um anti-histamínico, anticolinérgico mais utilizada para causas centrais, causas vestibulares, PIC elevada, irritação do esôfago, obstrução intestinal, como conjunto de possíveis causas de náuseas e vômitos.

Clorpromazina é uma fenotiazina, principalmente antagonista da dopamina, mas também H1 5-HT, tem ação em múltiplos sítios, especialmente útil em causas vestibulares, náuseas relacionadas ao movimento. Outras ações: ansiolítico e sedativo. Efeitos colaterais: prolonga QT, sedativo, hipotensão, boca seca.

## Bibliografia

1. Lacy BE, Parkman HP, Camilleri M. Chronic nausea and vomiting: evaluation and treatment. Am J Gastroenterol. 2018;113(5):647-59.
2. Veiga-Gil L, Pueyo J, López-Olaondo L. Postoperative nausea and vomiting: physiopathology, risk factors, prophylaxis and treatment. Rev Esp Anestesiol Reanim. 2017;64(4):223-32.

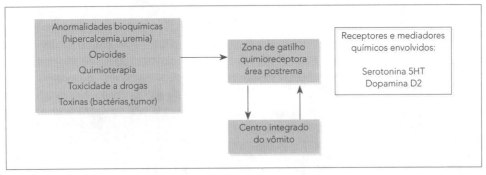

Fonte: elaborada pelos autores.